LA

PRATIQUE DERMATOLOGIQUE

TOME TROISIÈME

LISTE DES COLLABORATEURS DE LA PRATIQUE DERMATOLOGIQUE

AUDRY, Professeur de dermatologie et de syphiligraphie à la Faculté de médecine de Toulouse. Membre de la Société de Dermatologie.

BALZER, Médecin de l'hôpital Saint-Louis. Membre de la Société de Dermatologie.

BARBE, Membre de la Société de Dermatologie.

BAROZZI, Ancien interne de l'hôpital Saint-Louis.

BARTHÉLEMY, Médecin de Saint-Lazare. Membre de la Société de Dermatologie.

BÉNARD, Médecin consultant aux eaux de Saint-Christau.

BESNIER (ERNEST), Membre de l'Académie de médecine, médecin honoraire de l'hôpital Saint-Louis. Président de la Société de Dermatologie et de Syphiligraphie.

BODIN, Professeur à l'École de médecine de Rennes. Membre de la Société de Dermatologie.

BRAULT, Professeur à l'École de médecine d'Alger.

BROCQ, Médecin de l'hôpital Broca-Pascal. Membre de la Société de Dermatologie.

BRUN (DE), Professeur à la Faculté de médecine de Beyrouth.

CASTEL (DU), Médecin de l'hôpital Saint-Louis. Membre de la Société de Dermatologie.

DARIER, Médecin de l'hospice de La Rochefoucauld. Membre de la Société de Dermatologie.

DÉHU, Membre de la Société de Dermatologie.

DOMINICI, Ancien interne de l'hôpital Saint-Louis.

DUBREUILH (W.), Professeur agrégé à la Faculté de médecine de Bordeaux. Membre de la Société de Dermatologie.

HUDELO, Médecin des hôpitaux. Membre de la Société de Dermatologie.

JACQUET (LUCIEN), Médecin des hôpitaux. Membre de la Société de Dermatologie.

LAFFITTE, Chef de laboratoire à l'hôpital Saint-Louis. Membre de la Société de Dermatologie.

LENGLET, Ancien interne de l'hôpital Saint-Louis.

LEREDDE, Assistant à l'hôpital Saint-Louis. Membre de la Société de Dermatologie.

MERKLEN, Médecin de l'hôpital Laënnec. Membre de la Société de Dermatologie.

PERRIN, Chargé du cours de dermatologie à l'École de médecine de Marseille. Membre de la Société de Dermatologie.

RAYNAUD, Médecin de l'hôpital civil d'Alger. Membre de la Société de Dermatologie.

RIST, Ancien interne de l'hôpital Saint-Louis. Membre de la Société de Dermatologie.

SABOURAUD, Chef du laboratoire municipal à l'hôpital Saint-Louis. Membre de la Société de Dermatologie.

SÉE (MARCEL), Ancien interne de l'hôpital Saint-Louis. Membre de la Société de Dermatologie.

THIBIERGE, Médecin de l'hôpital de la Pitié. Membre de la Société de Dermatologie.

VEYRIÈRES, Médecin consultant aux eaux de la Bourboule. Membre de la Société de Dermatologie.

46812. — Imprimerie LAHURE, rue de Fleurus, 9, à Paris.

LA
PRATIQUE DERMATOLOGIQUE

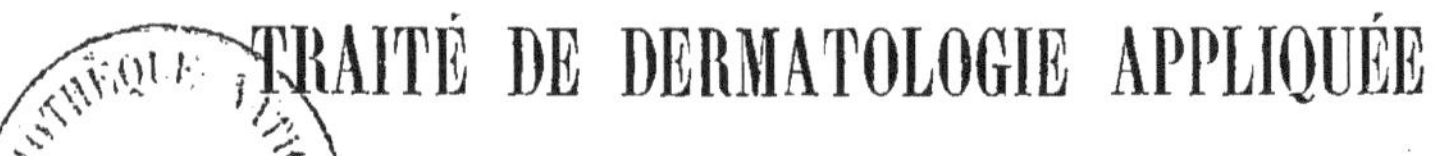

TRAITÉ DE DERMATOLOGIE APPLIQUÉE

Publié sous la direction de MM.

ERNEST BESNIER | L. BROCQ

L. JACQUET

TOME TROISIÈME

212 figures en noir — 19 planches en couleurs

PAR MM.

AUDRY, BALZER, BARBE, BODIN, BROCQ, COURTOIS-SUFFIT, J. DARIER
DÉHU, W. DUBREUILH, L. JACQUET, JEANSELME
LENGLET, LEREDDE, RAYNAUD, RIST, MARCEL SÉE, GEORGES THIBIERGE

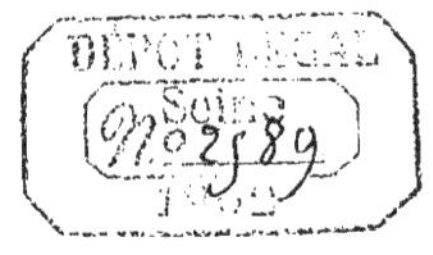

PARIS
MASSON ET Cie, ÉDITEURS
LIBRAIRES DE L'ACADÉMIE DE MÉDECINE
120, BOULEVARD SAINT-GERMAIN, 120

1902

CONDITIONS DE LA PUBLICATION

La **Pratique Dermatologique** *comprendra quatre volumes formant ensemble environ 3600 pages et très largement illustrés de figures en noir et de planches en couleurs.*

Chaque volume est vendu séparément.

Le prix de l'ouvrage est porté à 150 fr. **pour les souscripteurs,** *jusqu'à la publication du Tome III.*

Le prix du Tome premier est de 36 fr.

Le prix du Tome II est de 40 fr.

Le prix du Tome III est de 40 fr.

PRINCIPAUX ARTICLES DU TOME TROISIÈME

LÈPRE — LICHENS — LUPUS — LYMPHADÉNIE CUTANÉE

LYMPHANGIOMES — MADURA (Pied de) — MILIUM et PSEUDO-MILIUM

MÉLANODERMIE — MOLLUSCUM CONTAGIOSUM — MORVE ET FARCIN

MYCOSIS FONGOIDE — NÆVUS — NODOSITÉS CUTANÉES — ŒDÈME

ONGLES (Maladies des) — PAGET (Maladie de) — PAPILLOMES

PELADE — PELLAGRE — PEMPHIGUS — PERLÈCHE

PHTIRIASES — PIAN — PITYRIASIS

LA

PRATIQUE DERMATOLOGIQUE

TOME III

LÈPRE.

Par **E. JEANSELME** et **Marcel SÉE**.

LÈPRE

Étym. : λέπρα qui désignait, non la lèpre vraie, mais une série d'affections squameuses.

Définition. — La lèpre est une maladie à évolution lente et paroxystique, causée par la pénétration dans l'organisme d'un agent figuré qui lui appartient en propre, le bacille de Hansen.

Ce bacille se fixe de préférence dans les nerfs périphériques et dans la peau, déterminant, dans tous les tissus où il végète, la formation de produits spécifiques appelés lépromes.

APERÇU HISTORIQUE

La tradition, d'accord avec les documents les plus anciens qui nous soient parvenus, place en Orient le berceau de la lèpre. A l'aube des temps historiques, le fléau décimait déjà les vallées fertiles et populeuses du Gange et du Nil [1]. De ces deux foyers primitifs, il envahit de proche en proche tout le monde connu des anciens. Dès la plus haute antiquité, le peuple juif fut accusé d'être l'un des principaux agents d'expansion de la lèpre. Les voyages des Phéniciens contribuèrent peut-être à la répandre (φοίνικη νόσος) sur tout le littoral médi-

(1) La « Kushta » du Rig Veda Sanhita (1500 av. J.-C.) désignerait la lèpre, suivant certains commentateurs. Quant à la « Zaraath » du Pentateuque, on sait depuis les recherches de Münch, qu'elle ne représente pas une maladie déterminée, mais une série d'affections cutanées dont la lèpre ne fait sans doute pas partie. De quelques passages d'Hérodote, on a voulu conclure que la lèpre existait en Perse 500 ans avant J.-C.; mais il n'est rien moins que certain que ces passages désignent la lèpre.

terranéen. En Europe, la Grèce semble avoir été le premier pays atteint, mais il est difficile de préciser à quelle époque. Les textes hippocratiques, quoi qu'on en ait dit, ne fournissent aucun renseignement certain à ce sujet (1).

Il faut arriver à l'époque romaine pour trouver des données plus positives. D'après Pline et Plutarque, la lèpre, *morbus elephas*, fut introduite en Italie par les légions de Pompée revenant de Syrie et d'Égypte : cette première invasion fit peu de ravages. Il n'en fut plus de même d'une seconde, importée par les armées impériales et sans cesse alimentée par l'énorme masse d'esclaves qui affluaient à Rome. Dès lors, la lèpre sévit à l'état endémique sur le peuple romain (2); elle y fait de nombreuses victimes, et frappe l'empereur Constantin lui-même. Peu à peu, elle s'infiltre dans la Lombardie, l'Espagne, la Gaule, la Grande-Bretagne; enfin tout l'Occident est contaminé.

Au VIIe et au VIIIe siècle, une recrudescence se manifeste parmi les Francs : elle coïncide avec les incursions des Sarrasins et des Lombards. A la fin du Xe siècle, le roi Robert, dans un pèlerinage en Berry, « donnait l'aumône aux lépreux qui y étaient en grand nombre ». Mais c'est surtout à l'occasion des croisades, aux XIIe et XIIIe siècles, que la lèpre sévit avec le plus de violence dans les contrées occidentales. A cette époque, elle pénètre dans les régions les moins peuplées de l'Europe, la Batavie (XIIe siècle), la Scandinavie et l'Islande, la Russie (XIIIe siècle).

Déjà pourtant, des mesures rigoureuses étaient en vigueur. Dès 643, le roi lombard Rotharis condamnait les lépreux à la relégation et les déclarait morts civilement. Au VIIe et au VIIIe siècle, Pépin le Bref et Charlemagne reproduisent les prescriptions rigoureuses du code lombard : séquestration des lépreux, rupture du mariage lorsque l'un des conjoints est atteint. Pendant tout le moyen âge, les lépreux sont privés de leurs droits civils et soumis à des lois d'exception. On crée pour eux des asiles spéciaux (*misellariæ*, mezelleries, maladreries, ladreries, maladeries, magdelaines, etc.). Dès 460, les annales ecclésiastiques mentionnent l'existence de ces asiles; mais c'est surtout à partir du VIIe siècle que les léproseries se multiplient en France, en Allemagne et en Suisse. A la mort de Louis VIII (1226) on en comptait 2000 en France et 19000 dans la chrétienté, d'après Mathieu Pâris (1244). Le pape Damase II, en 1048, avait fondé l'ordre de Saint-Lazare, spécialement

(1) La λέπρα des hippocratiques ne désigne pas la lèpre, mais une série d'affections squameuses bénignes; de même l'ἀλφός, la λεύκη sont des maladies exclusivement cutanées. Il est à noter que dans la version des Septante, traduction grecque de l'Ancien Testament, faite à Alexandrie dans le cours du IIIe siècle avant Jésus-Christ, le mot hébreu *zaraath* est toujours rendu par λέπρα. Or, c'est le mot ἐλεφαντίασις qui désignait alors la lèpre vraie (*éléphantiasis des Grecs*).

(2) Sa première description précise est due à CELSE (*de Re medica*, Ier siècle après J.-C.). Au siècle suivant, Arétée de Cappadoce lui consacre un chapitre étendu de son *Traité des causes et signes des maladies*. Puis Galien (IIe siècle), Marcellus Empiricus (IVe siècle) et les compilateurs alexandrins Aetius (VIe siècle), Paul d'Égine (VIIe siècle), y font de fréquentes allusions.

affecté au service des ladres; le grand maître lui-même devait être lépreux (1).

La lèpre diminuait en Europe vers la fin du xve siècle, lorsqu'elle apparut ou du moins fut signalée en Amérique. Elle y prit une grande extension dans les siècles suivants. Au xvie siècle, la lèpre perd en Europe son caractère de maladie endémique. En Angleterre, elle s'éteint, mais elle possède encore de nombreux foyers dans tout l'Occident; les provinces du sud-ouest de la France, la Guyenne en particulier, comptent à cette époque un nombre considérable de lépreux, et les descriptions d'Ambroise Paré montrent bien qu'il ne s'agit pas encore d'une maladie en voie d'extinction rapide. Au xviie siècle, la lèpre semble avoir presque abandonné notre pays, et un arrêté royal du 24 août 1693 transforme en établissements généraux hospitaliers les diverses maladreries, Maisons-Dieu, etc. (2).

(1) Chaque léproserie se composait d'un amas de bordes, ou cabanes isolées, comprises dans une enceinte commune. Le règlement intérieur variait suivant les pays. La direction administrative était ordinairement confiée à un chanoine ou à un prêtre; des religieux assistaient les ladres, qui faisaient ordinairement vœu d'obéissance, de pauvreté et de chasteté. Les malades n'étaient soumis à aucun traitement; ils pouvaient sortir, à la condition de se soumettre à une série de règles prophylactiques minutieuses : revêtir leur housse et leurs gants, agiter leurs cliquettes ou tartavelle, etc. Si dans quelques contrées les lépreux étaient incarcérés contre leur gré, l'entrée dans les léproseries était habituellement volontaire et des peines durent même être édictées contre les simulateurs qui tentaient de s'y introduire en fraude. Ambroise Paré consacre un curieux chapitre à « l'imposture d'un certain maraut qui contrefoit le ladre ».

(2) Sans doute, la syphilis et diverses autres dermatoses ont pu être confondues avec la lèpre. Mais, en présence des descriptions médicales si précises de Guy de Chauliac, Conrad de Gesner et Ambroise Paré, on ne peut accepter l'opinion de Buret et de Sauton, qui mettent la grande épidémie du moyen âge, pour la plus large part, sur le compte de la syphilis.

La lèpre est représentée fidèlement dans une foule d'œuvres d'art anciennes. Charcot et P. Richer ont fourni des indications à ce sujet. Meige (*la Lèpre dans l'art*, Nouv. icon. de la Salpêtrière, 1897) a relevé une trentaine de toiles, de fresques ou de gravures, du xive au xvie siècle, figurant des lépreux; elles appartiennent surtout aux écoles italiennes (Éc. de Giotto, Orcagna; Éc. Toscane, Masaccio, Pietro del Donzello, Rosselli, etc.) et allemandes (vieille école de Cologne, Conrad Witz, les H. Holbein, A. Dürer, Math. Grünewald, Manuel Deutsch); elles sont plus rares dans les écoles flamande et hollandaise (B. van Orley, Rubens, etc.) et semblent manquer dans l'école française. Il s'agit, en général, de tableaux religieux, représentant S. Martin, Ste Élisabeth de Hongrie, S. Pierre et S. Paul, etc. — Citons pour exemple : Holbein, Ste *Élisabeth de Hongrie* secourant un lépreux (vieille Pinacothèque de Munich), lèpre tégumentaire. — Alb. Dürer (1515), lèpre mixte, greffe des interosseux. — Hans Burgkmair, *S. Édouard le Confesseur* secourant un lépreux de forme mixte; Ste *Adélaïde* (gravures), etc. — Voir encore Ehlers, *Ætiol. Stud. über Lepra*, 1896.

Parmi les auteurs qui ont le plus contribué, dans la période contemporaine, à faire progresser l'étude de la lèpre, il faut citer : Danielssen et Boeck, dont l'ouvrage magistral inaugure l'étude scientifique de la lèpre (*Traité de la Spedalskhed* ou *Éléphantiasis des Grecs*, Paris, 1848); Virchow, qui décrit la névrite lépreuse; Hansen, qui découvre le bacille; et Neisser qui le colore le premier. — E. Besnier, Zambaco, Cornil et Leloir ont apporté d'importantes contributions à l'histoire de la lèpre. On trouvera dans Leloir (*Traité théorique et pratique de la Lèpre*, Paris, 1886) la bibliographie jusqu'en 1886. On consultera avec fruit, pour les travaux plus récents, le mémoire de v. Bergmann (*Die Lepra*, Stuttgart, 1897; Deutsche Chirurgie, Lfg. 106) et la monographie de Babes (*Die Lepra*, in *Speciel. Path. u. Therap.* de Nothnagel, Vienne, 1901). La Conférence réunie à Berlin en octobre 1897, marque une date importante dans l'histoire de la léprologie : nous

DISTRIBUTION GEOGRAPHIQUE DE LA LÈPRE (¹)

I. — Europe.

La lèpre est loin d'y être éteinte, comme on le croit communément. Elle occupe des foyers isolés, en Islande, en Norvège et sur les bords de la Baltique; elle fait en outre sur la carte une large tache qui couvre toute la péninsule balkanique, entoure complètement la mer Noire et la Caspienne, et se continue avec les foyers de la Perse et de l'Asie Mineure.

a. PAYS SCANDINAVES. — En *Islande*, les premiers documents certains sur la lèpre datent de 1555; en 1651, il y avait quatre léproseries. En 1847, la lèpre était presque éteinte (66 malades d'après Schleisner). Elle s'étend de nouveau depuis 1848, époque de la fermeture des léproseries. En 1894-1895, Ehlers recueille 158 observations et compte environ 200 lépreux sur 75 000 habitants; aussi de nouvelles mesures ont-elles été prises grâce à lui et à la Société des « Odd-Fellows », qui a ouvert une léproserie à Rejkjavik. — Le *Danemark* est indemne (3 cas). — La *Norvège*, par contre, dans la région des fjords, a été longtemps le foyer européen le plus important; mais il décroît rapidement, grâce aux mesures prises : 2881 cas en 1857, 680 en 1896 (1 sur 10 000 habitants environ), moins encore actuellement (plus de 500 néanmoins, d'après Ehlers). Léproseries à Bergen, Molde et Trondhjem. — En *Suède*, la maladie, qui augmentait rapidement, aurait diminué dans ces dernières années : 70 à 75 cas, d'après Sederholm, en 1897 (dont 56 pour le Helsingland); 30 sont isolés à la léproserie de Jerfsœ. Actuellement, Ehlers évalue le nombre des lépreux suédois à 60 ou 70.

b. RUSSIE. — D'après la statistique de Mourzine, portant sur tout l'empire russe, il a été enregistré 3427 cas, de 1882 à 1890. En 1895-1897, 1200 lépreux ont été signalés officiellement, d'après Petersen, dont 793 pour la Russie d'Europe. Kirschner et Kübler arrivent à des chiffres analogues. Disséminés un peu partout, ces malades forment, dans la Russie d'Europe, deux foyers principaux : l'un comprend la Finlande, les provinces Baltiques et déborde sur la Prusse; son maximum d'intensité est en Livonie, particulièrement à Riga : 1 malade pour 10 000 habitants dans la province, mais jusqu'à 1 pour 100 dans certains districts, d'après Hellat. L'autre foyer, situé au sud de la Russie, se continue avec ceux de la Turquie d'Europe et d'Asie; il comprend tout le littoral de la mer Noire, avec la Crimée, le Caucase et le pourtour de la Caspienne; il se prolonge le long du Don et de la Volga, dans la direction de l'Oural. — Voici d'ailleurs les chiffres donnés par Petersen, tant pour la Russie d'Asie que pour celle d'Europe : 1° *Russie d'Europe* : Livonie, 338 lépreux; Courlande, 134; Esthonie, 45; gouvernements de Saint-Pétersbourg, 47; du Don, 84; d'Astrakan, 77; de Tauride, 15; de Cherson, 12, etc. (chacun des autres gouvernements, de 1 à 6). — 2° *Caucase* : gouvernements de Kouban, 119; de Terek, 51; d'Eriwan, 31; de Kars, 23, etc.; en tout, 291. — 3° *Asie centrale russe*, 85. — 4° *Sibérie*, 71. En réalité, il y a dans la Russie d'Asie

avons largement puisé dans ses comptes rendus (*Mittheil. und Verhandl. der internat. wissensch. Lepra-Conferenz*, Berlin, 1897-1898).

(¹) La plupart des chiffres donnés pour 1897 sont empruntés aux comptes rendus de la *Lepra-Conferenz*.

beaucoup plus de lépreux que ne l'indiquent les chiffres officiels, notamment dans les gouvernements d'Irkutsk et de Jakutsk.

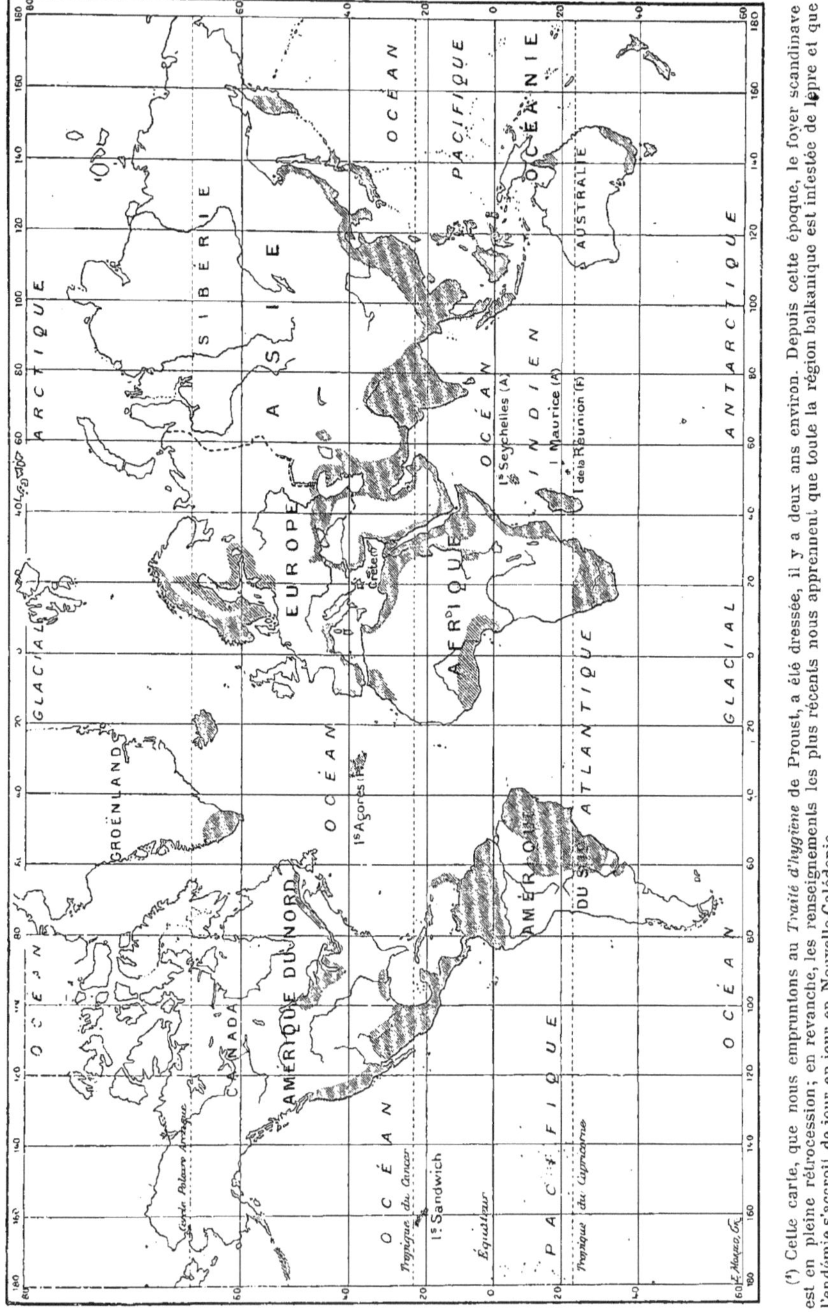

RÉPARTITION GÉOGRAPHIQUE DE LA LÈPRE [1]

[1] Cette carte, que nous empruntons au *Traité d'hygiène* de Proust, a été dressée, il y a deux ans environ. Depuis cette époque, le foyer scandinave est en pleine rétrocession; en revanche, les renseignements les plus récents nous apprennent que toute la région balkanique est infestée de lèpre et que l'endémie s'accroît de jour en jour en Nouvelle-Calédonie.

c. EUROPE CENTRALE. — Le foyer occidental russe déborde la frontière et gagne l'*Allemagne*. A Memel, dans la Prusse orientale, la lèpre tuberculeuse est endémique depuis une vingtaine d'années. En 1896, Blaschko, au congrès de Londres, déclare que le foyer n'a pas tendance à décroître et propose des mesures qui ont été prises depuis. L'année suivante, il y avait eu en tout depuis le début de l'endémie, d'après Kirschner, 34 cas avec 19 morts. — Le reste de l'Allemagne est indemne. On signale pourtant quelques cas d'origine exotique : 20 étaient connus officiellement en 1896, dont 13 pour Hambourg. Ce nombre serait très inférieur à la réalité, d'après Blaschko. La plupart, soit 13, provenaient du Brésil. — En *Belgique*, 4 cas ont été recueillis par Bayet. — En *Hollande*, l'enquête de Broes van Dort lui a donné des renseignements sur 17 cas, il estime le total à une trentaine. — En *Suisse*, Jadassohn a vu deux cas d'importation. — En *Autriche-Hongrie*, la lèpre est inconnue; on a reconnu pourtant quelques cas dans les Carpathes (frontière roumaine) et sur la côte adriatique (frontière italienne) : 15 malades dans l'île de Meleda (Dalmatie). Mais la *Bosnie* et l'*Herzégovine* sont très contaminées (133 cas d'après la statistique de Neumann, 200 d'après Babes, 700 à 800 pour Ehlers).

d. PÉNINSULE DES BALKANS. — Elle est très éprouvée par la lèpre. — Pour la *Turquie*, une évaluation, même approximative, est impossible (Babes donne 5 lépreux pour 1000 habitants). A Constantinople, il y a 500 à 600 lépreux pour v. Düring; ces malades, presque tous des juifs espagnols, ne sont pas isolés. La léproserie de Scutari est très négligée et les environs abondent en lépreux. — La plupart des îles turques visitées par Zambaco sont plus ou moins contaminées, notamment Samos (3 pour 1000 habitants), Leros, Metelin (où existe une léproserie), Chio (*id.*, 1 lépreux pour 1000 habitants), Télos. — A *Chypre*, il y a une centaine de lépreux dont 93 isolés à Nicosia Farm, d'après Phineas S. Abraham. La « Lepers law 1891 » a marqué le début d'une diminution sensible. — En *Grèce*, on compte au moins 400 lépreux, d'après Hadjimichali (d'Athènes); 110 cas avérés ont été enregistrés sur le continent. La lèpre a été constatée à Mégare, Égine, Salamis, Eubée; elle règne dans la plupart des Cyclades, à Andros, Paros, Amorgos et aussi dans les îles de la mer Ionienne, surtout à Céphalonie et à Corfou. En Crète, le nombre des lépreux est de 360, d'après le recensement officiel de 1900, d'environ 600 pour Milonojakis et Ehlers [1] : quatre léproseries. — Au *Monténégro*, on estime le pourcentage des lépreux à 5 pour 10 000 habitants. — En *Serbie*, en *Bulgarie*, ils sont en proportion très minime. — En *Roumanie*, la lèpre a été très étudiée. La statistique officielle (1897), exposée par Kalindero, Paul Petrini, compte 208 malades; d'après Babes, 212 sont connus actuellement, il y en a probablement 300, soit environ 1 pour 20000 habitants. Une léproserie existe dans l'ancien couvent de Rachitoasa (district de Tecuci).

e. ITALIE. — La Sicile renferme de nombreux lépreux; Ferrari (de Catane) en avait 200 en observation en 1892. — Malte, colonie anglaise, en compte 70. — Il y a des cas assez nombreux en Apulie, en Sardaigne, dans les provinces de Plaisance et de Novare, dans le Piémont et surtout à Livourne et le long de la Riviera. La léproserie de San Remo (transformée en hôpital général) reçoit un nombre relativement considérable de malades.

f. GRANDE-BRETAGNE. — Pas de foyers endémiques, une centaine de lépreux pro-

[1] EHLERS et CANHEIM, *Lepra*, Bibl. internat. Leipzig, 1901.

venant des colonies (en dix ans, 85 en Angleterre, 6 en Écosse, 5 en Irlande, d'après Phineas S. Abraham).

g. PÉNINSULE IBÉRIQUE. — Elle est assez fortement contaminée. — En *Espagne*, Olavide pense que le nombre des lépreux dépasse 1000 à 1500, répartis sur tout le littoral méditerranéen, en Andalousie, dans les provinces de Grenade, d'Alicante, de Valence et de Catalogne; il existe un foyer isolé au nord-ouest de l'Espagne (Asturies et Galice). Le maximum est entre Valence et Alicante : 200 lépreux, d'après Gémy et Raynaud (d'Alger). — Le *Portugal* est plus éprouvé encore, avec prédominance de la forme tuberculeuse. Toutes les provinces sont atteintes, mais surtout la Beira Alta, l'Algarve, l'Estramadure, et particulièrement le district montagneux de Lafoës (300 lépreux, au dire de Leloir) : léproserie à Lisbonne. Z. Falcao (1897) a réuni 466 cas de lèpre en Portugal, mais il croit le nombre réel infiniment supérieur, peut-être double.

h. FRANCE. — En 1806, Valentin avait reconnu l'existence de plusieurs familles entachées de lèpre, à Vitrolles et sur l'étang de Berre; en 1888, Chantemesse et Moriez ont attiré l'attention sur des épidémies locales observées dans les Alpes-Maritimes. En somme, de petits foyers s'égrènent le long de la côte méditerranéenne, prolongeant ceux d'Italie et se reliant à ceux d'Espagne. Dans les Pyrénées-Orientales, le dénombrement des lépreux n'est pas fait encore. Ehlers et Boinet (1901) estiment que, près de Marseille, autour de l'étang de Berre, il y a encore 2 ou 3 lépreux dans le vieux foyer qui comprend Martigues, Rognac et Vitrolles. Sur la Riviera, ils ont constaté la présence d'une trentaine de lépreux — exactement 28 — aux environs de Nice, dans la vallée du Paillon, à Peille, à la Trinité-Victor et dans les villages circonvoisins. Quelques lépreux habitent la haute vallée de la Tinée et le voisinage de la frontière italienne, à Beaulieu, à Eze, à la Turbie, à Roquebrune, à Menton : c'est le reliquat, peu important d'ailleurs et en voie d'extinction, de l'ancien foyer du comté de Nice. — Zambaco a montré qu'en d'autres régions de la France la lèpre était méconnue plutôt qu'éteinte. En Bretagne notamment, abstraction faite de la syringomyélie que Zambaco rattache à la lèpre, il y a quelques lépreux isolés, mais en aucun point ils ne forment un vrai foyer. Leloir, en 1885, avait attiré l'attention sur quelques cas suspects dans le département du Nord [1]. — Le reste du pays est absolument indemne. A Paris il y a toujours un certain nombre de lépreux, *tous venus des pays exotiques*, et l'hôpital Saint-Louis en abrite quelques-uns en permanence.

II. — **Afrique**.

Tout ce continent est entaché de lèpre, mais à des degrés très divers.

a. PAYS MÉDITERRANÉENS. — Au *Maroc*, où existe une léproserie, la lèpre gagne du terrain depuis quelques années [2]. En *Algérie*, elle est peu répandue, si ce n'est en

[1] Certaines races dégénérées sont considérées comme les descendants des anciens lépreux. On les désigne, dans le sud de la France, sous le nom d'agotacs ou agotas, agoths, cagots, caqueux, capots, cassots, gahets, gaffos, chrestias, etc., en Bretagne et dans le pays de Galles sous ceux de cacous, caqueux, caquins. Cette opinion était déjà celle de Guy de Chauliac et d'Ambroise Paré. Reprise timidement par Leloir, elle a été soutenue et développée magistralement par Zambaco. Certains métiers, autrefois abandonnés aux lépreux, comme celui de cordier, sont encore en Bretagne frappés de discrédit.

[2] Voir RAYNAUD, *Journal des mal. cut. et syphil.*, 1901.

Kabylie, où presque tous les lépreux des vallées de l'Atlas et de Biskra sont réunis dans quelques villes. Partout ailleurs, la lèpre est rare parmi les musulmans et les juifs. Mais elle est fréquente chez les immigrants espagnols. Gémy et Raynaud estiment à une quarantaine le nombre des lépreux à Alger. — La *Tunisie*, la *Tripolitaine* sont contaminées, et la tache s'étend assez avant dans le Sahara. — L'*Égypte* est peut-être le plus ancien pays à lèpre. Elle possédait encore en 1897 plus de 3000 lépreux, d'après Engel. La maladie y sévit aussi bien sur les côtes de la mer Rouge que sur celles de la Méditerranée, aussi bien dans la vallée du Nil qu'au Soudan et au Darfour : le Caire, Alexandrie et le Delta sont riches en lépreux, ainsi que l'affirme Zambaco.

b. Afrique orientale. — L'*Abyssinie* est sévèrement atteinte, ainsi que toute la côte orientale du continent noir : pays des Somalis, Afrique allemande (jusqu'aux grands lacs), Zanzibar et Mozambique surtout. Les îles de l'océan Indien ne sont pas moins éprouvées : l'île Maurice compte 400 cas; la léproserie de la Réunion abrite 70 à 100 malades d'après Brassac; la lèpre est endémique aux Mascareignes, aux Seychelles, aux Comores, à Madagascar. Dans cette dernière, comme le fait remarquer Davidson, la maladie a pris une extension énorme depuis que les lois excluant les lépreux de la société sont tombées en désuétude. Depuis la conquête, le général Gallieni a fait établir des léproseries.

c. Afrique australe. — Elle constitue un des principaux foyers africains. D'après les statistiques officielles données par Impey, de 1891 à 1895, le nombre des lépreux est monté de 625 à 2177; ils sont ainsi répartis : Cap, 812; Griqualand oriental et Transkeian, 650; Basoutoland, 250; Bechuanaland, 10; Natal, 200; État d'Orange, 150, et Transvaal, 105. Ces évaluations sont probablement bien au-dessous de la réalité : on a même donné le chiffre de 8000 pour le Cap seul. La léproserie de Robben Island (Cap) a reçu, depuis sa fondation jusqu'en 1897, 1948 malades. — Le *Sud-ouest africain allemand* semble peu touché, au dire de Schœn.

d. Afrique occidentale. — La lèpre existe dans le *Congo* français et le Congo belge. Elle pénètre jusqu'au cœur de l'Afrique, où elle rejoint le foyer oriental. Le *Cameroun* allemand serait épargné d'après le médecin-explorateur Plehn. Les bouches du *Niger* sont également indemnes; dans toute cette région, de Sierra Leone à Vieux Calabar, la maladie serait rare sur les côtes, au dire de Jonkin, mais sa fréquence augmente vers l'intérieur; à Kano, sur le Niger, notamment, elle fait de grands ravages. Au *Sénégal* le nombre des lépreux est grand. La lèpre existe à *Sainte-Hélène*, aux îles du *Cap-Vert*, aux *Canaries* (600 cas), en particulier à l'île de Ténériffe. A *Madère*, d'après Goldschmidt, il y avait, en 1897, 500 à 600 lépreux, au minimum, sur 134000 habitants, mais la maladie diminue assez rapidement : léproserie à Funchal.

III. — Asie.

C'est dans cette partie du monde que la lèpre fait actuellement le plus de victimes : la Chine Méridionale et les Indes constituent ses foyers principaux.

a. Asie occidentale. — Comme la Turquie d'Europe, la *Turquie d'Asie* renferme de nombreux lépreux. Ils ne sont pas rares en Arménie. En Asie Mineure, il y en a partout, d'après v. Düring. Plusieurs léproseries, d'ailleurs misérables, y existent. Il en est de même en Syrie ; Zambaco évalue à 800 environ le nombre des lépreux en Palestine. Les principaux centres de lèpre sont Jérusalem, Ramleh et Naplouse. — Tout le littoral de l'*Arabie* est contaminé; Vaume, médecin sanitaire, a vu plus de 4000 lépreux au lazaret de Djeddah, parmi les pèlerins qui se rendent à la Mecque; c'étaient surtout des Malais.

b. ASIE CENTRALE. — La lèpre a pris une grande extension en *Perse*, où dans certains districts les lépreux sont relégués dans des villages spéciaux. Elle règne dans le *Kurdistan*, l'*Afghanistan* et l'État de *Boukhara*.

c. INDES. — L'*Hindoustan* est la contrée où l'endémie atteint les plus vastes proportions. Le dernier recensement officiel, qui donne certainement une évaluation inférieure à la réalité, accuse, pour l'ensemble de l'Inde anglaise, 130 000 lépreux sur une population de 200 millions d'habitants. La lèpre frappe à peu près exclusivement les indigènes : malgré de nombreuses léproseries (Agra, Allahabad, Bombay, Calcutta, Calicut, Hyderabad, Madras, etc.), 2 pour 100 des malades, au plus, sont soignés. La région occidentale est la plus éprouvée; la maladie est très fréquente dans le pays des Mahrattes. Elle est aussi fort répandue dans le sud de Ceylan. — Dans les cinq établissements français de l'Inde, lors du voyage de Dom Sauton (1899), il y avait 580 lépreux (pour 279 481 hab.), dont, à Pondichéry, 56 dans la léproserie de Samiacytopan et 96 en liberté. — La *presqu'île indo-chinoise* renferme au minimum 25 000 lépreux([1]) : à ses quatre centres de population, birman, siamois, cochinchinois et tonkinois, correspondent quatre foyers principaux, que relient des foyers secondaires le long des côtes et des grandes voies de communication. La Birmanie est particulièrement éprouvée (6404 lépreux d'après le recensement officiel. Léproseries à Mandalay et Rangoun). — A Bangkok, la capitale du Siam (500 000 hab.), il y a au moins un millier de lépreux. — Le Laos, peu peuplé, est bien moins atteint. — En Cochinchine, les relevés officiels mentionnent 3580 lépreux avérés; au Tonkin, leur nombre n'est pas moindre. Ils abondent à Hué, capitale de l'Annam. — Dans le Gouvernement des Détroits (presqu'île de Malacca), deux établissements ont été créés : l'un pour les Malais, l'autre pour les Chinois.

d. CHINE. — L'endémie est très sévère dans les provinces méridionales. On cite, parmi les points les plus atteints, les îles Chusan (dans le golfe de Hang-Tchéou), Hankeou (dans la province du Hou-Pé), Canton où il y aurait 2500 lépreux, Fou-Tchéou, Amoy : ces trois dernières villes sont dans le Fokien et le Kouang-Tong, provinces qui contiennent au moins 20 000 lépreux([2]). Le Kouang-Si, le Yunnan, le Sse-Tchouan occidental et méridional abondent en malades. Il s'en trouve encore de nombreux dans le Turkestan chinois, notamment à Yarkand; mais il n'en existe pas au nord des Monts-Célestes. — La lèpre semble inconnue en Mandchourie et en Mongolie. — Pour ce qui est du Thibet, on ne possède aucune donnée, car on ignore tout de ce mystérieux pays. La *Corée* est très infectée, ainsi que Formose. — La lèpre règne dans toute l'étendue du *Japon*. D'après les renseignements recueillis par Baeltz, il y a environ 10 000 lépreux. Les villes sont proportionnellement beaucoup moins atteintes que les campagnes; mais il n'y a pas, d'après Kitasato, de différence entre les côtes et les régions montagneuses. La maladie sévit avec violence à Nagasaki et dans la baie de Yeddo, où des villages sont presque exclusivement habités par des lépreux.

([1]) E. JEANSELME, Étude sur la lèpre dans la péninsule indo-chinoise et dans le Yunnan. *Presse médicale*, Paris, 1900.

([2]) Ces données concordent à peu près avec celles de VELDE, *Bericht über die Verbr. der Lep. in China*, Arb. aus d. k. Gesundheitsamte, 1900.

IV. — **Océanie.**

a. Dans l'Archipel indo-malais, qui confine à la presqu'île indo-chinoise, la lèpre est fort répandue. Il y a près de 2800 lépreux à *Java* et dans l'île voisine de *Madoera*, si l'on totalise les chiffres recueillis par Broes van Dort; la plupart habitent l'est de l'île. Ils ne sont pas en moins grand nombre à *Sumatra*, à *Bornéo*, aux *Célèbes*, aux *Moluques*. Dans la *Nouvelle-Guinée*, ils sont plus disséminés.

b. Il y a aux Philippines un foyer très actif. D'après les chiffres officiels, il y aurait 5240 lépreux pour une population de 6 à 9 millions d'habitants.

c. Australie. — D'après les rapports compulsés par J. Ashburton Thompson, il y aurait eu, de 1855 à 1894, environ 70 lépreux dans la Nouvelle-Galles du Sud; 45, dans la province de Victoria; 48, dans le Queensland; 20, dans le territoire du Nord et 2 dans l'Australie orientale. Ce sont en grosse majorité des Chinois, mais il y a près d'une soixantaine de blancs atteints. La *Nouvelle-Zélande* est presque indemne.

d. Iles du Pacifique. — La lèpre est endémique dans toutes ces îles. Aux Sandwich ou *Hawaï*, elle décime la population, dont *un quinzième* est atteint, bien qu'une léproserie ait été installée à Kalawao, dans l'île de Molokaï, en 1865 (1). En *Nouvelle-Calédonie*, la lèpre fait des *progrès inquiétants* : on a dit que dans certaines tribus indigènes le nombre des lépreux allait jusqu'à 25 et 75 pour 100 ! *Les blancs ne sont pas épargnés, et, depuis le premier cas signalé en 1888, 132 ont été reconnus atteints.* — A *Tahiti*, aux îles *Fidji*, aux *Marquises* et en général dans toutes les îles de la mer du Sud, la lèpre est commune.

V. — **Amérique.**

Presque inconnue dans l'Amérique du Nord, la lèpre exerce au contraire de grands ravages au Mexique, dans l'Amérique centrale, les Antilles et l'Amérique du Sud.

a. Amérique du Nord. — Au *Canada*, les quelques cas constatés sur la côte orientale (Colombie anglaise) frappent surtout les Chinois (6 en 1894, plus 1 blanc, d'après Graham). C'est principalement dans le Nouveau-Brunswick et la Nouvelle-Écosse que la lèpre se perpétue. Depuis 1815, elle a continuellement existé dans les établissements français qui bordent la rivière Miramichi, près de la baie des Chaleurs, dans le golfe du Saint-Laurent. Il y avait 21 malades à l'hôpital de Tracadie, en 1894, d'après James C. White. Au cap Breton, où a été observée une petite épidémie, il y avait encore 6 ou 7 cas en 1897. En tout, pour le Canada, une quarantaine de malades ont été reconnus.

Aux *États-Unis*, la lèpre occupe surtout les États du Sud. Quant au nombre total des cas, il est évalué très diversement, les uns donnant le chiffre de 500 ou même plus, d'autres beaucoup moins. D'après Phineas S. Abraham, voici quelle est la

(1) Toutefois les renseignements les plus récents annoncent une décroissance de l'épidémie. Il y a cinq ans, il existait encore 1300 lépreux à Molokaï. Actuellement, on n'en compte plus que 900, et l'extinction de la lèpre paraît s'accomplir lentement, mais sûrement.

répartition des cas de lèpre pour 1897 : Louisiane, 100 cas; la lèpre y aurait été importée en 1758 par des Acadiens bannis du Nouveau-Brunswick, un hôpital spécial a été ouvert à la Nouvelle-Orléans dès 1785. — Texas, peu de cas. — Floride, évaluation variant de 6 à 100 cas (et même 500), observés surtout parmi les nègres. — Caroline du Sud, petit foyer (16 cas en 1894). — Nouvelle-Scandinavie (Minnesota, Wisconsin, Iowa), 30 cas seulement, derniers survivants des 160 lépreux immigrés de Norvège. — Utah, quelques rares malades, des Hawaïennes pour la plupart. — Californie, 20, surtout Chinois. — Cas disséminés, 20. — En tout, environ 200 lépreux (?).

Au sud des États-Unis, on entre dans la zone de la lèpre : au *Mexique*, la maladie se montre sévère, particulièrement sur les hauts plateaux.

b. Amérique centrale et Antilles. — Toutes les républiques de l'*Amérique centrale*, ainsi que les *Antilles*, sont très contaminées : parmi les îles les plus éprouvées, il faut citer *Cuba*, *Haïti*, la *Jamaïque* (450 cas au recensement de 1891, mais en diminution depuis, d'après Phineas S. Abraham) ; les *Barbades* (156 cas, en augmentation ; lazaret) ; *Saint-Christophe* (98 cas, lazaret), *Antigoa* (45 cas, en augmentation), *Saint-Vincent* (62 cas) ; la *Martinique* et la *Guadeloupe*, colonies françaises qui ont leur léproserie dans l'île de la *Désirade* (une centaine). A la *Trinidad*, le chiffre officiel des lépreux est de 225 (1891), soit 1,12 pour 1000 habitants, mais il est bien au-dessous de la réalité.

c. Amérique du Sud. — Sauf dans sa partie méridionale, elle est décimée par la lèpre, qui a dans la zone tropicale son maximum d'intensité. Les pays qui viennent en première ligne sont la Colombie, le Venezuela, la Guyane et le Brésil. — La *Colombie* est peut-être la contrée la plus ravagée du globe. T. Castrillon, en 1898, estime à 27 600, d'autres à plus de 50 000, le nombre des gens frappés, sur une population de 4 millions d'habitants. — Le *Venezuela* n'est guère plus épargné (125 malades à la léproserie de Maracaïbo, 194 à celle de Caracas, etc.). — Dans la *Guyane anglaise* on compte 900 lépreux pour 28 000 habitants, dont 400 dans les léproseries. — Dans la *Guyane française*, la maladie existe sur tout le littoral, et domine en outre partout où l'élément nègre est prépondérant. A la léproserie de l'Acarouany il n'y a que 12 pensionnaires, et cependant il n'y a guère de familles de race blanche ou métisse qui soient complètement exemptes de lèpre. — Dans la *Guyane hollandaise*, où, depuis les travaux de Schilling, médecins et habitants sont contagionnistes, les lépreux sont relativement peu nombreux : 95 par an à la léproserie de Chatillon (à trois heures de Paramaribo), d'après Broes v. Dort. — Au *Brésil*, la lèpre paraît assez uniformément répartie, et frappe toutes les classes sociales. Un des derniers recensements accusait 5000 cas sur 10 millions d'habitants, mais Lutz croit que ce chiffre doit être au moins doublé. — La lèpre est encore commune dans l'*Équateur*, plus rare au *Pérou* et dans l'*Uruguay* (24 cas à la léproserie de Montevideo, une trentaine en tout) ; elle est peu fréquente en *Bolivie* et n'existe pour ainsi dire pas dans la *République Argentine* ni au *Chili*.

CHAPITRE PREMIER

LE BACILLE DE HANSEN ET LES RÉACTIONS QU'IL DÉTERMINE

I

LE BACILLE DE LA LÈPRE

Le micro-organisme de la lèpre est un bâtonnet délié qui présente à peu près tous les attributs morphologiques du bacille de la tuberculose : cependant il est plus rigide que ce dernier, plus court, moins grêle et parfois ses extrémités sont effilées au lieu d'être arrondies. Ses dimensions sont assez variables (1); dans les nodules récents, il est souvent plus long que dans les foyers anciens. Suivant l'opinion de Hansen, il serait doué de mouvements propres, mais cette opinion n'est pas adoptée généralement (2).

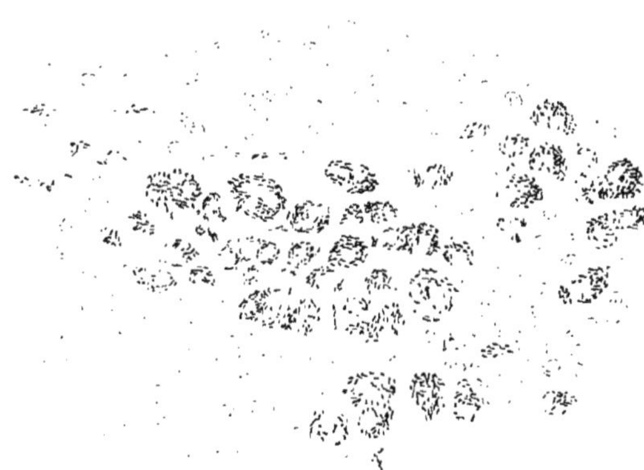

Fig. 1. — Coupe de la rate. — Cellules lépreuses de Virchow, farcies de bacilles.

Ses *réactions microchimiques* sont à peu près identiques à celles du bacille de Koch, ce qui paraît tenir à ce qu'ils sont tous deux pourvus d'une enveloppe de matière grasse (3). Pour le *colorer*, on peut se servir de violet de méthyle ou de rubine en solution aqueuse,

(1) 4 à 6 μ sur 0,35 à 0,45 μ.

(2) Babes, après Neisser, a cru voir les bacilles animés de mouvements propres, mais il n'a jamais réussi à leur colorer des *cils*.

(3) Neisser et Unna ont démontré que l'osmium colore en noir foncé ces deux espèces bacillaires. — Babes, traitant des produits lépreux par la chaleur, a obtenu un extrait glycériné de la substance qui résiste à la décoloration : elle offrirait de grandes analogies avec la nouvelle tuberculine de Koch, et produirait comme celle-ci des phénomènes réactionnels quand on l'injecte à des lépreux ou à des tuberculeux. Ces recherches tendent à établir que le bacille de Hansen, comme le bacille de Koch, sécrète des *toxines* intimement liées à la substance qui retient les colorants. Celle-ci peut s'isoler spontanément des corps microbiens et se réunir en gouttelettes dans les gaines nerveuses, les canaux séminifères et les glandes sudoripares.

des méthodes de Gram, d'Ehrlich et de Ziehl [1]. En vieillissant, il perd son homogénéité, la substance qui fixe la matière colorante se dispose sous forme de grains arrondis, séparés par des espaces incolores [2]. Outre ces lacunes, il renferme souvent des points brillants qui depuis Neisser sont généralement regardés comme des *spores*.

Le bacille de la lèpre, surtout quand il forme des amas, est entouré d'une *capsule* ou *glée* réfringente et d'apparence homogène, qui se colore comme lui-même, mais d'une manière moins intense. On la considère généralement comme un produit de sécrétion du microbe; d'après Unna, elle résulterait de la transformation des individus bactériens, gonflés et morts, en une matière muqueuse [3]. Elle réunit les bacilles en *colonies*, dont l'aspect a été comparé à un paquet de cigares, à une gerbe, à une boule épineuse [4].

Jamais on n'a pu jusqu'ici *cultiver* le bacille de Hansen, malgré les expériences nombreuses et variées à l'infini de Campana, Leloir, Arning, Ducrey, Kanthack et Barcklay, etc. : les divers milieux connus, la culture en anaérobiose ont échoué. Quelques essais récents ont pourtant donné des résultats moins défavorables : tels ceux de Bordoni-Uffreduzzi, Babes, Czaplewski, Leredde, Bezançon et Griffon [5].

(1) Le *bleu de méthylène* donne des résultats inconstants. Le procédé de *Gram-Weigert* fournit de belles préparations. Les *méthodes de choix* sont celles d'*Ehrlich* et de *Ziehl*, mais elles doivent être quelque peu modifiées. Le bacille de la lèpre se colore plus facilement et plus rapidement que celui de la tuberculose, et quand il est jeune et vivace, il retient bien les couleurs d'aniline : cela est vrai d'une manière générale, mais il y a des exceptions. Dix à vingt minutes suffisent ordinairement pour *colorer une coupe*, si l'on chauffe jusqu'à développement de faibles vapeurs; dans certains cas cependant il est nécessaire de faire séjourner les préparations une à deux heures dans l'étuve à 55°. — L'acide nitrique au 1/3 et l'acide sulfurique au 1/4 risquent de *décolorer* les bacilles, surtout dans les foyers anciens; il vaut mieux employer des solutions très étendues, au 1/10e et même au 1/20e; il est bon de suivre la décoloration sous le microscope à l'aide d'un faible grossissement qui permet de distinguer les amas bacillaires. Une solution acide trop concentrée décolore une partie des bacilles, en général les plus vieux : ceux-ci prennent dans ce cas la teinte de contraste qui nuance le fond, ils sont, par exemple, colorés en bleu alors que les autres, plus vivaces, le sont en rouge; si tous sont décolorés, ils peuvent passer inaperçus. C'est pour parer à cet inconvénient que Schæffer, après avoir traité la préparation par le liquide de Ziehl, substitue à l'acide l'éthylendiamine à 10 pour 100. — Babes (*Untersuch. über d. Leprabac.*, etc. Berlin, 1898) qui emploie comme bain colorant une solution anilinée de safranine, remplace l'acide par l'iodure de potassium et par l'alcool. — Baumgarten colore cinq minutes à froid dans le violet d'Ehrlich, puis décolore avec de l'alcool absolu additionné de 1/10e d'acide nitrique; cette méthode ne colore pas le bacille de Koch.

(2) Suivant toute vraisemblance, cet état granuleux est une altération régressive; l'agent figuré de la lèpre ne doit pas être considéré comme un agrégat de cocci juxtaposés et ne mérite pas le nom de *coccothrix* qui lui avait été donné par Lutz. — Diverses colorations font voir, outre ces granulations, des grains plus gros et plus foncés, diversement situés, au nombre de 1 à 3 dans un bacille (*corpuscules métachromatiques* de Babes).

(3) On pourrait ainsi reconnaître les bacilles jeunes, uniformément colorés, des bacilles plus âgés, d'abord fragmentés en rangées de pseudo-cocci, puis gonflés et méconnaissables : nous retrouverons ces divers aspects à propos de la structure du lépromе.

(4) C'est un des caractères majeurs des bacilles que leur *nombre colossal* dans les tissus.

(5) Bordoni-Uffreduzzi, *Zeitschrift f. Hyg.*, 1887. — Babes, *Idem*, 1889. — Cornil et Babes, *les Bactéries*, 3e éd.; Paris, 1890. — Czaplewski (*Centralbl. f. Bakt.*, 1898) a retiré

L'*infection expérimentale* également a toujours échoué, malgré des tentatives innombrables d'inoculation aux animaux les plus divers(¹).

On ignore totalement si le bacille lépreux peut vivre *hors de l'organisme humain.* On l'a cherché en vain dans le sol, même, comme Ratke, dans la terre des cimetières de lépreux et dans les aliments (poisson et porc salé, pois d'Angole) qui passent pour favoriser le développement de la maladie(²).

du mucus nasal d'un lépreux un bacille qui pousse bien sur sérum de mouton solidifié avec 6 pour 100 de glycérine; ce bacille rappelle par sa forme celui de la lèpre et possède la réaction de Koch-Ehrlich. — SPRONCK (*Sem. méd.*, 1898), en partant de la moelle osseuse et de tubercules, aurait obtenu 2 fois sur 3 cas de lèpre mixte un bacille morphologiquement semblable à celui de Hansen, cultivant à 38° sur pomme de terre glycérinée et neutralisée : au bout de dix jours apparaissent de petites colonies qui ne se laissent pas réensemencer sur pomme de terre, mais se transportent facilement sur le sérum de cheval gélatinisé de Löffler ; ce bacille pourrait servir au *séro-diagnostic.* — LEREDDE, BEZANÇON et GRIFFON (*Soc. de biol.*, 1899; *XIIIe Congrès internat.*, Paris, 1900) ont ensemencé sur sang gélosé (milieu de Bezançon-Griffon) des tubercules lépreux : ils ont obtenu une multiplication notable des bacilles, mais une seule fois une colonie visible à l'œil nu; jamais ils n'ont pu repiquer leur première culture. — Jeanselme, ayant ponctionné un ganglion lépreux suppuré, recueillit le pus dans des tubes stérilisés et le mit à l'étuve; dans ce pus existaient des boules bacillaires et des bacilles isolés résistant à la décoloration par la méthode d'Ehrlich; en même temps, avec le même pus, il inocula un cobaye et ensemença du sang gélosé. Trente-trois jours après, apparurent sur ce sang de petites colonies de bacilles donnant la réaction d'Ehrlich : on aurait donc pu croire qu'on avait obtenu une culture de bacilles lépreux. Mais le cobaye devint tuberculeux; un de ses ganglions excisé, montra au microscope des nodules tuberculeux typiques, et la réinoculation de ce ganglion à un autre cobaye détermina chez ce dernier la tuberculose. On voit avec quelle réserve il faut accueillir les résultats, donnés pour positifs, en ce qui concerne la culture du bacille de Hansen.

(¹) Melcher et Ortmann ont inoculé la lèpre au lapin, dans la chambre antérieure de l'œil. Les lésions qu'ils ont déterminées ont été attribuées par maints auteurs à une tuberculose, ou à une pseudo-tuberculose comme celle qu'a décrite Nielsen chez la souris et qui est transmissible au lapin; Vossius, Wesener, ont fait des expériences analogues, mais il n'est pas prouvé qu'ils aient obtenu une multiplication des bacilles. — Tedeschi, d'expériences sur le singe, conclut que les bacilles peuvent se développer dans le liquide céphalorachidien. — Babes et Kalindero, par inoculation de lépromes à la région malaire d'un singe, ont obtenu un nodule contenant des bacilles dont la multiplication n'était pas évidente. Un singe inoculé par nous est mort de méningite tuberculeuse. — Les *expériences sur l'homme* seront étudiées plus loin.

(²) Bien que *le bacille de la lèpre et celui de la tuberculose* aient à peu près même forme et mêmes réactions, ils se distinguent néanmoins l'un de l'autre par des caractères importants : 1° Les bacilles lépreux sont en général réunis en colonies, et leur nombre dans les tissus est énorme. — 2° On ne peut les cultiver ni les inoculer. — 3° Les cellules envahies par eux ne présentent qu'une faible réaction; jamais on ne constate dans les nodules lépreux le groupement qui appartient au follicule tuberculeux, et la caséification n'est pas un mode de terminaison des productions lépreuses. — 4° Le lépreux et le tuberculeux ne réagissent pas d'une manière identique aux injections de tuberculine. — 5° La *résistance du bacille lépreux aux agents physiques et chimiques* est bien moindre que celle du bacille de Koch : laissé cinq à six jours dans une solution d'acide sulfurique à 5 pour 100, il ne se colore plus, tandis que le bacille tuberculeux résiste onze à douze jours.

Malgré tout, les analogies sont telles entre ces deux microbes, qu'on peut se demander s'ils ne sont pas issus d'une souche commune. Quoi qu'il en soit de cette hypothèse, impossible à vérifier, il est certain que dans le présent ils constituent deux espèces distinctes. Avec le bacille de la tuberculose aviaire, ils forment probablement un groupe

II

LES RÉACTIONS PROVOQUÉES PAR LE BACILLE — IDÉE GÉNÉRALE DU LÉPROME

Ce qui caractérise la lèpre, comme la syphilis et la tuberculose, c'est l'édification, dans les tissus, d'une néoformation spéciale. Le *léprome* ou *tubercule lépreux* est remarquable par le nombre énorme des bacilles qui l'infiltrent, nombre tel, que les masses microbiennes contribuent pour une part importante au volume de la néoplasie. Outre les bacilles qui se présentent avec les caractères décrits plus haut, on trouve, — particulièrement dans les foyers déjà anciens, — des figures arrondies, d'un aspect cireux sur les coupes non colorées, et qui prennent comme les bacilles eux-mêmes les substances colorantes d'une façon intense et uniforme. Ces corps, désignés sous le nom de *globi* (mottes jaunes, *gelbe Schollen*, Hansen), ne sont que des conglomérats, nettement limités, de bacilles intriqués et tassés au point que les individus ne sont plus nettement distincts.

Des éléments cellulaires qui forment à proprement parler le léprome, les uns sont des éléments fixes du tissu, plus ou moins modifiés, les autres sont le résultat de l'immigration leucocytaire; mais entre ces deux sources la part n'est pas facile à faire :

1° Les *éléments épithéliaux* dégénèrent au contact du bacille [1]. Le léprome jeune est presque exclusivement composé de *cellules conjonctives* et de quelques *lymphocytes* et *leucocytes mononucléaires* [2]. Plus tard, le nombre des éléments fixes reste encore prépondérant.

2° Les *mastzellen* d'Ehrlich sont fréquentes. Les *plasmazellen* [3] sont très nombreuses, particulièrement autour des vaisseaux où elles forment des amas [4]. Ces deux ordres de cellules contiennent rarement des bacilles.

3° D'autres éléments appartiennent en propre à la lèpre (Fig. 1). Ce sont d'abord de grosses cellules, considérées comme spécifiques et dénommées par Virchow *cellules lépreuses* (*Leprazellen*). Leur diamètre est 4 ou 5 fois celui d'un leucocyte. Elles ont un ou plusieurs noyaux, gros et clairs, excentriques ou rejetés à la périphérie. Leur protoplasma est criblé de vacuoles

spécial qui établit la transition entre les bacilles proprement dits et les streptothricées. On a vu en effet, dans certaines conditions rarement réalisées, le bacille de Hansen se diviser et pousser de courtes ramifications, ce qui le rapproche de l'actinomycète.

[1] Pourtant ils peuvent exceptionnellement réagir et se multiplier pour constituer un véritable adénome, comme nous l'avons vu dans le testicule. Babes a vu également une glande sudoripare transformée en adénome.

[2] Il peut y avoir des *polynucléaires*, par infection secondaire, quand le nodule s'ulcère.

[3] Ces éléments ont été définis au début de cet ouvrage (Darier, *Anat. pathol. gén.*, t. I, p. 80 et 81).

[4] Unna a soutenu que la majeure partie des lépromes est formée de plasmazellen hypertrophiées et parfois devenues polynucléaires; il est revenu depuis (*Lepra-Confer.*) sur cette opinion exagérée.

rondes, d'abord petites, « en écumoire », qui grandissent par la suite au point d'envahir toute la cellule. Les bacilles, ordinairement dispersés en un grand nombre de petits amas, plus tard intriqués en grandes masses, finissent par farcir tout le protoplasma : celui-ci prend alors leur réaction colorante.

Les *cellules géantes* (*Riesenzellen*) ressemblent beaucoup aux précédentes. Ce sont des plaques protoplasmiques considérables qui contiennent de nombreux noyaux, groupés presque toujours au centre et non pas en couronne périphérique; ces corps cellulaires sont troués de grandes vacuoles, que comblent des amas de bacilles granuleux et noyés dans une substance fondamentale peu colorée. La masse microbienne finit par rejeter le protoplasma à la périphérie et se substituer à lui.

Leprazellen et cellules géantes n'apparaissent que dans les foyers anciens. On croit généralement qu'elles proviennent des endothéliums qui tapissent les vaisseaux ou les espaces lymphatiques. Mais ces figures ont donné lieu à des interprétations très diverses, et pour Unna en particulier il n'y a là que des apparences de cellules.

La *genèse du néoplasme* lépreux peut être comprise de la façon suivante :

1° Apporté dans les tissus par la voie sanguine, le bacille se greffe dans un espace lymphatique, y prolifère, et provoque soit une réaction des cellules conjonctives, soit un apport des cellules lymphatiques provenant du sang; d'où formation d'un nodule.

2° Le bacille pénètre dans les éléments du lépromе qu'il farcit de grosses colonies intra-cellulaires (1). Le protoplasma se tuméfie et se vacuolise, le noyau se multiplie par division endogène, et ainsi prennent naissance la cellule de Virchow et la cellule géante.

3° En même temps, les bacilles restés libres dans les fentes lymphatiques se multiplient sous forme de *globi* (2).

(1) La colonie microbienne se comporte à peu près comme un corps étranger qui n'éveillerait qu'une faible réaction : bien qu'environnées et infiltrées d'amas bacillaires, les cellules continuent à vivre et à se multiplier. La phagocytose, qui intervient assurément, semble donc n'avoir qu'un rôle effacé. Cependant l'action du bacille n'est pas seulement mécanique, car s'il ne produit jamais la caséification, il détermine du moins une altération très spéciale, la vacuolisation du protoplasma.

(2) Cette manière de concevoir la structure du léprome n'est pas admise par tous les histologistes. Unna notamment est resté fermement attaché à l'idée — émise par lui depuis plus de quinze ans — que les bacilles sont toujours situés en dehors des cellules. Lorsqu'ils arrivent au contact des plasmazellen, ils s'y accolent sans les pénétrer; le protoplasma de ces éléments disparaît, leur noyau s'éclaircit, en même temps que la plupart des bacilles subissent la transformation mucoïde. Ainsi se constitue, d'après Unna, la prétendue *cellule lépreuse* : son pseudo-protoplasma ne serait que la glée microbienne, avec ses réactions colorantes; ses noyaux représenteraient les derniers vestiges de cellules étouffées, mais non envahies. Parfois les plasmazellen, avant d'être détruites, ont le temps de se développer en grandes plaques polynucléées; ces cellules géantes (*chorioplaxes*) entourent les boules bacillaires à la manière d'une gouttière. — Lubarsk explique la genèse de la cellule géante par un mécanisme très analogue : les endothéliums lymphatiques, irrités par une boule bacillaire, se souderaient autour d'elle en une masse unique qui l'emprisonnerait. — Quant aux figures appelées *globi*, elles correspondent,

III

LES MANIFESTATIONS CLINIQUES DU BACILLE — ESQUISSE GÉNÉRALE DE LA LÈPRE

Charrié par la circulation, le bacille provoque des *signes généraux* plus ou moins intenses, qui se raviveront à chaque poussée subséquente. Puis il se fixe dans divers organes où il colonise et détermine des réactions anatomiques qui se traduisent par les *signes locaux* les plus variés. Or, dans un cas donné, sans qu'on en sache la raison étiologique, l'agent spécifique cultive de préférence dans tel ou tel système de l'économie.

a. Dans un premier ordre de faits, l'appareil tégumentaire semble lui offrir un terrain particulièrement propice; d'où le nom de *lèpre systématisée tégumentaire* donné à cette forme. Cette désignation ne doit pas faire oublier que les lésions viscérales prennent, elles aussi, dans cette forme, une part importante. Dans la *lèpre tégumentaire*, le début est marqué par des éruptions successives de macules érythémateuses et pigmentaires. Puis, aux taches, devenues de plus en plus fixes, se joignent les véritables tubercules cutanés dont les uns sont circonscrits, sous forme d'élevures noueuses, tandis que les autres représentent des placards rénitents et diffus. En se multipliant, ils déforment les parties qui en sont le siège, le visage plus particulièrement, et donnent aux malades ce facies hideux qui permet de reconnaître de prime abord la lèpre tuberculeuse.

b. Le bacille peut concentrer son action nocive sur le système nerveux (*lèpre systématisée nerveuse, aphymatode*). Il occasionne, dans ce cas, le développement d'une névrite hyperplasique, escortée de troubles variés, qui ont fait donner à cette forme le nom de *lèpre anesthésique* ou *trophoneurotique*.

d'après Unna, à la coupe de boyaux allongés, dus à la thrombose des vaisseaux lymphatiques par des amas bacillaires. Cette explication a été vérifiée, du moins en partie, par Musehold, Lubarsk, Bergengrün et Dohi. Les coupes en série démontrent que les *globi* peuvent être des formations tubulées avec renflements ampullaires et divisions dichotomiques. — En résumé, le léprome est formé de deux réseaux enlacés : l'un, ténu, comprenant toutes les cellules, représente la charpente conjonctivo-élastique de la peau; l'autre, constitué par des cordons moniliformes et anastomosés, où l'on ne retrouve que des amas bacillaires avec leur glée, représente le système des lacunes lymphatiques distendues. C'est une tumeur bacillaire, où les modifications de tissu, toutes mécaniques, n'ont qu'une part secondaire.

L'hypothèse d'Unna contient assurément une part de vérité, mais elle pêche par son exclusivisme. Même si on l'admet pour la cellule de Virchow, on ne peut nier que le bacille puisse être constaté à l'intérieur d'un grand nombre de cellules : nous l'avons vu avec netteté dans les cellules malpighiennes de la pituitaire, Babes dans celles de l'épiderme. Les frottis de lamelles faits avec le mucus nasal montrent de la façon la plus démonstrative des cellules bacillifères; Schæffer a suivi avec soin leur envahissement et assisté à la corrosion du noyau gardant ses propriétés tinctoriales. Sa méthode, conservant la structure des tissus, est d'ailleurs bien préférable à la « méthode de dessiccation » (Antrocknungsmethode) préconisée par Unna (*Monatshefte für praktische Dermatologie*, 1886).

Ce n'est pas que toute manifestation éruptive y fasse défaut; il est presque constant de la voir précédée ou accompagnée de poussées maculeuses ou plus rarement bulleuses qui, pendant un certain temps, constituent à peu près les seuls signes. Mais la névrite, dans ce type clinique, se manifeste d'une façon précoce, par l'épaississement moniliforme des troncs nerveux, notamment du cubital. Celle-ci détermine d'abord, dans la sphère des nerfs atteints, des signes irritatifs, — névralgies et hyperesthésies, — auxquels succèdent bientôt les signes de dégénération. L'un des principaux est une anesthésie spéciale, qui débute par l'extrémité libre des membres pour remonter dans la suite vers leur racine. En même temps que l'anesthésie et dans les territoires qu'elle occupe, se développent des troubles trophiques graves, qui affectent l'appareil locomoteur ou la peau et aboutissent finalement aux plus terribles mutilations.

c. Les localisations qui viennent d'être exposées, sont rarement dissociées d'une manière aussi absolue : la lèpre, maladie générale, frappant les téguments, les viscères, le système nerveux, prédomine sur l'un ou l'autre de ces systèmes, mais ne s'y cantonne guère d'une façon exclusive ; en sorte que les formes *mixtes*, qui méritent bien le nom de *complètes*, sont, en réalité, les plus fréquentes.

Il n'est, en somme, aucune lésion, aucun signe qui appartienne en propre à une forme donnée; c'est pourquoi nous étudierons d'abord en eux-mêmes les signes avec les lésions qui en sont le substratum; nous les classerons par appareils, abstraction faite de toute association artificielle. Ensuite, nous pourrons les grouper pour montrer leur ordre de succession, c'est-à-dire la marche et les types cliniques de la lèpre.

CHAPITRE II

ÉTUDE ANALYTIQUE DES LOCALISATIONS LÉPREUSES

I

TÉGUMENT EXTERNE

Parmi les altérations tégumentaires de la lèpre, il en est qui sont le résultat *direct* de l'invasion bacillaire, tandis que d'autres, simples troubles trophiques, ne relèvent de l'infection spécifique que par voie *indirecte* et par l'intermédiaire de la névrite. Nous passerons successivement en revue ces deux ordres de manifestations, entre lesquels le départ n'est pas toujours facile. Nous décrirons d'abord les éléments *éruptifs proprement dits*, la macule et le

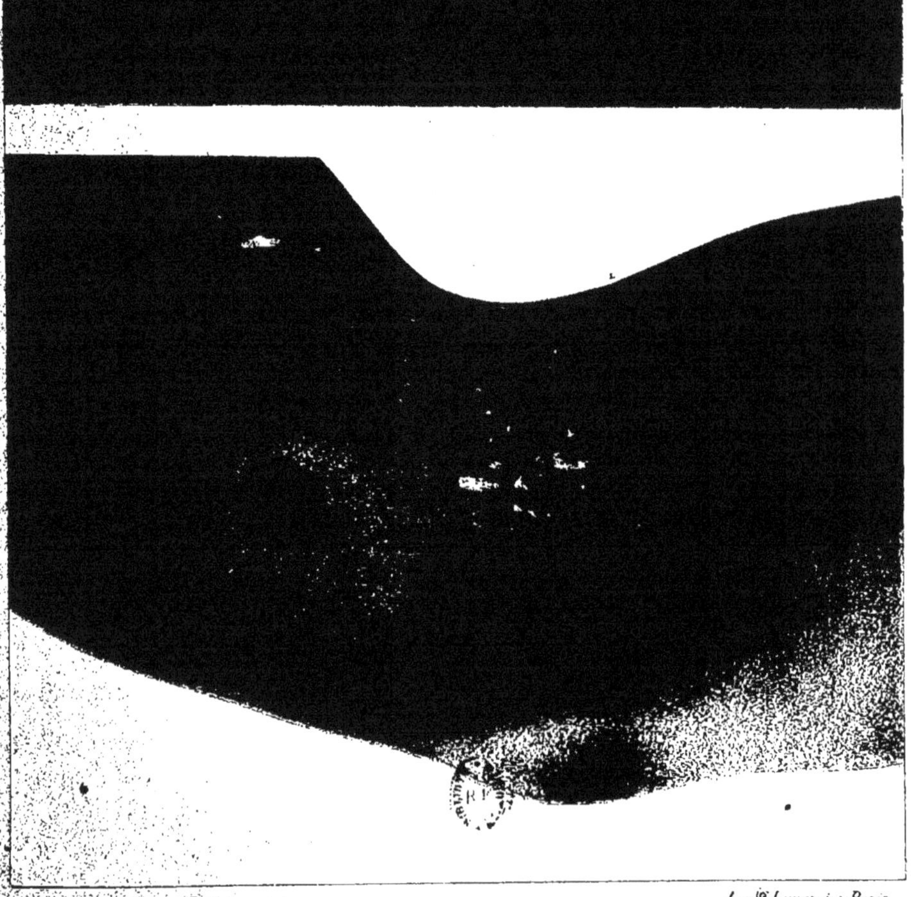

Masson et Cie Editeurs, Paris. Imp^ies Lemercier, Paris.

Lèpre maculeuse. (Tronc et Bras).

Musée St Louis. — d'après le moulage Baretta, N° 626 et 627. — Ernest Besnier.

tubercule, puis les lésions cutanées d'origine trophique, parmi lesquelles doivent être rangées les bulles.

A. — **Macules.** (*Planche* I.)

Le premier signe apparent de la lèpre confirmée, quel que soit le type suivant lequel elle évoluera ultérieurement, est, en général, une éruption maculeuse. Les taches, purement congestives au début, se pigmentent dans la suite, de sorte qu'il ne faut pas attacher une valeur absolue à la distinction classique entre les *taches érythémateuses* et les *taches pigmentaires*. D'une façon générale, ces dernières occupent une place plus importante dans la forme nerveuse, tandis que dans la lèpre tuberculeuse, les macules, du moins à leur stade initial, sont habituellement hyperémiques.

L'*éruption* passe facilement inaperçue lorsqu'elle est discrète; la sortie des taches pigmentaires de la lèpre nerveuse, en particulier, est presque toujours insidieuse. Par contre, les poussées hyperémiques s'annoncent souvent par des *phénomènes généraux* ou par une recrudescence des signes de la période d'invasion. Cependant un soulagement sensible suit parfois l'éclosion de l'exanthème. Dans nombre de cas, ce qui attire d'abord l'attention, ce sont des troubles subjectifs d'intensité variable qui précèdent les efflorescences cutanées. Certains lépreux éprouvent un prurit violent auquel le grattage ne procure aucun soulagement. D'autres sont tourmentés par des fourmillements, des cuissons, des douleurs pongitives. Les taches elles-mêmes, qui, plus tard, seront le siège de l'*anesthésie* caractéristique, peuvent être, au début, douées d'une sensibilité exagérée.

Diffuses ou nettement *limitées*, variables en nombre, en forme et en étendue, elles peuvent apparaître sur tous les points du tégument. Elles sont pourtant exceptionnelles à la paume de la main, à la plante des pieds et plus encore au cuir chevelu. Elles se groupent de préférence sur les régions découvertes, la face et les extrémités, ou sur celles qui sont soumises à des pressions, telles que le côté d'extension des membres, les fesses et les parties postérieures du tronc. La tendance à la symétrie est plus marquée dans la forme nerveuse, surtout à une certaine distance du début; alors s'étalent, sur chaque côté du tronc ou des membres, ces grands placards, identiques de siège, de forme et d'aspect, qui de part et d'autre se reproduisent fidèlement dans les moindres détails. C'est aussi dans la lèpre anesthésique que Danielssen a vu les macules disposées sur les deux moitiés du thorax, le long des nerfs intercostaux, à la manière d'une zona double.

1° *Macules érythémateuses*.— La *couleur* des taches congestives dépend non seulement des conditions circulatoires, fluxion ou stase, mais encore de la pigmentation; qui ne tarde guère à intervenir (*taches érythémato-pigmentaires*); de là une gamme infiniment variée de nuances : c'est d'abord le rose pâle ou fleur de pêcher, le lilas, le rouge sale, cramoisi ou vineux (*mal rouge de Cayenne*); ce sont plus tard les tons sombres, fauves ou cuivrés, les teintes violacées ou livides, que prennent si facilement les éruptions des membres inférieurs. Au niveau des éléments jeunes, toute coloration disparaît par la pression; les taches plus anciennes gardent une teinte jaunâtre que le doigt ne peut effacer. L'éruption devient plus apparente sous l'action des excitants extérieurs, la friction, le froid ou le chaud; elle subit même dans sa coloration des variations en apparence spontanées. Planes ou légèrement élevées au-dessus de la peau saine, les taches présentent, au moins au centre, un léger relief œdémateux réductible par malaxation. Leur *surface* lisse, brillante, comme vernissée, ou mieux *huilée*, donne au toucher une sensation onctueuse; exceptionnellement elle est grenue et chagrinée. Elle ne desquame pas; mais cela n'est vrai que pour les premières éruptions.

La disposition des taches est si variable qu'il est impossible d'en donner une description d'ensemble; nous ne mentionnerons que les types les plus tranchés.

Sur les membres, du côté de l'extension, l'éruption se présente volontiers sous forme d'éléments miliaires *péripilaires* isolés ou agminés, qui hérissent la peau de petites saillies grenues comparables à la chair de poule ou à la kératose pilaire. — Très souvent il s'agit de grandes taches arrondies ou ovalaires, à bord plus ou moins net, diversement réparties d'ailleurs et rappelant, à s'y méprendre, l'érythème polymorphe. — Sur le dos et le thorax, les macules s'allongent volontiers dans le sens des espaces intercostaux. — Aux fesses et au tronc, les taches dessinent des bandes, des cercles ou demi-cercles semblables à ceux de l'érythème marginé (*lepra gyrata*). — Les éléments peuvent se fondre en placards polycycliques, en grandes nappes irrégulières et diffuses qui habillent toute une région d'une teinte uniforme. Certains de ces placards, diffus ou bordés d'un bourrelet, simulent une brûlure, un coup de soleil, un érysipèle; les pseudo-érysipèles récidivants, douloureux, fébriles, sont fréquents au début de la lèpre.

Fugaces au début, plus durables et plus fixes dans la suite, les macules font tache d'huile; en même temps elles deviennent plus foncées et plus fixes, l'élément pigment y prend une importance croissante. Souvent le centre se déprime légèrement et se décolore. Ainsi se forment les *taches annulaires*. Une bordure plus ou moins large, plane ou en relief, de couleur érythémateuse ou pigmentaire, circonscrit une portion de peau, normale, *hyperchromique* ou *achromique*. Dans la lèpre nerveuse, la répartition du pigment est fréquemment irrégulière, il subsiste au centre de l'élément une ou plusieurs macules brunâtres. L'extension des anneaux et leur confluence donnent naissance à de grands cercles ou à des lignes serpigineuses.

Après une durée plus ou moins longue, les taches s'effacent; certaines d'entre elles laissent pour toute trace une teinte ecchymotique passagère, *contusiforme*, à la façon de l'érythème noueux; les plus nombreuses conservent une *pigmentation* brunâtre, grisâtre ou ardoisée [1].

[1] Les anciens désignaient indistinctement sous le nom de *morphée noire* toutes les plaques de couleur très foncée, qu'il s'agit de taches hyperémiques ou pigmentaires planes, ou bien d'infiltrats lépromateux diffus et colorés.

Mais de *nouvelles poussées* vont se faire et d'autres macules apparaîtront à côté des anciennes ou à leur place. Ces macules, en général plus accusées que les premières, peuvent *desquamer* sous forme d'écailles fines ou psoriasiformes. A mesure que la maladie progresse, les taches se montrent plus étendues et plus durables. Enfin elles deviennent *permanentes*, ne disparaissant plus ni spontanément ni à la pression. Les unes se sont transformées en taches pigmentaires; les autres, quand la maladie doit prendre la forme nodulaire, sont passées graduellement à l'état néoplasique. Alors même que la lèpre est constituée depuis longtemps, il existe encore des macules.

2° *Macules pigmentaires d'emblée.* — Les dépôts de pigment ne sont, pour la plupart, qu'un reliquat de taches érythémateuses, mais de taches si éphémères qu'on peut se demander s'il n'existe pas toujours un stade congestif préalable. Les macules pigmentaires d'emblée, en réalité ou en apparence, sont exceptionnelles dans la lèpre tubéreuse, mais beaucoup moins rares dans la lèpre nerveuse. Ces *macules hyperchromiques*, dont le début est naturellement insidieux, offrent toutes les nuances, depuis la teinte café au lait clair jusqu'à la « morphée noire », en passant par le fauve, le brun teinture d'iode, le jaune verdâtre ou le bronze. Ces taches pigmentaires ne font aucune saillie. Les taches de rousseur, le chloasma peuvent en donner une idée. Leurs dimensions sont celles d'un pois, d'une pièce de monnaie, de la main et au delà; leur *forme* infiniment variable est arrondie, polycyclique, irrégulière comme les contours d'une carte de géographie. Généralement les macules se développent par progression excentrique et leur centre pâlit, ce qui donne naissance aux formes annulaires, aux réseaux simulant la syphilide pigmentaire, aux grandes nappes peu ou point colorées que cerne un liséré brun. Sur ces placards d'achromie, qui peuvent arriver à couvrir la plus grande partie du corps, persistent parfois des points d'hyperchromie.

Les portions envahies par la dépigmentation sont de teinte plus claire que la peau normale. Certaines d'entre elles, encadrées d'une hyperchromie périphérique, reproduisent absolument l'aspect du vitiligo. C'est ce que les auteurs anciens appelaient le *vitiligo gravior*. L'achromie peut aussi survenir sans hyperchromie préalable. Cette « lèpre blanche », probablement la λεύκη des Grecs, est visible surtout chez les hommes de couleur. Pigmentations d'emblée, taches achromiques, taches absolument planes doivent faire soupçonner que la lèpre prendra le type anesthésique (¹).

Les régions achromiques sont souvent déprimées et comme atrophiées (*morphœa alba gravis*). C'est au niveau de ces parties que l'anesthésie est le plus accentuée et que se développent de préférence les bulles du pemphigus lépreux.

Les taches érythémateuses et pigmentaires peuvent être, pendant longtemps, le seul signe de la lèpre, de la lèpre nerveuse surtout. Aussi a-t-on

(¹) Peut-être sont-elles amicrobiennes, et relèvent-elles de la névrite lépreuse.

décrit une *forme maculeuse*, à laquelle ressortissent les malades dont le corps est moucheté ou tatoué de placards érythémateux, pigmentés ou achromiques. Mais, tôt ou tard, pourvu que le malade survive, apparaissent d'autres manifestations lépreuses.

Outre les *troubles sensitifs* déjà signalés, on peut observer sur les taches et dans leur voisinage des *troubles sécrétoires*, des *altérations pilaires* et *unguéales* que nous analyserons plus loin. La chute des poils au niveau des macules est constante dans la lèpre tuberculeuse; elle est moins fréquente dans l'anesthésique.

Étude histologique. — La caractéristique anatomique de la tache lépreuse réside dans les *manchons périvasculaires* qui entourent les plexus sous-papillaire et périglandulaires et qui envoient des traînées de cellules dans les mailles du derme voisin. Les éléments qui constituent ces manchons ont été bien étudiés récemment par Darier (1). Ce sont, pour la plupart, des cellules conjonctives dont le spongioplasme est hypertrophié ou le protoplasma diffluent et comme déchiqueté. On y trouve aussi des chorioplaxes et, plus rarement, de véritables cellules géantes (provenant peut-être de la fusion de plusieurs cellules), enfin des corps identiques aux lymphocytes, quelques leucocytes à noyau bourgeonnant, des plasmazellen et des mastzellen. *L'épiderme reste remarquablement passif*, ses assises inférieures sont seulement *trsè riches en granulations pigmentaires*. La couche dermique sous-épithéliale est intacte. L'endartérite n'existe que dans les taches anciennes; les altérations des nerfs cutanés peuvent faire défaut. Enfin Darier insiste sur *la présence presque constante de bacilles* dans ces manchons périvasculaires : ainsi l'examen microscopique d'une tache permettrait presque à coup sûr d'établir le diagnostic. Il faut dire que cette assertion, tout à fait contraire aux idées classiques, est encore vivement combattue (2).

En s'appuyant sur ses recherches, Darier rejette l'hypothèse d'Unna, pour qui les taches seraient des *neuro-léprides* commandées par la névrite lépreuse et dépourvues de microbes, du moins à leur origine (3). Il affirme que les lésions

(1) Darier, *Lepra Conferenz*, t. III, p. 396.

(2) Darier, sauf dans 1 cas sur 9, a toujours constaté dans les macules des bacilles caractéristiques. Ils étaient souvent presque aussi nombreux que dans les tubercules, et cela quel qu'ait été l'âge des taches, leur caractère pigmentaire ou congestif, qu'il y ait eu ou non des poussées peu auparavant. On peut lui objecter, comme il l'a prévu lui-même, qu'il n'a pas suffisamment séparé les macules papuleuses des lépromes en nappe. Mais cette distinction est-elle possible?

Contrairement à l'opinion de Darier, on admet généralement que les taches ne renferment des bacilles que rarement et seulement dans des conditions spéciales, telles que l'époque de leur première apparition ou le moment des poussées subséquentes. Dans les taches un peu anciennes, ils disparaîtraient totalement. — Samgin (*Deutsche med. Woch.*, 1898) a fait plusieurs biopsies sans trouver de bacilles; après la mort du malade, il n'en constata que 2 fois sur 10 morceaux de peau excisés, et là seulement où siégeaient des infiltrats récents. — Laehr (*Die nervösen Krankheitserscheinungen der Lepra*, Berlin, 1899) a recherché les bacilles chez 14 malades; 5 fois, il s'agissait de taches, le résultat fut positif, tandis que 4 de ses 5 résultats négatifs concernaient des bulles ou des ulcérations. — Petrini (*Annales de dermat.*, 1894) avait trouvé le bacille, même en l'absence de taches, dans les parties profondes du derme anesthésié.

(3) Pour Unna, comme pour Neisser, la macule est une *neuro-lépride*, c'est-à-dire une éruption lépreuse due non pas à l'invasion microbienne de la peau, mais à un trouble trophique : ce dernier est lui-même causé par la germination de l'agent pathogène dans

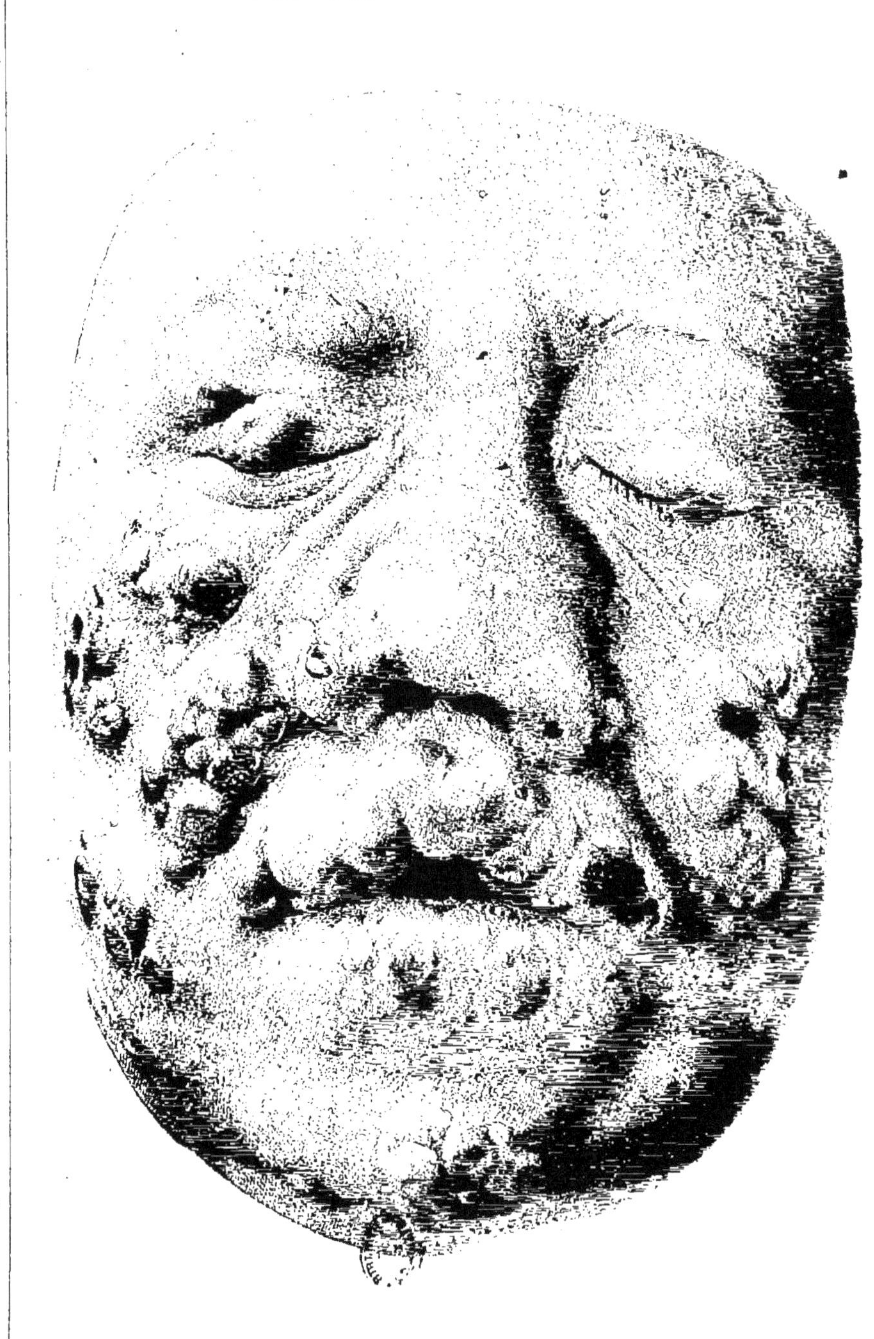

Masson et Cie, Editeurs, Paris. Imp^{ie} Lemercier, Paris.

Lèpre tuberculeuse.

Musée St Louis. — d'après le moulage Baretta, N° 881. — E. Vidal

périvasculaires sont bien produites par l'action directe du bacille. Celui-ci ne vient pas se greffer secondairement sur une lésion préexistante.

B. — **Tubercules.** (*Planche* II.)

1. — MODE D'APPARITION DES LÉPROMES

Ce n'est en général qu'au bout de plusieurs mois, plusieurs années même, accidentées par les éruptions maculeuses, qu'apparaissent les tubercules.

a. En règle, ils se développent insidieusement, sur les taches ou entre elles, soit par une infiltration diffuse et graduelle, soit par le bourgeonnement de petites nodosités circonscrites qui vont grossir et se multiplier [1]. Du foyer primitif naissent des foyers secondaires, par lesquels l'éruption envahit de proche en proche de nouveaux territoires cutanés.

b. Même au cours de cette évolution lente, il se produit de temps à autre quelques signes inflammatoires, qui coïncident avec le ramollissement d'un ou deux tubercules préexistants. C'est l'ébauche de ce qui se passe dans les poussées véritables, pendant lesquelles on assiste à des phénomènes aigus tumultueux, tant locaux que généraux.

Ces signes généraux rappellent la période prodromique. La température monte à 38, 40, 41 et même 42°, le pouls à 120, 130; cette fièvre s'accompagne de céphalalgie, d'état saburral prononcé, de soif ardente, de nausées, et de

les nerfs et par la névrite qui en résulte. Tandis que le tubercule, d'après Unna, survient chez les sujets dont la peau offre aux bacilles un milieu favorable, les neuro-léprides appartiennent à ceux dont la peau n'est pas réceptive, mais dont les nerfs le sont. *La lésion primitive est dépourvue de bacilles* (sauf, tout au plus, quelques-uns épars sur l'endothélium des vaisseaux). Son élément permanent (*base angio-neurotique*) consiste en une hyperplasie cellulaire des vaisseaux, ainsi que du tissu connectif des nerfs. Les caractères de la lésion nerveuse montreraient qu'elle est la plus ancienne.

A certains moments, comme l'ont montré Politzer et Philippson, il se fait dans tout le derme des décharges bacillaires. Mais les bacilles meurent rapidement dans cette peau peu réceptive. Là seulement où le terrain est modifié par le trouble nerveux, ils vivent assez pour donner des effets visibles, qui sont l'infiltration de la *neuro-lépride embolisée*. D'ailleurs ces effets durent peu, comme les bacilles eux-mêmes, et ne laissent pour trace permanente que la lésion vasculaire de la base angio-neurotique. Si les microbes se fixent d'une manière permanente dans la neuro-lépride, ce qui est rare, on assiste à la formation d'un *léprome surajouté*, le plus souvent hypodermique (parce que l'hypoderme des neuro-lépreux est un meilleur terrain que leur derme); mais ce léprome, avec sa structure spéciale (infiltration circonscrite à des cordons périvasculaires) peut toujours être distingué des lépromes vrais.

Unna définit cliniquement les neuro-léprides : des taches ou anneaux à centre anesthésique, toujours symétriques et de durée illimitée. Elles constitueraient une forme de la lèpre nerveuse, à côté de la forme mutilante.

(1) Nous avons vu déjà les taches fixes s'infiltrer, se bosseler, pour donner naissance à ces éruptions polymorphes où coexistent toutes les transitions entre la macule et le tubercule : léprides ortiées et papuleuses à infiltrat plus ou moins fixe. D'après Babes, la formation des tubercules serait presque toujours précédée d'une phase d'infiltration diffuse, parfois à peine sensible cliniquement, ou exigeant même l'examen histologique pour être reconnue, mais profonde et étendue.

délire. Il n'est pas rare d'observer des arthralgies ou même un gonflement douloureux de toutes les jointures, méritant le nom de *pseudo-rhumatisme* lépreux.

L'état local offre aussi des modifications importantes. Quelques jours après le début de la poussée fébrile, les tubercules anciens s'animent, deviennent turgescents et douloureux. La peau voisine s'enflamme. Tantôt rougeur et gonflement se circonscrivent en placards qui simulent l'*érythème noueux* et se transforment peu à peu en tubercules nouveaux, situés autour des anciens dont le volume s'est accru. Tantôt la lymphangite, plus diffuse et plus étendue, prend tous les caractères de l'*érysipèle*, sans excepter la phlycténisation, le gonflement des ganglions correspondants et la desquamation ultérieure (1). Cependant, l'orage s'apaise; le malade éprouve un sentiment de bien-être. Mais si quelques tubercules se sont résorbés, d'autres ont progressé et près d'eux sont apparus de nouveaux nodules, de nouvelles plaques d'infiltration. Aux membres inférieurs, les poussées successives laissent à leur suite un œdème dur et pachydermique qui masque les tubercules et enlève à la peau toute souplesse. Ce développement énorme des jambes et des pieds avait frappé les Grecs qui, pour cette raison, donnèrent à la lèpre le nom d'*éléphantiasis*.

2. — DESCRIPTION DES LÉPROMES CONSTITUÉS

Circonscrits ou diffus, les infiltrats lépreux ont à peu près même *localisation* que des taches. Ils siègent sous la peau ou dans le derme.

a. ***Lépromes hypodermiques***. — Ils sont considérés comme assez rares, à l'état pur. Il faut dire que, développés sous une peau saine qu'ils soulèvent à peine, ils ne frappent pas le regard comme les lépromes cutanés, « on les sent plutôt qu'on ne les voit », dit Leloir (2).

Circonscrits, ils représentent des nodosités arrondies ou ovalaires, parfois réunies en masses bosselées. Aux fesses, ils atteignent le volume d'une noix, ailleurs ils ne dépassent guère celui d'un pois ou d'une noisette; de petits lépromes sous-cutanés farcissent souvent le lobule de l'oreille (3).

Diffus (*lépromes infiltrés en plaques, en nappes*), ils forment des placards étalés, peu épais, plans ou légèrement bosselés.

Comme les lépromes dermiques, ils sont durs et élastiques pendant leur période d'augment, puis ils se ramollissent pendant leur phase de régression. Ils sont

(1) Sans doute le streptocoque, qui germe très facilement dans les tissus lépreux, joue un rôle dans ces poussées.

(2) Pour Unna, la plupart des néoplasies secondaires aux neuro-léprides siégeraient dans l'hypoderme.

(3) Ces lépromes de l'oreille persistent, alors que toute autre manifestation éruptive s'est évanouie. Dans un lobule, normal à première vue, sauf une légère hypertrophie, le doigt les sent comme autant de grains de plomb enchâssés dans les tissus.

longtemps isolables de la peau, mais celle-ci finit par devenir adhérente et rougit à leur surface.

b. ***Lépromes dermiques.*** — Ils sont beaucoup plus fréquents que les précédents; ils débordent souvent les limites de la peau et envahissent plus ou moins le tissu sous-cutané.

α. **Lépromes circonscrits.** — D'abord minuscules, à peine proéminents, les lépromes arrivent au volume d'un pois, d'une noisette ou d'un œuf. En s'accroissant, ils tendent vers la forme semi-globuleuse; leur base large est noyée dans l'infiltration circonvoisine. Mais la forme des tubercules subit des variations infinies inhérentes à l'âge, au siège, aux pressions auxquelles ils sont soumis, à l'état de la peau environnante (1). Leur consistance rappelle celle des gommes syphilitiques crues : en général, pendant la période d'augment, elle est dure, rénitente, élastique ou même fibreuse (2). Plus tard elle diminue et devient lipomateuse. La coloration des tubercules est d'abord rouge pâle, jaunâtre ou violacée. Plus tard elle devient cuivrée, rouge brun, jambon fumé, ou rappelle celle de la teinture d'iode (3). Aux extrémités, les tubercules prennent une teinte livide. Leur surface, luisante et grasse, peut subir des modifications que nous décrirons plus loin.

β. **Lépromes en nappe.** — Les infiltrations étalées, fréquentes aux membres, ne font au début que peu de saillie. Mais par la palpation on reconnaît à leur niveau une néoplasie de consistance ferme et d'épaisseur peu considérable, comparable à une plaque de carton incluse dans la peau (4). Leur relief est minime, leur *surface*, ordinairement lisse, peut être surmontée de bosselures ou de véritables tubercules. Leur forme est irrégulière et leurs limites nettes ou diffuses. Certaines plaques, résultant de l'agglomération de tubercules aplatis, figurent des anneaux ou segments d'anneau, dont le bord extérieur est toujours plus nettement dessiné que l'interne.

Caractères communs aux deux variétés de léprome dermique. — Nodules ou plaques présentent, comme les macules, un aspect huileux, dû à la même cause, l'*hypersécrétion sébacée*. Mais cet aspect peut être modifié par des

(1) A la face, ils peuvent être très petits et insérés sur la peau saine, ils ressemblent alors à des grains de milium. A la face encore, ils se couronnent d'une petite pustule acuminée péripilaire, simulant l'acné pustuleuse; ou bien, serrés les uns contre les autres, ils déterminent entre eux de profonds sillons. Ailleurs ils s'étalent en papules planes, lichénoïdes ou syphiloïdes suivant leur grosseur. On en a vu se pédiculiser ou bourgeonner comme le mycosis (cette *lèpre nostras* de Bazin). Quand, au contraire, ils sont perdus dans la peau œdémateuse, ils rappellent l'érythème noueux.

(2) De petits lépromes douloureux ont été pris pour des fibromes sous-cutanés.

(3) La nuance des tubercules dépend de celle de la peau qui les porte, autant que de celle du néoplasme : pâles sur une peau anémique, ils se colorent et se bistrent chez les sujets à peau foncée. — Lorsqu'ils distendent fortement les couches épidermiques sus-jacentes, ils apparaissent comme formés d'une substance rosée demi-transparente; parfois ils sont jaunâtres ou sucre d'orge, comme des tubercules lupiques.

(4) Les infiltrations étendues et épaisses, donnant la sensation d'un œdème dur, constituent ce que Bazin appelait la *sclérodermie lépreuse*.

altérations épidermiques aboutissant à la desquamation fine ou lamelleuse [1]. C'est surtout lorsque les tubercules tendent à s'ulcérer qu'ils se recouvrent de *vésicules* ou de phlyctènes, dont l'exsudation se concrète en *croûtes* plus ou moins épaisses.

La surface des tubercules est parcourue par des *arborisations vasculaires* délicates qui peuvent acquérir un grand développement et constituer des dilatations veineuses considérables.

Les néoplasies sont d'ordinaire douloureuses au début, mais l'hyperesthésie fait bientôt place à l'*anesthésie* [2]. La température locale est augmentée au niveau des tubercules, surtout pendant leur croissance.

Aspect des lépromes suivant leur siège. — Les tubercules lépreux peuvent se cantonner un certain temps à la face, aux extrémités, à la région fessière, et se répartir à peu près également sur les deux côtés du corps, sans avoir toutefois la *symétrie* géométrique des neurolépridcs. Alors même qu'ils ont envahi tout le tégument, on les voit encore plus nombreux et plus confluents en certaines régions : la face d'abord, puis les membres, plus particulièrement à leurs extrémités et sur le côté de l'extension. Ils donnent aux malades atteints de lèpre tubéreuse un aspect repoussant (Pl. II).

Le *visage*, d'une étrangeté sauvage et bestiale, a perdu tous les attributs de sexe, d'âge et de race pour revêtir un type uniforme, sans expression personnelle, qui constitue le *facies léonin*. L'infiltration ne respecte guère que les tempes et une bande de quelques centimètres en bordure des cheveux. Elle bosselle, déforme et remanie tout le masque facial auquel elle communique sa teinte rougeâtre ou bronzée et son aspect huileux. Barbe, cils, sourcils s'éclaircissent ou tombent en totalité. Il ne subsiste que quelques poils lanugineux, quelques crins roides et gros émergeant de sillons cutanés et cet état glabre de la face fait un contraste frappant avec l'abondance de la chevelure. Le nez effondré ou busqué, au lobule tombant, aux ailes boursouflées, fait à peine saillie entre les deux joues doublées de volume. Les lèvres tuméfiées, déjetées en dehors, surmontent un menton carré et noueux; de chaque commissure part un pli, parallèle au sillon naso-génien, qui imprime à la physionomie quelque chose de pleurard. Les arcades sourcilières, surtout à leur partie interne, sont chargées de gros tubercules, que séparent des coupures verticales perpendiculaires aux rides profondes du front; elles surplombent les yeux et le nez et donnent au visage l'expression de la colère. Les oreilles sont hypertrophiées, et bourrées de tubercules qui allongent demesurément leur lobule (Fig. 2 et 3) [3].

(1) La desquamation, tantôt *pityriasique*, tantôt *psoriasiforme*, arrive même à donner au grattage la « tache de bougie ». Sur les placards rouges des parties découvertes, elle simule à s'y méprendre la *pellagre*. Aux membres, on la voit devenir *ichtyosiforme*. Sur certains lépromes, l'épiderme mince et lisse se fendille comme dans les *eczémas* craquelés.

(2) Les *troubles sensitifs*, *trophiques* et *sécrétoires* qui accompagnent les lépromes seront étudiés plus loin.

(3) Les déformations faciales n'atteignent ce degré que dans les cas très accentués. Babes décrit six variétés de facies dans la lèpre cutanée : 1° Épaississement général,

Le *cou* est d'ordinaire indemne. Sur le tronc les tubercules, petits, lenticulaires ou pisiformes, semblent parfois obéir à une orientation générale, comme nous l'avons vu pour les macules. Ils sont plus nombreux aux fesses, où ils affectent une disposition figurée et ne respectent pas les organes génitaux.

Aux *membres supérieurs*, ce sont surtout la face postérieure des coudes et des avant-bras, le poignet et la face dorsale des mains, qui se recouvrent de nodules et d'infiltrats diffus. Au niveau des doigts les tubercules se groupent sur les régions postéro-latérales, principalement au voisinage des articulations des premières et des secondes phalanges. Comme la troisième est respectée, les doigts prennent une forme en fuseau, deviennent raides et s'écartent les uns des autres. Plus tard la phalangette se déforme en massue : alors apparaissent les lésions unguéales. Souvent un œdème dur, blanc ou cyanotique, masque les lépromes des mains et des poignets.

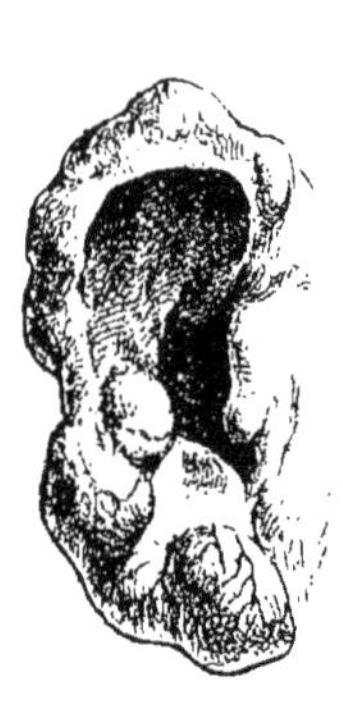

Fig. 2. — Oreille bourrée de tubercules lépreux.

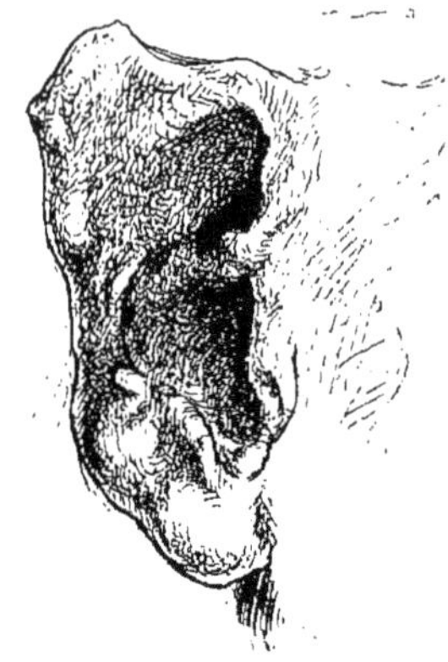

Fig. 3.— Pavillon de l'oreille échancré par des cicatrices consécutives à des tubercules lépreux.

Des lésions semblables frappent les *membres inférieurs*, où les tubercules s'amassent sur les régions antérieures des genoux et antéro-externes des jambes et des cuisses, sur le cou-de-pied et le pourtour des malléoles. Ici, l'œdème dur est encore plus accentué. Accompagné d'un état squameux de la peau, il débute au cou-de-pied, envahit la jambe, remonte jusqu'au genou et au-dessus, et donne aux membres inférieurs un aspect identique à celui de l'éléphantiasis variqueux. Les altérations unguéales sont encore plus fréquentes qu'aux mains (1).

Les *ganglions lymphatiques* des régions malades sont tuméfiés : dans l'aine notamment, ils peuvent dépasser le volume d'un œuf; au cou, ils arrivent à gêner les mouvements de la mâchoire, parfois même à entraver la déglutition et la respiration. Rarement ils suppurent.

uniforme et peu accentué, des téguments. — 2° Petits nodules miliaires épars, simulant des syphilides ou des pustules de variole au début. — 3° Nodules discrets, groupés en un ou plusieurs points. — 4° Nodules profonds, souvent ramollis, localisés au nez, aux oreilles, aux lèvres et au menton. — 5° Infiltration initiale et progressive du front et des sourcils, creusée de profonds sillons. — 6° Infiltration totale, *léontiasis* véritable.

(1) Il survient parfois une tuméfaction douloureuse et luisante des régions palmaire et plantaire. Celles-ci, contrairement à l'opinion de Danielssen et Bœck, peuvent être envahies par de petits tubercules ressemblant à des syphilides (Leloir. — Rille, *Lepra*, 1901).

3. — ÉVOLUTION ULTÉRIEURE DES LÉPROMES

Arrivés à leur complet développement, les tubercules ne restent pas longtemps stationnaires. Leur *régression* s'effectue suivant quatre modes différents :

α. Très exceptionnellement, ils subissent la *transformation fibreuse*; avec ou sans exfoliation épidermique, ils se durcissent et se condensent en une petite nodosité qui persiste indéfiniment.

β. Leur *résorption* est presque la règle dans nos contrées. Ils se flétrissent et disparaissent, laissant pour trace une cicatrice un peu déprimée et pigmentée (1).

γ. La *suppuration* n'appartient guère qu'aux petits nodules bien limités : la peau s'amincit et rougit; un ou plusieurs points jaunâtres apparaissent et se transforment en autant de pertuis qui s'ouvrent en écumoire. Il en sort un pus épais, caséeux et jaunâtre. L'ulcération détergée, d'aspect cratériforme, fouille souvent et décolle sur plusieurs centimètres le bord taillé à pic (2). Les petits ulcères peuvent se réunir, se recouvrir de croûtes; mais en général ils durent peu et ne laissent qu'une cicatrice minime, varioliforme, ou un peu plus profonde et plissée.

δ. Rare dans nos climats, fréquente au contraire dans les pays à lèpre, l'*ulcération* peut se montrer dès la période d'état; mais elle appartient surtout aux phases terminales de la lèpre. Elle survient sous l'influence des traumatismes, des irritations et de la saleté. On l'observe surtout aux membres inférieurs, aux pieds, aux jambes, aux genoux, à la face dorsale des mains, aux coudes, à la face, en un mot sur les régions découvertes ou saillantes.

Les lépromes qui évoluent vers l'ulcération sont souvent le siège de prurit; leur surface se bossèle, se ramollit, et finalement il se produit une perte de substance excavée comme à l'évidoir, dont les bords sont calleux et dont le fond, grisâtre et blafard, est couvert de pus sanieux. Parfois, c'est dans la peau épaissie par l'œdème pachydermique, qu'apparaissent des points ramollis, douloureux, livides, qui sont le point de départ de vastes ulcères à extension rapide. De tout cet ensemble résultent de vastes plaies, analogues aux ulcères variqueux, qui couvrent le dos du pied et font le tour de la jambe. Ces ulcères

(1) Des infiltrations sous-cutanées, même volumineuses, disparaissent ainsi, sans autre phénomène visible qu'un peu de rougeur. Les nodules isolés deviennent plus foncés, plus brillants et desquament; puis ils se ramollissent et parfois s'ombiliquent; enfin ils se résorbent, et en une ou plusieurs semaines font place à une cicatrice ronde, brune ou ardoisée. Les lépromes en masse brunissent, desquament et laissent une cicatrice pigmentée et d'aspect flétri. — Ces cicatrices deviennent parfois le centre de nouvelles éruptions qui peuvent se grouper en couronne autour d'elles, d'où certaines léprides circinées. — Nous avons vu que la résorption de tubercules, disparus sans laisser aucune trace, coïncide souvent avec les poussées aiguës.

(2) Souvent la partie supérieure du nodule s'abcède seule : la base persiste alors un certain temps, puis en général se résorbe.

déterminent souvent des douleurs vives, à exacerbations vespérales. Ils peuvent se compliquer d'inflammations lymphangitiques ou ganglionnaires. Certains de ces ulcères deviennent phagédéniques, ils fouillent les tissus et dénudent les tendons, qui plus tard se rétractent en imprimant aux orteils des positions vicieuses. Leur guérison est lente, incomplète, et les récidives fréquentes ([1]).

Les *cicatrices* qui succèdent aux ulcérations diffèrent de celles des tubercules résorbés : elles sont plus irrégulières, plus dures, plus blanches, parfois même nacrées, et presque toujours entourées d'un liséré brunâtre ([2]).

Étude histologique (Fig. 4). — Le léprome est formé d'un tissu anémique, sec, lisse à la section et d'un jaune cireux translucide. L'*abondance des bacilles* est telle que sur une coupe colorée au Ziehl on voit, à l'œil nu, le nodule se détacher en rouge. Celui-ci n'atteint pas la face profonde de l'épiderme ; la partie supérieure du corps papillaire est réservée, sous forme d'une mince bande qui descend le long des follicules pileux jusqu'à l'embouchure de la glande sébacée : comme l'épiderme, cette bande est peu altérée et ne renferme que de rares bacilles épars. Vers l'hypoderme, au contraire, dont une partie est englobée dans le léprome, la limite est moins précise et des fusées microbiennes vont se perdre autour des pelotons adipeux plus profonds.

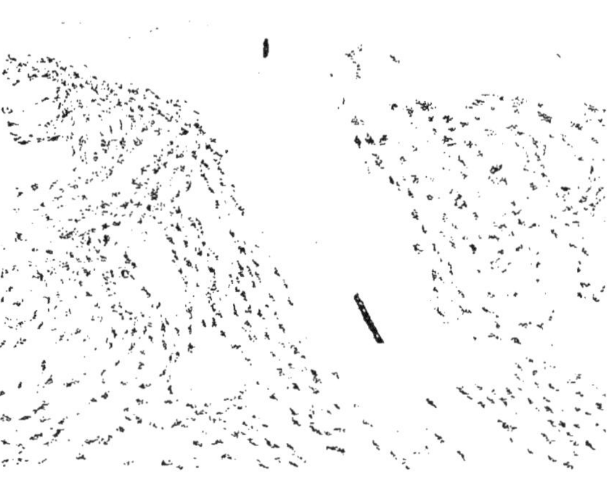

Fig. 4. — Coupe d'un tubercule dermique passant par un follicule pileux. Les bacilles sont colorés en bleu.

Le foyer, où toute structure normale a disparu, est formé en grande partie d'amas bacillaires tassés en « paquets de cigares » ; les cellules sont bien moins nombreuses que dans tous les autres granulomes : ce sont des cellules rondes ou

([1]) La gangrène peut dénuder les tendons, les ligaments et les os, ouvrir les articulations. Cette forme mutilante de la lèpre nodulaire (*lepra articulorum*, Pruner) ne frappe guère que les doigts et les orteils, dont elle entraîne l'élimination. La cicatrisation se fait rapidement après la chute des séquestres, ou bien il se produit des déformations et des ankyloses : ces mutilations appartiennent plutôt à la lèpre nerveuse.

([2]) Souvent saillantes, même kéloïdiennes, elles labourent d'une façon horrible le visage des vieux léontiasiques. Dans quelques cas de lèpre tubéreuse devenue nerveuse, la peau, l'hypoderme et les muscles de la face prennent un aspect gélatineux, dû tantôt à la disparition des tissus cellulaire et musculaire, tantôt à une sorte de dégénérescence colloïde de l'hypoderme.

fusiformes (ces dernières parfois groupées en faisceaux comme dans les sarcomes), des plasmazellen, des lymphocytes et des mastzellen; plus tard s'y joignent des globi, des cellules lépreuses de Virchow et des cellules géantes. De place en place, le tissu néoplasique est perforé de trous, correspondant probablement à des lymphatiques dilatés; leur lumière, bordée de cellules endothéliales, est libre ou contient des cellules desquamées, des leucocytes, des amas bacillaires ou des globi.

Les *vaisseaux* et les *nerfs* compris dans le nodule sont très altérés et infiltrés de bacilles. Ceux-ci peuvent pénétrer aussi dans les *glandes sudoripares* et les *follicules pileux,* mais non dans les glandes sébacées, les bacilles paraissant avoir pour la graisse une véritable aversion (1).

Dans le tubercule ancien, vaisseaux et glandes dégénèrent. Les grosses cellules chargées de bacilles deviennent de plus en plus nombreuses. Le centre du nodule subit la transformation hyaline, et plus tard est éliminé par infection secondaire (2); mais il faut que celle-ci intervienne : *le léprome n'a par lui-même aucune tendance à la suppuration ou à l'ulcération,* s'il est soustrait à l'action nocive des causes externes (3).

Les *tubercules hypodermiques* ont la même structure que les tubercules cutanés. Ils sont emprisonnés dans une capsule fibreuse, mais les bacilles diffusent en dehors de celle-ci.

Troubles sensitifs au niveau des éléments éruptifs. — Maintes fois nous avons fait allusion aux troubles sensitifs qui accompagnent les éruptions lépreuses et qui en sont un des caractères essentiels. Nous ne reviendrons pas sur les *troubles subjectifs* qui accompagnent la sortie des efflorescences. Les *troubles objectifs* que présentent les éléments développés sont d'une impor-

(1) Lorsqu'ils gagnent le tissu cellulaire sous-cutané, c'est que la graisse a disparu devant eux.

Les tuniques des *vaisseaux* (artérioles et veinules) sont infiltrées de bacilles, que l'on peut aussi trouver dans leur lumière. Dans les *nerfs,* les cellules de la gaine lamelleuse et du tissu intra-fasciculaire sont envahies, puis cette gaine s'épaissit, et enfin le nerf dégénère : d'où peut-être l'anesthésie. Les bacilles peuvent entourer les *corpuscules de Pacini* et s'insinuer dans leur enveloppe. — Touton en a trouvé dans les *glomérules sudoripares* et admet que la sueur peut être une source de contagion; souvent ces glandes contiennent des gouttelettes, qui restent colorées après l'action des acides : ce sont probablement les vestiges d'amas bacillaires détruits par la sueur. Dans les *follicules pileux,* les bacilles pénètrent par la papille entre la gaine interne et le poil; il semble que celui-ci, dans sa croissance, les entraîne à la surface, ce qui explique comment certaines masses microbiennes que l'on trouve sur la couche cornée ont pu traverser l'épiderme.

Quand l'infiltration est récente, les bacilles et la réaction qu'ils provoquent sont cantonnés autour des réseaux vasculaires. On peut donc considérer le léprome cutané comme le résultat de *nodules élémentaires* ayant pour axes de formation un vaisseau sanguin ou lymphatique, un filet nerveux ou un follicule pilo-sébacé.

(2) Ce *séquestre* est composé de cellules lépreuses indistinctes et de grosses colonies où les bacilles sont réduits à l'état de granulations; il est bordé d'une zone riche en cellules et en bacilles. Dans le *pus,* on voit des bacilles soit libres, soit contenus dans des leucocytes polynucléaires et dans de grosses masses vitreuses vacuolisées.

(3) Sous le nom de *léprome calleux et verruqueux* (schwielige und warzige Leprome), Babes décrit une variété où le nodule, compris dans une enveloppe conjonctive, atteint l'épiderme : la couche épineuse est envahie par les bacilles et très épaissie.

tance capitale : il faut savoir néanmoins qu'ils sont inconstants, et que sur certains éléments, en particulier du type érythémateux, ils peuvent faire complètement défaut.

Une *hyperesthésie* passagère, au niveau des taches et des tubercules ou dans leur voisinage immédiat, peut précéder l'*anesthésie* qui est toujours le symptôme dominant et durable. Quelquefois il est possible de relever, sur des points fort rapprochés, la coexistence de l'hyperesthésie et de l'anesthésie. Chez quelques sujets, il n'y a aucune corrélation apparente entre l'éruption et les plaques insensibles. Mais, si l'on fait abstraction de ces cas, en somme exceptionnels, on doit reconnaître que l'anesthésie au niveau des léprides existe chez le plus grand nombre de malades. *Cette anesthésie affecte le type de la dissociation parfaite ou imparfaite :* l'abolition ou l'altération profonde des sensibilités thermique et douloureuse contraste avec l'intégrité plus ou moins complète de la sensibilité tactile.

C. — **Troubles vaso-moteurs, sécrétoires et trophiques de la peau.**

Les troubles que nous allons étudier s'observent à toutes les périodes et dans toutes les modalités de la lèpre. Mais c'est incontestablement dans la forme anesthésique qu'ils sont le plus développés. Il faut ranger parmi eux, malgré son caractère éruptif, les bulles de pemphigus.

1. — PEMPHIGUS LÉPREUX

Dans la lèpre neurotique, l'éruption maculeuse se complique souvent d'une éruption *bulleuse* (1). Ce *pemphigus lépreux* a pour *sièges* de prédilection le dos des mains et des pieds, la partie postérieure des coudes, la partie antérieure des genoux. C'est un signe très précoce. Exceptionnellement, il se montre indépendant des macules : en règle il coïncide avec elles, se développant soit sur les surfaces achromiques, soit en dehors d'elles. Annoncée dans quelques cas par des phénomènes fébriles ou douloureux, son éclosion est soudaine, et presque toujours l'éruption est déjà constituée lorsqu'on y prend garde. La plupart du temps, elle est fort discrète, se réduit même à une bulle solitaire, d'un volume variant entre celui d'un grain de mil et celui d'un gros œuf. Le liquide, d'abord citrin, se trouble légèrement au bout de quelques heures, et l'élément s'entoure d'un halo érythémateux. En une semaine, la bulle a doublé de diamètre. Elle se rompt, se dessèche et s'exfolie en larges lamelles sous lesquelles apparaît une tache rougeâtre ou violacée ; finalement, il reste soit une pigmentation foncée, soit plutôt une macule achromique bordée d'un liséré sépia. Il est rare que tout vestige disparaisse complètement, sans cicatrice.

(1) Lorsque des bulles apparaissent dans la lèpre tégumentaire, elles annoncent le passage à la forme nerveuse ou mixte.

Si la bulle est arrachée, il en résulte une exulcération à fond couenneux, constituée par le corps de Malpighi altéré, qui va s'éliminer par suppuration. La sécrétion se concrète en croûtes rupioïdes ourlées d'un anneau phlycténulaire; celles-ci, après être tombées à plusieurs reprises, laissent à nu le corps papillaire qui se recouvre de granulations blafardes. La guérison donne lieu à des *cicatrices* indélébiles, d'une haute valeur diagnostique, lisses, blanches, voire neigeuses ou nacrées, ordinairement circonscrites par une mince bordure sépia (¹).

Chez certains sujets, la bulle se soulève à peine : au-dessous d'elle se produit une escarre parcheminée, d'un blanc jaunâtre ou brunâtre, dont la chute détermine une ulcération de mauvais aspect, taillée à pic, grisâtre et souvent hyperesthésique. Ce *pemphigus escarrotique* laisse des cicatrices analogues aux précédentes, parfois chéloïdiennes. En général, ces éléments sont peu nombreux et disséminés, mais il existe une variété de lèpre dans laquelle les éléments escarrotiques sont abondants, se développent sur des taches érythémateuses antérieures, et pendant longtemps restent les seuls symptômes de la maladie. Lucio et Alvarado, Poncet ont décrit cette variante clinique, sous le nom de *lèpre lazarine*.

Au *pemphigus précoce* du début, il convient d'opposer le *pemphigus tardif* de la période trophoneurotique. Il se manifeste par des bulles qui surviennent à de plus longs intervalles, et donnent lieu à des ulcérations plus persistantes.

Parmi les ulcères consécutifs aux bulles, les uns guérissent assez vite; les autres, surtout aux extrémités, deviennent souvent calleux et profonds. Ils sont une des origines de la lèpre mutilante.

Histologie. — Les bulles sont probablement les neuro-léprides spécifiques de la lèpre trophique, comme le pense Neisser. Quand on a trouvé des bacilles à leur niveau, il est probable qu'elles s'étaient développées sur un lépromé.

2. — AUTRES SIGNES TROPHONEUROTIQUES

La *raréfaction des sourcils*, notamment dans leur tiers externe, est l'un des signes les plus précoces dans la lèpre. Plus tard les cils, la barbe, les poils des aisselles et du pubis peuvent tomber; mais l'alopécie respecte toujours le cuir chevelu (²).

Une teinte grisâtre, terreuse, tirant sur le bistre, est répandue sur toute l'enveloppe cutanée. Parfois le tégument prend l'aspect de l'ivoire jauni, ou bien se fonce au point qu'un homme de race blanche peut être pris pour un mulâtre. Chez l'adolescent et même chez l'enfant, la peau est flasque, ridée,

(¹) Ces cicatrices sont anesthésiques; elles sont dépourvues de poils, et privées de sécrétion sudorale ou sébacée.

(²) Il est présumable que cette chute générale des phanères est due à une toxine sécrétée par le bacille. Les macules et tubercules déterminent souvent des alopécies localisées passagères ou durables.

flétrie comme celle des vieillards. Elle donne au toucher une sensation de rudesse toute spéciale ([1]).

Cette sécheresse de la peau tient en partie aux *troubles de l'excrétion sudorale*. En effet, les sueurs, après avoir été extrêmement abondantes au début de la lèpre, se suppriment à une période plus avancée. Tout d'abord, la fonction n'est abolie que sur certains segments, les membres supérieurs ou inférieurs par exemple, ou sur toute la portion sous-diaphragmatique du corps. Souvent les malades assurent que cette sorte d'inhibition sudorale, dans un territoire donné, précède et annonce l'apparition prochaine de l'anesthésie dans ce même segment, comme si les nerfs sécrétoires étaient touchés avant les nerfs sensitifs.

Les *glandes sébacées* sont, au contraire, en état d'hypersécrétion, d'où cette consistance onctueuse et même huileuse qui est propre aux léprides. Du reste, cette séborrhée peut être généralisée à toute la surface tégumentaire ([2]).

C'est toujours aux extrémités que la *nutrition de la peau* est le plus compromise. Les poignets et les mains sont violacés par la *cyanose*. Au-dessous de celle-ci, existe une teinte brun sale ou gris métallique, comme si la région avait été enduite d'onguent napolitain. Une *bouffissure* molle, comme gélatineuse, dans laquelle le doigt ne s'imprime pas, donne aux extrémités un aspect potelé et une consistance ouatée très spéciale. Sur la face dorsale des mains et des doigts, on voit çà et là des excoriations traumatiques, des brûlures, des bulles ou de petits *ulcères* trophiques taillés à l'emporte-pièce, de même signification que le mal perforant.

Les membres inférieurs sont ordinairement emprisonnés dans une induration œdémateuse et *pachydermique*, qui remonte plus ou moins haut sur la jambe. De même qu'aux mains, les téguments sont brunâtres, et, par places, ils ont une teinte grisâtre comme s'ils avaient été estompés à la mine de plomb ([3]).

L'épiderme qui recouvre ces régions est épais, stratifié, craquelé comme dans l'eczéma chronique hypertrophique vulgaire, et les *ongles* sont toujours très altérés.

Dans la forme tuberculeuse, les ongles sont souvent à peu près normaux, mais on peut observe de l'*onyxis* ou de la *périonyxis*; l'ongle est aminci, ou, au contraire, épaissi et soulevé par une masse incomplètement kératinisée; sa surface est inégale. Autour de lui, la peau est infiltrée, d'un rouge brunâtre, souvent ulcérée au pourtour de la sertissure. L'ongle finit par tomber,

([1]) Guy de Chauliac connaissait bien cette « crespeure de la peau », et Ambroise Paré, dans une formule de certificat concluant à la séquestration d'un lépreux, dit qu'il a trouvé tout le « cuir crespy et inégal, comme celui d'une oye maigre plumée ».

([2]) Dans les cas douteux, les médecins du moyen âge projetaient de l'eau sur le corps du sujet : si le liquide n'adhérait pas à la peau, il y avait, croyaient-ils, de fortes présomptions en faveur de la lèpre.

([3]) Quand ces altérations sont prononcées, on conçoit que la lèpre puisse être confondue avec l'éléphantiasis des Arabes : mais ce dernier est toujours une affection locale, limitée soit à un membre inférieur, soit au scrotum.

laissant à nu un ulcère bourgeonnant. Ces lésions, d'ailleurs indolentes, sont marquées surtout aux orteils. Plus rarement, sans infiltration du bourrelet unguéal, les ongles s'émiettent, ou tombent sans avoir subi de modification de structure; c'est ce qu'on observe parfois dans les formes mixtes ou nerveuses; dans celles-ci, l'altération ordinaire est une déformation en griffe conique, étroite et épaisse. Réduits à l'état d'ergot ou de petit tubercule, plus rarement de plaque mince et plane, les vestiges de l'ongle persistent, adhérents à la peau de l'extrémité des doigts, alors même que ceux-ci ont été ravagés par les panaris et ont perdu leurs phalanges.

La sclérose cutanée peut être creusée d'*ulcères trophiques* très analogues aux ulcères calleux d'origine variqueuse. Au niveau des saillies articulaires des doigts, des poignets, des coudes, des cous-de-pied et même des genoux, la peau, amincie et tendue sur les os, craque en quelque sorte, en donnant lieu à de grandes *fentes* sèches qui gagnent en profondeur. Enfin, parmi les complications les plus fréquentes de la lèpre, il faut compter le *mal perforant plantaire*. L'ulcère a pour point de départ une plaie traumatique, une brûlure, une bulle ou un épaississement corné de l'épiderme. Unilatéral ou bilatéral, et, dans ce dernier cas, disposé symétriquement ou non, il a pour sièges d'élection le talon antérieur ou le talon postérieur, la base du premier orteil ou celle du cinquième. Souvent le gros orteil subit une hypertrophie considérable, en connexion avec un mal perforant situé à sa base. Plus rarement, l'ulcère trophique s'observe au niveau de l'insertion du tendon d'Achille, ou sur les bords de la semelle plantaire; lorsque la voûte du pied est effondrée, il peut siéger à la partie centrale de cette voûte, devenue convexe. Le mal perforant coïncide fréquemment avec une résorption considérable du pied.

Chez les malades mis au repos, il guérit parfois très rapidement, mais peut, comme nous le verrons plus loin, fouiller profondément les tissus et déterminer des mutilations considérables [1].

La *pachydermie des membres inférieurs* n'est pas uniquement due à la névrite, et dans le derme sclérosé on peut constater de vrais foyers lépreux [2].

Aux troubles trophiques proprement dits s'associent des *infections secondaires* qui jouent un grand rôle. Les panaris, fréquents dans la lèpre mutilante, sont produits par les microbes vulgaires de la suppuration, qui ont facilement raison des tissus en état d'hyponutrition et d'ataxie vaso-motrice. L'érysipèle et les autres localisations de la streptococcie surviennent très fréquemment dans le cours de la lèpre et peuvent être mortels.

[1] Sur un lépreux qui se traînait sur les genoux, nous avons vu un vaste ulcère perforant au niveau de l'une des rotules.

[2] Dans deux cas personnels, nous avons relevé entre les faisceaux du derme, des îlots de cellules rondes avec des mastzellen, des globi et du pigment ocre. Au pourtour des vaisseaux, épaissis et infiltrés de bacilles, il y avait des foyers anciens avec des cellules de Virchow bacillifères.

II

MUQUEUSES ET ORGANES DES SENS

Les localisations de la lèpre sur les muqueuses sont très communes. Elles occupent de préférence la cloison des fosses nasales, le dos de la langue, le vestibule du larynx et la conjonctive ([1]).

Les lépromes des muqueuses ne diffèrent de ceux de la peau que par le siège plus superficiel du foyer, qui force rapidement la barrière épithéliale, et par la fréquence et le volume considérable des boules bacillaires, souvent situées en dehors des cellules.

A. — Fosses nasales.

Le *coryza chronique* est une des manifestations les plus précoces de la lèpre; on l'observe souvent dès la période d'invasion, de sorte qu'un certain nombre d'auteurs pensent que le bacille de Hansen pénètre dans l'organisme à la faveur d'une érosion de la pituitaire ([2]).

Un enchifrènement persistant, une accumulation de croûtes obstruant les narines, quelques *épistaxis* ([3]), tels sont les signes, en somme assez peu caractéristiques, de ce coryza. Mais l'*examen bactériologique* du mucus nasal peut fournir, dès le début de la rhinite, des données d'une haute signification. En effet, le muco-pus, comme le sang des épistaxis, contient souvent d'innom-

([1]) Les altérations des organes des sens sont intimement liées à celles des membranes muqueuses de la face. Nous les décrirons donc avec ces dernières. L'*ouïe* n'est presque jamais intéressée chez les lépreux. Les lésions génitales et rectales seront étudiées avec la lèpre viscérale.

([2]) Il y a lieu d'insister sur la fréquence des altérations nasales (Jeanselme et Laurens, Des localisations de la lèpre sur le nez, la gorge et le pharynx, *Soc. méd. des hôp.*, 25 juillet 1897, et *Lepra-Conf.*). Sur 26 lépreux que nous avons examinés à l'hôpital Saint-Louis, 16 avaient des lésions du nez, de la gorge et du larynx; mais il s'agissait surtout de lèpre tuberculeuse ou mixte : dans 2 cas de lèpre nerveuse, la pituitaire était saine. — Sur 282 malades observés par nous en Indo-Chine, 57 présentaient des lésions nasales *très apparentes*, ce qui laisse supposer qu'un examen approfondi eût donné une proportion beaucoup plus forte. — Glück, sur un relevé de 264 cas, trouve 125 fois des altérations nasales, à savoir : dans 116 cas de lèpre tuberculeuse, 79 fois (68,10 pour 100); dans 69 cas de lèpre mixte, 31 fois (44,93 pour 100); dans 79 cas de lèpre nerveuse, 15 fois (18,98 pour 100). Ses propres observations lui donnent une proportion encore plus élevée, 89 pour 100. Il croit ces altérations plus rares et moins intenses dans la lèpre nerveuse que dans la lèpre tuberculeuse, mais de même nature. — Sticker les a constatées à un haut degré, même dans la lèpre nerveuse pure : sur 153 lépreux examinés par lui dans l'Inde anglaise et en Égypte, les désordres anatomiques évidents manquaient 13 fois, mais, dans 9 de ces cas, la sécrétion d'une pituitaire en apparence saine, contenait de nombreux bacilles.

([3]) Parmi les signes de la lèpre nasale, celui qui prime tous les autres, au point de vue séméiologique, c'est l'*épistaxis*. Bien qu'elle soit peu abondante, par sa persistance et sa répétition elle peut avoir l'importance d'un signe révélateur, au même titre que l'hémoptysie prémonitoire de la tuberculose.

brables bacilles agglutinés en boules épineuses. On se trouve donc, aux premières phases de la maladie, en possession d'un signe assurant un diagnostic ferme. Le coryza subit des exacerbations qui coïncident avec les efflorescences tégumentaires; il s'atténue ou disparaît quand la lèpre tend à devenir anesthésique [1].

Les progrès du catarrhe nasal modifient peu à peu la configuration du nez. La région dorsale s'épaissit d'abord, dans la portion comprise entre sa racine et l'extrémité inférieure des os propres; puis l'élargissement se prolonge jusqu'au lobule, qui devient gros et rond.

Plus tard, la charpente cartilagineuse cède et le nez se *busque*. Le lobule s'affaisse et arrive presque au contact de la lèvre supérieure. Les ailes du nez se détachent, sont soulignées par un profond sillon en accent circonflexe, et l'orifice des narines, auparavant elliptique à grand diamètre antéro-postérieur, devient circulaire.

Puis la clef de voûte de l'édifice nasal, représentée par la cloison cartilagineuse, s'écroule. Un *coup de hache* sépare le lobule du nez des os propres. L'extrémité libre, à laquelle on peut imprimer des mouvements anormaux, bascule et s'invagine au-dessous de la portion osseuse; ainsi se réalise une déformation identique à celle que l'on désigne communément, dans la syphilis, sous le nom de *nez en lorgnette*. Ici, les parois osseuses sont d'ailleurs respectées beaucoup plus longtemps que dans la syphilis.

L'*examen rhinoscopique* montre la pituitaire turgescente, érodée et tuméfiée au niveau du segment inférieur de la cloison; ce segment représente le siège initial et constant des lésions. Le plus léger attouchement avec le stylet sur cette zone hémorragipare peut provoquer un écoulement sanguin. Plus tard, le cartilage diminue de consistance et la *perforation* est imminente. Celle-ci se forme à l'insu du malade; elle est circulaire ou elliptique et toujours très régulière.

Outre cette infiltration lépromateuse en nappe, on observe souvent, sur la pituitaire, de nombreux tubercules circonscrits [2].

Le vestibule des narines est ordinairement dépourvu de ses *vibrisses*.

L'*olfaction* persiste toujours sans modifications notables; fait curieux, qui tient à ce que l'infiltration s'étend très lentement vers la région supérieure, ou olfactive, des fosses nasales. En revanche, comme au niveau du tégument externe, la *sensibilité* générale est affectée soit au niveau des tubercules, soit indépendamment de toute manifestation éruptive; souvent la muqueuse de la cloison est insensible dans toute sa hauteur; la sensibilité thermique est toujours plus intéressée que la sensibilité tactile.

(1) Pourtant Babes affirme que les lésions nasales, fréquentes au début de la lèpre nerveuse, sont *constantes* à un stade avancé et capables d'entraîner même de grands délabrements.

(2) Dans une forme assez rare, l'affection nasale est représentée par des nodules qui siègent à la face interne des ailes du nez et envahissent d'une façon discrète la partie inférieure de la muqueuse. A un certain stade, les infiltrations peuvent se résorber et laisser un état atrophique de la muqueuse, qui reste lisse et insensible.

Histologie. — Le derme est infiltré d'innombrables paquets bacillaires et de globi. On peut saisir l'effraction de l'épithélium par les microbes, libres ou intra-leucocytaires, qui se retrouvent en quantité énorme dans le mucus de la surface[1]. Quand la rhinite est ancienne, l'inflammation gagne les couches profondes et dissocie le périchondre.

B. — Pharynx et bouche.

L'inflammation de la muqueuse nasale gagne le *naso-pharynx*, qui s'infiltre d'une façon diffuse. D'abord rouge, sec, couvert de traînées visqueuses, le revêtement muqueux s'épaissit ensuite, devient végétant, se fissure et sécrète un pus sanguinolent; çà et là, des portions grisâtres, d'aspect pseudo-membraneux, tranchent sur le fond rouge et granuleux. — Le *pharynx* est aussi le siège d'un infiltrat profond, avec de petits nodules durs à la surface. — La *voûte palatine* et le *voile*, la *luette* peuvent être parsemés de nodules circonscrits ou doublés de lépromes diffus. Ces infiltrats peuvent rétrocéder ou s'ulcérer. Les cicatrices consécutives à ces pertes de substances déterminent parfois des rétractions et des adhérences vicieuses du voile [2]. La perforation de la voûte palatine est une rareté. En dehors des points lésés, la muqueuse du palais, comme celle du larynx, offre une *pâleur* remarquable, au moins aussi accentuée, sinon plus, que dans la tuberculose. — Sur le reste de la *bouche*, les lésions sont analogues à celles du pharynx. Elles débutent à la face interne des joues, sous forme de rougeur diffuse, auxquelles succèdent des plaques irrégulières, blanchâtres, recouvertes d'épaississements épidermiques qui rappellent la leucoplasie buccale. Au niveau des commissures, ces plaques opalines simulent des plaques muqueuses. Outre ces tubercules superficiels et aplatis, il existe des nodules profonds, hémisphériques et gros. Les gencives sont tuméfiées et souvent érodées; plus tard elles se rétractent. L'*haleine* exhale une odeur fétide ou fade. Les *cicatrices* consécutives peuvent, comme celles du lupus, amener l'atrésie de l'orifice buccal.

[1] Sur un fragment que nous avons excisé au moment d'une poussée, le derme était remplacé par un tissu lépreux contenant une telle quantité de bacilles, que la préparation colorée au Ziehl gardait une nuance rose vif après l'action des acides. Les amas bacillaires formaient à certains éléments une coque complète. On retrouvait des vestiges cellulaires dans les globi, dépourvus de vacuoles et pauvres en glée (signes de formation récente). Au point où le foyer affleurait l'épiderme, celui-ci était infiltré de petits paquets bacillaires. *Quelques-uns de ceux-ci étaient inclus dans les cellules malpighiennes*; d'autres étaient enrobés dans des traînées de mucus tapissant la surface libre de l'épithélium.

[2] Suivant le siège des rétractions, le voile du palais prend les positions vicieuses les plus variées : *a*. Attiré en avant par les piliers antérieurs, il pend presque vertical, le naso-pharynx se ferme mal (régurgitation par le nez). — *b*. Attiré par les piliers postérieurs, il devient presque horizontal et entre en symphyse avec la paroi postérieure (nasonnement). — *c*. Si les piliers sont également raccourcis, le voile prend la forme d'une voûte d'arête dont la luette représente la clef pendante. — *d*. Les lésions peuvent être asymétriques et l'attirer d'un côté; la luette est alors déviée. — Auparavant elle peut être paralysée ou disparaître complètement. La surface du palais est parfois ravagée irrégulièrement par des ulcérations et des cicatrices.

La *langue* présente d'abord des épaississements épidermiques grisâtres, opalins et saillants. Ces plaques sont déjà dures et insensibles. Plus tard, les altérations gagnent en profondeur. La face dorsale, surtout en sa partie médiane, est végétante, érodée et creusée de profonds sillons. Outre ces épaississements scléreux, qui intéressent seulement la muqueuse, tout l'organe est bourré de nodules profonds, semblables à des gommes. Dans la suite, la sclérose se rétracte et la langue devient rigide. Les follicules situés en arrière du V lingual sont constamment hypertrophiés.

Au niveau des tubercules, l'épiderme s'exfolie et les bacilles tombent dans la cavité buccale.

Histologie. — Le derme de la partie postérieure du *pharynx* peut être transformé en un véritable léprome diffus qui dissocie les fibres musculaires, détruit les glandes et envoie de petites colonies microbiennes entre les cellules épithéliales (Glück). Les vaisseaux sanguins peuvent être oblitérés par des thromboses bacillaires. L'hypertrophie des *amygdales*, d'origine lépreuse, n'est pas rare.

La *glossite lépreuse* commence aussi par une infiltration dermique. Les bacilles, aidés par les cellules migratrices, peuvent envahir et entamer la couche épithéliale et se mélanger à la salive. Plus tard, l'infiltration fait place à la sclérose : celle-ci atteint, dans certains cas, des proportions considérables et pénètre fort avant dans la charpente musculaire.

C. — **Larynx.**

Un des premiers signes de la lèpre est souvent l'*altération de la voix*. D'abord légèrement enrouée, elle devient rauque, nasonnée, dissonante et faible; l'aphonie arrive à être complète. La *respiration* peut être embarrassée, surtout la nuit ou après un effort. A l'occasion de la marche, d'un refroidissement, surviennent des accès de suffocation qui peuvent rendre urgente la trachéotomie.

L'*examen laryngoscopique* rend compte de tous ces troubles. L'épiglotte est le siège initial des lésions. D'abord apparaissent des taches, des papules, de la rougeur diffuse accompagnée d'un peu de gonflement. Puis l'opercule épaissi devient globuleux, rigide et immobile; enfin il s'ulcère ou subit des rétractions qui le déforment, l'enroulent et le rabattent sur l'ouverture du larynx. Le raccourcissement des replis ary-épiglottiques, distendus par une infiltration pseudo-œdémateuse analogue au faux œdème de la glotte des tuberculeux, contribue à le maintenir dans cette position vicieuse. Les fausses cordes vocales sont aussi infiltrées, mais les rubans vocaux sont presque toujours intacts. La muqueuse sous-glottique et même celle de la trachée peuvent être parsemées d'ulcérations ou de cicatrices rayonnées qui occupent surtout la paroi postérieure du canal aérien [1]. — La muqueuse du larynx, comme celle du pharynx et du voile du palais, est d'une pâleur remarquable.

(1) Storch, *Virchow's Arch.*, Bd CXLVIII, p. 104.

Histologie. — L'épithélium épaissi est creusé de lacunes contenant des leucocytes et des bacilles. Tout le reste de l'épiglotte a fait place à une infiltration lépromateuse farcie d'amas bacillaires plus volumineux qu'en aucun autre organe, sauf peut-être la pituitaire et la langue. Les mêmes lésions se retrouvent dans les replis ary-épiglottiques(1). L'infiltration bacillaire ne se limite pas aux parties molles, mais gagne souvent le périchondre et même le cartilage (2).

D. — Œil.

L'appareil visuel est souvent touché dans la lèpre (3). Les *lésions palpébrales* ne diffèrent pas de celles des autres régions cutanées : localisées surtout à la région sourcilière d'une part, au bord libre des paupières, d'autre part (où de petits lépromes simulent le chalazion), elles respectent la partie moyenne des voiles palpébraux. La *conjonctive* est presque toujours intéressée dès la première phase de la maladie.

Sur la muqueuse bulbaire injectée, se détachent de petits nodules translucides de couleur blanc sale. Ces lépromes miliaires, constitués comme ceux des autres muqueuses, sont plus profonds qu'ils ne le paraissent, et les prétendus tubercules de la conjonctive sont, en général, des tubercules de l'épisclère soulevant la conjonctive. Souvent, de part et d'autre du limbe cornéen, se dessinent deux nappes triangulaires épaisses et vasculaires qui, en s'étendant, se rejoignent en haut et en bas en une sorte de chémosis. Elles représentent un dépôt, dans la couche sous-épithéliale, de cellules géantes bourrées de bacilles. Ceux-ci se retrouvent parfois dans les larmes (4).

(1) Neisser a décrit le premier ces lésions. Les boules bacillaires de l'épiglotte ont été l'objet d'études approfondies. Les rapports respectifs des amas microbiens et des éléments anatomiques ont donné lieu à des interprétations divergentes. D'après Rikli une cellule géante polynucléée, appliquée en croissant autour d'une colonie bacillaire d'abord libre, l'englobe secondairement par l'extension et la fusion de ses cornes. Pour Bergengrün (*Lepra-Conf.*, t. II), au contraire, les globi sont des cylindres formés d'amas bacillaires remplissant le réseau lymphatique. Glück (*id.*, t. I), décrit des figures arrondies, prenant la coloration des bacilles, et entourées d'un anneau brillant. Ces figures représentent, d'après lui, des masses bacillaires, denses, creusées de vacuoles; elles se développeraient dans des cellules de Virchow Nous avons vu, entre le fibro-cartilage intact et le léprome de la muqueuse, de gros blocs vitreux vacuolisés, gardant une teinte rose intense après décoloration, dans ces blocs on ne distinguait que quelques bacilles et granulations. Ce sont probablement des globi deshabités, presque entièrement constitués par la glée et développés dans des cellules, car sur leur contour on voit parfois un noyau aplati. Les mêmes boules amorphes se retrouvaient dans le repli ary-épiglottique, pénétrant jusque dans les faisceaux musculaires.

(2) Dans un cas que nous avons observé, presque toutes les capsules cartilagineuses de l'épiglotte contenaient des amas bacillaires.

(3) Consulter le travail magistral de O. B. Bull et G. A. Hansen, *The leprous dis. of the eye*, Christiania, 1873, et Jeanselme et Morax, *Ann. d'oculist.*, nov. 1898.

(4) Babès a trouvé presque constamment des bacilles dans le cul-de-sac conjonctival, même au début, alors qu'ils manquaient encore dans le mucus nasal. Jeanselme et Morax n'en ont constaté dans les larmes qu'une fois sur huit sujets porteurs de lésions conjonctivales.

Les lésions du globe oculaire se cantonnent presque toujours sur le segment antérieur de l'œil, avec une prédilection marquée pour le limbe scléro-cornéen et la région ciliaire; si d'ailleurs elles prédominent en tel ou tel point, elles ne se localisent pas systématiquement à l'une des membranes; elles en dépassent ordinairement les limites. Elles peuvent disparaître sans laisser de traces, rester longtemps stationnaires, ou se reproduire par poussées coïncidant souvent avec celles du tégument. Elles peuvent entraîner de graves désordres et compromettre la vision.

Le segment antérieur de la *sclérotique* et le *tissu épiscléral* correspondant sont le siège de prédilection des infiltrations lépreuses, circonscrites ou diffuses. Ces régions sont toujours envahies quand l'œil est intéressé, sans qu'il en résulte d'ailleurs d'autres signes subjectifs qu'un peu d'irritation oculaire. Bien plus intéressante est la *kératite* lépreuse, en raison des analogies et des différences qu'elle présente avec la kératite interstitielle des tuberculeux ou des hérédo-syphilitiques. Elle débute près du limbe cornéen, souvent en des points correspondant à des lésions de la sclérotique, sous forme d'un trouble léger, sans altération du reflet brillant normal de la cornée. La loupe décompose ce trouble en petites opacités nodulaires. Celles-ci peuvent se résoudre, mais elles récidivent et peu à peu envahissent toute la cornée. Parfois elles en amènent la vascularisation (*pannus leprosus*), ou y déterminent de petites exulcérations peu extensives. La lèpre cornéenne affecte parfois une disposition toute différente : elle se présente sous forme d'un léprome circonscrit donnant l'idée d'une néoplasie.

L'*iritis*, très fréquente également, ne donne souvent lieu à aucun signe spécifique de la lèpre : elle évolue plus ou moins rapidement à la façon d'une iritis séreuse ordinaire, laissant à sa suite des synéchies postérieures. Dans quelques cas, l'iris laisse voir, soit à la loupe, soit à l'œil nu, de petits nodules miliaires; ou bien il se développe, particulièrement à l'insertion de la membrane, de volumineux lépromes, qui déterminent des phénomènes d'irritation assez violents. La variété la plus commune consiste en une iritis avec exsudats qui obstruent le champ pupillaire et amoindrissent la vision. De temps à autre surviennent des exacerbations douloureuses qui s'accompagnent d'une poussée de glaucome avec toutes ses conséquences.

L'envahissement du *corps ciliaire* paraît très fréquent, mais on ne peut guère l'affirmer cliniquement que si l'on constate le dépôt de précipités à la face postérieure de la cornée. Rarement on observe des signes de cyclite. Les lésions de la *choroïde* et de la *rétine* échappent à l'examen ophtalmoscopique, par suite de l'opacité de la cornée et des exsudats qui encombrent le champ pupillaire.

Histologie. — Les lépromes de la *sclérotique* sont des tubercules circonscrits ou des infiltrations diffuses, occupant l'episclère et les couches sous-jacentes. Tantôt ils rétrocèdent, tantôt ils s'étendent, mais ils ne dépassent pas en arrière l'insertion des muscles droits. — Les tubercules circonscrits de la *cornée* se composent d'une accumulation de cellules rondes ou fusiformes situées sous l'épithélium non détruit; la plupart renferment des bacilles. L'infiltration diffuse, qui écarte les lames de la cornée, contient aussi de très nombreux bacilles, libres ou intra-cellulaires. *Les vaisseaux néoformés se développent dans la couche superficielle et non dans la profondeur*, ainsi qu'on l'observe dans la syphilis. Quant aux ulcères de la cornée, ils sont toujours consécutifs à une néoplasie lépreuse dont le point de départ est le parenchyme cornéen ou la région ciliaire. — Des infiltrations riches en bacilles farcissent l'*iris* et le *corps ciliaire*, sous forme d'éruption miliaire ou de petites tumeurs qui peuvent même se faire jour au dehors. Ces lésions entraînent des troubles secondaires graves, opacification du cristallin, adhérence de sa capsule à l'iris et glaucome secondaire, atrophie du globe. — La *rétine* contient rarement des nodules, et seulement dans sa portion périphérique; ils sont tout à fait exceptionnels dans le *nerf optique*.

Les lésions oculaires, qui existent dans plus de la moitié des cas de *lèpre nerveuse*, ne sont que la conséquence des troubles paralytiques qui seront étudiés plus loin. Larmoiement, injection conjonctivale; ulcères, phlyctènes et opacité de la cornée : tous ces troubles, qui peuvent devenir assez graves pour amener la perte de l'œil, ne diffèrent en rien de ceux qui suivent la lagophtalmie en dehors de la lèpre [1].

La précocité de l'*arc sénile* chez les lépreux est probablement due à un trouble trophique.

III

VISCÈRES

Loin de se cantonner, comme on l'a cru si longtemps, dans la peau et dans les nerfs, le bacille de Hansen se généralise presque toujours aux organes internes, et souvent dès les premières phases de la maladie. La rate, la moelle des os, les glandes lymphatiques, le foie et le testicule sont les parenchymes le plus souvent intéressés. Presque toujours, plusieurs viscères sont atteints simultanément [2].

I. — **Poumon.**

A une période avancée de la lèpre, la toux, la dyspnée, l'expectoration sont fréquentes. C'est qu'en effet, la tuberculose pulmonaire, aiguë ou chronique,

(1) A un stade avancé de la lèpre nerveuse, se développe toujours, dit Babes, une iridocyclite amenant la diminution rapide de la vision : on trouve alors presque toujours des bacilles dans le segment antérieur du bulbe.

(2) Cette loi de généralisation souffre des exceptions. Sur 89 autopsies faites par Hansen et Looft, 4 fois la rate était seule prise; Max Joseph a publié récemment un cas analogue. Ces *lèpres monoviscérales* sont d'ailleurs de simples localisations anatomiques sans expression clinique, qu'on ne saurait rapprocher, par conséquent, des formes locales de la tuberculose.

est pour la forme tubéreuse un mode de terminaison très fréquent. A l'ouverture du thorax, on constate des lésions destructives qui sont dues au bacille de Koch, ainsi que le prouve constamment l'inoculation au cobaye.

Néanmoins, quelle que soit la rareté de la lèpre pulmonaire vraie, sans association avec la tuberculose, son existence est démontrée par des observations indubitables [1]. Les examens de Damaschino, de Philippson, d'Arning, de Schæffer, de Babes montrent d'ailleurs que la lèpre se combine fréquemment avec la tuberculose : il est alors impossible de faire pendant la vie le départ entre les deux maladies.

Histologie. — Quand la lèpre pulmonaire est à l'état de pureté, l'un des poumons ou les deux sont sclérosés en totalité ou en partie et contiennent des îlots lobulaires, petits et nombreux, disséminés. Chacun ayant pour axe une bronchiole, comprend une couronne d'alvéoles dont l'épithélium est desquamé; les cloisons sont épaissies et farcies de cellules lépreuses, de bacilles libres et de globi; les éléments d'infiltration se groupent autour des vaisseaux, où se voient parfois des mastzellen.

Il s'agit donc d'une sclérose lente, dont l'aspect rappelle celui d'une broncho-pneumonie tuberculeuse chronique avec cirrhose; mais elle en diffère, — lorsque la tuberculose ne se combine pas avec elle, — par les points suivants : 1° l'*absence de fonte caséeuse,* — tout au plus observe-t-on la dégénérescence hyaline; 2° la présence de *cellules de Virchow*; 3° l'*abondance des bacilles et leur groupement en zooglées*; 4° le *résultat négatif des inoculations*, qui doivent toujours être tentées.

II. — Tube digestif et annexes.

Jusqu'à une période avancée, l'appareil digestif des lépreux fonctionne normalement; on a même cru observer chez certains une augmentation de l'appétit. Mais lorsque surviennent les ulcérations, la dyspepsie et des douleurs gastriques apparaissent. La diarrhée s'installe, c'est un des signes termi-

[1] Voici les principales : Bonome (*Virchow's Arch.*, Bd CXI, 1888) a vu une cirrhose étendue du poumon, contenant des nodules péribronchiques qui tendaient à la dégénérescence hyaline, sans caséification; les bacilles, libres ou intra-cellulaires, étaient nombreux dans les septa, surtout dans la zone hyaline. — Doutrelepont et Wolters (*Arch. für Derm. u. S.*, Bd XXXIV, 1896), chez un malade qui pendant sa vie avait rendu des masses muqueuses bacillifères, trouvèrent à l'autopsie une multitude de petits foyers péribronchiques, disséminés dans un tissu œdémateux. L'épithélium était desquamé, les cloisons alvéolaires et le tissu périvasculaire épaissis et infiltrés de cellules lépreuses, de boules hyalines à réaction d'Ehrlich. De nombreuses mastzellen y existaient, en particulier autour des vaisseaux. — Babes a vu la sclérose se limiter à un sommet et comprimer les alvéoles au point de les effacer; elle contenait des bacilles, la plupart inclus dans des cellules vacuolisées et groupées près des vaisseaux; l'inoculation au cobaye fut négative.
Parfois la lésion n'est décelable qu'au microscope. Babes l'a vue se limiter à l'endothélium des capillaires pulmonaires qui contenaient des bacilles. Sur un poumon paraissant sain à l'œil nu, l'examen microscopique nous a montré, dans le tissu interstitiel et surtout les parois des alvéoles et des petites bronches, des boules bacillaires nombreuses, sans réaction de voisinage; en plusieurs points, les capillaires contenaient des amas de bacilles.

naux les plus constants chez les tubéro-lépreux. D'abord intermittente, elle devient à la fin permanente et achève d'épuiser les malades. Souvent leur ventre est augmenté de volume, par suite de la tuméfaction du foie, de la rate et des ganglions mésentériques (*carreau lépreux* de Larrey). Chez les neuro-lépreux, on a signalé des accès de douleurs gastriques violentes rappelant les crises du tabes. A une période avancée, une soif ardente tourmente les malades; une fois établie, si l'on en croit Danielssen, elle dure jusqu'à la fin.

Histologie. — *Tube digestif.* — A part les localisations bucco-pharyngées, qui sont fréquentes, le tube digestif est presque toujours respecté par les lésions spécifiques. Le cas de Goldschmidt (de Madère), où il existait un lépromé de l'*œsophage*, doit être considéré comme une rareté pathologique. Cependant plusieurs cas de *lèpre intestinale* ont été publiés : tels ceux de Schwimmer, Reisner, Doutrelepont et Wolters. Dans ce dernier, le gros intestin, principalement à sa partie inférieure et jusqu'à quelques centimètres de l'anus, portait des ulcérations rappelant celles de la dysenterie. Sous la *muscularis mucosæ*, il y avait des groupes de cellules polymorphes chargées de bacilles, d'autres cellules bacillifères plus petites et des globi. Les ganglions correspondants étaient envahis.

Foie. — La glande hépatique, augmentée de poids et de volume, a souvent l'aspect du foie cardiaque. Elle peut être parsemée de gros nodules jaunâtres, surchargée de graisse ou de pigment ocre. La dégénérescence amyloïde est fréquente, comme le prouvent les examens de Cornil et Babes, de Neisser et de Rikli.

Sur la coupe, l'épaississement du tissu interstitiel est déjà visible à l'œil nu. L'infiltration siège surtout dans les espaces portes, où elle arrive à constituer des nodules assez volumineux contenant de petites cellules et, plus tard, des cellules lépreuses. Quelquefois on voit aussi des nodules lépreux dans les zones sus-hépatiques légèrement sclérosées. Les bacilles fourmillent dans toutes ces lésions. Au voisinage des lépromes, les cellules hépatiques peuvent s'hypertrophier; leur noyau devient sombre et contient plusieurs nucléoles prenant la coloration bacillaire. Cornil et Babes, Neisser, Rikli, Jeanselme ont vu des bacilles dans le protoplasma des cellules hépatiques; ils sont presque toujours peu nombreux. Les vaisseaux de tout calibre, depuis les capillaires jusqu'aux grosses branches artérielles et veineuses, peuvent être intéressés par le processus [1].

Rate. — La rate est presque toujours hypertrophiée et entourée d'une coque de périsplénite [2]. Sa pulpe, très friable, de couleur gris rougeâtre, contient une multitude de petits nodules ou de gros tubercules jaunâtres.

Les foyers qui parsèment le tissu sont presque toujours en connexion avec les artérioles : ils correspondent aux follicules de Malpighi, volumineux et apparents. Au milieu des petites cellules rondes se trouvent des îlots de grandes cellules vésiculeuses, chargées de bacilles, qui tendent à se grouper en nodules mal délimités. Quelques bacilles existent en dehors des cellules; ils sont rarement

[1] Des boules bacillaires peuvent s'arrêter dans les capillaires sans provoquer de réaction. D'autres fois l'endothélium de ces vaisseaux disparaît; il pourrait, d'après certains auteurs, se transformer en cellules géantes.

[2] Dans les cas anciens, la rate atteint un volume colossal, — 500 grammes dans une de nos observations, — et la dégénérescence amyloïde s'associe souvent aux lésions lépreuses.

isolés, et de préférence réunis en globi. Les vaisseaux contiennent ou non des bacilles. Dans les cas anciens, les trabécules spléniques s'épaississent, les follicules s'atrophient, les vaisseaux se sclérosent. La pulpe, devenue fibreuse, est parsemée de globi et de grosses cellules bacillifères (Fig. 1).

Dans un autre type, les follicules sont peu apparents et l'on ne remarque aucune tendance à un groupement nodulaire. Tout le parenchyme est infiltré uniformément de bacilles, presque tous agglutinés en boules, qui englobent ou recouvrent les cellules spléniques sans les pénétrer. Les vaisseaux, quelque peu lésés, ne contiennent pas de microbes (1).

La rate renferme toujours des bacilles, alors même qu'elle paraît absolument saine (2).

III. — Système vasculaire sanguin et lymphatique.

a. Cœur et vaisseaux sanguins. — Les troubles circulatoires observés dans la lèpre sont nombreux. Les uns sont commandés par la névrite. Tels sont les désordres vaso-moteurs et la sensation de froid aux extrémités dont se plaignent souvent les neuro-lépreux, sensation qui coïncide souvent avec un abaissement réel de la température centrale et périphérique. Les autres tiennent à la germination des bacilles dans les parois des vaisseaux. Ces altérations vasculaires ont surtout un intérêt anatomique.

Histologie. — *Artères.* — Lucio et Alvarado, Poncet (de Cluny) ont décrit des épaississements considérables des artères des membres avec diminution et même disparition de leur lumière. Campana a noté la présence de petits lépromes dans la tunique moyenne des artères du cœur.

Veines. — Celles de calibre peuvent être considérablement épaissies et transformées en tubes rigides, jaunâtres, à parois épaisses et noueuses. Glück a montré qu'on peut les sentir sur le vivant comme de gros cordons durs et moniliformes. La structure de l'adventice disparaît presque sous une infiltration de petites cellules qui pénètrent la tunique musculaire et la dissocient, en même temps que des vaisseaux néoformés bourgeonnent jusque dans l'intima. Celle-ci est la plus lésée (3). En divers points, elle entre en dégénérescence hyaline. Nous l'avons vue transformée en un véritable léprome en nappe, bourré d'innombrables cellules de Virchow. Des légions de bacilles farcissent le tout et peuvent tomber dans la lumière du vaisseau.

(1) Sur une rate que nous avons examinée, il existait un bloc sous-capsulaire opaque et jaunâtre, gros comme un noyau de cerise. Il était constitué par une sorte de nécrose de coagulation (zone centrale graisseuse, non colorable, avec une bordure vivement colorée, mais sans élection, où les éléments déformés étaient méconnaissables). Des globi contenant peu de bacilles parsemaient le tissu mortifié, et les vaisseaux étaient oblitérés. La nécrose était entourée d'un tissu œdémateux infiltré de globi et de grandes cellules bacillifères. Nous ne saurions dire si cette lésion était due à un infarctus ou à une intoxication d'origine bactérienne.

(2) Dans un cas de mort accidentelle au début de la lèpre, Babes a trouvé des bacilles isolés dans les grandes cellules de la pulpe.

(3) Pour Joelsohn (*Inaug. Dissert.* Dorpat, 1893), l'infiltration des veines se fait de dehors en dedans. Glück croit au contraire à l'endophlébite primitive, due à la greffe sur l'endothélium des bacilles amenés par le sang.

Sang. — Des recherches nombreuses et irréfutables ont démontré *la présence des bacilles dans le sang circulant*, surtout pendant les poussées (¹).

Nous avons vu que les amas bacillaires sont fréquents dans les parois et la lumière des petits vaisseaux qui parcourent les foyers lépreux. Dans les organes indemnes eux-mêmes, le poumon, le rein, la capsule surrénale ou la pie-mère, les vaisseaux sont parfois oblitérés par des thromboses microbiennes. Doutrelepont a trouvé, dans le sang du cœur droit, des bacilles libres ou contenus dans les leucocytes : l'infection sanguine est donc la règle dans la lèpre phymatode.

Les altérations des *éléments figurés* du sang ont été peu étudiés jusqu'ici. De recherches que nous avons entreprises avec Dominici, résultent quelques notions intéressantes : 1° L'hypochromie existait chez tous les sujets examinés; 2° tantôt elle était en corrélation avec l'hypoglobulie, comme dans les anémies simples, tantôt le nombre des hématies était moins diminué que le taux de l'hémoglobine, ou même était normal, comme dans la chlorose; 3° parfois il existait une légère hyperleucocytose passagère, en rapport avec une poussée aiguë. — *L'éosinophilie* a été souvent signalée chez les lépreux (²).

b. Appareil lymphatique. — A sa phase initiale, la lèpre retentit déjà sur l'appareil lymphatique. Les ganglions inguinaux sont toujours engorgés dès le début de la lèpre, et augmentent de volume à chaque poussée. L'hypertrophie des ganglions cervicaux et axillaires est moins constante. Il est très fréquent de sentir un ganglion épitrochléen libre ou adhérent au nerf cubital. Ces ganglions sont indolents et mobiles en dehors des poussées aiguës. Ils ont une consistance beaucoup moins ferme que ceux de la syphilis. Ils ne se ramollissent qu'à la période ultime. L'inoculation et les cultures montrent qu'ils sont souvent envahis par le bacille de Koch.

Histologie. — Les ganglions lépreux sont gros, mollasses, rougeâtres ou translucides à la coupe, avec une zone ou des îlots blanchâtres en bordure : d'où un aspect bigarré rappelant celui des capsules surrénales, suivant la comparaison de Virchow. Au premier stade, les altérations occupent la périphérie. Les tissus sont encombrés par les endothéliums transformés en cellules lépreuses bacillifères. Au second stade, des cellules géantes, remplies de bacilles, se développent dans les sinus. Elles se rangent en couronne autour du follicule et, plus tard, l'envahissent et en masquent la topographie. De nombreux amas de pigment ocre se voient dans le ganglion. Finalement, un tissu de sclérose, percé de lacunes

(¹) Parmi les plus probantes, nous citerons celles de Köbner, Müller, Babes, Doutrelepont et Wolters. Il faut aspirer le sang d'une veine assez volumineuse, afin d'éviter tout mélange avec le suc des lépromes.

(²) Gaucher et Bensaude, Sur un cas de lèpre avec granulomes lépreux miliaires généralisés, etc. *Soc. franç. de dermatol.*, 15 février 1896. Chez le malade en question, le sang contenait 8,48 éosinophiles pour 100 leucocytes (sans augmentation du total de ceux-ci). Mais l'éosinophilie est parfois beaucoup plus marquée, les cellules acidophiles étaient dans un cas au nombre de 28 pour 100 leucocytes. Ce sont là des proportions qui dépassent de beaucoup l'éosinophilie commune à la plupart des dermatoses, et atteignent celles de la maladie de Duhring — Sabrazès et Mathis (*Gazette hebd. des sciences méd. de Bordeaux*, janvier 1901), ont également trouvé une éosinophilie assez marquée dans deux cas de lèpre nodulaire, tandis que dans un cas de lèpre anesthésique le sang était normal.

rondes, se substitue au tissu adénoïde. Dans les lacunes, dans la capsule et les parois vasculaires épaissies, abondent les amas bacillaires. Quelquefois la glande dégénérée se calcifie. Dans la lèpre anesthésique pure, les ganglions renferment des bacilles.

IV. — Appareil urinaire.

Il est fréquent d'observer, dans le cours et surtout à la fin de la lèpre, de l'albumine et des cylindres dans l'urine, expressions d'une néphrite banale; mais ces signes n'ont rien de spécifique et, de fait, ne sont que rarement de nature lépreuse. L'hypertoxicité de l'urine n'est pas constante. *L'urine ne contient pas de bacilles.*

Histologie. — Les cas d'infiltration lépromateuse du *rein* sont tout à fait exceptionnels (1); mais on trouve assez fréquemment dans le parenchyme rénal de petits amas bacillaires qui ne provoquent aucune réaction des tissus.

Très souvent le rein présente des altérations considérables, qui ne sont pas directement causées par le bacille de Hansen. Les plus fréquentes sont celles du gros rein blanc ou du rein contracté, auxquelles s'associe fréquemment la *dégénérescence amyloïde.* Celle-ci, dans les formes trophoneurotiques, envahit le rein comme le foie, la rate, l'intestin et les ganglions (2).

Babes a vu quelques amas microbiens dans la *muqueuse vésicale.*

V. — Appareil génital

Les localisations de la lèpre sur les organes génitaux ont une très haute signification, qui apparaîtra mieux encore lorsque nous aborderons le chapitre de l'*Étiologie.* Leur étude domine en effet deux questions capitales : la lèpre entraîne-t-elle la stérilité? la lèpre est-elle héréditaire?

Or, tout au moins chez l'homme, ces lésions sont extrêmement fréquentes, surtout dans la forme tuberculeuse. Sur 151 hommes hospitalisés à la léproserie de Mandalay, 46 étaient porteurs de lésions testiculaires; sur 282 cas examinés par nous en Extrême-Orient, 70 fois les organes génitaux étaient intéressés d'une façon évidente. C'est une proportion qui dépasse de beaucoup celle que l'on observe dans la tuberculose ou la syphilis.

Le début de l'*orchite lépreuse* peut être marqué par des *poussées aiguës* coïn-

(1) Hedenius a décrit un léprome du rein; Doutrelepont et Wolters une légère sclérose périvasculaire parsemée de cellules lépreuses, et des bacilles dans les glomérules. Dans un cas observé par nous, le tissu conjonctif cortical contenait quelques rares globi et cellules bacillifères; de nombreux amas bacillaires étaient arrêtés dans le glomérule; une artère de la voûte contenait des bacilles; près d'une autre, un amas considérable, formé de plusieurs globi, avait déterminé la formation d'un nodule lépreux.

(2) Beaven Rake (*The British Journal of Dermat.*, 1889), sur 78 autopsies faites à l'asile de la Trinidad, a trouvé des lésions de néphrite dans 50 pour 100 des cas; sur 49 examens microscopiques, le bacille n'existait que dans deux cas de lèpre mixte.

cidant avec les éruptions tégumentaires, ou bien la localisation génitale s'établit *à froid*, d'une manière insidieuse, et presque à l'insu du malade (¹).

En général, la lésion consiste en une *orchi-épididymite*, presque toujours double. L'épididyme et la glande fusionnés forment une masse volumineuse et compacte. Tantôt la surface est lisse comme de l'ivoire; tantôt elle est hérissée de tubercules durs comme des grains de plomb ou garnie d'un blindage de nodules pisiformes. Quand l'infiltration demeure limitée à la queue de l'épididyme, elle reste en général mieux circonscrite que dans la tuberculose. La vaginale, libre et non adhérente, est rarement distendue par un épanchement abondant. Les fistules testiculaires sont fort rares et paraissent dues à l'association de la lèpre avec la tuberculose. Le cordon spermatique demeure toujours sain. Ces caractères négatifs sont d'une grande importance pour établir le diagnostic différentiel.

Des tubercules ulcérés, durs comme des chancres infectants, peuvent se développer sur le bord libre du prépuce. Ils restent isolés ou se réunissent de manière à constituer un *phimosis lépreux*. Le pourtour du méat est assez souvent le siège d'un léprome circonscrit ou diffus, de consistance scléreuse, qui englobe une partie plus ou moins considérable du gland.

Une pléiade de ganglions indolents et mobiles occupe les aines. Aussi la confusion avec la syphilis n'est-elle pas rare.

Histologie. — Le tissu conjonctif de la glande est sclérosé; il est parsemé de boules bacillaires, de petites cellules groupées en amas et de grandes cellules de Virchow bacillifères. Nous avons vu celles-ci former sous l'albuginée une couche de bactéries tellement compacte qu'elle se détachait en rouge vif sur les coupes traitées par le Ziehl et décolorées par les acides. La membrane d'enveloppe était pénétrée par des paquets de microbes qui écartaient ses faisceaux fibreux. — Çà et là se forment des nodules où les cellules lépreuses s'imbriquent en bulbe d'oignon autour d'une artériole bourrée de bacilles. Les grosses artères ne sont d'ailleurs pas plus indemnes que les petites.

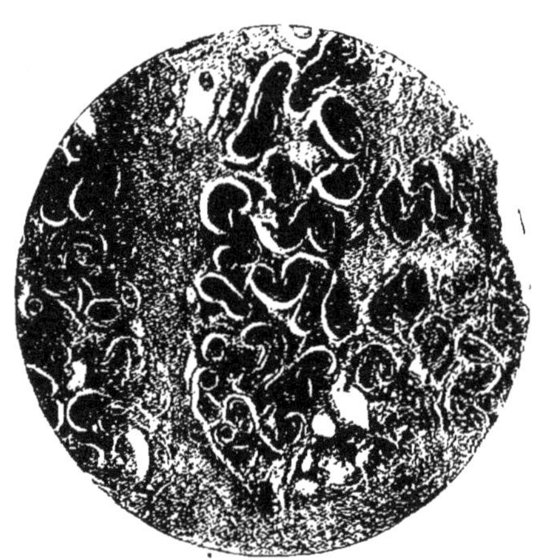

Fig. 5. — Orchite lépreuse.

Chez un lépreux, dont les altérations testiculaires étaient éteintes, des tractus fibreux, rayonnant du hile, divisaient le champ testiculaire en secteurs dans lesquels les tubes, à peu près normaux, n'étaient reliés entre eux que par un tissu cellulaire lâche (Fig. 5).

(¹) Un jeune métis, soigné à l'hôpital Saint-Louis, présenta quatre poussées successives, avec fièvre et phénomènes généraux. Les deux glandes dans leur ensemble furent prises,

La membrane propre des tubes séminifères est épaissie, parfois dissociée par des cellules bacillifères. Leur lumière est réduite à une fente semi-lunaire ou étoilée, que comblent des cellules épithéliales desquamées, d'énormes amas microbiens et des granulations brunes. De nombreuses constatations, entre autres celles de Cornil, Neisser, Leloir, Hansen, Babes, démontrent que des boules bacillaires ou des blocs hyalins ayant la réaction d'Ehrlich peuvent cheminer jusque dans les vésicules séminales. La spermatogenèse peut être enrayée dès les premières phases de la maladie. Cependant beaucoup de lépreux paraissent encore aptes à la procréation longtemps après le début (¹).

Dans l'*épididyme*, les foyers, moins nombreux, avoisinent les vaisseaux et les canaux excréteurs.

L'orchite lépreuse ne paraît pas être le résultat d'une infection locale par la voie génitale. La localisation testiculaire n'existe jamais à l'état isolé; ses recrudescences sont toujours en connexion avec des processus tégumentaires ou névritiques. C'est donc une orchite d'origine hématogène contre laquelle l'intervention chirurgicale n'est d'aucune utilité.

Chez la femme, les troubles de la menstruation sont très habituels : les règles deviennent irrégulières ou se suppriment; chez les jeunes filles non formées, elles n'apparaissent pas. Malgré ces perturbations, la lèpre n'est pas forcément une cause de stérilité, mais elle le devient fréquemment.

Comme chez l'homme, la muqueuse des organes génitaux externes est parfois parsemée de tubercules, et ces localisations insolites peuvent donner lieu à des erreurs de diagnostic.

L'infiltration lépromateuse des *mamelons* est assez fréquente.

Histologie. — L'*ovaire* peut être hypertrophié et induré. Sa surface est quelquefois inégale et raboteuse, hérissée de gros noyaux fibreux. Le bacille y a été constaté par Arning; Babes l'a décelé dans les canaux de Pflüger et même dans l'épithélium d'un follicule de De Graaf. — Le même auteur l'a vu dans les muqueuses des *trompes* de l'*utérus* et du *vagin*. Leurs sécrétions peuvent donc être virulentes (²).

L'infiltration lépromateuse des mamelons peut se propager le long des vaisseaux et des conduits excréteurs de la *glande mammaire* : le lait peut alors être contaminé.

La violence des désirs vénériens, le *libido inexplebilis* dont parlent les anciens, semble être une légende. L'excitation génésique chez l'homme, dans les rares cas où elle existe peut-être, ne saurait être attribuée qu'aux irritations créées par les lésions locales des organes génitaux; il en est de même de la

testicules et épididymes, sans urétrite, ni funiculite, ni vaginalite : l'indolence contrastait avec l'acuité des phénomènes inflammatoires. Après la poussée, les organes, diminués de volume, étaient parsemés de petits nodules lépreux. (HALLOPEAU et JEANSELME, *Ann. de dermat.*, 1893.)

(¹) Nous avons vu l'épithélium sécréteur proliférer et donner lieu à une petite *néoformation œdénomateuse.*

(²) A l'examen microscopique du *placenta* et du *cordon ombilical* d'une femme atteinte de la forme maculo-anesthésique, nous n'avons constaté aucune lésion; l'enfant paraissait sain.

nymphomanie chez la femme. A une période avancée, l'abolition de la puissance génésique est constante.

Quand la lèpre génitale apparaît avant la puberté, le sujet subit ordinairement un *arrêt de développement* comparable à celui qu'on observe dans la syphilis infantile héréditaire ou acquise. Les nouveau-nés issus de lépreux sont souvent de petite taille, ils ont l'air vieillot et cachectique. Les enfants atteints de lèpre ont parfois, dit-on, le nez écrasé, des cicatrices aux fesses et des taies sur les cornées, comme les hérédo-syphilitiques. Plus tard, leur taille reste au-dessous de la moyenne; on observe chez eux des cas de nanisme, ou d'arrêts de croissance partiels, limités à la main et à l'avant-bras, sièges de déformations en griffe. Chez les sujets mâles, le système pileux est peu fourni, la voix est grêle. Les testicules peuvent être réduits au volume d'une amande ou même d'un noyau de cerise. La glande atrophiée (1), de consistance scléreuse ou au contraire d'une mollesse anormale, contient parfois des lépromes. Des lésions aussi accusées entraînent nécessairement la stérilité. De même, chez les jeunes filles, les seins et la vulve n'arrivent pas à leur complet développement.

IV

SYSTÈME NERVEUX ET APPAREIL LOCOMOTEUR (2)

La lèpre qui évoluera suivant le type neurotique s'annonce ordinairement, dès la période prodromique, par la prédominance des symptômes nerveux. Après une période plus ou moins longue, remplie par des éruptions maculeuses ou bulleuses, la **névrite lépreuse** se précise (3).

a. Elle peut avoir un *début franc*, marqué par des frissons, des accès fébriles irréguliers, des traînées érythémateuses sur le trajet des nerfs tuméfiés et des engorgements ganglionnaires (4).

b. A cette forme bruyante assez rare, il convient d'opposer la *forme apyrétique et lente*, de beaucoup la plus fréquente. Elle se décèle par des troubles sensitifs d'une infinie variété, qui vont être étudiés ci-dessous.

Quel que soit son mode de début, la névrite se manifeste d'abord par des troubles irritatifs, qui expriment la souffrance des conducteurs nerveux en voie de désorganisation. Cette *phase hyperesthésique* peut durer des mois, des années même. Plus tard elle fait place à la *phase anesthésique*, qui correspond à la dégénération complète des rameaux nerveux.

(1) Le développement normal de l'épididyme peut coïncider avec un testicule de dimensions très réduites.

(2) Il est difficile de séparer les altérations nerveuses des lésions musculaires et osseuses qui en dépendent à peu près complètement : c'est pourquoi nous les groupons dans un même chapitre.

(3) La névrite lépreuse a d'abord été décrite par Virchow, elle a été étudiée ensuite par Arning, Hansen, Neisser, Babes, Gerlach.

(4) Ces poussées se reproduisent à intervalles irréguliers, durant la longue évolution de la maladie, chaque fois que de nouveaux territoires nerveux sont envahis.

A. — Modifications de forme et de volume des cordons nerveux.

Dès le début de la phase hyperesthésique, certains *troncs nerveux* augmentent de volume. Cet épaississement, tantôt régulièrement cylindrique, tantôt fusiforme ou noueux, porte principalement sur le nerf cubital et le sciatique poplité interne, plus rarement sur le médian ou le radial. Les *rameaux sous-cutanés* des nerfs de l'avant-bras ou du plexus cervical superficiel sont, dans nombre de cas, transformés en cordelettes dures et moniliformes (1). Ces indurations périphériques semblent être antérieures à celles des troncs nerveux (2).

L'examen du *nerf cubital*, dans sa portion accessible à la palpation, doit toujours être pratiqué avec le plus grand soin, car il fait souvent reconnaître une lésion dont la valeur est presque pathognomonique. Effectué convenablement (3), il montre que le tronc nerveux a souvent le volume d'un doigt, et qu'il porte des nodosités échelonnées de distance en distance (4).

Pendant le stade hyperesthésique, la palpation des nerfs malades provoque des douleurs vives qui s'étendent aux doigts ou aux orteils. Plus tard, au contraire, ces nerfs deviennent tout à fait insensibles même à une pression forte, et l'on ne peut plus obtenir d'irradiations dans leur zone d'expansion périphérique.

B. — Troubles sensitifs.

Parmi les modifications sensitives, qui méritent dans l'histoire de la lèpre une place de premier plan, les unes sont superposées aux éléments éruptifs, les autres n'ont avec les manifestations cutanées aucune connexion. Le premier cas a été étudié déjà; nous n'avons donc plus à envisager que l'anesthésie dite *névritique* (5).

(1) D'après Laehr (*loc. cit.*), les nerfs le plus souvent hypertrophiés sont, par ordre de fréquence, le cubital, la branche auriculaire du plexus cervical, le tibial en arrière de la malléole, le sus-orbitaire, le péronier derrière la tête de l'os, la branche sous-cutanée du plexus cervical, le tibial au creux poplité, le médian, le brachial cutané interne, le grand saphène. Sur le même sujet, toujours plusieurs nerfs sont épaissis, et leur répartition affecte une certaine symétrie. Les troubles musculaires et autres correspondent au domaine des nerfs altérés, mais ne sont nullement proportionnels à leur épaississement.

(2) Les premiers rameaux atteints seraient, d'après une théorie accréditée, ceux qui se distribuent dans les plaques pigmentées ou décolorées. (Voir Dehio, *Lepra-Conf.*)

(3) Cette recherche délicate doit porter sur la portion du nerf contenue dans la gouttière olécrânienne, et sur les 10 derniers centimètres de sa portion brachiale. Après avoir placé l'avant-bras dans la demi-flexion pour relâcher les muscles, il faut palper le nerf avec la pulpe des quatre doigts réunis, en évitant une pression trop forte qui atténuerait leur sensibilité tactile.

(4) Souvent le *ganglion épitrochléen*, augmenté de volume, est accolé au cubital et pourrait, à un examen superficiel, être pris pour un renflement du nerf.

(5) Voir E. Jeanselme, *Bull. de la Soc. méd. des hôp.*, 1897 et *Lepra-Conf.* — Dehio, *Lepra-Conf.* — Laehr, *Loc. cit* — Les recherches portant sur la sensibilité sont d'autant plus délicates qu'on ne possède pas de schéma-type de la sensibilité normale. L'observateur est à la merci de la bonne foi du malade; mais il n'est pas en droit de suspecter celle-ci alors même que la variation quotidienne qu'il relève dans la forme et l'étendue des terri-

a. Elle est toujours annoncée par des *signes avant-coureurs*. — *α*. Les uns n'ont aucun lien direct et nécessaire avec les troubles sensitifs, mais dénotent une perturbation profonde des fonctions vaso-motrices, sécrétoires ou trophiques : tels l'état cyanotique des extrémités, la chute générale des poils et la suppression des sueurs sur le territoire qu'occupera l'anesthésie (¹). — *β*. Les autres sont ceux dont l'ensemble constitue la *phase hyperesthésique de la névrite lépreuse*. Nous en avons vu le début, brusque ou insidieux. Nombre de lépreux sont tourmentés par des *démangeaisons* extrêmement vives, auxquelles le *grattage n'apporte aucun soulagement* (²). D'autres se plaignent de fourmillements, de picotements, d'élancements douloureux, d'une sensation d'onglée limitée aux mains et aux pieds et accompagnée parfois de syncope locale (doigt mort ou membre mort). Quelques-uns accusent des *douleurs vagues*, périarticulaires, à caractère rhumatoïde, ou au contraire des *douleurs fixes*, profondes, dans la continuité des membres. Quelques-uns ont tout le corps, et principalement les membres, sillonné par des douleurs transcurrentes qu'ils comparent à des coups de poignard, ou bien ils éprouvent la sensation d'un courant d'eau bouillante ou glacée qui coulerait sous la peau.

Aux membres et à la face, les crises de *douleurs névralgiques* ne sont pas rares, dans les domaines du trijumeau, du cubital et du sciatique. Pendant les paroxysmes, qui s'accompagnent d'une tuméfaction plus accusée des nerfs, les douleurs sont telles que le malade est complètement privé de sommeil.

Les régions de la peau qui correspondent aux nerfs enflammés ont une sensibilité exquise. Cette **hyperesthésie**, qui se limite habituellement aux membres, mais peut s'étendre à toute l'enveloppe cutanée, est parfois si violente, que le moindre mouvement, le plus léger attouchement, arrache des cris au patient (³).

b. Après un temps plus ou moins long, les diverses manifestations subjectives s'amendent ou disparaissent; l'état général semble s'améliorer. Mais cet apaisement, qui peut faire espérer aux malades une guérison prochaine, n'est que l'indice de la dégénération complète des nerfs envahis et le prélude de la *période anesthésique* (⁴).

toires anesthésiés est fort étendue. — Pour explorer la *sensibilité tactile*, bien distincte de la *sensibilité de pression*, on promènera sur la peau un pinceau flexible ou mieux encore un flocon d'ouate; pour rechercher l'état de la *sensibilité à la douleur*, on se servira d'une aiguille mince et suffisamment acérée pour pénétrer la peau sans la déprimer. Dans l'étude de la *sensibilité thermique*, il faut éviter les températures extrêmes, qui n'éveillent que de la douleur, et se maintenir entre 0° et 50°, d'autant que la peau des lépreux est peu résistante et que l'application d'un corps trop chaud entraîne facilement la formation de phlyctènes.

(¹) Cette suppression, en particulier, annonce souvent que l'anesthésie est proche.

(²) C'est pour Ehlers un signe révélateur, qu'il a observé 54 fois sur 114 lépreux islandais.

(³) Alors que l'anesthésie se sera établie d'une manière définitive, il subsistera souvent quelques plaques d'hyperesthésie, occupant la paume des mains, la pulpe des doigts et la plante des pieds : la gêne du mouvement est telle qu'elle rend la marche presque impossible.

(⁴) A intervalles irréguliers, surviennent encore des recrudescences passagères de l'hy-

L'anesthésie lépreuse dont la valeur séméiologique est si grande, offre des caractères qu'il faut bien connaître :

α. *Répartition topographique.* — Presque toujours *symétrique*, elle a pour siège habituel les *membres*. A la *face* et au *tronc*, sans être rare, elle est beaucoup moins fréquente [1].

En général elle occupe les quatre *membres*, mais elle est souvent plus ancienne et plus étendue aux *inférieurs* [2]. Elle débute toujours au niveau de leur extrémité libre d'où elle remonte graduellement vers leur racine [3].

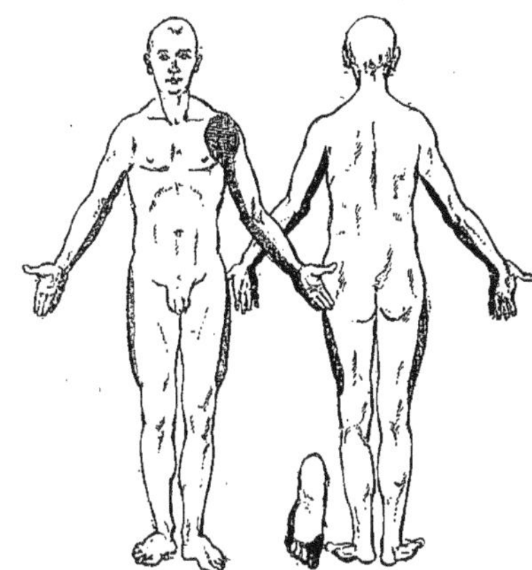

Fig. 6. — Anesthésie rubanée.

Primitivement *rubanée* (Fig. 6), elle tend à prendre dans la suite le type *segmentaire* [4]. Sa limite supérieure est oblique et plus ou moins sinueuse. De l'anesthésie à la sensibilité parfaite, la transition n'est pas brusque, elle se fait par une *manchette de transition* haute de 10 à 15 centimètres. L'aire du territoire anesthésique n'est *pas immuable* : il existe une *zone fixe*, correspondant aux régions les premières atteintes, qui résulte de lésions matérielles du système nerveux; et une *zone mobile*, qui relève peut-être d'un simple trouble fonc-

peresthésie, qui laissent à leur suite une aggravation de l'anesthésie. Pourtant, après ces retours offensifs, la sensibilité peut reparaître sur de vastes surfaces auparavant anesthésiées : il existe des exemples incontestables de cette rétrocession, dont l'interprétation échappe.

(1) Elle ne prend pas la forme d'un masque couvrant le visage ou d'une veste à limite nette enveloppant le tronc. — Au membre supérieur, elle intéresse presque toujours le territoire de l'auriculaire.

(2) Dans la syringomyélie, elle est souvent asymétrique, et prédomine aux membres supérieurs.

(3) Jamais donc elle n'est circonscrite à une jambière, un brassard, un cuissard, une épaulette, comme cela s'observe dans la syringomyélie. — Cependant, il n'est pas rare de voir la sensibilité persister à la pulpe des doigts, au centre de la paume des mains et de la plante des pieds, alors que l'anesthésie enveloppe presque tout le reste du membre.

(4) C'est-à-dire qu'elle occupe un segment de membre (et non, comme on entend parfois ce terme, le territoire de distribution périphérique d'un segment médullaire). — Ainsi, elle dessine d'abord une *bande* occupant le bord cubital de la main et la partie postéro-interne du membre jusqu'au coude, quelquefois jusqu'à l'aisselle. Assez rapidement, la bande s'élargit en *gouttière* et *finit par engainer le membre* jusqu'à une hauteur variable, poignet, coude ou épaule. Le creux axillaire, le pli inguinal sont ordinairement respectés. Laehr a vu l'anesthésie du scrotum.

Même lorsque l'anesthésie segmentaire est constituée, il est facile de retrouver la bande primitive, où l'insensibilité plus ancienne est bien plus accusée : nous insistons sur l'utilité de cette recherche pour le diagnostic avec la syringomyélie, où l'anesthésie, segmentaire d'emblée, présente des caractères tout différents.

tionnel, et varie d'un jour à l'autre (1) dans des proportions suprenantes (2).

β. *Extension en profondeur.* — L'anesthésie des *parties profondes* du derme est en général *moins marquée* que celle des couches superficielles. A mesure qu'elle progresse, elle descend dans l'épaisseur de la peau. Aussi, dans les parties prises en premier, l'on peut enfoncer une aiguille sans provoquer aucune douleur; alors que dans les points où l'insensibilité est récente, seule la piqûre superficielle n'est pas perçue (3).

γ. *Modalités qualitatives.* — L'anesthésie est *dissociée.* La sensibilité thermique disparaît la première, la sensibilité à la douleur est atteinte peu après. Toutes deux sont abolies bien avant la sensibilité tactile (4). La sensation de pression survit fort longtemps.

Les sensations thermiques affaiblies subissent souvent un *retard* considérable. Elles ne sont perçues que 5 à 8 secondes après la sensation de contact (5).

Les *perversions sensitives* ne sont pas rares : contact perçu comme un chatouillement, confusion du froid et du chaud, persistance de l'impression, phénomène de la sommation (6), erreurs de localisation (7). Ces divers troubles paresthésiques indiquent que la sensibilité, déjà très amoindrie, va définitivement s'éteindre.

A la longue, l'anesthésie devient totale, du moins aux extrémités des membres. Le malade, pour se servir de ses doigts, a constamment les yeux fixés

(1) L'excitation psychique, la suggestion, un long examen ou des irritations répétées, un traitement faradique convenable, réduisent cette zone au minimum.

(2) Il résulte de ce qui précède que *l'anesthésie n'occupe pas toujours la zone de distribution périphérique d'un tronc nerveux.* Elle semble parfois commandée par des lésions radiculo-spinales (Jeanselme, Sterlin, v. Düring) : ainsi, l'anesthésie en bande située sur le bord externe du membre supérieur intéresse à la main les rameaux du cubital, à l'avant-bras les filets du brachial cutané interne et à la partie supérieure du bras les branches de son accessoire : elle répond assez exactement au territoire de la 8e racine cervicale et de la 1re dorsale, d'après le schéma de Starr. — Laehr, qui ne conteste pas la topographie ci-dessus décrite, s'appuie sur les recherches de Thornburn, Sherrington, Starr, pour soutenir que, sauf exceptions, elle est différente de celle des anesthésies radiculaires, et fait au contraire penser aux anesthésies des névrites périphériques.

(3) Nous n'avons jamais constaté d'abolition du *sens musculaire* et *articulaire*, de la notion de position des membres. Toutefois en signalant l'analgésie des régions profondes, parties molles et os, Laehr dit que cette notion de position est souvent obscurcie dans les doigts et les orteils, surtout dans le territoire du cubital. — Dans la lèpre, l'*ataxie* du mouvement n'existe pas, et s'il y a parfois un peu d'incertitude dans la station quand les yeux sont fermés, cela tient à l'amyotrophie des muscles extenseurs comme dans le pseudo-tabes alcoolique, mais le signe de Romberg ne s'observe jamais.

(4) D'où le désaccord frappant qui existe entre les schémas des diverses sensibilités sur un même malade. L'anesthésie tactile, conservant plus longtemps sa topographie rubanée caractéristique, est la plus utile pour le diagnostic. — Laehr fait remarquer que, si l'anesthésie thermique est prépondérante, le sens tactile n'est jamais complètement respecté, et qu'en somme le trouble atteint *tous les modes de sensibilité.*

(5) Cet asynchronisme existe aussi dans la syringomyélie, et n'est d'ailleurs que l'exagération d'un phénomène physiologique : plus une sensibilité est altérée, plus la perception est lente à se produire.

(6) On appelle ainsi le réveil de la sensibilité par des excitations réitérées en un même point.

(7) L'écart est souvent de 10 à 15 centimètres.

sur eux. Il se fait sans s'en apercevoir de profondes brûlures, et l'on a vu des patients s'amputer eux-même un doigt.

C. — Troubles moteurs. — Amyotrophies.

Les troubles moteurs sont constants dans la lèpre à déterminations nerveuses. La diminution de la force musculaire est, d'une façon générale, proportionnelle à la diminution du volume des muscles; pourtant, on ne saurait nier qu'il existe dans la lèpre des paralysies proprement dites.

Localisation. — La face et les extrémités sont les régions dont la musculature est le plus souvent atteinte.

1° Au VISAGE, les muscles superficiels, ceux qui servent à l'expression des sentiments, sont presque exclusivement intéressés. Tout se réduit souvent à un trouble léger, passager ou durable, qui cause une certaine asymétrie et donne au sujet un aspect grimaçant. Le tableau de la *paralysie faciale unilatérale*, portant sur les deux branches du nerf, n'est pas fréquent. La *diplégie* complète est encore plus rare. En général, les deux côtés sont pris, mais asymétriquement, irrégulièrement, la parésie frappant tels muscles, respectant tels autres. En un mot, elle est *parcellaire*. A la fin, le masque inerte ne traduit plus les émotions, le front ne se plisse plus, les joues amaigries se gonflent passivement à chaque expiration; la prononciation, celle des labiales surtout, devient défectueuse; la préhension des aliments est gênée; la salive s'échappe de l'orifice buccal, parfois dévié ou élargi par une sorte de rictus en travers, qui n'est pas sans analogie avec celui des myopathiques.

L'*orbiculaire des paupières* est peut-être le muscle le plus fréquemment atteint; en général, les deux côtés sont inégalement touchés. L'insuffisance de ce muscle est souvent précoce et acquiert de ce fait une grande valeur séméiologique; elle donne à l'œil arrondi un aspect étrange (1). A la longue, l'inocclusion des yeux s'accompagne d'ectropion et d'épiphora, de conjonctivite, de kératite et d'opacités cornéennes; elle peut même, bien qu'exceptionnellement, entraîner la fonte purulente du globe oculaire (2).

Les *muscles oculo-moteurs* ne sont pas toujours indemnes; s'ils sont pris individuellement, il en résulte de la diplopie et du strabisme; s'ils le sont simultanément, ce qui est rare, le malade est frappé d'ophtalmoplégie.

Hansen a vu la paralysie du *masséter* entraîner la chute de la mâchoire.

Ces troubles, joints aux altérations trophiques de la peau, modifient pro-

(1) La faiblesse de la paupière inférieure est pour KONDRIAVSKY (*Thèse de Saint-Pétersbourg*, 1896) un signe précoce et caractéristique.

(2) La paupière inférieure en s'écartant du bulbe oculaire, arrondit l'angle interne de l'œil et finit par s'éverser en ectropion; les larmes coulent ainsi continuellement sur les joues; plus tard elles se tariront, et la conjonctive enflammée subira une sorte de cutisation. Le tarse disparaît ainsi que les cils, les caroncules et les points lacrymaux. Peut-être ces altérations, comme les phlycténules que porte parfois la cornée, sont-elles d'origine trophique.

fondément la physionomie du patient. L'émaciation du visage, l'immobilité des traits, la pâleur cadavéreuse, la fixité du regard sans éclat, donnent au *masque antonin* une expression bien différente de celle qui caractérise la lèpre léonine.

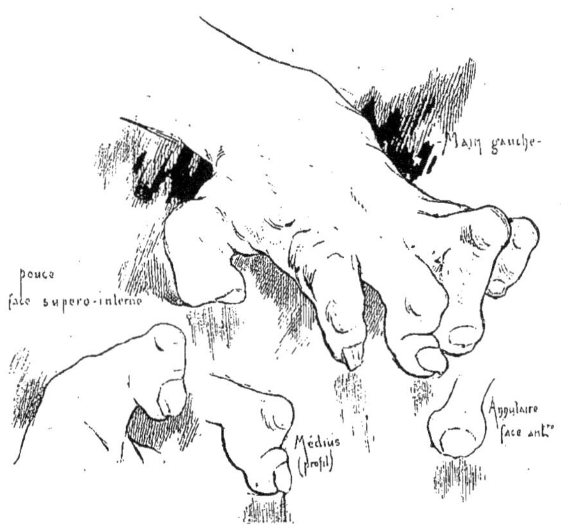

Fig. 7. — Griffe lépreuse. — Disparition du premier muscle interosseux dorsal. — Résorption des phalanges.

2° Aux extrémités supérieures, les atrophies débutent par les éminences thénar, hypothénar et par les interosseux, en particulier le premier interosseux dorsal (Fig. 7 et 8). L'un des premiers signes constatables est assez fréquemment l'*excavation en bateau* de la face dorsale des mains, produite

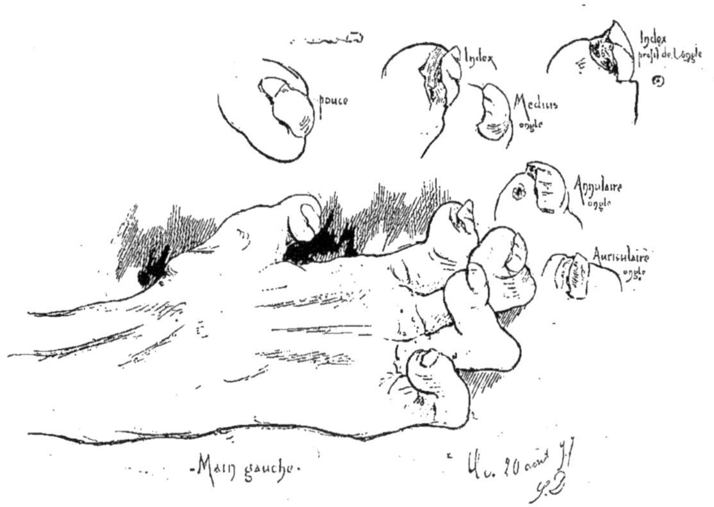

Fig. 8. — Griffe lépreuse. — Amyotrophies. — Résorption des phalanges. — Altérations unguéales.

par l'extension exagérée des phalanges. Mais la déformation la plus commune est certainement la *griffe cubitale* (1). Les mouvements d'opposition du pouce et du petit doigt, l'adduction et l'abduction (interosseux) sont impossibles ou seulement ébauchés. Malgré des désordres aussi considérables, la main peut encore rendre des services, surtout quand la sensibilité subsiste, car les articulations ne sont ni douloureuses, ni ankylosées (2).

Souvent aussi la main reproduit les divers types du *rhumatisme chronique* (Fig. 9). La griffe peut s'associer à un transport en masse des quatre derniers doigts vers le bord cubital. La double déviation qui en résulte produit une imbrication et une distorsion très étranges des doigts. Cette *attitude en coup de vent* peut être exagérée par des poussées aiguës de *pseudo-rhumatisme lépreux*, pendant lesquelles les doigts gonflés en rave sont peu douloureux (3).

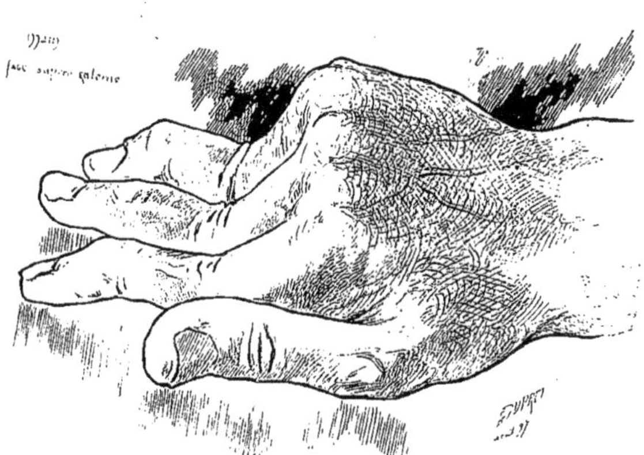

FIG. 9. — Lèpre nerveuse. — Main simulant le rhumatisme déformant.

A une époque tardive, l'amyotrophie gagne l'*avant-bras*; elle s'attaque alors de préférence aux *extenseurs*, et le poignet ne peut plus être relevé. L'atrophie des autres muscles, plus rarement réalisée, se manifeste extérieurement par une gouttière longitudinale creusée sur les deux faces de l'avant-bras. Le deltoïde peut être intéressé.

3° AUX MEMBRES INFÉRIEURS, les petits muscles de la région plantaire sont

(1) C'est d'abord l'auriculaire qui s'incurve en crochet, puis l'annulaire, enfin quelquefois les autres doigts, à un moindre degré; quand la déviation est très marquée, la première phalange est en extension exagérée, les deux autres sont fléchies; pourtant on peut observer l'extension des articulations phalango-phalanginiennes. Par suite de la disparition des éminences thénar et hypothénar, la paume de la main figure une palette plane et même légèrement convexe, soulevée par les cordes tendineuses des fléchisseurs et par les têtes des métacarpiens. Le pouce ne fait plus saillie au-devant des autres doigts, il rentre dans le rang et se place sur le même plan qu'eux. En somme, c'est la *main simienne*, telle qu'on l'observe dans l'atrophie du type Aran-Duchenne (Fig. 8).

(2) Aux mouvements supprimés s'en substituent d'autres restés possibles : ainsi l'*opposition* est remplacée par une sorte de *mouvement de pince*. Ils suffisent aux sujets pour écrire et se livrer à maints travaux délicats, comme tricoter ou faire de la dentelle. Pendant tout le moyen âge, les ladres exerçaient dans beaucoup de contrées la profession de cordiers. Mais l'anesthésie oblige les malades à garder constamment les yeux fixés sur leurs doigts, dont ils ne peuvent se servir autrement.

(3) Les synovites et périsynovites, les rétractions aponévrotiques, contribuent à la déformation en griffe.

les premiers atteints, et les mouvements des orteils sont obscurs. Mais ces atrophies, causant peu de troubles fonctionnels, passent inaperçus. Au contraire, la *parésie atrophique du groupe antéro-externe de la jambe* (jambier antérieur, extenseurs commun et propre) attire toujours l'attention. Leur impotence se traduit d'abord par la chute du gros orteil, puis par la chute du pied tout entier et le *steppage*. L'attitude en varus équin (pointe du pied tombante et déviée en dedans, bord externe abaissé), l'impossibilité de relever le pied, qui oscille dans tous les sens quand on imprime des secousses à la jambe, rappellent tout à fait le *pseudo-tabes* des névrites toxiques [1]. Le relief normal des muscles de la région antéro-externe s'est effacé ou a été remplacé par une gouttière longitudinale. L'amyotrophie peut s'étendre aux jumeaux, au triceps crural, aux péroniers.

Plus tard, des *rétractions tendineuses*, qui s'établissent et progressent lentement, peuvent immobiliser le pied en position anormale et produire une véritable distorsion (Fig. 10).

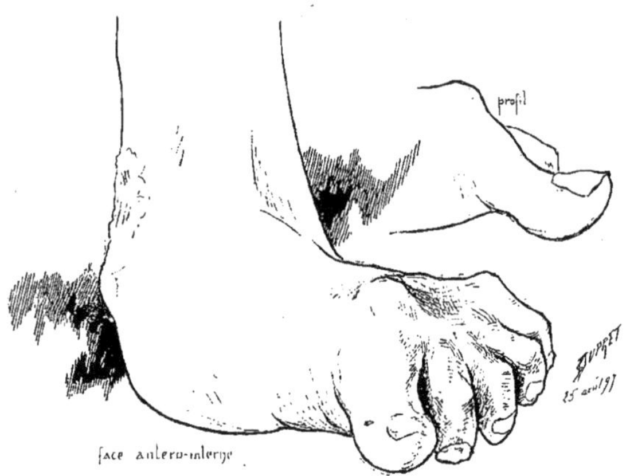

Fig. 10. — Distorsion du pied. — Induration pachydermique et ulcère trophique. — Orteils en griffe.

4° Enfin, dans certains cas, on observe une AMYOTROPHIE GÉNÉRALISÉE frappant les muscles irrégulièrement, comme la maladie d'Aran-Duchenne.

Caractères des amyotrophies. — L'atrophie musculaire de la lèpre progresse lentement ou procède par à-coups, en coïncidence avec des poussées aiguës de polynévrite. Le degré de la paralysie est proportionnel au nombre de faisceaux dégénérés. C'est seulement lorsque l'atrophie a parachevé son œuvre, que l'impotence se montre complète. Jamais un muscle dont le relief est bien conservé n'est frappé d'impuissance motrice [2].

La parésie est flasque, et si l'on ne s'en laisse pas imposer par les rétractions fibreuses, on voit que, dans aucun cas, il n'y a de contracture musculaire.

Dans les masses en voie d'atrophie, il n'est pas rare d'observer des *secousses fibrillaires* [3].

(1) L'anesthésie plantaire augmente encore l'incorrection de la marche; pourtant celle-ci reste longtemps possible, surtout avec des bottines spéciales.

(2) On voit plutôt des muscles, de volume très amoindri, garder encore une vigueur relative.

(3) Un grand nombre d'auteurs signalent explicitement leur absence. LAEHR ne les a jamais observées dans les membres, mais par contre les a vus fréquemment à la face.

L'exploration électrique des muscles et des nerfs n'a pas encore été suffisamment interrogée. Les troubles qu'elle décèle, quantitatifs ou qualitatifs, semblent en raison du degré de l'atrophie; ils consistent souvent en une réaction de dégénérescence plus ou moins typique et peuvent aller jusqu'à l'abolition complète de toute réaction [1].

Réflexes. — Les réflexes appellent également de nouvelles recherches. Ils paraissent être assez souvent exagérés au début, plus tard diminués ou même abolis [2]. D'ailleurs, comme les troubles sensitifs, ils présentent des variations quotidiennes considérables.

D. — **Lésions osseuses et articulaires. — Lèpre mutilante.**

Aux atrophies musculaires qui viennent d'être étudiées et aux troubles trophiques cutanés qui l'ont été plus haut, s'associent très souvent des altérations variées du squelette; il en résulte des déformations et des lésions destructives qui constituent la *lèpre mutilante.* Celle-ci est l'aboutissant de processus très divers :

1° Une *ulcération* gagne en profondeur, dénude les os, pénètre dans une articulation et détermine ainsi lentement, sans réaction aucune, la chute d'un

Vigouroux a signalé dans un cas la réaction de dégénérescence incomplète. — Jeanselme et Huet, dans des recherches entreprises sur 4 malades, ont montré : 1° que les nerfs gros et noueux et les muscles qui en dépendent, peuvent ne présenter qu'une *diminution simple* et peu accusée de leur excitabilité électrique; 2° que les muscles atrophiés donnent, en général, la *réaction de dégénérescence.* — L'atrophie et la réaction de dégénérescence étaient cantonnées dans des territoires nerveux bien définis, répondant à toute une branche (nerf péronier) ou à un rameau (médian à la main); mais, dans ce territoire, les fibres nerveuses étaient atteintes à des degrés différents. Ces données cadrent mieux avec l'idée de névrites qu'avec celle de lésions centrales. Elles ne peuvent guère aider à établir le diagnostic entre la syringomyélie et la lèpre. — Laehr, qui d'ailleurs n'a eu que peu l'occasion d'examiner électriquement ses malades, arrive à une opinion analogue : il a constaté la réaction de dégénérescence dans un cas, et conclut que les faits varient entre la réaction de dégénérescence partielle et l'abolition complète. *L'excitabilité mécanique* des muscles serait diminuée ou nulle; celle des nerfs pourrait être augmentée, et dans quelques cas la pression du cubital au coude provoquait des contractions violentes dans les muscles digitaux, d'ailleurs non atrophiés.

(1) Chez 24 lépreux examinés par nous, les *réflexes rotuliens* n'étaient normaux que 4 fois; dans 6 cas ils étaient diminués ou abolis, dans 6 plus forts et plus prompts que normalement, et dans 8 manifestement exagérés. En somme il n'est pas rare d'observer des réflexes très prompts, manifestement amplifiés, accompagnés d'une sensation de malaise irradiée dans tout le corps, au point que le malade redoute la recherche de ce symptôme. Parfois même on observe une ébauche de trépidation involontaire, qu'il faut néanmoins distinguer de la vraie trépidation épileptoïde : elle peut être très accusée dans le cours des poussées éruptives et fébriles. Ces phénomènes sont peut-être en rapport avec des altérations médullaires. — Chez 16 malades de Laehr, les *réflexes tendineux* étaient modifiés de façon variable, ordinairement diminués, dans quelques cas augmentés, souvent normaux. — Les *réflexes cutanés* et *muqueux* sont souvent diminués ou supprimés dans les territoires nerveux correspondant aux parésies et aux hyperthésies : tel le réflexe conjonctival, le réflexe plantaire, le réflexe crémastérien; les réflexes abdominaux persistent chez tous les malades. Le *réflexe pharyngien* est conservé, les *réflexes pupillaires* sont normaux.

doigt ou d'un orteil, et même de la main ou du pied. Ainsi se comportent les grandes *crevasses* déjà décrites; ainsi, parfois, les ulcères consécutifs au pemphigus, surtout au niveau des saillies osseuses. Les *maux perforants*, eux aussi, s'ils creusent jusqu'à l'os, déterminent l'exfoliation des phalanges, celle même du métatarse et du tarse.

2° Il est fréquent de voir les doigts et les orteils attaqués successivement par des *panaris* accompagnés de fièvre et de douleur qui se terminent par

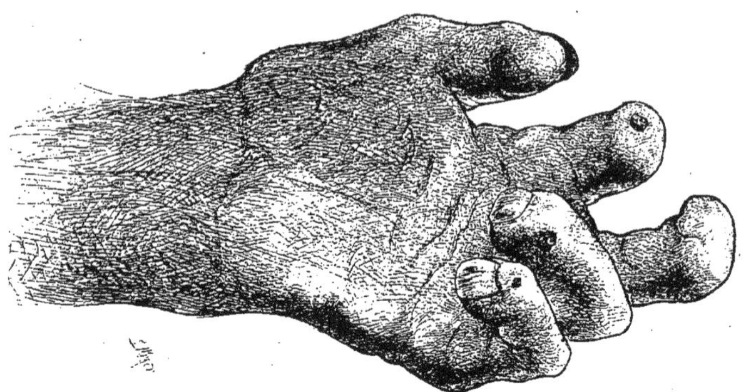

Fig. 11. — Griffe lépreuse. — Atrophie des éminences thénar et hypothénar. — Le médius et l'index sont tronqués par des panaris. — Petits ulcères trophiques sur le dos des phalangettes, en majeure partie résorbées, de l'auriculaire et de l'annulaire.

nécrose (Fig. 11). De même que la syringomyélie, la lèpre est donc capable de réaliser le syndrome de Morvan (¹).

3° Il arrive encore que la *gangrène sèche* produise la momification et l'élimination indolore d'une portion plus ou moins étendue d'un membre (²).

4° Enfin, la mutilation n'implique pas forcément ulcération ou gangrène; souvent elle résulte d'une *résorption osseuse* spontanée, qui amincit et raccourcit les phalanges, métacarpiens et métatarsiens, jusqu'à réduire certains de ces os à de minces aiguilles qu'englobe un tissu fibreux adhérent : les doigts et les orteils s'effilent à leur extrémité et leurs articulations offrent une

(¹) Parfois, en un endroit de la peau anesthésiée (au pied surtout), se produit un point fluctuant, avec un peu de douleur et des signes généraux : bientôt la collection s'ouvre (les signes généraux cessent alors), laissant échapper une grande quantité de pus sanieux, et l'on constate des décollements étendus; l'ulcération gagne rapidement, et dénude les os; elle persiste, atonique, des mois et même des années. D'autres fois, le panaris est *profond d'emblée* : le malade se plaint d'une douleur atroce dans les os d'un doigt ou d'un orteil qui est peu sensible d'ailleurs à la pression; les parties se tuméfient, et leur enflure bleuâtre s'accompagne de gonflement ganglionnaire et de fièvre; puis la fluctuation apparaît. A l'ouverture, la phalange est déjà complètement dénudée, elle finit par s'éliminer. Comme c'est souvent celle du milieu, la troisième peut alors se rapprocher de la première, chevaucher sur elle et amener les déformations les plus bizarres.

(²) Le plus souvent c'est une phalange, un doigt, qui se nécrose ainsi; mais Danielssen, Leloir et autres ont observé la chute complète d'une main ou d'un pied.

Ces gangrènes sèches, paraissent consécutives, au moins dans certains cas, à l'artérite si fréquente dans la lèpre Hébra les aurait observées dans des régions non anesthésiées.

laxité anormale (Fig. 7, 8 et 11). Dans quelques cas exceptionnels, les os se décalcifient et deviennent flexibles. On ignore la cause de cette *ostéomalacie lépreuse.*

Par suite d'altérations trophiques portant à la fois sur les os et les articulations, les pieds subissent un tassement énorme d'avant en arrière (Fig. 12), la voûte plantaire s'effondre et les extrémités inférieures prennent la forme d'un pilon ou d'un pied d'éléphant (¹).

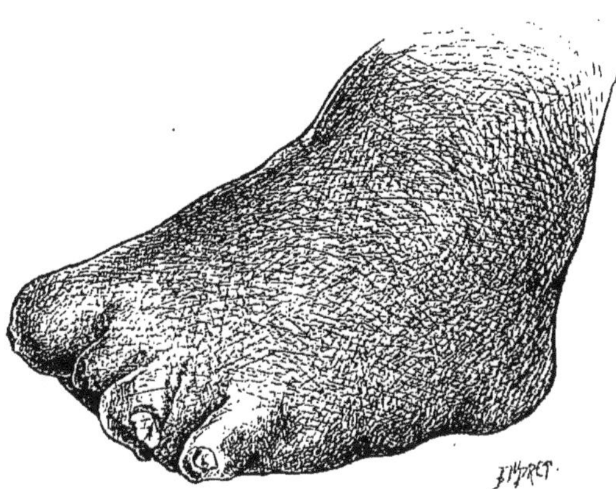

Fig. 12. — Pied extraordinairement tassé. — Orteils tronqués. Résorption très accusée des os du pied.

Aux mains comme aux pieds, les rapports des parties subsistantes sont tout à fait bouleversés; les doigts et les orteils ont disparu, ou ne sont plus que de petits appendices globuleux, sans squelette, étranglés à leur base par un sillon aïnhumoïde, mais pourvus d'un vestige d'ongle (²). Finalement les extrémités sont réduites à des moignons bizarres (Fig. 13 et 14), que Danielssen et Boeck com-

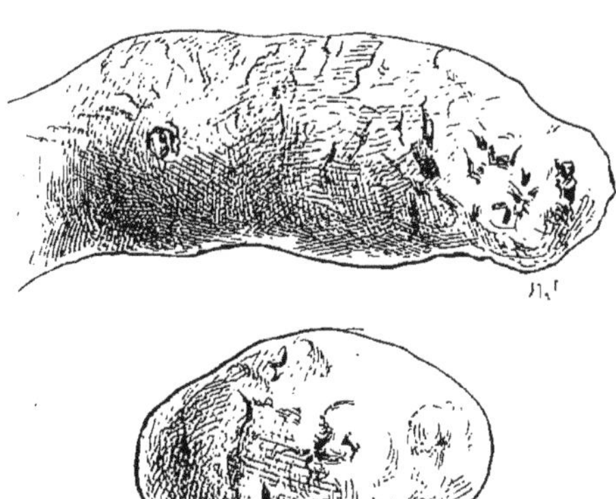

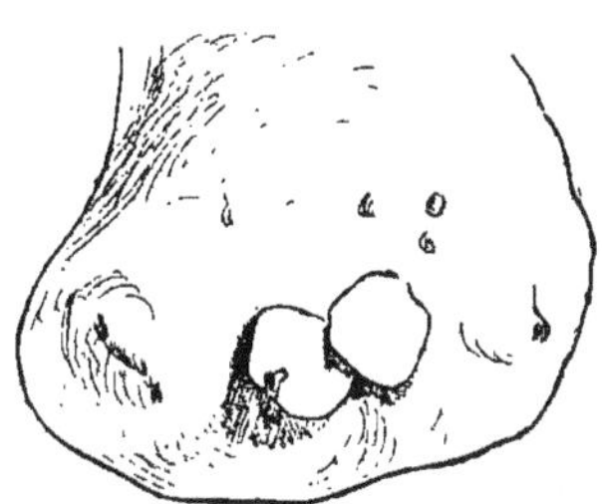

Fig. 13. — Main réduite à l'état de moignon, vue de face et de profil.

Fig. 14. — Avant-pied vu de face. — Vestige de deux orteils en voie de résorption.

(¹) La résorption atteignait un degré incroyable chez un malade de P. Marie (Fig. 13 et 14); les mains sans traces de doigts, n'étaient plus, au bout des avant-bras décharnés, que des renflements rappelant le poing fermé du boxeur; les pieds n'étaient pas plus grands que ceux d'un enfant de huit ans.

(²) La *persistance de l'ongle* est remarquable. On le retrouve, sous forme d'un appendice corné souvent déformé en crochet, au bout des doigts ou des orteils en voie de disparition, ou même des métacarpiens correspondants lorsque toutes les phalanges ont disparu.

parent à la patte d'un phoque groenlandais. Ces mutilations permettent de reconnaître facilement, même de loin, les lépreux trophoneurotiques arrivés à la période ultime.

Histologie. — Comme le fait remarquer Neisser, les différences fondamentales qui séparent les deux types de lèpre ne tiennent pas seulement au nombre des microbes et à leur siège : il semble que le pouvoir nocif de l'agent pathogène dans la lèpre neurotique soit accru, si bien que les bacilles, en petit nombre dans cette forme, amènent la destruction anatomique et fonctionnelle des fibres nerveuses bien plus sûrement que les masses bacillaires énormes qui farcissent les troncs nerveux dans la lèpre tégumentaire.

1° Nerfs périphériques (Fig. 15). — Les *petits filets nerveux* de la peau anesthésiée sont tantôt épaissis et indurés, tantôt d'apparence normale; mais toujours le microscope y décèle des modifications profondes. La sclérose intra-fasciculaire, très prononcée, est parsemée d'énormes blocs de myéline et de cellules bacillifères. Entre les tubes, réduits à l'état de vestige, ou à leur place, existent de grands espaces fusiformes remplis de colonies bacillaires.

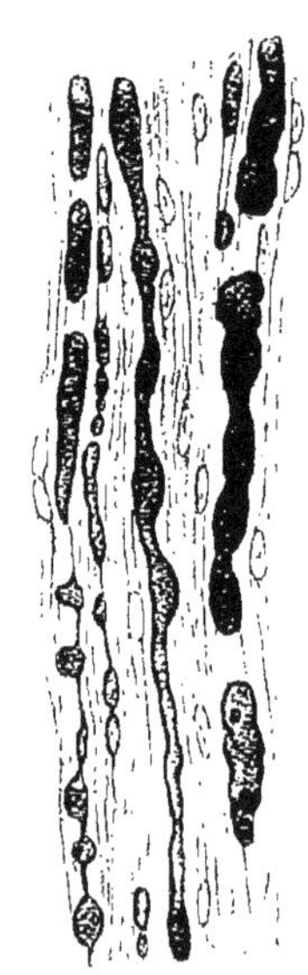

Fig. 15. — Névrite lépreuse — La plupart des tubes nerveux sont dépourvus de leur manchon de myéline.

Les nerfs un peu plus volumineux, comme les *collatéraux des doigts*, sont transformés en cordons fibreux difficiles à dissocier. On voit, dans la sclérose, des manchons de myéline fragmentés et des blocs colorés par l'osmium en noir intense, qui représentent, sans doute, des produits dérivés de la myéline. Le bacille envahit la gaine de Schwann, où il forme des amas considérables [1].

Les *troncs nerveux* sont manifestement hypertrophiés et indurés : le cubital atteint le diamètre du petit doigt et présente des renflements fusiformes dont nous avons indiqué la valeur séméiologique. La section transversale des troncs dégénérés a perdu son aspect fasciculé normal, pour devenir homogène, grisâtre et translucide.

Le tissu extra-fasciculaire peut être infiltré de petites cellules groupées en nodi infectieux et ses vaisseaux sont parfois lésés. Les gaines lamelleuses sont normales ou dissociées par de longues files de cellules fixes hypertrophiées. Mais la sclérose prédomine surtout dans le tissu intra-fasciculaire (Fig. 16). Elle frappe très inégalement les divers faisceaux, dont les uns sont à peine modifiés alors que les autres sont presque transformés en blocs fibreux; dans un même faisceau, semblable inégalité existe entre les secteurs que déterminent les septa très épaissis (Fig. 17). Les vaisseaux de ces septa ont leurs parois hypertrophiées. Çà et là, autour d'eux, sont disséminés de petits foyers avec des cellules de Virchow. Dans les faisceaux peu altérés, les tubes sains, pourvus de leur myéline, sont

[1] Sur les coupes longitudinales on peut voir la masse bacillaire se confondre par ses extrémités avec la gaine myélinique d'un tube nerveux. Des boules mises en évidence par l'acide osmique peuvent être incorporées dans les amas de bacilles.

espacés par l'épaississement des fibrilles conjonctives intra-fasciculaires, qui dessinent un réseau très régulier dont chaque maille loge une seule fibre. A un stade plus avancé, les tubes nerveux plus ou moins altérés sont enserrés, par groupes de deux à six, dans des mailles fibreuses qui divisent le faisceau en ilots distincts. Enfin les fascicules scléreux se soudent en un bloc uniforme; mais les cylindres-axes résistent et assurent longtemps encore la conductibilité nerveuse.

Rares dans la lèpre neurotique, les bacilles sont souvent fort nombreux dans la lèpre mixte : ils sont répandus dans tout le tissu de sclérose et forment des amas plus serrés au niveau des foyers d'infiltration [1].

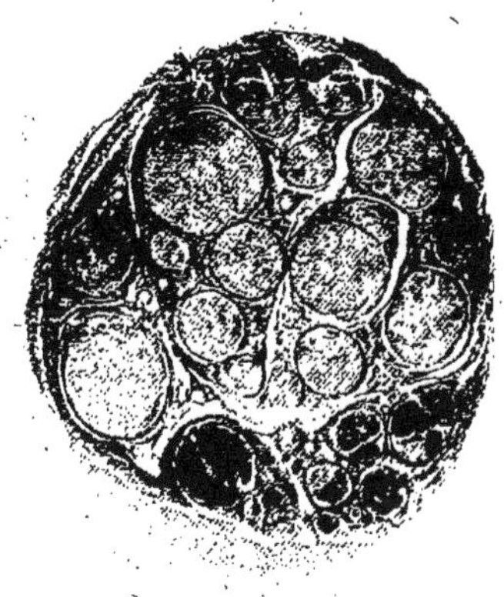

Fig. 16. — Névrite lépreuse du nerf cubital. — Vue d'ensemble. (Épreuve photographique de M. G. Vitry.)

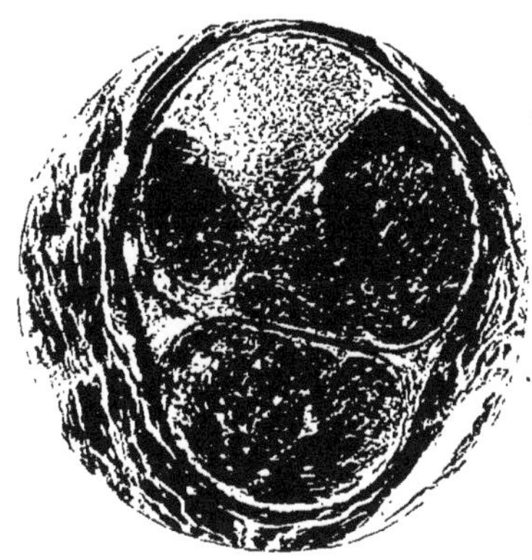

Fig. 17. — Névrite lépreuse du nerf cubital. — Un faisceau nerveux entouré de sa gaine lamelleuse. — Un des secteurs de ce faisceau est transformé en un bloc fibreux, parsemé de quelques rares tubes nerveux. (Épreuve photographique de M. Vitry.)

Les *racines rachidiennes* sont peu altérées. Leur névrite, en règle générale, est purement parenchymateuse et probablement subordonnée aux lésions des nerfs périphériques (Fig. 18). Dans certains tubes, le cylindre-axe se fragmente; dans d'autres, il décrit des sinuosités dans sa gaine vide de myéline; quelques fibres ont des segments inter-annulaires courts, une enveloppe de myéline mince : ce sont probablement des tubes en voie de régénération [2].

En somme, dans la lèpre, contrairement à ce qui se passe dans la plupart des maladies infectieuses, *l'agent pathogène agit directement sur les nerfs*, y produit des nodules infectieux et détermine des lésions à la fois interstitielles et parenchymateuses. *La névrite commence par les expansions périphériques des nerfs*, comme l'a dit Gerlach, elle y est, sauf exception rare, plus prononcée que dans les gros troncs, et sur ceux-ci les altérations sont beaucoup plus accusées que dans les racines

(1) Nous avons constaté parfois dans les nerfs de grosses cellules vacuolaires chargées de bacilles. Paul (de Dorpat) a décrit de véritables cellules géantes, que nous n'avons pu retrouver.

(2) Looft (*Virchow's Arch.*, 1892), Babes, Samgin (*Deutsche med. Woch.*, 1898), ont constaté une sclérose très intense des racines postérieures.

spinales. Mais l'intensité des lésions n'est pas graduellement décroissante de la périphérie vers le centre, parce que de nombreux foyers lépreux s'échelonnent sur le trajet du nerf. Le bacille est le plus souvent apporté par la voie sanguine, comme le prouvent l'épaississement des petits vaisseaux et les nodules miliaires qui les avoisinent; c'est de là qu'il peut gagner les tubes nerveux et proliférer dans l'intérieur de la gaine de Schwann (1).

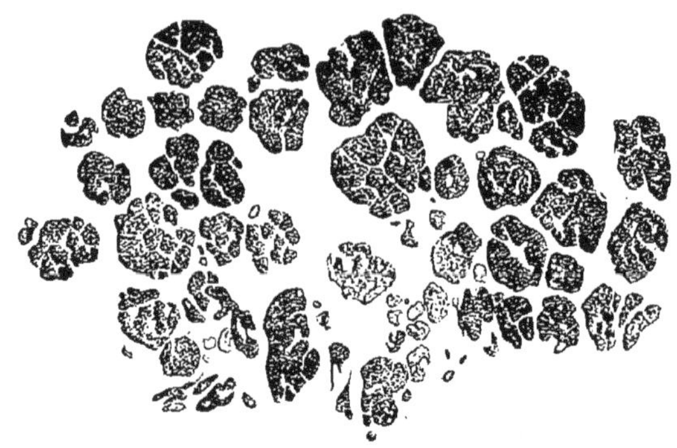

Fig. 18. — Coupe de la queue de cheval. — Plusieurs nerfs sacrés sont manifestement dégénérés.

Les *ganglions spinaux postérieurs* n'offrent, le plus souvent, aucune modification macroscopique. Cependant quelques-uns peuvent être hypertrophiés, en particulier ceux qui correspondent aux racines dégénérées; Looft, Babes ont signalé la sclérose de leur capsule et la prolifération de leur tissu interstitiel. Soudakewitsch, Babes, ont constaté dans les ganglions spinaux et le ganglion de Gasser des bacilles, dont le siège est presque toujours intracellulaire (2). Ils en

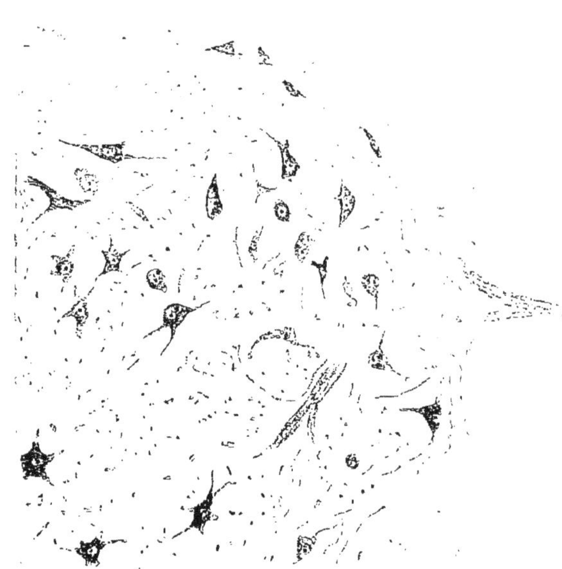

Fig. 19. — Corne antérieure de la moelle colorée par la méthode de Nissl. Ilots de cellules nerveuses en voie de chromatolyse.

(1) Dehio, qui a repris et développé l'opinion de Gerlach, croit que les bacilles pénètrent dans les nerfs au niveau des macules et remontent peu à peu le long du conducteur nerveux : lorsqu'ils arrivent aux points de ramification, les branches non en aval encore envahies dégénèrent. En réalité le mécanisme est plus complexe, grâce à la multiplicité des points d'attaque.

(2) L'invasion microbienne serait cantonnée de préférence dans les amas pigmentaires

ont vu dans les cellules nerveuses du grand sympathique, mais considèrent le fait comme peu fréquent. L'invasion bacillaire des ganglions n'est pas constante, car les recherches de Looft et les nôtres ont été complètement négatives.

2° Axe cérébro-spinal. — Les travaux sur la *moelle lépreuse* (¹) sont consacrés à deux ordres de recherches bien distinctes : la *bactériologie de la moelle* et la *dégénération des faisceaux blancs*.

a. Bactériologie de la moelle. — Lésions cellulaires. — Dans un cas resté unique, Chassiotis a vu les espaces lymphatiques de la substance grise injectés par des amas bacillaires qui ne pénétraient pas dans ces cellules. C'est, au contraire, dans les grandes cellules motrices des cornes antérieures, profondément altérées de ce fait, que Babes a souvent constaté des bacilles (²). Par la méthode de Nissl, nous avons relevé dans ces cellules des lésions incontestables quoique légères (Fig. 19 et 20), mais des recherches réitérées ne nous ont pas permis d'y constater des bacilles (³).

b. Lésions des cordons blancs. — Looft a trouvé dans deux cas l'atrophie des racines sensitives, avec sclérose des ganglions spinaux et dégénération des cordons postérieurs. Il pense que ces altérations reconnaissent le même mécanisme pathogénique que le tabes, spécialement que le tabes ergotique de Tuczek : la lésion primordiale occuperait les racines postérieures et leurs ganglions.

Des recherches récentes entreprises avec P. Marie nous ont montré qu'il existe souvent une dégénération des cordons postérieurs (Fig. 21). Mais cette dégénération a une topographie essentiellement différente de celle que l'on observe dans le tabes ; dans deux cas cette topographie était même essentiellement inverse (⁴). Si

des cellules nerveuses, qui disparaîtraient peu à peu pour faire place à des vacuoles remplies de bacilles. Quand la cellule nerveuse est vaincue dans sa lutte contre les microbes, les petites cellules qui tapissent sa capsule propre échancrent d'abord la périphérie de l'élément nerveux, pour l'envahir et le détruire graduellement.

(¹) Danielssen et Bœck avaient déjà signalé des lésions très étendues de l'axe spinal et des racines postérieures (adhérences méningées, induration et atrophie de la moelle). Mais après les travaux de Virchow sur la névrite lépreuse, ces lésions étaient retombées dans l'oubli.

(²) Babes, sur 22 autopsies, a trouvé 9 fois le bacille de Hansen dans les cellules des cornes antérieures. La substance chromatique se morcelle, le contour du noyau perd sa netteté ; puis apparaissent, au voisinage du nucléole, des granulations qui prennent la coloration nucléaire. Ces mêmes granulations peuvent s'observer dans des cellules dépourvues de bacilles. Les bacilles ont leur siège d'élection dans l'amas pigmentaire de l'élément ; les grains de pigment sont remplacés par des vacuoles bacillifères, qui envahissent la cellule ; le noyau disparaît et les éléments chromatiques se dissolvent.

(³) Voici ce que nous avons constaté : Les grandes cellules motrices sont diminuées de nombre et de volume. Des îlots de cellules présentent un certain degré de chromatolyse. Quelques-unes ont pris la forme sphéroïdale, leurs prolongements sont peu évidents, leur noyau excentrique. Ces modifications sont peut-être secondaires à une poussée névritique, mais il est difficile de l'affirmer, en présence des nombreuses influences nocives, toxiques ou infectieuses, auxquelles est soumise la moelle des lépreux.

(⁴) Dans ces moelles, examinées par la méthode de Weigert-Pal, l'altération porte en majeure partie sur les cordons de Goll, mais aussi sur le cordon de Burdach, qu'elle atteint 2 fois sur 6 dans des territoires respectés au début du tabes : à la région lombaire, les fibres nerveuses sont diminuées en nombre dans tout le champ du cordon postérieur, sauf la zone cornu-radiculaire, seule prise dans le *tabes incipiens* ; à la région cervicale, le cordon de Goll est altéré, ainsi que le triangle cornu-marginal, si longtemps conservé dans le tabes. Les lésions des racines postérieures sont presque nulles. Le réseau des fibres des colonnes de Clarke, sauf dans sa partie postéro-interne où il est

[illegible] que dans le tabes le processus est pour une bonne part *exogène*, [illegible] lié aux altérations des racines postérieures, on se trouve porté à [illegible] que la dégénération [illegible] à la lèpre, reconnait vraisemblablement, dans certains cas, une origine *endogène* prédominante.

Les lésions de la moelle ne sont donc pas négligeables et conditionnent sans doute en partie les troubles nerveux si multiples que l'on observe dans la lèpre.

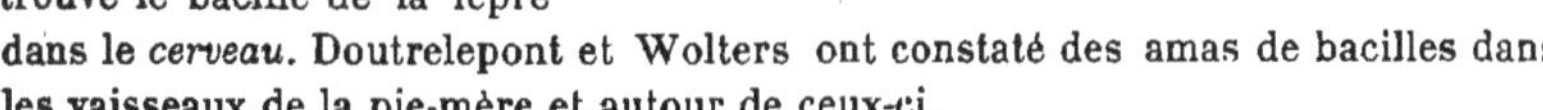

Fig. 20. — Grandes cellules motrices des cornes antérieures de la moelle, en voie de dégénération : disparition des prolongements tendance à la forme sphéroïdale, chromatolyse périnucléaire, situation excentrique du noyau.

c. Colella et Stanziale, Babes, chacun dans un cas, ont trouvé le bacille de la lèpre dans le *cerveau*. Doutrelepont et Wolters ont constaté des amas de bacilles dans les vaisseaux de la pie-mère et autour de ceux-ci.

2° Appareil locomoteur. — L'anatomie pathologique des *troubles trophiques* si multiples observés dans la lèpre n'offrent rien de particulier ; ils ne nous arrêteront pas longtemps. Nous avons signalé le rôle que jouent les infections secondaires dans les panaris et autres complications inflammatoires chez les lépreux.

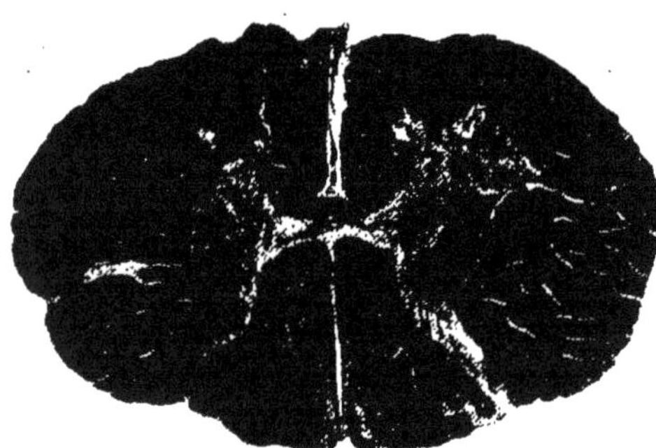

Fig. 21. — Moelle cervicale d'une lépreuse, — Dégénération portant sur plusieurs faisceaux des cordons postérieurs.

Bien que Rikli et Doutrelepont aient trouvé des bacilles dans les noyaux du sarcolemme, les *amyotrophies* paraissent être une conséquence des altérations du système nerveux. La lésion consiste en une prolifération du périmysium interne, qui étouffe la fibre musculaire : celle-ci se désagrège en disques ou subit la dégénérescence hyaline ou graisseuse.

La *moelle des os* présente des modifications qui expliquent les lésions osseuses de la lèpre mutilante. Ses cellules adipeuses disparaissent et font place à un

pâle, se voit nettement, alors que chez les tabétiques il disparaît presque entièrement, surtout dans sa portion externe.

Sans être aussi accentuée que dans le tabes, la dégénération des fibres nerveuses est nette, la prolifération interstitielle bien marquée ; mais il n'y a pas les mêmes lésions intenses des vaisseaux. (Jeanselme, *Lepra-Conf.* — E. Jeanselme et P. Marie. *Arch. de Neurol.*)

Babes a aussi décrit dans les cordons postérieurs des lésions qui porteraient plus spécialement sur les fibres longues du protoneurone sensitif.

tissu brun rougeâtre assez ferme, où fourmillent les bacilles [1]. C'est autour des nodules lépreux que l'os est attaqué par les ostéoclastes, et l'on trouve des microbes non seulement dans les cellules de la moelle, mais encore dans les corpuscules osseux. Ce processus aboutit à l'*ostéite raréfiante* [2].

CHAPITRE III

ÉTUDE SYNTHÉTIQUE DE L'ÉVOLUTION LÉPREUSE

MARCHE DE LA LÈPRE — FORMES ET VARIÉTÉS — PRONOSTIC

Comme la tuberculose, comme la syphilis, la lèpre est une maladie générale à évolution lente, à manifestations protéiformes et capricieuses. Elle progresse par poussées irrégulières, qui marquent les étapes de son aggravation et qui sont séparées par des intervalles de repos relatif.

Incubation. — Il est difficile dans la plupart des cas, pour ne pas dire dans tous, de savoir à quel moment précis un individu a contracté la lèpre. Néanmoins certaines circonstances permettent de se faire une idée du temps écoulé entre la contamination et l'apparition des premiers accidents. Ainsi, l'on a depuis longtemps remarqué que des hommes, venus de pays à lèpre, ne devenaient malades qu'après plusieurs années de séjour en pays indemne. C'est par des rapprochements de ce genre qu'on a pu se rendre compte de la longueur habituelle de l'incubation, — longueur vraiment remarquable, — car sa *durée moyenne* oscille entre trois et cinq ans. Il existe néanmoins des faits où l'incubation s'est montrée relativement courte, réduite à quelques mois et même moins; mais n'y a-t-il pas lieu, dans ces cas, de suspecter une contagion antérieure? Inversement, l'incubation s'est montrée souvent extraordinairement *longue* : les durées de cinq à dix ans sont fréquentes, de plus étendues encore ne sont pas exceptionnelles : 14 ans dans le cas de Laudouzy, 27 dans ceux de Hœgh et de Bidenkap, 32 dans celui de Hallopeau : pareille période silencieuse n'a jamais été signalée pour aucune autre maladie infectieuse.

(1) Bordoni-Uffreduzzi (*Zeitschr. f. Hyg.*, 1888) a trouvé un si grand nombre de bacilles libres dans la moelle osseuse, qu'il l'a utilisée pour tenter des cultures.

(2) Ces lésions ont été étudiées par Sawtschensko (*Beiträge. z. path. Anat. v. Ziegler*, 1891, Bd. IX; — *Centralbl. f. Bakt.*, Bd. V). Apportés par voie sanguine, les bacilles envahissent les cellules de la moelle, les vacuolisent et les tuent; mis en liberté, ils irritent le tissu, qui réagit par la production de nodules à cellules épithélioïdes, puis thrombosent les lymphatiques, où ils déterminent la formation de pseudo-cellules géantes. Autour des nodules, l'os est attaqué par des ostéoclastes, et cela à la fois dans la cavité médullaire, sous le périoste et dans les canaux de Havers. Sawtschensko a constaté la pénétration des bacilles dans les corpuscules osseux et la destruction consécutive des ostéoblastes.

S'agit-il réellement, dans ces faits, d'une *incubation*, c'est-à-dire d'une évolution *active dès le début*, n'aboutissant que graduellement à des accidents perceptibles? Il est douteux qu'une telle évolution puisse se prolonger aussi longtemps, et l'on doit croire plutôt, avec Besnier, que le germe, déposé localement, sommeille jusqu'au jour où des conditions favorables lui permettent de se réveiller et d'envahir l'économie; il s'agit, en d'autres termes, d'une période de *latence*. L'incubation réelle, c'est-à-dire la période de *germination*, ne durerait que quelques mois. Tel n'est pourtant pas l'avis de Babes : cet auteur croit que, pendant cette longue période, le bacille n'est pas aussi inactif qu'on le pense; il manifesterait de temps à autre sa présence et sa multiplication par des poussées fébriles ou des éruptions méconnues, et pourrait même quelquefois déterminer des contaminations.

Modes de début; la période d'invasion. — *a*. Il n'est pas rare qu'à l'issue de cette période silencieuse apparaissent des phénomènes généraux marquant la dissémination du bacille ou de ses toxines dans l'organisme. Ils constituent une *période d'invasion*, très analogue à celle qui inaugure diverses affections virulentes. Non plus que ceux qui accompagnent le début de la syphilis secondaire ou la phase de germination de certaines tuberculoses, ces phénomènes n'ont rien d'absolument spécifique ils dénotent seulement une atteinte profonde de l'organisme.

La *fièvre*, parfois insignifiante et fugitive, peut passer inaperçue. D'autres fois au contraire elle monte brusquement au-dessus de 40 et même de 41 degrès; elle est alors capable d'en imposer pour un début de pneumonie ou de variole. Elle peut aussi s'établir graduellement et se traduire par une courbe hermique à grandes oscillations, que les malades attribuent volontiers, suivant les pays, soit à un refroidissement, soit à l'impaludisme. Mais, comme les autres fièvres intermittentes symptomatiques, celle-ci diffère de la malaria en ce que ses maxima se produisent l'après-midi ou le soir [1].

Une *anémie* profonde et progressive est un autre signe du début, qui s'observe surtout dans la forme nerveuse. C'est également dans cette forme que la *céphalalgie* et les *vertiges* sont communs. Un *abattement* physique et moral tout particulier, une sensation de faiblesse et d'épuisement, à peine sensible chez certains malades, mais devenant telle chez d'autres que le moindre mouvement leur est pénible, est un signe habituel du stade initial. Il s'y joint une *tendance au sommeil*, tellement irrésistible chez quelques-uns, qu'ils s'endorment en mangeant ou en travaillant. A ces symptômes s'ajoutent une courbature générale, une pesanteur des membres inférieurs, ou même des *douleurs rhumatoïdes* allant jusqu'à faire penser à un véritable rhumatisme. Au premier rang, parmi les localisations douloureuses, il faut placer la *rachialgie*. On a encore signalé de la *dyspnée*. Les *troubles digestifs* ne sont pas rares.

b. Associés ou non aux signes précédents, existent parfois dès le début des troubles d'ordre *nerveux*. Ils sont déjà l'expression de la névrite commençante, et comme tels appartiennent plutôt à la forme anesthésique; pourtant *ils ne*

(1) Leloir affirme néanmoins, d'après les tracés de Danielssen, que dans le cours de la lèpre l'ascension thermique a souvent lieu le matin ou l'après-midi.

sont pas exceptionnels dans la lèpre tuberculeuse : ce sont des troubles *sensitifs*, *vaso-moteurs* et *sécrétoires*. Ainsi, des *névralgies* à caractère intermittent sillonnent les membres inférieurs, le pied et surtout le gros orteil; elles sont parfois assez vives pour faire penser à un accès de goutte. Certains malades éprouvent des démangeaisons intolérables, que le grattage ne soulage pas; ou bien des hyperesthésies, des fourmillements et toutes ces paresthésies bizarres qui appartiennent à la névrite lépreuse (sensations de courants d'eau froide, de jets de vapeur, etc). Chez d'autres, au contraire, c'est une sensation d'engourdissement, jointe à des troubles circulatoires, *syncope locale* ou *asphyxie des extrémités*, pour constituer le *doigt mort*. Certains patients enfin ont des *accès de sueurs profuses*; tandis que d'autres voient la sudation se supprimer, en particulier dans les régions qui seront bientôt le siège de l'anesthésie.

Dans certains cas, l'anesthésie est le premier trouble nerveux qui attire l'attention. Elle débute sans autres prodromes perçus, et s'accompagne bientôt des dystrophies *propres à la forme neurotique* (1).

c. Un *coryza tenace*, accompagné de faibles *épistaxis à répétition*, est un signe dont la valeur séméiologique est presque aussi importante que celle de l'hémoptysie au début de la tuberculose. Les lésions de la muqueuse nasale sont très précoces, et le bacille de Hansen pullule déjà dans le mucus nasal de beaucoup de sujets dont l'affection est encore récente.

d. Les signes précédents, diversement associés, remplissent un laps de temps de longueur très variable qui précède l'exanthème lépreux. Ils manquent rarement lorsqu'on a l'occasion d'examiner à temps les malades. Nombre d'observations mentionnent pourtant, comme premiers phénomènes constatés, des troubles d'ordre *éruptif* : bulles de pemphigus ou macules érythémateuses, poussées pseudo-érysipélateuses, douloureuses et fébriles, fugaces d'abord, mais récidivant à échéances variables et devenant de plus en plus fixes.

Plus intéressants sont les faits où une *tache isolée*, comparable à l'accident initial de la syphilis, est restée pendant plusieurs années le seul signe de la lèpre. Arning, Marcano et Würtz en ont cité des exemples (2).

(1) LESAGE et THIERCELIN (*Revue de neurol.*, 1900), par exemple, ont publié une observation où le premier signe reconnu par le malade consista en une anesthésie des deux auriculaires, bientôt suivie de déformation (camptodactylie).

(2) Arning a vu, chez une fillette arrivée dans un pays à lèpre à l'âge de trois mois, une tache unique, qui persista deux ans et devint anesthésique; l'examen y décela des bacilles. — Le cas de G. MARCANO et R. WÜRTZ (*Arch. de méd. expér.*, 1895) concerne un enfant, né le 23 mai 1891 dans un pays à lèpre (Colombie) et arrivé en France le 25 avril 1893. Sur la tempe de cet enfant apparut, pendant la traversée, un point grand comme une tête d'épingle; en cinq mois ce point était devenu une tache anesthésique, rouge pâle, ronde, à bords nets, avec un centre plus foncé. Dans un fragment enlevé, on trouva quelques bacilles. Il est vrai qu'on n'en trouva plus après l'extirpation, mais la fixation de la pièce avait été défectueuse. Plusieurs années après l'excision, il ne s'était manifesté aucun signe de lèpre. — Dans un autre cas, la lèpre débuta, chez une jeune fille, par une seule tache rose à la jambe.

Petersen, sur 588 cas, estime ainsi la *fréquence des divers modes de début* : a. *Lèpre nodulaire* (482 cas) : par des taches, 314 fois (dont 180 au visage, 53 à la jambe, 40 à l'avant-

Après une durée variable de quelques jours à plusieurs années, apparaissent les signes qui caractérisent la *période d'état*. Suivant que le bacille se fixe dans la peau ou dans les nerfs périphériques, l'expression symptomatique est si dissemblable, que tous les auteurs séparent dans leurs descriptions les deux grandes formes : A, la *lèpre tuberculeuse* ou *systématisée tégumentaire*; B, la *lèpre anesthésique*, *trophoneurotique* ou *systématisée nerveuse*. Mais cette division est quelque peu schématique : les deux formes se superposent souvent, elles se substituent volontiers l'une à l'autre, en sorte que les *formes mixtes* ou *complètes* sont assurément les plus fréquentes.

A. — Lèpre tuberculeuse.

Presque toujours la lèpre tuberculeuse a une marche chronique. On lui décrit pourtant une *forme aiguë*, extrêmement rare d'ailleurs en tant que forme primitive; la plupart des cas signalés sous ce nom ne représentent en réalité que la terminaison d'une lèpre chronique passée inaperçue.

Mais parfois l'évolution de la forme commune se précipite et la maladie prend une marche qui mériterait le nom de *galopante*. Les poussées néoplasiques, devenues subintrantes, aboutissent rapidement à l'ulcération, et produisent en peu de mois les délabrements qui ne se voient d'habitude qu'après de longues années. Chaque éclosion de nouveaux tubercules s'accompagne d'une fièvre élevée, continue ou à légères rémissions matinales, qui ne tombe pas complètement entre les poussées éruptives. La céphalée, la prostration, la somnolence et quelquefois le délire dénotent une infection profonde : souvent même il s'établit un véritable état typhoïde. Si les accidents ne sont pas enrayés et ne reprennent pas une marche chronique, ils se compliquent de signes viscéraux graves, pneumonie, pleurésie, diarrhée profuse, et la mort survient au milieu de manifestations ataxo-adynamiques.

De pareils phénomènes ne sont pas rares dans la *lèpre chronique*, dont ils constituent un des modes de terminaison.

Celle-ci englobe en somme la presque totalité des cas. Entre les formes les plus rapides et celles où l'on a vu, comme Leloir, la lèpre tuberculeuse pure évoluer pendant vingt-quatre ans, tous les intermédiaires existent. On estime approximativement la *durée* moyenne à une dizaine d'années.

Il est rare que les néoplasies spécifiques se montrent d'emblée. Le fait se voit pourtant, comme l'ont signalé depuis longtemps Lucio et Alvarado [1]. En

bras); par des nodules, 111 fois (dont 80 au visage); par d'autres signes, 57 fois (dont 12 seulement par de la rhinite). — b. *Lèpre nerveuse* (106 cas) : début par des taches rouges, 90 fois (le plus souvent aux jambes et aux avant-bras); par des bulles, 5 fois; par d'autres signes, 5 fois (dont 1 seulement par des épistaxis). Cette statistique ne semble tenir aucun compte des signes généraux.

[1] Lucio et Alvarado, *Opusculo sobra el mal de S. Lazaro*, etc., Mexico, 1852. (Voir à la note précédente la statistique de Petersen.) Il est difficile d'évaluer la fréquence de pareils cas. Nous savons qu'il n'existe pas de démarcation nette entre les macules et les

règle, ce n'est qu'au bout de plusieurs mois, plusieurs années même, remplis par des éruptions maculeuses, qu'apparaissent les tubercules; ainsi, semblable à la syphilis, la lèpre se montre jusqu'à un certain point *disciplinée*, en ce sens que dans un ordre uniforme s'y déroule une phase *maculeuse* (période d'éruption de Leloir) suivie d'une phase *tuberculeuse* (période néoplasique de Leloir). A ces deux périodes, Leloir en ajoute une troisième, celle d'*ulcération*, représentant la phase terminale : à elle surtout, en effet, appartiennent les ulcères nombreux et étendus. Mais dès le début de la période d'état, les tubercules peuvent aboutir à la fonte purulente.

α. Dans la forme classique, c'est une *éruption*, précédée de fièvre, qui ouvre la scène. Le malade ne manque pas de la mettre sur le compte d'une cause banale. Cette éruption, presque toujours érythémateuse, ressemble à un érysipèle, à une roséole, à une dermatose quelconque, si l'on ne recherche pas au niveau de ses éléments les altérations sensitives caractéristiques; encore celles-ci manquent-elles presque toujours à cette période. Ces poussées maculeuses s'effacent en général assez vite, mais pour récidiver au bout d'un certain temps. A chaque retour éruptif qui s'annonce par une recrudescence fébrile, les taches s'étendent, se pigmentent et s'infiltrent davantage. En même temps surviennent divers troubles trophiques cutanés, chute des poils, cyanose et œdème des extrémités, qui donnent déjà au malade une physionomie un peu spéciale.

β. A un moment donné, certaines taches deviennent fixes. A leur niveau ou entre elles, apparaissent des épaississements néoplasiques, circonscrits ou diffus : le malade est entré dans la *période tuberculeuse*. La marche de la maladie n'en est guère modifiée. L'éclosion des tubercules, comme celle des taches, s'accompagne de phénomènes tumultueux, tant locaux que généraux. La poussée nodulaire coïncide souvent avec la résorption de quelques tubercules anciens. Mais l'orage passé, on constate que le nombre des tubercules s'est accru et que la maladie est en progrès. Les lépreux le savent bien, et redoutent l'apparition de la fièvre caractéristique. Entre les poussées, au contraire, c'est tout au plus s'il se forme insidieusement quelques nodules. Par poussées successives, les tubercules envahissent tout le corps, s'agglomérant dans certaines régions de prédilection. C'est ainsi que la face arrive peu à peu à se couvrir de ce masque hideux, uniforme pour tous les lépreux, qui constitue le *facies léonin*. Les extrémités sont déformées, les inférieures surtout : là non seulement les infiltrations lépromateuses, mais encore les œdèmes répétés engendrent cet état pachydermique qui a imposé à la lèpre sa dénomination d'éléphantiasis.

Les paroxysmes, d'ailleurs, n'intéressent pas seulement la peau ; avec les poussées exanthématiques, coïncide souvent un énanthème qui frappe la conjonctive, la pituitaire, la muqueuse bucco-pharyngée et celle du larynx; il

infiltrats lépromateux, qui se succèdent souvent par transition insensible. Si, d'une part, les lépromes étalés peuvent être pris pour des macules, une éruption maculeuse, d'autre dart, passe facilement inaperçue lorsqu'elle est discrète et fugace.

peut avoir pour résultat la cécité, l'effondrement du nez, la perte de la voix. Les viscères ne restent pas indemnes, et les fonctions génitales, entre autres, sont profondément troublées. Du reste, la plus grande irrégularité préside à l'apparition des poussées. Chez les uns, elles se succèdent à de brefs intervalles, hâtant l'évolution fatale. Chez d'autres, elles laissent de longs répits. Des malades couverts de tubercules, offrant à haut degré le type léonin, peuvent conserver un état général satisfaisant pendant des années. On observe même des rémissions capables de faire croire à des guérisons. D'ordinaire, à mesure que le processus s'accentue, les phénomènes deviennent moins bruyants, mais ils laissent des traces plus profondes et plus durables. Ainsi se constitue lentement, graduellement, la cachexie terminale.

Terminaisons. — *a*. Cette cachexie représente la fin naturelle de l'évolution lépreuse. Sur la peau, comme sur les muqueuses, les tubercules se sont multipliés et ramollis. Les ulcères sanieux qui rongent les membres, le masque léonin hideusement exagéré, le nez effondré et suppurant, les yeux vidés, l'odeur fade et indéfinissable qui s'exhale de tout le corps font du lépreux arrivé à ce stade ultime un objet de dégoût. Ce n'est pas tout : le patient est encore torturé par des névralgies atroces et par des accès d'étouffement qui coupent son sommeil. Parfois le ventre est distendu par l'infiltration des viscères. Enfin la fièvre, les troubles digestifs, achèvent d'épuiser le malade, qui meurt dans le marasme. Et pourtant, malgré sa prostration profonde, le malheureux conserve son intelligence jusqu'à sa dernière heure; mais il manifeste en même temps une apathie étrange, une indifférence complète à sa déchéance ; on voit des lépreux assister presque gaiement à la décomposition graduelle de leur corps, et songer encore à se parer.

b. Quand les mutilations des membres sont particulièrement étendues et profondes, les ulcérations, les nécroses osseuses amènent des désordres comparables à ceux de la lèpre trophoneurotique. C'est la forme décrite par Pruner sous le nom de *lepra articulorum*.

c. La marche de la lèpre nodulaire est habituellement chronique; mais elle peut prendre une allure rapide comparable à la granulie.

d. Un accident local, tel qu'une sténose du larynx, peut entraîner la mort soudaine dans un accès de suffocation. Les strictures du tube digestif peuvent aboutir rapidement à l'inanition.

e. Sans être aussi brutale, la terminaison peut être hâtée par une *localisation viscérale* devenue prépondérante, ou par une *affection intercurrente*, intestinale ou surtout pulmonaire. Comme le dit Babes, bien que, dans la plupart des cas, il existe de l'albuminurie terminale, correspondant à des lésions du rein, la néphrite n'est guère la cause directe de la mort dans la forme nodulaire; c'est à la lèpre trophoneurotique qu'appartiennent les grandes lésions amyloïdes [1]. La diarrhée profuse n'est pas rare. Mais la complication qui

[1] Jamais Babes n'a trouvé la néphrite comme cause directe de la mort, bien que Hillis l'incrimine dans 22 pour 100 des cas.

emporte le malade, est ordinairement une affection pulmonaire, soit aiguë, soit chronique (bronchite, bronchectasie fétide, sclérose pulmonaire, pneumonie caséeuse, tuberculose pulmonaire chronique). *Les tubéro-lépreux meurent très souvent phtisiques* (1). Il s'agit, presque toujours, d'une tuberculose pure due au seul bacille de Koch, bien que la lèpre, associée ou non à la tuberculose, puisse produire de graves lésions pulmonaires.

f. Le *passage de la lèpre tuberculeuse à la forme anesthésique* est une des terminaisons les plus fréquentes et les plus heureuses. D'ailleurs, la lèpre tuberculeuse la plus typique n'est pas exempte d'altérations des nerfs périphériques. Le volume des troncs nerveux, dans cette forme, est parfois plus gros que dans les formes nerveuses, et leur participation est rendue manifeste par certains signes sensitifs, vaso-moteurs, sécrétoires ou trophiques. Il arrive que ces signes prennent le dessus, tandis que les tubercules s'affaissent et cessent de se reproduire. Cette terminaison, sans être l'équivalent d'une guérison comme on l'a soutenu, peut être considérée comme favorable. Elle s'observe souvent chez les malades soustraits aux pays où la lèpre est endémique.

B. — **Lèpre nerveuse.**

La marche de la lèpre nerveuse est toujours essentiellement *chronique* ; sa durée est pour ainsi dire illimitée. Si Danielssen et Bœck l'évaluent à dix-huit ans en moyenne, on la voit se prolonger bien au delà de ce terme ; Leloir ne cite-t-il pas un malade atteint depuis quarante-quatre ans et ne paraissant pas encore arrivé à la période ultime (2)?

Cette forme de lèpre n'est pas exempte de manifestations cutanées; des éruptions diverses précèdent presque toujours les altérations nerveuses de la période d'état, en sorte qu'on peut lui décrire une *phase maculeuse*, précédant la *phase névritique*. Il faut dire que ces phases, dont la durée respective n'est soumise à aucune règle, ne sont pas, dans la réalité, séparées d'une manière très nette ; l'on voit, en effet, coïncider, par suite de leur réapparition ou de leur apparition tardive, les phénomènes de la première période avec ceux de la dernière.

α. Donc, la lèpre nerveuse débute par des *macules* semblables à celles de la lèpre tuberculeuse. D'ordinaire elles apparaissent assez insidieusement, sans grande réaction générale ; il n'est pas rare que la période d'invasion qui les a précédées ait offert déjà un caractère « plus nerveux », suivant l'expression de Neisser. Les taches sont, en règle, plus étendues et plus symétriques que dans la lèpre nodulaire, et, dans les éruptions successives, cette symétrie s'accentue jusqu'à devenir tout à fait géométrique. Les troubles de pigmen-

(1) L'association de la lèpre et de la tuberculose, si habituelle dans les milieux hospitaliers (comme l'hôpital Saint-Louis), se rencontre même parfois dans les pays où la tuberculose n'est pas très fréquente : nous en avons relevé 10 cas dans l'Indo-Chine française, sur 282 observations.

(2) Un cas de D. Sauton durait depuis soixante ans.

tation y ont une très grande part; souvent ils apparaissent d'emblée. Mais on ne voit pas ici les éléments s'infiltrer graduellement, à mesure qu'ils se reproduisent, ni se recouvrir d'infiltrats nodulaires.

Les *éruptions bulleuses*, inconnues dans la lèpre tuberculeuse pure, sont fréquentes dans la lèpre nerveuse. Elles en marquent souvent le début, à tel point que ce *pemphigus précoce* a été rangé par certains observateurs dans les signes prodromiques. Comme les macules, le pemphigus pourra se reproduire dans les poussées ultérieures de la maladie, quelque avancée qu'en soit l'évolution.

Y a-t-il des *lèpres nerveuses pures, sans macules*? Des auteurs le soutiennent, alors que d'autres pensent que dans ces cas la période éruptive a passé inaperçue [1].

En revanche, la période maculeuse est susceptible de durer assez, pour qu'on ait décrit une *lèpre maculeuse*; à elle seule, elle constituerait toute la maladie. Mais les troubles trophiques ne manquent pas d'apparaître, pour peu que celle-ci se prolonge suffisamment, et la distinction d'une telle forme n'est pas justifiée.

Tout aussi artificielle est la *lèpre tachetée et bulleuse*, dénommée par certains auteurs *lèpre lazarine*, forme dans laquelle, pendant très longtemps, le pemphigus reste à peu près le signe unique. Après des prodromes variables, apparaissent des macules sur les extrémités et la face externe des membres; rouges au début, parfois atrocement sensibles, elles sont toujours anesthésiques au bout de vingt-quatre à trente-six heures. Elles sont alors plus nettement circonscrites, en même temps qu'elles ont pris une teinte plus livide. A leur niveau se forment des escarres parcheminées ou des bulles à fond nécrotique, qui se transforment en ulcères arrondis ou serpigineux. Lorsque la maladie dure déjà depuis longtemps, on voit se sphacéler de larges plaques, sans formation de phlyctènes. Il en résulte de vastes plaies gangreneuses, d'affreuses mutilations des extrémités. La maladie évolue lentement, par poussées irrégulières; le mélange des taches, des ulcères, des cicatrices nacrées qui leur succèdent, donnent aux « lazarinos », d'après Lucio et Alvarado, Poncet, un aspect très spécial. Après plusieurs années, les malades, épuisés, sont emportés par une diarrhée colliquative; ou bien l'affection subit un temps d'arrêt indéfini, qui peut équivaloir à la guérison. Mais presque toujours, après un temps plus ou moins long, surviennent d'autres signes de lèpre nerveuse; parfois aussi apparaissent des tubercules lépreux.

β. La *névrite* se manifeste d'une façon précoce. Souvent, dès la période prodromique, on peut constater la tuméfaction de certains troncs nerveux, qui sont douloureux à la palpation. Les signes irritatifs font place, après une

(1) Pour Looft, Dehio, l'éruption maculeuse est constante au début, alors que les filets nerveux les plus fins sont seuls altérés; plus tard, quand les troncs se prennent, les taches peuvent disparaître. — Zambaco, v. Düring, croient que la lèpre peut ne s'accompagner de macules à aucun moment. Unna admet deux variétés, dont l'une ne comporte que peu ou point d'exanthème.

durée variable, à ceux de la dégénération nerveuse; l'anesthésie succède alors à l'hyperesthésie. La phase irritative, nous le savons, peut d'ailleurs passer inaperçue et l'anesthésie semble s'installer d'emblée; toujours celle-ci constitue le signe durable. Parallèlement à elle se développent, dans les territoires atteints, les amyotrophies, et les troubles trophiques cutanés.

Dans des cas exceptionnels, la maladie se limite à un seul membre; on peut voir pareillement une tache unique persister longtemps sans autre signe. Ces *lèpres locales* n'indiquent qu'un temps d'arrêt, après lequel la maladie reprend son cours; mais ce temps d'arrêt peut se prolonger pendant des années.

D'ordinaire la maladie frappe successivement les différentes régions, face, membres, etc., et n'arrive guère à son complet développement dans l'une d'elles sans que les autres soient attaquées. Comme les envahissements de la lèpre tuberculeuse, ceux de la lèpre nerveuse se font par *poussées* accompagnées de fièvre, d'adénopathies, de douleurs et de signes inflammatoires dans les nerfs nouvellement atteints. Ainsi, de nouveaux territoires sont peu à peu intéressés. L'anesthésie s'étend; en même temps, les troubles trophiques deviennent plus profonds et, finalement, aboutissent aux mutilations. L'aspect des malades atteints de *lèpre antonine* est bien différent de celui des léonins. Le masque facial immobile et comme figé, a pris la nuance jaune de la cire. Le regard est devenu fixe. La peau s'est desséchée et momifiée. Les muscles ont fondu et les membres sont décharnés. Aux jambes, l'atrophie se cache sous un œdème éléphantiasique, résultat de poussées érysipélateuses répétées. Les extrémités tronquées se réduisent peu à peu à des moignons informes.

Terminaisons. — Enfin les malades arrivent à la cachexie ultime. Leur température centrale est abaissée, ils souffrent d'une sensation de froid persistante, d'une soif intolérable, parfois d'affreuses névralgies. Leur aspect est lamentable : paralysés, aveugles, couverts d'ulcères torpides, ils exhalent une odeur « douce, fade, analogue à celle du cadavre chaud »; et, de fait, ils ressemblent à de vrais cadavres. Indifférents à tout, ils sont plongés dans une profonde stupeur. Pourtant leur intelligence n'est qu'émoussée. Finalement, elle sombre complètement, et le malade meurt dans le marasme parfois entrecoupé de crises tétaniques.

Souvent c'est une diarrhée qui emporte le malade. D'autres fois c'est l'albuminurie qui prédomine avec ses complications, c'est la dégénérescence amyloïde fort commune chez ces patients épuisés par de longues suppurations.

Une complication, telle que l'infection purulente ou une affection intercurrente, peut abréger l'évolution fatale; c'est tantôt l'impaludisme qui achève l'œuvre de la lèpre, tantôt une phlegmasie pulmonaire, une pneumonie, par exemple. Quant à *la tuberculose, il est exceptionnel qu'elle termine la lèpre neurotique.*

Il est rare que, dans les dernières périodes de la lèpre nerveuse, il ne se montre pas, sur la peau ou dans les organes, quelques néoplasies spécifiques, et de même que nous avons vu la lèpre tuberculeuse passer à la forme nerveuse, de même celle-ci peut, à un moment quelconque de son évolution, s'associer à la première ou lui céder le pas.

C. — Formes mixtes.

Les deux formes qui viennent d'être décrites représentent des types schématiques : en fait, la clinique les réalise rarement avec cette pureté, et les *formes mixtes* ou *complètes* sont de beaucoup celles que l'on observe le plus fréquemment.

Comme nous l'avons dit, la névrite fait pour ainsi dire partie intégrante de la lèpre tuberculeuse un peu avancée ; et souvent elle prend le dessus, amenant avec elle l'anesthésie des membres et les troubles trophiques de la lèpre nerveuse. D'autre part, au cours et à la fin de celle-ci, surviennent fréquemment des poussées tuberculeuses qui peuvent de même devenir prédominantes. Il n'en va pas toujours ainsi, et dans nombre de cas la lèpre est *mixte d'emblée* : après des éruptions maculeuses, par exemple, surviennent tantôt des paroxysmes névritiques avec leurs conséquences habituelles, tantôt des floraisons de tubercules évoluant comme dans la lèpre cutanée. Suivant que l'une ou l'autre note s'accentue, la physionomie symptomatique rappelle l'une ou l'autre des formes pures. Dans un même cas, le tableau peut se modifier d'une période à une autre. Les éléments divers se mêlant en toutes proportions, il en résulte des types dont la variété défie toute description d'ensemble (1).

Complications de la lèpre. — Les infections secondaires et les associations microbiennes. — Les lépreux sont assez souvent affligés de *dermatoses* diverses : eczéma, lichen, psoriasis, prurigo, gale (2), favus ; lorsqu'elles

(1) L'*unité de la lèpre*, sur laquelle D. Sauton croit devoir longuement insister, ne fait depuis longtemps de doute pour personne. Mais où l'on ne peut suivre cet auteur, c'est lorsqu'il rapporte à des *périodes*, comparables à celles de la syphilis, les divers ordres de manifestations lépreuses. L'évolution complète de la « léprose » comporterait : 1° une période d'*accidents primaires*, due à l'infection ou à l'intoxication généralisée de l'organisme qui lutte contre l'envahissement bacillaire (c'est notre période d'invasion); 2° une période d'*accidents secondaires*, où le bacille « marche en pays conquis » et, charrié par les vaisseaux dans les divers organes, ne trouve plus que des résistances locales ; cette période comporte les lépridès maculeuses et tuberculeuses, les énanthèmes muqueux et viscéraux, en somme toutes les lésions riches en bacilles (elle répond aux accidents de la lèpre tuberculeuse) ; 3° une période d'*accidents tertiaires* ou trophoneurotiques, pauvres en bacilles et conséquences de la névrite : anesthésie, éruptions symétriques maculeuses ou bulleuses, troubles trophiques, etc., ainsi que certaines lésions viscérales ne relevant pas du bacille spécifique. — Cette division, souvent tentée, ne répond pas aux faits : les manifestations prétendues secondaires ou tertiaires ne sont soumises, en réalité, à aucune chronologie.

(2) Danielssen et Bœck ont les premiers décrit la gale croûteuse dite *norvégienne*, observée par eux sur des lépreux. Voir l'article *Gale* (DUBREUILH, *La Pratique dermat.*, t. II, p. 746).

précèdent la lèpre, on peut se demander si elles ne lui ont pas ouvert ses portes d'entrée. On a encore signalé le pian, et même le véritable éléphantiasis des Arabes.

Des maladies infectieuses les plus variées ont été observées dans le cours de la lèpre; parfois graves, elles ont dans certains cas paru exercer une influence favorable. On a vu la progression des tubercules arrêtée pour un temps par une *variole*, une *pneumonie* ou une *pleurésie*, une *phtisie* pulmonaire à marche rapide, un *érysipèle*.

Ce dernier, comme les autres manifestations de la streptococcie, est fréquent et peut être mortel. Les panaris de la lèpre mutilante sont produits par les microbes vulgaires de la suppuration, qui ont facilement raison des tissus en état d'hyponutrition et d'ataxie vaso-motrice.

Oldenkop a constaté souvent le *scorbut* chez les lépreux d'Astrakhan. D'après le même auteur, et contrairement à une opinion parfois émise, l'*impaludisme* prédisposerait à la lèpre. Quoi qu'il en soit, un grand nombre de lépreux sont en même temps des paludéens, car beaucoup de pays à lèpre sont des pays à malaria. La surcharge de pigment qui encombre les organes chez nombre de lépreux est probablement une conséquence de cette dernière maladie.

La lèpre et la *syphilis*, lorsqu'elles coïncident, évoluent chacune pour son propre compte : celle-ci constitue dans l'espèce un accident fâcheux, car les lépreux supportent mal l'iodure de potassium.

Entre la *tuberculose* et la lèpre, au contraire, il existe une véritable symbiose. La scrofulo-tuberculose est fréquente dans les antécédents des lépreux. Quant à la tuberculose venant compliquer la lèpre tégumentaire, nous savons que c'est une éventualité des plus communes (1).

Leloir signale l'existence de *goitres* chez de nombreux lépreux italiens. Enfin le *cancer* peut se greffer sur une base lépromateuse (2).

Pronostic. — *La lèpre peut-elle guérir?* — A la question ainsi posée, il est impossible de répondre, car la lèpre est capable de retours offensifs après de longues années de trêve. Il en est de la lèpre comme de la syphilis. Leurs victimes, après avoir présenté des manifestations plus ou moins sévères, peuvent jusqu'à leur mort rester exempts de recrudescences, mais on ne saurait dire si le processus est réellement éteint. Hansen tient pour guéris des

(1) Arning et Schæffer, sur 17 autopsies, ont constaté 11 fois des altérations viscérales relevant à la fois du bacille de Hansen et du bacille de Koch; dans la rate, dans le foie, ils ont vu s'intriquer les deux ordres de lésions. D'après Schæffer, le processus lépreux crée une prédisposition au développement de la tuberculose et active sa marche vers la caséification.

(2) Blaschko a pratiqué l'examen d'un cancroïde développé sur la lèvre inférieure d'un lépreux. A côté des cylindres épithéliaux, l'infiltration lépromateuse était représentée par des plasmazellen en séries et des mastzellen. Au voisinage immédiat de l'épithéliome, les bacilles ne se coloraient plus.

lépreux tuberculeux devenus anesthésiques : c'est être trop peu exigeant, alors qu'on voit si souvent, même après plusieurs années, survenir chez ces malades de nouvelles poussées. Mais si la lèpre ne désarme presque jamais, il est impossible d'affirmer qu'elle ne guérit jamais. Il existe quelques cas opposables à une pareille affirmation : Danielssen, Kaurin et d'autres en ont cités (1). D'après un fait observé dans le service de Hallopeau, il nous semble démontré *anatomiquement* que le bacille peut disparaître tout à fait de l'organisme, après y avoir exercé de nombreux ravages (2).

Formes frustes et abortives de la lèpre. — Le pronostic général de la lèpre sera singulièrement modifié si l'on démontre, à côté des formes qui viennent d'être décrites, l'existence de formes atténuées, réduites à un petit nombre d'accidents et susceptibles de guérison. Pareillement, lorsqu'on a mieux connu la tuberculose, elle n'a plus été considérée comme une maladie incurable.

Or, si l'on en croit Arning (3), certains malades ne présenteraient, pendant

(1) Danielssen, cité par Leloir, aurait observé quelques cas de lèpre tuberculeuse dans lesquels tous signes de la maladie auraient disparu après ramollissement et ulcération des tubercules : la guérison se serait maintenue vingt ans dans un cas, trente ans dans un autre. — Kaurin n'a constaté que deux fois la guérison de la lèpre tuberculeuse. Chez un homme âgé, atteint de lésions mixtes, les infiltrations avaient disparu depuis plusieurs années, la santé du sujet était florissante et resta telle jusqu'à sa mort qui fut causée par une hémiplégie : le sujet avait alors quatre-vingt-quinze ans. L'autopsie montra l'absence de toute lésion nodulaire. — L'autre observation concerne un enfant de cinq ans, fils de lépreux, qui eut une poussée très discrète de tubercules. Ceux-ci disparus, il ne se montra plus aucun accident, et douze ans après la santé était parfaite. — Babes et Kalindero ont pu suivre un cas semblable, chez l'enfant d'une lépreuse, ayant lui-même présenté des nodules de la face. Ces nodules se terminèrent par cicatrisation; cinq ans après, l'enfant était parfaitement sain et bien développé. — Ajoutons à ces faits ceux déjà cités d'Arning, de Marcano et Würtz, où l'extirpation d'une tache unique sembla suspendre la marche du mal. — Zambaco rapporte qu'un enfant, fils de lépreux et porteur d'une éruption sur la face et l'avant-bras, fut traité d'une façon précoce par le thermocautère. Quinze ans après l'éruption ne s'était pas reproduite, et le développement de l'enfant s'était fait normalement.

(2) Ce fait concerne un jeune métis de Haïti, qui put être suivi pendant cinq ans. Le sujet avait treize ans lorsque la maladie débuta, sous forme d'une poussée de taches érythémateuses : c'était en 1888. Il vint en France en 1890 et entra à l'hôpital Saint-Louis, où l'on constata par une biopsie la présence du bacille. En 1892, il ne présentait que des signes de lèpre nerveuse (taches achromiques, griffe cubitale droite avec gonflement du nerf, maux perforants, abolition du réflexe patellaire, anesthésie étendue). En février 1893, survint une poussée suraiguë (orchite lépreuse avec léprome en nappe du scrotum, douleurs, rhinite, conjonctivite et iritis) qui aggrava les premiers troubles (gonflement de divers nerfs, griffe cubitale gauche, paralysie des extenseurs avec steppage, paralysie faciale, amyotrophie généralisée, extension de l'anesthésie). A cette poussée succéda une rémission remarquable; pendant quatre ans il ne se produisit plus aucun accident. En 1897, le malade mourut d'une tuberculose rapide, vérifiée par l'examen microscopique et l'inoculation. — A l'*autopsie*, les poumons étaient infiltrés de blocs caséeux et de cavernes, mais l'examen microscopique prouva que ces lésions relevaient exclusivement de la tuberculose. Elles n'existaient que dans le poumon. La plupart des organes furent étudiés (peau, muqueuses, ganglions, viscères, système nerveux central et périphérique). On y nota des lésions de sclérose vasculaire et interstitielle, mais *nulle part il ne se trouva ni bacilles, ni cellules de Virchow.* (HALLOPEAU et JEANSELME, *Presse médic.*, 15 déc. 1900.)

(3) ARNING, *Appendix to the report*, etc. Honolulu, 1886.

nombre d'années, qu'un ou deux symptômes, appartenant surtout au groupe des lésions nerveuses : une analgésie et une amyotrophie, par exemple, localisées à un orbiculaire palpébral, à une éminence hypothénar et restant telles pendant dix ou vingt ans. En Islande, à côté de lépreux manifestes, Ehlers [1] en a vu d'autres chez qui la lèpre se bornait à peu d'accidents : une anesthésie localisée, des troubles moteurs ou trophiques insignifiants, accompagnant soit une tache unique, soit une ulcération rebelle, soit des névralgies. Il semble donc que, comme les autres maladies chroniques, la lèpre présente non seulement des *formes graves*, mais encore des *formes bénignes* [2].

CHAPITRE IV

DIAGNOSTIC

Si le diagnostic de la lèpre peut, dans certaines formes, s'affirmer à première vue et sans crainte d'erreur, il présente d'autres fois les plus extrêmes difficultés. Dans la lèpre nerveuse, en particulier, les lésions les plus frappantes n'ont rien de spécifique et peuvent induire en erreur. Bien plus, il existe des *formes frustes* et même *mono-symptomatiques*, dont l'unique signe apparent est une tache achromique et insensible, un mal perforant plantaire ou une induration limitée à un segment circonscrit d'un ramuscule nerveux superficiel.

Alors même que le tableau clinique est moins incomplet, il est facile de méconnaître la lèpre dans nos pays où elle est une rareté et même dans les régions où elle est commune [3]. On doit y songer, ne fût ce que pour l'éliminer, chaque fois qu'on se trouve en présence d'une éruption érythémateuse, pigmentaire ou tuberculeuse, dont les caractères rappellent ceux qui ont été décrits plus haut ; chaque fois que l'on remarque des infiltrations ou des atrophies des téguments, des amyotrophies, des ulcérations rebelles des membres, des mutilations des extrémités, des troubles sensitifs dont la cause n'est pas évidente. Lorsque l'attention est attirée par l'un de ces signes, il est rare, s'il s'agit de lèpre, qu'on n'en puisse trouver d'autres : on recherchera

(1) EHLERS, *Soc. franç. de dermat.*, 1896. — EICHMULLER, *Thèse de Paris*, 1896.

(2) Dans un autre ordre d'idées, on a voulu rattacher à la lèpre certaines maladies qui présentent avec elle des ressemblances symptomatologiques indéniables : syringomyélie et maladie de Morvan, aïnhum, morphée et sclérodermie, maladie de Raynaud. Cette opinion, que Zambaco a soutenue avec un grand talent, sera discutée à propos du diagnostic.

(3) Baude a raconté l'odyssée d'un malade qui parcourut, en France, divers services, avant d'être reconnu lépreux. — Nous avons vu mettre sur le compte de la syphilis une poussée nodulaire tout à fait typique. — E. Wilson (cité par Leloir), rapporte le cas d'un médecin de l'armée anglaise de l'Inde, devenu lépreux ; la nature de la maladie fut méconnue par ses confrères et par lui-même. Ce médecin n'avait jamais vu un cas de lèpre dans l'Inde où il y a 150 000 lépreux !

particulièrement ce que l'on pourrait appeler les *stigmates permanents* de la lèpre, à savoir : 1° l'anesthésie disposée en îlots au niveau des taches hyperchromiques ou achromiques, ou répartie symétriquement aux extrémités des membres ; 2° le gonflement et l'état moniliforme des nerfs accessibles à la palpation et surtout des cubitaux(1) ; 3° la chute des sourcils ; 4° les tubercules sous-cutanés de l'oreille ; 5° les altérations des organes génitaux ; 6° les manifestations oculaires ; 7° la rhinite et les épistaxis ; 8° les cicatrices que laissent après eux les tubercules et les bulles de pemphigus au niveau des coudes et des genoux(2).

L'*examen bactériologique*, toujours utile pour confirmer le diagnostic clinique, s'impose dans nombre de cas ambigus.

Au niveau des lésions tégumentaires, le bacille est presque toujours facile à déceler : non pas dans les lésions trophiques, bulles, panaris, ulcères d'origine nerveuse, où sa présence est exceptionnelle(3), mais dans les taches et infiltrations spécifiques, surtout si elles sont de date récente. S'il s'agit de tubercules ulcérés, un frottis de lamelles suffira ; sinon, on pratiquera une biopsie, que rendra aisée l'anesthésie lépreuse ; les coupes de la pièce enlevée permettront le diagnostic anatomique. Alvares a fait connaître un procédé qui rendrait la recherche bactériologique plus rapide et plus sûre : le fragment de peau est trituré dans un mortier avec une solution saline au taux physiologique, et le liquide obtenu est coloré et examiné par les procédés usuels ; si ce premier essai est négatif, on le répète après centrifugation(4). Cette méthode met toujours en relief le bacille spécifique dans les tubercules, presque toujours dans les *taches* érythémato-pigmentaires(5). En revanche, dans les taches achromiques, dans certaines vieilles pigmentations, il est souvent impossible de le mettre en évidence. Kalindero dit avoir constamment trouvé le bacille de Hansen dans le pus de *vésicatoires* appliqués sur la peau en apparence saine : mais diverses recherches, celles de Bodin entre autres(6), montrent combien cette méthode est infidèle.

Dans quelques cas, l'excision partielle d'un *nerf* a donné des résultats positifs(7).

(1) Nous avons signalé la cause d'erreur qui consiste à confondre une adénopathie susépitrochléenne adhérente au nerf cubital avec un état moniliforme de ce tronc nerveux.

(2) Les *cicatrices de bulles* notamment sont extrêmement fréquentes chez les neurolépreux et constituent un stigmate de premier ordre : blanches, fines, superficielles, quelquefois un peu déprimées, plus rarement un peu surélevées, elles sont recouvertes d'un vernis épidermique brillant et plissé ; elles présentent presque toujours un certain degré d'anesthésie.

(3) Quelquefois le bacille de Hansen, contrairement aux prévisions, pullule en abondance dans des altérations manifestement trophiques, telles que le mal perforant, ainsi que l'a montré Bodin ; on l'a exceptionnellement trouvé dans les bulles de pemphigus.

(4) Alvares, *Lepra-Conf.*

(5) Sur les opinions divergentes émises à ce sujet, nous nous sommes suffisamment étendus en décrivant les macules (p. 22).

(6) Petrini, Pitres et Sabrazès considèrent également cette méthode comme incertaine ; Babes n'a trouvé de bacilles par ce moyen qu'au niveau des nodules ; Neisser croit que ce procédé échoue le plus souvent dans la lèpre nerveuse.

(7) Pitres et Sabrazès (*Bull. de l'Acad. de Méd.*, 1892, n° 48, et *Arch. clin. de Bordeaux*, 1893) ont ainsi pratiqué avec succès la biopsie d'un filet nerveux et, par ce moyen, ils ont pu rattacher à la lèpre un cas qui était attribué à la syringomyélie. — Cramer, *XXIe Congress d. deutsch. Ges. für Chirurgie*, 1892. — Laehr, *loc. cit.* — Babes, etc.

Un résultat négatif, de toute façon, est sans signification, car dans la forme anesthésique les bacilles sont peu nombreux, même dans les nerfs.

Un examen qu'il ne faut jamais négliger, c'est celui du *mucus nasal*; souvent, dans les formes tuberculeuses et même maculo-anesthésiques, il est bacillifère dès les premières périodes de la lèpre, si bien qu'un simple frottis de lamelle donne alors la clef d'un diagnostic épineux. Toutefois, ici encore, si la présence du bacille donne une certitude absolue, son absence n'a pas la même valeur, puisque nous savons que la rhinite peut manquer, même dans la lèpre confirmée [1].

On ne peut guère compter, pour arriver à la certitude, sur l'examen des autres *sécrétions* (salive, larmes, crachats, etc.) non plus que du *sang*; lorsqu'on a trouvé le bacille dans ces diverses humeurs, il s'agissait de lèpres non douteuses.

I

DIAGNOSTIC DIFFÉRENTIEL

A. — Lèpre à la période d'invasion.

Les signes généraux qui accompagnent la lèpre, à son début, ne sont nullement caractéristiques. Suivant leur intensité et leur durée, ils dirigent la recherche vers une *phlegmasie pulmonaire*, une *grippe*, une *fièvre palustre* ou un *rhumatisme*, etc. On ne peut guère songer à poser un diagnostic à ce moment, à moins que l'attention ne soit particulièrement attirée sur la lèpre par quelque modification un peu spéciale de l'état général, telle que la tendance au sommeil, quelque signe particulièrement d'ordre nerveux tel que des troubles sensitifs ou sécrétoires, ou surtout par un coryza chronique avec épistaxis.

B. — Lèpre à la période maculeuse.

Les taches hyperémiques de la lèpre, lorsqu'elles sont quelque peu diffuses, simulent l'*érysipèle* avec tous ses signes, certaines *lymphangites*, les *brûlures* ou l'*érythème solaire*, la *pellagre*; circonscrites, elles rappellent l'*érythème polymorphe* dans ses diverses modalités (papuleux, marginé, ortié, etc.) [2], l'*érythème noueux*, le *purpura*, les *roséoles* syphilitiques, médicamenteuses et autres, et même la *rougeole*. Lorsque leur couleur devient jaune chamois, qu'il s'y joint un peu de desquamation, elles peuvent en imposer pour un *pityriasis versicolore*, un *pityriasis rosé*, un *eczéma séborrhéique* en petits placards secs,

[1] Voir à l'*Étude analytique*, p. 20.

[2] HALLOPEAU (*Soc. franç. de dermatol.*, 1898) a publié un cas d'éruption urticarienne et pigmentée qui fut prise un certain temps pour une lèpre bretonne. Nous avons vu avec cet observateur (HALLOPEAU et M. SÉE, *ibid.*, 1901) un cas analogue : il s'agissait d'une sorte d'érythème ortié annulaire, avec pigmentation, simulant assez bien des taches lépreuses. Arning avait signalé un fait analogue, sous le nom d'*erythema perstans* pseudo-lépreux (*Arch. für dermat. u. Syph.*, 1898).

une *syphilide* papulo-squameuse, etc. D'ordinaire, un caractère majeur permettra de les distinguer, à savoir l'anesthésie. Mais il peut manquer, et c'est alors par l'observation prolongée de la marche et des signes concomitants, qu'on évitera l'erreur. Le diagnostic bactériologique, dans ces cas frustes, tranchera en dernier ressort.

Les taches hyperchromiques seront facilement distinguées des *éphélides*, du *lentigo*, du *chloasma*, de la *syphilide pigmentaire*, des *pigmentations addisoniennes*, *phtiriasiques*, *arsenicales*, etc. Lorsque la décoloration s'associe à l'hyperchromie, l'aspect objectif est absolument celui du *vitiligo* vrai; or comme dans celui-ci la sensibilité est parfois un peu émoussée, la difficulté devient extrême. Pourtant, dans le vitiligo, les troubles sensitifs ont rarement la même netteté que dans la lèpre, où ils ne manquent guère au niveau des zones hypochromiques. La même observation est applicable à la *morphée*. Pour Zambaco, « la morphea des médecins européens n'est qu'une forme de la lèpre maculeuse que les anciens désignaient sous le nom de leukè, alphos, morbus phœnicus, lèpre blanche. Tous les symptômes de cette création nouvelle se rencontrent dans la lèpre la plus incontestable jusqu'au liséré lilac-ring, dont on a voulu faire un signe pathognomonique. L'anesthésie, presque constante dans la léprose, existe également parfois dans la morphea... ». D'après Hallopeau, l'induration scléreuse de la morphée n'existerait jamais dans les plaques lépreuses : cette règle n'est pas admise par tous comme absolue, et dans la morphée même cette sclérose est parfois minime ; en sorte que c'est par son évolution surtout qu'elle diffère de la lèpre, lorsqu'elle n'a pas ses caractères typiques. Dans la morphée, comme dans le vitiligo, on a englobé, cela n'est pas douteux, un certain nombre de lèpres indigènes. Mais, pour faire de la morphée une modalité de la lèpre, il faudrait des arguments plus décisifs.

La marche des éruptions pemphigoïdes lépreuses, leur siège, le petit nombre de leurs éléments, suffiraient, à défaut des signes sensitifs, à les différencier des divers *pemphigus*, du *zona* et des *herpès*, des *brûlures*, enfin de toutes les affections vésiculo-bulleuses.

C. — Lèpre à la période nodulaire.

La lèpre tuberculeuse, à sa phase néoplasique, est celle qui prête le moins à la confusion, alors même qu'elle ne donne pas au malade cet aspect qui les dénonce immédiatement à l'observateur. Pourtant il existe des causes d'erreur. Nous ne pouvons guère que les énumérer, ayant suffisamment insisté déjà sur les lépromes et leurs multiples aspects. Pour les tubercules comme pour les taches, le signe distinctif essentiel, c'est l'anesthésie caractéristique. D'ailleurs, il est rare qu'on ne puisse trouver, à cette période de la maladie, quelqu'un des stigmates ci-dessus énumérés. Enfin, en cas de doute, l'examen bactériologique donnera toujours un moyen sûr de trancher le diagnostic.

[E. JEANSELME et M. SÉE.]

Nous n'insisterons donc par sur le diagnostic de la lèpre avec la *tuberculose* cutanée([1]) et en particulier avec le *lupus*, ulcéré ou non ; avec le *sarcome* cutané, le sarcome mélanique surtout, qui présente parfois avec elle des analogies frappantes([2]) ; avec le *mycosis fongoïde*, cette « lèpre nostras » de Bazin. Nous rappellerons que les lépromes de la face simulent parfois de très près l'*acné* ([3]), le *sycosis*, le *milium* ; que d'autres formes atypiques prennent l'aspect du *molluscum* fibreux, des *verrues*, du *molluscum contagiosum*, du *lichen*, du *psoriasis*, de l'*ichtyose* ; que l'éléphantiasis lépreux est presque identique — objectivement — aux divers *états éléphantiasiques*. L'*éléphantiasis vrai des Arabes* ou *filariose*, est une affection locale, circonscrite à une jambe, au scrotum, qui se distingue facilement par le volume énorme des parties intéressées et par l'absence d'éléments éruptifs et de troubles sensitifs.

C'est avec la *syphilis* que la confusion est le plus fréquente : certaines léprides disséminées sont prises pour des éruptions spécifiques papuleuses, papulo-squameuses, papulo-tuberculeuses. Des tubercules ramollis sont considérés comme des gommes. Les localisations sur les cavités nasale et buccale offrent une grande similitude dans les deux affections. Il n'est pas jusqu'à la fréquence des lésions génitales dans la lèpre, qui ne puisse prêter à l'erreur : nous avons signalé les phimosis et les infiltrations du méat, capables d'en imposer pour des chancres. Le traitement spécifique fournit un précieux appoint au diagnostic, mais il faut l'employer avec prudence, car il réussit assez mal aux lépreux. On se souviendra d'ailleurs que souvent les deux maladies coexistent chez un même individu.

La prétendue *lèpre kabyle* d'Algérie, le *sibbens* d'Écosse ne sont que des formes anormales de syphilis. Il en est sans doute de même, dans la plupart des cas du moins, de la *radesyge* de Norvège, affection caractérisée par des infiltrats et des ulcères, qui ont été attribués tour à tour à la lèpre, au lupus, au scorbut ou à la syphilis. Quant au *pian*, *yaws* ou *frambœsia*, c'est une maladie tropicale, bien distincte de la syphilis comme de la lèpre ; elle est contagieuse et inoculable ; elle se manifeste par des éruptions végétantes, toujours de même type, et respectant absolument muqueuses et viscères.

D. — **Lèpre nerveuse.**

La lèpre nerveuse, en l'absence de manifestations éruptives concomitantes, est la forme dont le diagnostic offre les plus grandes difficultés. Les troubles qu'elle engendre, en effet, n'ont par eux-mêmes rien de spécifique : ils n'indiquent qu'une localisation morbide sur le système nerveux. Ses hyperes-

(1) Nous nous sommes étendus déjà sur la *tuberculose pulmonaire*, dans ses rapports avec la lèpre.

(2) Leloir a vu deux cas de sarcomatose où cette similitude était remarquable.

(3) Un malade du service de Hallopeau, atteint d'acné hypertrophique, présentait un facies absolument léonin.

thésies et ses anesthésies rappellent celles des *névrites* et des *myélites* les plus diverses, ou même de l'*hystérie*; que ses maux perforants sont identiques à ceux du *tabes*; ses mutilations et déformations, — sans parler de l'erreur grossière qui ferait attribuer celles-ci au *rhumatisme noueux*, — se retrouvent dans une foule d'affections, parmi lesquelles nous pourrions énumérer toutes les *amyotrophies* connues. Ce n'est jamais sur un seul signe que l'on pourra édifier le diagnostic : c'est sur l'ensemble des divers phénomènes observés.

L'analogie est telle entre la lèpre et certaines affections, d'ailleurs mal connues dans leur essence, que plusieurs léprologistes ont été amenés à les considérer comme identiques. Zambaco s'est fait le protagoniste de cette opinion, qu'il ne cesse de défendre avec un grand talent (1) : « La maladie de Morvan, dit-il, n'est pas autre chose que la lèpre mutilante. On a confondu, sous la rubrique de syringomyélie, de nombreux lépreux atteints de la forme anesthésique de Danielssen. La paralysie progressive d'Aran-Duchenne comprend aussi des malades disparates, parmi lesquels figurent des lépreux. La maladie de Maurice Raynaud présente de grandes connexions avec certaines formes de lèpre. » A cette liste il ajoute la morphée, la sclérodermie, la sclérodactylie et l'aïnhum.

Sur certaines de ces affections, nous serons brefs. L'*atrophie musculaire progressive d'Aran-Duchenne* est aujourd'hui en partie démembrée. La myopathie atrophique progressive, la sclérose latérale amyotrophique, la syringomyélie et les polynévrites se sont partagé ses dépouilles. La *maladie de Raynaud* n'est pas une maladie, mais un syndrome relevant de causes très diverses : il est certain que ce syndrome peut faire partie de la lèpre. L'*aïnhum* ne s'observe guère que chez les nègres; il consiste dans la chute du petit orteil, étranglé progressivement par une bride fibreuse. L'étiologie de cette mutilation est fort obscure. La lèpre réalise parfois le même mode d'amputation spontanée, et certains faits classés dans l'aïnhum par des gens compétents, ont fait dans la suite retour à la lèpre; mais ces cas, indûment attribués à l'aïnhum, n'étaient pas absolument typiques.

Quant à la *sclérodermie*, on ignore aussi sa nature intime. Il semble qu'on ait réuni sous ce vocable des affections assez disparates. Dans la forme lente et extensive, il existe des mutilations des mains qui rappellent de très près celles de la lèpre (*sclérodactylie*). Mais la sensibilité est en général conservée, la sclérose rétractile gagne de proche en proche, enserre dans une sorte de cuirasse inextensible le thorax des sclérodermiques et imprime à leur masque facial un aspect spécial.

C'est surtout sur la *syringomyélie* et la *maladie de Morvan* que porte le débat. Tout d'abord, il faudrait s'entendre sur ces deux noms : désignent-ils une seule et même maladie? en d'autres termes, toutes les observations de Morvan et les observations similaires doivent-elles être rapportées à une forme particulière de syringomyélie? Sans trancher ici cette question, nous rappelle-

(1) Zambaco, *Lepra-Conf.*, t. I, 3e partie, p. 21.

rons que la syringomyélie peut réaliser de tous points le syndrome décrit par le médecin de Lannilis. Il est certain que ce syndrome appartient surtout, sinon exclusivement, à la syringomyélie; à côté d'elle doivent peut-être se ranger, comme cause de panaris analgésiques, quelques affections, notamment des névrites périphériques, et parmi celles-ci la lèpre.

On peut affirmer d'une façon certaine que plusieurs cas, publiés sous le nom de syringomyélie, appartiennent à la lèpre. Thibierge (1), Chauffard (2) ont signalé des faits qui avaient pris ce masque trompeur. Sur un malade présentant tous les signes de la syringomyélie, Pitres et Sabrazès (3) ont pu mettre en évidence le bacille de Hansen, par la biopsie d'un filet épaissi du nerf musculo-cutané. Mais il ne faut pas généraliser, et faire rentrer dans la lèpre toute la syringomyélie, car l'anatomie pathologique n'est guère en faveur de cette opinion.

Souza-Martins (de Lisbonne) aurait trouvé, dans la cavité médullaire d'un individu mort de syringomyélie, de nombreux bacilles ayant la réaction caractéristique du bacille de Hansen. Mais cette observation, d'ailleurs incomplète, est restée jusqu'ici unique. On peut lui opposer les examens négatifs de Looft, Marinesco, Storch, Babes, Pitres et Sabrazès, etc.

En Bretagne, où la lèpre a longtemps sévi avec violence, la syringomyélie est, il est vrai, fort commune, mais en revanche, on ne voit ni syringomyélie ni maladie de Morvan en Indo-Chine, pays à lèpre s'il en fut.

En fait, la ressemblance qui existe entre la lèpre et la syringomyélie *typique* n'est que superficielle : généralement l'ensemble des symptômes concomitants rend le diagnostic entre ces deux affections, sinon facile, du moins possible. On peut résumer ainsi leurs caractères différentiels :

Dans la *lèpre mutilante*, les panaris affectent indifféremment les doigts et les orteils; l'anesthésie est d'abord rubanée et ne devient segmentaire que dans la suite; elle est distribuée aux quatre membres et respecte en partie la face et le tronc; la paralysie faciale est très fréquente et d'origine périphérique; les nerfs cubitaux sont fusiformes ou noueux; la scoliose fait constamment défaut; la trépidation épileptoïde est très rare, et quand elle existe, elle est seulement à l'état d'ébauche.

Dans la *syringomyélie, type Morvan*, les panaris restent très souvent cantonnés aux extrémités supérieures, parfois même à une seule main; l'anesthésie prend la forme vestimentaire; la paralysie faciale est rare et d'origine centrale; les nerfs cubitaux sont normaux, ou du moins peu amplifiés et jamais noueux; la trépidation épileptoïde est commune et la scoliose est très fréquente (4).

(1) THIBIERGE, *Soc. méd. des hôp.*, 1891.
(2) CHAUFFARD, *Idem*, 1892.
(3) PITRES et SABRAZÈS, *loc. cit.* et *Nouv. icon. de la Salpêtrière*, 1892. — Il peut exister, d'après ces auteurs, des analogies symptomatiques entre la lèpre et la syringomyélie, mais il n'y a pas identité d'origine et de nature.
(4) JEANSELME, *Soc. méd. des hôp.*, 1897. — LAEHR (*loc. cit.*) oppose les signes de la

Il est peu de *polynévrites périphériques* susceptibles de simuler la lèpre. La plupart ont une marche bien plus rapide et des signes très différents. Laehr signale pourtant une forme de *névrite syphilitique* qui pourrait donner le change. Il s'agit d'un complexus nerveux à marche chronique caractérisé par la tuméfaction noueuse de certains nerfs. Comme cet état s'accompagne de symptômes cutanés, on comprend que l'erreur soit facile [1]. Ces névrites surviennent à une période assez précoce de la syphilis secondaire. Leur marche, plus rapide que celle de la lèpre, ne s'accompagne guère de poussées fébriles; les tuméfactions nerveuses sont moindres, les douleurs très vives, l'anesthésie inconstante. Quelquefois ces névrites réalisent un pseudo-tabes, auquel peuvent s'associer des lésions médullaires. Les mutilations sont exceptionnelles; le traitement spécifique est toujours victorieux.

Le *béribéri*, où les névrites jouent un si grand rôle, diffère de la lèpre par l'absence d'hypertrophie des troncs nerveux par ses tuméfactions hydropiques et par la participation des nerfs bulbaires.

CHAPITRE V

ÉTIOLOGIE

Il n'est en réalité qu'une *cause efficiente* de la lèpre : c'est l'*envahissement de l'organisme par le bacille de Hansen.*

Il semble *a priori* que cette proposition, solidement étayée sur l'anatomie pathologique, doive, malgré les tentatives infructueuses d'inoculation et de culture, clore toute discussion sur la contagiosité de la lèpre. Cependant, comme certaines maladies parasitaires ne sont pas transmissibles d'homme à homme, il n'est pas permis d'opposer d'emblée une fin de non-recevoir à toute

lèpre, affection des nerfs périphériques (on sait que pour lui la névrite explique presque toute la lèpre nerveuse) à ceux de la *syringomyélie, affection médullaire*. L'une débute simultanément, dans des territoires nerveux disséminés aux extrémités supérieures et inférieures; l'autre dans des territoires cohérents, commandés par une lésion médullaire, et presque tous situés d'abord aux membres supérieurs. Les signes de névrite active (épaississement douloureux des nerfs, névralgies, etc.), ne s'observent que dans la lèpre. La dissociation complète de l'anesthésie, la prédominance des troubles moteurs sont en faveur de la syringomyélie. A celle-ci appartiennent, bien plus souvent qu'à la lèpre, les signes spastiques, l'ataxie, les troubles oculo-pupillaires, les ostéo-arthropathies la cypho-scoliose, etc. La fièvre y est exceptionnelle en dehors des complications (abcès, cystite) et ne ressemble pas aux poussées de la lèpre.

(1) Ainsi, Brunsgaard, Gaucher, Champenier, Ehrmann, Zambaco ont observé la névrite du cubital, Ormerod celle du médian, Ehrmann celle du crural et du péronier, Caradec celle du saphène et du sciatique. Perrero, Schmidt, Leyden, Brauer, Sorrentino, Spillmann et Étienne, etc., ont étudié les polynévrites syphilitiques (voir MÉNÉTREL, thèse de Paris, 1898), Bernard, Boix, Goldflam, Hoffmann, Eudlitz, etc., la paralysie faciale syphilitique.

hypothèse contraire à l'idée de contagion. A l'heure actuelle, toute explication qui suppose la *lèpre spontanée*, c'est-à-dire *ne naissant pas de la lèpre*, est à peu près abandonnée; les facteurs étiologiques qui étaient invoqués jadis en première ligne, climat, misère, alimentation défectueuse, sont passés au rang de causes occasionnelles ou adjuvantes. Aussi ne nous arrêterons-nous qu'aux deux théories encore debout aujourd'hui : *hérédité* et *contagion* (1).

A. — Les preuves de la contagion.

1. — GRANDES ENDÉMIES EN GÉNÉRAL

Un simple coup d'œil jeté sur la carte de la lèpre montre que les causes climatériques ou ethniques ne jouent pas un rôle capital dans la distribution des pays lépreux. Ne voit-on pas la lèpre, du pôle à l'équateur, sévir sous tous les *climats*, frapper toutes les *races*, s'accommoder des *circonstances topographiques* les plus contraires, littoral ou intérieur des terres, marais, plaines arides ou montagnes? Bien plus, *les foyers lépreux ne sont pas immuables*, d'aucuns se créent ou s'étendent, tandis que d'autres entrent en régression, dans des régions où les conditions générales de la vie ne sont pas modifiées. Ainsi le climat et la race ne sont tout au plus que des *causes adjuvantes*.

Au milieu de ces conditions multiples et souvent contradictoires en apparence, une seule loi se dégage : celle qui régit les *contacts entre les populations saines et les populations contaminées*. Si telle race, telle tribu semble jouir d'une immunité spéciale au milieu de ses voisines, c'est parce qu'elle en est isolée soit par ses mœurs, soit par la configuration du sol. Parmi les facteurs de diffusion, la *densité de la population* occupe un des premiers rangs : qu'elle augmente en progression arithmétique, l'endémie va croître en progression géométrique, c'est-à-dire comme les contacts entre habitants (2). Les

(1) De tout temps, elles ont tenu la plus grande place dans l'étiologie de la lèpre : « Corruption d'air et attouchement de ladres, meschantes viandes et tache de génération », sont au XIIIe siècle, pour Guy de Chauliac, les éléments générateurs de la lèpre; et deux siècles plus tard, Ambroise Paré dit qu' « un ladre engendre un ladre ». Les mesures édictées contre les lépreux, dans l'antiquité et au moyen âge, indiquent assez combien on redoutait la contagion. Mais, lorsque le fléau déserta l'Europe occidentale, cette notion s'obscurcit. Des observateurs tels que Danielssen et Bœck, Virchow, Zambaco, en arrivèrent à considérer l'hérédité comme l'unique voie de transmission. Pourtant, l'idée de contagion persistait dans les pays où survivait la lèpre. La découverte du bacille par Hansen, les recherches modernes sur l'étiologie des maladies infectieuses, ont ramené à l'idée de contagion la plupart des observateurs, à la suite de Hansen, Neisser, Besnier, Brocq, Leloir, etc. La conférence de Berlin nous a fait assister au triomphe définitif de cette idée. — Voir l'excellente revue générale de BROCQ (*Ann. de Dermatol.*, 1885, p. 650), qui résume les opinions des léprologistes français à cette époque.

(2) Pour appuyer ces règles, il faudrait reprendre, pays par pays, la distribution de la lèpre. En Indo-Chine, où comme dans beaucoup d'autres pays, la lèpre affectionne les

contrées décimées par la lèpre ne sont pas seulement populeuses, elles sont en outre privées du nécessaire. La *surpopulation*, jointe à la *misère* et à ses conséquences obligées, l'incurie, la saleté, l'alimentation insuffisante, voilà ce qui fait, en quelque sorte, le lit de la lèpre. Aussi, les fellahs de l'Égypte et les parias de l'Inde ont-ils de tout temps payé un lourd tribut à cette affection. Aussi les calamités publiques, dans l'Orient moderne comme dans l'Europe du moyen âge, ont-elles toujours amené des recrudescences du fléau, constamment plus sévères pour les malheureux. Mais l'indigence n'est par elle-même ni nécessaire, ni suffisante pour créer la lèpre. Alors que les hommes les plus fortunés ne sont pas toujours épargnés, la lèpre reste inconnue de peuples tels que les Fuégiens, qui sont les êtres les plus déshérités de la terre [1]. La misère ne fait donc que faciliter la propagation de la maladie, par la *promiscuité* qu'elle rend fatale.

La contre-épreuve est fournie par les bons effets de l'*isolement*. Sans remonter au moyen âge, où il fut pratiqué avec tant de rigueur, la Norvège contemporaine nous offre un exemple assez démonstratif de sa valeur prophylactique [2].

On arrive à des conclusions identiques si l'on étudie la lèpre dans ses migrations : on la voit suivre dans ses déplacements les grands courants militaires et commerciaux, bien différente en cela du paludisme, maladie tellurique qui ne diffuse guère au delà de ses lieux d'origine ; c'est donc une *maladie humaine*, sans attache avec le sol. Elle se propage avec les contacts de peuple à peuple, et sans égard pour les différences de race ou de climat, trop rapidement d'ailleurs pour que l'hérédité seule puisse être en cause : *Jamais elle ne se montre dans un pays sans y avoir été importée*. En un mot, elle se comporte comme une maladie *contagieuse* [3].

côtes et les embouchures des grands fleuves, c'est-à-dire les régions fertiles, les graphiques qui expriment la distribution de la maladie et la densité de peuplement sont exactement superposés : aux quatre centres de population correspondent quatre foyers de lèpre, réunis par des bandes longeant les côtes, tandis que d'autres petits foyers s'égrènent à l'entour, sur les voies de trafic. Les montagnards davaks, qui ne descendent jamais dans la plaine annamite infectée, ne connaissent pas la lèpre (Jeanselme, *loc. cit.*). — Dans les Guyanes hollandaise et française, les Indiens, qui n'entrent pas en contact avec les nègres et les blancs, sont seuls respectés. — Vergues (*loc. cit.*), signale, au Sénégal, l'immunité des Sérères, qui ne se mêlent pas aux autres noirs. De pareils exemples pourraient être multipliés à l'infini.

(1) Ceux-ci réunissent pourtant toutes les conditions incriminées par les anciens auteurs : horriblement sales, misérablement logés sous un climat rigoureux, ils n'ont qu'une nourriture insuffisante, composée en grande partie de poissons pourris.

(2) Le chiffre des lépreux norvégiens était de 3000 en 1856 ; grâce aux mesures prises, il était tombé, lors du recensement de 1896, à 681 ; il ne serait plus même actuellement que de 390, d'après Hunter. — Ces chiffres contrastent singulièrement avec ceux qui ont été relevés par de Verteuil à la Trinidad, où le gouvernement n'a pris aucune disposition préservatrice : en 1805, il n'y avait que 3 lépreux reconnus, sur une population de 29 940 habitants ; en 1813, 73 sur 32 000 ; en 1884, plus de 450 pour 180 000 âmes.

(3) A l'origine des temps modernes, les trois grands foyers étaient la côte occidentale d'Afrique, l'Inde et la Chine méridionale. Importée ou non en Amérique par les compagnons de Colomb, — ce point n'est pas résolu, — la lèpre y prit une extension

2. — ÉPIDÉMIES PARTICULIÈRES ET PETITS FOYERS.

Ainsi, de l'étude générale des endémies lépreuses, résulte déjà une impression toute en faveur de la contagion. Mais, pour trouver des données plus précises, il convient d'examiner les faits en particulier et de suivre la naissance et le développement de *foyers limités*. Nombre d'*épidémies insulaires*, de date assez récente pour qu'on ait assisté à leur éclosion, donnent la notion d'*importation*. Un des exemples le plus souvent cité est celui des îles Sandwich ou Hawaï. Il faut reconnaître qu'examiné de près, il perd un peu de sa valeur démonstrative (¹). Comme dans mainte région où l'on a rapporté à l'immigration chinoise l'apparition de la maladie, rien ne prouve que celle-ci n'existait pas antérieurement. Il n'en est pas moins vrai qu'elle a pris, du fait de cette arrivée des jaunes, un essor inconnu auparavant. Si les observations vraiment scientifiques sont venues trop tard, elles n'en ont pas moins fait ressortir des points importants touchant la contagion. Pareillement, en dépit des incer-

progressive par l'arrivée en masse des esclaves noirs venus d'Afrique. Plus tard commence l'exode chinoise vers le Nouveau-Monde, ce qui provoque une recrudescence de lèpre dans l'Amérique du Nord, en Californie notamment. — Dans toute l'Indo-Chine, les Célestes qui ont de tout temps joué un rôle capital, à la fois politique et économique, sont encore aujourd'hui les grands agents de diffusion de la maladie; de même dans la Malaisie, l'Australie et l'archipel hawaïen, les Chinois ont contribué à l'expansion de la lèpre. — Enfin l'immigration hindoue, de date plus récente, aggrava l'épidémie régnant avant son arrivée dans les Indes occidentales, les Guyanes, les îles Maurice et de la Réunion, les possessions anglaises sud-africaines (JEANSELME, Les courants d'Émigration et l'expansion de la lèpre. *Gaz. des Hôp.*, 1902).

(¹) Les premiers cas de lèpre signalés à *Hawaï* ont été observés par des personnes étrangères à la médecine : l'histoire classique de Ahia, — qui n'était pas chinois comme on le dit couramment, mais hawaïen, — n'a aucune valeur scientifique. Les notions précises ne remontent pas au delà de 1861, époque à laquelle Doirron, au cours de ses tournées vaccinales parmi les natifs des environs de Honolulu, constate plusieurs cas « d'une maladie ressemblant à la lèpre ». En 1863, Hildebrand attire l'attention « sur la rapide extension de cette nouvelle maladie appelée *maï Pake* par les natifs » laquelle, ajoutait-il, est « la vraie lèpre d'Orient ». Dès 1865, des mesures sévères d'internement sont prises, et cependant le nombre des lépreux n'est pas moindre de 2000 en 1880, sur une population de 44 000 habitants. Certes, en présence d'une diffusion aussi rapide, on ne peut invoquer que la contagion. Doit-on en rendre responsables les seuls Chinois? Dès 1872, Hoffmann s'inscrivait en faux contre l'opinion classique. La première importation de coolies date de 1851 : 180 sont débarqués, cette année même, et 100 la suivante; en 1876, le nombre des Chinois est de 1200, en 1878, de 6000 et en 1880 le gouvernement hawaïen fait passer une loi pour restreindre cet envahissement. Mais dans le même temps, bien d'autres immigrants, provenant tous de pays à lèpre, s'infiltraient dans l'Archipel des Sandwich : Canaques du Pacifique (1868), Portugais de Madère et des Açores (1878), natifs de différents groupes d'îles de la mer du Sud et en particulier des îles Gilbert (1878-1884), Norvégiens et Suédois (1880), enfin et surtout Japonais qui arrivent dès 1868 et surtout à partir de 1884, au point d'atteindre, en 1885, le chiffre énorme de 24 000. Que conclure? Bien que la preuve rigoureuse fasse défaut, on garde l'impression, dit Arning, que le facteur essentiel dans cette épidémie, a été l'introduction de l'élément chinois. Cependant, malgré cette assertion dont on ne peut dénier la valeur, puisque l'auteur a résidé longtemps à Honolulu, on ne peut rejeter la conclusion de J. Ashburton Thompson, à savoir que la lèpre, si elle a été importée à Hawaï, l'a été par plusieurs races, outre les Chinois, et que cette épidémie doit être classée scientifiquement comme « unobserved ».

titudes qui règnent sur les débuts réels de la lèpre en Nouvelle-Calédonie, les faits si intéressants étudiés par Auché sont pleinement démonstratifs ([1]). D'autres épidémies insulaires pourraient être citées ([2]), et plusieurs épidémies territoriales limitées prêtent à des considérations analogues ([3]).

Mieux encore que les précédentes, certaines *petites épidémies partielles* circonscrites à une localité peu peuplée, à un petit groupe d'individus, à une famille, ont permis de reconnaître avec certitude la filiation des cas. Quelques-unes sont aujourd'hui classiques et partout citées ([4]). Tous les auteurs qui

([1]) Depuis quelques années la lèpre a pris un développement inquiétant en *Nouvelle-Calédonie*. Au dire des Canaques, elle existait dès 1865; elle n'est reconnue officiellement qu'en 1883. D'après Grall, c'est surtout la répression de la révolte de 1878 qui a contribué à la dissémination, en dispersant les tribus de la côte ouest, entachées de la lèpre. Une autre source réside dans l'arrivée de Néo-Hébridais. D'après Forné, le nombre des natifs atteints en 1888 était de 4000, sur un total de 25 000. Dans *l'île des Pins*, la lèpre était inconnue jusqu'en 1879; les premiers cas se montrèrent chez des Canaques prisonniers, amenés, au nombre de 750, de la grande terre calédonienne; huit ans après, la lèpre avait gagné les indigènes de l'île.

En 1888 Forné signale le premier cas observé chez un blanc; on en compte 4 en 1891, 37 en 1894, et 132 en 1898 (Auché, *Arch. de méd. nav.*, nov. 1899). Presque tous ces cas concernent des individus nés en France et indemnes par conséquent de toute tare lépreuse héréditaire; ce sont pour la plupart des forçats du bagne, des libérés en contact journalier avec les Canaques, ou encore des hommes de la population libre habitant la brousse au milieu des indigènes. En revanche, il n'y a pas eu une seule observation de femme lépreuse, pas un seul cas parmi les 4095 relégués, que leur régime a tenus éloignés de toute communication avec les indigènes et de tout contact avec le bagne.

([2]) En Europe même, à l'heure actuelle, une petite épidémie se développe dans l'île d'*Œsel*, dans la Baltique. Il y a onze ans, Hellat y comptait 25 lépreux : en 1894, Lock y trouva encore 25 cas, bien que pendant les trois dernières années, 35 lépreux de l'île aient été internés à la léproserie de Nennal.

([3]) A *San Francisco*, la lèpre, probablement inconnue avant l'invasion jaune, se montra d'abord parmi les Chinois : en six ans, 35 malades, gravement atteints, furent contraints d'entrer dans un hôpital spécial; James C. White évalue au triple le nombre réel des cas; le dénombrement des lépreux dans l'État de Californie jusqu'en 1894 a été de 158. Grâce à des mesures de rigueur, il n'y en avait plus que 26 en 1896, dont quelques blancs émigrés des îles Hawaï pour se soustraire à la séquestration.

([4]) Épidémie du *Cap Breton* : Une femme née en Angleterre et habitant l'île du Prince Édouard (Canada), meurt en 1864 d'une lèpre contractée en 1852; ses cinq enfants, dont une fille, succombent à la même maladie; puis le mari de cette fille et leurs deux enfants, enfin deux amis intimes de la famille sont frappés à leur tour (Phedran, *Canad. Journal of med. sc.*, 1881, d'après Fletcher). Il faut noter que depuis 1815, la lèpre a toujours existé dans les établissements français du golfe du Saint-Laurent, voisins de l'île en question.

A Abbeville (*Louisiane*), une femme lépreuse, dont le père était originaire du midi de la France, meurt de la lèpre en 1870; sur ses quatre fils, trois deviennent lépreux en 1871 et 1872, puis une de ses deux filles, enfin un neveu sont atteints. Une jeune femme, sans parenté avec la malade, est contaminée après l'avoir soignée. Il en est de même d'un ami intime du dernier fils malade, et de plusieurs personnes du voisinage (Jones, *Ann. de dermat.*, 1885). La lèpre, introduite en Louisiane en 1858 par les Acadiens bannis du Nouveau-Brunswick, y avait sévi avec force autrefois, mais semblait s'être éteinte complètement.

Les épidémies des provinces d'*Alicante* et de *Valence*, relatées par Zuringa (*Ann. de dermat.*, 1888), ont pris de plus vastes proportions. A *Parcent* (Alicante), un lépreux venu d'un bourg voisin contamine d'abord l'ami qui l'avait reçu, puis un ami de celui-ci; la lèpre se répand dans la famille, — respectant les membres qui s'éloignaient, — puis

ont étudié la lèpre, dans les pays où elle est en progression, connaissent des faits analogues : tel le suivant, choisi parmi plusieurs autres [1].

A Ban Hat-Sao, village d'une soixantaine d'habitants situé sur un affluent du Mékong, la lèpre a fait, depuis vingt-cinq ans, cinq victimes : 1° elle apparut d'abord chez un Chinois, qui fut isolé jusqu'à sa mort; 2° trois ans après, un autre Chinois (né, comme le précédent, dans le village, mais d'un père venu de Chine), fut atteint, il vit encore; 3° et 4°, le premier, déjà lépreux, épousa une veuve laotienne et l'infecta, ainsi qu'un fils qu'elle avait d'un premier lit; 5° enfin, il contamina sa propre nièce. Au dire des anciens du village, la lèpre était totalement inconnue à Ban-Hat-Sao avant l'arrivée des Chinois.

3. — CAS INDIVIDUELS

En détaillant de petites épidémies, nous avons relaté de nombreux cas de lèpre dont la contagion peut seule rendre compte. Les faits semblables ne se comptent plus, et l'on est surpris de voir un observateur tel que Zambaco affirmer qu'il n'en a jamais constaté. On peut dire qu'*on ne devient pas lépreux sans avoir été en rapport avec des lépreux.* Lorsqu'on recherche la filiation des différents cas, tâche à laquelle se sont consacrés un certain nombre d'auteurs, on la retrouve assez souvent pour se faire une conviction. Mais pour être probante, l'enquête doit être menée avec une rigueur scientifique. Souvent elle n'aboutit pas à la certitude, car les difficultés, dans cet ordre de recherches, ne manquent pas : longueur de l'incubation [2], ignorance ou

gagne les voisins, si bien que dans ce village. où la lèpre était encore inconnue en 1859, elle avait fait 60 victimes en 1887. — A *Lima Valldegna* (Valence), un lépreux, né de famille lépreuse, a des frères qui restent indemnes; il ne contamine pas ses enfants, que la mère éloigne de lui; mais il communique son mal à un ami exempt de tous antécédents héréditaires; celui-ci infecte sa propre sœur, et non ses enfants qui étaient tenus isolés.

Chantemesse et Moriez (CORNIL, Acad. de méd., 1888) ont donné la relation de quatre petites épidémies qui ont sévi dans les Alpes-Maritimes. Elles sont assez probantes, bien qu'en pays suspect : 1° A Eze, une femme sans antécédents héréditaires, ayant eu pour nourrice une lépreuse, devient elle-même lépreuse à un âge avancé. Deux de ses enfants sont atteints, et l'un d'eux infecte une femme saine, venue du nord de la France, et son fils. — 2° A Saint-Laurent d'Eze, une famille saine, vivant avec une famille lépreuse, contracte la lèpre. — 3° Une lépreuse du village de Laghet contamine son mari, originaire du nord de la France. — 4° A Tourette, près de Nice, un domestique contamine ses maîtres et leur entourage : soit 9 personnes. Un de ces lépreux ayant donné la cabane où il habitait à un berger, issu d'une famille saine, celui-ci, après y avoir longtemps séjourné, devint lépreux.

REISSNER (*Saint-Petersb. med. Woch.*, 1893), inspectant les hôpitaux de *Riga*, y découvrit 30 lépreux, dont 8 provenaient de l'hospice Saint-Nicolaï. Parmi les 22 cas sur lesquels il put avoir des renseignements, 9 étaient apparus chez des voisins de lit, 5 avaient pour cause une fréquentation de plusieurs années, 4 seulement pouvaient être expliqués par des contacts occasionnels avec les autres malades de l'établissement; enfin 4 venaient du dehors. Aucun de ces malades n'avait d'antécédents héréditaires.

(1) JEANSELME, *loc. cit.*

(2) L'information doit parfois remonter à plusieurs dizaines d'années Babes, après des

dissimulation des intéressés ([1]), etc. Aussi le pourcentage des cas attribués à la contagion est-il très variable, suivant les auteurs ([2]).

Dans les pays à lèpre, le nombre des gens atteints est tel, qu'il est impossible de remonter à l'origine d'un cas déterminé. Par contre, la contagion peut être affirmée, lorsque *des individus, nés de parents sains en pays indemnes* vont contracter la lèpre dans un pays où elle est endémique. Or, pareils faits ne se comptent plus aujourd'hui ([3]).

Il existe enfin des circonstances où l'influence même du milieu ne saurait être invoquée; il en est ainsi lorsqu'un homme sain, sans antécédents héréditaires lépreux, *né et vivant dans un pays indemne*, est contaminé par un lépreux. C'est ce que nous montrent, entre autres, les observations bien connues de Hawtrey-Benson ([4]), de Veyrières, d'Ed. Atkinson.

Inoculation expérimentale. — Il ne nous manque plus, pour affirmer la contagiosité, que la *preuve expérimentale*. Parmi les arguments des non-contagionnistes, l'un des principaux a toujours été l'échec des inoculations pratiquées soit sur l'homme, soit sur les animaux. En ce qui concerne ces dernières, nous nous sommes expliqués déjà; leurs résultats négatifs ne prouvent

interrogatoires multipliés, finit par apprendre qu'un lépreux, né et habitant en pays indemnes, avait été ailleurs en rapport, vingt ans auparavant, avec un marchand porteur de mutilations caractéristiques. D'après le même, beaucoup de lépreux roumains n'auraient, comme antécédent suspect, que des relations avec des soldats russes pendant la guerre de 1876. On ne peut s'empêcher de considérer le résultat de ces enquêtes comme fort hypothétique.

([1]) Beaucoup de lépreux n'avouent pas que la lèpre sévit dans leur famille. La Commission anglaise de l'Inde qui, d'après Münch, fit une enquête trop superficielle, obtint toujours moins de renseignements des lépreux libres qui se méfiaient, que de ceux déjà internés.

([2]) Engel, en Égypte, dépiste 21 cas de contagion pour 100 lépreux; Münch, dans la Russie méridionale, 30 pour 100; Bergmann, à Riga, 60; Ehlers, en Islande, 64; Hillis, 67; Babes, sur 55 cas roumains, obtient 28 fois des réponses plus ou moins favorables à l'idée de contagion.

([3]) Voir la thèse de MÉNOS (Paris, 1890) et le livre de Sauton : plusieurs de leurs observations sont d'ailleurs citées ici. — A Hawaï, d'après Alvarez (*Lepra-Conf.*), les étrangers anglais ou américains deviennent lépreux dans la proportion de 1 pour 100. Nous avons vu qu'en *Nouvelle-Calédonie*, 132 blancs ont été frappés en quelques années. — GLORGET, (*Contagiosité de la lèpre*, thèse de Montpellier, 1889) cite le cas d'une femme, sans antécédents héréditaires, qui prit la lèpre à Blidah, où elle est endémique. De ses cinq petits-enfants, sa petite fille qui seule lui donnait des soins, fut contaminée.

([4]) HAWTREY-BENSON (*Dublin Journal of med. sc.*, 1871) a soigné un Irlandais, devenu lépreux pendant un séjour de vingt-deux ans aux Indes. Ce malade fut recueilli par son frère qui couchait avec lui et portait ses vêtements. Il devint lépreux comme son frère. Jamais il n'y avait eu de lèpre dans la famille, pas plus que dans le pays, et le second malade n'avait jamais quitté l'Irlande que pour un voyage en Angleterre, quarante-six ans auparavant.

La malade de VEYRIÈRES (*Arch. gén. de méd.*, 1880) était née à Nice d'une famille indemne de lèpre; sans quitter la France, elle contracta la lèpre de son mari.

Observation d'EDM. ATKINSON (*Arch. de méd. amér.*, 1882) : Une femme d'origine allemande, sans parenté lépreuse, vivant dans le Maryland où n'existaient alors, d'après Rohé, que 3 lépreux, devint lépreuse après avoir été pendant deux ans la voisine de l'un de ceux-ci.

pas que la lèpre n'est pas contagieuse. Et d'ailleurs la syphilis ou la blennorragie, dont personne ne conteste le caractère contagieux, ne sont pas transmissibles aux animaux. Pour ce qui est de l'inoculation à l'homme, il est de fait qu'elle a le plus souvent échoué. Mais, fût-il constant, cet insuccès ne serait pas démonstratif, alors que nous ne savons pas inoculer des maladies aussi contagieuses que la rougeole ou la scarlatine. En réalité, l'insuccès n'est rien moins que constant; *il existe des faits d'inoculation positive*, accidentelle ou expérimentale [1]. Ne retenons, pour le moment, que ceux où l'inoculation a été pratiquée à dessin, dans un but scientifique. Le plus connu est celui du convict Keanu, inoculé par Arning aux îles Hawaï, chez qui les symptômes de la lèpre débutèrent au voisinage du point d'inoculation [2]. Cette observation, malgré les critiques dont elle est passible, ne fournit pas moins un argument puissant en faveur de l'inoculabilité de la lèpre.

(1) Danielssen s'inocula lui-même quatre fois avec des produits lépreux. Il répéta ses expériences sur une vingtaine d'individus consentants, sans qu'aucun d'eux, plus de trente ans après, présentât le moindre signe de lèpre. — De même Profeta, expérimentant sur lui-même et sur 9 autres personnes, Caguina essayant de transmettre la lèpre à 6 sujets n'obtinrent aucun résultat. Nous ne parlons pas des expériences de Hansen, qui inoculait de la lèpre tuberculeuse à des lépreux anesthésiques. On ne sait pas en effet si la lèpre est auto-inoculable.

(2) En 1884, Arning inocula le forçat Keanu, dont la peine de mort fut, moyennant cette expérience, commuée en détention perpétuelle. Il injecta d'abord, dans la phlyctène d'un vésicatoire posé à l'avant-bras droit, du pus pris à un ulcère lépreux et riche en bacilles; avec le même pus il frotta le lobe de l'oreille gauche, préalablement scarifié. Enfin, sous la peau de l'avant-bras gauche, il inséra un tubercule cutané frais, pris à un enfant qui venait d'avoir un accès de fièvre lépreuse. Les deux premières inoculations ne produisirent rien. Quant au fragment implanté, il s'entoura d'un foyer purulent; dans le pus et le bord de l'ulcère consécutif se voyaient de nombreux bacilles; plus tard on n'en trouva plus. Un mois après l'inoculation, apparurent des douleurs dans l'épaule gauche; le cubital et le médian commencèrent à se tuméfier; puis de nouveau on put trouver quelques bacilles dans la plaie. Celle-ci, après trois mois, était guérie. Au bout de quatre mois et demi environ, dans la cicatrice, devenue kéloïdienne, existait un nodule jaune, translucide, gros comme une lentille et contenant un assez grand nombre de bacilles libres ou intracellulaires. Les douleurs s'étaient étendues au poignet, au coude, aux doigts, le cubital au-dessus du coude était épaissi et sensible; on ne trouva que quelques rares bacilles dans la kéloïde. Quelques mois après, la névrite et les troubles sensitifs avaient disparu. — Deux ans plus tard, soit quatre ans après l'inoculation, Keanu, atteint de lèpre tuberculeuse manifeste, avait été conduit à la léproserie de Molokaï; sa maladie y prit plus tard une marche rapide.

Keanu n'était pas lépreux avant l'expérience, et ne paraissait avoir aucun antécédent héréditaire. Pourtant, détail alors ignoré d'Arning, et qui rendait l'expérience moins probante, il aurait eu un neveu et un beau-frère lépreux. Une objection plus sérieuse est la suivante : Les îles Hawaï sont décimées par la lèpre; Keanu s'était sûrement trouvé en contact avec des lépreux, soit avant, soit même pendant sa captivité. Malgré ces objections, on ne peut guère se défendre d'attribuer les accidents du début à l'inoculation expérimentale.

Coffin (Contrib. à l'étude de la lèpre aux îles Maurice et de la Réunion. *Journal des mal. cut. et syph.*, 1895) relate un fait qui a jusqu'à un certain point la valeur d'une expérience d'inoculation. Un détenu, employé comme infirmier et voulant rester à l'infirmerie, se piqua volontairement à l'avant-bras droit avec un instrument, passé préalablement sur des ulcères lépreux. Renvoyé comme il le craignait, il revint deux ans après atteint de la lèpre : les accidents avaient débuté au point inoculé. Cette observation présente un certain intérêt, malgré les objections graves dont elle est passible.

B. — Les conditions nécessaires à la contagion.

De tout ce qui précède, une conclusion s'impose avec force : *la lèpre est contagieuse.* Elle l'est, tout au moins, dans de certaines conditions.

Mais, il faut bien le reconnaître, cette contagiosité, qui se manifeste parfois avec tant d'évidence, semble d'autres fois abdiquer et se montre sujette à des caprices déconcertants. Que de personnes vivant en cohabitation intime avec des lépreux, ne contractent pas la lèpre ! tandis que d'autres, rarement à la vérité, sont victimes d'un contact fortuit [1].

La transmissibilité de la lèpre semble subordonnée aux conditions d'un déterminisme très étroit.

1° ***Conditions relatives aux contacts entre individus.*** — En dépit de quelques exceptions, la transmission de la lèpre exige des rapports non seulement directs, mais prolongés entre le malade et sa victime. Si la *contagion médiate* semble possible [2], du moins ne se fait-elle que par des objets d'usage intime et longtemps continué, comme des vêtements par exemple [3].

Aussi le genre de vie mené par les intéressés a-t-il dans l'espèce une importance considérable et suffit-il à expliquer bien de prétendues anomalies. Sans revenir sur les conséquences de la misère et de la promiscuité, nous ferons remarquer que l'immunité de certaines races tient pour une large part à leurs habitudes d'hygiène : la propreté corporelle crée, en quelque sorte, un isolement relatif de l'individu vivant en milieu infectieux.

(1) Cette bizarrerie apparente a fourni matière à toutes les *objections* des anti-contagionnistes : échec des inoculations ; non-existence ou rareté des transmissions conjugales, des contaminations de médecins ou de gardes-malades ; innocuité, pour leur entourage, des lépreux venus en Europe dans les grands centres de population, etc. Tous ces faits seront critiqués en temps et lieu : remarquons seulement que, fussent-ils exacts, *ils ne seraient jamais que des faits négatifs*, incapables de prévaloir contre les faits positifs, accumulés en si grand nombre.

(2) Babes cite un fonctionnaire français de l'île Maurice, qui aurait été infecté par l'habit de son prédécesseur. En Roumanie, les lépreux accusent volontiers leurs vêtements. A Bucharest, où il n'y a guère que des lépreux venus du dehors, deux lépreuses indigènes étaient des *blanchisseuses. — Partout, d'ailleurs, cette profession paye à la maladie un assez fort tribut.* — Alvarès croit qu'à Hawaï la lèpre se propage beaucoup par l'usage de la pipe en commun. — Hellat, à Riga, a observé la transmission par des bottes. — Nous avons cité, d'après Chantemesse et Moriez, l'exemple d'un pâtre devenu lépreux après avoir habité une cabane où avait vécu un lépreux. — Malheureusement la longue incubation de la maladie rend toujours difficile le contrôle de pareils faits.

(3) Signalons en passant la théorie soutenue par Bidenkap, par la Commission indienne et par d'autres, à savoir que le bacille de Hansen ne pourrait être transmis directement d'homme à homme : il devrait, avant de pouvoir de nouveau coloniser dans l'organisme, passer par un stade saprophytique. C'est dans l'eau ou dans le sol, qu'il atteindrait ainsi un stade de maturité nécessaire à l'infection de nouveaux individus. Certaines conditions de terrain seraient nécessaires, et ainsi s'expliqueraient nombre de particularités étiologiques. Cette théorie n'est appuyée sur aucune preuve sérieuse, aucune preuve bactériologique notamment. Au contraire, tout ce que nous savons semble bien montrer que la lèpre, maladie humaine, ne se transmet que d'homme à homme.

a. Ainsi se comprend l'*immunité habituelle des blancs résidant en pays lépreux*. Ceux qui sont atteints ont le plus souvent vécu longtemps au milieu des indigènes et à leur manière : aussi les victimes existent-elles surtout parmi les missionnaires et les religieuses, plus rarement parmi les colons, exceptionnellement parmi les soldats ou fonctionnaires.

b. Des considérations du même ordre s'appliquent à l'*immunité relative des médecins* dans les léproseries : immunité d'ailleurs inconstante et variable suivant les établissements envisagés [1].

c. C'est encore pour la même raison que la *lèpre importée dans les pays de civilisation européenne fait en général peu de progrès*. Les malades soignés dans nos grands centres, à Paris même, n'ont jamais créé de foyer autour d'eux. A l'hôpital Saint-Louis, les lépreux sont admis dans les salles communes, sans qu'on ait jamais eu à déplorer, jusqu'ici, un seul cas de contagion. — Chez les Norvégiens immigrés aux États-Unis, la lèpre s'éteignit naturellement, sous l'influence d'un nouveau genre de vie. Pourtant les exemples ne manqueraient pas pour prouver que, même dans nos pays, des épidémies peuvent se créer, pour peu qu'on néglige certaines précautions.

d. *Tous les immigrants entachés de lèpre ne sont pas dangereux au même degré* pour la population blanche. En maints pays, parqués dans des plantations ou dans des quartiers spéciaux, ils ne se contaminent guère qu'entre eux; ailleurs au contraire, comme à Hawaï, ils se sont mêlés intimement aux habitants blancs ou de couleur, et l'on sait ce qui en est résulté. Les Chinois sont particulièrement nocifs, car beaucoup d'entre eux exercent des métiers qui les mettent en contact très direct avec les Européens.

2° **Conditions relatives au pouvoir nocif des malades**. — Le pouvoir nocif n'est ni égal d'un malade à l'autre, ni constant chez un même malade. Il n'y a aucune comparaison à établir, à ce point de vue, entre un neuro-lépreux qui présente, pour toutes lésions, des amyotrophies, et un léonin affecté d'un coryza intense et d'ulcérations suppurantes. Nous avons donc à rechercher par quelles voies les bacilles sont projetés hors de l'organisme.

Des voies d'émission du bacille. — Il suffit de parcourir la liste des localisations lépreuses, pour avoir la notion des voies multiples par où les germes pathogènes s'échappent de l'organisme.

Les *tubercules ulcérés* viennent en première ligne. La sécrétion des ulcères cutanés contient parfois, suivant l'expression de Babes, une véritable émulsion

[1] *Médecins* et *gardes-malades* ne sont pas si souvent épargnés qu'on l'a prétendu. A Molokaï (léproserie des îles Havaï) 9 pour 100 du personnel seraient victimes de la lèpre. — En Roumanie, d'après Babes, on ne connaîtrait pas un seul cas de contagion dans les hôpitaux qui reçoivent des lépreux et dans la léproserie de Rachitoasa, mais plusieurs moines et religieuses auraient été contaminés. En Norvège, comme dans l'Inde, le personnel médical est habituellement indemne. — Babes connaît huit médecins et missionnaires qui ont contracté la lèpre en soignant des malades en Amérique et dans les îles du Pacifique.

de bacilles. En revanche, les ulcères trophoneurotiques sont, en règle, dépourvus de microbes spécifiques.

Le bacille de Hansen peut s'observer, chez le lépreux, dans les *sécrétions pathologiques d'origine non lépreuse*, la sérosité d'un vésicatoire par exemple. Il peut exister aussi dans la lymphe vaccinale. Si la Commission indienne, sur 500 examens pratiqués chez des neuro-lépreux, n'a jamais constaté l'agent spécifique dans les pustules de vaccin, Arning, par contre, l'y aurait toujours décelé chez les tubéreux. Enfin les bacilles peuvent recouvrir la couche cornée de l'épiderme intact, à la surface duquel ils sont probablement amenés par les follicules pileux et les glandes sudoripares.

La *muqueuse nasale* est une voie de dissémination très importante, en raison de la fréquence et de la précocité de ses lésions : *le sang des épistaxis initiales, comme le muco-pus du coryza chronique, contient un nombre colossal de bacilles.* Les tubercules ulcérés de la *muqueuse bucco-pharyngée* contaminent souvent la salive (1). Les crachats d'origine *bronchique* ou *pulmonaire* renferment rarement des bacilles et seulement à une période avancée. Les *matières fécales* en contact avec des ulcérations de l'intestin peuvent aussi contenir le bacille de Hansen.

Les *sécrétions conjonctivales* sont parfois bacillifères, bien que cela soit moins fréquent, à notre avis, que ne le croit Babes (2).

Le *lait*, les sécrétions du *vagin* et de l'*urètre*, le *sperme* peuvent aussi entraîner le bacille de Hansen au dehors. Sans revenir sur l'énorme fréquence des lésions testiculaires, rappelons que le microscope montre l'agent pathogène non seulement dans les canaux spermatiques, mais encore dans le canal déférent. Souvent le méat, encastré au centre d'un gros tubercule semblable à un chancre, contient une goutte de pus : dans celle-ci, *nous avons vu des myriades de bacilles.*

Le terme de « lèpre ouverte » ne doit pas s'appliquer seulement aux cas où le malade est couvert de tubercules suppurants. Alors même qu'il ne présente

(1) Les lésions nasales sont très souvent *bacillifères*. Nous avons (Jeanselme et Laurens, *Soc. médic. des Hôp.*, 23 juill. 1897, et *Lepra-Conf.*, t. I, 2e partie, p. 18-48) décelé le bacille de Hansen dans le mucus nasal, dans 16 cas sur 26. — Sticker (*Münch. medicin Woch.*, 28 sept., 5 oct. 1897, et *Lepra-Conf.*, 1re partie, p. 99) sur 153 lépreux dont il a fait l'examen bactériologique des fosses nasales, aux Indes et en Égypte, a pu constater le bacille dans 128 cas. — Schæffer (*Lepra-Conf.*, t. II, p. 61) conclut de ses expériences que le nez et la gorge sont les voies par lesquelles le bacille abandonne de préférence l'organisme. — Auché (*loc. cit.*) a trouvé le bacille dans le *mucus nasal* de 48 malades néo-calédoniens, sur 64, tous examinés à plusieurs reprises. — Les *mucosités de la gorge* lui ont donné, sur 27 recherches, 7 résultats positifs. Elles transportent donc le bacille bien plus rarement que celles de la pituitaire, et d'ailleurs les bacilles reconnus peuvent provenir du nez. — Dans les *crachats*, sur 24 recherches, Auché a eu 5 résultats positifs. La présence de globi permettait d'affirmer qu'il ne s'agissait pas de bacilles de Koch; mais là encore, beaucoup de mucosités n'étaient que des sécrétions nasales rejetées par la bouche. La *conjonctive*, examinée 25 fois par le même auteur, n'a donné que 2 résultats positifs, et dans ces deux cas il y avait des lésions ulcéreuses prononcées.

(2) Jeanselme et Morax, *loc. cit.*

aucune ulcération, il peut par la toux, par la parole, par ses sécrétions nasales et autres, par sa desquamation cutanée, répandre autour de lui des germes dangereux.

Ajoutons que les bacilles sont probablement de virulence très variable; au dire de quelques auteurs, la plupart ne seraient que des cadavres de microbes.

3° ***Conditions relatives à la réception du contage.*** — Si l'anatomie pathologique nous renseigne assez bien sur les voies d'émission du bacille, elle ne nous fournit que peu de notions sur les voies d'accès. Où siège la localisation primaire? C'est un point qui nous est totalement inconnu. Lorsque la lèpre semble débuter par une lésion locale et unique, il n'est nullement prouvé que cette lésion visible soit réellement la première en date, et qu'elle constitue une sorte de chancre lépreux développé au lieu où s'est faite l'infection.

Des portes d'entrée du bacille. — *a.* Ces objections s'adressent notamment à la *théorie nasale.* Si les localisations sur la pituitaire, en raison de leur fréquence, de leur importance et de leur précocité, peuvent être considérées avec vraisemblance comme l'origine d'un certain nombre de cas de lèpre, il faut se garder de généraliser et de conclure que toujours la lèpre débute par le nez. Nous nous sommes expliqués déjà sur l'inconstance du coryza et sur le pourcentage, d'ailleurs considérable, des cas où on le constate avant tout autre signe (¹).

b. On ignore si l'*appareil respiratoire* est l'une des portes d'entrée de la lèpre dans l'organisme. Les lésions pulmonaires appartiennent presque toujours à un stade avancé.

c. Il en est de même pour l'*appareil digestif,* si l'on fait abstraction des premières voies (bouche, pharynx) dont les altérations sont d'ailleurs moins précoces que celles du nez.

Le rôle de l'*alimentation* dans la genèse de la lèpre, admis dès l'antiquité, soutenu encore en beaucoup de pays, a été affirmé de nouveau dans ces derniers temps par Hutchinson, partisan convaincu des théories microbiennes (²).

(¹) Sticker considère la rhinite comme presque constante. Ce serait la détermination *initiale* de la lèpre, qui serait en premier lieu une *maladie nasale.* Il fait remarquer que les altérations consistent toujours en ulcérations, et jamais en nodules.

(²) C'est, en effet, l'*alimentation* qui se trouve le plus souvent incriminée par les anciens auteurs, soit comme cause simplement prédisposante, soit même comme cause efficiente. Ici, c'est le poisson frais qui est déclaré coupable, et plus particulièrement certaines espèces; là, c'est le poisson gâté; ailleurs, le poisson salé, et même le sel qu'il contient. Avec le poisson, Zambaco, Sandretzky, Wynham, Cottle, accusent l'huile et la graisse rance, les olives avariées, le fromage avancé. Au Mexique, c'est la viande de porc, salée ou non; au Brésil, les pinhoés (fruits de l'*Araucaria brasiliensis*), dont les porcs sont nourris; à Madère, les fruits du *yam,* du *dioscorea alata,* etc., qui, aux yeux du peuple, ont une influence prépondérante dans l'étiologie de la lèpre. La diversité même de ces aliments prouve l'inanité de ces assertions. La lèpre sévit là où l'on n'en consomme aucun; elle frappe les végétariens hindous, alors que, parmi les peuples les plus ichtyophages, elle n'atteint que les individus en rapport avec des lépreux; elle n'épargne pas toujours les gens les plus aisés et les mieux nourris.

Cet auteur croit que la lèpre se propage par le poisson salé et desséché, dans lequel se multiplierait abondamment le bacille : pareille opinion ne repose sur aucun argument de valeur [1].

d. La pénétration des bacilles par la *surface cutanée* est une hypothèse fort plausible. C'est souvent sur les parties découvertes du tégument qu'apparaissent les premiers signes de la lèpre. Arning, entre autres, a rappelé que dans les pays tropicaux, où les habitants marchent pieds nus, les premières manifestations s'observent souvent au niveau des membres inférieurs [2].

Nous voici ramenés à la question de l'*inoculation* de la lèpre. En dehors des faits expérimentaux, déjà étudiés, il en existe une série d'autres où l'insertion du virus semble s'être faite accidentellement. Tantôt il s'agit de blessures par des instruments septiques, tantôt de plaies préexistantes mises en contact avec des produits lépreux [3]. Maintes fois on a mentionné le début des accidents au voisinage du point lésé; mais ce n'est pas là un argument décisif.

Souvent on a accusé la *vaccination* d'avoir propagé la lèpre : on l'a soutenu pour les îles Sandwich, où la grande poussée épidémique aurait suivi la diffusion de la vaccine [4]. Quelque opinion que l'on se fasse sur de pareils

[1] La lèpre, a-t-on dit, se serait répandue aux îles Sandwich, après l'introduction du poisson sec et salé ; en Nouvelle-Zélande, où elle existait chez les naturels, elle diminuerait depuis que les habitants ne sont plus exclusivement ichtyophages. Mais peut-on tenir compte de ces affirmations qu'il est impossible de vérifier? Et d'ailleurs, pas plus dans le poisson que dans les autres aliments incriminés, on n'a jamais pu démontrer bactériologiquement l'existence du bacille. Les truites et certaines soles, qui sont considérées comme les poissons les plus dangereux, présentent souvent à leur surface des nodules causées par des colonies parasitaires, n'ayant aucune analogie avec la lèpre. On a décrit chez les poissons une tuberculose bacillaire spéciale qui n'a, elle non plus, aucun rapport avec la lèpre. — Ashmead croit que les poissons transmettent la maladie parce qu'ils se nourrissent de moustiques bacillifères : ses observations n'ont aucune valeur.

[2] Geill (de Java) a vu la lèpre commencer par les pieds chez 50 pour 100 des indigènes. Boinet avait signalé le fait pour le Tonkin, Wurtz l'a observé en Abyssinie. Il faut dire qu'on a souvent pris, pour signes du début, des maux perforants appartenant à une période assez avancée.

[3] Bergmann rapporte que, d'après Hildebrand, Moor et Saxe, des enfants se seraient contaminés en se piquant, par esprit d'imitation, avec des aiguilles ou des canifs que des camarades lépreux avaient enfoncés dans des points insensibles de leur propre tégument. — Nombreux sont les cas où des lépreux attribuent leur mal à des fourchettes, à des rasoirs ayant servi à d'autres. Babes a observé en Roumanie 5 cas où la lèpre débuta en des points préalablement lésés (gelure, chancre mou, blessure d'arme à feu). — Les *affections cutanées*, gale, phtiriase, etc., si fréquentes chez les lépreux (notamment en Norvège), ont été considérées comme prédisposant à la lèpre : peut-être ouvrent-elles au bacille des portes d'entrée.

[4] Nous avons vu de quelle obscurité est enveloppée l'origine de la lèpre à Hawaï. D'après Arning, alors qu'il y avait très peu de lèpre avant la vaccination générale, pour laquelle on utilisa de la lymphe provenant en partie de lépreux, plus de 50 cas auraient existé un an après. — En Norvège, on n'a jamais pu constater de contagion par la vaccine, mais on ne prend guère la lymphe à des tubéro-lépreux, et d'ailleurs la vaccination de bras à bras est de moins en moins employée. GAIRDNER (de Glascow) (*The Brit. med. Journal*, 1887), rapporte l'histoire d'un enfant qui aurait contracté la lèpre, pour avoir été vacciné avec de la lymphe prise sur un autre enfant, contaminé lui-même peut-être de la même façon.

faits, ils contre-indiquent formellement la vaccination de bras à bras, dans les contrées où un individu, sain en apparence, peut toujours être en incubation de lèpre.

Au Japon, on croit que la lèpre se propage par les *moustiques*. C'est une hypothèse qui demande confirmation. Si le principal agent de dissémination de la lèpre est le moustique ou tout autre insecte, il est difficile de comprendre pourquoi, en Nouvelle-Calédonie, certaines catégories de blancs sont épargnés bien qu'ils ne soient pas à l'abri de piqûres de moustiques (1).

c. La *voie génitale* a été fréquemment incriminée, elle aussi. Un grand nombre de malades, d'Européens revenant de pays à lèpre, attribuent leur mal à des coïts infectants. Il est bien difficile de contrôler l'exactitude d'une pareille explication. En tout cas, ce que nous savons de la fréquence des lésions génitales et de leur rôle dans l'émission des bacilles, ne la rend pas invraisemblable (2).

A cette question se rattache celle de la *lèpre conjugale* : assez d'exemples en sont connus aujourd'hui pour qu'on ne puisse plus, de sa non-existence, tirer un argument contre la contagion (3). Ils n'en sont pas moins d'une fréquence beaucoup moindre qu'on ne le croirait *a priori*, encore que cette fréquence augmente avec l'ancienneté des unions (4). Besnier a formulé à ce sujet une ingénieuse théorie : raisonnant par analogie, il propose d'étendre à la lèpre la règle connue des syphiligraphes sous le nom de *loi de Colles* : de même qu'un enfant, syphilitique de par son père, ne peut contaminer sa mère, parce que celle-ci possède une syphilis latente qui la rend réfractaire, de même l'enfant d'un père lépreux ne pourrait contaminer sa mère. Ainsi s'expliquerait cette immunité remarquable que présentent certaines femmes mariées à des lépreux. Une longue observation est nécessaire pour apprécier la valeur de cette hypothèse (5).

En présence de telles incertitudes entourant un fait matériel, la pénétration du contage, on conçoit que les circonstances propres à faciliter cette entrée

(1) La Commission indienne n'a pu trouver de microbes spécifiques dans des moustiques et des mouches qui s'étaient posés sur des ulcères lépreux. Nos recherches poursuivies en Indo-Chine ont été également négatives.

(2) Les missionnaires, peu sujets à ce mode de contamination, sont néanmoins souvent victimes de la lèpre.

(3) On en trouve plusieurs dans les petites épidémies citées plus haut, dans le livre de Leloir, la thèse de Ménos, les rapports de Cameron, d'Allison (cités par D. Sauton, etc.).

(4) Un lépreux ne contaminerait son conjoint, d'après Babes, que dans 2 1/2 pour 100 des ménages récents, et 5 pour 100 des anciens. Le même auteur, sur 260 cas de lèpre, n'en a vu qu'un où la femme ait infecté son mari : encore celui-ci avait-il pu l'être par leur enfant. Dans les ménages longtemps suivis, on ne peut affirmer que la contagion pour un cas donné, soit réellement d'origine conjugale : ainsi une blanchisseuse, citée par Bergmann, avait eu deux maris lépreux, mais elle avait lavé dans les léproseries le linge de malades gravement atteints.

(5) Ehlers (*Soc. franç. de dermat.*, 1896), d'après ce qu'il a vu en Islande, est assez porté à l'admettre. La lèpre conjugale n'y est guère plus rare que la syphilis. Sur 122 observations, 7 sujets avaient pris la lèpre par cohabitation Or la lèpre conjugale a une certaine tendance à revêtir la forme anesthésique (5 fois sur 7), et une forme généralement bénigne.

soient plus obscures encore. Quoi qu'il en soit, il faut bien admettre, devant certains faits, que tous les organismes n'ont pas la même aptitude à recevoir le genre morbide, et qu'un individu donné possède, suivant les moments, une *réceptivité* différente. Ainsi ressort la part qui revient au hasard, dans le conflit entre la virulence d'un sujet et la réceptivité d'un autre.

Quels sont les facteurs de cette réceptivité? quelles sont les circonstances, permanentes ou temporaires, qui diminuent la résistance de l'organisme? Peut-être, parmi ces véritables *causes prédisposantes*, faut-il ranger une partie de celles qui ont été considérées jadis comme déterminantes (climat, race, hygiène, etc.). Mais nous n'en savons rien. Restent encore les *prédispositions individuelles*, qui peuvent exister pour la lèpre comme pour d'autres infections, sans que nous en connaissions mieux la nature intime. Nous allons les retrouver à propos de l'hérédité.

C. — **L'hérédité de la lèpre.**

De tout temps on a fait tenir à l'hérédité un rôle important dans la genèse de la lèpre; aujourd'hui encore, pour bien des auteurs, elle représente le mode de propagation principal, voire unique. L'extension rapide de certains foyers suffit à montrer combien pareille opinion est peu défendable, et de tout ce qui précède résulte clairement ce fait que l'hérédité, si tant est qu'elle existe, ne mérite qu'une place de second plan. D'ailleurs, en dépit de tout ce qui a été dit et écrit sur les capacités prolifiques des ladres, leur faculté de procréation diminue en réalité très rapidement; à tel point que, si la lèpre ne se transmettait que par hérédité directe, elle serait en voie d'extinction dès la seconde génération (1).

Il est possible que toutes les races n'aient pas une égale réceptivité pour la lèpre; mais il est certain que les endémies lépreuses ne se cantonnent pas dans une race, et s'étendent par les contacts bien plutôt que par les alliances; les quelques exemples qui semblent contredire cette assertion, comme celui, si souvent cité, des juifs espagnols de Constantinople, perdent toute valeur quand ils sont soumis à un examen méthodique (2).

(1) D'après ALVARES (*Lepra conf.*), les lépreux de Hawaï n'ont en général pas d'enfants. Zambaco lui-même, partisan si convaincu de l'hérédité, reconnaît qu'il y a peu de naissances dans les familles lépreuses; que l'avortement, la mort des nouveau-nés y sont fréquents. — D'après Babes, 50 pour 100 des lépreux mâles et (proportion qu'explique mal l'anatomie pathologique) environ 70 pour 100 des lépreuses seraient stériles. 1564 ménages entachés de lèpre, ayant mis au monde, avant leur contamination, 2447 enfants, n'en donnèrent plus après que 468. Sur ce nombre, 75 furent lépreux. Ces chiffres, augmentés de quelques individus devenus malades plus tardivement, représentent l'hérédité de 2e génération de 1564 lépreux. (Il est vrai qu'on obtiendrait des nombres beaucoup plus élevés, en additionnant la 3e génération et les collatéraux.)

(2) Les immigrants venus de pays contaminés mis à part, les lépreux indigènes de Constantinople sont tous des *Spaniotes*, qui sont arrivés d'Espagne il y a quatre siècles, et

C'est en publiant leurs célèbres arbres généalogiques de lépreux, que Danielssen et Bœck ont cru établir définitivement l'hérédité de la lèpre. En réalité, comme plus tard Zambaco, ils sont tombés dans la même erreur que les anciens, enclins à voir une maladie héréditaire dans toute *maladie familiale*. Que la lèpre apparaisse souvent sous l'aspect d'une maladie de famille, il n'y a là rien qui soit fait pour surprendre : nulle part, mieux que dans la vie en commun, ne sont réunies les conditions qu'exige la contagion; n'en va-t-il pas de même pour d'autres maladies que nul n'a jamais songé à déclarer héréditaires? Mais que l'on étudie de plus près ces épidémies, on y voit parfois des enfants frappés avant leurs parents, ce qui n'éveille guère l'idée d'hérédité (bien qu'à la rigueur on puisse invoquer la période de latence et l'incertitude du début réel); on y voit surtout les collatéraux frappés comme les descendants directs; les étrangers mêmes, amis et serviteurs, qui sont restés au contact des malades, ne sont pas épargnés (1). *Les enfants de lépreux, soustraits dès leur naissance au foyer infectieux, restent indemnes.* Schelling en avait déjà fait la remarque. Un exemple bien frappant à cet égard est celui des Norvégiens émigrés en Amérique au cours des cinquante dernières années (2).

L'*âge* de première apparition de la lèpre est peu en faveur d'une origine héréditaire. Le début a lieu à toutes les périodes de la vie, même chez des vieillards (3). Certes, ce n'est pas là un argument décisif pour qui connaît la durée de certaines incubations; il faut reconnaître néanmoins que le germe morbide, reçu avec la vie, devrait en pareil cas rester bien longtemps silencieux. Loin d'être la règle, la *lèpre infantile* est l'exception; *les enfants de lépreux ne naissent pas lépreux*, ils ne le deviennent qu'après un certain temps, pendant lequel la contagion a pu s'exercer (4).

passent pour les descendants des véritables Hébreux. Zambaco attribue leur prédisposition à une hérédité datant de l'époque biblique. Mais on peut objecter qu'il est d'autres pays où les mêmes Spaniotes sont nombreux et n'ont pas la lèpre : I. Neumann n'a pas vu un seul juif sur 133 lépreux de Bosnie-Herzégovine. Il en serait de même en Crète, d'après ce que nous a dit Ehlers.

(1) Voici, entre autres, un cas de lèpre familiale où le rôle de la contagion est indéniable : un Lyonnais, vient s'établir dans un pays où la lèpre est endémique. Il ne devient pas lépreux et il se marie avec une blanche également indemne de lèpre. Leur fils s'unit avec une française originaire du département du Loir-et-Cher. Nous avons pu nous assurer que ni l'un ni l'autre n'est atteint de la lèpre. Or, ils ont cinq enfants, dont les trois premiers sont lépreux. D'hérédité, il ne peut être ici question. Dans ce cas, la maladie a été évidemment introduite dans cette famille par une négresse qui a élevé l'aîné de ces enfants et qui est morte plus tard de la lèpre.

(2) En 1888, Hansen se rendit dans l'Amérique du Nord pour examiner les descendants de 160 lépreux norvégiens établis dans le Wisconsin, le Minnesota et le Dakota : malgré ses investigations poussées jusqu'aux arrière-petits-enfants, il ne put découvrir, dans toute cette descendance, un seul lépreux. Le même auteur fait remarquer que l'isolement, tel qu'il est pratiqué en Norvège où il a donné de si brillants résultats, n'entrave en rien les mariages des lépreux.

(3) Leloir donne comme âge ordinaire du début, de dix à vingt-cinq ans; avant trois à cinq ans, la lèpre est excessivement rare; il l'a vue débuter à 71 ans.

(4) La plupart des cas de *lèpre des nouveau-nés* ont été observés sur des enfants, âgés

Enfin si l'on recherche le pourcentage de la lèpre parmi les ascendants directs des lépreux, on constate qu'il est minime [1].

Il est vrai que les partisans de l'hérédité, et Zambaco en particulier, ne considèrent pas ainsi la question. Ils revendiquent non seulement les faits où la lèpre frappe, en descendance directe, deux générations successives, mais aussi tous ceux où le sujet compte des lépreux parmi ses ascendants plus éloignés ou parmi ses collatéraux. En d'autres termes, ils admettent l'*hérédité atavique* respectant une ou plusieurs générations. Si l'on peut à la rigueur concevoir que l'atavisme fasse revivre certaines prédispositions morbides, il est difficile d'admettre qu'un agent microbien, tel que le bacille de Hansen, acquis d'une génération précédente, puisse rester latent, chez son sujet, pendant toute la durée de l'existence — ce qui exclut l'idée de sa multiplication — et néanmoins être légué à la génération suivante.

Mécanisme de l'hérédité. — L'hérédité d'une maladie infectieuse peut être de *graine* ou de *terrain*; en d'autres termes, l'enfant peut apporter en naissant, soit le germe animé de la maladie, soit simplement un organisme particulièrement propice à la culture de ce germe. Suivant qu'on adopte l'une ou l'autre interprétation, on peut aboutir à des conclusions fort différentes : il est de toute nécessité, lorsque l'on parle d'hérédité, de préciser le sens que l'on donne à ce terme.

a. Hérédité de terrain. — Les descendants des lépreux présentent-ils une aptitude spéciale à contracter la lèpre? Certains individus paraissent, nous

de plusieurs mois, qui avaient pu être contaminés après leur naissance. Tel celui d'Azavedo Lima concernant un enfant atteint à quatorze mois, dont la mère était devenue lépreuse pendant sa grossesse; tel aussi celui de Babes et Kalindero ayant trait à un enfant de lépreux, qui présenta, à six mois, des nodules, dont la nature fut vérifiée microscopiquement. Ces faits montrent simplement que la lèpre peut débuter fort tôt, mais ne prouvent nullement qu'elle est héréditaire. — C'est surtout Zambaco qui a réuni un grand nombre d'observations de lèpre précoce. Dans beaucoup d'entre elles, il s'agit de dystrophies et cachexies infantiles ne différant en rien de celles qu'on observe chez les descendants de tuberculeux ou de syphilitiques; alors même qu'il s'y joint des macules, le diagnostic de lèpre peut toujours être mis en doute, en l'absence de toute vérification microscopique; il faut néanmoins tenir compte de la haute compétence du léprologiste qui a porté ce diagnostic. Parmi les cas rapportés par cet auteur, le plus intéressant est le suivant : un enfant, né d'un lépreux et d'une femme non lépreuse, présentait dès sa naissance quelques taches et trois petites papules de la face. Après quelques jours apparut, au milieu de phénomènes fébriles, une éruption de macules étendues, à contours géographiques; elles étaient anesthésiques, et des lépromes se développèrent. Non seulement Zambaco, mais encore les médecins de la léproserie de Chio, où mourut l'enfant, et même les médecins de l'hôpital Saint-Louis (sur la vue de dessins), jugèrent qu'il s'agissait bien de lèpre. Par malheur, l'examen bactériologique ne fut pas pratiqué.

[1] On ne retrouve la lèpre chez les ascendants des lépreux, d'après Babes, que dans un tiers ou un quart des cas. Bidenkap et Hœgh eux-mêmes n'ont pu constater l'hérédité que chez un quart des lépreux norvégiens, et V. Someren, à Madras, n'a vu qu'un cas héréditaire sur 31. On a évalué à 6 pour 100 dans l'Inde, la proportion des descendants des lépreux qui sont eux-mêmes lépreux. Des 16 malades de Laehr, 5 seulement avaient des lépreux dans leur famille; tous avaient été en contact avec des lépreux.

l'avons dit, plus réceptifs que d'autres; on peut admettre qu'ils tiennent cette réceptivité d'ascendants lépreux. On connaît au moins une maladie où la prédisposition familiale est indéniable, et c'est justement la tuberculose, dont les affinités avec la lèpre sont si nombreuses. En fait, les descendants de ladres le deviennent souvent eux-mêmes, mais la nature même de la prédisposition nous échappe complètement [1].

b. Hérédité de graine. — Il semble *a priori* plus facile de décider si l'hérédité de graine existe ou non; malheureusement, les documents relatifs à cette question sont en trop petit nombre pour qu'un jugement définitif puisse être porté. Tels qu'ils sont, ils paraissent peu favorables à l'hérédité de graine. Jamais, que nous sachions, un enfant soustrait dès sa naissance à la contagion familiale et transporté en pays indemne, n'est devenu lépreux. Comme on l'a vu, la lèpre congénitale n'est guère établie, alors que l'hérédo-syphilis est commune et l'hérédo-tuberculose exceptionnelle mais incontestable.

Il importe de distinguer entre l'apport du germe à l'ovule, soit avant, soit pendant la conception (*hérédité conceptionnelle*), et la contamination de l'embryon pendant la gestation (*hérédité utérine*). La première, qu'elle soit d'origine paternelle ou maternelle, serait la véritable hérédité, au sens le plus étroit du mot. C'est aussi, de beaucoup, la plus hypothétique, car il semble bien que l'ovule ainsi envahi par le bacille ne parviendrait pas à se développer; sa contamination, qui doit être fort rare, aboutirait donc à la stérilité.

Babes affirme, sans le démontrer suffisamment, que les cellules, l'ovule en particulier, ne sont pas arrêtées dans leur développement par la présence du bacille. Celui-ci n'y causerait que des modifications insignifiantes et n'empêcherait ni leur croissance, ni leur multiplication. Il reconnaît d'ailleurs qu'il y a loin de là à considérer l'hérédité comme prouvée, et que, de toute façon, la rareté de la lèpre précoce montre au moins la rareté d'un tel mode de transmission.

Quant à l'*hérédité utérine*, elle représente en somme une contagion de la mère à l'enfant à travers le placenta : c'est proprement une *hérédo-contagion*. Nous savons que le placenta n'est pas un filtre parfait, il se laisse traverser notamment par le virus syphilitique. Il ne répugne donc pas d'admettre que les bacilles ont pu franchir le placenta, sans y laisser de traces, pour envahir ensuite l'embryon. Mais il n'existe aucun fait qui permette d'affirmer ce passage, et dans les examens de placentas qui ont été pratiqués, jamais on n'a pu le saisir [2].

[1] La prédisposition à la lèpre, héréditaire ou acquise, ne peut consister en une débilité des personnes atteintes. Si en maints pays infectés, comme à Hawaï, la population est affaiblie par la débauche et l'alcoolisme, en d'autres, comme la Roumanie et la Norvège, la maladie frappe des gens sains et vigoureux.

[2] Nous avons examiné le placenta et le cordon ombilical d'une femme atteinte de lèpre maculo-anesthésique; ces organes ne présentaient aucune lésion microscopique. L'enfant, venu un peu avant terme, était débile, mais n'offrait aucun signe suspect.

En somme, quel que soit le point de vue auquel on se place, l'*hérédité de graine, dans la lèpre, est encore à prouver*. La contagion est le fait primordial, l'hérédité de prédisposition se borne à la favoriser, et l'hérédité de graine, à supposer qu'elle existe, ne serait en quelque sorte qu'un cas particulier de la contagion.

CHAPITRE VI

PROPHYLAXIE

Il y a quelques années, la lèpre représentait, pour la plupart des médecins d'Europe, une maladie en voie d'extinction, dont l'intérêt semblait surtout historique. Pareille erreur n'est plus permise aujourd'hui. Le domaine du fléau est immense et, dans plusieurs régions, il tend à s'accroître. Il faut donc engager résolument la lutte contre lui. L'étiologie nous fournit des données fertiles en applications pratiques. Nous avons acquis cette notion que la lèpre se transmet d'homme à homme, par voie de contagion. Qu'elle soit ou non héréditaire, cela importe peu au point de vue prophylactique, car un tel mode de transmission, s'il existe, est exceptionnel; ce n'est donc pas contre lui qu'il faut s'armer. C'est par la contagion, au contraire, que se forment les nouveaux foyers, c'est par elle que s'étendent les anciens; c'est donc à elle qu'il convient de s'opposer, et cela d'autant plus que la thérapeutique proprement dite ne possède aucun remède capable d'enrayer cette terrible maladie.

Deux ordres de moyens préventifs doivent être employés concurremment. Les uns ont pour objectif la protection individuelle; ils sont reconnus légitimes par tous. Les autres consistent en actes de protection sociale; ils sont matière à controverses, car ils mettent en conflit des intérêts également respectables, ceux des individus et ceux de la société.

a. ***Prophylaxie individuelle***. — Le danger qu'offre un lépreux pour son entourage peut être considérablement réduit, moyennant certaines précautions, puisque l'on connaît aujourd'hui les principales voies d'émission du bacille. Les érosions les plus superficielles des muqueuses devront être traitées et aseptisées autant que faire se peut; celles de la pituitaire seront l'objet d'une surveillance particulière. Les ulcérations cutanées seront pansées et soigneusement occluses. Une propreté rigoureuse doit toujours être observée. Les bains seront fréquents, puisque le tégument, même sain, peut porter à sa surface de nombreux bacilles. Les vêtements du malade, les ustensiles de toilette ou de table, tous les objets, en un mot, dont il se sera servi devront être périodiquement désinfectés. Les linges dont il a fait usage seront détruits par le feu, ou tout au moins soumis à l'ébullition.

Les *personnes saines*, qui vivent dans l'entourage des lépreux, seront instruites des dangers de la contagion. Elles réduiront au strict minimum les contacts avec les malades et se garderont, autant que possible, de cohabiter avec eux dans une même pièce. Elles veilleront à l'occlusion des moindres solutions de continuité de leur propre tégument; elles aussi exagéreront les soins de propreté et d'hygiène générale[1].

b. **Prophylaxie sociale.** — Si les précautions qui viennent d'être indiquées pouvaient être rigoureusement observées, il n'en faudrait point d'autres. Mais à ne considérer que les nations les plus civilisées, bien peu d'individus sont capables de se soumettre aux préceptes de l'hygiène la plus élémentaire. Force est donc de préserver, par des mesures législatives, la population saine, quelque répugnance que l'on éprouve pour toute restriction apportée à la liberté de chacun.

Ces mesures tendent, avant tout, à l'*isolement* des malades. L'expérience a montré, en effet, que c'est le moyen par excellence. Comme il ne saurait être appliqué d'une manière absolue, des prescriptions complémentaires doivent être prises, destinées à rendre inoffensifs les *lépreux non isolés*. Tel est, dans ses grandes lignes, l'énoncé du problème à résoudre; mais ses données doivent se plier à de nombreux tempéraments dans la pratique. Il ne saurait être question d'élaborer un code sanitaire unique, applicable aux Cafres, aux Chinois et aux Européens; ne serait-il pas à la fois inutile et odieux d'imposer les mêmes mesures coercitives aux peuples que décime une endémie sévère et à ceux qui sont à peine effleurés par la lèpre? Il faut donc que la prophylaxie s'accommode aux circonstances de temps, de lieu et de races et renonce à toute réglementation symétrique et uniforme.

A. Où la tâche est la plus simple, c'est lorsque la lèpre n'existe qu'à l'état

(1) *Un individu né de parents lépreux, ou plus généralement issu de souche lépreuse, présente-t-il une aptitude spéciale à contracter la lèpre?* A cette question qui est parfois posée au médecin, en vue d'une union projetée, il faut répondre, selon nous, qu'un descendant de lépreux *paraît* posséder une prédisposition qui est surtout marquée s'il réside dans un pays où la lèpre est endémique.

En principe, l'enfant de parents lépreux doit être présumé indemne de lèpre à sa naissance. Cependant, comme il est impossible d'affirmer qu'il n'est pas contaminé, *l'enfant ne doit pas être confié à une nourrice.*

Une femme lépreuse qui habite un pays à lèpre doit-elle ou peut-elle allaiter son enfant? Nous pensons que celui-ci doit être séparé de sa mère dès sa naissance et, si possible, élevé au biberon dans une contrée où la lèpre est inconnue.

Si l'enfant est né dans une région où la lèpre n'a aucune tendance extensive, faut-il conseiller l'allaitement maternel ou l'allaitement artificiel? Si la mère est atteinte d'une *lèpre tégumentaire à foyers ouverts*, tels que des tubercules ulcérés ou de la rhinite lépreuse, nous pensons qu'on ne peut autoriser l'allaitement par la mère. Mais si la lèpre maternelle est du type tropho-neurotique, s'il n'y a pas de mammite lépreuse et que le lait ne contienne pas de bacilles, nous pensons qu'on peut consentir à l'allaitement par la mère, sous la réserve d'une surveillance attentive et de la suppression immédiate de l'allaitement s'il se produit des accidents de caractère virulent. La lèpre, dans les pays où elle n'est pas endémique, est extrêmement peu contagieuse, et les risques de contamination pour l'enfant sont donc fort problématiques.

de rare exception, ou de petits foyers aisément circonscrits; tel est le cas pour la plupart des nations de l'Europe occidentale et pour les États de l'Amérique du Nord et de l'Australie. Les quelques malades existants dans ces régions presque indemnes sont facilement connus, suivis et rendus inoffensifs, sans recourir à la séquestration forcée.

Déclaration obligatoire; — surveillance des malades et de leurs proches; — obligation, pour les lépreux aisés, de prendre des précautions individuelles équivalant à un isolement relatif (antisepsie, occlusion des plaies, logement convenable, etc.); — hospitalisation des malades peu fortunés : tels sont les moyens les plus pratiques. Si l'on reçoit les lépreux dans les services hospitaliers généraux, des soins très simples empêcheront qu'ils ne répandent la contagion autour d'eux; pour peu que le nombre des entrées l'exige, on ouvrira des asiles spéciaux, en les faisant tels que les malades désirent y être admis (1).

Le point essentiel en pareil cas, celui qui prime tout, c'est d'interdire l'*importation* de la lèpre. C'est par mer que nos pays reçoivent des lépreux de leurs colonies, que les États-Unis les reçoivent de l'Asie, de l'Afrique et de l'Amérique du Sud; c'est donc dans les ports de mer que sera exercé le contrôle indispensable.

Pour chaque port, il conviendrait de désigner un médecin compétent et pourvu de l'instrumentation nécessaire, qui serait chargé d'examiner les voyageurs arrivant de pays infectés. Les médecins des navires devraient être tenus de déclarer les cas qu'ils ont constatés à bord. D'ailleurs, à certaines catégories de voyageurs (soldats, marins, fonctionnaires revenant des colonies), il serait possible d'imposer une visite avant l'embarquement (2).

Quant aux malades ainsi reconnus, on se comportera vis-à-vis d'eux suivant les circonstances. En Europe, on pourra les traiter comme ceux de l'intérieur. Dès que l'immigration suspecte prendra assez d'importance pour constituer un danger, il deviendra nécessaire de s'opposer à leur débarquement, comme le font les Américains (3).

(1) S'il se forme des foyers, on peut être amené à des mesures plus rigoureuses : pour enrayer l'épidémie de Memel, le gouvernement prussien, sur les indications de Blaschko, a soumis toute la population à un examen médical qui, pour les lépreux, est répété tous les six mois. Les malades du district ne peuvent recevoir de passeport pour s'expatrier. Ceux dont les sécrétions renferment des bacilles, sont isolés, soit chez eux, soit dans un établissement spécial.

(2) En ce qui concerne les émigrants, venant des pays à lèpre, Arning a fait à la Conférence de Berlin la proposition suivante : « Considérant que les courants d'émigration sont la cause principale de la diffusion de la lèpre, un contrôle sera établi au point de départ de l'émigration, il se poursuivra, sous la garantie du Consulat du pays de destination, au port de rassemblement et d'embarquement, et se terminera au port de débarquement. »

Dans certains cas, les formalités d'inscription imposées aux étrangers facilitent la tâche. Gémy et Raynaud, pour défendre l'Algérie contre les lépreux espagnols, ont proposé à la Conférence de Berlin l'inscription obligatoire des immigrants et leur surveillance sanitaire, ainsi que celle des lépreux résidants.

(3) C'est ce que Hallopeau, à la Conférence de Berlin, a réclamé pour la France. — Aux *États-Unis*, un règlement de 1894 prescrit les mesures suivantes : les navires arrivant

B. Dans quelques pays d'Europe, en Norvège, par exemple, la lèpre sévit avec assez de force pour exiger des mesures plus énergiques. L'expérience a prouvé que ces moyens peuvent être efficaces, sans être inhumains ni vexatoires.

La loi norvégienne de 1885, qui peut servir de type à toutes celles du même genre contient, en substance, les dispositions suivantes :

Les commissions sanitaires et les autorités communales ont le droit d'obliger les lépreux à s'isoler dans leur demeure. S'ils refusent, où s'ils sont dans l'impossibilité d'obéir à cette injonction, les autorités peuvent les contraindre à entrer dans un établissement spécial. C'est donc l'administration qui décide si les lépreux doivent rester libres ou non sur le territoire de la commune. — La déclaration de la lèpre est obligatoire.

Remarquons que cette loi, qui a donné de si brillants résultats, n'entrave pas les unions entre lépreux.

Ces unions n'ont aucun inconvénient, à la condition que les enfants soient, dès leur naissance, soustraits à la contagion familiale [1]. Il n'y a pas lieu non plus, — sous réserve d'une surveillance particulière, — d'écarter les descendants de lépreux des écoles ou autres établissements publics.

D'une façon générale, on peut laisser libres les malades exempts de lésions ouvertes, tandis qu'il convient de montrer une plus grande sévérité envers les lépreux dont les tubercules et la muqueuse nasale sont ulcérés.

En somme, les précautions ne sont pas essentiellement différentes de celles que réclament les nations peu atteintes. Mais ici, les mesures intérieures prennent le pas sur celles qui visent l'importation de la lèpre.

Ajoutons que l'initiative privée, en répandant des notions utiles, en fondant des asiles et en déterminant les malades à s'y réfugier, vient grandement en aide à l'autorité administrative et peut, jusqu'à un certain point, la suppléer [2].

avec la lèpre à bord ne pourront obtenir la libre pratique, avant que le lépreux et ses bagages aient été débarqués à la station de quarantaine; le malade sera nourri aux frais du bateau, qui devra le reprendre en partant. — La législation intérieure varie avec chaque État. Il y a 200 ou 300 lépreux en tout aux États-Unis.

Les « Acts » de la *Nouvelle-Galles du Sud* (1890) et du *Queensland* (1892) sont à peu près identiques. Ils prescrivent la déclaration obligatoire, par le médecin et par la personne qui loge le malade, la détention après examen médical, le tout avec des sanctions pécuniaires; aucune disposition ne vise explicitement les immigrants, mais en fait, les plus dangereux, les Chinois, sont inscrits et surveillés dans un but fiscal.

[1] Cette mesure est rendue obligatoire par la loi que le *Danemark* a promulguée récemment pour l'Islande (1898). Pour tout le reste, cette loi est identique à la loi norvégienne : les médecins de district surveillent les lépreux de leur circonscription et en tiennent registre. Les malades sont astreints à un certain nombre de précautions; s'ils ne peuvent ou ne veulent s'y soumettre, ils sont placés d'office à l'hôpital spécial. — Voir le texte officiel de la loi, traduit en anglais, dans la revue *Lepra*, t. I, p. 152 (1900).

[2] En *Russie* notamment, de grands efforts ont été faits par les « Lepra-Gesellschaften » de Livonie et de Courlande, par les nobles d'Esthonie, par la ville de Riga, par diverses

C. Si les moyens précédents, qui impliquent une organisation perfectionnée, conviennent à des nations policées, ils ne sont pas applicables aux peuples que la civilisation européenne n'a pas pénétrés de longue date, ce qui est le cas de la plupart des pays où l'endémie lépreuse exerce ses plus grands ravages.

Encore y aurait-il de nombreuses distinctions à faire entre ceux-ci. La Chine, cet immense réservoir de lèpre, est, pour longtemps encore, inaccessible à toute tentative de prophylaxie. Parmi les autres pays exotiques, il en est comme l'Inde anglaise, comme nos possessions de l'Indo-Chine et du Sénégal, où les Européens ne sont qu'en petit nombre; il en est d'autres comme les États de l'Afrique Australe, des Antilles et de l'Amérique du Sud, où les blancs forment une part notable, sinon la plus grande, de la population. Il est évident que la conduite à tenir ne doit pas être identique dans l'un et l'autre cas. Les mesures prophylactiques varieront suivant qu'elles s'adresseront plus spécialement à l'élément blanc ou à l'élément indigène. Quant aux races autochtones, on ne peut songer à les soumettre à une règlementation unique. Assujettir aux mêmes lois les tribus canaques, qui se déplacent dès qu'on les moleste, et les races jaunes, habituées depuis de longs siècles à l'obéissance passive, serait courir au-devant d'un échec certain (1).

Tout ce que nous pouvons faire, c'est donc de donner quelques points de repère, d'indiquer quelques moyens généraux à employer vis-à-vis d'indigènes peu soucieux des précautions hygiéniques. Quant au détail, il doit faire l'objet d'une étude spéciale pour chaque région en particulier.

a. Le premier point, ici encore, est d'empêcher l'entrée de lépreux étrangers.

Essentielle dans les pays peu contaminés, cette disposition a encore son importance dans les plus infestés, où l'importation active l'épidémie et rend vaines les précautions intérieures.

Pour réaliser ce desideratum, il faut former un personnel médical possédant une instruction technique spéciale, soustrait aux déplacements incessants et pourvu enfin de toute l'instrumentation nécessaire pour les recherches bactériologiques (2).

Sociétés qui ont créé des asiles à Krutyja-Rutschi (gouvernement de Saint-Pétersbourg), à Astrakan, à Irkoutsk (Sibérie), etc. Une propagande active a éclairé les populations sur les dangers de la lèpre. — En *Islande*, la Société des « Odd-Fellows », créée sur l'initiative d'Ehlers, a fait construire une léproserie.

(1) C'est ce que le grand sens pratique des Anglais leur a suggéré. Tandis que nos colonies ne possèdent que quelques décrets promulgués pour la Guyane et la Nouvelle-Calédonie, et mal appliqués, d'importantes mesures ont été prises dans les colonies britanniques. De ces colonies, les unes sont des colonies d'exploitation où la race blanche ne s'acclimate pas, les autres des colonies de peuplement; dans les unes comme dans les autres, le nombre des lépreux est très variable. Aussi n'a-t-on pas essayé d'édifier pour toutes une législation uniforme : les « lepers acts » sont rédigés sur place, et appropriés aux lieux et aux races qu'ils doivent régir. (Jeanselme, Études sur la lèpre dans la péninsule indo-chinoise et le Yunnan, *Presse méd.*, 1901.)

(2) La loi du *Natal* (1890) interdit l'entrée du territoire aux immigrants hindous ou noirs atteints de lèpre. — Dans les *Antilles* et la *Guyane anglaise*, comme dans le *gouvernement du Détroit* (Détroit de Malacca), soumis à peu près aux mêmes règles, il est interdit de

b. A l'intérieur, il faut, aussi soigneusement que possible, rechercher les cas de lèpre.

Quant aux moyens pour y parvenir, ils ne peuvent être partout les mêmes : déclaration obligatoire, tournées médicales (1), etc. Les pèlerinages, les foires, marchés et autres lieux de rassemblement, les prisons, les prostituées, les milices et polices indigènes doivent être partout l'objet d'une surveillance attentive.

c. En principe, *tout lépreux reconnu doit être isolé*. Le meilleur isolement est réalisé par l'internement dans une *léproserie*, c'est-à-dire dans un établissement spécial, privé de communications avec le reste du pays.

Les malades y sont reçus sur leur demande; ou bien ils y sont envoyés d'office. Bien entendu, les formalités d'entrée doivent être règlementées de manière à donner des garanties suffisantes contre les erreurs ou l'arbitraire. Les internés qui ont quelques ressources sont entretenus à leurs frais, ou aux frais de ceux qui en ont la charge légale; les autres le sont aux frais du budget local ou du budget général de la colonie, suivant des conditions à préciser pour chaque pays.

Quant à l'organisation de la léproserie elle-même, elle doit, tout en répondant à son but prophylactique, ne pas entraîner des frais exagérés, et donner aux internés une vie acceptable; les essais de séquestration trop rigoureuse vont à l'encontre du but, en poussant les populations à la résistance et au recel des malades.

L'idéal est représenté par la *léproserie maritime*, établie dans une île suffisamment distante des côtes pour éloigner toute idée d'évasion. L'île choisie devra être peu peuplée, pour qu'elle puisse être évacuée par ses habitants avant l'arrivée des lépreux. Il est nécessaire qu'elle soit fertile et pourvue d'eau en abondance. Les internés y formeront des villages et y jouiront d'une liberté complète, à condition de ne pas chercher à s'échapper; les infirmes seront réunis dans des constructions peu coûteuses et d'un nettoyage facile. L'établissement comportera une buanderie, une infirmerie, un laboratoire. Aucun cadavre ne doit sortir de l'île, aucun produit n'en peut être exporté.

Le mode d'isolement dans une île convient surtout aux colonies encombrées de vagabonds et d'immigrants sans famille; mais il est difficilement accepté des indigènes, qui se refusent à vivre loin de leurs parents et de leurs villages : à cette catégorie de malades conviennent mieux des *léproseries terrestres*, établies sur le plan des précédentes, dans une île fluviale par exemple, ou des *colonies agricoles*. Toutes ces agglomérations devront être closes effectivement, distantes des villes et séparées de toute habitation par une espace d'au moins 200 mètres. Les sorties et visites seront réglementées.

débarquer des lépreux; le capitaine du navire qui amène un malade est passible d'une amende et peut être tenu de rapatrier celui-ci à ses frais.

(1) Une disposition de la loi du *Natal* permet de faire des enquêtes pour découvrir les foyers de lèpre, de déclarer tel territoire contaminé et de soumettre ses habitants à un régime spécial.

Toutes les fois que des personnes saines seront autorisées à vivre dans la léproserie, elles seront soumises aux mêmes obligations que les malades. Les unions ne seront pas prohibées d'une façon absolue; mais les enfants devront être, dès leur naissance, soustraits à la contagion.

Les malades dont la situation de fortune permet l'isolement effectif à domicile, peuvent être autorisés à se soigner chez eux, sous condition expresse d'être soumis à une surveillance attentive. En fait, la séquestration forcée est applicable surtout aux condamnés et aux vagabonds.

d. Quelques efforts que l'on fasse, il est le plus souvent impossible d'isoler tous les lépreux, reconnus manifestement contagieux : leur nombre est tel dans certaines colonies, comme la Birmanie et l'Inde anglaise, que nul budget ne suffirait à leur entretien (1). Il faut donc compléter les mesures précédentes par d'autres, dirigées contre les malades restés libres. On leur interdira toutes les professions qui les exposent à contaminer les gens sains, comme par exemple celles qui se rapportent à l'alimentation, à l'habillement, aux soins des malades ou au service domestique. On leur interdira l'accès des bains et fontaines, des hôtels et des véhicules publics (2).

Tels sont les principes généraux. Nous ne saurions trop le répéter, ils doivent dans la pratique être adaptés aux circonstances de lieu, de temps, de race; toute loi qui heurte les mœurs, les croyances, et même les préjugés d'un peuple ne saurait être viable (3).

(1) Sur les 130000 lépreux de l'Inde anglaise, 2 pour 100 tout au plus reçoivent des soins.

(2) Tous ces détails sont admirablement étudiés dans les législations coloniales anglaises. Ainsi, dans le gouvernement du Détroit, l'ordonnance de 1899, inspirée par le Comité réuni à Pérak en 1893, ordonne la détention forcée des lépreux mendiants ou vagabonds; quant aux lépreux indigents, ils sont isolés sur leur demande ou sur la demande de ceux qui en ont la charge légale. Le gouverneur, en conseil, peut interdire aux lépreux, par notification publiée à la *Gazette Officielle*, l'exercice de certaines professions, dont la liste, toujours modifiable, est donnée par une annexe dans l'ordonnance. Des sanctions pécuniaires et autres assurent l'observation de la règle par tous ceux qu'elle vise. — Les lépreux chinois sont reçus à la léproserie de Poulo Jerajak, île voisine de Poulo. Pinang : la plupart y entrent volontairement, ils y sont assez bien traités pour ne pas désirer en sortir. — L'Inde anglaise et ses dépendances sont régies par le « Lepers Act » de 1896, complété en 1898; il n'est que l'extension d'un « Act » de 1894, élaboré pour le Bengale sous l'inspiration de la Commission de 1890. Il comprend aussi, comme dispositions fondamentales, l'isolement forcé des lépreux indigents et vagabonds (avec toutes garanties vis-à-vis des intéressés), et l'interdiction pour les lépreux d'exercer certaines professions. Par suite des difficultés budgétaires, l' « Act » n'entre en vigueur dans une circonscription territoriale, que sur une notification du gouvernement local.

Aux *îles Hawai*, où un quinzième de la population est atteint, une loi draconienne a été mise en vigueur dès 1865 : l'individu soupçonné est aussitôt appréhendé et dirigé sur Honolulu, dans un hôpital intermédiaire où il est examiné à fond. Douteux, il est gardé en observation; lépreux avéré, il est interné à Kalawao (île de Molokaï), privé de ses droits civils et politiques et à jamais séparé des siens. ALVARES (*Lepra-Conf.*), fait observer que cette loi manque son but par excès de sévérité, et D. Sauton affirme que près de la moitié des lépreux se dissimulent pour échapper à la séquestration.

(3) Voici les conclusions formulées en 1897 par la Conférence de Berlin (proposition de Hansen, amendée par Besnier) : 1° Dans tous les pays où la lèpre forme des foyers, ou prend une grande extension, l'isolement est le meilleur moyen d'empêcher la propagation

CHAPITRE VII

TRAITEMENT

Le nombre même des remèdes préconisés contre la lèpre indique assez combien leur action est douteuse. Jusqu'ici, les traitements prétendus spécifiques n'ont guère donné que des mécomptes. En revanche l'hygiène, l'asepsie arrivent à prolonger la vie de bien des malades et à la leur rendre supportable.

I

TRAITEMENT HYGIÉNIQUE ET PHYSICOTHÉRAPIE

Hygiène générale. — Quelles qu'en soient les causes inconnues (propreté, climat, absence de réinfections), l'amélioration frappante qui se produit chez les lépreux soustraits aux pays à lèpre, constitue une indication précieuse. Lorsqu'ils le pourront, les malades devront donc s'éloigner des foyers d'infection. Les grands voyages, sur mer notamment, leur sont du reste favorables. Ils choisiront pour s'établir un lieu salubre et tempéré, situé à la campagne de préférence; une vie régulière, le grand air, un exercice modéré, une propreté méticuleuse, une nourriture saine et réconfortante (sans être trop animalisée), feront pour eux plus que la plupart des médicaments. Babes rapproche ce traitement de celui de la scrofule.

Hydrothérapie. — L'*eau* joue un rôle capital dans l'hygiène des lépreux. Des bains fréquents leur sont nécessaires. Les bains très chauds en particulier leur procurent un bien-être très vif [1]; les bains de vapeur sont diversement appréciés.

Les *bains de mer* ont en général une action excellente. Diverses *eaux thermales*, sulfureuses ou arsenicales, ont été vantées. En France, on a préconisé

de la maladie; 2° La déclaration obligatoire, la surveillance et l'isolement, tels qu'on les pratique en Norvège, doivent être recommandés à toutes les nations dont les municipalités sont autonomes et possèdent un nombre suffisant de médecins; 3° Il faut laisser aux autorités administratives le soin de fixer, sur l'avis des conseils sanitaires, les mesures de détail en rapport avec les conditions sociales de chaque pays.

[1] D'après v. Bergmann, il existe en Russie des empiriques qui traitent les lépreux par des onguents et des bains chauds. — Nous avons vu, à l'établissement de Pelantoengan (Java), les malades se plonger dans une source thermale (111 degrés Fahr.) bicarbonatée ferrugineuse, et se couvrir ensuite d'épaisses couvertures pour provoquer la sudation.

les eaux ferrugineuses et sulfatés cuivreuses de Saint-Christau (Basses-Pyrénées). La source ferro-arsenicale de Guber, à Srebrenica (Bosnie) passe, dans la région où elle est située, pour efficace contre la lèpre [1].

Électricité. — Les courants continus et faradiques ont été essayés surtout contre la forme nerveuse. Il est certain que la faradisation détermine souvent une rétrocession de l'anesthésie, mais l'amélioration est souvent éphémère [2].

II

TRAITEMENT LOCAL ET CHIRURGICAL

Dans quelques cas, rapportés par Leloir, par Marcano et Wurtz et par d'autres, l'ablation ou la destruction d'une *tache initiale* aurait jugulé la maladie : nous savons avec quelle réserve il faut accueillir ces conclusions.

Par contre, la *destruction des lépromes*, considérés comme sources d'infection, est d'autant plus recommandable qu'elle est facilitée par leur analgésie et que les plaies consécutives se ferment assez rapidement. Déjà en honneur autrefois chez les Arabes, elle est pratiquée couramment de nos jours, notamment par les médecins de Norvège. Zambaco met à l'actif du thermo-cautère des guérisons définitives, surtout chez des enfants traités dès le début de la maladie. Quant aux moyens à employer, d'aucuns préfèrent l'ablation au bistouri, d'autres la destruction au fer rouge; d'autres enfin aiment mieux les caustiques (potasse, acides forts, phénol concentré). Le choix entre ces procédés est guidé par les particularités de chaque cas [3].

La plupart des *topiques* usités en dermatologie ont été essayés, soit pour amener la disparition des nodules et des infiltrations, soit pour calmer les douleurs locales : il faudrait, pour les énumérer, citer tous les médicaments réputés résolutifs, révulsifs, calmants ou désinfectants (onguent napolitain et préparations mercurielles, iode, créosote, acides phénique et salicylique, salicylate de méthyle, résines, etc.), employés sous toutes leurs formes pharmaceutiques (solutions, pommades, emplâtres, collodions, etc.). Les médicaments

(1) Ces eaux sont recommandées par Glück et par Ehlers. La cure, qui doit être assez longue, consiste en boisson à dose croissante (jusqu'à 1 litre et plus par jour) et en bains d'une heure, à 40° et même 42°, suivis d'une sudation dans des couvertures et de massage.

(2) D. Sauton conseille l'essai des *courants alternatifs de haute fréquence*, et l'emploi de la *photothérapie* par les rayons chimiques, mais n'indique pas qu'il ait jamais commencé à expérimenter ces moyens.

(3) Unna insiste sur l'inégale efficacité des divers caustiques : l'acide acétique, l'acide nitrique fumant, n'ont d'après lui qu'une action passagère, tandis que l'acide phénique concentré et surtout la potasse caustique donnent des résultats plus durables; encore celle-ci détruit-elle seule les bacilles. Il ne cautérise d'ailleurs que les lépromes limités et traite les taches et les infiltrations œdémateuses par des pommades.

réducteurs, acides pyrogallique et chrysophanique, ichtyol, résorcine, sont préconisés par Unna, et semblent être les plus actifs([1]). Pour compléter cette liste déjà longue, il faudrait y ajouter d'autres substances qui passent pour avoir une action spéciale antilépreuse : comme la plupart sont employées, à la fois comme remèdes internes et comme topiques, nous les signalerons à propos du traitement médicamenteux.

Que l'on soit ou non intervenu chirurgicalement vis-à-vis des productions lépreuses, il importe de les soumettre à une *antisepsie* rigoureuse. On ne doit pas oublier, en effet, que les infections secondaires sont le facteur essentiel des complications inflammatoires et de la fonte même des tubercules.

Bien aseptisées et bien pansées, nombre d'*ulcérations lépreuses* se cicatrisent d'elles-mêmes. Les ulcères chroniques atones, calleux relèvent des traitements ordinaires applicables aux plaies rebelles, aux ulcères de jambe en particulier.

Il est utile, suivant le conseil d'Hallopeau, de protéger contre l'action de l'air les régions découvertes telles que la face et les mains : on y arrivera au moyen de pommades ou enduits couvrants (vaseline, pâte de zinc, vernis à la caséine).

Un certain nombre d'*indications spéciales* entraînent des interventions opératoires : ouvertures de collections, ablations de séquestres, amputations. La lèpre du larynx peut nécessiter la *trachéotomie*. C'est à l'occasion des *manifestations oculaires* que la chirurgie rend les plus précieux services : il est de toute nécessité d'enrayer l'envahissement de l'œil par les tubercules. Ceux de la conjonctive et de la cornée seront donc raclés et cautérisés au galvanocautère, au besoin leur marche sera arrêtée par la kératotomie. Quant à la lagophtalmie, on y remédiera par la tarsorrhaphie du tiers interne des paupières, afin de retenir les larmes dans le cul-de-sac reformé.

L'*élongation des nerfs*, pratiquée contre les phénomènes de névrite, est diversement jugée ([2]).

([1]) Citons, comme exemple, le traitement de Leistikow, qui se rapproche de celui d'Unna : pour la face, cures d'exfoliation par la résorcine (mousseline-emplâtre, pâte exfoliante à 50 p. 100, etc.) fréquemment répétées; acide pyrogallique sous forme d'emplâtres, de pommade composée (5 pour 100, avec 5 d'ichtyol et 3 d'acide salicylique), d'onguent de caséine (10 pour 100). Sur le corps, frictions à l'acide chrysophanique ou pyrogallique (pommade à 10 pour 100, etc.), emplâtre si les lésions sont limitées. — Pour les traitements prolongés, gélanthe à l'acide chrysophanique composé, onguent de caséine à l'acide pyrogallique composé. — Comme traitement intermédiaire, ichtyol, en pommade (10 à 20 pour 100), gélanthe, pansements humides ou collodion (ce dernier sur les lésions en foyer). — Hallopeau a vu des tubercules s'affaisser sous des applications de collodion au biiodure de mercure (1/2 pour 100).

([2]) Gerald Bomfert, son promoteur, reconnaît qu'il faut souvent la réitérer et dissocier les nerfs tuméfiés. Beaven Rake et Danielssen n'ont retiré aucun bénéfice de cette intervention, tandis que d'autres ont observé l'amendement des phénomènes douloureux, anesthésiques, moteurs et trophiques.

A titre de curiosité historique, nous mentionnerons la *castration*, autrefois préconisée par les médecins du moyen âge pour guérir la lèpre.

III

TRAITEMENT MÉDICAMENTEUX

La marche capricieuse de la lèpre, avec ses arrêts spontanés qui en imposent pour des quasi-guérisons, permet difficilement d'apprécier la valeur d'une médication quelconque. De toutes celles qui ont été conseillées, des innombrables drogues prônées tour à tour comme spécifiques, aucune jusqu'ici n'a donné de résultats évidents, capables d'entraîner la conviction (1).

En première ligne, parmi les remèdes les plus vantés, vient l'*huile de chaulmoogra*.

C'est à un corps gras, extrait par pression des graines d'un arbre indien de la famille des Bixacées, le *gynocardia odorata*. Son principe actif paraît être l'*acide gynocardique*. L'huile elle-même s'emploie soit comme topique externe, soit comme médicament interne; on peut la mettre en pilules ou en capsules. On commence par V gouttes matin et soir, pour augmenter de IV à X gouttes par jour, jusqu'à CXX et même CCXX gouttes : ces fortes doses sont nécessaires; des malades ont toléré jusqu'à quatre cents gouttes, Patron Espada aurait même réussi à faire ingérer jusqu'à 45 grammes par 24 heures, à condition de soumettre le malade au régime lacté exclusif. Malheureusement, de pareilles quantités sont rarement supportées, car le médicament détermine du dégoût, des troubles gastriques et de la diarrhée. Aussi l'a-t-on administré par voie sous-cutanée : les injections d'huile stérilisée par la chaleur, ou filtrée sur bougie Chamberland, sont parfaitement supportées comme l'ont montré les expériences de Jeanselme, Raynaud d'Alger, Tourtoulis : ce dernier a fait à un de ses malades, de 1894 à 1899, 656 injections de 5 grammes d'huile, — presque quotidiennes au début du traitement (2). Enfin, en raison des inconvénients des injections (3), Hallopeau a songé à introduire l'huile par voie rectale.

L'huile de chaulmoogra est le médicament dont l'emploi semble avoir le plus fréquemment coïncidé avec des améliorations sensibles. Vidal, E. Besnier, Brocq en ont obtenu de bons effets. Des malades du service de Hallopeau n'en ont pas moins fait de violentes poussées, alors qu'ils étaient soumis à une médication intensive par cette huile en injections. D'après G. Desprez (4), toutes les graines vendues dans les bazars de Calcutta et de Bombay, dans les drogueries de Londres, de Paris et de Hambourg, sont fort différentes des

(1) Parmi les substances bizarres usitées jadis contre la lèpre, nous citerons l'ivoire, la graisse de panthère, l'urine d'âne et la chair de crocodile; les 56 remèdes opposés par les Chinois aux 36 formes de la lèpre; les sucs et poudres de toutes les plantes exotiques connues.

(2) TOURTOULIS-BEY, *Soc. franç. de dermat.*, 1899. — *Acad. de méd.*, 1899 et 1901.

(3) On les a vues déterminer des nodosités douloureuses, des éruptions, des embolies graisseuses du poumon. (HALLOPEAU, *Lepra*, 1901. — DU CASTEL, *ibid.* — RILLE, *ibid.*)

(4) G. DESPREZ, *Thèse de l'École de pharmacie*, 1900.

graines du *Gynocardia odorata*. Elles proviennent d'un arbre encore inconnu, auquel G. Desprez propose de donner le nom de *Gynocardia Prainii*. En outre l'huile de chaulmoogra du commerce, d'après le même auteur, est souvent falsifiée. Ainsi s'expliquent peut-être, en partie, les divergences d'opinion sur la valeur de ce médicament.

Il faut placer à côté de ce dernier un produit extrait de l'*Hydnocarpus ebrians* (plante voisine des *gynocardia*), et connu dans l'Inde sous le nom d'*huile de Kanti*. Il fait la base du traitement de Bhan-Dagi.

Ce médecin hindou faisait, chaque matin, frotter avec de l'huile de kanti tout le corps de ses malades; deux heures après, ceux-ci prenaient un bain; une seconde friction leur était faite dans la soirée.

Le *baume de Gurjum* s'administre à l'intérieur en commençant par V gouttes, pour atteindre progressivement C ou CC. Son principal inconvénient est d'irriter le rein. Il sert aussi de topique externe, additionné à deux ou trois parties d'eau de chaux.

Kalindero préconise le *pétrole brut*, appliqué en pommade à 10 pour 100 et ingéré en capsules, jusqu'à 1 gramme.

L'*ichtyol*, absorbé à doses croissantes (1 gramme et plus), sous forme de pilules, constitue un élément important du traitement d'Unna. Celui-ci donne aussi l'*acide pyrogallique* à l'intérieur, jusqu'à 2gr,50.

Goldschmidt dissout l'*europhène*, au titre de 5 pour 100, dans l'huile d'amandes douces, pour frictionner la peau et faire des injections dans les infiltrats. Neisser a également recommandé l'europhène, ainsi que l'*iodoforme*. Un autre succédané de l'iodoforme, l'*airol*, fait la base du traitement de Fornara (de Taggia).

Les tubercules sont détruits au thermo-cautère, les infiltrats diffus sont couverts d'une pommade à la chrysarobine; chaque soir, après un lavage à l'eau tiède, tout le corps est massé avec une pommade à l'airol à 10 pour 100; le matin, bain chaud et injections, dans les lépromes et les zones anesthésiques, d'une émulsion d'airol à 10 pour 100 dans la glycérine ou l'huile d'olive (de 1 goutte à 1 centimètre cube par injection). La même émulsion est instillée dans la conjonctive malade, tandis que les lésions naso-pharyngiennes sont traitées par des aspirations d'airol en poudre.

Les missionnaires du Tonkin emploient la poudre du *hoang-nan*, écorce d'une liane indigène (*Strychnos gaultheriana*), contenant de la brucine et de la strychnine; ils l'associent, dans des pilules, au réalgar[1]. La *strychnine* a été recommandée par Piffard, Bulkley (teinture de noix vomique), Unna.

L'*arsenic*, les *mercuriaux* à l'intérieur, l'*iodure de potassium* n'ont pas d'action ou même en ont une mauvaise. Pourtant R. Crocker, Ehlers et Haslund traitent les lépreux par les injections de sels mercuriels, et se louent des

[1] Le remède du P. Damien contient: alun 1/5; réalgar et hoang-nan ãã 2/5.

résultats qu'ils obtiennent[1]. L'*huile de foie de morue* est utile, le *fer* discutable.

Le *salicylate de soude* rend des services surtout dans les poussées aiguës, si on le donne à dose suffisante (4 à 8 grammes), à l'exemple de Danielssen et de Hallopeau ; de même le *salol* (Lutz). Aux douleurs, outre les moyens locaux (pointes de feu, etc.) et les narcotiques, on oppose l'*antipyrine* (Brocq), la *phénacétine* : seule parmi les antipyrétiques, celle-ci a pu abaisser quelque peu la température.

IV

SÉROTHÉRAPIE

Action de la tuberculine. — Divers auteurs[2] ont essayé, avec des résultats peu concordants, d'injecter à des lépreux l'*ancienne tuberculine de Koch*. Babes a constamment obtenu par ce moyen une réaction générale, et dans les cas de lèpre cutanée il a en outre observé une réaction locale. Cette réaction rappelle celle que présentent les tuberculeux, mais elle en diffère par un certain nombre de points. Les malades avaient été d'ailleurs examinés soigneusement pendant la vie et plus tard à l'autopsie ; leurs organes étaient exempts de tubercules, ce qui répond à une objection formulée par Arning et Brieger.

Il faut une dose plus forte de lymphe chez les lépreux que chez les tuberculeux, pour obtenir une réaction ; la fièvre apparaît plus tardivement, au bout de 24 heures, et ne se montre souvent qu'après des injections répétées. Elle dure plus longtemps que celle de la tuberculose et, contrairement à cette dernière, récidive souvent plusieurs fois après une seule injection ; les accès consécutifs sont du même type que le premier et se montrent à la même heure, soit le lendemain, soit le troisième jour ; enfin, si les injections sont répétées, il y a ordinairement accumulation de leur action.

La réaction locale, qui dans la tuberculose apparaît le plus souvent en même temps que la fièvre, se montre dans la lèpre plus tardivement que celle-ci, et seulement après plusieurs jours de traitement. D'abord à peine perceptible, elle consiste plus tard en de la sensibilité, de la rougeur et un gonflement érysipélatoïde débordant les lépromes. Lorsqu'elle tombe, on constate souvent une modification favorable dans l'état des nodules (dessiccation, affaissement). Dans la lèpre nerveuse, la réaction générale à la tuberculine est très nette, la réaction locale est difficile à constater ; cependant une amélioration consécutive se produit.

Il résulterait de ces faits : 1° que l'injection de tuberculine fournit un moyen

(1) EHLERS, *Lepra-Conf.* — *Lepra*, 1900.

(2) M. JOSEPH, *Semaine médicale*, déc. 1890. — KAPOSI, *Soc. méd. de Vienne*, déc. 1890. — ARNING, *Deutsche medic. Woch.*, déc. 1890. — BABES, *Soc. de méd. de Bucarest*, déc. 1890 et *loc. cit.* — DEHIO, *Lepra-Conf.*

de différencier la lèpre pure, soit de la tuberculose, qu'elle soit ou non associée à la lèpre, soit des maladies nerveuses qui la simulent; 2° qu'elle a une influence curative.

Babes a donc essayé le *traitement par la tuberculine.*

Il commençait par de très petites doses et ne renouvelait l'injection qu'après cessation complète de la poussée fébrile. Tous les malades, après deux mois de traitement, auraient été remarquablement améliorés; mais aucune expérience ne put être poussée assez longtemps, et quelques réactions particulièrement intenses montrèrent qu'il fallait être prudent. Doutrelepont aurait obtenu des résultats analogues avec une *tuberculine aviaire.* — Babes a expérimenté également la *nouvelle tuberculine de Koch* : même à haute dose, elle ne détermine pas de fièvre, mais n'a pas non plus d'influence curative.

Babes a extrait des produits lépreux, une *léprine* par une méthode calquée sur celle employée par Koch pour obtenir la tuberculine. A dose un peu plus forte que celle-ci elle ferait également réagir les lépreux et les tuberculeux et donnerait des résultats encore plus favorables; mais ces expériences ne sont qu'au début (1).

Traitement par les sérums. — Babes a songé à traiter les lépreux au moyen d'un *sérum antituberculeux* ou du *sérum antidiphtérique* (2). D'autres ont essayé d'obtenir un *sérum antilépreux.* Les expériences les plus connues sont celles de Carrasquilla (de Bogota) (3).

Il traite des chevaux en leur injectant du sérum sanguin de lépreux, obtenu par saignée. C'est au sérum sanguin de ces chevaux qu'il attribue un pouvoir antitoxique. Injecté aux malades, ce sérum détermine parfois une réaction fébrile, de l'urticaire, des arthralgies.

Des améliorations considérables auraient été obtenues par ce sérum, entre les mains de son auteur, et aussi de Buzzi, d'Abraham, d'Arning et d'Auché. Mais les résultats annoncés n'ont pas été confirmés par les autres expérimentateurs, et la Commission de l'Académie de médecine, composée de Roux, Besnier, Hallopeau et Fournier, ne s'est pas montrée plus favorable à cette méthode que la Conférence de Berlin.

Une des objections adressées à Carrasquilla, c'est que le sang retiré aux lépreux ne contient guère de bacilles et de toxine : peut-être, d'après la Commission, vaudrait-il mieux prélever le sang pendant une poussée.

(1) SCHOLTZ et KLINGMÜLLER (*Lepra*, 1900) n'ont pu réussir, ni au moyen de la glycérine, ni au moyen de l'eau, à extraire des lépromes une substance capable de faire réagir les lépreux.

(2) Babes en effet, trouve de grandes analogies entre les bacilles lépreux et diphtérique. — Son *sérum antituberculeux* est le sérum sanguin d'animaux (chiens, ânes), ayant reçu des doses croissantes de tuberculine. — Dyer (de la Nouvelle-Orléans) a aussi essayé le *sérum antivenimeux* de Calmette, et Cornil la toxine du jequirity, poison protéique végétal rappelant le venin des serpents.

(3) CARRASQUILLA, *Lepra-Conf.*, et *Acad. de médecine.* Voir *Sem. méd.*, 1896.

Afin de parer à cet inconvénient, Carrasquilla s'est récemment servi, pour préparer ses chevaux, de cultures bacillaires : malheureusement, les microbes cultivés par lui ne semblent guère avoir de rapports avec le bacille de Hansen. — Déjà, d'autres expérimentateurs avaient injecté aux animaux, pour rendre leur sérum immunisant, non pas du sérum sanguin de lépreux, mais des produits lépreux. Ainsi ont procédé de Lucca et Laverde [1].

Ce dernier extirpe des lépromes, en triture 25 grammes avec 15 grammes de sang en nature (que donnent les plaies d'excision) et 20 grammes d'eau stérilisée.

Il obtient ainsi un faible résidu et un liquide clair, dont 40 centimètres cubes sont injectés séance tenante à un bouc, ce qui provoque chez cet animal une réaction fébrile. Huit jours après, on saigne l'animal, et c'est son sérum frais qu'on injecte aux malades. Ceux-ci présentent une réaction presque constante suivie d'une grande amélioration : dans les lépromes cutanés, on constaterait que les bacilles ont disparu.

Metschnikoff et Besredka [2] interprètent autrement les expériences précédentes : les sérums de Carrasquilla et de Laverde ne renferment pas de produits lépreux, mais contiennent sûrement une ou plusieurs cytotoxines (leucotoxine, hémotoxine) ; c'est à ces poisons cellulaires qu'il faut attribuer les améliorations, indéniables dans quelques cas. Aussi les mêmes effets peuvent-ils être obtenus sans qu'on emploie aucun sérum qui provienne de lépreux. Les auteurs ont préparé une chèvre en lui injectant du sang humain défibriné : le sérum de cette chèvre devint plus hémolytique que le sérum de chèvre normale. Injecté à petite dose (0,5 centimètres cubes), à des lépreux des services de Hallopeau et de Du Castel, ce sérum amena une augmentation dans le nombre de leurs hématies et dans la teneur de leur sang en hémoglobine. C'est une confirmation de cette règle générale, que les faibles doses de cytotoxines produisent une suractivité des éléments cellulaires correspondants. Il se produisit en même temps une sédation des douleurs névralgiques, et dans plusieurs cas une réaction locale au niveau des lépromes.

LÈPRE VULGAIRE. — Dénomination du psoriasis tombée en désuétude.

Voir l'article : *Psoriasis*.

LEPTUS AUTUMNALIS OU IRRITANS. — Plus communément appelé : *rouget*.

Voir l'article : *Dermatozoaires*, t. I, p. 847.

LÉSIONS ÉLÉMENTAIRES. — Voir t. I, p. 140.

LEUCODERMIE. — Étym. : λευκός blanc, et δέρμα, peau.

On nomme ainsi l'absence de pigment dans l'épiderme.

Voir l'article : *Mélanodermie*.

[1] J. Olaya Laverde, *Lepra-Conf.* — Hallopeau, *Acad. de méd.*, 1898.

[2] Metschnikoff et Besredka, Recherches sur l'action de l'hémotoxine chez l'homme, *Ann. de l'Institut Pasteur*, 1900, p. 402.

[*E. Jeanselme et M. Sée.*]

LEUCOKÉRATOSE. — Étym. : λευκὸς, blanc, et κερας, corne.

Le mot *leucokératose* est, depuis E. Besnier, une des dénominations les plus usuelles des inflammations chroniques des muqueuses.

Voir l'article : *Langue*, t. II, p. 969.

LEUCOPLASIE. — Étym. : λευκὸς, blanc, et πλάσσις, formation.

Nom donné par E. Vidal aux inflammations chroniques des muqueuses.

Voir l'article : *Langue*, t. II, p. 969.

LICHENS. — Voir l'article ci-après.

LICHENS.

Par L. BROCQ.

LES LICHENS

CHAPITRE PREMIER

ÉTUDE D'ENSEMBLE

Étym. : Λειχήν, lichen, terme de botanique.

Préambule. — Quand on veut étudier dans les divers traités de dermatologie la question des lichens, on est frappé de voir que ce mot n'a plus du tout la même signification, suivant que l'on prend les vieux auteurs anglais et français, tels que Willan, Bateman, Biett, Cazenave, Schedel, Chausit, Rayer, Devergie, Gibert, Bazin, ou suivant que l'on consulte les ouvrages du chef de l'école de Vienne, F. Hebra, et ceux de ses nombreux disciples [1].

Pour les premiers les lichens étaient des dermatoses caractérisées à leur période d'état par des papules agglomérées ou discrètes plus ou moins prurigineuses, et s'accompagnant, à une certaine période de leur évolution, d'un épaississement de la peau avec exagération de ses plis naturels. Cette définition trop vague les avait entraînés à ranger dans ce groupe les affections les plus diverses. Aussi cette conception des lichens n'a-t-elle pas pu résister à la critique. Leur *lichen pilaris* a été rangé à côté de l'ichtyose sous le nom de kératose pilaire ; leur *lichen urticatus* a été rattaché à l'urticaire, leur *lichen tropicus* aux éruptions sudorales, etc.... Hebra a dégagé de leur *lichen agrius*, de leur *prurigo mitis et formicans* une entité morbide distincte à laquelle il a donné le nom de *prurigo* : il a rangé dans les eczémas tous les autres faits qu'ils avaient décrits sous les noms de *lichen simplex aigu* ou chronique, de *lichen circonscrit*, etc.

Il en résulte que pour l'école de Vienne et pour la plupart des écoles étrangères les anciens lichens n'existent plus comme groupe morbide distinct. Hebra et Kaposi ont posé en principe qu'on ne doit décrire sous le nom de lichen que des dermatoses exclusivement papuleuses, et dont les papules ont une forme typique : ces papules doivent persister pendant tout le cours de l'affection sans jamais se transformer en d'autres efflorescences telles que des vésicules ou des pustules : elles doivent accomplir leur évolution tout entière à l'état de papules.

La dénomination de lichen est dès lors réservée par la grande majorité des dermatologistes actuels à une seule et unique affection, le *lichen ruber planus*

[1] L. Brocq, Des lichénifications des téguments : *Revue générale* : *Gazette des hôpitaux*, 20 février 1892.

et ses diverses variétés, lichen ruber planus, acuminatus, obtusus, moniliformis, corneus, atrophicus, etc. (1).

Cette réforme proposée par l'école de Vienne a été acceptée, presque sans discussion, par la plupart des dermatologistes français et étrangers. Le premier, notre regretté et vénéré maître, E. Vidal, a protesté en 1886 et 1889 contre cette conception. Dans un article célèbre (2) il a voulu reconstituer l'ancien lichen sur de nouvelles bases, et il a de nouveau décrit comme étant des formes morbides distinctes des dermatoses rangées par Hebra dans les urticaires et dans les eczémas.

Nous croyons pouvoir dire que sans notre intervention les protestations de E. Vidal n'auraient été ni entendues ni comprises. Dans une série de travaux s'étendant de 1890 à 1896 nous avons prouvé, ce nous semble, qu'il y a dans les faits décrits par les anciens auteurs sous le nom de lichen des formes morbides distinctes des eczémas vrais, dignes d'être classifiées à part; mais surtout nous avons, en créant la théorie de la lichénification (3), donné la clef de tous les faits ambigus qui avaient dérouté jusqu'à nous la plupart des observateurs.

On ne peut donc plus à l'heure actuelle se contenter de dire en parlant des lichens des anciens auteurs qu'ils ne sont que des formes d'eczéma chronique et qu'il est inutile de les décrire. Ce chapitre est devenu, au contraire, l'un des plus intéressants, mais, il faut bien en convenir, l'un des plus discutés de la dermatologie.

PREMIÈRE PARTIE

LES LICHENS DANS LES ANCIENS AUTEURS

Il serait sans intérêt de reproduire ici les diverses classifications de lichens données par les vieux auteurs, d'autant mieux qu'elles consacrent pour la plupart des erreurs d'interprétation que nous venons de signaler, et qui ont été la cause de la dissociation de ce groupe morbide.

Il nous paraît plus rationnel de ne relever dans leurs écrits que les passages pouvant intéresser ceux qui veulent étudier la genèse de la conception actuelle de ce groupe morbide.

(1) Hebra et Kaposi admettent une autre variété de lichen, le lichen scrofulosorum : mais on a démontré qu'au point de vue de la lésion élémentaire cette dermatose n'est qu'une folliculite pilo-sébacée; en outre il semble (nous disons il semble) actuellement admis qu'elle a d'étroites relations avec l'infection tuberculeuse : on en fait depuis quelques années une tuberculide.

(2) E. VIDAL, Du lichen (lichen, prurigo, strophulus). *Ann. de dermatol. et de syphil.*, 25 mars 1886, p. 133 et Congrès international de dermatologie et de syphiligraphie de Paris 1889 : Voir *Comptes rendus*, p. 38.

(3) Voir l'article *Lésions élémentaires* (symptomatologie générale cutanée), t. I de cet ouvrage.

Robert Willan définit le *lichen* (1) : une éruption extensive de papules affectant les adultes, reliée à un désordre interne, se terminant d'ordinaire par des croûtes, récurrente, non contagieuse. Il en décrit 5 variétés : 1° un *lichen simplex* qui correspond assez exactement à ce que E. Vidal a appelé lichen simplex aigu, Tommasoli prurigo temporaire autotoxique, et nous-même prurigo simplex aigu ; 2° un *lichen agrius* qui correspond à ces formes d'eczéma papulo-vésiculeux un peu urticariennes qui ont des connexions avec ce que Unna a désigné sous le nom de lichen ruber acuminatus neuroticus, et qui se compliquent, par le grattage, de pyodermites, de lichénification ; 3° un *lichen pilaris* qui correspond probablement à nos séborrhéides péripilaires ; 4° un *lichen lividus* qui doit rentrer dans les purpuras ; 5° enfin un *lichen tropicus* ou prickly heat que l'on a l'habitude maintenant de ranger dans les affections sudorales, mais qui a certainement d'étroites connexions avec le prurigo simplex (2).

On voit donc que, par une singulière ironie, aucune des dermatoses actuellement désignées sous le nom de lichen n'a été décrite sous ce nom par le créateur du groupe.

C'est sous le nom de *prurigo*, et en particulier sous celui de *prurigo formicans*, que Willan a décrit les lésions cutanées auxquelles correspondent les lichens circonscrits des auteurs suivants, les névrodermites circonscrites ou diffuses, etc. (3).

Bateman (4) ajouta à la description du lichen donnée par son maître le *lichen circumscriptus* dont il est difficile, d'après sa description, de préciser la véritable signification, et le *lichen urticatus*, qui a d'étroites connexions avec le lichen simplex de Willan ; il correspond aux urticaires papuleuses et au prurigo temporaire autotoxique ou prurigo simplex.

Rayer (5) décrit : 1° un *lichen simplex* qui peut être aigu ou chronique par poussées successives, et qui semble bien répondre à notre prurigo simplex ; 2° un *lichen pilaris* ; 3° un *lichen circumscriptus* ; 4° un *lichen agrius* ; 5° un *lichen urticatus* ; 6° un *lichen lividus*. D'après lui, le caractère fondamental du lichen consiste en des papules rouges et enflammées. Lorsque d'autres éléments éruptifs surviennent, ce sont des complications. « Ainsi on distingue parfois au milieu des papules de lichen, et surtout de lichen agrius, de petites vésicules accidentelles semblables à celles de la gale ou de l'eczéma. Celles-ci pourraient même induire en erreur sur le genre de la maladie, si on ne remarquait que ces vésicules ne se manifestent que postérieurement aux papules et qu'elles sont plus rares que ces dernières. Ces vésicules doivent être considérées comme une complication passagère, produite par l'intensité de l'inflammation de la peau (6). »

(1) Voir le bel article *Lichen* de ROBERT WILLAN, *On cutaneous diseases*, London, 1808, p. 56.

(2) ROBERT WILLAN, *loc. cit.*, p. 76.

(3) Voir pour toute cette question historique la communication d'E. Besnier au Congrès de Londres sur le prurigo.

(4) T. BATEMAN, *A practical Synopsis of cutaneous diseases according to the arrangement of Dr Willan*, 5e édit., 1819, p. 9.

(5) RAYER, *Traité théorique et pratique des maladies de la peau*, 1835, t. II, p. 51, 52.

(6) RAYER, *loc. cit.*, p. 55. — Rayer avait donc observé l'eczématisation survenant comme complication dans le cours du lichen simplex, et il avait compris la véritable signification de cette superposition de dermatoses, au lieu de profiter de ce fait pour ranger ce lichen simplex purement et simplement dans l'eczéma, erreur dans laquelle sont tombés après lui Hardy, Hebra et leurs disciples.

Après plusieurs récidives, ou lorsque le lichen a persisté pendant longtemps sur une même région, la peau présente toujours une teinte d'un jaune gris sale, et acquiert en outre une épaisseur et une rudesse remarquables [1].

Rayer décrit admirablement les localisations de ces éruptions, leur physionomie spéciale quand elles siègent aux parties génitales. Il relève leur fréquence chez les sujets emportés, irritables et nerveux [2].

Malheureusement, il s'efforce d'établir une distinction entre le prurigo et le lichen en se fondant sur le caractère des papules qui seraient dans le prurigo plus larges que dans le lichen, et il arrive à de déplorables confusions. Nous devons signaler cependant [3] ses descriptions des prurigos podicis, scroti, et pudendi muliebris qui sont des plus remarquables et qui se rapportent bien aux formes morbides que nous allons étudier.

Tout ce qu'a écrit Cazenave sur le lichen et le prurigo est à lire avec la plus grande attention [4]. La description qu'il donne de son lichen simplex circonscrit et de son lichen invétéré est à retenir presque complètement. Mais c'est surtout quand il traite de la pathogénie de ces affections qu'il est absolument remarquable [5].

(1) Rayer, *loc. cit.*, p. 56.
(2) Rayer, *loc. cit.*, p. 57.
(3) Rayer, *loc. cit.*, p. 84, 88 et suiv.
(4) A. Cazenave et Schedel, *Abrégé pratique des maladies de la peau*, 4e édit., 1847, p. 339 et 340.
(5) « Si... nous cherchons à apprécier la nature intime de ces affections, nous les voyons se comporter à la manière de toutes les maladies dites nerveuses, se développer sous les mêmes influences, souvent alterner avec d'autres troubles nerveux ayant un siège différent plus ou moins éloigné, et nous arrivons ainsi, par la double voie et de l'étude anatomique et de l'observation pathologique, à admettre une grande classe de lésions de sensibilité de la peau, siégeant dans le corps papillaire, maladies qui se présentent avec les caractères qui appartiennent aux autres affections de ce genre, et dans lesquelles l'éruption proprement dite n'est que secondaire. A cette classe, en effet, appartiennent les formes papuleuses; or l'éruption peut manquer alors que la maladie présentera cependant la plupart de ses caractères, et surtout le prurit qui joue toujours le principal rôle et qui existe avec plus ou moins d'intensité. Qu'est-ce en effet que la papule, si ce n'est la papille elle-même à un état anormal?... Elle peut n'être que très légèrement tuméfiée, ce gonflement peut aussi être plus considérable et plus persistant, mais dans l'un comme dans l'autre cas, il n'y a pas d'autre caractère, il n'y a pas de changement de couleur de la peau. Jusque-là, la papule n'est, je le répète, qu'une simple exagération, une hypertrophie légère de la papille même. D'autres fois le gonflement est accompagné d'une injection vasculaire, d'une véritable inflammation, quelquefois même d'ulcération. Ici, l'élément nerveux n'est pas seul malade, l'appareil vasculaire lui-même est intéressé, c'est ce qui arrive dans le lichen. Ou bien encore la papille est considérablement développée, et alors la couche épidermique participe de l'affection cutanée : de là cet épaississement, cette rudesse, cette habitude comme parcheminée de la peau, si ordinaire dans le prurigo, surtout dans le lichen. Enfin la peau peut encore subir, dans quelques cas, une modification remarquable dans sa couleur. (A. Cazenave, Des lésions de la sensibilité de la peau siégeant dans le corps papillaire. *Annales des maladies de la peau et de la syphilis*, 1844. t. II, p. 1, 2 et 33. — Voir également Cazenave et Chausit : chapitres *Prurigo* et *Lichen*. *Ibid.*, t. III, p. 264 et suiv., et 320 et suiv.)

« Le lichen est donc pour moi une hyperesthésie de la peau, caractérisée par un prurit souvent très intense, accompagnée de papules ou élévations pleines, solides, le plus ordinairement très petites, agglomérées, quelquefois confluentes, quelquefois il est vrai de la couleur de la peau, mais présentant dans le plus grand nombre des cas une coloration plus ou moins rouge. »

Au point de vue pathogénique il s'exprime en ces termes : « Le lichen que l'on peut

Les élèves directs de Cazenave ont reproduit et synthétisé les idées du maître.

Dans son traité élémentaire des maladies de la peau, CHAUSIT a exposé cette théorie de la manière la plus claire et la plus précise (1).

Dans une thèse fort remarquable inspirée par Cazenave dont il avait été l'interne, L.-E. Canuet (2) a développé toutes ces idées avec encore plus de netteté et de précision. Voici quels sont les titres des principaux chapitres de ce travail : les affections papuleuses de la peau sont de véritables névroses ; le lichen et le prurigo sont très souvent le résultat d'une cause morale (3) ; l'éruption est souvent le dernier symptôme du lichen (4) ; l'éruption peut manquer, tandis que tous les autres symptômes existent ; le lichen est souvent précédé ou accompagné de troubles nerveux des autres organes tels que gastralgies, migraines, hystérie, etc., la marche des lichens est tout à fait la même que celle des névroses, etc. (5).

considérer comme le type de l'hyperesthésie de la peau avec papules, est, en général, placé sous la dépendance d'une constitution nerveuse. Le plus souvent il se développe sous l'influence de causes qui ébranlent tout le système nerveux, des émotions morales vives, des labeurs pénibles, des travaux de cabinet, etc.... Cependant il peut être produit par des influences accidentelles, soit une éruption antécédente, soit une cause directe, qui laissent après elles ou provoquent une excitation nerveuse, locale, plus ou moins vive. » (CAZENAVE, *Ibid.*, t. IV, p. 323.)

(1) « Si l'élément nerveux seul de la papille est affecté, l'hyperesthésie sera caractérisée seulement par du prurit sans aucun autre symptôme cutané, c'est le prurit essentiel. Mais selon que les autres éléments constitutifs de la papille seront affectés à leur tour, on observera, comme résultats de l'affection des vaisseaux sanguins, des phénomènes de congestion, de rougeur, de tension, de chaleur, des papules, enfin... la lésion de la sécrétion épidermique donnera lieu à de la desquamation ; enfin si l'appareil chromatogène est intéressé à son tour, il en résultera une coloration anormale plus ou moins intense et persistante des points affectés : l'hyperesthésie est alors compliquée d'une véritable éruption... prurigo et lichen. » — CHAUSIT, 1853, p. 355, 356. Voir en outre, *eodem loco*, la description du lichen simplex chronique, p. 367.

(2) L.-E. CANUET, *De l'influence du système nerveux dans les maladies de la peau*. Thèse de Paris, 12 juillet 1855.

(3) « En général les individus atteints de lichen ont un caractère éminemment impressionnable, s'emportant facilement ; ils sont très affectés par les moindres chagrins de la vie ; ils s'en créent même de chimériques ; enfin nous avons pu, dans près de la moitié des cas, faire remonter l'origine de l'éruption papuleuse à une vive émotion morale ; chez les hommes, elle avait été occasionnée par une dispute, ou bien par des intérêts gravement compromis, qui avaient donné aux malades des préoccupations prolongées ; d'autres fois c'est un incendie ou quelque autre sinistre qui a précédé de très peu de temps, d'un jour, de quelques heures même l'apparition de la maladie. Chez les femmes, la proportion est encore plus considérable, dix fois sur quinze, c'est une vive contrariété ou une frayeur subite qui a fait naître le lichen ou le prurigo, etc. » (L.-E. CANUET, *loc. cit.*, p. 13.)

(4) « Dans le lichen et le prurigo nous voyons presque toujours l'éruption ne venir que consécutivement.... Voici comment débute la maladie : une émotion morale plus ou moins vive, pouvant être de nature très différente, est suivie quelquefois immédiatement, d'autres fois à quatre ou cinq jours de distance d'une démangeaison des plus intenses qui se fait sentir à la fois sur presque tous les points du corps... et c'est le plus souvent plusieurs jours, quelquefois immédiatement après, que l'action des ongles sur la peau détermine un état congestif des papilles qui les rend plus saillantes : dans cet état on comprend facilement comment les ongles peuvent déchirer leur sommet et produire une légère ulcération de cette papille. » (L.-E. CANUET, *eod. loco*, p. 19 et 20.)

(5) L.-E. CANUET, *loc. cit.*

Quoique moins catégorique que Cazenave, Devergie [1] a très bien compris que le groupe des maladies papuleuses de la peau, le lichen, le prurigo, le strophulus, forme un tout homogène; il reconnaît que dans ces trois affections le système nerveux paraît jouer un certain rôle, soit primitif, soit secondaire; dans le lichen, dit-il, il semble seul malade, car l'état cutané est loin d'être en rapport, quant à son intensité, avec les accidents généraux qui l'accompagnent.

Après Cazenave il a donné une description objective parfaite de l'affection qu'E. Vidal a désignée plus tard sous le nom de lichen simplex [2].

A côté des formes simples du lichen, Devergie décrit des formes composées, lichen urticatus, lichen eczémateux (eczéma lichénoïde, gale des épiciers); le lichen herpétiforme, dont il est assez difficile de reconnaître la signification réelle.

Il éprouve d'ailleurs les mêmes difficultés que les auteurs précédents à tracer une ligne de démarcation précise entre le prurigo et le lichen. Alors que pour Willan et pour ses élèves la papule de prurigo est plus large, plus étalée que celle du lichen, pour Devergie au contraire « toutes les papules qui constituent le prurigo sont extrêmement petites, peu élevées au-dessus du niveau de la peau, presque plates, peu enflammées, etc. ».

Gibert s'est contenté de donner une description assez nette des diverses variétés de lichen décrites par Willan et par ses disciples [3].

Tous ces travaux semblent au premier abord assez précis, et l'on s'étonne qu'ils n'aient pas entraîné la conviction et acquis définitivement aux dermatoses dont nous parlons une place à part dans le cadre nosologique. C'est qu'en réalité, malgré leur apparente netteté, ils manquaient d'une analyse clinique suffisamment minutieuse. Pour en avoir la démonstration péremptoire il suffit de parcourir le dernier travail de Bazin sur la question [4]. On y trouvera entre autres choses le

(1) A. Devergie, *Traité pratique des maladies de la peau*, 2e édit., 1857, p. 397 et suiv., et 409 et suiv.

(2) « Qu'on se figure, à l'état aigu, une série plus ou moins considérable de petites papules rosées, de forme pyramidale, acuminées, diffuses ou ramassées à la surface de la peau, amenant constamment de la démangeaison, surtout la nuit, et l'on aura une idée du lichen. Cependant cette affection sécrète quelquefois; c'est accidentellement, ainsi que le disent les malades, et lorsqu'ils ont opéré des grattages. Alors il se fait à l'extrémité de chaque papule un petit suintement séreux, à peine perceptible, suintement d'une sérosité qui se concrète aussitôt et se transforme en une petite pellicule ou écaille adhérente, très mince, mais très raide au toucher; de sorte que si la maladie est ancienne, si le lichen a envahi toute la surface de la peau, si les grattages sont incessants, la sécrétion est devenue plus marquée, les écailles ou concrétions plus nombreuses, et l'état rugueux plus dessiné, en même temps que la forme aiguë a disparu. »

Ce passage de Devergie a été le point de départ d'une erreur d'E. Vidal qui a, comme Devergie, cru que le lichen simplex aigu passait fréquemment à l'état de lichen simplex chronique, et qui a, pour ce motif, établi des liens étroits entre ces deux formes morbides, qui sont en réalité totalement différentes au point de vue objectif, l'une, le lichen simplex aigu, devant être rattachée aux prurigos vrais, l'autre, le lichen simplex chronique n'étant qu'une lichénification pure des téguments.

(3) C.-M. Gibert, *Traité pratique des maladies de la peau et de la syphilis*, 1860, t. I, p. 376.

(4) Bazin, art. *Lichen* du *Dict. encycl. des sciences méd.*, 1869, 2e série, t. II, p. 504. En voici la définition : « Je définis le lichen : une affection cutanée caractérisée dans sa période d'état par la présence de papules particulières agglomérées ou discrètes, envahissant une

passage suivant : « Le lichen coexiste souvent avec d'autres altérations de la peau. Il peut aussi se transformer *in situ* en une autre affection ; par exemple le lichen agrius en impetigo, ou la forme squameuse en psoriasis.... Un phénomène inverse peut également se produire, le lichen servant à son tour de mode de terminaison à une lésion cutanée différente de forme ou de modalité pathogénique, et, sans parler du prurigo, que l'analogie de ses caractères anatomiques rapproche singulièrement du lichen, qui n'a vu et pour ainsi dire suivi de jour en jour, dans certains eczémas anciens, les modifications progressives qui s'accomplissent dans le tissu de la peau, son augmentation d'épaisseur, l'exagération de ses plis, la sécheresse de plus en plus marquée de sa surface, et, comme dernier terme, la substitution définitive des papules lichénoïdes aux vésicules et aux croûtes ? L'eczéma s'est fait lichen, et c'est avec celui-ci qu'il faut désormais compter pour le choix des moyens thérapeutiques. »

Tout cela est fort bien observé ; un pas de plus et la théorie de la lichénification était trouvée ; mais ce pas n'a nullement été fait, et les dermatologistes contemporains de Bazin, effrayés de la complexité de ses conceptions, les ont totalement abandonnées.

Hardy (1), avec son grand sens d'observation clinique, a très bien décrit les faits dont nous parlons sous les noms de lichen et de prurit. « Ce qui caractérise plus spécialement le lichen dans sa période d'état, c'est un état d'épaississement et de sécheresse de la peau avec exagération des plis naturels ; et si cet état lichénoïde par excellence survient quelquefois après une éruption papuleuse, il est rencontré au moins aussi souvent dans des affections cutanées présentant pour lésion initiale soit des vésicules eczémateuses, soit des pustules d'impétigo, soit même de simples fissures épidermiques. Aussi, pour rester fidèle aux résultats de l'observation clinique, je crois devoir définir le lichen une affection cutanée caractérisée soit par une éruption de petites papules agminées en groupes, soit par la sécheresse, la rugosité, l'épaississement de la peau, et l'exagération de ses plis, dans une étendue plus ou moins considérable. Ces deux aspects différents du lichen représentant le début et la période d'état de la maladie me semblent nécessaires à indiquer dans la définition, car l'affection peut se borner à une éruption papuleuse, sans épaississement de la peau, et d'autre part, la dureté, la sécheresse et l'épaississement de la peau peuvent, comme je le disais tout à l'heure, ne pas être précédés par l'éruption papuleuse (2). » — « Bien plus, en faisant remarquer que la maladie qui présente les caractères objectifs du lichen se développe très souvent simultanément avec l'eczéma, ou que ces deux affections se succèdent fréquemment chez le même sujet, qu'une éruption eczémateuse se termine fréquemment avec tous les signes du lichen, que d'autre part une éruption lichénoïde et papuleuse au début revêt souvent plus tard l'apparence de l'eczéma, je crois légitime l'opinion soutenue par Hebra, par Anderson, par E. Wilson, et par moi, opinion qui considère le lichen comme n'étant qu'une forme, qu'une variété de l'eczéma (3). »

surface plus ou moins étendue et s'accompagnant à une certaine période de leur existence d'une hypertrophie des papilles avec exagération des plis naturels de la peau. » (p. 507.)

(1) A. Hardy, chap. *Lichen*, *Prurigo* et *Prurit* du *Traité pratique et descriptif des maladies de la peau*, 1886.

(2) Hardy, *loc. cit.*, p. 833, 834, 835.

(3) Hardy, *loc. cit.*, p. 833-834.

Malgré ces réserves capitales, ce même auteur a donné une excellente description du lichen circonscrit ou lichen simplex chronique d'E. Vidal [1], de telle sorte que tout en faisant des lichens des anciens auteurs des formes d'eczémas, ou des conséquences des prurits, Hardy les décrivait cependant à part et d'une manière magistrale.

Or la réforme qu'il proposait en somme d'une manière assez timide, et qui n'était pour lui qu'une question de théorie, car il admettait les faits, sauf à les interpréter, cette réforme, avons-nous dit, avait été accomplie à l'étranger d'une manière tellement radicale, que les faits cliniques n'étaient même plus décrits; on se contentait de dire qu'ils faisaient partie de l'eczéma chronique.

Voici ce que dit F. Hebra [2]: « Parmi les cinq espèces de lichen décrites par Willan, il y a deux variétés d'eczéma (lichen agrius et lichen tropicus), une affection aiguë de la peau (lichen simplex), et deux maladies différant essentiellement, quant à leur nature, des autres (lichen pilaris et lichen lividus). Mais il n'en est pas une seule à laquelle la définition d'Hippocrate soit applicable : λειχὴν *est summæ cutis vitium ut* ψώρα et λέπρα *cum asperitate et levi pruritu.* »

Certes, si l'on se reporte aux réflexions que nous avons cru devoir formuler après l'analyse des travaux de Willan, on ne peut qu'admirer la lucidité critique de F. Hebra, mais il n'en est pas moins vrai qu'il a complètement négligé de tenir compte de ce que Rayer, et surtout Cazenave, Chausit, Canuet, Bazin et Devergie ont décrit sous le nom de lichen.

Erasmus Wilson est tout aussi catégorique. Pour lui, le lichen n'est qu'un développement des papules de l'eczéma sans les autres symptômes de cette affection [3].

Il convient toutefois de signaler Tilbury Fox [4] parmi les rares auteurs étrangers qui n'ont pas accepté dans leur totalité les idées de F. Hebra. Il déclare en effet nettement qu'il ne peut adopter l'opinion de ceux qui veulent faire du lichen simplex circumscriptus une simple variété de l'eczéma. Il était d'ailleurs pour ainsi dire presque seul à faire entendre ces protestations. Les théories de l'école de Vienne, grâce à l'éclat de son enseignement, se sont peu à peu répandues dans l'Allemagne entière, en Italie, en Angleterre, aux États-Unis, en Danemark, en Suède et Norvège, etc. Elles ont même fini par pénétrer en France. Elles y étaient presque universellement acceptées quand parut, en 1886, la protestation d'E. Vidal dont nous avons parlé dans notre préambule [5].

(1) Hardy, *eod. loco*, p. 842.

(2) F. Hebra, *Traité des maladies de la peau.* Traduit et annoté par A. Doyon, t. I, p. 455.

(3) Erasmus Wilson, On diseases of the skin. *A system of cutaneous medicine*, 6e édit., 1867, chap. V, p. 129.

(4) Tilbury Fox, *Skin diseases*, 1873, p. 138.

(5) On n'a pour se rendre compte de l'état des esprits sur ce point en 1889 qu'à relire avec soin dans les *Comptes rendus du premier Congrès international de dermatologie et de syphiligraphie*, la discussion sur la Constitution du groupe Lichen. Voir p. 16 et suivantes.

DEUXIÈME PARTIE

LES TRAVAUX D'E. VIDAL, DE BROCQ ET DE JACQUET

Quel que fût son mérite réel, ce travail ne pouvait modifier les opinions en cours. Il avait le tort d'avoir une base trop large, de s'attaquer en ne s'appuyant que sur des raisons de priorité à la conception du prurigo de Hebra, de considérer comme étant les variétés aiguës et chroniques d'une seule et même dermatose, le lichen simplex aigu et le lichen simplex chronique, c'est-à-dire deux formes morbides qui n'ont en réalité que des relations assez éloignées (1). Aussi l'effet produit par cette publication fut-il presque nul.

A cette époque nous étions l'actif collaborateur de notre maître. Nous avions été convaincus par l'analyse minutieuse des faits cliniques, de la réalité de l'existence en tant que formes morbides indépendantes des deux séries de faits qu'E. Vidal avait décrits sous le nom de Lichen simplex. L'indifférence absolue avec laquelle les dermatologistes accueillirent le travail de notre maître nous frappa et nous incita à rechercher les causes de cet échec. Après plusieurs années de réflexion, nous crûmes les avoir trouvées dans cette remarque, absolument incontestable d'après nous, que jusqu'ici la question des lichens avait été mal posée et mal comprise (2).

THÉORIE DE LA LICHÉNIFICATION

L'aspect objectif auquel les vieux dermatologistes donnaient le nom de lichen n'est pas une entité morbide bien définie; c'est une lésion banale qui peut s'observer comme complication dans une foule de dermatoses, lesquelles, d'après l'observation de Bazin, *se transforment alors en lichen*. Telle est la grande cause d'erreur qui a fait jusqu'ici dévier tous les observateurs. C'est ce processus morbide banal que nous avons appelé lichénification (3).

(1) Le lichen simplex aigu d'E. Vidal a été rattaché au prurigo par Tommasoli : c'est son prurigo temporaire autotoxique, c'est notre prurigo simplex. Le lichen simplex chronique d'E. Vidal est notre névrodermite chronique circonscrite. Or, il est fort rare de voir un malade atteint de lichen simplex aigu (prurigo simplex) arriver à avoir du lichen simplex chronique (névrodermite chronique circonscrite).

(2) Voir pour la genèse de notre théorie le mémoire de Brocq et Jacquet; Notes pour servir à l'histoire des névrodermites : du lichen circumscriptus des anciens auteurs ou Lichen simplex chronique d'E. Vidal. *Ann. de dermat.*, 1891, p. 97 et 193.

(3) Voir pour la description de ce syndrome l'article *Lésions élémentaires*, chapitre de la symptomatologie générale cutanée, t. I de cet ouvrage. — Pour plus de détails voir en outre : L. Brocq, *Des lichénifications de la peau et des névrodermites*. Leçons faites à l'hôpital Saint-Louis les 29 mai et 5 juin 1891. — L. Brocq, Des lichénifications des téguments. Revue générale. *Gazette des hôpitaux*, 20 fév. 1892. — L. Brocq, *Quelques aperçus sur les dermatoses prurigineuses et sur les anciens lichens*. Congrès de Vienne, 1892. — L. Brocq, Nouvelles notes cliniques sur les lichénifications et les névrodermites. *Ann. de dermat. et de syphil.*, 1896, p. 779, etc.

Or cet aspect des téguments qui a conduit les auteurs anciens à donner aux affections dans lesquelles il se rencontre le nom générique de lichen, cet aspect, disons-nous, ne peut nullement être regardé comme pathognomonique d'un état morbide bien défini; *c'est un syndrome banal, un processus général qui se développe dans le cours d'une dermatose quelconque ou sans dermatose antérieure aux points qui sont soumis à d'incessants traumatismes chez des individus prédisposés.*

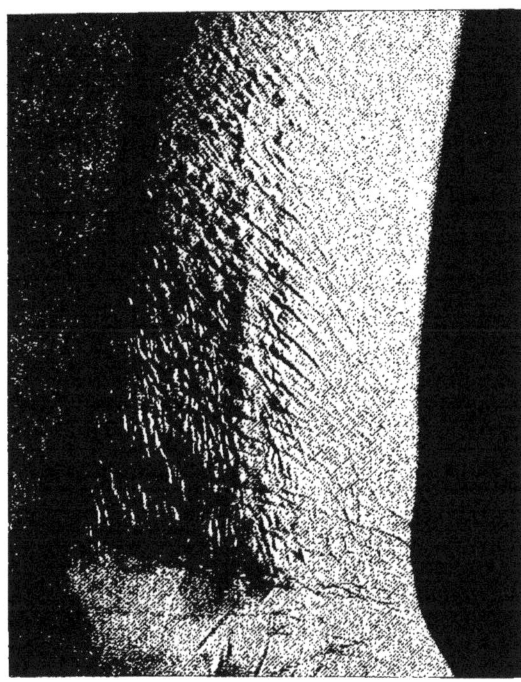

Fig. 22. — Lichénification accentuée de l'avant-bras consécutive à un eczéma récidivant chez une femme de ménage intoxiquée par le café. On y voit avec netteté l'épaississement du derme, les sillons, l'exagération des papilles dermiques formant des sortes de saillies papuleuses. (Photographie sans retouches prise par Belot à l'hôpital Broca, service de L. Brocq.)

En effet, lorsqu'on exerce des frottements ou des grattages incessants sur un point précis de la peau, cette peau ainsi traumatisée subit peu à peu dans la majorité des cas des modifications plus ou moins notables suivant les susceptibilités individuelles, modifications qui portent sur son aspect, sa texture, son fonctionnement. Quand surtout on n'a pas affaire à une peau normale, mais à une peau en état morbide, les traumatismes que l'on exerce sur elle produisent parfois des lésions considérables avec une étonnante rapidité. En particulier, dans les cas si fréquents où le malade éprouve des démangeaisons, si l'on gratte sans cesse l'endroit prurigineux soit avec les ongles, soit avec les vêtements, soit avec un instrument quelconque, on peut déterminer, comme l'a fort bien prouvé Jacquet, des altérations cutanées qui consistent essentiellement en une inflammation chronique des téguments.

Le derme s'infiltre peu à peu d'éléments embryonnaires, mais cette modification est en réalité assez peu importante; il s'épaissit, devient dur et rugueux, les papilles s'hypertrophient, se groupent même parfois de façon à simuler des papules assez irrégulières et inégales n'ayant aucune relation précise ni avec l'appareil sébacéo-pilaire, ni avec l'appareil sudoripare. Bientôt la peau offre un aspect assez spécial, caractérisé par de l'exagération de ses plis naturels, qui forment une sorte de quadrillage à mailles plus ou moins larges et régulières, et par une infiltration plus ou moins accentuée des téguments, qui ont perdu leur souplesse et leur consistance normales. Tel est le processus morbide auquel nous avons donné le nom de *lichénification*, et qu'E. Besnier appelle *lichénisation* (¹).

Mais toutes les personnes qui ont du prurit et qui se grattent, n'arrivent pas à lichénifier leurs régions malades avec une égale rapidité. Il semble d'une part qu'il y ait des affections cutanées qui modifient la vitalité ou la nutrition des tissus de telle sorte que la lichénification se produise avec la plus grande facilité, alors que dans d'autres affections prurigineuses la résistance des téguments aux traumatismes semble être normale ou même augmentée. D'autre part, il y a des sujets qui paraissent être plus prédisposés que d'autres à voir leurs téguments subir les modifications que nous venons de décrire; peut-être même sont-ce ces prédispositions individuelles qui jouent le rôle capital et qui créent tel ou tel type morbide.

Donc, par cela seul qu'un malade est atteint de prurit en un point du corps et qu'il se gratte pendant un certain temps, il ne faut pas croire que les régions atteintes vont sûrement se lichénifier; il faut de plus, pour que le processus de la lichénification se produise, que la maladie, cause du prurit, prédispose à la lichénification, et que le malade y soit prédisposé.

Or, et c'est là le point capital pour l'intelligence du lichen des anciens auteurs, la lichénification peut se produire soit d'emblée sur une peau saine, du moins objectivement, soit sur une peau déjà atteinte d'une dermatose antérieure. Dans le premier cas, elle constitue par elle-même toute la lésion cutanée; *elle est pure ou primitive*; dans le second cas, *elle est secondaire* à une éruption antérieure.

Ainsi que nous le disions plus haut, on ne doit donc la considérer que comme un syndrome qui peut être symptomatique des états morbides les plus divers, et par suite elle ne peut caractériser un type morbide; elle ne peut servir de base à la constitution d'un groupe autonome qui serait les anciens lichens, et c'est pour ne pas avoir compris la réelle valeur de ce syndrome que les dermatologistes ont commis tant d'erreurs à son égard. Les uns, le voyant fréquemment coïncider avec de l'eczéma, ont cru que dans tous les cas il se reliait à cette dermatose, et ils en ont fait une simple variété d'eczéma; les autres ayant observé des faits incontestables dans lesquels ce processus s'était produit d'emblée sans autre dermatose antérieure, lui ont attribué trop d'importance intrinsèque, et ont eu trop de tendance à faire de tous les cas divers dans lesquels ils le rencontraient des variétés à part d'un type spécial auquel ils donnaient le nom de lichen.

(¹) Voir *Ann. de dermat. et de syphil.*, 1892, p. 641, 644 et 1102.

Diagnostic de la lichénification. — Quoique ce soit une lésion cutanée banale, la lichénification est nettement caractérisée au point de vue objectif, au début, par de toutes petites facettes brillantes avec légère exagération des plis du derme, plus tard par les pseudo-papules que nous avons décrites, par l'exagération des plis du derme, par son épaississement.

Au point de vue histologique, elle est également caractérisée, quoique d'une manière beaucoup moins précise, par de l'hyperacanthose diffuse, avec exagération des papilles dermiques; cette hyperacanthose est au début plutôt modérée; elle ne donne jamais l'impression d'un processus morbide à développement suraigu (¹).

Cela posé, il nous est facile de différencier nettement la lichénification telle que nous la comprenons d'autres processus morbides qu'on a voulu confondre avec elle.

a. Les lésions cutanées provoquées par le simple contact de liquides irritants analogues à celles que nous avons décrites avec Léon Bernard (²) au niveau

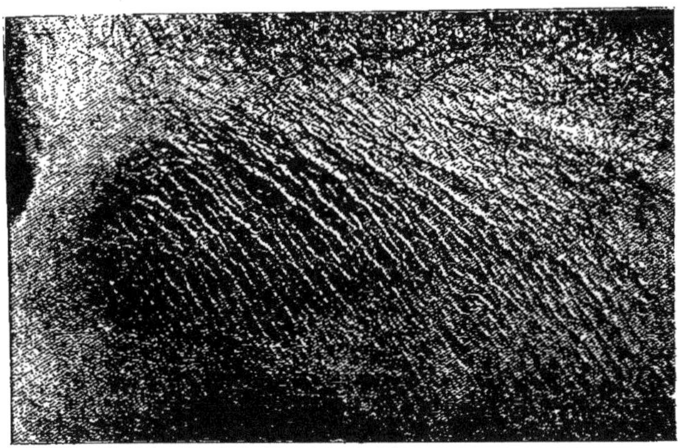

Fig. 25. — Stigmates blennorragiques de la face interne de la cuisse droite vers la fossette génito-crurale. (Photographie sans retouches faite à l'hôpital Broca, service de L. Brocq.)

des fossettes génito-crurales des femmes atteintes de blennorragie, en diffèrent de la manière la plus évidente au point de vue objectif. Elles sont villeuses d'aspect, comme veloutées, et ne présentent nullement l'aspect lichénien.

b. Les lésions consécutives à l'impétigo de Tilbury Fox, lésions que Sabouraud a décrites dans ces derniers temps sous le nom de *lichénisation post-impétigineuse*, diffèrent comme aspect objectif et même comme lésions histologique de notre lichénification. Elles ne présentent nullement les facettes pathognomoniques; elles ne sont caractérisées que par une épidermodermite

(¹) Voir le dessin histologique annexé au chapitre *Névrodermite chronique circonscrite.*

(²) L. Brocq et Léon Bernard, Étude nouvelle des lésions intertrigineuses de la femme *Ann. de dermat. et de syphil.*, 1899, p. 1.

superficielle quoique intensive, qui se traduit par une exagération considérable des prolongements interpapillaires du corps muqueux de Malpighi : elles ont un aspect général rappelant de loin les néoformations verruqueuses.

c. Il ne faut pas non plus confondre la lichénification vraie avec les *épaississements simples du derme consécutifs à des inflammations répétées*, tels que ceux qui se produisent si souvent dans les psoriasis anciens, par exemple. Certes, la lichénification vraie peut compliquer ces états morbides, *mais toute infiltration dermique n'est pas de la lichénification*, on ne doit point l'oublier. En un mot, la lichénification a une symptomatologie précise : pour qu'on la diagnostique, il faut que cette symptomatologie existe.

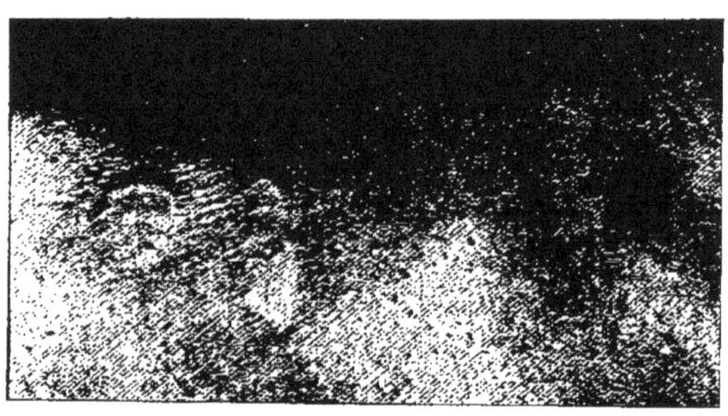

Fig. 21. — Ecthyma des bras, variété impétigo de Tilbury Fox. — Streptocoques et staphylocoques vérifiés par Laubry. — Sous la pustule d'ecthyma, production d'hyperacanthose avec exagération des papilles du derme formant une saillie et une infiltration légères des téguments visibles à l'œil nu. (Photographie sans retouches exécutée par Pied, à l'hôpital Broca, service de L. Brocq.)

Conception nouvelle des faits décrits autrefois sous le nom de lichens basée sur la théorie de la lichénification. — Ce qui précède nous montre que l'on peut diviser les faits dans lesquels on observe la lichénification en deux grandes catégories :

1° *Faits dans lesquels la lichénification se développe peu à peu sur une peau primitivement saine du moins en apparence*; ce sont nos lichénifications primitives ou pures : ce sont les faits auxquels on pourrait logiquement réserver la dénomination de *lichens vrais des anciens auteurs.*

2° *Faits dans lesquels les lichénifications se développent sur une lésion cutanée antérieure bien définie*, eczéma vrai, séborrhéides, psoriasis, pityriasis rubra, etc..., ce sont nos lichénifications secondaires, qui ont une réelle importance, car elles transforment la physionomie de l'affection primitive, en aggravent singulièrement le pronostic, en changent la médication, et indiquent presque toujours chez la personne qui en est atteinte l'existence d'un état névrosique accentué. Cette question des lichénifications secondaires soulève des problèmes fort ardus, car tout n'est pas dit quand on a déclaré que c'est un syndrome qui se surajoute à telle ou telle éruption chez un sujet prédisposé : il s'agit en effet de préciser si dans quelques cas, sinon toujours, il ne s'agit pas d'affections semblables à celles de notre premier groupe qui viennent se superposer à l'éruption préexistante.

Quoi qu'il en soit de ces interprétations et de ces théories, nous n'avons pas ici à décrire en détail ces lichénifications secondaires : elles sont étudiées avec chacune des dermatoses qu'elles peuvent compliquer.

[L. BROCQ.]

Qu'il nous suffise de dire qu'elles sont d'une extrême fréquence, qu'elles sont tellement banales qu'elles ont jusqu'ici attiré presque exclusivement l'attention des observateurs, et qu'elles ont en quelque sorte fait méconnaître l'existence des lichénifications primitives.

Nous avons établi que pour que ces états lichénoïdes secondaires puissent se produire, il faut que les conditions pathogéniques productrices des états lichénoïdes primitifs se trouvent remplies.

Il faut que l'affection cutanée primitive soit prurigineuse, qu'elle occupe une même région des téguments pendant un espace de temps suffisant pour que cette région soit assez longtemps soumise aux actions traumatiques lichénifiantes; enfin il faut que le sujet soit lui-même prédisposé à la lichénification.

Ces conditions diverses se rencontrent très fréquemment dans l'eczéma chronique, surtout lorsqu'il est localisé au cou, aux parties génitales, au podex, à la face externe des membres, à la face antéro-inférieure des avant-bras (dans les eczémas dits professionnels), etc. L'éruption vésiculeuse suintante se produit, elle est prurigineuse, le malade se frotte, se gratte presque incessamment; peu à peu les téguments traumatisés s'enflamment de plus en plus, s'épaississent, s'indurent, se lichénifient, et il se produit ainsi des plaques dures, rugueuses, sans souplesse, épaisses, sillonnées de quadrillages plus ou moins complets et réguliers, lichénifiées en un mot, mais sur lesquelles existent en même temps çà et là disséminées, des vésicules, du suintement, des croûtelles, etc., en somme de l'eczématisation. C'est l'eczéma lichénoïde des auteurs, que l'on devrait appeler *eczéma lichénifié* (1).

On observe le même processus dans certaines éruptions artificielles, dans les séborrhéides pityriasiques ou psoriasiformes, eczématisées ou non, surtout au cuir chevelu, dans certains psoriasis, dans le lichen planus où la lichénification peut transformer tellement l'éruption primitive qu'elle devient méconnaissable (2). Mais c'est surtout dans le prurigo type de Hebra et dans les prurigos diathésiques à forme objective eczémato-lichénienne d'E. Besnier que les lichénifications secondaires jouent le rôle le plus important.

Il nous paraît oiseux, surtout dans un ouvrage de cette nature, d'essayer de pénétrer plus avant dans la pathogénie et dans la nature réelle des dermatoses dont nous venons de parler. Nous avons dit plus haut que l'on pourrait se demander, lorsqu'un processus de lichénification vient compliquer une dermatose antérieure, si ce n'est là réellement qu'une modification banale, conséquence du grattage, ou si l'on ne doit pas considérer ce cas comme un fait de superposition d'une véritable névrodermite à une dermatose préexistante.

Cette manière simple et large de concevoir les faits permettrait de comprendre toutes les variétés cliniques objectives que l'on observe dans la pratique : il s'agirait simplement de la superposition ou de la combinaison chez un même sujet de deux ou de plusieurs dermatoses, et ces combinaisons pourraient varier suivant les circonstances et les phases de la vie.

(1) L. Brocq, *loc. cit. Gazette des hôpitaux*, 1892, p. 200.
(2) L. Brocq, *loc. cit. Ann. de dermat.*, 1896, p. 936-937.

Donc on peut constater chez un même malade, tantôt une lichénification primitive pure, lichen simplex chronique ou névrodermite chronique circonscrite, tantôt une lichénification primitive pure compliquée d'eczématisation, de séborrhéides [1], etc.

Inversement un malade atteint primitivement d'eczéma, de séborrhéides, etc., peut voir une névrodermite se superposer à son affection primitive [2].

Si nous faisons abstraction de toutes les lichénifications secondaires dont l'étude de détail doit être rattachée à celle des affections primitives, nous nous trouvons en présence de toute une série de faits qui ne sont plus à l'heure actuelle décrits dans les ouvrages classiques de l'étranger, et qui sont caractérisés au point de vue objectif par le développement d'emblée sur une peau primitivement saine, du moins en apparence, des lésions de la lichénification.

(1) C'est ce que nous avons appelé autrefois la psoriasisation des dermatoses. Sans pouvoir prendre de position ferme dans le débat, il est permis de croire qu'un malade atteint de lichen simplex circonscrit et qui se gratte peut inoculer cette dermatose d'une séborrhéide, alors qu'il porte en d'autres points du corps des plaques de cette dernière affection. Des faits récents que nous avons observés semblent confirmer cliniquement cette manière de voir.

(2) Toutes ces questions sont en discussion. Pour se rendre compte de leur complexité, il suffira de lire ce que nous en disions nous-même il y a quelques années : on verra que nous en avions alors une conception beaucoup moins large : « Pour savoir où il faut placer une dermatose dans laquelle on observe la lichénification, il faut rechercher l'élément primitif, la lésion élémentaire, le mode de début de l'affection. Il faut, par les commémoratifs, par l'exploration patiente de l'éruption et de toute la surface des téguments, s'efforcer de préciser si l'élément lichénification est surajouté à une dermatose antérieure et à quelle dermatose.

« Nous ne nous dissimulons pas d'ailleurs que cette enquête est souvent des plus difficiles et qu'il y a des causes d'erreur de diagnostic dont il faut être prévenu. C'est ainsi qu'on aurait tort d'après nous de ranger indistinctement dans les lichénifications secondaires et dans les eczémas lichénifiés, tous les cas dans lesquels à un moment quelconque de l'évolution de la dermatose on a vu survenir de l'eczématisation.

« Si l'on posait en principe que toute éruption lichénoïde qui, à un moment quelconque de son évolution, a présenté de l'eczématisation, doit être considérée comme un eczéma compliqué de lichénification secondaire, ce serait un schéma vraiment bien commode; malheureusement il ne serait pas exact.

« Une lichénification primitive, une plaque vraiment digne du nom de lichen simplex chronique ou de névrodermite circonscrite, peut fort bien, à un moment donné de son évolution, chez des sujets prédisposés, se compliquer d'eczématisation, mais ce n'est là qu'une complication accidentelle, qu'un épiphénomène, s'il est bien prouvé que l'éruption a suivi le prurit, s'est développée tout d'abord insensiblement à l'état sec sous l'influence des traumatismes.

« En d'autres termes, de même qu'un eczéma primitif peut se compliquer de lichénifications secondaires, de même des lichénifications primitives peuvent à certains moments s'eczématiser.

« Le problème est donc un peu plus complexe qu'il ne le paraît au premier abord.

« Pour arriver à le résoudre, il faut surtout tenir compte du mode de début de l'affection, puis de son ensemble, de ses symptômes prédominants, de sa pathogénie, de son évolution, etc., et décider d'après la résultante générale de ces données. Comme nous l'avons souvent dit, on ne doit pas faire œuvre aveugle d'analystes minutieux de la lésion locale à un seul moment de la dermatose, il faut remonter plus haut, faire abstraction des éruptions surajoutées, tâcher de retrouver la lésion élémentaire primitive et démêler ainsi, par une étude intelligente et approfondie du cas, la nature réelle de la maladie. »

[L. BROCQ.]

Ce sont nos *Lichénifications primitives ou pures*. On peut les diviser au point de vue objectif et évolutif en deux variétés selon qu'elles sont circonscrites ou diffuses. Il est facile de comprendre que ce ne sont pas là deux affections nettement distinctes, mais seulement deux aspects un peu différents d'un seul et même type morbide.

Il serait légitime de donner le nom de lichen à cette dermatose : elle répond d'ailleurs au lichen circumscriptus des anciens auteurs, au lichen simplex chronique d'E. Vidal. C'est là vraiment la dermatose qui est digne du nom de lichen, si les droits de priorité scientifique ont réellement quelque valeur : le mot de lichen lui a été attribué à une époque où il n'était nullement question dans les auteurs de la maladie à laquelle Erasmus Wilson a donné plus tard le nom de lichen planus; et d'ailleurs, comme nous l'avons déjà établi, si l'on conservait à ces deux affections le nom de lichen, il n'y aurait aucune confusion à redouter, puisque les épithètes de simplex ou de planus viendraient préciser ce dont il s'agit. Il y a certes beaucoup plus de différence entre le pityriasis versicolor et le pityriasis rubra qu'il n'y en a entre le lichen simplex chronique et le lichen planus, et cependant ces noms sont acceptés.

Mais, pour ne pas éterniser un débat qui semblait n'être qu'une querelle de mots, pour montrer toute notre bonne volonté et faire preuve d'esprit de conciliation, nous avons consenti à ne plus appeler lichen cette dermatose. Nous lui avons donné avec L. Jacquet [1] le nom de *névrodermite*, en nous fondant sur la constance et l'intensité du prurit qui est dans ces cas pré-éruptif, et sur le nervosisme des sujets qui en sont atteints. Certes, ce mot n'est pas à l'abri de sérieuses objections. Il indique probablement beaucoup trop au point de vue pathogénique : nous ne voulons point dire en effet qu'il y a dans ces cas une lésion quelconque histologiquement appréciable du système nerveux central ou périphérique [2]; nous n'avons même pas voulu signifier en le créant que les conditions pathogéniques de cette dermatose consistent uniquement dans des troubles généraux du système nerveux, mais simplement que les personnes qui en sont atteintes sont des nerveux dans l'immense majorité des cas, que très souvent ces affections se développent à la suite de secousses morales, qu'elles sont avant tout caractérisées par des crises de prurit, qu'elles ont les allures des véritables névroses, pouvant apparaître ou disparaître assez rapidement par suite de modifications encore inconnues du système nerveux. D'ailleurs tout fait croire que ces modifications portent surtout, du moins primitivement, sur le système nerveux central : les localisations, la configuration des lésions semblent le prouver; dès lors on voit combien l'hypothèse d'une lésion possible des filets nerveux qui se distribuent aux plaques malades devient des plus aléatoires [3].

[1] L. BROCQ et L. JACQUET, Notes pour servir à l'histoire des névrodermites : du lichen circumscriptus des anciens auteurs, ou lichen simplex chronique d'E. Vidal. *Ann. de dermat. et de syphil.*, 2e série, t. II, p. 97 et suiv. et 207.

[2] Voir pour plus de détails sur ce point notre mémoire de 1896. *Annales de dermatol.*, p. 784.

[3] Voir les nouvelles recherches de Brissaud.

Il est vrai qu'en tenant compte de ces considérations d'autres dermatoses sont également dignes du nom de névrodermites; nous le savons et nous l'avons écrit (¹); mais, en ajoutant les épithètes soit de chronique circonscrite, soit de diffuse, suivant leur forme objective, on précise suffisamment la manifestation morbide dont il s'agit.

Cependant cette question de la dénomination définitive de ces dermatoses reste ouverte, et nous sommes prêts à adopter celle qui paraîtra la meilleure. Peut-être vaudrait-il mieux en faire des *prurits*, ce qu'elles sont en réalité, et les dénommer *prurits circonscrits* ou *prurits diffus avec lichénifications.* L'essentiel pour nous est d'avoir démontré leur existence, et de leur avoir assigné de nouveau une place à part dans le cadre nosologique.

TROISIÈME PARTIE

LES DISCUSSIONS ACTUELLES SUR LA THÉORIE DE LA LICHÉNIFICATION ET SUR LES NÉVRODERMITES

Il ne faudrait pas croire que les conceptions que nous venons d'exposer soient admises à l'heure actuelle sans discussion par tous les dermatologistes.

Il en est un grand nombre qui les ignorent, d'autres qui les rejettent dans leur totalité; d'autres qui les acceptent en partie, ou qui les modifient.

En 1892, E. Besnier admet le principe de la lichénification, mais il lui donne un autre nom, celui de *lichénisation.* « Je propose le terme de *lichénisation* pour dénommer abréviativement ce que l'on connaît depuis longtemps en dermatologie sous le nom d'état lichénoïde, et ce que Brocq a appelé *lichénification*, avec cette particularité que mon savant collègue attache à ce mot une signification et une extension que je ne donne pas au mot de lichénisation, lequel représente pour moi un état pathologique, une lésion dont la notion anatomique, clinique, pathogénique, etc., a besoin d'être complétée avant qu'il soit possible de l'interpréter à fond (²).

(¹) L. Brocq, *loc. cit. Ann. de dermat.*, 1896, p. 794.

Si l'on veut conserver le vocable commode de prurigo diathésique on peut prendre la nomenclature suivante :

1° Prurigo diathésique à forme objective de lichénification pure circonscrite (lichen simplex chronique, névrodermite chronique circonscrite).

2° Prurigo diathésique à forme objective de lichénification pure avortée diffuse (névrodermite diffuse à type objectif de lichénification pure).

3° Prurigo diathésique à forme objective eczémato-lichénienne (type E. Besnier).

4° Prurigo diathésique à forme objective de prurigo de Hebra.

Par contre la notation suivante nous paraît tout aussi acceptable, d'autant plus qu'elle permet de réserver le mot de prurigo aux seules dermatoses dans lesquelles la lésion élémentaire primitive est une papulo-vésicule urticarienne :

1° Névrodermite chronique circonscrite (lichen simplex chronique).

2° Névrodermite diffuse à forme objective de lichénification pure.

3° Névrodermite multiforme à forme objective eczémato-lichénienne (prurigo diathésique d'E. Besnier)

4° Névrodermite multiforme à forme objective de prurigo de Hebra (prurigo vrai).

(²) E. Besnier, Première note et observations préliminaires pour servir d'introduction à l'étude des prurigos diathésiques, etc.... *Annales de dermat. et de syphil.*, 1892, p. 634 et suivantes.

« Le mot de lichénisation ne veut pas dire transformation en lichen, ou état de lichen, mais simplement état de la peau, désigné autrefois sous le nom de lichen, d'état lichénoïde; c'est une lésion, étiologiquement et anatomiquement banale, et non une maladie [1].... »

Il est vrai que dans l'article Eczéma de la *Pratique dermatologique* [2], notre maître semble adopter plus complètement nos idées : « Personnellement nous avons proposé simplement le mot de *lichénisation* au lieu de lichénification par abréviation et euphonie ».

Si l'on considère la constitution des deux mots lichénification et lichénisation, on ne peut en faire purement et simplement deux synonymes. *Lichénification*, qui comporte, de par la volonté bien arrêtée de son créateur, le radical *facere*, indique nettement que la pathogénie de la lésion est le traumatisme : ce mot sert donc à la fois à désigner objectivement un processus morbide banal et à en préciser le mode de production. *Lichénisation* indique seulement un aspect objectif, une lésion cutanée ressemblant à ce que l'on désignait autrefois sous le nom de lichen.

Si nous insistons sur ces différences qui paraissent au premier abord bien subtiles, c'est pour expliquer certains travaux ultérieurs.

Török [3] se déclare partisan de la théorie de la lichénification qu'il admet en entier dans son principe, mais il veut étendre cette conception, et il pense qu'il n'a pas été établi qu'il n'y ait que des agents mécaniques qui puissent produire ces lésions. Il croit qu'elles peuvent se développer aussi sous l'action chronique et modérée de causes chimiques diverses. Aussi emploie-t-il dans ce sens le terme de lichénisation : « Toute irritation mécanique ou chimique convenablement modérée et durable, chronique, produit comme réaction la lichénisation de la peau [4] ».

Avec R. Sabouraud [5], la question prend une autre face. Pour lui le streptocoque peut à lui seul créer ce qu'il appelle une papule lichénisée de la même forme et de la même grandeur que l'érosion impétigineuse qu'elle remplace. Il est juste de dire que ce processus particulier avait été décrit bien avant lui au point de vue objectif par L. Jacquet. Cet auteur a en effet minutieusement étudié dès 1886 cette formation de semis papuleux post-érosifs que Sabouraud considère

(1) E. Besnier, *Annales de Dermat. et de syphil.*, 1892, p. 647.

(2) Voir t. II, p. 53-54.

(3) Török, Quelques remarques sur la signification des lésions eczémateuses et sur les réactions générales de la peau. *Ann. de dermat. et de syphil.*, 1896, p. 1597.

(4) Cette proposition de Török est à vérifier. Mais tout ce que nous avons observé jusqu'ici nous conduit à penser qu'elle n'est pas parfaitement vraie. Les irritations chimiques par simple contact de corps irritants produisent, elles aussi, des lésions cutanées diverses, pouvant avoir des aspects variables suivant la nature de l'agent, assez analogues parfois à celles de la lichénification, mais qui en diffèrent cependant d'une manière notable pour un œil tant soit peu exercé. Nous en avons étudié une variété d'une manière précise en 1899 avec notre élève Léon Bernard (L. Brocq et L. Bernard, Nouvelles recherches sur les lésions intertrigineuses de la femme. *Annales de dermat. et de syphil.*, 1899). Nous renvoyons à ce travail. On y verra que chez les femmes qui ont des écoulements irritants aux parties génitales, les fossettes génito-crurales qui sont baignées de ces liquides, mais qui sont soustraites à tout frottement habituel, ont des lésions velvétiques très particulières, totalement différentes comme aspect des lésions des parties proéminentes de la face interne des cuisses, lesquelles frottent sans cesse l'une contre l'autre et prennent l'apparence extérieure des lichénifications.

(5) R. Sabouraud, Étude clinique et bactériologique de l'impétigo. *Ann. de dermat. et de syphil.*, 1900, p. 358, 359, 360, 367, 368, etc.

comme étant de la lichénisation [1]. Une fois cette lichénisation constituée, chaque placard prend l'aspect symptomatique si connu du placard de lichen circumscriptus d'E. Vidal « avec cette différence anamnestique, toutefois, que dans l'histoire des névrodermites on retrouve une phase de prurit sans lésion, quelquefois une phase urticarienne, mais jamais de stade érosif avec suintement, tandis que dans la dermite chronique, dont je fais ici la description, ce stade érosif m'a toujours semblé nécessaire et constant, sans qu'il soit pourtant toujours très marqué. Ainsi à la place de chaque placard érosif (d'impétigo) existe un placard papuleux et lichénisé. Les papules grosses, larges, quadrangulaires, à angles mousses ou ovales, *n'ont pas la surface plate et lisse qu'on leur voit acquérir dans les névrodermites typiques, leur surface reste finement grumeleuse, etc.* [2].

« Je sais que l'existence du prurit préalable dans l'évolution sèche de certaines dermites papuleuses et lichéniennes a été invoquée comme cause même de la lichénisation. Je suppose donc que les partisans exclusifs de l'origine nerveuse de nos anciens lichens français, de nos lichénisations d'aujourd'hui, ne seront pas sans penser et sans dire que la lichénisation consécutive aux lésions érosives prurigineuses dans la dermite dont je parle est une suite du prurigo et du grattage, et non pas une suite microbienne. Je leur montrerai tout à l'heure le microbisme qui préside à la genèse de toutes ces lésions, mais surtout je leur rappellerai ce que je viens de dire, que la papule de lichen désigne au microbiologiste la surface microbienne elle-même, née sur la place, dans les dimensions et dans la forme de l'érosion microbienne qui l'a précédée. Cela me suffit pour croire et dire que la lichénisation qui suit d'une façon constante l'infection primaire, restée permanente à sa surface, ne serait pas survenue sans le microbe, puisqu'à côté d'elle, où le microbe n'était pas, elle ne s'est pas produite.

« Je ne nie pas le rôle du prurit dans cette maladie, quoique je l'aie pu voir se produire en l'absence de tout prurigo antérieur ; je ne nie pas davantage le rôle du traumatisme ; je vais plus loin, je ne crois pas que cette lichénisation, le même microbe l'eût indifféremment pu produire sur toutes les peaux. Mais que cette lichénisation post-érosive soit microbienne d'origine, c'est ce que les faits que je vais examiner me paraissent prouver manifestement. »

Étudiant ensuite la bactériologie et l'anatomie pathologique de cette dermite chronique à streptocoques, Sabouraud ajoute « que la lésion anatomique qu'il vise n'est nullement une papillomatose, comme Brocq l'a prétendu, mais bien une lichénisation ou lichénification vraie, la plus typique que l'on puisse rencontrer.

« Ici ce qui est devenu d'abord la chose importante, c'est l'énormité du processus lichénien. Les papilles sont allongées en doigts de gant ; quelques-unes sont amincies au point d'être devenues filiformes. Les espaces épithéliaux interpapillaires sont semblablement allongés, contournés, ils ont pris les formes les plus inattendues et le développement le plus colossal ; c'est là la caractéristique grossière de la lichénisation.

« Dès lors il est possible de conserver par devers soi toutes les causes étiologiques que la clinique nous force d'envisager comme efficientes :

« 1° Le prurit, qui dissémine les lésions microbiennes, qui les déchire, les renouvelle, et provoque au-dessous d'elles une congestion permanente ;

(1) L. Jacquet, Des érythèmes papuleux fessiers post-érosifs. *Revue des maladies de l'enfance*, 1886, p. 208, et la *Pratique dermatologique*, t. I, p. 876.

(2) R. Sabouraud, *loc. cit.*, p. 359.

« 2° La vulnérabilité de la peau, qui permet à ces lésions un degré de diffusion et d'extension, et, si l'on veut, de chronicité dont une peau saine se fût défendue.

« Mais ce que l'étude anatomique et bactérienne nous affirme, c'est que ces lésions, streptococciques dès l'origine, restent streptococciques jusqu'à leur disparition ; que le microbe est la cause locale permanente du phénomène de l'eczématisation, et du phénomène de la lichénisation que l'irritation superficielle chronique microbienne crée lentement au-dessous d'elle (1) ».

Telle est la théorie microbienne actuelle de la lichénisation ou lichénification, puisque Sabouraud considère que ces deux termes sont synonymes (2).

Dans une communication à la Société de dermatologie (3), nous avons brièvement discuté les idées de Török et de Sabouraud. Nous y avons établi qu'à côté du processus de lichénification vraie que nous avons décrit, il y en a d'autres, analogues au point de vue histologique, mais qui s'en distinguent au point de vue objectif et pathogénique (4). Il ne faut pas les identifier sous peine de créer des confusions regrettables, et de ne rien comprendre à la théorie de la lichénification. Or, si l'on

(1) R. SABOURAUD, *loc. cit.*, p. 368-369.

(2) Ce qui précède soulève quelques objections. Nous ne pouvons les développer dans cet ouvrage qui doit être avant tout une œuvre didactique. Nous nous bornerons à énumérer les principales pour que le lecteur ait sous les yeux tous les éléments de la discussion : 1° Au point de vue objectif, les lésions que Sabouraud regarde comme étant de la lichénification n'ont jamais été considérées par nous comme étant de la lichénification vraie. Nous connaissons bien les lésions post-impétigineuses qu'a étudiées Sabouraud : nous les avons minutieusement examinées au point de vue objectif; elles sont totalement différentes au point de vue objectif de ce que nous avons appelé la lichénification vraie. Comme nous l'avons déjà écrit, c'est une papillomatose secondaire objectivement caractérisée par une hypertrophie visible à l'œil nu des papilles du derme ; c'est une lésion analogue à celle dont nous avons déjà parlé plus haut à propos des lésions périgénitales des femmes atteintes de blennorragie : encore une fois ce n'est pas notre lichénification. Sabouraud lui-même est implicitement obligé d'en convenir puisqu'il a écrit : « Elles n'ont pas la surface plate et lisse qu'on leur voit acquérir dans les névrodermites typiques, etc.... » 2° Ce n'est que plus tard, quand le prurit persiste en ces points et que le malade s'est gratté, que la lésion prend réellement l'aspect de la lichénification vraie. Mais alors l'agent pathogène majeur est évidemment devenu le grattage. 3° Sabouraud soutient qu'au point de vue histologique les lésions qu'il décrit sont identiques à celles de la lichénification. Ce ne serait pas là un argument suffisant pour prouver l'identité réelle des deux lésions, car on sait combien en dermatologie les critériums histologiques sont discutables, mais son affirmation est-elle bien exacte? Il nous semble que non. Si l'on compare des coupes de lichénification vraie avec les coupes des lichénisations post-impétigineuses données par Sabouraud (*loc. cit.*, p. 367), on sera frappé de certaines différences. Dans la lichénification vraie les prolongements interpapillaires du corps muqueux sont infiniment moins accentués, beaucoup moins exubérants, beaucoup moins œdématiés ; le processus dans son ensemble a des allures beaucoup plus chroniques. 4° Jamais, en effet, dans la lichénification vraie on ne voit en quelques jours se produire des altérations histologiques et macroscopiques aussi accentuées que celles de la lichénisation post-impétigineuse. 5° C'est que cette dernière lésion est vraisemblablement causée par le streptocoque : elle s'efface graduellement, souvent très vite, en cinq ou six jours, comme dans des faits personnels, lorsque l'impétigo a disparu : elle ne persiste — en changeant peu à peu d'aspect — que lorsque le prurit persiste lui aussi après la guérison de l'impétigo, lorsque le grattage entre en jeu, lorsque la lichénification vraie, conséquence du grattage, vient compliquer et transformer la lichénisation post-impétigineuse.

(3) L. BROCQ, Utilité de la photographie pour l'étude des dermatoses, à propos des lichénisations et lichénifications. *Société de dermatol. et de syph.*, 3 mai 1900. *Annales de dermatol.*, 1900, p. 621-622.

(4) Voir ce que nous venons d'en dire dans la note précédente.

donne à tous ces processus le nom générique de *lichénisation*, il faut bien savoir que ce mot n'est pas alors synonyme de *lichénification*, que ce dernier terme a une signification beaucoup plus restreinte, beaucoup plus précise, et qu'il s'applique exclusivement aux altérations cutanées consécutives aux traumatismes directs, frottements et grattages [1].

Quoi qu'il en soit de toutes ces discussions et de toutes ces divergences de vues qui finiront peu à peu par s'atténuer, la théorie de la lichénification a commencé à pénétrer dans le public médical.

Nous ne saurions trop recommander de lire le très important travail que Touton [2] a publié sur ce sujet dès 1895. On devra également parcourir l'intéressant mémoire de Tommasoli [3]. Neisser [4], d'abord peu favorable à notre conception de ces faits, semble l'adopter en partie à l'heure actuelle, et les travaux récents de Buschke, de Marcuse [5], etc., montrent que ces idées pénètrent peu à peu dans l'esprit des dermatologistes allemands [6]. Par contre l'école anglaise les repousse résolument [7].

QUATRIÈME PARTIE

LA QUESTION DU LICHEN RUBER

Pour que cet exposé de la question des lichens fût complet, nous devrions maintenant examiner toute la série considérable de travaux qui ont paru

(1) L. Jacquet qui a vu et étudié minutieusement le premier les papulations post-érosives, et qui plus tard étudia avec nous le lichen simplex, s'était bien gardé de confondre ces deux processus.

(2) Touton, Ueber Neurodermitis circumscripta chronica (Brocq). Lichen simplex chronicus circumscriptus (Cazenave, Vidal). Ein fall von « Neurodermitis linearis chronica verrucosa » von Dr Touton (Wiesbaden). *Arch. f. Dermat. und Syphil.*, 1895, t. XXXIII, p. 109.

(3) Pierleone Tommasoli, Sulle dermatite pruriginose multiformi; studio clinico, istologico e critico. *Giornale ital. delle malattie veneree e della pelle*, fasc. II, 1893.

(4) A. Neisser, Ueber den gegenwärtigen Stand der Lichenfrage, Referat, erstattet in der dermatol. Section des XI Internat. Congresses zu Rom. *Arch. f. Dermatol. und Syphil.*, 1894. — *Proposition IX*. Il faut placer le lichen simple aigu de Vidal dans un même groupe que le prurigo de Hebra, groupe des névrodermies angio-sensibles, et il faut le dénommer prurigo temporaire (Tommasoli) ou prurigo simplex (Brocq). — *Proposition X*. A cette classe n'appartiennent pas davantage (à cause de l'absence des phénomènes de transsudation vaso-motrice) le lichen simple chronique d'E. Vidal (la névrodermite circonscrite de Brocq) et le lichen polymorphe mitis de Vidal; tous deux sont le plus souvent papuleux au début (pseudo-lichen de Tommasoli), le plus souvent confluents (lichénification), à tendance légèrement eczémateuse (eczématisation). Ils forment des plaques de dermite prurigineuse qui rentrent dans la classe des eczémas, comme groupe spécial de cette classe.

(5) Bernhard Marcuse, *Ueber lichen simplex chronicus : Archiv für dermat. und. syph.*, Bd. LVII, Heft 3, p. 381. Article fort intéressant avec examens histologiques.

(6) A. Neisser et J. Jadassohn, *Krankheiten der Haut*. Breslau, déc. 1900. — A. Neisser, *Dermatitiden mit spezifischer Epithelalteration*, p. 106. — L'auteur décrit à côté des eczémas. dans un chapitre à part, la Dermatitis lichenoides pruriens (neurodermitis chronica circumscripta de Brocq).

(7) R. Crocker, *The British Journal of Dermatology*, déc. 1900, p. 434. — Pringle, *eod. loco*, p. 440.

depuis environ vingt-cinq ans sur le lichen ruber de Hebra, le lichen planus d'Erasmus Wilson et ses nombreuses variétés. Mais cette étude sera beaucoup mieux placée au chapitre « Lichen planus », dont elle constituera l'historique. Nous y renvoyons nos lecteurs.

RÉSUMÉ

En somme, à l'heure actuelle, on doit distinguer deux grandes catégories de faits connus sous le nom de lichen :

1° Des faits décrits autrefois sous le nom de *lichen*, et qu'en ce moment on a plus tendance à décrire sous les noms de *névrodermites*, de *prurits avec lichénifications* et même de *prurigos diathésiques* : nous allons en donner la description dans le chapitre II de cet article;

2° Des faits décrits par E. Wilson sous le nom de *lichen planus*, par l'école de Vienne sous le nom de *lichen ruber planus* : nous les étudierons dans le chapitre III.

3° Certains auteurs décrivent encore sous le nom de lichen d'autres groupes de faits pour l'étude desquels nous renvoyons à d'autres articles de ce livre :

a. Le *lichen ruber acuminatus* de Hebra, Kaposi, est le pityriasis rubra pilaris;

b. Le *lichen urticatus* de Colcott Fox est identique au strophulus prurigi-nosus et au prurigo simplex;

c. Le *lichen spinulosus* de certains auteurs (¹) rentre, soit dans les acnés cornées, soit dans le lichen scrofulosorum : peut-être constitue-t-il une forme morbide à part;

4° Sous le nom de *lichen annularis*, Galloway a décrit une éruption circinée des mains et surtout des doigts, dont nous avons vu, pour notre part, 3 cas, et qui nous paraît constituer une dermatose à part, ne méritant d'ailleurs, à aucun titre, de rentrer dans le groupe des lichens, tel qu'il est compris à l'heure actuelle. On devra donc se reporter au travail de Galloway pour avoir une idée de ces faits, qui attendent encore une bonne description d'ensemble avant d'être définitivement admis dans le cadre nosologique (²). H. Radcliffe Crocker vient très probablement de décrire des cas analogues sous le nom de « Granuloma annulare » (³).

(¹) Stowers, *Dermatological Society of Great Britain and Ireland*, 22 fév. 1899.

(²) James Galloway, Lichen annularis : a Ringed Eruption of the extremities. *The British Journal of Dermatology*, juin 1899, p. 221.

(³) H. Radcliffe Crocker, Granuloma annulare. *The British Journal of Dermat.*, janvier 1902, p. 1.

CHAPITRE II

DES NÉVRODERMITES

I

NÉVRODERMITE CHRONIQUE CIRCONSCRITE [1] — PRURIT CIRCONSCRIT AVEC LICHÉNIFICATION

LICHEN SIMPLEX CHRONIQUE D'E. VIDAL

Mode de début. — D'après des faits que nous avons rigoureusement observés [2], nous croyons que la névrodermite chronique circonscrite débute par un prurit limité en un point quelconque du corps. Ce prurit est presque toujours intermittent : il survient par crises séparées par des périodes de calme complet ou presque complet, régulières dans leurs récidives ou irrégulières, revenant souvent le soir un peu après que le malade s'est mis au lit. Il est plus rare d'avoir affaire à un prurit permanent avec crises paroxystiques.

Son intensité est des plus variables suivant les cas, suivant le mode de réaction des individus, suivant leur impressionnabilité, suivant les circonstances de la vie. Une violente émotion, un excès de nourriture, un mets malsain pour le sujet, etc., sont autant de causes occasionnelles qui peuvent provoquer des crises.

MODE DE PRODUCTION DES LÉSIONS CUTANÉES. — Au début, il n'y a absolument aucune lésion visible du côté des téguments; peu à peu ils s'altèrent sous l'influence des grattages : ils perdent d'abord leur coloration normale; ils prennent une teinte un peu bistre et rosée à la fois; en outre, en les regardant de fort près, on s'aperçoit qu'ils ont un aspect finement grenu et chagriné. Dès lors, on peut déjà voir par places, en faisant varier les incidences de lumière, des sortes de pseudo-papules aplaties, mal délimitées, un peu brillantes, minuscules.

Puis ces lésions s'accentuent : les téguments prennent une coloration d'un rouge bistre, ou se pigmentent franchement; ils deviennent rugueux et commencent à se sillonner de plis formant un fin quadrillage. Le derme s'épaissit graduellement, s'infiltre, et l'affection prend enfin un aspect vraiment pathognomonique.

ASPECT DES LÉSIONS A LA PÉRIODE D'ÉTAT. — Quand elle est parvenue à la période d'état, la névrodermite chronique circonscrite a la forme générale

[1] Voir pour plus de détails sur ce point le mémoire de BROCQ et JACQUET de 1891. *Ann. de dermat.*, fév. et mars, p. 97 et 193; le mémoire de BROCQ de 1892. *Ann. de dermat.*, p. 1100; le mémoire de BROCQ de 1896. *Ibid.*, p. 780; la *Thèse de Tabart*, 1893, etc.

[2] BROCQ, *Ann. de dermat.*, 1896, p. 781 et suiv.

d'une plaque plus ou moins étendue, de dimensions très variables, mais ayant en moyenne de 5 à 15 centimètres de diamètre dans son plus grand axe. Sa forme est éminemment variable suivant les cas et aussi suivant les régions. Presque toujours elle est ovalaire, mais elle peut aussi figurer des croissants, des demi-cercles, des triangles plus ou moins irréguliers.

Elle peut se développer en un point quelconque du corps; les régions le plus souvent atteintes sont le cou, la partie supérieure et interne des cuisses, les lombes, le pli interfessier, la partie inférieure et externe de la jambe, le scrotum chez l'homme, les grandes lèvres chez la femme, la ceinture chez la femme à cause de la pression du corset, les creux poplité et axillaire, la paume des mains, la plante des pieds, etc. Elle peut avoir une disposition en bandes linéaires, ou zoniforme.

Nous avons observé une plaque de névrodermite disposée en bande linéaire à la partie postérieure du membre inférieur droit, depuis l'ischion jusqu'au talon; nous en avons vu une autre occuper une bande longitudinale de 5 à 6 centimètres de large, depuis l'épaule droite jusqu'au poignet [1].

Les plaques de névrodermite chronique circonscrite peuvent être uniques chez un sujet donné et rester toujours uniques; elles peuvent être multiples; fort souvent elles sont au nombre de deux ou trois; parfois elles sont symétriques, surtout lorsqu'elles siègent vers les plis.

Une plaque *complète* de névrodermite chronique circonscrite comprend trois zones concentriques.

1° *Première zone ou zone externe.* — La première zone ou zone externe forme une sorte de ceinture irrégulière et de largeur variable — de quelques millimètres à 2 ou 3 centimètres — autour de la plaque. Elle peut manquer sur un des points du contour. Sa coloration augmente presque toujours d'intensité à mesure que l'on approche de la zone moyenne : elle varie du café au lait clair au brun clair ou au jaune brunâtre. Elle n'est d'ailleurs pas uniforme sur la même plaque. En la regardant de fort près, on voit que les papilles du derme ont subi à son niveau une hypertrophie notable et qu'elles lui donnent un aspect légèrement velvétique. Elle présente un quadrillage fin et serré, constitué par deux séries de sillons parallèles se coupant à angle droit ou aigu, de façon à limiter des carrés ou des losanges minuscules. Le derme n'est que fort légèrement épaissi à ce niveau; l'infiltration n'est pour ainsi dire pas perceptible quand on saisit les téguments entre le pouce et l'index. Le bord externe de cette zone, peu net, se confond avec la peau saine; la lésion augmente graduellement d'intensité jusqu'au bord interne, qui se continue avec la zone moyenne. Cette *zone externe* ou *d'hypertrophie papillaire commençante* manque souvent; elle n'est donc nullement caractéristique.

[1] E. Balzer et R. Mercier, Trophonévrose lichénoïde en bande linéaire sur le trajet du nerf petit sciatique. *Ann. de dermat.*, 1898, p. 258. et Discussion consécutive par L. Brocq, Soc. de dermat., 10 mars 1898. — Voir aussi Touton, *loc. cit.*, 1895, et L. Brocq, *loc. cit. Ann. de dermat.*, 1896, p. 786-787.

2° *Deuxième zone ou moyenne ou papuleuse.* — La *deuxième zone ou zone moyenne, zone papuleuse* peut être la zone externe, puisque la première zone fait souvent défaut. Elle peut d'ailleurs, elle aussi, manquer parfois totalement. Mais, dans ce cas, elle a presque toujours existé pendant les premières phases de la maladie, et n'a disparu que peu à peu par suite du progrès de la lésion.

Lorsqu'elle est nette, elle est essentiellement caractérisée par la présence d'un élément qui ressemble souvent à une papule de lichen planus.

La *papule* de l'affection qui nous occupe est une sorte de saillie irrégulière

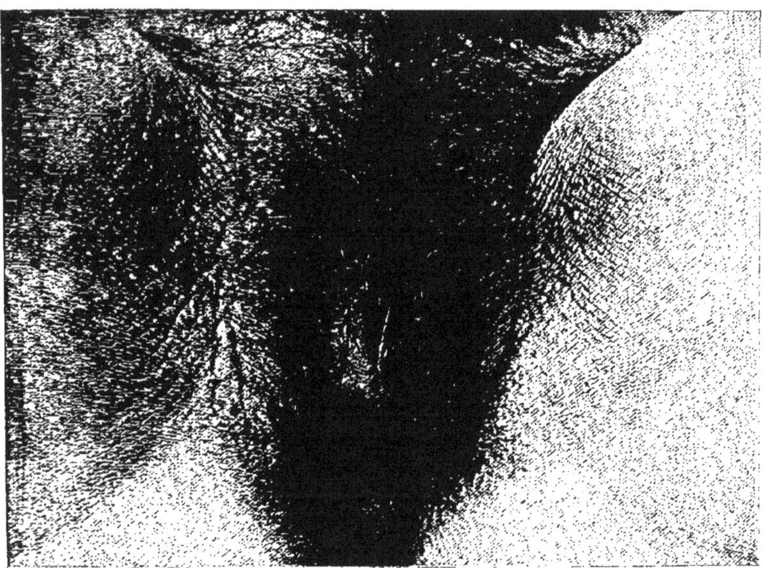

Fig. 25. — Femme de trente-six ans, femme de chambre. Névrodermite chronique symétrique des faces supérieures et internes des cuisses, datant de dix-huit ans. — Spécimen de lichénifications pures sans la moindre complication. (Photographie sans retouches prise par Sottas, service de L. Brocq, à l'hôpital Broca.)

de forme et de contour, d'ordinaire assez mal limitée, ce qui la distingue de la papule initiale du lichen planus. Son volume varie de celui d'une petite tête d'épingle ou d'un grain de millet à celui d'une petite lentille; parfois on en trouve de très volumineuses qui sont rouges, turgescentes, excoriées ou non.

Sa coloration habituelle est d'un rose pâle un peu grisâtre ou jaunâtre; cette teinte peut se foncer dans certains cas et atteindre le rouge brunâtre, plus rarement le rouge vif.

Le sommet de la papule est, dans beaucoup de cas, aplati, lisse et comme nacré; il brille lorsque l'on fait varier les incidences de la lumière, de telle sorte qu'on pourrait alors la confondre avec les éléments initiaux du lichen planus, dont elle n'a ni les contours précis, ni la coloration spéciale, ni l'aspect néoplasique; cependant il est parfois fort difficile de faire le diagnostic [1]. Parfois, au contraire, le sommet de la papule est arrondi; parfois, au lieu d'être lisse et brillant, il est recouvert de fines squames adhérentes grisâtres ou d'un gris blanchâtre; parfois, enfin, il présente une croûtelle sanguinolente, indice d'une excoriation consécutive au grattage.

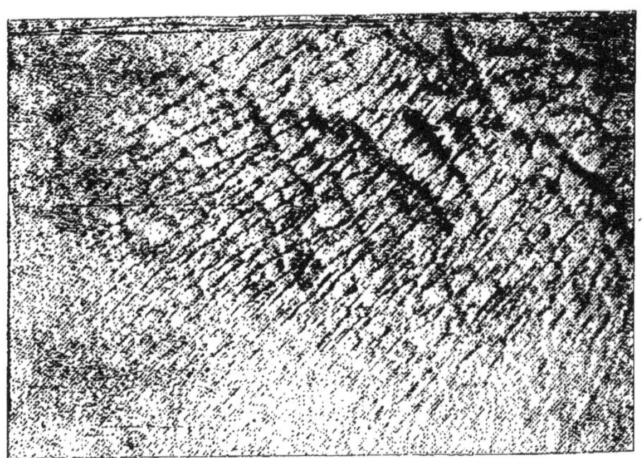

Fig. 26. — Malade représentée figure 4. Détails des lésions de l'aine droite reproduits grandeur naturelle. — Spécimen de lichénifications pures. (Photographie sans retouches prise par Sottas, à l'hôpital Broca, service de L. Brocq.)

Ces saillies papuleuses semblent être constituées par un degré de plus dans l'hypertrophie papillaire que nous avons signalée dans la zone externe; en effet, quand on les examine avec le plus grand soin, on peut parfois distinguer à leur surface une sorte d'état villeux.

Elles ne sont pas en relation directe avec les follicules pileux, et on voit les poils de duvet naître dans les intervalles qui les séparent.

La zone papuleuse peut manquer ou bien être fort peu développée lorsque la zone externe pigmentée existe. Quand il y a des papules, elles constituent d'ordinaire la zone externe des plaques. Elles ne forment pas toujours un ruban continu tout autour de la zone

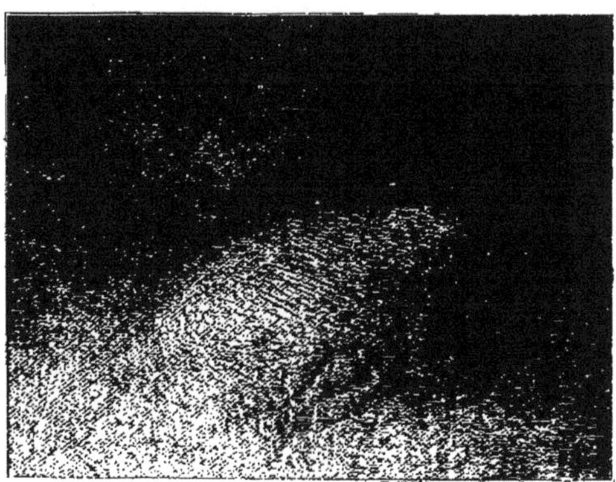

Fig. 27. — Névrodermite chronique circonscrite typique de la région supérieure et interne de la cuisse droite chez un homme. — On y voit nettement : 1° la zone pigmentée périphérique; 2° la zone papuleuse moyenne; 3° la zone quadrillée centrale d'infiltration. (Photographie sans retouches prise par Sottas, à l'hôpital Broca, service de L. Brocq.)

[1] Voir plus loin au chapitre du diagnostic l'erreur dans laquelle sont tombés à cet égard beaucoup d'auteurs étrangers.

centrale d'infiltration : il y a parfois des lacunes. Aussi cette zone papuleuse est-elle fort irrégulière de forme et d'étendue. Le bord externe est constitué

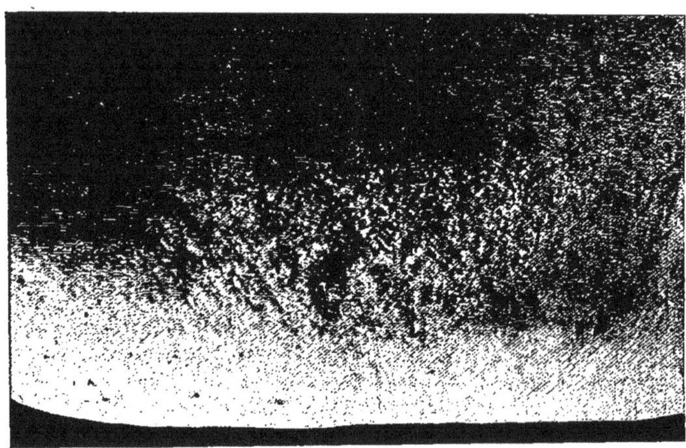

Fig. 28. — Névrodermite chronique circonscrite de la face interne de la cuisse gauche d'une femme. — Forme papuleuse excoriée par le grattage. (Photographie sans retouches prise par Sottas, à l'hôpital Broca, service de L. Brocq.)

par quelques éléments de petites dimensions presque toujours isolés, çà et là disséminés sans ordre aucun. A mesure que l'on approche du centre, les papules deviennent plus nombreuses, se réunissent par deux ou trois, puis forment des groupes plus importants, et se confondent enfin en une sorte de nappe qui est la zone centrale.

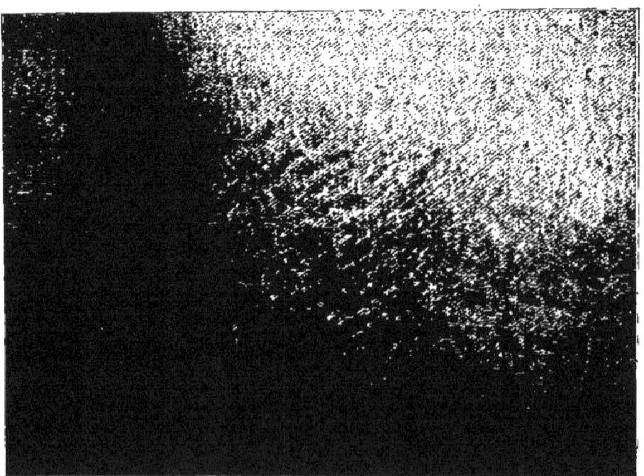

Fig. 29. — Névrodermite chronique circonscrite typique de la fesse droite chez un homme. — On y voit nettement l'infiltration des téguments et les quadrillages. (Photographie sans retouches prise par Sottas, à l'hôpital Broca, service de L. Brocq.)

Parfois cette zone papuleuse a 1, 2 ou 3 centimètres de diamètre; parfois elle n'est constituée que par quelques papules çà et là disséminées, parfois elle fait complètement défaut.

Par contre, les papules peuvent exister seules à l'exclusion de toute autre lésion cutanée visible : elles parsèment alors toute la plaque, diversement groupées, très voisines les unes des autres. Cette forme papuleuse pure de la névrodermite chronique circonscrite est relativement assez fréquente; c'est

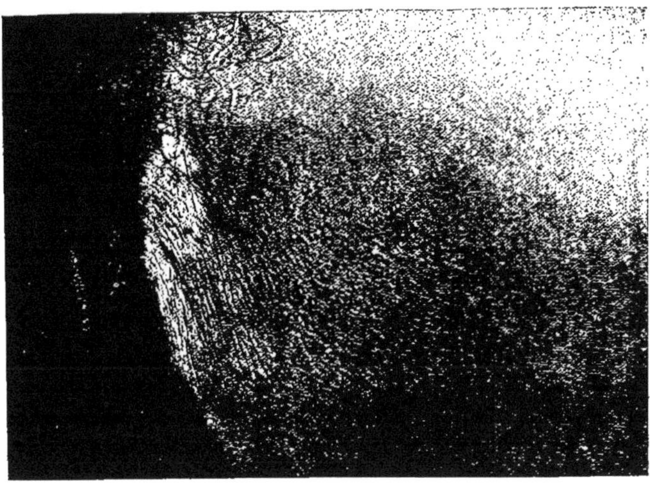

FIG. 30. — Névrodermite chronique circonscrite type de la face interne et supérieure de la cuisse gauche chez une femme âgée de cinquante et un ans avec plaque de *vitiligo*. — Le quadrillage et les saillies papuleuses sont des plus marqués. (Photographie sans retouches prise par Sottas, à l'hôpital Broca, service de L. Brocq.)

elle qui prête le plus aux erreurs de diagnostic; elle est, en effet, communément confondue avec le lichen planus. Aussi avons-nous tenu à en donner une reproduction en couleurs.

La teinte générale de la zone papuleuse varie du rose pâle au café au lait foncé ou au rouge brunâtre.

PLANCHE III. — **Névrodermite chronique circonscrite.**

FIG. 1. — Cette aquarelle a été exécutée d'après nature par Bessin. Elle représente le pli de l'aine et la partie interne supérieure de la cuisse gauche d'une malade de la salle E. Vidal, hôpital Broca, service de Brocq. C'est une névrodermite chronique circonscrite, ou lichen simplex chronique d'E. Vidal, ou mieux prurit circonscrit avec lichénification. Il s'agit d'une forme papuleuse tendant à se transformer au centre en plaque d'infiltration. On y voit : 1° une zone externe légèrement pigmentée; 2° une zone moyenne de papules discrètes; 3° une zone interne de papules confluentes formant une nappe irrégulière d'infiltration sillonnée de plis dermiques profonds dessinant un quadrillage des plus irréguliers. Selon la loi ordinaire, les principaux sillons sont dirigés parallèlement au pli de l'aine.

FIG. 2. — Cette aquarelle a été exécutée d'après nature par Bessin. Elle représente la nuque d'une malade de la salle E. Vidal, hôpital Broca, service de Brocq. Il s'agit encore ici d'un prurit circonscrit avec lichénification. La plaque est bien complète et bien limitée. On y voit : 1° une zone externe légèrement pigmentée; 2° une zone moyenne peu importante de formations papuleuses discrètes de plus en plus accentuées à mesure que l'on approche du centre; 3° une zone centrale d'infiltration qui semble être constituée par des sortes de papules géantes assez irrégulières, confluentes, séparées par de profonds sillons dermiques formant quadrillages. Il y a, comme presque toujours dans ces cas, une série principale de sillons parallèles. Ils sont dirigés ici obliquement de haut en bas et de droite à gauche.

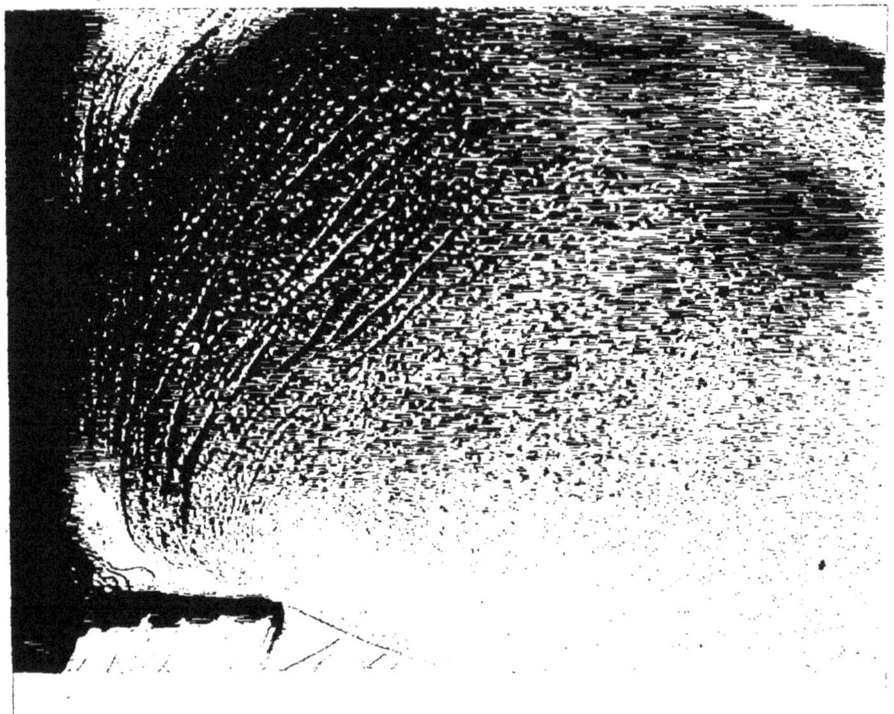

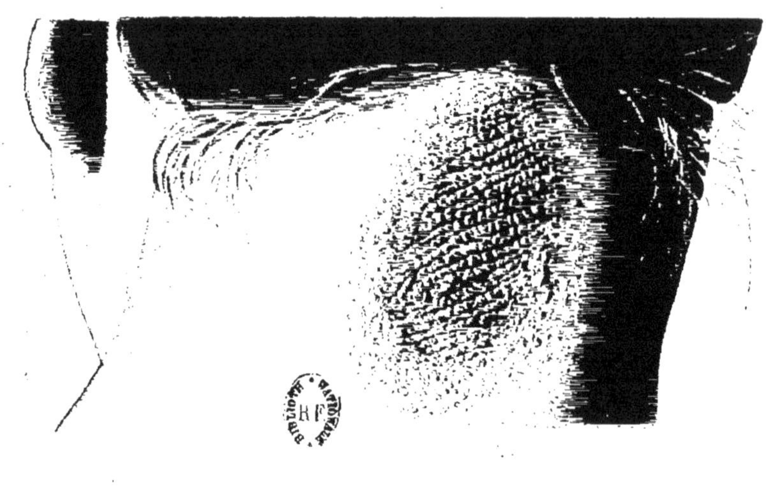

Masson et Cie Éditeurs, Paris. Impr. Firmin Didot et Cie Paris.

Lichen simplex chronique de Vidal

Aquarelles de Bessin (Service du Dr Brocq)

Les téguments sont assez manifestement épaissis à son niveau.

3° *Troisième zone ou interne ou d'infiltration.* — La *troisième zone ou zone interne, zone d'infiltration des plaques complètes* constitue, pour ainsi dire, le plus haut degré, la plus haute expression de l'affection. Si l'on a lu avec quelque attention ce qui précède, on doit comprendre qu'elle peut exister seule, ou qu'elle peut manquer totalement.

Sa forme générale est presque toujours celle d'un ovale plus ou moins allongé, et dont les dimensions moyennes sont de 6 à 10 centimètres pour le grand axe, de 5 à 6 pour le petit axe. Les bords externes en sont mal définis tant que la plaque subit un processus d'extension, car il existe alors une zone de transition insensible entre la plaque d'infiltration centrale et la zone papuleuse ou la zone velvétique. Si la plaque est stationnaire, les bords peuvent en être, au contraire, assez nettement arrêtés.

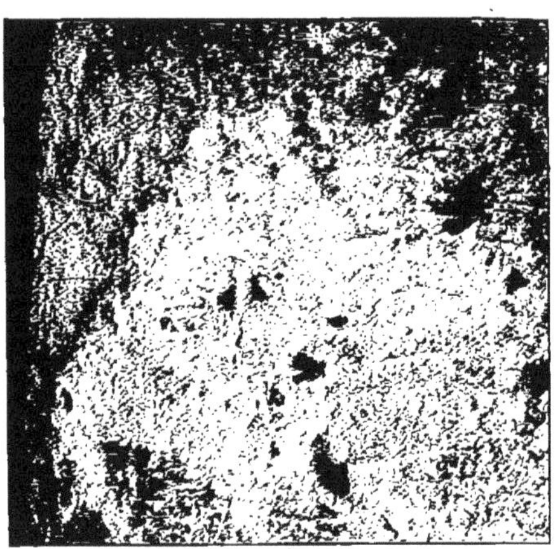

Fig. 51. — Névrodermite chronique circonscrite (forme hypertrophique) de la région poplitée chez un ouvrier confiseur âgé de cinquante ans. — On y voit les traces de grattage, les squames sèches adhérentes, le quadrillage, l'épaississement considérable des téguments. (Photographie prise par Sottas, à l'hôpital Broca, service de L. Brocq.)

Sa coloration est très variable suivant les cas et surtout suivant la durée de l'affection. La règle générale est que, plus elle est ancienne, plus les tissus se pigmentent. Chez un même malade, au même moment, la surface d'une plaque peut présenter des aspects divers. Parfois le centre est affaissé, d'une teinte relativement claire, tandis que la périphérie est en activité; parfois c'est le centre qui est le plus pigmenté. Parfois on trouve disséminés, sans ordre aucun, çà et là sur la surface atteinte, des points rose pâle, rouge bistre, café au lait, brun foncé, etc. La plaque peut être décolorée quand elle se développe sur une plaque de vitiligo, ce qui est relativement fréquent.

Les téguments sont toujours épaissis et infiltrés au niveau de la partie centrale de la lésion. Cet épaississement est surtout perceptible quand on les saisit entre le pouce et l'index, mais il l'est aussi à la vue. Parfois même les plaques se terminent, en un ou plusieurs points de leur périphérie, par un bord abrupt, qui montre qu'elles font une saillie notable au-dessus du niveau des téguments voisins. D'ailleurs, cette infiltration varie considérablement suivant les cas, et souvent même dans un même cas suivant les points d'une même plaque. Elle peut n'être que papyracée, ou constituer une hypertrophie énorme, presque éléphantiasique des téguments.

La surface de la plaque centrale est parcourue de sillons linéaires plus ou moins réguliers que l'on dirait tracés avec une fine pointe d'aiguille sur de la cire molle. Ils sont presque toujours disposés en deux séries parallèles plus ou moins régulières qui se croisent, à angle droit ou à angle aigu, suivant les régions, de manière à donner à la plaque un aspect chagriné; ils figurent des hachures de dessin et limitent des carrés, des rectangles ou des losanges plus ou moins réguliers. Il arrive parfois qu'il n'y a qu'une série de sillons qui soit bien marquée. Dans quelques cas les mailles du quadrillage sont des plus nettes et dessinent même des sortes de saillies figurant des papules. Ces mailles ont des dimensions extrêmement variables, de 1 à 5 millimètres de côté. On peut poser comme règle qu'elles sont d'autant plus grandes que la plaque est plus ancienne et surtout que le derme est plus infiltré.

Cette plaque centrale se recouvre presque toujours de squames aux régions où elle n'est pas macérée par des sécrétions abondantes. Ces squames sont fines, grisâtres, d'un blanc grisâtre ou d'un gris brunâtre, adhérentes; elles deviennent beaucoup plus visibles par le grattage qui les soulève en fines squames. Parfois elles constituent de véritables productions cornées, sèches, rugueuses, inégales.

Les plaques qui siègent en des régions soumises à une transpiration assez abondante comme la partie interne et supérieure des cuisses, les organes génitaux, etc., sont fréquemment lisses, sans squames apparentes.

Souvent aussi à la surface des plaques se voient des excoriations sanguinolentes ou recouvertes de croûtelles noirâtres consécutives aux grattages.

VUE D'ENSEMBLE DES PLAQUES DE NÉVRODERMITE CHRONIQUE CIRCONSCRITE. — a. *Plaques complètes*. — Il est rare, et cela ressort nettement de notre description, qu'une plaque de névrodermite chronique circonscrite présente à la fois les trois zones que nous venons de décrire : cependant elle le fait par fois, et on peut lui donner dans ce cas le nom de *plaque complète*. En voici le schéma : 1° une zone externe quelque peu diffuse, pigmentée, velvétique, ou comme composée de fines papules minuscules, variant du café au lait clair au brun clair; 2° une zone moyenne papuleuse dont les éléments, isolés vers la limite externe, confluents vers la limite interne, semblent être formés par une hypertrophie papillaire beaucoup plus accentuée que celle qui caractérise la zone précédente; 3° une zone interne d'infiltration plus ou moins uniforme d'aspect, et au niveau de laquelle les téguments sont indurés, épaissis, sillonnés d'un quadrillage rectangulaire ou losangique. Telle est la *plaque complète* à l'état adulte.

b. *Plaques incomplètes*. — *Au début* la plaque peut n'être constituée que par une certaine modification de la coloration des téguments qui se pigmentent, ou mieux par de tout petits éléments pseudo-papuleux, brillants, aplatis, analogues à ceux que nous allons décrire dans les lichénifications diffuses.

A l'état adulte, la plaque peut n'être constituée que par des papules discrètes plus ou moins développées; c'est la *forme papuleuse pure*.

Elle peut n'être constituée que par la zone d'infiltration sans papules nettes périphériques avec ou sans zone externe pigmentée diffuse café au lait ou brun clair.

Variétés d'aspect suivant les localisations. — Son aspect varie aussi suivant ses localisations. Nous avons vu qu'aux endroits qui sont soumis à d'incessantes transpirations ou qui sont le siége d'abondantes sécrétions, sa surface est lisse, dépourvue de squames : aux endroits qui ne sont pas ainsi macérés, elle est au contraire sèche, squameuse, parfois cornée. Au fond des plis elle se complique parfois de fissures.

Aux paumes des mains et à la plante des pieds elle revêt l'apparence des kératodermies : elle est alors recouverte de plaques épidermiques jaunâtres, épaisses, dures, cornées, sillonnées parfois de fissures profondes et douloureuses.

Symptômes subjectifs. — En étudiant le mode de début de cette affection, nous avons établi que le prurit en est le symptôme premier et capital. C'est lui qui constitue l'essence même de la maladie; les phénomènes cutanés n'en sont que la conséquence directe. Il est vrai qu'il y a des cas dans lesquels le même prurit existe sans que les téguments subissent d'altérations visibles sous l'influence du grattage : ce sont les prurits dits essentiels [1] : ce sont nos névrodermies. Il faut donc pour qu'il y ait névrodermite que les téguments soient modifiés dans leur vitalité de telle manière qu'ils réagissent sous l'influence des grattages dans le sens de la lichénification : d'où nécessité de ces deux éléments : *prurit premier, tendance idiosyncrasique à la lichénification* pour produire l'affection qui nous occupe : mais il n'en est pas moins exact que le prurit est la condition morbide primitive. Comme nous l'avons écrit en 1896 [2], la névrodermite chronique circonscrite n'est *qu'un prurit circonscrit qui se complique peu à peu de lichénification pure.*

Ce prurit ne semble pas avoir toujours la même intensité : il s'exaspère surtout vers le soir et pendant la nuit une demi-heure ou une heure après que le malade s'est couché. Il cause parfois de l'insomnie.

Il est fréquemment intermittent, et peut même faire complètement défaut à certaines périodes de l'affection. Il disparaît d'ordinaire totalement quand elle doit entrer en régression.

Dans certains cas son intensité est telle qu'il provoque de véritables crises nerveuses, surtout si, par un artifice quelconque comme l'enveloppement hermétique, on empêche le malade de se gratter. Au moment de ses accès de prurit il faut qu'il se gratte, et il n'est calmé que lorsqu'il a excorié la région prurigineuse.

La qualité même des sensations varie quelque peu suivant les malades. Cependant ils accusent presque tous du prurit simple ou des démangeaisons; il est plus rare de les voir se plaindre de fourmillements, d'élancements, de picotements, de brûlure, de chaleur ardente.

(1) Cette expression est mauvaise d'après nous, car dans les névrodermites on peut également qualifier le prurit d'essentiel.
(2) *Annales de dermatologie,* 1896, p. 784.

Les sensibilités à la piqûre, au tact et à la chaleur sont d'ordinaire normales au niveau des plaques.

Marche. — Durée. — Terminaisons. — La durée d'une plaque de névrodermite chronique circonscrite est des plus variables : on peut poser comme règle générale qu'elle est au moins de plusieurs mois et souvent de plusieurs années. Une plaque située en un point peut disparaître pour récidiver plus tard, au même endroit; elle peut être remplacée par une autre plaque située en un autre point du corps, parfois symétrique du premier.

La maladie peut donc se prolonger fort longtemps, soit par persistance d'une seule et même plaque, soit par évolution successive de plusieurs plaques.

La marche de la névrodermite chronique circonscrite est par suite des plus variables. Tantôt une même plaque persiste pendant des années en s'accroissant par sa périphérie avec la plus grande lenteur. Tantôt elle reste stationnaire pendant des mois et des années. Tantôt elle disparaît au bout d'un certain temps et d'une manière définitive; tantôt elle récidive après réapparition du prurit. Tantôt il se forme ailleurs une ou plusieurs plaques nouvelles. Tantôt on observe des séries de rémissions séparées par des périodes d'activité. Il semble qu'il y ait chez certains sujets des poussées saisonnières et périodiques.

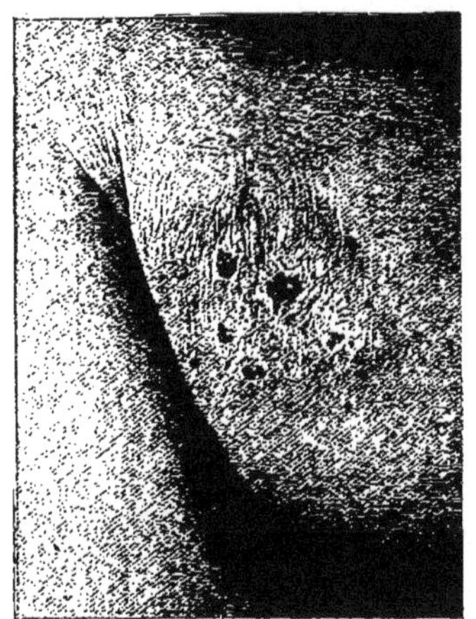

Fig. 52. — Plaque de névrodermite chronique circonscrite chez un homme de quarante-deux ans, avec pyodermite surajoutée. (Photographie sans retouches faite par Sottas, à l'hôpital Broca, service de L. Brocq.)

Quand une plaque doit disparaître, le prurit diminue, puis cesse totalement : les tissus s'affaissent peu à peu, deviennent de plus en plus minces et souples. Nous avons parfois observé[1] une sorte de résorption inégale de la plaque d'infiltration centrale, dont certaines parties reviennent plus rapidement que d'autres à l'état normal.

On voit donc progressivement les saillies papillaires s'affaisser, le quadrillage devenir de moins en moins net, la peau reprendre sa souplesse; mais, dans beaucoup de cas, il persiste pendant longtemps encore une certaine coloration brunâtre des téguments, des sillons cutanés un peu plus accentués qu'à l'état normal, et comme des vestiges de papules à surface brillante.

L'analyse minutieuse des faits nous a conduits à vérifier les idées des anciens auteurs, de Cazenave en particulier, qui pensaient que les manifestations

(1) Presque tout ce qui précède est tiré de notre mémoire de 1891 (L. Brocq et L. Jacquet, *Ann. de dermat.*, fév. et mars 1891).

cutanées des névrodermites chroniques circonscrites peuvent assez fréquemment alterner avec diverses manifestations viscérales, telles que des accès d'asthme, des bronchites à répétition, des gastralgies, des entéralgies, des névralgies ou des névroses, etc.

VARIÉTÉS. — Nous venons de décrire les variétés pures, sans mélange d'autres dermatoses, du *prurit circonscrit avec lichénification*. Mais cette affec-

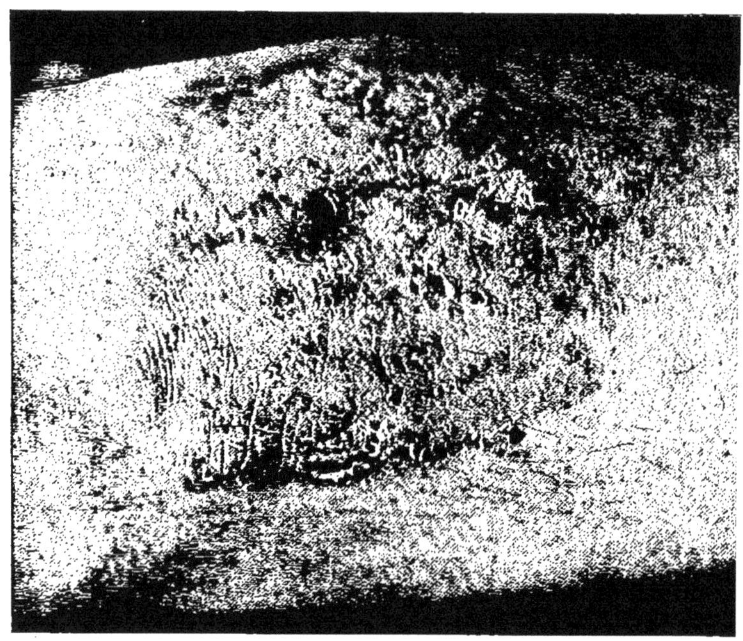

FIG. 35. — Névrodermite chronique circonscrite avec lichénification commençante, développée chez une femme de vingt-huit ans à la partie externe supérieure de la jambe gauche sur une plaque de séborrhéide psoriasiforme primitive. (Photographie sans retouches faite par Sottas, à l'hôpital Broca, service de L. Brocq.)

tion n'évolue pas toujours à l'état pur. Elle peut, ou bien se compliquer d'une autre dermatose qui se surajoute à elle à un moment quelconque de son évolution, ou bien se développer sur une autre dermatose préexistante qui d'abord peut la larver, puis qu'elle peut larver à son tour quand elle a suffisamment évolué (1).

(1) Il ne faudrait pas croire que ce dernier ordre de faits rentre simplement dans les lichénifications secondaires à une dermatose préexistante. Dans les lichénifications secondaires vraies telles que nous les comprenons, la lichénification est intimement liée à la dermatose première et à son évolution. Dans les faits dont nous parlons, la dermatose première crée simplement sur les téguments un locus minoris resistentiæ au niveau duquel vient s'installer le prurit circonscrit avec lichénification, lequel évolue dès lors pour son propre compte et absolument de la même manière que s'il s'était installé d'emblée

1° *Complications des névrodermites chroniques circonscrites.* — Elles peuvent, grâce aux grattages, s'inoculer de microbes pathogènes. Cependant les diverses pyodermites telles que l'impétigo, l'ecthyma, les folliculites, les furoncles, les abcès profonds sont relativement rares dans ces affections, quand on songe à la fréquence et à l'intensité des traumatismes auxquels sont soumis les téguments.

La dermatose qui vient le plus souvent compliquer les plaques de névrodermite, c'est incontestablement l'*eczéma vrai.* Chez certains sujets des poussées de vésicules avec suintement viennent pour ainsi dire à chaque instant voiler la nature réelle de l'affection. Elles constituent des causes d'erreur tellement importantes qu'elles ont pu faire méconnaître l'existence même de la névrodermite chronique circonscrite en tant que forme morbide indépendante.

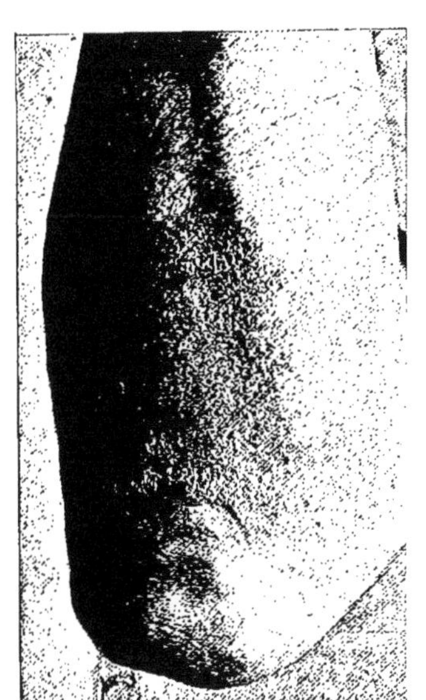

Fig. 51. — Séborrhéide psoriasiforme péripilaire du coude, chez un homme de quarante ans, lichénifiée et eczématisée par places. (Photographie sans retouches faite par Sottas, service de L. Brocq.)

Les *séborrhéides pityriasiques* et parfois même *psoriasiformes* peuvent elles aussi venir se surajouter à la névrodermite et parfois en masquer quelque peu l'aspect objectif : mais ces modifications sont surtout apparentes dans la seconde catégorie de faits dont nous allons maintenant parler.

2° *Névrodermites chroniques circonscrites développées sur une dermatose antérieure.* — *a.* Sabouraud dit avoir vu cette affection se développer secondairement à l'*impétigo de Tilbury Fox* : comme nous l'avons dit plus haut, il s'appuie sur cette constatation pour faire jouer au streptocoque un rôle pathogénique prépondérant dans la genèse de ces lésions. Nous ne reviendrons pas sur ce point que nous avons déjà discuté.

b. La névrodermite chronique circonscrite peut se développer en un point primitivement atteint d'*eczéma vrai.* Dans ce cas on observe tout d'abord presque toujours une poussée d'eczéma vrai assez étendue ; puis cet eczéma se calme, se restreint ; mais le prurit reste intense en un point ; le malade continue à s'y gratter, et peu à peu les téguments se transforment et prennent l'aspect pathognomonique. Ces faits sont évidemment discutables. On peut très bien ne les concevoir que comme des eczémas chroniques, que comme des eczémas lichénifiés : ce n'est certes pas

sur la peau saine. Cependant tout cela est un peu discutable, comme nous l'avons dit plus haut.

sur eux qu'on doit s'appuyer pour établir l'existence en tant qu'entité morbide indépendante d'une névrodermite chronique circonscrite distincte de l'eczéma chronique, et cependant nous sommes convaincus de la réalité de l'interprétation que nous proposons et que démontrent pour nous l'évolution si spéciale des lésions et l'aspect si caractéristique que finissent par prendre les téguments.

c. C'est surtout à l'occasion d'une *séborrhéide pityriasique* ou *psoriasiforme* que la névrodermite chronique circonscrite se développe chez des sujets névropathes. Depuis longtemps nous avons décrit cette variété objective dans le cuir chevelu, où elle est réellement fréquente vers la nuque et aux régions

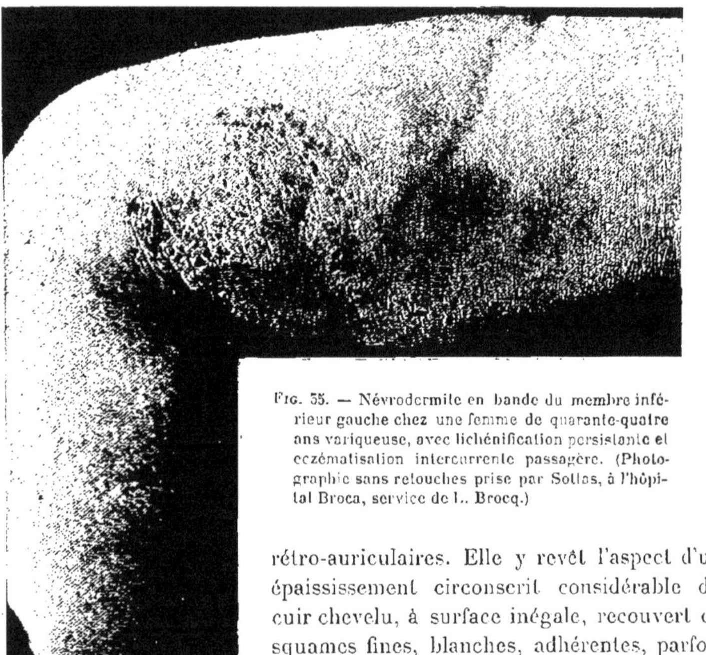

Fig. 55. — Névrodermite en bande du membre inférieur gauche chez une femme de quarante-quatre ans variqueuse, avec lichénification persistante et eczématisation intercurrente passagère. (Photographie sans retouches prise par Sottas, à l'hôpital Broca, service de L. Brocq.)

rétro-auriculaires. Elle y revêt l'aspect d'un épaississement circonscrit considérable du cuir chevelu, à surface inégale, recouvert de squames fines, blanches, adhérentes, parfois stratifiées en couches épaisses, devenant nacrées par le grattage : cette lésion est souvent excoriée, sanguinolente; elle est le siège de crises intermittentes, intolérables, de prurit.

Mais cette variété de névrodermite chronique circonscrite développée sur séborrhéides n'est pas spéciale au cuir chevelu, on peut aussi l'observer en un point quelconque du corps, en particulier sur les bras, les avant-bras et les membres inférieurs : en ces régions ses lieux d'élection semblent être la face externe du coude, la partie externe de la jambe. L'affection prend dans ces cas un aspect réellement assez spécial; les quadrillages du derme sont un peu moins accentués que dans les formes typiques, les téguments offrent une teinte d'un jaune bistré plus net, les squames de la surface prennent sous le grattage un aspect plus nacré. Peu à peu les caractères objectifs de la névrodermite s'accentuent; mais il reste toujours cependant un certain aspect général spécial qui permet à un œil exercé de soupçonner la nature de la lésion originelle.

3° *Affections qui coexistent avec les névrodermites chroniques circonscrites.* — Cette affection coexiste assez fréquemment avec le *vitiligo*. Nous en avons publié un cas (1); nous en avons observé plusieurs; nous l'avons aussi constatée chez un malade atteint de morphée. Elle peut donc coïncider chez le même sujet avec d'autres dermatoses qui reconnaissent très probablement une origine nerveuse, ou qui tout au moins se développent grâce à des modifications subies par le système nerveux.

4° *Névrodermites zoniformes.* — Il convient de rappeler ici que l'on a décrit des névrodermites circonscrites développées le long du trajet des nerfs cutanés superficiels ou des lignes de Voigt. Il semble en somme qu'il puisse en être des névrodermites comme des sclérodermies. Il y en a de diffuses, de généralisées, de circonscrites en plaques, de disposées en bandes le long des membres (2). Les analogies de distribution de ces deux affections sont des plus frappantes.

Anatomie pathologique (3). — *Derme.* — Dans les parties profondes du derme il n'y a que peu de lésions. Autour de quelques vaisseaux, dont les parois sont d'ailleurs saines, on voit des traînées de cellules lymphoïdes. Les cellules fixes du tissu conjonctif ne semblent pas avoir proliféré.

Autour des follicules pilo-sébacés, il y a des amas lymphoïdes un peu plus compacts : les glandes sudoripares paraissent saines.

Dans le corps papillaire les lésions sont plus accentuées. Les cellules lymphoïdes sont disposées en abondance autour des vaisseaux. Les cellules fixes sont tuméfiées, granuleuses; un certain nombre d'entre elles sont en voie de prolifération. On trouve çà et là quelques rares cellules chargées de granulations pigmentaires.

Les papilles sont hypertrophiées dans toutes leurs dimensions : elles ont toutes subi l'infiltration embryonnaire, mais à des degrés bien différents. Dans la plupart d'entre elles cette infiltration est modérée; mais sur les coupes on en trouve quelques-unes, de dimensions très supérieures aux papilles voisines, qui sont bourrées d'éléments migrateurs. C'est à leur niveau que l'exsudat œdémateux est surtout appréciable; ce sont elles qui constituent les fines papules visibles à l'œil nu (4).

(1) L. Brocq, *loc. cit. Ann. de dermat. et de syphil.*, 1896, p. 785-786.

(2) Voir les cas de : E. Welander, Sur un cas de vitiligo, de lichen ruber planus et de névrodermite chronique circonscrite. *Ann. de dermat.*, 1894, p. 645. — L. Wickham, Névrodermite circonscrite : lichen simplex chronique circonscrit. *Ann. de dermat.*, 1895, p. 537, et *Société de dermat.*, 13 juin 1895. — Touton, *loc. cit.* — Buschke, *Berliner dermatologische Gesellschaft*, 6 déc. 1898.

(3) Voir Brocq et Jacquet, *loc. cit. Ann. de dermat.*, mars 1891, p. 193.

(4) Brocq et Jacquet, *loc. cit.*

Épiderme. — Le corps muqueux dans son ensemble est notablement augmenté d'épaisseur. Les prolongements interpapillaires sont hypertrophiés et s'enfoncent profondément entre les papilles : souvent même ils se bifurquent et s'unissent aux prolongements voisins.

La couche granuleuse est presque partout intacte. Le stratum lucidum a

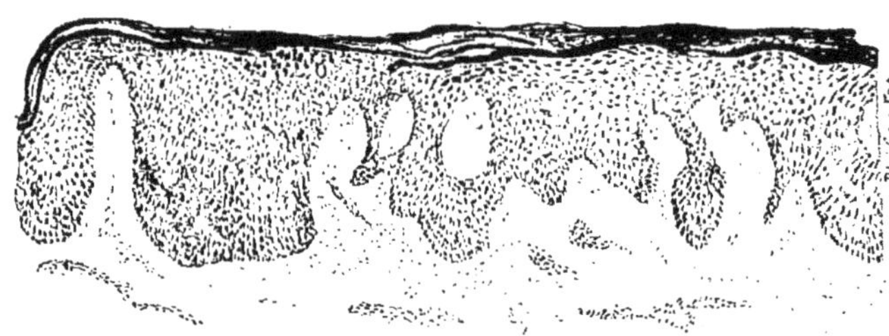

Fig. 56.

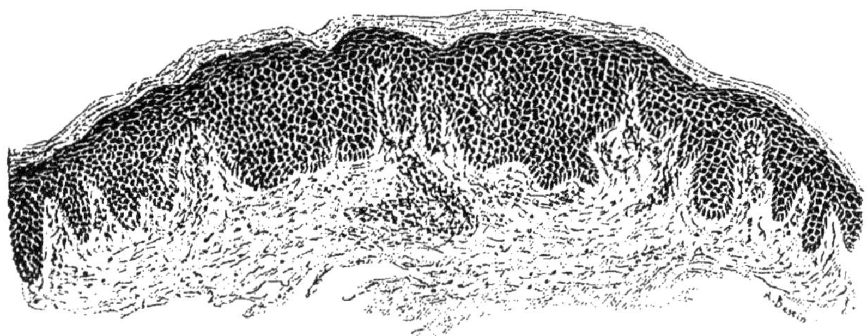

Fig. 57.

Fig. 56 et 57. — *Deux coupes de lichénifications.* — On y voit un épaississement considérable du corps muqueux : les prolongements interpapillaires sont très hypertrophiés, quelques-uns sont ramifiés. La couche granuleuse est intacte. Le stratum lucidum semble manquer. Quelques noyaux çà et là dans des cellules de la couche cornée. Il y a d'assez nombreuses cellules lymphoïdes autour des vaisseaux des papilles du derme, lesquelles sont hypertrophiées. (Malades de la salle E. Vidal, hôpital Broca, service de L. Brocq. Préparations de Labbé.)

disparu au contraire à peu près totalement, et, sur d'assez grandes étendues de la couche cornée, on retrouve des noyaux dans les cellules.

Le corps muqueux est infiltré de cellules migratrices. Çà et là quelques cellules épithéliales montrent les lésions de l'*altération cavitaire*. Ces lésions ont pris une réelle importance au niveau des grosses papilles que nous avons signalées plus haut. « En ces points on voit les couches inférieures des cellules du corps muqueux, y compris la couche des cellules en palissade, envahies, effondrées par les éléments migrateurs qui dissocient les cellules du corps muqueux, s'infiltrent dans leurs interstices et pénètrent jusqu'à la couche granuleuse. Sous l'influence de cet envahissement les cellules de Malpighi réagissent : quelques-unes sont simplement tuméfiées, la plupart entrent en prolifération bi ou trinucléaire, un grand nombre présentent à divers degrés l'altération cavitaire. Celle-ci reste à peu près exclusivement mono-cellulaire; en très peu de points se montrent de petites cavités formées par la réunion de deux cellules creuses voisines » ([1]).

Diagnostic. — La dermatose que nous venons de décrire a une physionomie tout à fait spéciale. Il est presque oiseux d'en exposer le diagnostic différentiel : ses caractères pathognomoniques sont en effet des plus tranchés; ce sont :

1° Le nervosisme des sujets qui en sont atteints;

2° L'antériorité du prurit à l'éruption;

3° Les caractères objectifs de simple dermite circonscrite d'une sécheresse absolue;

4° La marche chronique, rebelle de cette affection, et sa tendance aux récidives.

Elle diffère de l'*eczéma* par son mode de début, par l'absence de rougeur vive, de vésiculation, de formation de croûtelles jaunâtres ou brunâtres, etc. Son évolution n'est point la même. En somme au point de vue objectif et évolutif rien ne permet de la ranger dans le groupe des eczémas vrais. Ce qui a conduit à faire cette confusion, c'est qu'elle se complique souvent d'eczématisation ([2]). Mais cette complication n'est qu'accidentelle; elle n'est pas fatale, et nombre de plaques de névrodermite chronique circonscrite évoluent pendant toute leur durée à l'état parfaitement sec.

Il est parfois assez délicat de préciser si la dermatose a débuté d'emblée par de la lichénification ou par de l'eczématisation. Cependant il est rare qu'une simple lichénification secondaire à une poussée d'eczéma prenne la même importance et le même aspect caractéristique qu'une plaque de névrodermite chronique circonscrite. Après la longue étude que nous avons faite de ces affections, nous n'hésitons pas à déclarer que lorsqu'on observe chez un sujet les symptômes que nous venons de décrire, leur longue durée, leur résistance au traitement, la névrodermite chronique circonscrite existe, qu'elle se soit développée primitivement ou qu'elle ne soit survenue que secondairement à une éruption eczémateuse préexistante.

Le *Prurigo de Hebra* a d'étroites relations avec les névrodermites : nous les discuterons de nouveau à propos de la névrodermite diffuse. On ne peut faire rentrer purement et simplement la névrodermite chronique circonscrite dans

([1]) Voir dans le récent mémoire de Bernhard Marcuse l'examen histologique détaillé que cet auteur a fait du lichen simplex chronicus. Il y décrit de l'hyperpigmentation de la couche basale de l'épiderme surtout accentuée à la périphérie du nodule. D'après lui l'épaississement du stratum filamentosum est dû beaucoup plus à l'augmentation de volume des cellules qu'à leur prolifération : il n'y aurait ni vacuoles, ni état spongoïde. Il n'y a pas là d'après lui une simple hypertrophie papillaire, et il ne croit pas pouvoir adopter nos idées sur la nature de cette maladie. (Ueber Lichen simplex chronicus. *Archiv. für Dermat. und Syph.*, Bd. LVII, Heft 3, 1900, p. 381.)

([2]) Voir plus haut.

le prurigo à cause de son mode de début à un âge quelconque de la vie, de sa circonscription, de sa tendance moindre à s'eczématiser, et surtout de l'absence dans cette forme morbide de la papulo-vésicule ou séro-papule, laquelle est d'après nous pathognomonique du début du prurigo.

La névrodermite chronique circonscrite a de bien plus étroites relations encore avec le *Prurigo diathésique à forme objective eczémato-lichénienne* d'E. Besnier. Elle en a le début à un âge quelconque de la vie, la ténacité, les rémissions et les retours offensifs, probablement la même pathogénie. Elle est beaucoup plus circonscrite que lui, beaucoup moins sujette à l'eczématisation. Elle peut fort bien lui être rattachée, et en être considérée comme une simple variété circonscrite.

De toutes les dermatoses, celle qui peut le mieux simuler la névrodermite chronique circonscrite, c'est incontestablement le *lichen plan* ou *lichen ruber planus*. Nous avons vu que la papule de la névrodermite chronique diffère de la papule type du lichen plan en ce qu'elle n'en a pas les limites si précises, polygonales, la coloration d'un rouge bistre clair si particulier, l'aspect comme néoplasique, qui fait que la papule du lichen plan est en quelque sorte bombée et comme tendue, en ce qu'elle n'a jamais d'ombilication centrale. Ce ne sont d'ailleurs que les formes franchement papuleuses, à papules discrètes, des deux affections qui peuvent être confondues; car, dès que les papules du lichen plan s'agglomèrent, on observe à leur surface des stries d'un blanc grisâtre absolument pathognomoniques, que l'on ne voit jamais dans les névrodermites chroniques circonscrites (1). Il n'en est pas moins vrai qu'il y a des cas où le diagnostic différentiel entre les deux affections est réellement difficile. Ce qui complique encore cette question, c'est que lorsque le lichen plan est prurigineux il peut l'être à un haut degré, provoquer des grattages, et dès lors se compliquer de lichénifications plus ou moins accentuées soit circonscrites, soit diffuses, qui se marient avec les lésions élémentaires primitives de la maladie, en modifient l'aspect, souvent même les noient complètement dans la masse de la lichénification. Il est évident qu'on ne peut arriver à débrouiller ces cas et à les comprendre qu'avec le fil conducteur qui est la théorie de la lichénification. C'est ce qui explique pourquoi les formes papuleuses franches de la névrodermite chronique circonscrite sont regardées par la plupart des auteurs, surtout en Angleterre, comme des variétés circonscrites de lichen plan (2).

La différenciation des névrodermites chroniques circonscrites et du *lichen obtusus corné* est encore plus difficile. Nous ne sommes pas éloignés de considérer cette dernière éruption comme une forme spéciale de névrodermite,

(1) C'est parce que les auteurs anglais ont confondu ces deux affections qu'ils dénient toute valeur diagnostique dans le lichen plan aux stries blanches dont nous venons de parler.

(2) Voir : Lichen planus; its variations, relations, and imitations, par A. Radcliffe Crocker. Introductory to a discussion at a special meeting of Dermat. Soc. of London, held on 4 nov. 1900. *The British Journal of Dermatology*, déc. 1900, p. 421. — Voir en particulier sur ce point le discours de Pringle.

car on n'y trouve pas les lésions caractéristiques du lichen plan. Elle nous semble donc avoir des relations beaucoup plus étroites que les autres variétés de lichen plan avec le groupe que nous étudions [1].

Il est fort difficile de distinguer les névrodermites chroniques circonscrites des paumes des mains et des plantes des pieds des *autres dermatoses qui provoquent des kératodermies*. On pourra quelquefois poser le diagnostic d'une manière précise en se fondant sur l'antériorité du prurit aux lésions cutanées, sur l'intensité de ce prurit, sur la sécheresse absolue des lésions, et le peu de rougeur des téguments sous-jacents.

Dans beaucoup de cas le *mycosis fongoïde* à certaines périodes de son évolution, vers son début, est uniquement caractérisé par des plaques plus ou moins circonscrites, plus ou moins diffuses, très prurigineuses, qui se lichénifient par le grattage, et qui peuvent simuler à s'y méprendre des plaques de névrodermite chronique circonscrite, parfois même des poussées de névrodermite diffuse. Comme nous l'avons déjà écrit depuis longtemps avec E. Besnier, la dénomination de *lichen hypertrophique* donnée à cette affection par Hardy n'était donc pas aussi injustifiée qu'elle le paraît au premier abord. Il est certain qu'il est parfois pour ainsi dire impossible de distinguer, au point de vue objectif, des névrodermites un mycosis à la période lichénienne [2].

II

LES NÉVRODERMITES DIFFUSES — PRURITS DIFFUS AVEC LICHÉNIFICATION

Vue d'ensemble. — Au lieu d'être circonscrit et limité en d'étroites régions simulant des plaques, le prurit pré-éruptif peut occuper des segments entiers du corps, des membres dans leur totalité, parfois même presque toute l'étendue des téguments. Dès lors les lichénifications consécutives aux grattages ne sont plus, elles aussi, limitées en des points peu étendus; elles s'étalent sur de vastes surfaces : en un mot elles sont diffuses. En outre les symptômes morbides semblent perdre en durée et en ténacité ce qu'ils gagnent en étendue et en violence de sensations prurigineuses. Il en résulte une physionomie assez spéciale de ces faits : certes, c'est bien toujours la même maladie que dans le type précédent, mais c'en est une forme assez particulière : aussi allons-nous en retracer à part le tableau morbide.

Au point de vue objectif les lésions cutanées consistent dans ces cas en lichénifications assez peu accentuées, très étendues et sans limites précises.

(1) Voir pour plus de détails sur ce point le chapitre III.

(2) Voir pour plus de détails sur tous ces points et pour la différenciation des névrodermites d'avec toutes les dermatoses prurigineuses, L. Brocq, *loc. cit.*, *Ann. de dermat.*, 1896, p. 927; et le travail de Touton, *loc. cit.*

Nous avons donné à ces affections le nom de névrodermites diffuses [1].

Jusqu'ici elles ont toujours été confondues avec les eczémas secs, avec les prurigos diathésiques, avec les prurits dits essentiels. Pour mettre hors de discussion la légitimité de leur existence comme type morbide, il suffit de se souvenir que leurs caractères primordiaux sont :

1° *Un prurit diffus primitif*;

2° *Une lichénification diffuse pure peu marquée* (nous avons même dit *avortée* dans nos premiers travaux) *consécutive*.

Symptômes. — *Mode de début*. — Comme les névrodermites chroniques circonscrites dans le cours desquelles elles peuvent parfois survenir, les névrodermites diffuses ont pour premier symptôme le *prurit* [2]. C'est là le phénomène primordial : c'est celui qui dominera toute la scène morbide. D'emblée ou progressivement, mais dans ce dernier cas assez vite, il occupe d'assez vastes étendues; il est rare qu'il existe sur tout le corps; nous l'avons vu siéger sur les quatre membres et sur le tronc; d'ordinaire ce sont les bras, les avant-bras, les cuisses, la partie supérieure du thorax qui sont atteints; mais les parties latérales du tronc, le bas-ventre, le dos et les jambes peuvent aussi être envahis. Il est plus rare de le voir siéger à la face, quoique le front, les pommettes et les joues puissent être pris; les mains et les pieds semblent être d'ordinaire indemnes; cependant nous avons vu des lésions kératodermiques prurigineuses de la paume des mains précéder et accompagner les poussées de névrodermite diffuse.

Il est de règle que les manifestations morbides soient symétriques, mais elles peuvent être plus marquées d'un côté du corps.

Le prurit est parfois continu; plus souvent il est intermittent : le malade a des périodes d'accalmie complète ou presque complète; puis surviennent des crises plus ou moins violentes; il en est de tellement pénibles que le sujet est agité de tremblements convulsifs : nous en avons vu arriver à la crise nerveuse, se congestionner, haleter, ruisseler de sueur, lors du paroxysme, puis, après des grattages furieux, retomber épuisés. Ces accès se produisent surtout le soir, vers onze heures ou minuit, une demi-heure ou une heure après que les malades sont couchés; assez souvent ils en ont d'autres vers les cinq ou six heures du soir et le matin au réveil. Dans d'autres cas le prurit est moins violent, moins paroxystique, mais plus continu : certains sujets ne dorment pas pendant plusieurs nuits de suite.

Période d'état. — Sous l'influence des grattages auxquels se livrent les malades, les téguments s'altèrent peu à peu; ils le font avec plus ou moins de

[1] L. Brocq, Névrodermite aiguë diffuse chez une malade atteinte de plaques de névrodermite circonscrite chronique de la paume des mains. *Ann. de dermat. et de syphil.*, 1891, p. 307. — L. Brocq, Lichénifications primitives diffuses. *Gaz. des hôp.*, 20 fév. 1892, p. 199. — L. Brocq, Névrodermites diffuses. *Ann. de dermat. et de syphil.*, 1892, p. 1108. — L. Brocq, Les névrodermites diffuses à type objectif de lichénification pure. *Ann. de dermat. et de syphil.*, 1896, p. 789 et suiv.

[2] Dans un cas nous avons vu débuter l'affection par une poussée d'urticaire.

rapidité suivant les sujets. Chez certains, soit par suite d'idiosyncrasies particulières, soit par suite de modifications dans la résistance des tissus provenant de la maladie, les lésions cutanées apparaissent presque immédiatement; chez d'autres, au contraire, les altérations des tissus ne se produisent qu'à un très faible degré, et il faut des semaines pour que la lichénification des téguments devienne perceptible. En somme, il existe toute une série de faits de passage entre nos névrodermites diffuses et le prurit sénile, type des affections prurigineuses, dans lesquelles il semble que les téguments aient acquis une résistance toute spéciale aux traumatismes.

Lorsque les lésions cutanées commencent à poindre, elles sont constituées par de tout petits éléments de la grosseur d'une pointe d'épingle, d'une tête d'aiguille ou d'une toute petite tête d'épingle, d'un rose un peu bistre ou mieux d'un jaune brunâtre assez clair, circonscrits avec assez peu de netteté par les plis de la peau, aplatis, et présentant une surface brillante, comme luisante aux incidences de lumière; ils rappellent donc par beaucoup de détails l'élément initial du lichen plan avec lequel on les confond presque toujours et dont il est possible de les différencier en s'appuyant sur les considérations que nous avons fait valoir plus haut en parlant des névrodermites chroniques circonscrites. Parfois l'éruption au début est caractérisée par une rougeur rosée un peu bistre, au niveau de laquelle on voit une sorte de petit granité qui ressemble au premier abord à des vésicules d'eczéma, mais il est impossible par le grattage de faire sourdre la moindre sérosité, et la sécheresse des téguments est absolue; en regardant de fort près, il est facile de se convaincre que le granité en question est dû à un certain degré d'hypertrophie papillaire. Cette lésion est en somme tout à fait comparable à la zone externe ou velvétique de la névrodermite chronique circonscrite.

Peu à peu les lésions s'accentuent; les éléments pseudo-papuleux deviennent plus nombreux et plus confluents; la coloration générale des téguments se modifie; leur teinte devient nettement rosée, un peu bistre, ou franchement pigmentée et brunâtre. La peau prend un aspect rugueux et chagriné, parfois un peu velvétique; elle est plus rude et plus sèche au toucher; à sa surface se voient des sillons plus ou moins rapprochés suivant l'intensité des lésions; très voisins et superficiels si la peau est peu infiltrée, ce qui est la règle; assez distants les uns des autres et profonds si la peau est épaissie et vraiment indurée; ces sillons sont disposés d'ordinaire en deux séries parallèles qui s'entre-croisent à angle droit ou à angle aigu en formant des quadrillages plus ou moins réguliers.

Les téguments s'infiltrent donc peu à peu à mesure que la maladie persiste, mais presque toujours ils ne s'épaississent et ne s'indurent qu'à un très faible degré; cependant il n'est pas rare d'observer en un ou plusieurs points assez circonscrits des plaques plus ou moins régulières de lichénification accentuée avec infiltration marquée de la peau, formant un léger relief au-dessus du niveau des téguments normaux et présentant à leur surface une fine desquamation furfuracée. Il semble alors que l'on soit en présence de plaques de névrodermite chronique circonscrite coexistant avec la névrodermite diffuse, ce qui est tout naturel, puisque ce sont deux variétés objectives d'une seule et même affection.

Les lésions sont d'ordinaire disposées par placards plus ou moins étendus à limites peu précises ; il est fréquent aussi de les voir former des plaques assez petites, mais très multiples, irrégulières de contours, reliées entre elles par des lésions moins accentuées constituées par les pseudo-papules brillantes du début, disséminées çà et là en plus ou moins grand nombre sur des parties de peau encore saines en apparence ; d'ailleurs, ces pseudo-papules peuvent à elles seules constituer toute l'éruption dans les cas récents ou dans les formes tout à fait avortées.

Mode d'évolution. — Terminaisons. — D'ordinaire, l'affection, après une phase d'activité, qui peut durer d'une ou deux semaines à plusieurs mois, a de la tendance à disparaître par diminution graduelle du prurit, cessation du grattage, et par suite *restitutio ad integrum* des téguments, lesquels, n'étant pas traumatisés, guérissent de leurs lésions ; mais il survient fort souvent des récidives soit aux mêmes points, soit en d'autres régions, ce qui rend en réalité le pronostic assez sombre.

D'ailleurs, outre ces formes à évolution relativement assez rapide que l'on pourrait presque qualifier d'aiguës ou de subaiguës, il en est d'autres, plus rares, dans lesquelles le processus morbide persiste avec beaucoup d'intensité pendant des mois ou des années et qui sont vraiment dignes du nom de chroniques. Elles sont des plus intéressantes, car elles constituent de véritables formes de transition avec le prurit sénile. La peau y subit des altérations assez accentuées de pigmentation et même de souplesse.

Nous avons observé des arthritiques nerveux chez lesquels des poussées de névrodermite ont été remplacées par d'autres manifestations morbides, telles que la neurasthénie et des idées fixes.

Nature de l'affection. — En somme, il s'agit dans ces cas d'un prurit primitif diffus qui donne naissance par suite des grattages répétés qu'il provoque à une lichénification d'ordinaire assez peu accentuée et diffuse. C'est donc un processus morbide tout à fait analogue à celui de la névrodermite chronique circonscrite, dans le cours de laquelle il peut quelquefois se développer. Les lésions cutanées semblent dans cette forme rester dans la majorité des cas plus superficielles que dans les formes circonscrites, ce qui tient peut-être à leur évolution par crises successives de plusieurs semaines ou de plusieurs mois de durée. Elles sont plus étalées, moins profondes, que celles des formes circonscrites, et comme avortées.

Ainsi compris, ces faits constituent la variété diffuse des névrodermites pures par opposition à la variété circonscrite que nous avons décrite plus haut. Ils ont de nombreux points de contact avec les urticaires chroniques, le prurit sénile, les prurigos diathésiques, toutes affections dont nous allons maintenant les différencier.

[L. BROCQ.]

Diagnostic. — Les faits dont nous venons de donner la description ne nous semblent pas pouvoir être confondus avec les *eczémas*, et cependant on les a jusqu'ici très probablement décrits sous le nom d'eczéma sec. Il n'y a dans tous ces cas ni dermite primitive, ni catarrhe sec ou humide primitif des téguments. Leurs symptômes primordiaux ne sont ni une desquamation de l'épiderme, ni une rougeur du derme, ni cette vésiculation spéciale que nous considérons comme caractéristique de l'eczéma vrai [1] : il n'y a jamais le moindre suintement.

Il est inutile de les différencier du *prurigo de Hebra* : ils n'en ont en effet ni la lésion élémentaire, ni le début dans les premiers âges de la vie, ni l'évolution, ni l'aspect objectif.

Si l'on veut s'en tenir à la lettre même de l'étiquette *prurigo diathésique*, c'est-à-dire *affection prurigineuse d'origine interne*, il est incontestable que nos névrodermites diffuses rentrent dans les prurigos diathésiques. Mais E. Besnier n'a pas attaché une signification aussi large à ce mot quand il l'a créé [2]. Les prurigos diathésiques sont pour lui, au point de vue objectif, essentiellement des *dermatoses eczémato-lichéniennes*, et, si l'on s'en tient à ce sens précis, il est évident que nos névrodermites diffuses ne peuvent être considérées comme des prurigos diathésiques.

Et cependant les différences qui les séparent des faits décrits sous ce nom par E. Besnier ne sont en somme qu'assez minimes. Certes, au point de vue purement objectif, elles ne peuvent leur être assimilées, puisqu'elles ne sont caractérisées que par de la lichénification pure primitive ; mais l'affection première, le trouble général d'où dépendent les modifications des téguments, ne semblent-ils pas être identiques dans les deux groupes de faits ?

En somme, il n'y a, entre nos névrodermites diffuses et les prurigos diathésiques à forme eczémato-lichénienne d'E. Besnier, qu'une seule différence, mais une différence assez importante, de réaction cutanée. Dans les névrodermites diffuses, les téguments ne réagissent que par des lésions de lichénification pure ; dans les prurigos diathésiques d'E. Besnier, ils réagissent par de l'eczématisation et de la lichénification qui se combinent à des degrés divers.

Nos névrodermites diffuses ont également, comme nous l'avons dit plus haut, des rapports extrêmement étroits avec le *prurit sénile*. Théoriquement, le prurit sénile s'en distingue facilement par l'absence totale ou presque totale de réaction cutanée : il n'y a dans ce type morbide ni eczématisation, ni lichénification : c'est l'idéal de nos névrodermies, du *pruritus sine materia*. Mais on rencontre parfois des malades chez lesquels le prurit persiste seul pendant un certain temps sans qu'il se produise de lésions cutanées ; puis, au bout d'un an ou de plusieurs années, se montrent des lésions de lichénification

(1) Voir sur ces divers sujets L. Brocq, La question des eczémas. *Ann. de dermat. et de syphil.*, 1900.

(2) Voir *Ann. de dermat. et de syphil.*, 1892, p. 634.

diffuse pure. On doit donc admettre toute une série de faits de passage entre nos névrodermites et nos névrodermies [1].

On pourrait confondre les névrodermites diffuses avec certaines formes de *lichen plan*. Mais, si l'on veut bien examiner les malades avec quelque soin, on établira rapidement la distinction. Nous avons déjà vu que les petites facettes brillantes minuscules des lichénifications diffuses ne sont nullement identiques aux papules du lichen plan, lesquelles sont véritablement néoplasiques. En outre, il n'y a dans les névrodermites diffuses ni les localisations du lichen plan, ni l'évolution si typique de cette affection. On attend constamment dans les névrodermites diffuses l'apparition d'un élément vraiment pathognomonique du lichen plan, et on ne le voit jamais se produire.

III

ÉTIOLOGIE ET PATHOGÉNIE DES NÉVRODERMITES

Les névrodermites sont surtout fréquentes chez les femmes; cette prédominance pour le sexe féminin est frappante pour les névrodermites diffuses qui sont rares chez l'homme; les névrodermites chroniques circonscrites sont au contraire assez communes chez lui. Ce sont des affections d'adultes : leur âge de prédilection est l'âge moyen de la vie, de vingt à cinquante ans.

D'après les faits que nous avons observés, nous croyons pouvoir dire que, chez les ascendants des malades, on retrouve surtout l'arthritisme, le nervosisme, le caféisme et l'alcoolisme.

Comme antécédents personnels, on a noté des bronchites chroniques, de l'emphysème, des accès pseudo-asthmatiques, des douleurs rhumatismales, des sciatiques, des poussées incessantes de furoncles, de la leucorrhée, des hémorroïdes, et, comme affections cutanées, l'urticaire, les diverses variétés d'eczéma, le lichen plan [2]. Nous avons plusieurs fois observé des névrodermites chroniques circonscrites chez des diabétiques. Les professions sédentaires semblent en favoriser le développement.

Mais ce qui domine surtout chez ces malades, c'est un état marqué de nervosisme : tantôt il s'agit d'une simple impressionnabilité plus vive que celle de la grande majorité des sujets; tantôt c'est de la tendance très prononcée à avoir des colères furieuses pour les motifs les plus futiles, et même sans motifs, tantôt c'est une prédisposition à pleurer pour la moindre cause, à avoir des idées noires, tantôt c'est de la neurasthénie plus ou moins accusée, tantôt enfin c'est une névrose caractérisée par des crises nerveuses, des sensations de boule hystérique, de l'hémianesthésie, des attaques d'hystéro-épilepsie, etc.

[1] Voir pour plus de détails sur ce point nos précédentes publications.

[2] Voir pour l'interprétation de ces faits notre mémoire de 1896. *Annales de dermatol.*, p 798.

Comme causes déterminantes des crises prurigineuses, on note fréquemment de violents chagrins, des pertes d'argent, des pertes de personnes chères, des soucis, des préoccupations, des frayeurs intenses, des secousses morales de toute sorte.

Il semble que dans les névrodermites diffuses le rôle pathogénique des ébranlements et du surmenage du système nerveux soit encore plus constant et plus accentué que dans les névrodermites chroniques circonscrites.

Les changements de saison et en particulier les fortes chaleurs interviennent parfois pour déterminer les crises.

Les intoxications diverses, et surtout le théisme, le caféisme, l'alcoolisme, les maladies rénales, l'arthritisme, etc., semblent aussi jouer un rôle important dans la pathogénie de ces affections; et c'est à ce point de vue que quelques auteurs ont en partie raison quand ils font de ces affections des toxidermies. Mais cette manière de comprendre ces dermatoses nous paraît un peu étroite; nous nous demandons où est la toxidermie quand, à la suite d'une vive contrariété ou d'un surmenage intellectuel, les malades sont pris de crises de prurit (¹). En résumé, il semble que l'organisme des sujets qui sont prédisposés aux névrodermites réagisse sous l'influence des diverses causes occasionnelles toujours de la même manière par l'apparition de crises de prurit, et par la formation relativement facile des lésions de la lichénification à la suite des grattages.

Nous ne pouvons trop le répéter, ce qui domine l'étiologie et la pathogénie de ces affections, c'est, d'une part, comme *cause prédisposante*, comme terrain, le nervosisme ou l'arthritisme nerveux; d'autre part, comme *cause déterminante*, les violentes émotions, les ébranlements subis par le système nerveux, les intoxications diverses (²).

(¹) Voir pour plus de détails Brocq, *Ann. de dermatol.*, 1896, p. 798.

(²) Après tout ce que nous avons dit, au début de cet article, nous ne pouvons insister plus longuement sur la pathogénie de ces affections, et nous renvoyons pour son étude complète au mémoire de Brocq et Jacquet (*Ann. de dermat. et de syphil.*, 1891, p. 195 et suiv.) et à celui de Brocq (*Ann. de dermat.*, 1892, p. 1100 et suiv.). Nous nous contenterons de faire remarquer que, pour en apprécier sainement la nature, il faut tenir compte de trois éléments qui sont :

1° *Le principe, l'essence même de la maladie*, inconnu ou tout au moins facteur assez mystérieux, qui n'est autre que les prédispositions individuelles héréditaires ou acquises; le *terrain*, en un mot, et qui répond ici à cet état particulier de l'organisme, encore mal défini, auquel on a donné le nom de nervosisme. Cet état de nervosisme peut seul entrer en jeu en s'accentuant de plus en plus et en faisant porter ses manifestations du côté des téguments, ou bien l'équilibre peut être rompu par une cause occasionnelle, émotion violente, choc moral, chagrin, intoxication quelconque, etc..., qui met en jeu ou qui augmente la nervosité du sujet.

2° *Le mode suivant lequel ce nervosisme agit sur la peau.* — Tantôt les déterminations cutanées du nervosisme se produisent d'une manière intermittente, soit régulière (prurit menstruel, prurit saisonnier), soit irrégulière (prurit affectant les allures des crises goutteuses, prurit consécutif à des auto-intoxications ou à des intoxications accidentelles); tantôt elles se produisent d'une manière permanente.

Tantôt elles se circonscrivent en un ou plusieurs points symétriques ou non, tantôt

IV

TRAITEMENT DES NÉVRODERMITES

A. — Traitement général.

Les indications du traitement général de ces affections peuvent se résumer de la manière suivante : 1° *éviter tout ce qui peut exciter le système nerveux*, modifier dans ce sens le mode de vie et l'alimentation du malade ; 2° *calmer l'excitabilité du système nerveux* par des moyens appropriés.

1° Il faut surveiller de fort près le régime alimentaire des malades atteints de névrodermite au double point de vue de l'arthritisme et de la nervosité. On leur interdira donc l'usage du café, du café au lait, du thé, des liqueurs, des alcools, du vin et de tout liquide renfermant de l'alcool, de la charcuterie, des poissons attendus ou conservés, des crustacés, des coquilles de mer, du gibier faisandé, du veau, des truffes, des pâtés, des fromages fermentés, des aliments trop épicés, de l'oseille, des tomates, des fraises et des fruits acides. Tout aliment que le sujet aura reconnu lui être nuisible devra être soigneusement évité. Dans les névrodermites diffuses, il est souvent nécessaire d'imposer pendant assez longtemps le régime lacté complet.

Ces prescriptions diététiques pourront être un peu moins rigoureuses, si le malade vit au grand air et s'y livre à de violents exercices corporels.

Il devra, dans la mesure du possible, éviter les émotions, les secousses nerveuses, c'est-à-dire qu'il devra ne plus s'occuper de grandes affaires,

elles siègent du côté de l'extension, tantôt du côté de la flexion. Tantôt elles sont diffuses et ont une certaine tendance à se généraliser.

Mais toujours, comme cela ressort de cette vue d'ensemble, le prurit est ici prééruptif. (Voir L. Jacquet, Sur la pathogénie de la lésion cutanée dans quelques dermatoses vaso-motrices. *Ann. de dermat. et de syphil.*, 1890, p. 487.)

3° *La manière dont les téguments réagissent quand il se produit sur eux des déterminations de cette nervosité.* Or, ici intervient encore une condition pathogénique assez mystérieuse et néanmoins de la plus haute importance, une idiosyncrasie particulière au sujet qui fait que les téguments réagissent, sous l'influence des grattages, de telle ou telle manière au point de vue lésion appréciable des téguments. Que cette réaction spéciale tienne à l'affection elle-même, qu'elle tienne au contraire aux seules idiosyncrasies du sujet, c'est ce que nous ignorons totalement : pour notre part, nous serions plutôt tentés d'admettre à la fois une influence prépondérante de l'idiosyncrasie individuelle et une certaine action de l'affection primordiale, ou peut-être seulement de la cause déterminante. Quoi qu'il en soit, alors que, dans certains cas, comme dans nos névrodermies, les téguments ne réagissent pas sous l'influence du grattage, dans nos névrodermites le sujet a une prédisposition toute spéciale à lichénifier ses téguments, et, peu à peu, des lichénifications pures primitives se développent.

Comme l'a dit excellemment L. Jacquet, ce n'est donc pas la lésion qui est prurigineuse dans ces affections, c'est le prurit qui est éruptif, ce prurit n'étant en quelque sorte que l'agent provocateur des lésions cutanées. — Voir, en outre, pour de plus amples détails sur ce point, nos diverses publications sur ce sujet et en particulier : Urticaire, prurigo simplex et prurigo de Hebra. Conférence faite à l'hospice de La Rochefoucauld le 10 juillet 1896. *Revue générale de clinique et de thérapeutique*, 1896.

encourir de graves responsabilités; l'idéal serait de prendre pendant quelque temps du repos intellectuel. Il convient de faire comprendre à ces malades la pathogénie véritable de leur éruption, de leur expliquer, s'ils ne le savent déjà, qu'ils sont des névropathes, souvent des surmenés et des neurasthéniques, afin qu'ils soient convaincus de la nécessité absolue qu'il y a pour eux de fuir soigneusement toutes les causes d'excitation nerveuse auxquelles ils peuvent être exposés.

Souvent un repos à la campagne pendant quelques semaines, loin de toute préoccupation, suffit pour modifier l'état général du sujet et par suite les manifestations cutanées. Mais c'est surtout, quand c'est possible, le séjour dans la montagne, à de hautes altitudes, dans le calme et le repos complets, qui apporte le plus grand soulagement. Dans beaucoup de cas nous avons vu des malades atteints de névrodermites, dès qu'ils se trouvaient entre 1000 et 1500 mètres d'altitude dans un quasi-isolement, avoir des démangeaisons de moins en moins fortes, reprendre leur équilibre, recouvrer leur sommeil, et obtenir en quelques jours au point de vue cutané des améliorations que n'avaient pu donner des mois de traitement médical.

2° Quand il est impossible d'avoir recours au changement d'existence et de milieu, nous conseillons deux méthodes thérapeutiques qui réussissent dans certains cas, malheureusement pas toujours : leurs échecs tiennent probablement en partie à la difficulté de leur application, mais nous devons reconnaître qu'assez souvent ces procédés restent inefficaces, quel que soit le soin avec lequel on les applique. Ce sont : l'*électricité*, les *douches dites calmantes*.

a. *Électricité.* — Depuis les recherches de Leloir et de Doumer, de Lille, nous savons que l'*électricité statique administrée sous la forme de bains statiques secs* (1) calme parfois les prurits circonscrits, et même les prurits généralisés au bout d'un certain nombre de séances. Mais rien n'est plus variable que ces résultats suivant les sujets. Chez quelques-uns il faut n'employer pour avoir un effet utile qu'une machine de faible intensité; nous croyons que c'est surtout le cas dans les névrodermites diffuses; chez d'autres, au contraire il faut des machines de moyenne ou de forte intensité. Chez certains, on doit faire des séances courtes, chez d'autres des séances prolongées. Les uns ne sont améliorés que par le bain seul; pour d'autres, il faut les effluves, ou même les étincelles, au niveau des points malades.

Tout cela est fort compliqué, et malheureusement conforme à la réalité des faits. Un électricien qui appliquerait à tous ses malades l'électricité statique sous la même forme, à la même dose, aurait de bien nombreux échecs. Pour réussir, il doit étudier son sujet, et tâtonner pour trouver ce qui lui convient; et parfois, malgré tous ses efforts, il n'obtient aucun effet utile.

En tout cas, dans les névrodermites diffuses, on n'arrive à des résultats notables par l'électricité statique qu'après un nombre de séances assez consi-

(1) Voir pour plus de détails l'article *Électricité*.

dérable, de 25 à 60, et même plus. Dans les névrodermites chroniques circonscrites, on peut dans des cas favorables observer des améliorations au bout de 10 à 15 séances; mais si les démangeaisons sont parfois calmées dans ce laps de temps, il faut un traitement beaucoup plus long pour arriver à les faire disparaître.

Gautier, Larat et Guimbail, ont aussi préconisé dans les névrodermites les *bains à courants sinusoïdaux*.

Il semble que pour les névrodermites circonscrites, comme pour la plupart des prurits circonscrits, les *effluves de haute fréquence* soient le traitement électrique de choix. Nous avons vu assez souvent les démangeaisons s'atténuer au bout de quelques séances, sous l'influence de cette médication. La guérison réelle est beaucoup plus longue à obtenir [1].

b. *Douches calmantes.* — Les douches calmantes ou sédatives, selon la méthode de Jacquet, sont données avec de l'eau ayant de 35 à 38 degrés de température, de telle sorte que le malade n'éprouve qu'une douce sensation de chaleur; elles sont administrées soit avec le jet baveux, soit avec la pomme d'arrosoir, le long de la colonne vertébrale, pendant un laps de temps qui varie de une à cinq minutes de durée suivant la résistance du mal et la tolérance du sujet. Ce moyen thérapeutique procure parfois au bout de quelques séances un calme extraordinaire du système nerveux et une sédation des symptômes prurigineux. Mais là encore le *doigté* du doucheur intervient pour beaucoup dans l'efficacité de la médication. Suivant les sujets, suivant les circonstances journalières chez un même sujet, il faut donner la douche plus ou moins chaude, plus ou moins forte, plus ou moins prolongée pour obtenir un effet sédatif sans trop de dépression. Dans quelques cas, il est utile d'administrer deux douches en vingt-quatre heures.

Lorsqu'il est impossible de donner des douches chaudes, on peut se contenter, soit de faire couler de l'eau à la température de 38 à 40 degrés le long de la colonne vertébrale avec une grosse éponge, soit de promener pendant quelques minutes une grosse éponge imbibée d'eau chaude et légèrement exprimée le long de la colonne vertébrale. Nous avons également employé dans le même but le repassage de la colonne vertébrale avec un fer à repasser chaud jusqu'à sensation forte de chaleur perçue par le malade. Mais tous ces moyens n'ont pas une bien grande efficacité.

3° *Médicaments internes.* — Les médicaments internes ne donnent pas d'ordinaire de bons résultats. Dans certains cas, cependant, il nous a paru que l'usage continué pendant un temps relativement long des préparations de *valériane* et des divers *valérianates* amenait, surtout chez les femmes, une certaine sédation du système nerveux. Nous prescrivons, d'ordinaire, soit le valérianate d'ammoniaque en solution ou en pilules aux doses de 10 à 40 cen-

[1] Nous engageons vivement le lecteur à se reporter, pour de plus amples détails, à l'article *Électricité*, t. II de *La Pratique dermatologique*, p. 335, 345.

tigrammes par jour en deux ou trois fois, soit la formule suivante, qui n'est qu'un dérivé des pilules dites de Méglin :

Valérianate de zinc	} ââ 1 centigramme.
Extrait de jusquiame	
Extrait de valériane.	10 centigrammes.
Excipient et glycérine, pour une pilule.	q. s.

De 2 à 6 pilules par jour.

Parfois les *polybromures* sont nécessaires, en temps de crises, pour calmer l'excitabilité nerveuse.

Les moyens précédents s'adressent à la fois à la nervosité et au prurit. On peut combattre directement ce dernier symptôme, quand le malade le réclame avec instance, par de nombreux médicaments, malheureusement assez peu efficaces, et dont voici les principaux :

L'*antipyrine*, quand elle est supportée par l'estomac des malades, quand elle ne provoque pas d'éruptions urticariennes, érythémateuses, bulleuses ou pigmentées fixes, calme parfois le prurit : administrée une demi-heure ou une heure avant le moment probable de la crise, aux doses de 50 centigrammes à 1 gramme, elle empêche chez quelques sujets cette crise d'éclater. C'est donc un médicament vraiment précieux dans certains cas, mais nullement curatif; on ne doit s'en servir qu'avec beaucoup de précautions et de ménagements.

Il en est de même de la *phénacétine* et de l'*exalgine*.

Le *citrophène* nous a donné des résultats analogues à ceux de l'antipyrine, et aux mêmes doses. Il semble provoquer moins d'accidents que l'antipyrine du côté de l'estomac et de la peau.

L'*acide phénique*, administré à des doses variant de 5 à 60 centigrammes par jour, nous a paru calmer parfois le prurit.

Il en est de même de la *quinine*, de la *morphine*, de la *belladone*, du *drosera*, du *gelsemium*, du *cannabis indica*, de l'*acide cyanhydrique*, du *guaco*. Ces substances conviennent à certains sujets, administrées à doses massives; elles nous ont paru réussir plus souvent, à doses fractionnées minimes, données toutes les deux ou trois heures.

L'*arsenic* a été depuis longtemps préconisé dans les cas de névrodermites chroniques circonscrites (*lichen simplex* chronique), comme un véritable spécifique. Nous croyons bien qu'il a une certaine action dans quelques-uns de ces cas, mais nous n'avons pas trouvé que ses effets soient aussi merveilleux que l'ont prétendu les anciens auteurs. Cependant, nous le prescrivons dans les névrodermites chroniques circonscrites, lorsque nous n'avons pas à remplir d'indication plus précise, et nous l'administrons alors fort longtemps sous forme de liqueur de Fowler ou de solution d'arséniate de soude, en tenant compte de la tolérance du tube digestif et des téguments; par exemple, nous donnons à la fin de chaque repas de une à deux cuillerées à café chaque fois de la solution suivante :

Arséniate de soude.	10 centigrammes.
Teinture de belladone.	L gouttes.
Eau distillée de laurier-cerise.	50 grammes.
Eau distillée.	200 —

La plupart des sujets qui sont atteints de névrodermites sont, avons-nous dit, des arthritiques, souvent des goutteux. Assez fréquemment leurs lésions cutanées ont remplacé diverses manifestations de leur arthritisme qui se faisaient auparavant du côté d'autres appareils. On peut dès lors se demander s'il ne serait pas logique d'instituer chez eux un traitement général de l'arthritisme par l'hygiène et au besoin par des médicaments appropriés.

C'est ce que nous tâchons toujours de faire dans notre clientèle, du moins dans la mesure du possible. Nous ferons remarquer d'ailleurs que tout ce que nous avons dit au point de vue de l'hygiène alimentaire et de la ligne de conduite à suivre dans l'existence s'applique à la fois à l'arthritisme et à la nervosité.

Nous insistons tout particulièrement chez ces malades sur l'utilité de l'exercice corporel régulier, sans excès, sans surmenage, fait au grand air, sur la nécessité de régulariser toutes les fonctions, et surtout les éliminations intestinales et rénales [1].

C'est sur toutes les considérations qui précèdent que l'on doit se guider pour le choix des eaux minérales qui conviennent à ces malades.

Si leur état de nervosité est vraiment fort accentué, s'il domine manifestement toute la scène morbide, il faut les envoyer aux eaux faiblement alcalines, ou à peine minéralisées, dites indifférentes, dont l'action sédative sur le système nerveux est connue. Telles sont en France : Néris, Bagnères-de-Bigorre (sources du Salut et du Foulon), Ussat, Luxeuil, Bains, Plombières; en Suisse : Ragatz; en Allemagne : Schlangenbad, Wilbad; en Autriche : Gastein.

Si c'est l'arthritisme et le défaut d'élimination qui sont les dominantes étiologiques, il faut les envoyer, selon les particularités qu'ils présentent, à Évian, à Contrexéville, Vittel ou Martigny, à Capvern, à Aulus, etc.

S'il s'agit de névrodermites chroniques circonscrites chez des sujets dont la nervosité n'est pas très développée, et qui n'ont pas de manifestations rénales avérées, la Bourboule pourra rendre de grands services.

Si les malades sont très manifestement arthritiques en ayant une tendance marquée à des complications d'eczématisation brusque à type inflammatoire, on choisira Saint-Gervais.

B. — **Traitement externe.**

Pour les névrodermites, les meilleurs topiques sont ceux qui, tout en exerçant sur les parties malades une action médicamenteuse, les couvrent hermé-

[1] Voir, pour plus de détails sur le traitement de l'arthritisme, l'article *Alopécies*, chapitre *Traitement de l'alopécie prématurée idiopathique*, t. I, de cet ouvrage, p. 590, et les nouvelles recherches de Joulie, Cautru et Morel-Lavallée.

tiquement et les protègent ainsi contre les irritations extérieures. Tout ce qui est une cause d'excitation cutanée doit être soigneusement évité.

Il faut donc ne laver les parties malades que lorsque c'est absolument nécessaire; cependant, il ne faut pas les laisser s'encrasser. S'il y a des parcelles de médicaments qui adhèrent à la surface, on commence par faire des onctions avec un corps gras quelconque, vaseline, cold-cream frais, axonge fraîche, beurre frais, de manière à ramollir les détritus, puis on essuie le tout avec un linge en toile fine et usée ou avec des tampons d'ouate hydrophile. Après avoir ainsi nettoyé fort doucement avec un corps gras pour irriter le moins possible les téguments, on peut rincer avec de l'eau bouillie.

Quand on veut calmer le prurit, il faut employer de l'eau aussi chaude que possible, avec laquelle on ne doit pas frotter, mais plutôt tamponner les points malades : c'est ce que nous appelons faire des applications avec de l'eau aussi chaude que le malade peut la supporter; ces applications se font avec une éponge propre, ou mieux avec un gros tampon d'ouate hydrophile imbibé de l'eau dont on se sert, et exprimé pour que l'eau fort chaude ne brûle pas les téguments. Ces applications sont faites pendant une ou plusieurs minutes, jusqu'à ce que le malade ne puisse plus les supporter; on sèche alors la surface malade et on procède au pansement.

L'eau qui sert aux applications antiprurigineuses peut être pure; on peut aussi la faire bouillir avec de 10 à 20 têtes de camomille par litre, avec 1 ou 2 têtes de pavot, de 5 à 20 grammes de tabac, de 10 à 20 grammes de feuilles de coca, etc.

Pour augmenter l'efficacité de ces applications, on peut ajouter à l'eau, soit du vinaigre, soit de l'eau blanche, soit une solution de sublimé, de façon à avoir un mélange au 1/2000e ou au 1000e, soit de 1 à 3 cuillerées à soupe par verre d'eau d'une solution d'acide phénique au 1/20e, soit du coaltar saponiné, soit du chloral, soit du cyanure de potassium au 1/500e, soit de l'acide cyanhydrique médicinal au 100e, dont on met de 1 à 2 cuillerées à café dans un demi-litre d'eau distillée de laitue ou de lait d'amandes, etc.

Quelques malades, exaspérés par les souffrances, appliquent de l'eau-de-vie camphrée, ou même de l'alcool camphré pur, sur les plaques, et, grâce à la sensation de brûlure que procurent ces substances, calment leur prurit.

Audry [1] a employé dans le même but des applications de chlorure de méthyle.

Vidal scarifiait les prurits rebelles pour les calmer par l'incision des terminaisons nerveuses. Jacquet [2] a repris cette méthode et a montré qu'on pouvait améliorer et guérir des névrodermites chroniques circonscrites par des incisions linéaires quadrillées pratiquées régulièrement [3].

(1) AUDRY, *Journal des maladies cutanées et syphilitiques*, juin 1900, p. 344.

(2) L. JACQUET et PH. MESNARD, Névrodermite chronique de la verge guérie par les scarifications. *Soc. franç. de dermat.*, juillet 1898.

(3) Voir, pour la technique notre ouvrage, *Traitement des dermatoses par la petite chirurgie*, et l'article *Scarifications* de cet ouvrage.

P. Bénard [1] vient de recommander la douche tamisée de Saint-Christau, avec laquelle il a pu, en une seule saison, guérir certains prurits localisés rebelles.

Voici quelques règles générales que l'on peut suivre pour le choix des pansements :

Si les surfaces malades sont irritées, enflammées, suintantes, couvertes de croûtes, il faut les calmer et les nettoyer, soit par des cataplasmes de fécule de pommes de terre faits à chaud, appliqués froids, soit par des enveloppements humides faits avec de la tarlatane aseptique sans apprêt pliée en douze ou quinze épaisseurs, imbibée d'eau bouillie, exprimée, recouverte d'une couche d'ouate hydrophile et, suivant les cas, de taffetas chiffon.

S'il y a des complications d'ecthyma, de folliculite, de furoncle, on les soigne tout d'abord pour en amener la disparition, puis on s'occupe de la névrodermite.

Lorsque la névrodermite n'est ni enflammée, ni compliquée d'eczématisation ou de pyodermites, les topiques qui, théoriquement, conviennent le mieux, sont les emplâtres, du moins pour les névrodermites chroniques circonscrites.

Ceux qui sont d'ordinaire le plus efficaces sont les emplâtres à l'huile de foie de morue; on les applique après les avoir découpés en bandelettes de 1 à 2 centimètres de large que l'on imbrique comme des tuiles de toit, et avec lesquelles on recouvre hermétiquement les régions malades. Suivant l'état des téguments et suivant les effets produits, on les change toutes les douze, vingt-quatre ou quarante-huit heures, plus souvent si la peau est irritée ou s'enflamme, plus rarement dans le cas inverse.

Si l'emplâtre à l'huile de foie de morue pure ne calme pas suffisamment le prurit, on peut y faire incorporer 1/10e ou 1/20e de naphtol ou d'ichthyol, ou 1/40e ou 1/60e d'acide phénique.

Ces emplâtres sont d'ordinaire assez bien supportés, s'ils sont faits avec des substances de première qualité; sous leur action, le prurit se calme, les plaques s'affaissent et tendent à disparaître.

Parfois cependant ils provoquent de l'irritation et des éruptions artificielles; il faut alors les supprimer, calmer les téguments par un des moyens que nous avons indiqués plus haut, puis recourir aux emplâtres à l'oxyde de zinc pur, ou salicylés au 1/50e contre les desquamations épidermiques, ou ichthyolés au 1/10e, ou mentholés au 1/50e ou au 1/100e contre le prurit. Comme succédanés des emplâtres à l'oxyde de zinc, nous citerons les emplâtres à la glu, l'emplâtre blanc du Codex, etc.

Par contre, si les emplâtres à l'huile de foie de morue n'irritent pas et restent inefficaces, on les remplacera par l'emplâtre rouge d'E. Vidal (minium 2,50, cinabre 1,50, diachylon 26), par les emplâtres à la résorcine au 20e,

[1] P. Bénard, La douche tamisée de Saint-Christau dans le lichen corné et quelques autres dermatoses localisées. *Ann. d'hydrologie*, 1899.

à l'ichthyol, à l'huile de cade, au goudron, à l'acide salicylique, à l'acide pyrogallique, etc. Quand ces divers topiques enflamment trop les téguments, on calme avec les préparations émollientes que nous avons signalées plus haut, puis on recommence l'emploi des topiques énergiques.

Il faut d'ailleurs se défier toujours des préparations qui irritent; on ne doit pas perdre de vue la pathogénie de ces affections; le programme à remplir est de calmer le prurit et d'empêcher les traumatismes, nullement d'exercer une action substitutive, à moins qu'il n'y ait une autre dermatose sous-jacente.

Les emplâtres ne sont guère pratiques dans les névrodermites diffuses; d'ailleurs, c'est un traitement coûteux.

On les remplace avantageusement par les colles à la gélatine et à l'oxyde de zinc, dans lesquelles on peut incorporer des substances actives contre le prurit, par des vernis à la caséine et à l'oxyde de zinc ou à l'ichthyol, ou au goudron, mentholés ou non; enfin, par d'épaisses pommades adhérentes formant enduit, et par-dessus lesquelles on poudre avec de la poudre d'amidon, et dans les plis avec du lycopode ou du talc ou du sous-nitrate de bismuth.

En voici un type :

Oxyde de zinc.	} ãã 10 grammes.
Lanoline pure.	}
Vaseline pure.	15 —

Si cette pommade ne calme pas les démangeaisons, on y incorpore de 1/150e à 1/50e d'acide phénique, ou de 1/150e à 1/100e de menthol, ou de la cocaïne, du gaïacol, de l'orthoforme (1).

Une autre préparation excellente est le glycérolé tartrique d'E. Vidal, qui est composé de 1 gramme d'acide tartrique pour 20 grammes de glycérolé d'amidon à la glycérine neutre pure de Price. Si la plaque de névrodermite est recouverte de squames cornées abondantes, il est bon d'y ajouter 1/50e environ d'acide salicylique. Dans le même ordre d'idées, nous recommandons notre pommade aux trois acides, dont voici la formule :

Acide tartrique	3 grammes.
— salicylique	2 —
— phénique	1 gramme.
Glycérolé d'amidon à la glycérine neutre pure (de Price).	74 grammes.

(Augmenter ou diminuer, dans toutes ces préparations, les doses de substances actives qu'elles contiennent, suivant les effets produits.)

Si ces topiques restent inertes, on peut, — avec précaution, et en se conformant aux principes que nous avons posés plus haut, — employer les diverses pommades mercurielles, à base de calomel ou d'oxyde jaune d'hydrargyre, les oléates de mercure au 1/20e ou au 1/10e, les préparations d'huile de cade, de goudron, de résorcine (2), de naphtol, d'ichthyol, d'acide pyrogallique, d'acide

(1) Prendre garde dans ce cas aux éruptions que peut causer cette substance.

(2) Dans une communication récente à la Société de thérapeutique faite le 20 no-

chrysophanique, le mélange de Lailler composé de parties égales de savon noir, d'huile de cade et de soufre.

Quand les plaques de névrodermite circonscrite se compliquent de fissures, on les badigeonne avec des solutions de nitrate d'argent au 1/20e, puis on les enduit de lanoline.

Dans certains cas, des badigeons avec des solutions de nitrate d'argent allant, comme titre, du 1/50e au 1/10e, ou avec des solutions aqueuses de bleu de méthylène allant du 1/1000e au 1/250e, ou avec des solutions concentrées d'acide picrique, calment le prurit et facilitent l'affaissement des lichénifications.

Dans les névrodermites diffuses, ce qui réussit souvent le mieux, ce sont des onctions simples avec de l'axonge fraîche, ou du cold-cream frais, ou du cérat sans eau, ou de la vaseline extrêmement pure, suivant les susceptibilités cutanées individuelles.

Rappelons d'ailleurs, en terminant, que, dans beaucoup de cas, ce sont les topiques émollients, et même de simples cataplasmes, qui conviennent le mieux aux malades et qui produisent le maximum d'effet utile.

CHAPITRE III

LE LICHEN PLAN ET SES VARIÉTÉS

Après la réforme radicale accomplie par l'École de Vienne dans la conception du lichen [1], après les recherches récentes qui tendent à faire du lichen scrofulosorum une tuberculide, il n'y a plus qu'une seule dermatose qui soit couramment désignée sous le nom de lichen : c'est le lichen plan et ses diverses variétés.

Historique. — C'est très probablement notre grand dermatologiste français, Bazin, qui a donné la première description de l'affection que l'on désigne à l'heure actuelle sous les noms de *lichen plan*, ou *lichen planus*, ou *lichen ruber planus*. Son *lichen pilaris par altération fonctionnelle* répond, en effet, à une dermatose caractérisée par des papules petites, déprimées à leur partie centrale, d'une couleur jaunâtre ou bleuâtre, ordinairement disposées en plaques plus ou moins étendues : ces plaques ressemblent à une croûte de pain légèrement brûlée et râpée superficiellement. Ce tableau clinique répond assez bien à l'aspect du lichen plan [2].

vembre 1901, Leredde a préconisé la cure d'exfoliation avec des préparations fortes de résorcine dans le traitement du prurit avec lichénification. (*Bulletin de thérapeutique*, 8 décembre 1901.)

[1] Voir, pour toute cette question, le chapitre premier de cet article.

[2] Bazin, *Leçons théoriques et cliniques sur les affections génériques de la peau*, 1862, p. 324, et art. *Lichen* du *Dict. encycl. des sciences méd.*, p. 525-526.

F. Hebra créa le mot de *lichen ruber* pour désigner une dermatose caractérisée par « la formation de papules qui restent dans le même état pendant tout le cours de leur existence et ne subissent aucune modification, si ce n'est que l'apparition ultérieure de nouvelles papules peut déterminer leur réunion en plaques circonscrites; les papules elles-mêmes et les plaques qui en résultent (à moins d'être recouvertes par des masses épidermiques) présentent invariablement une coloration d'un rouge foncé intense [1]. » Hebra en avait observé, disait-il, quatorze cas de fort longue durée terminés par la mort. Cette description est toujours restée des plus obscures : malgré les efforts des disciples du maître pour la réhabiliter, jamais on n'a pu la superposer à des faits récemment et scientifiquement observés. Il est probable qu'elle repose sur de regrettables erreurs d'interprétation. Par malheur, on a voulu la prendre comme point de départ de conceptions de ce groupe morbide, d'où des discussions sans fin et des querelles inextricables qui persistent depuis des années et menacent de s'éterniser.

Si Bazin et peut-être Hebra ont été des précurseurs, il n'en est pas moins vrai que c'est Erasmus Wilson qui a donné la première description clinique vraiment précise et détaillée de la forme de beaucoup la plus fréquente de la maladie qui nous occupe [2]. Il l'appela *lichen planus*. Malheureusement, il crut reconnaître le lichen ruber de Hebra dans la dermatose qu'il observait; il le déclara en disant que, s'il remplaçait l'épithète de *ruber* par celle de *planus*, c'était pour mettre en relief un des caractères les plus frappants de l'éruption, c'est-à-dire la forme aplatie et brillante des papules dont le sommet est lisse comme du verre. Ce rapprochement, d'après nous nullement justifié, autorisa l'École de Vienne à regarder le lichen planus d'E. Wilson comme une simple variété du lichen ruber primitivement décrit par Hebra. La confusion était créée, et la dermatologie souffre encore de cette fatale théorie du lichen ruber.

Depuis lors l'École de Vienne, représentée surtout par Kaposi, enseigne que le lichen ruber comprend deux principales variétés : le *lichen ruber acuminé* (lichen ruber de Hebra) et le *lichen ruber planus* (lichen planus d'E. Wilson) : 1° le *lichen ruber acuminatus* est caractérisé au point de vue objectif par des papules disséminées, très dures, de la grosseur d'un grain de millet ou d'une tête d'épingle; elles sont rouges, coniques; elles portent à leur sommet une petite squame épidermique épaisse; elles finissent par devenir confluentes et par former des surfaces diffuses rouges et squameuses; 2° le *lichen ruber planus* est caractérisé, du moins au début, par de petites papules à contours nettement arrêtés, presque toujours polygonales, aplaties, lisses, luisantes, brillant comme une vitre sous les incidences de lumière : elles présentent assez souvent une toute petite ombilication centrale. C'est bien la dermatose décrite par Erasmus Wilson, et sur ce point il n'y a jamais eu la moindre ambiguïté : le type clinique existe; il est fréquemment observé : rien de plus net.

(1) Hebra, *Traité des maladies de la peau*. Trad. Fr. de Doyon, t. I, p. 462.
(2) Erasmus Wilson, *Diseases of the skin*. London, 1867, p. 190.

Mais c'est la question du lichen ruber acuminatus qui a été, qui est encore obscure, et qui a soulevé d'interminables discussions.

A. — Historique du lichen plan.

Depuis les travaux d'E. Wilson, il a paru d'innombrables mémoires sur le lichen plan. Nous ne citerons que les principaux :

En 1876, Colcott Fox (1) publia une intéressante observation de lichen plan en faisant remarquer qu'elle simulait à s'y méprendre une syphilide papuleuse. En 1879 (2), il émettait pour la première fois l'hypothèse de la nature névropathique de cette dermatose.

En 1880, Köbner (3) fit connaître plusieurs cas de guérison rapide de lichen ruber planus par les injections sous-cutanées d'arsenic.

En 1881, Duncan Bulkley (4) décrivit le lichen plan du pénis.

Erasmus Wilson avait déjà signalé la possibilité pour le lichen plan d'envahir la muqueuse buccale. Ces manifestations ont été étudiées par Hutchinson (5), Pospelow (6), Neumann (7), Radcliffe Crocker (8), Köbner (9), Thibierge (10), Mackenzie (11), Mayor et Pautry (12), Touton (13), etc.

Dans ces dernières années on a décrit le lichen plan limité à la muqueuse buccale sans aucune manifestation cutanée. Nous en avons parlé dans nos cliniques en en montrant des exemples incontestables à nos élèves, et les travaux d'Audry, d'Hallopeau et Schrœder, de Dubreuilh, de Frèche, de Gautier (14), etc., ont définitivement fixé ce point particulier si curieux de l'histoire de cette affection.

L'étude générale du lichen plan a été surtout faite en France par E. Vidal (15),

(1) Colcott Fox, *The Lancet*, 1876. Lichen planus simulant une syphilide papuleuse.

(2) Colcott Fox, *British med. Journal*, août 1879.

(3) Köbner, *Klinik Berlin*, 1880.

(4) L. Duncan Bulkley, Case of lichen planus, first appearing on the glans penis, followed by general eruption of the same. *Arch. of dermatology*, 1881, p. 135.

(5) Hutchinson, *Lectures on clinical surgery*. London, 1879.

(6) Pospelow, Ein Fall einer seltenen Hautkrankheit. *Saint-Petersburger med. Woch.*, 1881, et *Viertelj. für Dermat.*, 1885, p. 553.

(7) Neumann, Ein Fall von Lichen ruber. *Allg. Wiener med. Zeitschrift*, 1881.

(8) R. Crocker, Abstract of three clinical lectures on true lichen and its various forms. *Lancet*, 1881, p. 284-286. — On affections of the mucous membranes in lichen planus. *Monatshefte für prakt. Dermat.*, 1882, p. 161.

(9) Köbner, *Berliner klin. Woch.*, 1884, n° 33.

(10) Thibierge, Des lésions de la muqueuse buccale dans le lichen plan. *Ann. de dermat. et de syphil.*, t. VI, 2e série, p. 65-76.

(11) Mackenzie, *Journal of cut. and venereal diseases*, 1885, p. 122.

(12) Mayor et Pautry, *Revue méd. de la Suisse rom.*, 15 juin 1886.

(13) Touton, Casuistisches zum Lichen Ruber Planus der Haut und Schleimhaut. *Berl. klin. Woch.*, 1886, n° 23, p. 374.

(14) Voir plus loin, pour la bibliographie de ce point particulier, le paragraphe où nous décrivons le lichen plan des muqueuses.

(15) E. Vidal, Leçons. *Gaz. des hôp.*, 29 août 1878, et *Tribune méd.*, 25 juillet 1880.

Héguy ([1]), Lavergne ([2]), dont les travaux établirent définitivement le type morbide vulgaire de cette maladie dans ses formes aiguës et chroniques.

Au point de vue de l'anatomie pathologique, encore assez controversée, nous citerons surtout les recherches de Vidal et Leloir ([3]), de Torök ([4]), d'Unna ([5]), de M. Joseph ([6]). Mais on consultera aussi avec fruit les travaux de Weyl, de Lemoine, de Chambard, de Köbner, de Bender, de Caspary, de R. Crocker, de Robinson, de Thibierge et Leredde.

Colcott Fox ([7]) a étudié le lichen plan des enfants ; G. Thibierge et Leredde ([8]) l'ont décrit chez les nègres.

Les observations de Djelaleddin-Mouktar ([9]), de Colcott Fox ([10]), de Stephen Mackenzie, d'Hallopeau et Gardner ([11]), d'Hallopeau et Constensoux ([12]), d'Hallopeau et Villaret ([13]), de Danlos ([14]), de Hugo Meyer ([15]), de Balzer et Mercier ([16]), et les nôtres ([17]), mettent hors de doute la possibilité pour le lichen plan de se disposer en bandes linéaires.

En 1886, Kaposi décrit une variété de lichen ruber à laquelle il donne le nom de *moniliformis* ([18]).

E. Vidal et Leloir ([19]), sous le nom de *lichen ruber corné*, Neumann, d'abord sous le nom d'*herpès chronique*, puis sous celui de *dermatitis circumscripta*

([1]) J.-L. Héguy, Étude sur le lichen planus. *Thèse de Paris*, 1880.

([2]) Lavergne, Contribution à l'étude du lichen planus *Thèse de Paris*, 1883.

([3]) Vidal et Leloir, Recherches anatomiques sur le lichen plan. *Comptes rendus de la Soc. de biol.*, 2 mai 1883, p. 331.

([4]) Torök, Anatomie du lichen planus. *Journal des maladies cutanées et syphilitiques*, août-septembre 1889.

([5]) Unna, *Histo-pathologie für Hautkrankheiten.*

([6]) M. Joseph, Beiträge zur Anatomie des Lichen ruber (planus, acuminatus, verrucosus). *Arch. für Dermat. und Syph.*, 1897, t. XXXVIII, p. 3.

([7]) T. Colcott Fox, Notes on lichen planus in infants. *The British Journal of dermat.*, n° 33, vol. III, p. 201, 1891.

([8]) G. Thibierge et E. Leredde, Note sur un cas de lichen de Wilson chez une négresse. *Annales de dermat. et de syphilig.*, 1891, p. 843.

([9]) Djélaleddin-Mouktar, Un cas de lichen plan ne dépassant pas la ligne médiane et suivant le trajet des nerfs. *Soc. de dermat.*, 12 février 1891.

([10]) Colcott Fox, *Lancet*, 1880.

([11]) Hallopeau et Gardner, Sur un cas de lichen de Wilson en bandes. *Société franç. de dermat. et de syph.*, 8 juin 1899.

([12]) Hallopeau et Constensoux, Sur deux cas de dermatoses en ruban d'une extrémité inférieure. *Annales de dermat.*, décembre 1898.

([13]) Hallopeau et Villaret, Deux nouveaux cas d'éruptions lichénoïdes en bandes. *Soc. franç. de dermat.*, 2 mai 1901.

([14]) Danlos, Lichen plan sur une bande nerveuse. *Société franç. de dermatol.*, 10 février 1898.

([15]) Hugo Meyer, Cas de lichen ruber sur la ligne interne de Voigt du membre inférieur. *Arch. für Dermat. und Syphilig.*, 1898, t. XLII, p. 59.

([16]) F. Balzer et R. Mercier, Trophonévrose lichénoïde en bande linéaire sur le trajet du nerf petit sciatique. *Société franç. de dermat.*, 10 mars 1898, et cas de L. Brocq, même séance.

([17]) L. Brocq, *Annales de dermat. et de syph.*, 1898, p. 261.

([18]) Kaposi, Lichen ruber moniliformis. Korallen schnurartiger Lichen ruber. *Vierteljahrs. für Dermat. und Syph.*, 1886, p. 571.

([19]) E. Vidal et Leloir, *Soc. de biol.*, 12 mai 1883.

herpetiformis [1], J. A. Fordyce, sous le nom de *lichen plan hypertrophique* [2], font connaître une forme éruptive assez spéciale, caractérisée par des sortes de petites tumeurs cutanées recouvertes de squames épidermiques stratifiées fort adhérentes.

Kaposi [3] mentionne, dans ses leçons sur les maladies de la peau, l'existence d'une forme morbide à laquelle il donne le nom de *lichen atrophique* : cette variété est ensuite décrite sous le nom de *lichen plan atrophique* par Hallopeau [4], par Pawlow [5], par J. Darier [6], par J. Brault [7], etc.

L'étiologie et la pathogénie du lichen plan ont été étudiées par C. Fox, Hutchinson, Mackenzie, par nous-même dans nos conférences cliniques, mais surtout par L. Jacquet [8], qui a basé sur sa conviction de l'origine nerveuse de cette affection toute une méthode de traitement par la douche tiède [9].

Nous devons mentionner en terminant cet historique l'importante discussion qui vient d'avoir lieu sur ce sujet à la Société dermatologique de Londres. Bien que plusieurs des idées soutenues par nos collègues anglais nous paraissent des plus discutables, il convient de reconnaître que nombre de points intéressants y ont été étudiés [10].

B. — **La question du lichen ruber.**

Tous les travaux que nous venons de citer ont eu pour but unique l'étude du lichen planus et de ses diverses variétés. C'est un terrain solide, bien défini, qui, en dehors de quelques divergences au point de vue de l'anatomie pathologique entre les divers auteurs qui s'en sont occupés, et de quelques théories pathogéniques, n'a pour ainsi dire pas donné matière à discussion; car l'aspect clinique de ces éruptions est vraiment pathognomonique. Reste la question du lichen ruber de F. Hebra : on peut dire qu'elle a été l'un des champs clos de la dermatologie contemporaine.

(1) NEUMANN, *Traité des maladies de la peau.* Trad. franç. de Darin, p. 308.

(2) J.-A. FORDYCE, Hypertrophic lichen planus. *Journal of cut. and gen.-urinary diseases*, février 1897.

(3) KAPOSI, *Pathologie et traitement des maladies de la peau.* Trad. franç. de E. Besnier et A. Doyon, 2e édit. franç., t. I, p. 641.

(4) H. HALLOPEAU, Du lichen plan et particulièrement de sa forme atrophique. *Leçons cliniques sur les maladies cutanées et syphilitiques*, 1887, et *Soc. de dermat.*, janvier 1896, avril 1898, etc.

(5) PAWLOW, Lichen atrophique. *Soc. russe de syph. et de derm.*, 29 janv. 1894.

(6) J. DARIER, Lichen plan scléreux. *Soc. de derm.*, 7 juillet 1892.

(7) J. BRAULT, Un cas de lichen plan symétrique à forme scléreuse amplifiée. *Société de dermat.*, 12 juillet 1894.

(8) L. JACQUET, Nature et traitement du lichen de Wilson. *Semaine méd.*, 1891, p. 508. — Guérison du lichen de Wilson par l'hydrothérapie chaude. — Nouveaux cas de lichen plan guéri par l'hydrothérapie, etc. *Bull. de la Soc. de dermat. et de syph.*, 1891, p. 380, 416, 448, et 1892, p. 27, et *Journal des maladies cutanées et syphil.*, mai et juillet 1892.

(9) Voir en outre : P. MATERNE, Traitement du lichen plan par l'hydrothérapie. *Annales de dermat. et de syph.*, 1892, p. 695.

(10) Lichen planus : its variations, relations, and imitations par H. Radcliffe Crocker. Introductory to a discussion at a special meeting of the dermatological Society of London, held on 4 november 1900. *The British Journal of dermat.*, décembre 1900, p. 421.

Le mémoire qui a en quelque sorte mis le feu aux poudres a été celui qu'Unna[1] a fait paraître en 1885-1886, sur l'histoire clinique et le traitement du lichen ruber. D'après l'éminent dermatologiste de Hambourg, le lichen ruber renferme trois variétés bien distinctes : *a*, le lichen ruber acuminatus ; *b*, le lichen ruber obtusus, *c*, le lichen ruber planus. Ces trois variétés ont pour caractères communs permettant de les ranger dans un même groupe morbide d'être constituées par des papules de coloration livide, bleuâtre ou rouge jaunâtre, dures, d'une sécheresse particulière, prurigineuses, ayant une tendance marquée à la chronicité.

Le point capital de ce mémoire est incontestablement la critique qui y est faite du lichen ruber acuminatus de F. Hebra[2], et la conception nouvelle qui y est donnée d'un lichen ruber acuminatus spécial.

Le lichen ruber acuminatus de P.-G. Unna est une éruption le plus souvent à marche aiguë, caractérisée par de petites papules de 1 millimètre à 1 millimètre et demi de diamètre, de la grosseur d'un grain de millet ou d'une graine de moutarde, coniques, recouvertes d'une squame à leur sommet qui correspond à un follicule pileux. D'abord distinctes les unes des autres, elles peuvent augmenter de volume, et par rougeur et tuméfaction de la peau intermédiaire devenir confluentes, constituer ainsi des plaques étendues d'un rouge bleuâtre, un peu squameuses, fort prurigineuses. Mal traitée, cette affection peut se prolonger, constituer une maladie sérieuse, des plus graves, se terminer même fatalement, par épuisement nerveux.

Mais en 1886, Unna croyait encore que son lichen ruber acuminatus, bien que différant par quelques lignes du type créé par F. Hebra, était bien cependant la maladie décrite par le chef de l'école de Vienne[3].

Prenant le mémoire d'Unna pour point de départ, nous avons commencé dès cette époque une campagne pour démontrer que le lichen ruber de F. Hebra ne pouvait supporter une analyse sérieuse; et, rééditant ce que nous avions déjà écrit en 1882, dans notre travail sur la dermatite exfoliative généralisée, en 1884 dans notre travail sur le pityriasis rubra, nous nous sommes efforcé de prouver que les cas étiquetés par Hebra lichen ruber étaient fort probablement des cas de l'affection décrite quatre ans avant ses travaux en 1857 par Devergie, sous le nom de pityriasis pilaris, c'est-à-dire le pityriasis rubra pilaris de E. Besnier et de son élève Richaud.

D'importants travaux américains vinrent bientôt nous permettre de prouver le bien fondé de nos idées. Robinson, dans un mémoire fort remarquable, soutint, en

(1) P. G. Unna, Clinical history and treatment of lichen ruber. *Medical Bulletin*. Philadelphia, 1886.

(2) Malgré toute la déférence qu'il professe pour la mémoire de F. Hebra, Unna reconnaît que l'illustre dermatologiste a eu le tort de ne décrire que le lichen acuminatus, et de n'attacher d'importance qu'aux formes graves de cette affection, de telle sorte que la plupart des observateurs qui se sont occupés depuis de cette question, et qui ont étudié des cas moins rebelles de lichen acuminatus, ont pu croire qu'ils avaient affaire à une tout autre maladie que celle de Hebra. Hebra n'avait d'abord pas vu ou compris le lichen planus : en 1874 il voulut réparer son erreur, mais il ne le fit pas franchement; sans nommer E. Wilson, il tenta de décrire le lichen planus de cet auteur, comme une forme accessoire de son lichen acuminatus, et il ne réussit ainsi qu'à fausser sa description première du lichen acuminatus et à la rendre complètement incompréhensible.

(3) Les personnes que cette question intéresse devront lire attentivement tout notre travail de 1886 : L. Brocq, Sur le lichen ruber. Étude critique du mémoire de P.-G. Unna. *Annales de dermat. et de syph.*, 25 août 1886, p. 389.

1888, l'opinion qu'il avait déjà émise en 1883 (1), qu'il n'y a aucune ressemblance entre les deux dermatoses décrites sous les noms de lichen ruber et de lichen planus. Taylor (2) et G.-H. Fox (3) sont également des plus catégoriques sur ce point : ce sont bien pour eux, comme d'ailleurs pour presque tous les dermatologistes américains, deux affections distinctes. Mais qu'est-ce que le lichen ruber des Américains? D'admirables planches publiées par Taylor ne peuvent pas laisser le moindre doute (4) : il est absolument certain que le lichen ruber des auteurs américains est le pityriasis rubra pilaris des auteurs français. Qu'on nous permette de redire ici que c'est nous qui avons le premier démontré que ces deux dénominations ne s'appliquaient qu'à une seule et même dermatose. On l'a beaucoup trop oublié depuis quelque temps.

Nos idées sur ce point reçurent une éclatante confirmation au Congrès de Paris de 1889 (5) : Kaposi, mis en présence de cas de pityriasis rubra pilaris, n'hésita pas à reconnaître dans ces faits son lichen ruber acuminatus.

On aurait pu croire que cette irritante discussion allait prendre fin. Il n'en fut rien. Unna déclara aussitôt que ce qu'il avait décrit sous le nom de lichen ruber acuminatus était un tout autre type morbide; et, pour le distinguer de celui de F. Hebra et Kaposi, pour mettre en relief ses étroites relations avec certains troubles du système nerveux, il lui donna séance tenante le nom de *lichen ruber acuminatus neuroticus*.

Ainsi que nous l'avions prévu quelques années auparavant (6), la question du lichen ruber pouvait donc être synthétisée à cette époque de la manière suivante :

1° Faits publiés sous le nom de lichen ruber acuminatus dans lesquels des papules acuminées coexistent chez le même malade avec des papules planes typiques. Ces faits, que les dermatologistes ont de tout temps observés en France (7), ne nous ont jamais paru devoir être considérés comme formant un type clinique bien à part. Ils prouvent simplement que, dans l'affection dite lichen ruber planus, on peut voir coexister dans certains cas chez le même sujet des papules de trois variétés, les unes petites, acuminées, type acuminatus; les autres de grosseur variable, un peu arrondies et hémisphériques, type obtusus; les autres enfin, de beaucoup les plus nombreuses, aplaties et brillantes, type planus : mais, ces trois modalités éruptives coexistant à une seule et même époque chez le même malade, nous ne pouvons les considérer que comme des manifestations d'une seule et même dermatose, le lichen planus.

(1) A. R. Robinson, Lichen ruber and lichen planus. *New York med. Record*, 1883. — The question of relationship between lichen planus (Wilson) and lichen ruber (Hebra). *Journal of cutaneous and genito-urinary diseases*, janvier, février, mars 1889.

(2) Taylor, Lichen ruber as observed in America and its distinction from lichen planus. *New York med. Journal*, 5 janvier 1889.

(3) G. H. Fox, The non identity of lichen planus and lichen ruber. *Association dermatol. américaine*, 19 sept. 1888.

(4) Ceux qu'intéresse cette question devront lire en entier notre mémoire de 1889 : L. Brocq, La question du lichen ruber en Amérique. *Annales de dermatol. et de syphil.*, p. 302, 1889.

(5) Voir *Comptes rendus du Ier Congrès international de dermatologie et de syphiligraphie*, p. 16 et suivantes.

(6) L. Brocq, *loc. cit. Ann. de dermat. et de syph.*, 1886 et 1889, p. 317.

(7) Voir en particulier : L. Brocq, Quelques considérations sur le lichen ruber planus. *Revue gén. de clinique et de thérap.*, 3 avril 1897, p. 210.

[L. BROCQ.]

2° Faits dans lesquels le type acuminatus existe seul chez le malade. Ils peuvent être subdivisés en deux groupes totalement distincts.

a. Faits décrits par Kaposi, et par les auteurs américains sous le nom de lichen ruber acuminatus et qui ne sont que le pityriasis rubra pilaris de Devergie, Besnier, Richaud.

b. Faits décrits par Unna sous le nom de lichen ruber acuminatus neuroticus et qui restent à classer.

Le résumé qui précède paraît assez clair : malheureusement tous les dermatologistes n'ont pas voulu adopter nos idées. Plusieurs auteurs allemands se sont séparés de Kaposi et n'ont pas accepté l'identification du lichen ruber acuminatus de Hebra et du pityriasis rubra pilaris (1). Neisser, Neumann et Lang en particulier déclarent qu'il faut admettre un lichen ruber acuminatus distinct du pityriasis rubra pilaris, en ce que la peau est plus dure au toucher, le derme plus infiltré, en ce qu'il y a de vraies papules anatomiques, en ce que l'état général est atteint plus ou moins profondément.

Quoi qu'il en soit, il reste un fait acquis, c'est que la plupart des cas qui ont été décrits sous le nom de lichen ruber acuminatus en Allemagne et dans les pays étrangers sont des pityriasis rubra pilaris. Ils ne rentrent donc pas dans le cadre du lichen planus vrai.

Nous allons décrire dans ce chapitre l'affection type, celle qui est au-dessus de toutes les discussions, le *lichen planus d'E. Wilson*, le *lichen ruber planus des Allemands*, et ses diverses variétés.

Nous dirons quelques mots des formes obtuses, acuminées, atrophiques, cornées et hypertrophiques que les divers auteurs ont groupées autour du type précédent.

LICHEN PLAN OU LICHEN RUBER PLANUS

Définition. — Le *lichen plan*, *lichen ruber planus* ou *lichen planus* d'E. Wilson (2) que l'on appelle encore assez souvent *lichen de Wilson*, est une dermatose nettement définie au point de vue objectif par une lésion élémentaire caractéristique : c'est une petite papule d'un rouge tirant sur le jaune, de forme irrégulière, polygonale, nettement limitée, à surface aplatie, brillant sous les incidences de lumière.

Description de la papule typique. — Quand ces papules apparaissent, dès

(1) Voir pour toutes ces questions si confuses le rapport de Neisser au Congrès de Rome, et les nombreuses discussions qui ont eu lieu à la Société dermatologique de Vienne, 1893-1894. — Voir aussi NEISSER, Zur Stellung der Pityriasis rubra pilaris und des Lichen ruber acuminatus. *Verhandl. der dermat. Gesellschaft*, IV. Congress, 1894. — Voir aussi le travail d'ACHILLE BREDA, Beobachtungen und Betrachtungen über Lichen ruber. *Festschrift gewidmet Philipp Josef Pick*, 1898, p. 113, et le rapport de R. CROCKER, *loc. cit.*, p. 431-432.

(2) Radcliffe Crocker (*loc. cit.*) demande expressément que désormais on supprime l'épithète ruber et que l'on dise simplement lichen planus : la couleur n'est en effet, d'après lui, ni un caractère frappant, distinctif, ni un caractère invariable. L'épithète de ruber n'a pour elle que le nom de Hebra.

leur début, elles sont petites, de la dimension d'une pointe d'aiguille, d'une toute petite tête d'épingle; elles sont à peine colorées en rose tirant un peu sur le jaunâtre, mais elles brillent déjà comme de toutes petites facettes de verre. Pour les percevoir il faut les regarder très attentivement à la loupe, et surtout faire varier les incidences de lumière sur les téguments. A cette époque il est parfois extrêmement difficile de les distinguer des éléments isolés des lichénifications primitives diffuses ([1]). Cependant elles ont déjà un certain air néoplasique qui manque dans les lichénifications. Peu à peu elles augmentent de volume, arrivent à avoir de 1 à 5 millimètres de diamètre, c'est-à-dire à avoir les dimensions d'une grosse tête d'épingle, d'un grain de chènevis, plus rarement d'une toute petite lentille. Leurs dimensions habituelles sont celles d'une petite, d'une moyenne ou d'une grosse tête d'épingle.

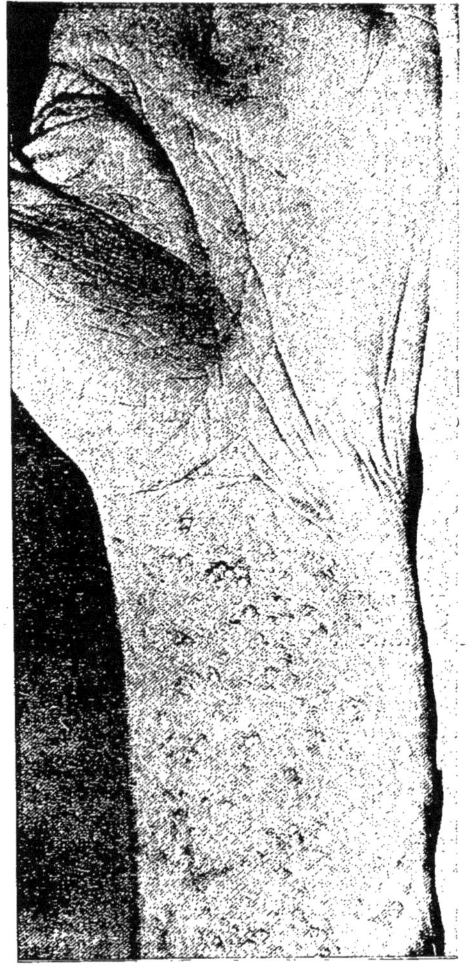

Fig. 38. — Lichen plan typique au début de l'avant-bras et de la paume de la main chez une femme de cinquante ans. — On y voit : 1° sur l'avant-bras les toutes petites papules minuscules du début, à contours polygonaux, les papules adultes dont quelques-unes présentent l'ombilication centrale ; 2° sur la paume de la main de petites dépressions punctiformes caractéristiques des éléments du lichen plan en cette région. (Photographie sans retouches faite par Sottas, à l'hôpital Broca, service de L. Brocq.)

Quand elles sont discrètes, c'est-à-dire isolées les unes des autres, ce qui est la règle au début, leurs limites sont nettes, précises, comme dessinées avec la pointe d'une aiguille, très rarement elles sont arrondies, presque toujours elles sont limitées

([1]) Voir l'article *Lichen* des anciens auteurs.

par des lignes polygonales qui se coupent de manière à former des angles

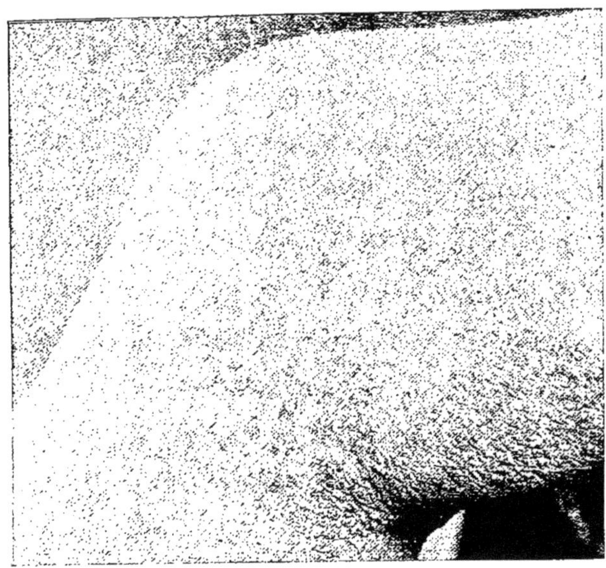

Fig. 59. — Lichen plan aigu du genou. — On y voit les papules typiques de diverses grosseurs qui commencent à confluer par places. (Photographie sans retouches faite par Soltas, à l'hôpital Broca, service de L. Brocq.)

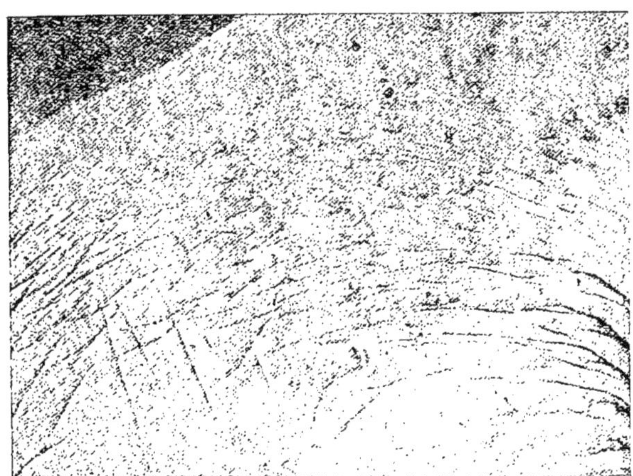

Fig. 60. — Lichen planus aigu de la face interne du pied, région de la malléole interne. — Les papules sont en assez grand nombre déformées par les pressions : quelques-unes desquament. (Photographie sans retouches prise par Soltas, à l'hôpital Broca, service de L. Brocq.)

obtus, parfois des angles aigus : il est probable que, lorsque cette dernière particularité se produit, elle est due à la confluence de deux petits éléments très voisins l'un de l'autre.

Leur coloration est un peu variable suivant les cas et suivant la marche de l'affection. Elle est habituellement d'un rouge clair un peu bistre, parfois elle est jaunâtre et comme décolorée. Dans les formes aiguës elle peut être d'un rouge vif, écarlate même; c'est le *lichen planus erythematosus* de R. Crocker. Dans les formes torpides, elle prend une teinte grisâtre.

La papule typique du lichen plan a, et l'on ne saurait trop insister sur ce caractère, un aspect quasi néoplasique des plus nets : elle donne à la vue l'impression d'une infiltration des couches supérieures du derme. Elle est dure, sèche et fait une légère saillie au-dessus du niveau des téguments. Elle est aplatie à son sommet, brille comme une tache de cire, ou mieux comme des facettes de cristal; la lumière oblique se réfléchit à sa surface d'une manière absolument caractéristique.

On observe parfois à son centre une sorte de petit trou ou d'*ombilication* minuscule dont la pathogénie a été fort discutée. D'après R. Crocker et Robinson cette ombilication serait due à la desquamation du cône corné qui se forme à la partie supérieure du canal d'une glande sudoripare, autour duquel la papule s'est développée [1].

R. Crocker insiste particulièrement sur ce point : il fait remarquer que ce cône corné est d'ordinaire à peine surélevé au-dessus du niveau des téguments, mais que parfois il est plus proéminent; parfois même les papules s'affaissent tout en laissant intacts les cônes cornés qui forment des reliefs donnant aux téguments l'aspect d'une râpe. Cette remarque est des plus importantes : elle donne l'explication d'assez nombreux cas prétendus anormaux qui ont été publiés. Ces mêmes cônes peuvent également servir à diagnostiquer le lichen plan atrophique.

Mode d'évolution et de groupement des papules. — Une fois développées, les papules n'augmentent pas indéfiniment de volume et d'étendue. Jamais elles ne dépassent 2, à la rigueur 3 ou 4 millimètres de diamètre; mais par contre elles peuvent se multiplier à l'infini : à côté des papules primitives, il s'en forme d'autres, plus ou moins rapprochées, qui peuvent, en se rejoignant et en devenant confluentes, former des nappes plus ou moins étendues.

Tant que les papules du lichen plan sont isolées, elles ne présentent que peu ou point de desquamation à leur surface qui, comme nous l'avons dit plus haut, a pour grand caractère d'être lisse et brillante. Dès qu'elles deviennent confluentes, elles perdent au contraire cet aspect.

Quand le lichen plan a une évolution assez lente ou chronique, les papules ne forment d'ordinaire par confluence que des plaques d'assez minime étendue, de 4 millimètres à 1 centimètre et plus de diamètre, d'un rouge bistre, aplaties, faisant au-dessus des téguments une saillie assez légère quoique plus ou moins notable. Leur configuration générale est arrondie, ovalaire ou fran-

[1] Voir l'*Anatomie pathologique* pour la discussion de cette théorie.

[L. BROCQ.]

chement irrégulière. Le derme est plus ou moins épaissi à leur niveau. Leurs bords sont presque toujours saillants par rapport au centre, qui est parfois affaissé. Leur surface est recouverte de fines squames grisâtres, stratifiées, extrêmement adhérentes, que le grattage rend plus perceptibles sous la forme d'une fine poussière d'un blanc grisâtre.

Description des stries blanches. — Quand ces squames n'existent pas, ou quand on les a fait tomber par la macération ou par des applications d'une pommade appropriée, on voit à la surface des éléments des *stries blanches* se détachant fort nettement sur le fond rouge de la lésion, et sur lesquelles l'at-

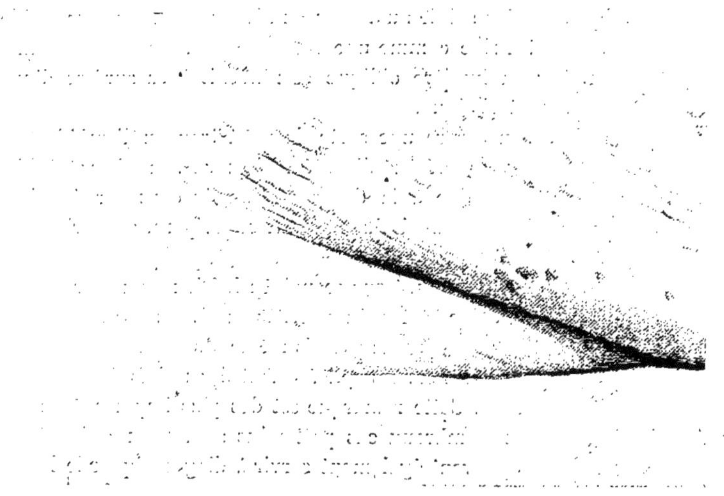

Fig. 41. — Lichen plan de la partie latérale droite de l'abdomen, de la hanche droite et du haut de la cuisse droite. — On y voit des papules typiques, des papules excoriées et des plaques saillantes avec stries blanches. (Photographie sans retouches prise par Sottas, à l'hôpital Broca, service de L. Brocq.)

tention a été attirée par Ziemssen, dans son traité, par Hardy (1), par nous-même (2) et tout dernièrement par Wickham (3). « Si l'on examine avec soin les plus grosses papules isolées d'un lichen plan typique, on voit que leur surface plane brillante est constituée de deux parties diversement colorées : l'une rosé, l'autre grisâtre. La portion rose forme la coloration de fond de cette surface, de laquelle se détachent les stries grisâtres.... Tantôt la portion grisâtre est parfaitement arrondie, occupe presque toute la surface de la papule... et apparaît comme un pain à cacheter grisâtre entouré d'une zone rose.... Sur d'autres éléments se voient de véritables stries qui sillonnent en

(1) Hardy, *Traité des maladies de la peau*, 1886, p. 847.
(2) L. Brocq, *Traitement des maladies de la peau*, 1890-1892, p. 467.
(3) L. Wickham, Sur un signe pathognomonique du Lichen de Wilson. Stries et ponctuations grisâtres. *Annales de dermat. et de syph.*, 1895, p. 517.

tous sens leur surface sous la forme de petites bandes constituant tantôt des étoiles, tantôt une traînée principale d'où se détachent des traînées latérales; parfois c'est une strie unique..., parfois de véritables ponctuations, soit isolées à la périphérie ou au centre, soit formant l'aboutissant d'une strie comme s'il s'agissait d'un renflement de la strie.

« Les stries et ponctuations grisâtres, qui se voient si aisément sur les

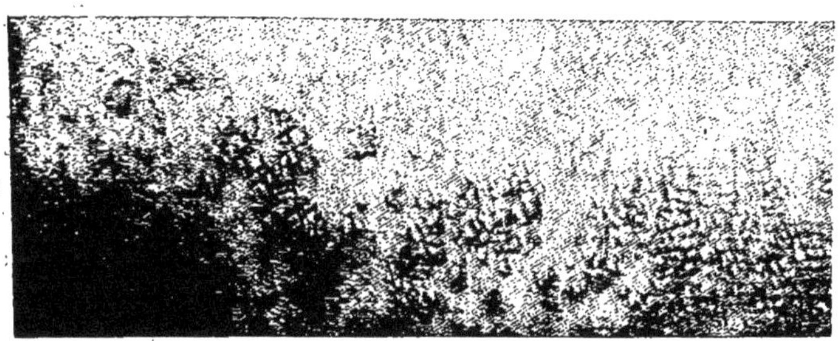

Fig. 42. — Lichen plan typique de l'avant-bras servant à montrer le mode de groupement des papules pour arriver à former les plaques par confluence. (Photographie sans retouches prise par Sottas à l'hôpital Broca, service de L. Brocq.)

papules adultes, sont difficiles à percevoir sur les papules plus petites. Sur les papules naissantes on ne les voit pas...

« Lorsque les papules se réunissent pour former des plaques, les stries sont

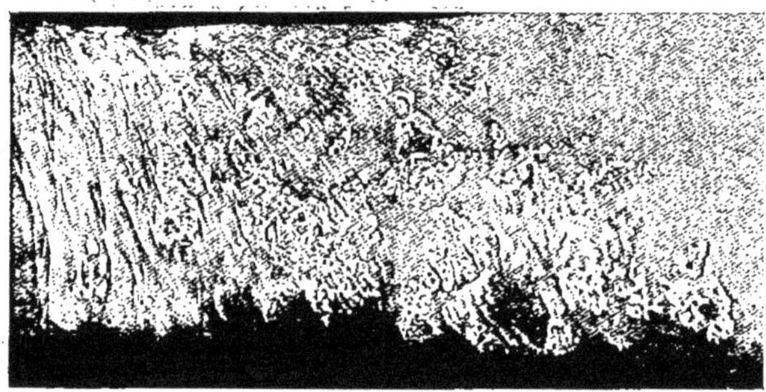

Fig. 43. — Lichen plan typique de l'avant-bras gauche chez une femme de soixante-neuf ans. — Figure servant à montrer les plaques saillantes avec stries blanches absolument caractéristiques. (Photographie sans retouches prise par Belot, à l'hôpital Broca, service de L. Brocq.)

alors des plus évidentes.... Sur les placards parfois les stries forment un léger relief [1]. » L. Wickham croit que ce qui brille le plus dans la papule adulte du lichen plan, c'est la partie grisâtre. Ces stries s'effacent à mesure que le lichen évolue vers la guérison; lorsque la pigmentation apparaît, elles n'existent plus.

(1) L. Wickham, *loc. cit.*

[L. BROCQ.]

Nous ajouterons que, comme nous l'avons dit plus haut, elles sont surtout évidentes dès que les papules, par leur confluence, ont formé des placards. Elles y dessinent alors parfois de véritables arborisations des plus irrégulières entre-croisées en tous sens, portant çà et là des sortes de renflements nodulaires; le tout rappelant assez dans son ensemble l'aspect du gui. Elles sont très apparentes à la partie antérieure du poignet, vers le genou, aux avant-bras, aux mains. Nous avons déjà fait remarquer, en 1890, l'analogie absolue de ces stries et de celles qui, sur la muqueuse buccale, sont regardées comme caractéristiques du lichen plan.

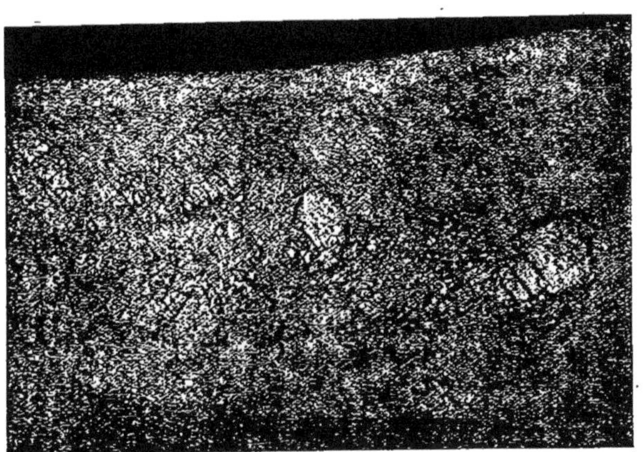

Fig. 11. — Lichen plan typique de l'avant-bras. — Figure montrant : 1° les papules typiques de différents volumes; 2° leur groupement; 3° les plaques saillantes avec stries blanches; 4° l'atrophie centrale avec pigmentation des plaques; 5° dans l'intervalle de tous ces éléments se voient des sillons de lichénification. (Photographie sans retouches prise par Sottas, à l'hôpital Broca, service de Brocq.)

Pour Wickham [1] ces stries « constituent un signe véritablement pathogno-

[1] L. Wickham, *loc. cit.* — Tel n'est pas l'avis de Radcliffe Crocker (*loc. cit.*) qui croit qu'il ne peut jamais servir à établir un diagnostic. Malcolm Morris dit qu'il n'en tient aucun compte. *Eod. loco*, p. 437.

PLANCHE IV. — **Lichen plan.** (Cette planche représente des types vulgaires de lichen plan.)

Fig. 1. — Cette aquarelle a été exécutée d'après nature par Bessin : le modèle était une malade de la salle E. Vidal, hôpital Broca, service de L. Brocq. Elle représente la partie moyenne de la face antérieure de l'avant-bras. On y voit avec la plus grande netteté : 1° les toutes petites papules planes minuscules, à contours irréguliers mais nettement arrêtés, du début; 2° des papules plus volumineuses, quelques-unes nettement ombiliquées; 3° les plaques ovalaires ou un peu irrégulières de 4 à 6 millimètres de diamètre formées par la confluence des papules primitives, présentant des stries blanches à leur surface; 4° de vastes plaques formées par l'agglomération de ces éléments et lichénifiées par le grattage.

Fig. 2. — Cette aquarelle a été exécutée d'après nature par Bessin : le modèle était une malade de la salle E. Vidal, hôpital Broca, service de L. Brocq. Elle représente un lichen plan circiné de la face interne de la cuisse. On y voit : 1° au centre deux importantes plaques circinées, à périphérie d'un rose vif, comme turgescente, avec stries blanches, des plus nettes; leur centre un peu déprimé, légèrement lichénifié, est coloré en bistre et parcouru de sillons dermiques assez profonds; 2° tout autour de ces deux plaques on voit des éléments moins développés, de 4 à 6 millimètres de diamètre, et des papules de début.

Fig. 3. — C'est une reproduction d'un moulage du Musée de l'hôpital Saint-Louis. Elle représente un lichen plan de la langue très développé, avec plaques blanches caractéristiques.

I.

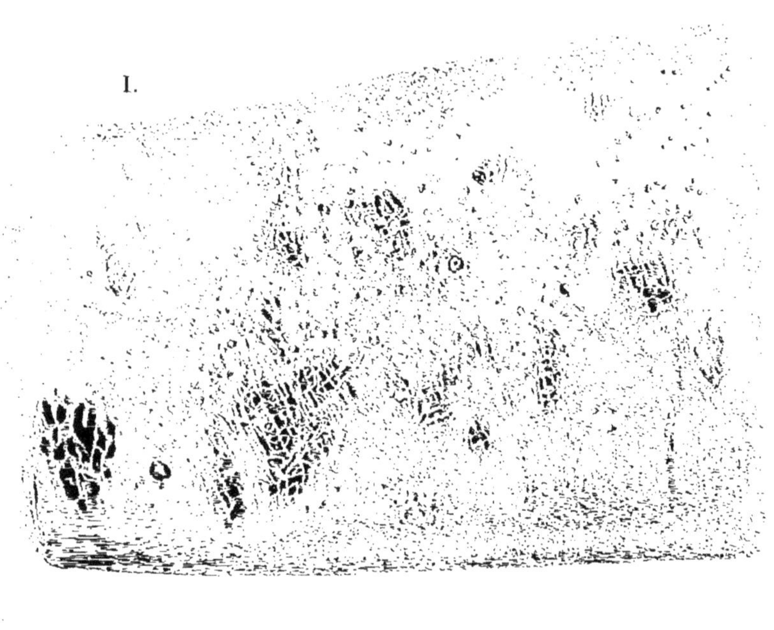

II.

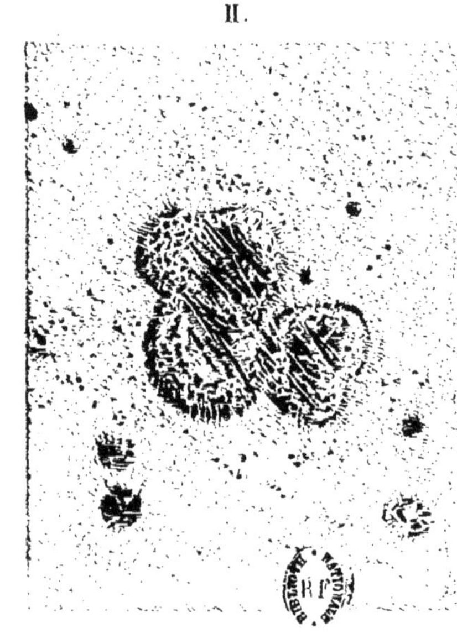

III.

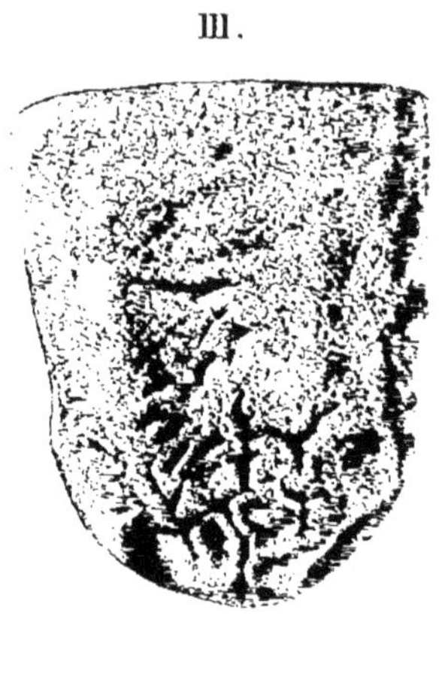

Masson et Cie Éditeurs, Paris. | *Impr. Firmin Didot et Cie Paris.*

Lichen Plan

I. Avant-bras. Aquarelle de Bessin (Brocq)
II. Plaque circinée de la cuisse. Aquarelle de Bessin (Brocq)
III. Langue, Musée St Louis, d'après moulage N° 1497 (Fournier)

monique »; ce n'est pas qu'il existe dans tous les cas de lichen plan, loin de là; mais, quand il existe, quand on le trouve, il permet d'affirmer le lichen de Wilson, car il ne s'observe dans aucune autre dermatose.

Les éléments relativement volumineux que nous venons de décrire, que certains auteurs regardent comme la lésion caractéristique du lichen plan alors qu'ils sont déjà le résultat de la confluence des papules initiales pathognomoniques, ces éléments, disons-nous, qui ont de 4 à 10 millimètres de diamètre, peuvent eux aussi se réunir pour former des plaques plus ou moins vastes et à contours presque toujours fort irréguliers. Cette extension se fait très lentement, la dermatose mettant des mois, parfois des années à évoluer [1].

Formes aiguës. — Quand le lichen plan a une marche aiguë, rapide, avec phénomènes inflammatoires, les papules se produisent avec une extrême abondance en un laps de temps relativement court. En quelques jours elles peuvent recouvrir presque toute la surface du corps. Elles sont alors d'un rouge vif, parfois globuleuses, quasi hémisphériques, dignes de l'épithète d'obtusus que l'on n'a pas cependant attribuée à cette forme. Leurs facettes brillantes sont moins nettes ou n'existent pas. Elles sont assez fréquemment entremêlées de petits éléments acuminés que nous avons surtout observés sur le tronc, en particulier vers les régions latérales. Ces éléments acuminés ont soulevé de violentes discussions : nous avons déjà parlé de ces cas en apparence mixtes de lichen ruber planus et de lichen ruber acuminatus en traitant de la question du lichen ruber.

Dans ces formes aiguës il se forme rapidement de vastes nappes rouges au niveau desquelles le derme est infiltré, épaissi, lichénifié, et qui sont le siège d'une desquamation parfois assez abondante.

Un degré de plus dans l'intensité des phénomènes éruptifs et dans leur généralisation, et l'on arrive à la dermatite exfoliative secondaire au lichen plan de Buchanan Baxter [2].

Telle est la forme décrite sous le nom de *lichen plan aigu* par Lavergne et peut-être de *lichen plan miliaire* par W. Dubreuilh et Sabrazès [3]. Il n'est pas rare, surtout quand l'état général du malade n'est pas excellent, de voir apparaître dans cette forme des bulles pemphigoïdes çà et là disséminées sur des lésions préexistantes ou sur la peau saine.

Localisations. — Le lichen plan se développe par ordre de fréquence sur la face antérieure du poignet, sur les avant-bras, la partie inférieure de l'abdo-

[1] G. Thibierge et E. Leredde ont étudié le lichen de Wilson chez une négresse. (*Ann. de derm. et de syph.*, 1894, p. 843.) Ils ont trouvé que les éléments éruptifs se détachaient en noir plus foncé sur la teinte bronzée de la peau. Radcliffe Crocker, qui a observé cette affection sur un enfant hindou, dit au contraire que les papules se détachent en blanc sur le fond sombre des téguments.

[2] Voir pour plus de détails l'article *Érythrodermies exfoliantes généralisées*, t. II, p. 548.

[3] W. Dubreuilh et J. Sabrazès, Sur deux cas de lichen plan miliaire à marche aiguë. *Annales de la polyclinique de Bordeaux*, janvier 1892, p. 65. Cette forme se rapproche peut-être plutôt du lichen plan des enfants.

men, la région lombaire, le cou, les membres inférieurs, les parties génitales, les parties latérales du tronc, la paume des mains, la plante des pieds, la muqueuse buccale, le cuir chevelu.

Nous en avons observé deux cas incontestables aux creux axillaires, localisation qui, ce nous semble, n'a pas encore été mentionnée.

La face est prise dans les cas intenses, surtout dans les formes aiguës [1].

Dubreuilh a décrit tout dernièrement le lichen plan des ongles [2].

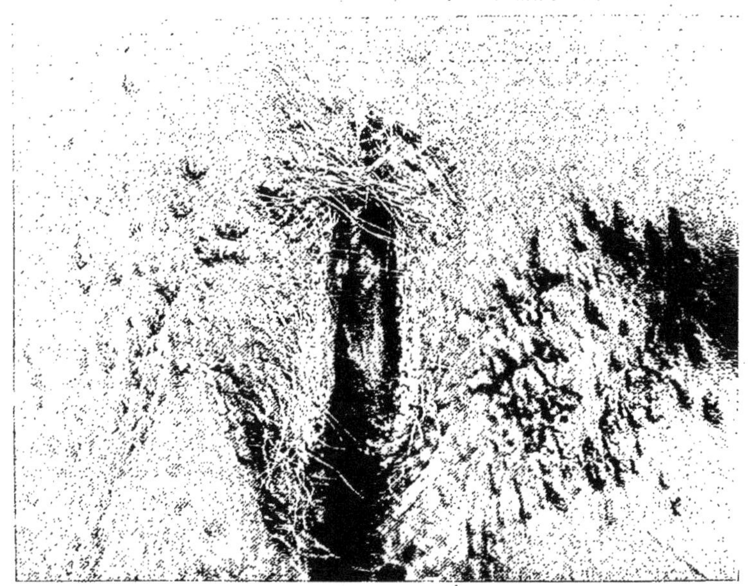

Fig. 15. — Lichen plan de la vulve et des plis inguinaux. — Figure destinée à montrer combien le lichen plan peut simuler les syphilides papuleuses. — (Photographie sans retouches prise par Sottas, à l'hôpital Broca, service de L. Brocq.)

Certaines de ces localisations sont importantes à étudier, car l'éruption y revêt un aspect assez spécial.

Paume des mains et plante des pieds. — A la *paume des mains* et à la *plante des pieds*, les papules au début ressemblent parfois à des taches d'un blanc jaunâtre situées au-dessous de l'épiderme corné. Elles simulent des vésicules ou des vésico-pustules ; mais, quand on déchire l'épiderme avec une pointe fine, on voit qu'il n'existe pas la moindre trace de liquide. L'épiderme est

(1) Whitfield, *Dermatological Society of London*, 12 avril 1899.

(2) Dubreuilh, *Annales de dermat. et de syph.*, juillet 1901, p. 606. — Les ongles sont très finement striés en long. Ces stries sont parfaitement parallèles, occupent toute la longueur de l'ongle; elles n'ont pas plus d'un tiers de millimètre de large, sont profondes et contiguës, et en quelques points on les voit nettement formées par l'éclatement longitudinal d'une mince cannelure saillante. L'ongle paraît rugueux et comme rayé par une râpe ou par du gros sable.

parfaitement sec et a de la tendance à desquamer. Les lésions évoluent ensuite de diverses manières. Dans certains cas elles deviennent confluentes, l'épiderme se détache par lambeaux de dimensions très variables et laisse à nu une surface d'un rouge plus ou moins livide, entourée d'une collerette irrégulière d'épiderme corné jaunâtre en desquamation. Tout autour se trouvent des éléments isolés ou confluents recouverts ou non de leur épiderme. Il est vraiment difficile dans ce cas de distinguer le lichen plan de la paume de la

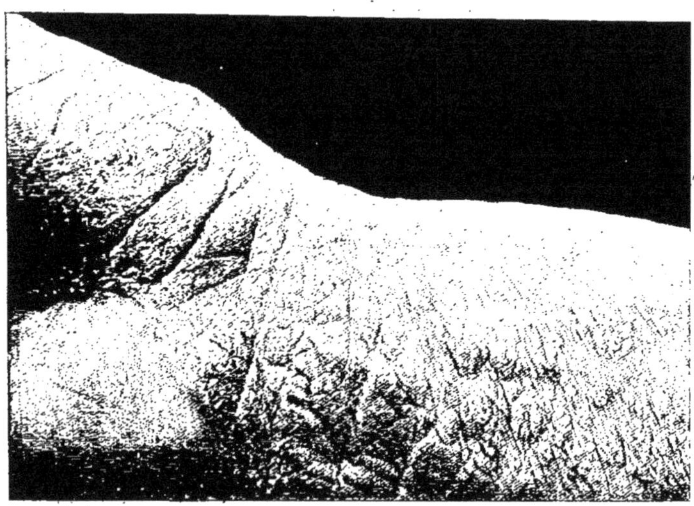

Fig. 46. — Lichen plan typique de l'avant-bras droit et de la paume de la main. — La figure est surtout destinée à montrer l'aspect du lichen plan confluent de la paume de la main. (Photographie sans retouches prise par Sollas, à l'hôpital Broca, service de L. Brocq.)

main du psoriasis, de l'eczéma sec, des névrodermites chroniques circonscrites, des kératodermies diverses et en particulier des kératodermies arsenicales (1), des syphilides de la même région.

Dans d'autres cas, chaque élément desquame isolément, il se produit des sortes de petits puits dont les bords sont formés d'épiderme corné jaunâtre en desquamation : par places ces lésions deviennent confluentes. La paume de la main offre alors un aspect criblé tout à fait caractéristique.

Dans d'autres cas enfin, chaque élément se présente sous la forme d'une sorte de petit soulèvement presque incolore portant à son centre une dépression noirâtre punctiforme qui semble correspondre à l'orifice d'une glande sudoripare. Nous ne pouvons insister plus longuement sur tous ces détails.

Cuir chevelu. — Au cuir chevelu l'aspect des éléments de lichen plan est

(1) Voir la communication du 5 mai 1900 de Hallopeau et C. Hennocque à la Société de dermatologie et la discussion qui a suivi : *Sur un cas de lichen de Wilson hyperkératosique des extrémités avec lésions buccales et mélanodermie arsenicale.*

assez spécial : ce sont presque toujours des plaques plus ou moins étendues, d'un rouge grisâtre, recouvertes de squames fortement adhérentes, à bords un peu saillants, à centre un peu affaissé, souvent parsemées de petites dépressions cupuliformes, et au niveau desquelles il y a une alopécie plus ou moins marquée, parfois totale.

Lichen plan des muqueuses. — Le lichen plan peut se développer sur les muqueuses.

On l'observe à la face interne du prépuce et sur le gland.

Heuss et Page ont décrit le lichen plan de la muqueuse urétrale (1). Stobwasser (2) a cité des cas de lichen plan de la muqueuse anale. Marx Basch l'a signalé au larynx. Mais c'est surtout aux lèvres et à la muqueuse buccale tout entière, y compris la voûte palatine (3), qu'il offre un aspect particulier. Il peut s'y développer primitivement et y demeurer localisé pendant toute son évolution (4) : parfois les téguments se prennent quelques mois après qu'il a fait son apparition sur la muqueuse buccale.

Sur la langue, le lichen plan occupe surtout la face dorsale de l'organe, parfois ses bords, beaucoup plus rarement sa face inférieure. Il y forme des plaques ou des traînées plus ou moins étendues, irrégulières de contours par confluence d'éléments primitifs arrondis ou ovalaires. Elles sont d'un blanc mat et ressemblent, au premier abord, à des plaques de leucoplasie vraie ; elles en diffèrent cependant par des caractères assez nets pour qu'on puisse les en distinguer quand on les soumet à un examen quelque peu minutieux. Elles sont, en effet, moins nacrées que les plaques de leucoplasie vraie ; elles sont constituées par une sorte d'épaississement de l'épiderme lingual qui submerge, pour ainsi dire (5), les papilles de la langue. Parfois les papilles sont véritablement moins développées à leur niveau et subissent même un processus réel d'atrophie. En somme, presque toujours, le lichen plan de la langue, au début, ressemble à la lésion que produit sur cet organe une cautérisation légère avec du nitrate d'argent.

(1) E. Heuss, Lichen planus der Urethralschleimhaut. *Monatshefte für praktische Dermat.*, Bd. XXXI, n° 10, p. 476. — A. Page, Un cas rare de lichen plan de Wilson. Nervosisme excessif, anurie relative, éruption des muqueuses buccale, urétrale. Guérison rapide par l'hydrothérapie chaude. *Annales de dermat. et de syph.*, p. 171, 1893.

(2) Stobwasser, Ueber die Lokalisation des Lichen ruber planus auf den Schleimhäuten. *Deutsche med. Wochenschrift*, 1899, n° 5.

(3) Petersen, Lichen ruber planus auf der Schleimhaut des Mundes und des Gaumens. *St.-Petersb. med. Woch.*, 1899, n° 4.

(4) H. Feulard, Lichen plan de la cavité buccale. *Société franç. de dermat. et de syph.*, 12 janvier 1893. — Gautier, Lichen plan buccal ; du lichen plan isolé de la bouche. *Thèse de Bordeaux*, 1895. — Voir en outre le travail d'Audry, Sur un type clinique de lichen plan (lichen plan débutant par les muqueuses). *Ann. de dermat.*, 1894, p. 1004. — Frèche, Lichen plan isolé de la bouche. *Journal de méd. de Bordeaux*, p. 337, 22 juillet 1894. — W. Dubreuilh et D. Frèche, Du lichen plan isolé de la muqueuse buccale. *Soc. franç. de derm.*, 26 avril 1897. — Hallopeau et Schroeder, Sur un lichen plan limité à la muqueuse buccale. *Bull. de la Soc. franç. de dermat.*, 1896, p. 540.

(5) Mayor et Pautry, Note sur les manifestations buccales du lichen plan. *Revue méd. de la Suisse romande*, 15 juin 1886.

Hallopeau a beaucoup insisté sur ces plaques de la langue qu'il a appelées plaques en pains à cacheter blanc (¹).

A mesure que les lésions évoluent dans les cas à éruption réellement intense, la surface dorsale de la langue prend peu à peu un aspect légèrement scléreux, comme dépapillé, d'un rouge grisâtre, et sur ces plaques, dont la configuration est d'ailleurs des plus irrégulières, on voit des stries blanches fort capricieuses, tantôt quasi parallèles, tantôt se coupant à angles plus ou moins ouverts, de manière à former un réseau sur lequel se voient çà et là des renflements blanchâtres et qui rappelle des mousses ou des fougères.

La localisation la plus fréquente du lichen plan de la bouche est la *face interne des joues*. Il y débute d'ordinaire au niveau de la couronne de la dernière molaire, plus rarement un peu plus en avant dans le sillon gingivo-génien inférieur ou vers le point de la face interne de la joue qui correspond à l'interligne dentaire. Il y apparaît sous la forme de petites ponctuations blanches minuscules qui semblent reposer sur une muqueuse en apparence saine, et qui, peu à peu, se réunissent de manière à former un réseau, un véritable lacis de stries blanches extrêmement irrégulières, d'une largeur qui varie de 1/4 de millimètre à 1 millimètre, dont la longueur varie de 2 à 5 millimètres à 1 centimètre et plus; elles sont légèrement saillantes, parfois comme déprimées, et elles brident alors en quelque sorte la muqueuse, qui prend un aspect pseudo-cicatriciel ; leur direction est très variable, mais, d'une manière générale, antéro-postérieure. Elles s'entre-croisent à angles plus ou moins aigus et présentent çà et là des renflements nodulaires figurant des sortes de petites lentilles arrondies ou ovalaires, parfois irrégulières, de 1 à 3 millimètres de diamètre, parfois dures, acuminées (²). Leur disposition rappelle, comme nous l'avons fait remarquer le premier, les stries blanches étoilées, plus ou moins irrégulières, qui existent sur les plaques de la peau.

Nous avons observé des lésions identiques aux gencives, à la voûte palatine, aux lèvres où elles peuvent même affecter la partie libre dans sa presque totalité, en y constituant des plaques rouges dont la surface est sillonnée du réseau d'un blanc grisâtre, comme rayonné et irradié, que nous venons d'étudier.

Dans une de nos cliniques nous avons décrit le lichen plan circiné de la langue. Il est caractérisé par une fine ligne blanchâtre portant, en certains points, de petits renflements, et figurant, dans son ensemble, un ovale parfaitement régulier de 7 à 8 millimètres de long sur 3 ou 4 millimètres de large. Le centre de la circination nous a paru sain (³).

(¹) HALLOPEAU, Note sur un nouveau cas de lichen plan buccal en pains à cacheter et en stries étoilées. *Soc. franç. de dermat. et de syph.*, 11 février 1897.

(²) HALLOPEAU, Sur un lichen plan en cravate et un lichen plan buccal avec éléments acuminé. *Soc. franç. de dermat.*, 10 avril 1896.

(³) L. BROCQ, Quelques considérations sur le lichen ruber planus. *Revue générale de clinique et de thérapeutique*, 3 avril 1897, p. 209.

Les éléments peuvent être isolés ou former des arcades par confluence, comme nous l'avons constaté dans un cas personnel inédit. Cette forme est des plus rares, bien que nous en ayons vu plusieurs cas. Elle a été signalée par quelques auteurs [1]. Nous l'avons également observée à la face externe des joues.

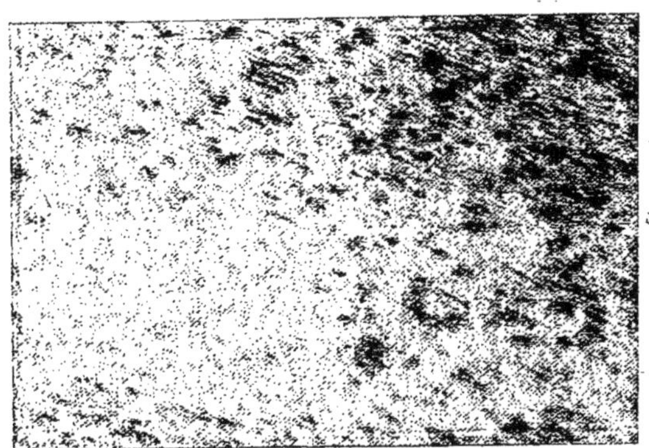

Fig. 47. — Lichen plan aigu presque confluent du tronc avec éléments circinés, chez un homme de cinquante ans. (Photographie sans retouches, grandeur naturelle, prise par Sottas, à l'hôpital Broca, service de L. Brocq.)

Modes divers de groupements des éléments éruptifs. — 1° *Forme circinée.* — Dans certains cas, et surtout lorsque le lichen plan siège en certaines régions telles que les parties génitales, le scrotum et le gland en particulier, le bas-ventre, la partie inférieure des jambes, plus rarement les avant-bras, les plis articulaires du coude et de l'aisselle, les lésions élémentaires du lichen plan se groupent suivant une forme annulaire plus ou moins géométrique. Les papules sont accolées l'une à l'autre à la périphérie, tangentes par leurs bords en collier de perles et comme aplaties latéralement par pression réciproque. Elles font une légère saillie au-dessus du niveau des parties saines. Le centre de l'anneau est comme déprimé, plus ou moins pigmenté, rarement sain d'aspect : c'est le *lichen planus annulatus*. L'apparence générale est celle de syphilides circinées avec lesquelles d'ailleurs la majorité des médecins les confondent. Quand une partie du cercle disparaît et que des cercles voisins se rejoignent de manière à constituer des dessins plus ou moins élégants, on a la forme à laquelle on a donné le nom de *lichen planus marginatus*.

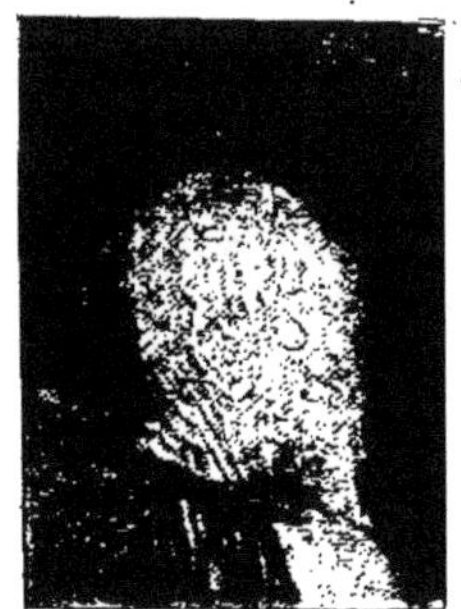

Fig. 48. — Lichen plan circiné de la verge. — On y voit à côté de la grande circination des papules isolées typiques. (Photographie sans retouches prise par Sottas, à l'hôpital Broca, service de L. Brocq.)

D'après Cavafy et H. G. Brooke, ces circinations se formeraient de deux manières : par confluence de petites papules, qui se disposent d'une manière circinée, ou par extension graduelle périphérique de larges papules avec involution du centre. R. Crocker, Pringle et Colcott Fox croient

[1] Voir A. Duchey et E. Respighi, *Annales de dermat. et de syph.*, 1898, p. 760.

à la réalité du premier processus, mais jamais ils n'ont observé le second [1].

Aux parties génitales et au bas-ventre, cette variété circinée du lichen plan est formée d'ordinaire par de petites papules de 1 à 2 millimètres de diamètre, et les circinations auxquelles elles donnent naissance, et qui figurent des cercles ou des ovales, ont de 5 à 15 millimètres de diamètre. Comme nous l'avons dit plus haut, nous l'avons observée à la langue et à la face interne des joues. Aux membres inférieurs, au contraire, les papules peuvent être beaucoup plus volumineuses et les circinations beaucoup plus étendues. Elles y sont fort souvent incomplètes. C'est probablement à cette variété qu'il faut rattacher la forme *en nappe pigmentée*, décrite par Hallopeau [2].

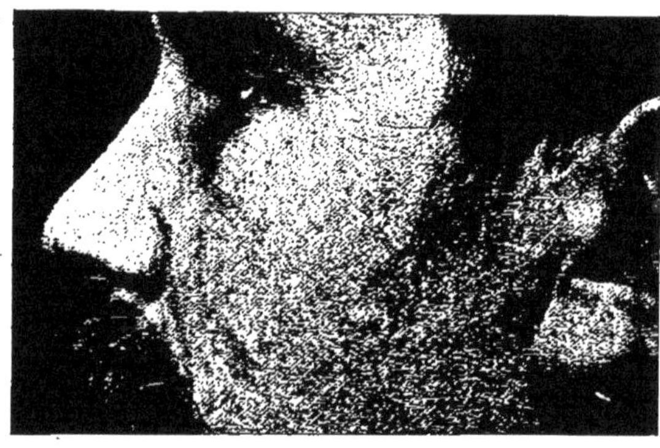

Fig. 49. — Lichen plan circiné à centre pigmenté et atrophique de la région préauriculaire chez un homme de trente-six ans. — L'affection simulait à s'y méprendre le lupus érythémateux. (Photographie sans retouches prise par Sottas, à l'hôpital Broca, service de L. Brocq.)

2° *Forme zoniforme. — Lichen planus striatus* de R. Crocker. — Nous avons vu dans l'historique que d'assez nombreuses observations mettent hors de doute la possibilité, pour l'éruption du lichen plan, de s'effectuer suivant des bandes linéaires affectant la même disposition générale que les zonas ou que certains nævi.

L'éruption siège d'ordinaire à la partie postérieure du membre inférieur : elle y figure une traînée linéaire verticale qui part de la fesse, descend le long de la face postérieure de la cuisse, gagne le creux poplité, puis la face postérieure de la jambe et se termine un peu au-dessus du talon, comme dans les cas de F. Balzer et Mercier, de Hallopeau et Constensoux, de Hallopeau et Gardner, de Hugo Meyer, de Galloway, de Danlos, comme dans un cas personnel, etc. [3].

Chez une jeune fille [4] que nous avons observée, elle occupait le même territoire qu'un zona thoracique supérieur. Elle partait en arrière exactement de

(1) Voir pour cette question le mémoire de Martin F. Engman, Annular lichen planus, the report of a case of the « ring-formed papule » with its histology. *Journal of cutaneous and gen.-urin. diseases*, mai 1901, p. 209.

(2) Hallopeau, Sur un lichen en nappe. *Semaine méd.*, 1890, p. 125.

(3) Voir l'historique pour la bibliographie.

(4) L. Brocq, *Soc. franç. de dermat. et de syph.*, 10 mars 1898.

l'épine dorsale au niveau du tiers supérieur de l'omoplate, suivant plusieurs traînées finement linéaires, presque parallèles, quoique un peu irrégulières; de là elle gagnait la face postérieure de l'épaule, descendait le long de la face externe du bras, puis de la face antéro-externe de l'avant-bras pour s'arrêter au poignet. Vers le sternum en avant, on retrouvait à droite de la ligne médiane plusieurs petites traînées horizontales parallèles de papules de lichen plan. La malade n'avait aucune éruption à gauche [1].

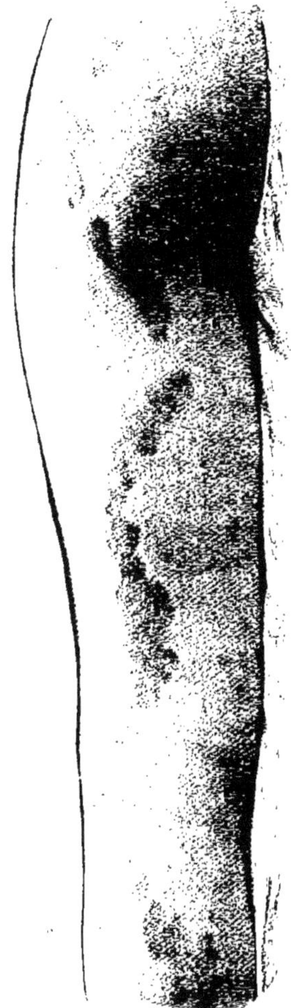

Fig. 50. — Lichen plan en bandes, zoniforme. — Malade présenté par Hallopeau le 8 juin 1899, à la Société française de dermatologie et de syphiligraphie. (Photographie du moulage n° 2015 du musée Baretta, à l'hôpital Saint-Louis.)

Djélaleddin-Mouktar en a publié un cas dans lequel l'éruption siégeait sur le flanc, la fesse, la cuisse, la jambe et le pied gauches; elle était groupée en trois rubans de la largeur d'un doigt environ.

Sequeira [2] a observé, chez un enfant de six ans, un petit lichen plan linéaire vers le pli de l'aine. Stowers en a décrit un chez un enfant de cinq ans allant du pubis à la cheville [3].

Dans tous ces faits les éléments, par leur groupement, formaient des bandes assez étroites, de quelques millimètres à 2 ou 5 centimètres de large, parfois assez régulièrement linéaires, plus souvent çà et là interrompues, légèrement déviées, et présentant par places des éléments aberrants. D'après les auteurs,

(1) E. Fournier et Paris ont présenté le 4 juillet 1901 à la Société française de dermatologie et de syphiligraphie un cas analogue, mais chez un homme et sur la partie latérale gauche du tronc.

(2) Sequeira, *The British Journal of dermatology*, p. 430, décembre 1900.

(3) Stowers, *The British Journal of dermat.*, p. 431, décembre 1900. — Mais le cas de beaucoup le plus curieux que nous ayons jamais vu est celui d'un enfant de quatre mois qui présentait, partant des deux aines, et de là s'irradiant en séries linéaires, d'une part le long de l'abdomen en remontant vers les creux axillaires, d'autre part le long de la face interne des cuisses et des jambes, des traînées longitudinales un peu sinueuses, presque rectilignes, de papules aplaties brillantes, absolument caractéristiques du lichen plan. La maladie évolua lentement vers la guérison : un an plus tard l'enfant n'en présentait plus que des vestiges. La disposition générale rappelait un peu celle du lichen moniliformis de Kaposi, mais les lésions élémentaires étaient celles du lichen plan typique.

la disposition générale semblait être tantôt celle de certains nerfs cutanés, en particulier du nerf petit sciatique, tantôt celles des lignes de Voigt. Il est plus que probable qu'une étude nouvelle et approfondie de ces cas montrerait que leur disposition est surtout explicable par les nouvelles théories de Brissaud (¹).

Chez quelques-uns de ces malades, les éléments éruptifs primitifs sont en partie masqués par de la lichénification, parfois même par de l'eczématisation (²).

Phénomènes subjectifs. — Les sensations douloureuses éprouvées par les personnes atteintes de lichen plan sont des plus variables. Chez quelques sujets, surtout dans les formes torpides, elles sont nulles ou à peu près nulles.

Dans la grande majorité des cas, elles sont assez accentuées et consistent en démangeaisons continues ou intermittentes, présentant parfois des redoublements paroxystiques, et dont l'intensité est telle, dans certaines formes aiguës, que les malades maigrissent et sont épuisés par la douleur et par l'insomnie. Thibierge et Leredde ont vu le prurit coïncider avec de l'aménorrhée. On a également signalé de l'anurie (³).

D'ailleurs, ce sont pour la plupart des névropathes, et leur dermatose subit, au premier chef, l'influence de l'état de leur système nerveux.

Fait remarquable auquel les auteurs n'ont pas prêté une attention suffisante, le lichen plan buccal est presque toujours indolore. C'est à peine si le malade, quand il éprouve quelque sensation anormale, perçoit une certaine gêne des mouvements, un léger picotement, une légère brûlure, une sensibilité au niveau de la muqueuse buccale. Nous avons cependant observé quelques exceptions à cette règle, et nous avons vu des malades souffrir véritablement de plaques de lichen situées au niveau des grosses molaires postérieures.

Le lichen plan de la peau est donc, dans la grande majorité des cas, une éruption prurigineuse. Les malades se grattent et excorient leurs téguments. Or, chez certains sujets qui sont en puissance de développement de cette affection, tout traumatisme de la peau provoque, au point traumatisé, l'apparition d'éléments nouveaux de lichen, de telle sorte que chez eux toute excoriation, toute effraction de l'épiderme se recouvre de séries de papules (⁴). Le prurit et le grattage sont donc chez eux des agents majeurs de l'extension de la dermatose.

La lichénification dans le lichen plan. — D'autre part, le lichen plan est

(¹) Voir *Symptomatologie générale de la peau*, t. I, p. 174-175.

(²) Cas de Balzer et Mercier et cas personnel, *Société franç. de dermat. et de syph.*, 10 mars 1898.

(³) Voir le cas de Page, *Annales de dermat. et de syph.*, 1895, p. 171.

(⁴) Ce fait, bien étudié par Jacquet, qui a provoqué expérimentalement par ce procédé des traînées linéaires éruptives chez des malades atteints de lichen plan, a reçu de lui le nom de dermatographie *lichénienne*, mot qui indique bien les analogies qu'il établit entre ce processus et celui de l'urticaire. Voir plus loin la *Pathogénie*.

l'une des affections cutanées qui ont le plus de tendance à se compliquer de lichénifications secondaires. Dans les lichens plans à allures torpides, sous l'influence de grattages, la peau s'épaissit peu à peu, s'indure, se lichénifie en un mot, et cette complication vient souvent transformer l'aspect caractéristique de la dermatose.

Dans les lichens plans à marche aiguë qui s'accompagnent de vives démangeaisons, il se développe très nettement, à côté des papules d'un rouge jaunâtre, aplaties, brillantes, à contours nettement arrêtés, caractéristiques, de fort nombreux petits éléments, de la grosseur d'une fine tête d'épingle, d'un rouge bistre tout à fait pâle, parfois même presque incolores, ne faisant pas de saillies notables, brillant eux aussi aux incidences de lumière, mais point tendus, ni turgescents comme les vrais papules de début du lichen plan. Leur interprétation est fort difficile, mais nous ne serions pas éloignés de croire que ce sont là des lésions que l'on doit rapporter à ce que nous avons décrit sous le nom de lichénification diffuse (1) ; à mesure que la dermatose évolue, les deux variétés d'éléments éruptifs que nous venons de signaler finissent par se confondre, et l'on ne peut plus distinguer nettement les éléments typiques du lichen plan, lesquels sont en quelque sorte noyés et confondus dans les infiltrations et les épaississements tégumentaires dus en partie à l'évolution pure et simple du lichen plan lui-même, en partie à la lichénification.

Nous avons vu, dans certains cas, le lichen plan se compliquer de poussées d'urticaire généralisée ou presque généralisée avec prurit intolérable, et la lichénification se développer en même temps avec la plus grande rapidité. Les téguments prennent alors une teinte d'un rouge vif presque uniforme, ils s'épaississent, s'œdématient en quelque sorte, se sillonnent de quadrillages, et l'on ne peut plus percevoir les éléments initiaux, typiques de lichen plan. L'aspect du malade est celui d'une érythrodermie généralisée (voir plus haut); et l'on pourrait croire, si l'on n'avait pas la clef de ces phénomènes, qu'il est menacé d'un pityriasis rubra ou d'un mycosis fongoïde. Puis, à mesure que le prurit se calme, que l'urticaire cesse, la peau perd de sa turgescence, les lichénifications diminuent, et l'éruption première reparaît avec ses caractères typiques : elle est presque toujours alors en voie de régression.

Le lichen plan peut donc, suivant la forme de son évolution, se compliquer de lichénifications circonscrites comme dans le lichen torpide, le lichen ruber corné, ou de lichénifications diffuses (2).

Évolution. — Le lichen plan typique évolue avec la plus grande lenteur. Il peut persister presque sans modifications pendant des mois ou des années; le malade peut même en être atteint sans le savoir; mais ce sont là des faits rares.

(1) L. Brocq, Nouvelles notes cliniques sur les lichénifications et les névrodermites. *Ann. de dermat. et de syph.*, 1896, p. 936.

(2) Pour l'interprétation de ces faits, voir notre mémoire déjà cité. *Ann. de dermat. et de syph.*, 1896, p. 937.

Presque toujours l'éruption s'étend lentement, progressivement, soit d'une manière assez uniforme, soit en subissant de temps en temps des sortes de petites poussées aiguës qui, dans beaucoup de cas, semblent coïncider avec des secousses morales, du surmenage, en un mot avec un ébranlement quelconque du système nerveux. C'est par poussées successives et incessantes que l'affection procède dans la forme vulgaire; les premières papules arrivent à l'état adulte, puis entrent en régression, tandis que des papules jeunes se produisent, évoluent à leur tour, et ainsi de suite. Telle est la forme la plus ordinaire de l'affection, celle que l'on pourrait appeler *subaiguë*, par opposition aux formes véritablement *chroniques et torpides*, telles que les formes circinées, dans lesquelles la même lésion peut persister pendant de fort longs espaces de temps.

Le lichen plan buccal évolue presque toujours avec une extrême lenteur.

Quelquefois, au contraire, ainsi que nous l'avons déjà dit, le lichen plan se développe avec rapidité; les papules sont rouges, inflammatoires, comme tuméfiées; elles se pressent les unes à côté des autres, de manière à former de vastes nappes rouges, et recouvrent le corps dans sa presque totalité en quelques semaines ou en quelques jours. C'est le *lichen plan aigu* de Lavergne; il peut même dans certains cas, comme nous l'avons dit plus haut, se généraliser à toute la surface du corps et simuler une grande érythrodermie.

Ces formes suraiguës avec coïncidence de troubles nerveux et de désordres cérébraux allant parfois jusqu'à la folie ont été bien décrites en Angleterre. Whitfield, Pringle, Radcliffe Crocker, et surtout Malcolm Morris, ont tout récemment insisté sur ces faits.

Il convient d'y rattacher les *formes papulo-érythémateuses* d'Hallopeau et Leredde (¹), et les *formes miliaires aiguës* de Dubreuilh et Sabrazès (²).

Complications. — Dans certains cas assez rares, mais surtout dans les formes aiguës, le lichen plan se complique d'une éruption de *bulles pemphigoïdes*. Nous en avons observé deux cas, l'un chez un diabétique, l'autre chez un surmené (³). Ces faits, qui sont d'une extrême rareté, ne nous ont pas paru avoir toujours la gravité que semblent leur reconnaître certains dermatologistes.

On a voulu attribuer la formation de ces bulles à l'influence du traitement arsenical. Cette hypothèse ne nous paraît guère soutenable, car il existe dans la science des cas de lichen plan compliqué de bulles chez des malades qui

(¹) HALLOPEAU, *Semaine méd.*, 8 déc. 1897, p. 450.

(²) DUBREUILH et SABRAZÈS, Sur deux cas de lichen plan miliaire à marche aiguë. *Annales de la Policlinique de Bordeaux*, janvier 1892, p. 65.

(³) Voir KAPOSI, Société viennoise de dermat., 25 nov. 1891. — LEREDDE, Le lichen plan à forme bulleuse. Éosinophilie. Nature du lichen plan. *Ann. de dermat. et de syph.*, p. 637, 1895. — HALLOPEAU et LESOURD, Sur une forme aiguë de lichen de Wilson avec poussée érythrodermique. *Soc. de derm.*, 10 avril 1899. — HALLOPEAU et LEMIERRE, Sur un lichen plan aigu avec production de bulles et desquamation furfuracée. *Soc. franç. de dermat. et de syph.*, 1901. — LASSAR, Lichen ruber et Pemphigus. *Berliner medicinische Gesellschaft*, 23 janvier 1901. — C.-W. ALLEN, Lichen planus as a vesicular or bullous disease. *Amer. dermatological Association*, 30 mai, 1er juin 1901.

n'avaient jamais pris d'arsenic [1]. D'ailleurs Jarisch et d'autres histologistes ont fait remarquer avec juste raison que la bulle, quand elle se produit, n'est que l'exagération d'une lésion anatomique des plus fréquentes dans la papule typique du lichen plan.

Nous avons vu que l'*urticaire* et que les *lichénifications* viennent souvent compliquer et masquer l'éruption typique du lichen plan.

Hallopeau a noté dans certains cas de la *tuméfaction des ganglions*. Jadassohn croit que ce symptôme n'existe que lorsqu'il y a du grattage par suite de prurit.

Certains auteurs, Ehrmann entre autres, ont signalé la coexistence du *vitiligo*.

Terminaisons. — Pronostic. — Abandonné à lui-même, le lichen plan peut guérir spontanément après un laps de temps variable, presque toujours assez long. Les papules et les plaques subissent alors un processus graduel de régression; le centre s'affaisse, se pigmente. Parfois même il reste comme une dépression quasi cicatricielle blanchâtre des téguments. Mais c'est surtout la pigmentation qui domine. Elle est d'ordinaire d'une teinte légèrement brunâtre; mais, ainsi que l'ont bien spécifié de nombreux auteurs anglais, Galloway, M. Morris entre autres, ainsi que nous l'avons observé nous-même, elle peut arriver à la teinte brun sépia, et même à la teinte presque franchement noire, sans que le malade n'ait jamais pris d'arsenic [2]. Toutefois on doit reconnaître qu'elle semble être surtout prononcée quand les malades ont été traités par ce médicament. Peu à peu elle perd de son intensité, et finit même par disparaître totalement au bout de plusieurs mois en laissant ou non après elle une petite dépression blanchâtre, à aspect atrophique superficiel.

Le plus souvent donc, c'est la *restitutio ad integrum* des téguments que l'on observe; mais il peut survenir des récidives qui sont moins rares qu'on ne le croit généralement [3].

Le *pronostic* est en somme bénin, sauf lorsque l'état général du malade est mauvais soit au point de vue névropathique, soit au point de vue rénal. Aussi faut-il toujours examiner les urines des sujets atteints de lichen plan, et tenir compte des ébranlements qu'a pu subir leur système nerveux.

Description des principales formes éruptives que l'on a rattachées au lichen plan. — *Vue d'ensemble.* — Ce qui précède montre combien la papule

(1) Voir pour toute cette question la discussion déjà citée qui a eu lieu à la Société dermatologique de Londres, *loc. cit.*, 1900, p. 428, etc. — Bettmann, Lichen ruber pemphigoïde. *Dermat. Zeitschrift*, 1901, p. 1.

(2) Ehrmann, Ueber Hautpigmentirungen bei Lichen ruber planus. *Wiener med. Woch.*, 1900, n° 10.

(3) Kohn, Cas de lichen ruber plan. *Soc. Vien. de dermat.*, séance du 10 mars 1897. — Jadassohn, *loc. cit.* — Jadassohn, Beiträge zur Kenntniss des Lichen nebst einigen Bemerkungen zur Arsentherapie. *Festschrift zu Ehren von M. Kaposi*, 1900.

du lichen plan est susceptible de prendre des aspects variables. Les modifications de volume, de forme, d'évolution, peuvent être encore plus radicales que nous ne l'avons dit. Il en résulte des éruptions à physionomie tout à fait spéciale, que l'on a rattachées au lichen plan, grâce à la présence, en certains points des téguments des sujets qui en sont atteints, de papules typiques de lichen plan, ou tout au moins de papules assez peu modifiées pour être reconnaissables.

Mais à côté de ces cas dans lesquels on peut arriver à retrouver chez le malade en un point quelconque du corps la papule typique, il y en a d'autres, qui sont analogues aux précédents comme aspect général, mais dans lesquels on ne trouve jamais vestige de la papule typique du lichen plan. Il est permis de se demander s'il est légitime de les ranger eux aussi dans cette dermatose à laquelle ils sont reliés par une série insensible de faits de passage. Nous signalerons chemin faisant ces deux groupes de faits sur lesquels nous devions tout d'abord nous expliquer.

La papule du lichen plan peut se modifier *par simple déformation*, *par atrophie* ou *par hypertrophie* : d'où trois grands groupes de formes éruptives dérivées de cette affection.

Premier groupe. — *Déformation de la papule du lichen plan.* — A. Elle peut prendre un *aspect globuleux, quasi hémisphérique*. A cette déformation correspondent trois sous-variétés :

a. Le *lichen plan obtusus* type d'Unna, qui semble bien devoir être nettement rattaché au lichen plan ;

b. Le *lichen ruber moniliformis* de Kaposi qui est déjà beaucoup plus discutable comme variété de lichen plan ;

c. Le *lichen ruber obtusus corné*, qui n'est d'après nous nullement une variété de lichen plan, mais une variété tout à fait spéciale de prurit avec lichénification nodulaire circonscrite ; c'est en réalité une forme de prurigo ferox.

B. Elle peut prendre un *aspect acuminé* : à cette déformation correspondent deux groupes de faits :

a. L'un, des mieux connus à l'heure actuelle, dans lequel des papules acuminées surviennent en plus ou en moins grand nombre chez un sujet atteint de lichen plan typique. Les papules acuminées ne sont ici qu'un simple aspect que peuvent prendre dans certains cas les papules de lichen plan. Ces faits rentrent donc tout naturellement dans le lichen plan ;

b. Les faits, mal définis, qui ont été décrits par les auteurs allemands (en dehors du pityriasis rubra pilaris, qui n'est, comme on le sait, que le lichen ruber acuminatus de Kaposi) sous le nom de lichen ruber acuminatus vrai. Nous avons dans cet ordre d'idées : 1° le *lichen ruber acuminatus neuroticus* d'Unna ; 2° le *lichen ruber acuminatus* de Neisser, Neumann, etc.

C. Elle peut prendre un *aspect encore plus aplati et plus effacé* que l'aspect typique.

A cette déformation on peut rattacher la forme morbide qui a été décrite dans ces derniers temps par l'école anglaise sous le nom de *lichen variegatus*.

Mais il est fort douteux que cette dermatose doive vraiment être considérée comme une simple variété de lichen plan.

Deuxième groupe. — *Atrophie de la papule du lichen plan.* — On doit distinguer ici plusieurs séries de faits :

a. La papule du lichen plan dans son évolution naturelle peut laisser après sa disparition un certain degré d'atrophie cutanée : on ne peut faire de cette évolution une variété à part ; nous avons déjà parlé de ces faits à propos de l'évolution naturelle du lichen plan ; nous n'y reviendrons pas ici.

b. D'emblée, dès son apparition, la papule du lichen plan évolue vers l'atrophie cutanée ; mais on peut encore percevoir les vestiges de la papule typique. C'est le *lichen plan atrophique* vraiment digne de ce nom.

c. On a groupé à côté de ces faits des cas d'atrophie cutanée dans lesquels la forme même de cette atrophie semble indiquer qu'elle est consécutive à une néoplasie primitive papuleuse analogue à celle du lichen plan : ces faits sont un peu discutables comme variétés de lichen plan.

Troisième groupe. — *Hypertrophie de la papule du lichen plan.* — On doit distinguer encore ici plusieurs séries de faits.

a. La papule typique du lichen plan peut *se lichénifier* et prendre de par cette complication un tout autre aspect et un plus grand volume. Nous ne pouvons considérer cette évolution si fréquente comme une variété à part. Nous en avons déjà longuement parlé plus haut ; nous n'y reviendrons pas.

b. La papule du lichen plan peut subir une transformation hypertrophique cornée totale, de telle manière qu'elle n'est plus reconnaissable ; mais on retrouve encore chez ces malades en divers points du corps quelques papules typiques de lichen plan qui établissent le diagnostic d'une manière irréfutable, et permettent de relier étroitement ces formes morbides spéciales au lichen plan. C'est le *lichen planus corné* d'E. Vidal, le *lichen chronique circonscrit hypertrophique*, ou *lichen ruber verruqueux*, etc.

c. On a été tout naturellement conduit à rattacher au groupe précédent des faits dans lesquels les phénomènes éruptifs sont absolument identiques d'aspect, mais dans lesquels il est impossible de trouver chez le malade la moindre papule typique de lichen plan.

Nous allons donc passer rapidement en revue les formes éruptives suivantes :

I. Lichen obtusus. — a. *Lichen planus obtusus vrai*; b. *lichen ruber moniliformis*; c. *lichen ruber obtusus corné.*

II. Lichen acuminatus. — a. *Lichen planus et acuminatus*; b. *lichen ruber acuminatus neuroticus.*

III. Lichen variegatus.

IV. Lichen planus atrophicus.

V. Lichen planus corné hypertrophique [1].

[1] Voir en outre dans les divers auteurs d'autres formes encore mal définies qu'ils ont décrites. C'est ainsi que Jadassohn (Beiträge zur Kenntniss des Lichen nebst einigen Bemerkungen zur Arsentherapie. *Festschrift M. Kaposi*, 1900) a décrit un *lichen à squames croûteuses*. — Chotzen (Ueber einen eigenartigen Fall von Lichen ruber planus mit atypi-

I. Lichen obtusus. — Dans son mémoire de 1885, Unna a donné le nom de lichen ruber obtusus à l'une des trois grandes formes cliniques qu'il reconnaît dans le lichen ruber. La question du lichen ruber obtusus est en ce moment assez complexe. Comme nous venons de le voir, on a en effet décrit sous ce nom les trois sous-variétés suivantes :

a. *Lichen planus obtusus vrai*, celui de Unna.

Il est constitué par une éruption de papules de moyenne grosseur, de 3 à 5 millimètres de diamètre, atteignant parfois le volume d'un pois, demi-circulaires, hémisphériques, semi-coniques ou aplaties à leur sommet, polies, sans squames, assez semblables à de la cire transparente, portant souvent à leur centre une petite dépression, et variant comme coloration du rouge bleuâtre au rouge brunâtre. Cette dermatose, que nous avons observée chez quelques enfants, nous paraît être fort rare : elle correspond peut-être aux formes morbides que Colcott Fox a décrites dans son mémoire intitulé *Lichen planus in infants*, et que Radcliffe Crocker a également signalées [1]. Elle n'est pas très prurigineuse et peut rester circonscrite ; mais elle peut aussi en quelques semaines envahir tout le corps, et former de larges plaques par confluence de papules voisines.

Lorsque la guérison se produit, il reste assez fréquemment à la place qu'avaient occupée les éléments une teinte brunâtre pigmentée, parfois même une légère cicatrice.

D'après Unna, cette forme peut exister à l'état pur, ou ses éléments caractéristiques peuvent, chez quelques malades, être mélangés à des éléments de lichen ruber planus ou acuminatus.

b. *Lichen ruber moniliformis de Kaposi.* — Kaposi a décrit sous ce nom une forme éruptive dans laquelle les lésions cutanées sont constituées : 1° par des sortes de nodosités plus ou moins volumineuses, rangées linéairement de manière à former des cordons ; 2° par des papules aplaties, punctiformes, situées dans l'intervalle des cordons ; 3° par des pigmentations brun sépia disposées en petites taches [2].

c. *Lichen obtusus corné.* — Cette dermatose que l'on pourrait aussi appeler

schem Verlaufe. *Verhandl. der deutschen dermat. Gesellschaft*, IV. Congress, 1894), un *lichen plan allié à de l'acné nécrotique.* — Schoeffer, *Un lichen ruber plan atypique avec infiltrats cornés et atrophiés en partie dépigmentés.* Breslauer derm. Vereinigung, 16 juin 1900. — Voir aussi sur ces points : Neuberger, Beitrag zur Casuistik des Lichen ruber. *Verhandl. der deutschen dermat. Gesellschaft*, IV. Congress, 1894, etc.

(1) Il s'agit dans les cas de Colcott Fox et de Radcliffe Crocker d'une dermatose caractérisée par une évolution aiguë, une éruption de papules qui sont d'abord acuminées puis qui s'aplatissent, qui se produisent par groupes, qui sont fort prurigineuses, mais qui disparaissent avec rapidité sous l'influence de topiques calmants. Elle serait plus fréquente, d'après R. Crocker, chez les enfants qui transpirent abondamment. Nous avouons ne pas savoir exactement à quoi répond cette description.

(2) Voir pour plus de détails le travail de Kaposi, Lichen ruber moniliformis. Korallenschnurartiger Lichen ruber. *Vierteljahresschrift f. Dermat. und Syph.*, 1886, p. 571. — Voir aussi le cas de Fox, Lichen ruber avec lésions moniliformes. *The New-York derm. Society* 182e meeting, et surtout le mémoire récent de Jaroslav Bukovsky : Ueber Lichen ruber moniliformis (Kaposi). *Archiv. für Dermat. und Syph.*, Bd. LVII, p. 143, 1901.

lichen corné disséminé (¹) est très rare. Nous n'en avons vu pour notre part que 5 cas. Elle est constituée par d'assez gros éléments globuleux de 3 à 10 millimètres de diamètre qui siègent surtout sur les membres supérieurs et inférieurs. Ils débutent sous la forme de papules arrondies, hémisphériques, à peine colorées en rose blanchâtre, et qui sont le siège de vives démangeaisons. Puis ces éléments grossissent peu à peu, fort lentement ; à mesure qu'ils augmentent de volume, ils prennent une coloration brunâtre ou mieux café au lait plus ou moins foncée suivant leur développement, et se recouvrent à leur centre, puis sur toute leur surface, de squames fines, sèches, grisâtres, des plus adhérentes, qui se stratifient et qui finissent par donner à la lésion un aspect corné. Presque toutes les papules restent discrètes. Il n'y en a qu'un assez petit nombre chez chaque sujet. L'évolution de la maladie est des plus lentes.

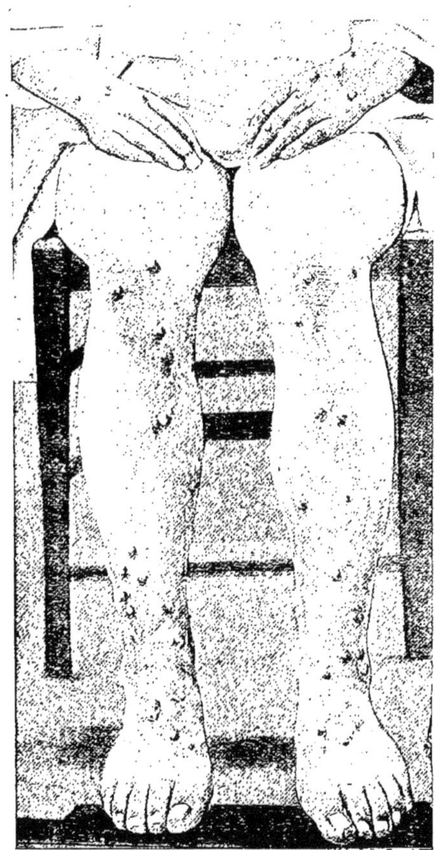

Fig. 51. — Lichen obtusus corné. — Malade de E. Vidal.

Nous ne saurions vraiment dire si cette forme morbide doit réellement être rattachée au lichen plan ou bien être rangée dans les névrodermites pures. Dans le dernier cas que nous avons étudié, dès leur début les papules portaient des squames sèches à leur sommet et rappelaient l'aspect des simples lichénifications. Nous aurions, par suite, de la tendance à distraire ces faits du cadre du lichen plan pour les reporter au cadre des *prurits avec*

(¹) Isaac a décrit un cas analogue sous le nom de *lichen ruber verruqueux* (voir la discussion qui a eu lieu sur ce point à la Société derm. de Berlin). — Il est bien difficile de dire à quelle variété doit être rattaché le *lichen plan verruqueux* qu'ont décrit d'autres auteurs, en particulier Gebert (*Dermatologische Zeitschrift*, 1894, t. I, p. 507); il nous paraît toutefois ressembler surtout au lichen ruber planus corné d'E. Vidal (voir plus loin).

lichénifications. Toute cette question doit être reprise au point de vue clinique, pathogénique et histologique.

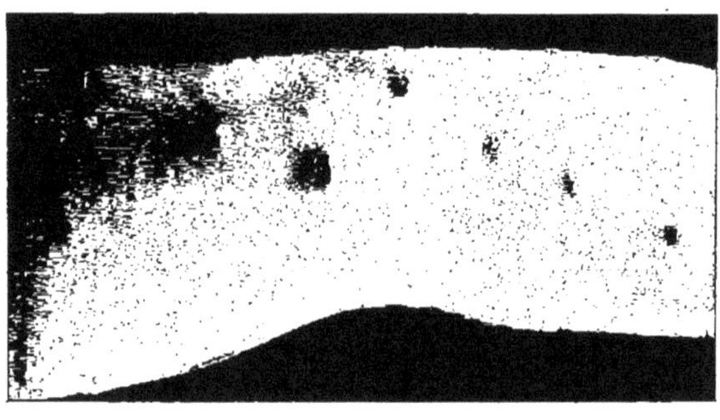

FIG. 52. — Lichen obtusus corné. — Bras et avant-bras d'un homme de quarante ans atteint depuis plusieurs années de lichen obtusus corné disséminé çà et là sur les quatre membres. (Photographie sans retouches prise par Sottas, à l'hôpital Broca, service de L. Brocq.)

II. LICHEN ACUMINATUS. — a. *Premier groupe de faits. — On observe à la fois chez le même sujet des papules types de lichen plan et des papules acuminées.*

Lichen planus et acuminatus. — Il est relativement assez fréquent dans le cours de l'évolution d'un lichen plan de voir se former, en certains points du corps, soit d'emblée sur la peau saine, soit secondairement sur des placards typiques ou sur des placards lichénifiés, des papules nettement acuminées, cornées à leur centre, d'un volume variant de celui d'une petite à celui d'une grosse tête d'épingle, paraissant être péripilaires, donnant à la région sur laquelle elles se développent l'aspect d'une râpe.

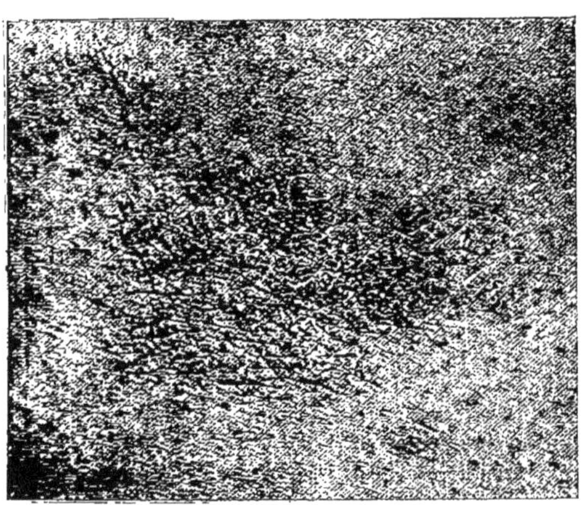

FIG. 53. — Lichen plan de la partie interne du genou gauche. — Figure destinée à montrer la coexistence de papules acuminées chez un malade atteint de lichen plan typique. (Photographie sans retouches prise par Sottas, à l'hôpital Broca, service de L. Brocq.)

Ces lésions ont été vues par les premiers auteurs qui se sont occupés du lichen plan. Elles ont été le point de départ de beaucoup de discussions sur l'identité de nature du lichen plan et du pityriasis rubra pilaris ou lichen ruber acuminatus de Hébra-Kaposi.

Elles sont loin d'avoir toute l'importance que certains auteurs veulent leur attribuer. Nous l'avons soutenu depuis longtemps, et nous sommes heureux de voir que nos idées sur ce point ont enfin trouvé des défenseurs. D'après

Radcliffe Crocker[1], ce sont des lésions élémentaires qui appartiennent au lichen plan au même titre que les papules planes, bien qu'elles soient infiniment moins fréquentes. Elles sont isolées ou groupées, souvent associées avec les papules aplaties typiques qui coexistent tout à côté dans la même région ou en un autre point du corps. Cet auteur croit que, lorsque le lichen plan prend cette forme, c'est qu'il se développe autour des follicules pileux : dès lors les lésions élémentaires sont arrondies au lieu d'être irrégulières. Elles ne peuvent, d'après lui, servir nullement à établir une relation entre le lichen plan et le pityriasis rubra pilaris, car elles diffèrent totalement des lésions élémentaires de cette dernière affection[2], étant, comme l'a dit Hallopeau, de dimensions très inégales et généralement supérieures à celles du pityriasis rubra pilaire, et ayant une saillie coniforme moins fine.

D'après Darier, ces formations péripilaires ont le caractère histologique du lichen plan et non celui du pityriasis rubra pilaire. Il est donc bien prouvé à l'heure actuelle qu'elles constituent simplement une des localisations et des formes objectives du lichen plan.

b. *Deuxième groupe de faits. — Faits encore mal définis, décrits en dehors du pityriasis rubra pilaris, sous le nom de lichen ruber acuminatus.*

α. *Lichen ruber acuminatus neuroticus d'Unna.* — Unna a décrit sous ce nom une affection spéciale, constituée au point de vue clinique par de petites papules à sommet acuminé de 1 à 2 millimètres de diamètre, de la grosseur d'un grain de millet, recouvertes de squames adhérentes, développées autour d'un follicule pileux et sans dépression centrale. Au début, ce sont des points rouges squameux isolés; puis elles augmentent de volume, la peau qui les sépare rougit, se gonfle, s'épaissit; elles deviennent confluentes et forment des plaques étendues d'un rouge bleuâtre un peu squameuses fort prurigineuses. Cette dermatose a presque toujours une marche aiguë : elle survient souvent après des sueurs profuses, le prurit est des plus intenses. Le malade présente un

(1) *Loc. cit. The British Journal of dermatology*, déc. 1900.

(2) Voir toutes nos publications sur ce point en 1882, 1884, 1886, etc., et plus récemment ce que nous avons dit à la Société de dermatologie le 5 juillet 1900 : *Annales de dermat.*, 1900, p. 831-832. — Voir en outre Boeck, Einige Betrachtungen über Lichen ruber in Norwegen. *Monatshefte für prakt. Dermatol.*, octobre 1886. — Hallopeau, Sur une variété de lichen de Wilson simulant par places un pityriasis rubra pilaire. *Semaine médicale*, 1893, p. 567. — Hallopeau et Poulain, Note sur un lichen de Wilson avec prédominance d'éléments acuminés pilaires et hyperchromie. *Soc. de dermat. et de syph.*, 10 juin 1897. — Hallopeau, Sur un lichen plan en cravate et un lichen plan buccal avec éléments acuminés. *Soc. franç. de dermat. et de syph.*, 10 avril 1896. — Hallopeau et Fouquet, Lichen de Wilson avec localisation péripilaire. *Soc. franç. de dermat.*, 1901. — Hallopeau, Note complémentaire sur un cas de lichen de Wilson avec localisations péripilaires (lichen ruber acuminatus), rapports de cette dermatose avec le pityriasis rubra pilaris. *Soc. franç. de dermat. et de syph.*, 6 juin et 4 juillet 1901. — De Amicis, Sur un cas de lichen ruber universalis acuminatus planus et corneus. *Congrès méd. italien de Pavie*, 1887. — Lukasiewicz, Lichen ruber acuminatus und planus an der Haut und Schleimhaut desselben Individuums und über die Identität des Lichen ruber acuminatus und der Pityriasis rubra pilaris. *Arch. für Derm. und Syph.*, t. XXXIV, 1896, p. 163. — Dieulafoy et Dehu, Lichen plan atypique avec placards de lichen acuminé. *Soc. franç. de derm.*, 4 mai 1899. — Jadassohn, Lichen ruber verruqueux et folliculaire en corymbe. *Festschrift Kaposi*, 1900, etc.

état général sérieux, une grande faiblesse, une surexcitation nerveuse excessive, en même temps que de la dépression et de la prostration. La guérison est la règle ; cependant, d'après Unna, lorsqu'on abandonne la maladie à elle-même, elle peut prendre des allures graves et devenir mortelle : le sujet succombe dans le marasme, ou est emporté par une complication. Cette forme morbide ne peut évidemment pas être confondue avec le pityriasis rubra pilaris(1). Elle a été des plus discutées. R. Crocker (2) déclare nettement qu'il ne sait point ce que c'est ; H.-G. Brooke ne l'a jamais observée (3).

β. *Lichen ruber acuminatus de Neisser, Neumann, Lang*, etc. — Nous renvoyons nos lecteurs aux mémoires originaux pour cette question qui nous paraît être encore des plus obscures. Il nous a été impossible de nous faire une idée précise des formes morbides que ces auteurs désignent sous ce nom.

III. Le lichen variegatus. — Dans ces derniers temps, une autre question des plus litigieuses a été mise à l'ordre du jour en Angleterre : c'est celle des formes morbides auxquelles les dermatologistes de ce pays ont donné le nom de *lichen variegatus* et qu'ils ont voulu rattacher à la *parakeratosis variegata* d'Unna, Santi et Pollitzer(4). Le point de départ de cette nouvelle conception a été une communication d'Allan Jamieson, qui présenta, en 1898 à Edinburgh, trois malades que les dermatologistes anglais regardèrent comme des formes irrégulières de lichen plan, et qu'Unna, qui était présent à la séance, assimila à sa parakeratosis variegata. Voici comment s'exprime Radcliffe Crocker à ce sujet : « Les ressemblances cliniques de ces cas avec le lichen plan sont évidentes ; et, quoiqu'il y ait des différences suffisantes pour les en séparer, ils sont vraiment dignes d'être rangés dans la famille lichen : en adoptant pour eux le nom de *lichen variegatus*, nous avons l'avantage de laisser de côté le terme ennuyeux de parakératose qui s'applique au psoriasis, à l'ichtyose, au ringworn, etc.

« Les caractères les plus importants de cette rare affection sont un développement et une évolution des plus lents, la maladie durant plusieurs années *sans prurit*, sans autres symptômes subjectifs. L'éruption peut se généraliser et même envahir la face, ce qui est tout à fait exceptionnel dans le lichen plan. La disposition générale est celle de bandes ou de plaques semi-confluentes encerclant des zones de peau saine, de telle sorte que l'aspect général est réticulé. Les plus grandes plaques sont érythémateuses et infiltrées ; les plus petites ressemblent au lichen plan récent, mais sont toutes couvertes de fines squames. Leur couleur varie du jaunâtre au rouge bleuâtre ; et, si les squames

(1) Voir l'*Historique et l'anatomie pathologique*.
(2) R. Crocker, *Loc. cit.*, p. 432.
(3) Brooke, *The British Journal of dermat.*, décembre 1900, p. 436.
(4) Voir Radcliffe Crocker, Lichen planus. *The British Journal of dermat.*, déc. 1900, p. 433. — Malcolm Morris, *loc. cit.*, p. 437. — Allan Jamieson, *The British Journal of dermatology*, 1898, p. 324. — Radcliffe Crocker, Dermat. Soc. of London, 12 décembre 1900 et 9 janvier 1901. — Mac Leod, Dermat. Soc. of London, 9 janvier 1901. Voir *The British Journal of dermat.*, février 1901, p. 53.

se détachent, la surface malade a un aspect brillant, de cire : les bords sont bien arrêtés, la teinte est plus foncée aux membres inférieurs [1]. »

Au point de vue histologique, Mac Leod a décrit un amincissement et un œdème intercellulaire du corps muqueux, une diminution de la couche granuleuse, une absence à peu près totale de parakératose, de l'aplatissement du corps papillaire qui était œdémateux et dont le stroma fibreux était lâche et raréfié : les vaisseaux de la couche papillaire étaient dilatés et entourés d'un infiltrat leucocytique.

D'après Radcliffe Crocker, les cas décrits par Neisser, Jadassohn, Juliusberg, Pinkus, sous le nom d'*exanthème psoriasiforme et lichénoïde*, les cas décrits par nous sous le nom d'*érythrodermies pityriasiques en plaques disséminées* rentreraient dans le même groupe de faits. Il reconnaît cependant que nos cas n'avaient pas la même physionomie générale que les siens. Tout en rangeant ces faits à côté du lichen plan, il déclare avec netteté qu'ils constituent une affection indépendante [2].

Nous n'hésitons pas à dire que toute cette question est à reprendre par la base. D'après les malades que nous avons pu observer et suivre, nous croyons pouvoir affirmer que les faits dont nous parlons comprennent au moins deux grandes catégories de dermatoses qui sont totalement distinctes les unes des autres, et dont nous avons vu des exemples, ce qui nous permet d'être affirmatifs.

1° Faits correspondant à ce que nous avons décrit sous le nom d'*érythrodermies pityriasiques en plaques disséminées* [3], et qui ne peuvent rentrer à aucun titre dans le groupe des lichens ;

2° Faits caractérisés par des éruptions finement papuleuses, aplaties, brillantes en certains points, squameuses en d'autres, presque toujours groupées en bandes ou en plaques irrégulières, donnant au premier abord une vague idée de pityriasis rubra avorté, non prurigineuses, pouvant à la rigueur être rattachées au groupe des lichens. Nous croyons que c'est à ces derniers faits, totalement différents au point de vue objectif des précédents, qu'il convient de réserver, si du moins on veut l'accepter, la dénomination nouvelle de *lichen variegatus* [4].

(1) Radcliffe Crocker, *loc. cit.*, p. 433.

(2) R. Crocker, *loc. cit.*, p. 449.

(3) Voir pour la description de ces formes morbides notre article de la *Revue générale de clinique et de thérapeutique* (*Journal des praticiens*), 1897, p. 577.

(4) Nous sommes heureux de voir que notre opinion sur ce point est partagée par Colcott Fox et Mac Leod. Cet article était déjà écrit quand a paru dans le numéro de septembre 1901 du *British Journal of dermatology* un travail des plus remarquables de ces deux auteurs, intitulé : « On a case of Parakeratosis variegata ». Ils y déclarent nettement qu'ils considèrent ce qu'ils appellent la Parakeratosis variegata comme une affection tout à fait spéciale, distincte des autres types morbides connus ; ils pensent qu'elle fait partie d'un groupe d'inflammations superficielles du chorion avec modifications secondaires de l'épiderme, auquel on pourrait provisoirement donner le nom de « *Érythrodermies pityriasiques rebelles maculo-papuleuses* » et qui renfermerait les types suivants : 1° l'Érythrodermie pityriasique en plaques disséminées de Brocq ; 2° la Dermatitis psoriasiformis nodularis de Jadassohn ; 3° le Pityriasis lichenoïdes chronicus de Juliusberg ;

IV. Lichen plan atrophique. — Cette variété a été signalée par Kaposi, mais c'est Hallopeau qui le premier l'a bien décrite [1], sous le nom de *lichen planus atrophicus*, puis sous celui de *lichen planus sclerosus*.

Elle est rare, quoique nous ayons pu en observer plusieurs cas.

Elle débute, d'après Hallopeau dont nous suivons la description, par des papules assez analogues à celles du lichen plan vulgaire, quoique peut-être moins nettes et moins colorées qu'elles, prurigineuses parfois. Puis elles « pâlissent, s'affaissent promptement, et forment ainsi des taches blanches, d'apparence cicatricielle, et remarquables par la présence de dépressions punctiformes; ces éléments éruptifs se groupent et deviennent confluents de manière à constituer des plaques décolorées ou peu colorées, quelquefois luisantes, d'aspect cicatriciel, mesurant plusieurs centimètres de diamètre; leur surface est quadrillée et criblée de dépressions punctiformes entourées d'une légère saillie épidermique; leurs contours sont irréguliers; on voit à leur périphérie des papules isolées, les unes affaissées et décolorées, les autres encore rosées et en activité ».

D'après Darier [2], les éléments éruptifs sont brillants et nacrés, et sont entourés d'une aréole rosée : on ne sent à leur niveau aucune induration de la peau, et, quand on la pince, l'épiderme qui la recouvre se plisse d'une manière tout à fait spéciale, comme il le fait sur une cicatrice.

Radcliffe Crocker a lui aussi signalé l'existence d'une étroite aréole rosée périphérique analogue à celle de la morphée : d'après cet auteur, l'éruption est presque toujours prurigineuse.

Quant aux dépressions punctiformes signalées par Hallopeau, nous les avons constatées sur nos malades, et elles ont été également relevées par la plupart des auteurs. Elles prennent parfois l'apparence de grains comédoniques figurant de petits points cornés jaunâtres ou brunâtres, déprimés ou saillants.

Les dimensions des plaques sont éminemment variables : les plus petites ont à peine celles d'une petite lentille; les plus grandes, qui résultent de la coalescence d'éléments plus petits, et qui ont des contours polycycliques sinueux, ont de 2 à 6 centimètres de diamètre.

Elles peuvent être disséminées çà et là sur les membres et sur le tronc. Leur localisation habituelle semble être les avant-bras et surtout la face antérieure du poignet. On en a signalé au creux axillaire, au cou [3], dans l'espace intermammaire [4], au côté droit du tronc [5], vers le grand trochanter, sur l'abdomen, sur le sein [6], etc.

Hallopeau a relevé dans un des cas qu'il a publiés la coexistence sur la

4° le Lichénoïde psoriasiforme exanthème de Neisser; 5° la Parakeratosis variegata. Le lecteur devra se reporter au mémoire original.

(1) Hallopeau, *Union médicale*, 1887.

(2) Darier, Lichen plan scléreux. *Soc. franç. de dermat.*, 7 juillet 1892.

(3) Darier, *loc. cit.*

(4) Hallopeau, *loc. cit.*

(5) Malcolm Morris, *loc. cit. The British Journal of dermat.*, 1900.

(6) Cas personnels.

muqueuse buccale de nombreuses stries opalines circinées ou confluentes qu'il a regardées comme caractéristiques du lichen plan (1).

Dans une autre de ses communications à la Société française de dermatologie, le même auteur a déclaré que dans la forme vraiment pure du lichen atrophique il n'y avait jamais au début d'éléments colorés, de telle sorte qu'il est probable que dans ces cas les lésions sont primitivement achromiques et scléreuses, et qu'elles ne sont pas consécutives à la transformation régressive d'éléments typiques de lichen de Wilson (2). Il distingue donc deux variétés de lichen plan scléreux : *a*, l'*une consécutive*; *b*, l'*autre primitive*.

Les faits que nous venons de décrire doivent être soigneusement différenciés des cicatrices plus ou moins déprimées et scléreuses qui succèdent, dans certains cas, à l'évolution du lichen plan vrai (3).

Il est incontestable que les relations de ces formes morbides avec les morphées et les atrophies cutanées sont des plus étroites.

Leur ressemblance avec certaines morphées est frappante. Elle a été mise en relief par Stowers (4), qui en a décrit un cas sous le nom de lichen planus *morphœicus*, et par Hallopeau (5), qui considère que ces variétés de lichens en diffèrent par la présence de nombreux grains comédoniques ou de dépressions punctiformes, par les vestiges de papules brillantes polygonales et par la coexistence possible de lésions buccales caractéristiques (6).

Orbaek a signalé leur coexistence avec le vitiligo (7).

V. Lichen plan corné hypertrophique. — Ainsi que nous l'avons dit dans la *vue d'ensemble des formes éruptives rattachées au lichen plan*, nous laisserons

(1) Hallopeau, Sur un nouveau cas de lichen plan atrophique. *Soc. franç. de dermat.*, janvier 1896.

(2) Hallopeau, Sur un nouveau cas de lichen de Wilson scléreux. *Soc. franç. de dermat.*, 18 avril 1898.

(3) Voir le cas de E. Gaucher, Barbe et Balli, Lichen plan atrophique pigmenté. *Soc. franç. de dermat. et de syph.*, 18 avril 1895, et le cas si instructif de J. Brault. Un cas de lichen plan symétrique à forme scléreuse amplifiée. *Soc. franç. de derm. et de syph.*, 12 juillet 1894.

(4) Stowers, *Congrès internat. de dermat.*, Londres, 1896.

(5) Hallopeau, Sur un nouveau cas de lichen plan atrophique. *Société franç. de dermat.*, janvier 1896.

(6) A l'étude du lichen plan atrophique se rattache la description d'un certain nombre de formes insolites sur lesquelles nous ne pouvons nous attarder. On consultera le travail de Zarubin (*Breslauer dermatologische Vereinigung*, 6 janvier 1900) et celui de Pawlow (*Soc. russe de syphil. et de dermat.*, 29 janvier 1894). Dans un cas de cet auteur il s'était formé des nodosités rougeâtres à surface plane, lisse, presque de la couleur de la peau, entourées d'un anneau légèrement pigmenté, de consistance ferme, donnant par places au toucher la sensation de chéloïdes. Entre les nodosités se voyaient des cicatricules blanches déprimées avec un cercle pigmentaire périphérique. L'auteur en publie un examen histologique intéressant d'où il résulte que les cellules rondes se transforment en tissu conjonctif fixe, déterminant ainsi les nodules atypiques et l'atrophie. Il croit que dans ce cas il s'agit d'un lichen scléreux ou atrophique dans lequel les grattages consécutifs au prurit qui était intense ont déterminé la production des nodosités chéloïdiennes : il donne à cette variété le nom de *Lichen plan chéloïdiforme*.

(7) Orbaek, Lichen atrophicus et vitiligo. *Journal des maladies cutanées et syphilitiques*, décembre 1899, p. 733.

de côté dans ce paragraphe les lichens plans lichénifiés, et nous décrirons simplement ces formes morbides assez spéciales d'aspect auxquelles Vidal a donné le nom de *lichen ruber planus corné*, et les auteurs plus récents les noms de *lichen hypertrophique*, de *lichen chronique circonscrit hypertrophique* (¹), de *lichen ruber verruqueux*, de *lichen corné*, etc. C'est la *dermatitis circumscripta herpetiformis* de Neumann.

On doit distinguer deux groupes de faits, suivant qu'il existe ou non chez le sujet, en un point quelconque du corps, des papules typiques de lichen plan. Cette distinction, peut-être superflue, peut-être fort importante au fond, doit être signalée pour la précision des faits cliniques, mais les études ne sont pas suffisamment avancées dans ce sens pour que nous en tenions compte dans la description suivante.

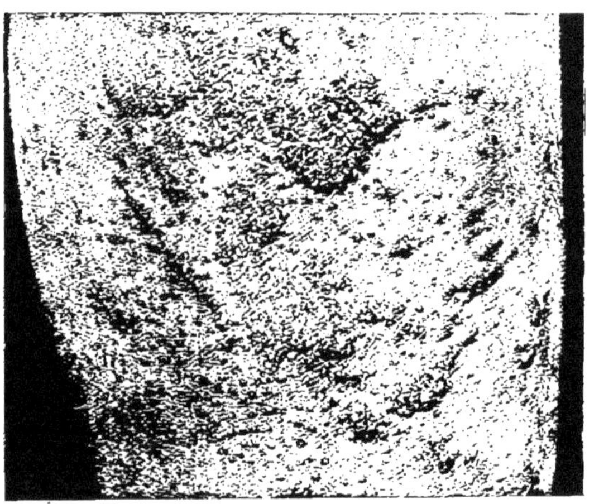

Fig. 54. — Lichen planus corné hypertrophique de la jambe, au début, chez un jeune homme de dix-huit ans. — On y voit le début des lésions par des papules isolées et la formation de plaques cornées avec dépressions punctiformes. (Photographie sans retouches prise par Sottas, à l'hôpital Broca, service de L. Brocq.)

Le *lichen plan corné hypertrophique* ou mieux *lichen corné hypertrophique* est une dermatose essentiellement chronique, rare chez la femme, plus fréquente chez l'homme, coexistant souvent avec une tendance aux varices, d'après Schutz, presque toujours localisée à la partie antérieure de la jambe, mais pouvant aussi s'observer dans quelques cas rares aux cuisses, aux hanches, aux avant-bras, au sacrum, au scrotum et au pénis (²). Nous en avons étudié un cas dans lequel les cuisses, les hanches, les épaules, le thorax étaient envahis. Elle est caractérisée au point de vue objectif par des plaques de dimensions variables, de la largeur moyenne d'une pièce de vingt centimes ou de deux francs, et qui prennent parfois une extension beaucoup plus considérable, surtout par confluence de plusieurs plaques primitives voisines. Leur forme est arrondie ou ovalaire, plus souvent éminemment irrégulière; leur surface bos-

(¹) Voir le mémoire de J. Schutz, Ein Beitrag zur Therapie und Ætiologie des Lichen chronicus circumscriptus hypertrophicus, etc.... *Archiv für Dermatol. und Syphil.*, 1900, t. LII, p. 59. — On y trouvera une bibliographie complète de la question.

(²) Fordyce, Hypertrophic lichen planus. *Journal of cut. and gen.-urin. diseases*, février 1897, p. 49. — Cas intermédiaire au lichen verruqueux et au lichen moniliformis, avec excellent examen histologique.

selée paraît dans la majorité des cas criblée de nombreux orifices folliculaires ou sudoripares gros comme une pointe ou comme une tête d'épingle, oblitérés ou non par de petits cônes épidermiques. Ces plaques sont recouvertes de fines squames grisâtres fort adhérentes, stratifiées et assez épaisses pour former çà et là des sortes d'amas rugueux. Leur coloration est variable, tantôt rosée, tantôt rougeâtre, tantôt bleuâtre, brunâtre, noirâtre même. Le derme est fort épaissi à leur niveau, de telle sorte qu'elles arrivent à constituer de petites tumeurs de plusieurs millimètres de haut, à bords assez nets. Les démangeaisons sont fort souvent intolérables, mais presque toujours elles sont intermittentes et reviennent par accès comme dans les névrodermites chroniques circonscrites, avec lesquelles ces lésions ont d'étroits rapports.

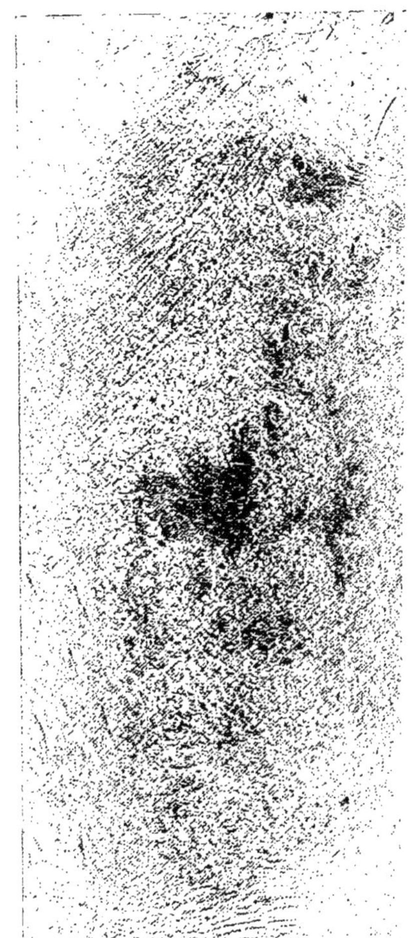

FIG. 55. — Lichen plan corné hypertrophique en bande le long de la face interne du tibia gauche chez un homme de vingt-sept ans. — Lésion à l'état de complet développement, variété hyperkératosique. (Photographie sans retouches prise par Sottas, à l'hôpital Broca, service de L. Brocq.)

Cette dermatose a une marche fort lente et dure des années. Comme nous l'avons dit plus haut, il est assez fréquent de voir coïncider chez quelques malades des plaques semblables à celles que nous venons de décrire, localisées aux membres inférieurs, avec des papules caractéristiques de lichen plan développées dans le voisinage ou aux lieux d'élection (¹). Ce fait a permis à quelques auteurs de considérer cette variété comme une simple modification du type planus vrai (²).

(¹) E. GEBERT, Lichen ruber verruqueux. *Dermatologische Zeitschrift*, 1894, t. I, p. 507, et *Berliner Dermat. Gesellschaft*, 11 février 1896.

(²) Voir L. BROCQ, Du lichen ruber planus et de ses diverses variétés. *Clinique de l'hôpital de La Rochefoucauld.*

Anatomie pathologique. — L'histologie de la papule type du lichen plan a été admirablement résumée ainsi qu'il suit par Darier : « L'hypertrophie du

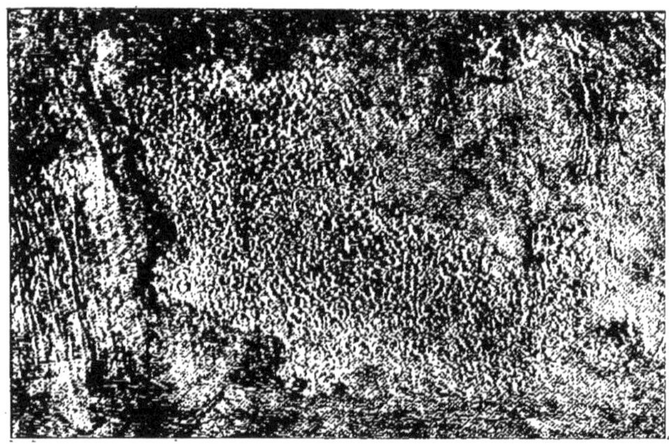

Fig. 56. — Lichen plan corné hypertrophique de la face interne de la jambe droite chez un homme de quarante ans. — Figure destinée à montrer l'aspect dit de gâteau de miel. (Photographie sans retouches faite par Sottas, à l'hôpital Broca, service de L. Brocq.)

corps muqueux est très marquée au début, moindre plus tard, lorsque la couche cornée s'épaissit à ses dépens. La couche granuleuse est conservée et même hypertrophiée, mais l'éléidine est inégalement abondante, suivant les points, dans une même papule; c'est elle qui donne lieu au réseau de stries blanches ou opalines pathognomoniques des éléments du lichen plan. La couche cornée est épaisse, cohérente, grasse, et formée de cellules sans noyau, normales; dans les lichens anciens on peut trouver les cellules cornées munies de noyaux. Les papilles ne sont pas allongées, mais élargies en forme de coupole et souvent inclinées. Dans le corps papillaire il y

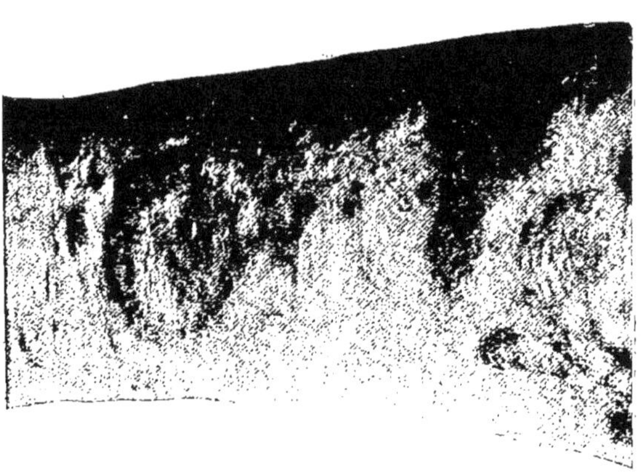

Fig. 57. — Lichen plan corné hyperkératosique, au début, de la jambe gauche, chez une femme de soixante ans. — Figure destinée à montrer une circination géante du bas de la jambe. (Photographie sans retouches faite par Sottas, à l'hôpital Broca, service de L. Brocq.)

a un infiltrat nettement limité de petites cellules rondes; souvent quelques-unes de ces cellules sont en dégénérescence colloïde. La zone limite du derme et de l'épiderme dessine des festons; elle est habituellement un peu effacée par places (1). »

On trouve dans ce schéma tous les traits histologiques caractéristiques de l'élément fondamental du lichen plan. Les dessins ci-joints et qui représentent, l'un une papule commençante de lichen plan, coupe due à Leredde, les autres des coupes histologiques faites sur des malades de notre service de l'hôpital Broca par notre interne très distingué Civatte, permettront de se rendre compte de l'exactitude de cette description.

Et cependant si l'on se reporte aux mémoires des divers auteurs qui se sont occupés de cette question, on s'aperçoit qu'il existe entre eux des divergences notables. Cela tient sans doute à ce qu'ils n'ont pas tous examiné la papule typique à la même période de son évolution, peut-être à ce qu'ils ont examiné des éléments déjà modifiés par la lichénification, peut-être même à ce qu'ils ont fait porter leurs recherches sur diverses variétés éruptives.

Néanmoins, comme l'a dit Török (2), il semble résulter de la plupart de ces travaux que les lésions histologiques du lichen plan sont surtout constituées par une modification inflammatoire des couches supérieures du chorion. C'est ce qu'ont démontré les études de Balzer (3), de Vidal et Leloir, de Kœbner, de Bender, de Robinson, de R. Crocker, d'Unna, d'Ehrmann (4), etc....

Lésions du début. — D'après Kœbner (5), les premières lésions constatables sont des phénomènes d'inflammation au niveau des papilles, puis survient une prolifération du réseau de Malpighi. Bender (6) mentionne également tout au début une forte infiltration des papilles qui sont allongées et élargies. R. Crocker (7) fait débuter le processus par une infiltration inflammatoire de la partie supérieure du chorion voisine du conduit excréteur d'une glande sudoripare, puis il survient un épaississement du réseau de Malpighi et de l'allongement des papilles.

Pour Török les premières modifications se produisent dans le voisinage immédiat du réseau vasculaire sous-papillaire par une accumulation de cellules rondes, uninucléaires, autour des vaisseaux dilatés, et par un œdème caractérisé par un élargissement des espaces lymphatiques (8).

(1) DARIER, *La Pratique dermatologique*, t. I, p. 69.

(2) TÖRÖK, *loc. cit.*

(3) HÉGUY, Étude sur le lichen planus. *Thèse de Paris*, 1880, p. 27 et suiv.

(4) Voir surtout l'excellent exposé qu'en a fait EHRMANN, Zur vergleichenden Anatomie der Lichenoïden und der Lichenformen. *Beitrage zur Dermat. und Syphil.*, *Festschrift gewidmet Dr J. Neumann*, 1900, p. 135.

(5) KŒBNER, *Berl. klin. Woch.*, 1887, nos 20 et 21.

(6) BENDER, *Deutsche klin. Woch.*, 1887, n° 39.

(7) R. CROCKER, *Lancet*, 1881, p. 284, et *Diseases of the Skin*, 2e édit.

(8) Voir pour toutes ces questions, pour la bibliographie et l'examen détaillé de l'histologie du lichen plan, UNNA, Histopathologie, et l'admirable article de ROBINSON, The question of Relationship between Lichen Planus (Wilson) and Lichen ruber (Hebra). *Journal of cut. and gen.-urin. diseases*, janvier, février et mars 1889.

Lésions constituées (¹). — *Épiderme.* — Il y a tout d'abord une hyperplasie manifeste du corps de Malpighi. Les prolongements interpapillaires sont développés : mais, grâce à la prolifération considérable du corps muqueux d'une part, grâce à l'infiltration et à l'œdème des papilles d'autre part, ils arrivent à s'aplatir peu à peu, de telle manière qu'ils ne forment plus que des arcades de moins en moins prononcées, parfois même ils disparaissent à peu près complètement et la ligne de démarcation entre l'épiderme et le derme devient rectiligne. Les tractus lymphatiques de la couche épineuse sont

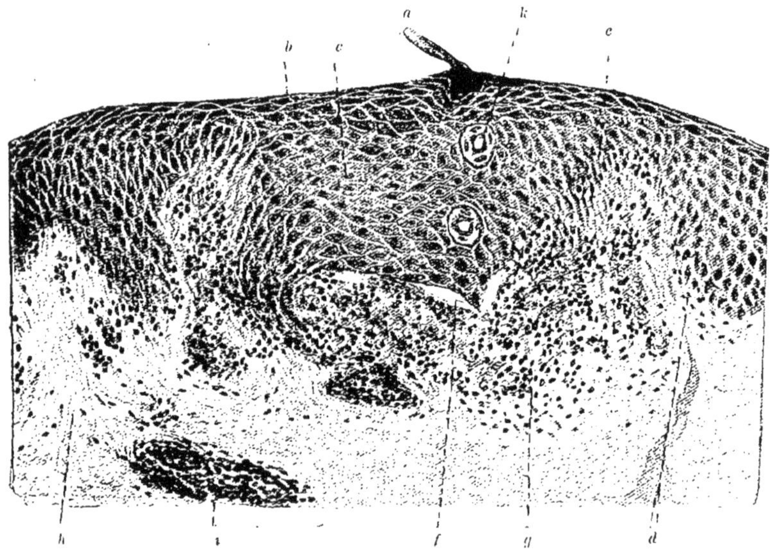

Fig. 58. — Papule de lichen plan, *au début* (Coupe communiquée par Leredde.)

a, débris de la couche cornée qui manque totalement sur la préparation. — *b*, stratum granulosum manifestement épaissi en certains points. — *c*, stratum filamentosum en état d'hyperacanthose manifeste surtout au centre de la papule. — *d*, stratum germinativum dissocié au niveau de la papule par l'infiltration des cellules rondes. — *e*, cône interpapillaire déchiqueté par l'infiltrat dermique. — *f*, cavité comprise entre le corps muqueux et l'infiltrat cellulaire. — *g*, infiltration cellulaire du derme. — *h*, derme. — *i*, vaisseau avec infiltration périphérique. — *k*, conduit sudoripare situé au centre même de la papule de lichen plan.

souvent fort dilatés d'après Unna, parfois même ampullaires, et ils se relient directement aux espaces lymphatiques dilatés du derme.

A cette acanthose s'ajoute une hyperkératose des plus accentuées qui augmente de plus en plus à mesure que la lésion évolue, tandis que l'acanthose semble diminuer. Vers le centre de la papule la couche cornée devient fort épaisse, tandis que la couche épineuse se rétrécit. C'est ainsi, d'après Unna,

(¹) Quoique nous donnions des dessins originaux, nous n'avons nullement la prétention d'apporter des faits ou des conceptions nouvelles dans cette étude histologique du lichen plan, dont nous ayons emprunté les éléments principaux à Balzer, R. Crocker, Robinson, Darier, et surtout à Unna.

que se développent des globes cornés à arrangement concentrique indépendants des follicules pileux.

Voici, d'après les divers auteurs, les détails histologiques des lésions des diverses couches de l'épiderme.

Stratum corneum. — La couche cornée est manifestement épaissie; comme nous l'avons vu plus haut, ses cellules ne renfermeraient pas de noyaux, du moins au début; plus tard elles peuvent en avoir, ce qui explique les constatations de Vidal et Leloir pour lesquels un grand nombre de cellules de cette couche, surtout dans sa moitié inférieure, sont nucléées.

Stratum intermedium et *stratum lucidum.* — D'après Civatte [1], ils ne présentent rien de bien remarquable. Le stratum intermedium est teinté en noir par l'acide osmique, le stratum lucidum l'est en rouge par la safranine.

Stratum granulosum. — La couche granuleuse est beaucoup plus volumi-

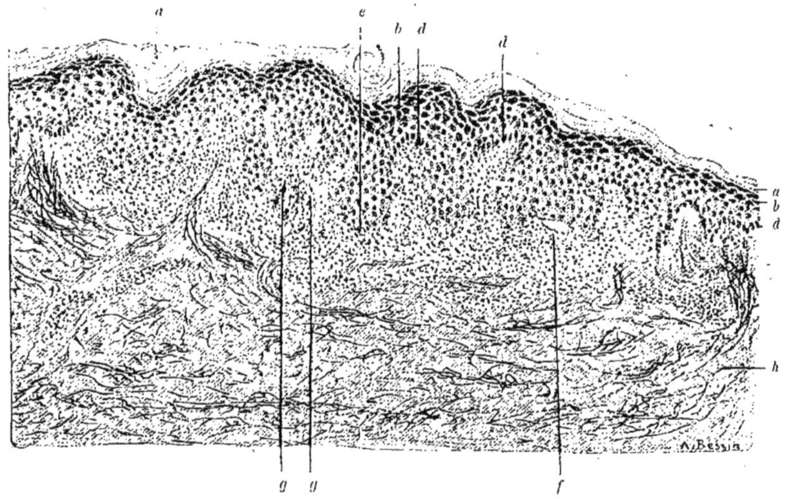

Fig. 59. — Papule de lichen plan (avant-bras). — Coupe perpendiculaire passant par le centre de la papule. Malade de la salle E. Vidal, hôpital Broca. Examen histologique par Civatte. (Zeiss. 160, apert. 0,30, ocul. comp. 8.)

a, couche cornée légèrement hypertrophiée. — b, stratum granulosum épaissi par places. — c, stratum filamentosum avec hyperacanthose. — d, stratum germinativum conservé au sommet du bourgeon papillaire. — e, cône interpapillaire déchiqueté par l'infiltrat de cellules rondes. — f, cavité comprise entre le corps muqueux et l'infiltrat. — g, débris cellulaires. — h, derme avec ses fibres élastiques.

neuse qu'à l'état normal : elle est constituée par deux ou trois rangées de cellules contenant beaucoup d'éléidine. D'après Civatte, elle comprendrait même en moyenne quatre assises de grosses cellules chargées d'éléidine. D'après Darier, les stries opalines que nous avons signalées en exposant les symptômes objectifs correspondraient à la présence de ces amas d'éléidine.

Stratum filamentosum. — D'après Civatte, le stratum filamentosum a une

[1] Civatte, Note manuscrite inédite sur l'anatomie pathologique du lichen plan.

épaisseur normale, il se compose de quatre à cinq rangées de cellules au niveau des papilles, de six à huit rangées au niveau des cônes interpapillaires. Les ponts intercellulaires sont nets. Les cellules sont polygonales. Leur noyau contient deux ou trois nucléoles. Dans les couches les plus profondes on trouve quelques karyokinèses irrégulières. Entre les cellules de cette couche

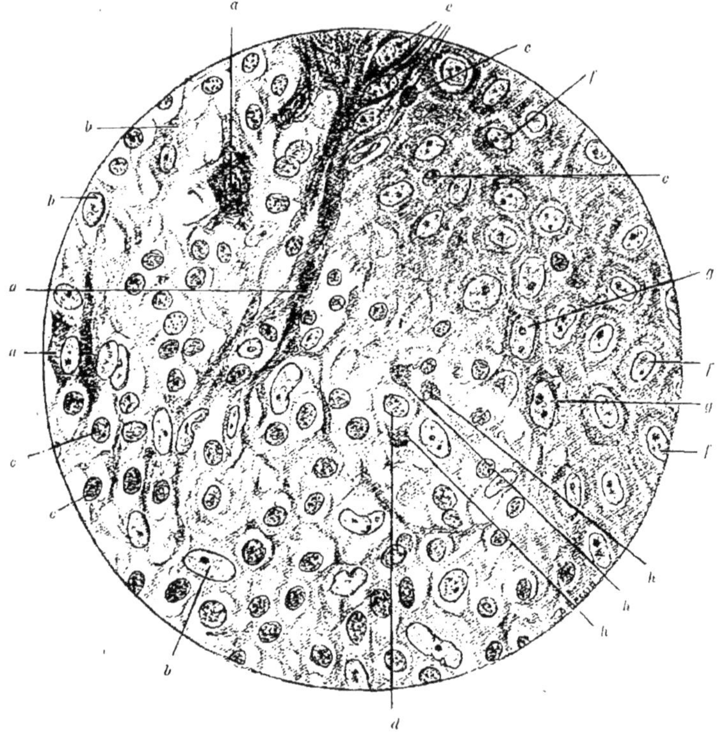

Fig. 60. — Malade de la salle E. Vidal, hôpital Broca. Examen histologique par Civatte.

Un point de la figure 58, vu à un fort grossissement (pour étudier le tissu de la néoplasie et son mode d'envahissement aux dépens du corps muqueux). — Fixation par le liquide de Lindsay, coloration par la safranine et le bleu de Benda. (Zeiss. immers., ocul. compens. 8.)

a, trousseaux fibreux. — *b*, cellules conjonctives étoilées. — *c*, lymphocytes. — *d*, probablement un macrophage. — *e*, cellules du stratum germinativum conservé au sommet de la papille. Plus bas, cette couche est interrompue, et le tissu d'infiltration vient désagréger le corps muqueux. Ces cellules sont déjà lésées : elles sont très effilées; et la dernière présente nettement l'altération cavitaire. — *fff*, cellules du stratum filamentosum, quelques-unes présentent l'altération cavitaire. — *g*, cellule du stratum filamentosum dégénérée prête à se détacher. — *h*, débris cellulaires (dégénérescence colloïde).

se voient d'assez nombreuses cellules rondes parmi lesquelles le bleu polychrome permet de déceler quelques mastzellen [1].

D'après Engman [2], les cellules épineuses sont énormément tuméfiées : leur

[1] Civatte, *loc. cit.*
[2] Martin F. Engman, Annular lichen planus; the report of a case of the « Ringworm

cavité nucléaire est dilatée : en quelques rares points deux ou trois cellules voisines dégénèrent pour former de petites cavités vésiculaires. La chromatine nucléaire a subi des formes variées de groupement et de dégénérescence produisant des figures grotesques et bizarres.

D'après Unna, la couche de cellules épineuses présente peu à peu un processus dégénératif plus ou moins accentué. Au niveau des points où les espaces interépithéliaux sont très dilatés, les prolongements épineux des cellules du corps muqueux disparaissent ; ces cellules deviennent plus arrondies, homogènes et comme voilées. Leurs noyaux finissent par ne plus se colorer,

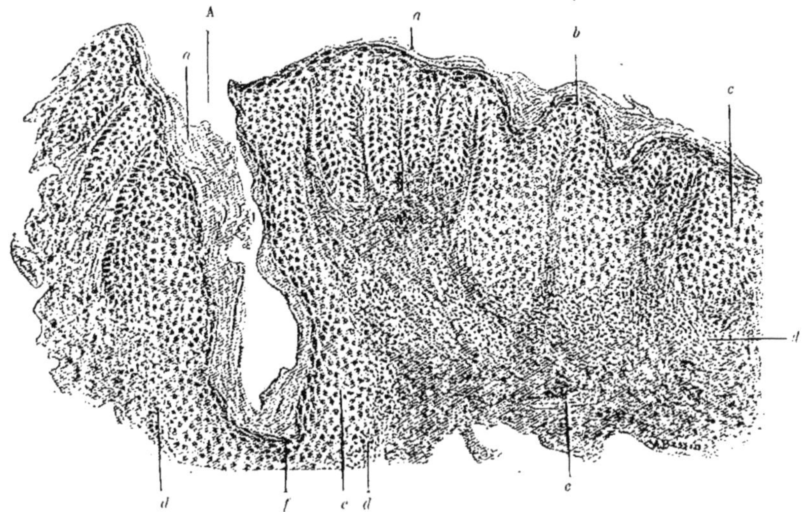

Fig. 61. — Lichen corné (région sous-claviculaire). — Malade de la salle E. Vidal, hôpital Broca. Examen histologique par Civatte. — La coupe perpendiculaire passe par un des cônes cornés. — Les lamelles cornées qui remplissaient l'infundibulum A ont été enlevées en grande partie par le rasoir. (Zeiss. 160, apert. 0,30, ocul comp. 8.)

a, couche cornée. — b. stratum granulosum. — c, stratum filamentosum avec hyperacanthose. — d, infiltrat de cellules rondes désagrégeant le sommet des cônes interpapillaires et constituant la papule de lichen plan. — e, fente lymphatique dilatée. — L'infundibulum du cône corné coiffé par un infiltrat (incomplet sur la coupe), indépendant de celui qui surmonte les cônes interpapillaires voisins, constitue une petite papule isolée.

et elles se convertissent en masses colloïdes homogènes qui peu à peu occupent au centre de la papule de grands tractus de la couche épineuse ([1]).

Stratum germinativum. — Les lésions de cette couche ont été fort bien étudiées par Civatte ([2]). « Sur de larges coupes, on voit que le stratum germi-

papule », with its histopathology. *Journal of cut. and gen.-urin. diseases*, mai 1901, p. 209. — Excellent travail à consulter.

([1]) Biesadecki a montré depuis longtemps que le corps muqueux est souvent atrophié au point qui correspond à l'ombilic de la papule. Neumann et Balzer ont aussi signalé, bien avant Unna, les dégénérescences granuleuses, granulo-graisseuses et colloïdes du corps muqueux de Malpighi.

([2]) Civatte, *loc. cit.*

nativum — en dehors de la papule elle-même, là où il s'implante sur un derme presque sain — a un aspect à peu près normal : cependant en certains points, ses cellules sont très effilées; irrégulières et irrégulièrement disposées.

« Au niveau même de la papule, on le retrouve encore à la base des cônes interpapillaires, mais il est dissocié par des leucocytes et probablement surtout par de l'œdème interstitiel : les cellules cylindriques ratatinées ne sont plus rattachées au derme que par un mince pédicule.

« Au sommet des cônes interpapillaires le stratum germinativum manque le plus souvent, ou bien il devient tout à fait méconnaissable. En effet, en certains points, vers le centre de la papule en particulier, il semble qu'un exsudat ait séparé les dernières assises épidermiques de l'amas des cellules rondes qui constitue la papule. Il y a là une véritable cavité (1). La couche épithéliale qui forme le plafond de cette cavité est constituée par des cellules aplaties comme des cellules endothéliales, et dont le noyau seul est distinct. Les cytoplasmes dégénérés ne se distinguent pas nettement, et ils forment une couche opaque, continue, où se voient par places entre les noyaux épithéliaux quelques leucocytes. La présence dans les noyaux de karyokinèses et surtout la continuité, assez facile à suivre, de cette rangée cellulaire aplatie avec la couche germinative de la base du cône interpapillaire indiquent qu'il faut la considérer comme un stratum germinativum aplati par l'exsudat sous-jacent contenu dans la cavité intermédiaire au derme et à l'épiderme.

« En certains points cette cavité semble être en quelque sorte virtuelle, c'est-à-dire que le stratum germinativum aplati est en contact immédiat avec l'infiltrat dermique. Presque partout cependant la membrane basale a été rompue, et le sommet du cône interpapillaire déchiqueté plonge dans le tissu d'infiltration.

« On voit des lymphocytes pénétrer en grand nombre entre les cellules du corps muqueux déjà malades, mal colorées, avec un noyau en pyknose, et les désagréger; les ponts intercellulaires s'étirent, se rompent, et les cellules se détachent entièrement (2). »

Les conduits des glandes sudoripares traversent le corps de Malpighi sans subir de modifications notables ; mais, d'après Unna, au niveau de la couche cornée l'épithélium de leur paroi contribue à former des globes cornés (3).

En résumé, les modifications les plus caractéristiques de l'épiderme consistent en : 1° une acanthose initiale qui aboutit peu à peu à de l'atrophie partielle du corps muqueux; 2° une hyperkératose persistante qui conduit à la formation de productions cornées variées; 3° un œdème permanent intercellulaire; 4° une dégénérescence colloïde parfois fort étendue de la couche épineuse.

Derme. — Le caractère majeur des lésions du derme dans le lichen plan est

(1) Voir plus loin.
(2) Civatte, *loc. cit.*
(3) Ces globes cornés ou « pearls » ont été admirablement étudiés, décrits et dessinés par Robinson dans son mémoire de 1889.

une infiltration dense de cellules dans le corps papillaire entre le réseau des vaisseaux sous-papillaires et les limites de l'épiderme. L'aspect premier sur une coupe est celui d'une petite néoplasie sous-épithéliale. La plupart des auteurs qui se sont occupés de l'histologie du lichen plan croient que les cellules d'infiltration sont des leucocytes. Unna pense que ce sont de petites cellules conjonctives : elles ont des noyaux simples, de moyen volume et un très petit protoplasma. D'après Mac Leod [1], la majorité de ces cellules appartiennent au type du tissu connectif; quelques-unes sont de la même classe que les plasmazellen.

Pour Engman l'infiltration dermique est constituée par des cellules nouvelles du tissu connectif, par des épithélioïdes et des fibroblastes, par des cellules lymphoïdes, quelques rares leucocytes, quelques rares mastzellen; il n'y a pas trouvé de plasmazellen.

Le même auteur a fait une étude des plus minutieuses des cellules du pigment dans le lichen plan : il croit qu'elles se forment aux dépens des cellules du tissu connectif et qu'elles deviennent amiboïdes. Le pigment semble dériver du protoplasma cellulaire : il est constitué par des granulations petites et grosses, arrondies ou irrégulières de forme, d'une couleur jaune, orangée ou dorée [2].

La limite inférieure de l'infiltration cellulaire est toujours remarquablement nette; mais de ce foyer dense et circonscrit partent cependant des traînées cellulaires qui s'étendent le long des vaisseaux sanguins, à travers le derme sans atteindre l'hypoderme, du moins dans la majorité des cas [3]. D'après Balzer, elles pénètrent le long des conduits sudoripares jusqu'au glomérule.

Cette infiltration est tellement dense que les faisceaux du tissu conjonctif du derme semblent parfois avoir tout à fait disparu; parfois, comme l'a fort bien fait remarquer Balzer, l'infiltration laisse subsister les faisceaux, mais amincis, atrophiés et offrant presque l'aspect du tissu réticulé.

D'après Civatte, les fibres élastiques ne sont pas augmentées de volume, mais elles semblent un peu plus épaisses qu'à l'état normal.

Tous les auteurs, et en particulier Radcliffe Crocker et Unna, ont beaucoup insisté sur l'infiltration et la tuméfaction des papilles dermiques qui augmentent de volume dans toutes les directions, prennent peu à peu la forme de poires ou de massues, compriment les cônes épithéliaux interpapillaires, les déforment, les réduisent dans certains cas à l'état de vestiges. Dans les variétés aiguës, l'infiltration cellulaire du corps papillaire est parfois tellement considérable qu'elle refoule en haut le corps muqueux et le comprime en constituant à elle seule toute la saillie papuleuse.

Le corps papillaire est, en outre, fortement œdématié dans la majorité des cas. A la jonction du derme et de l'épiderme cet œdème divise fréquemment

(1) Mac Leod, *The British Journal of dermatology*, décembre 1900, p. 442.

(2) Voir pour de plus amples détails le mémoire déjà cité d'Engman.

(3) Balzer a le premier beaucoup insisté sur cette infiltration périvasculaire du derme, et sur la dilatation des vaisseaux (thèse de Héguy, 1880, p. 27).

le tissu collagène et forme ainsi de vastes espaces simulant des fentes plus ou moins longues, des sortes de phlyctènes profondes sous-épidermiques qui ont été vues, décrites et dessinées par tous les auteurs, et qui détachent en quelque sorte par places complètement l'épiderme du derme. Cette très importante particularité permet de se rendre compte de la pathogénie des bulles qui viennent dans quelques cas rares compliquer le lichen plan [1].

Peu à peu, d'après Unna et Török, les capillaires superficiels du derme sont atteints de dégénérescence hyaline; ils se dilatent : leur endothélium et leur périthélium perdent leurs noyaux et les contours des cellules tendent à disparaître. En ces points l'infiltration cellulaire rétrocède; et il se fait des modifications scléreuses homogènes du tissu conjonctif qui s'infiltre de pigment. Cette terminaison du processus, lorsque l'hyperkératose de l'épithélium atrophié a disparu, se traduit cliniquement par une dépression cicatricielle de la surface de la papule.

Neumann et Balzer ont montré que les glandes sudoripares sont souvent entourées de manchons de cellules embryonnaires : ces glandes s'atrophient dans certains cas et leurs cellules deviennent cubiques ou granulo-graisseuses : elles sont comprimées, rétrécies, et paraissent même oblitérées. Nous avons vu que la partie intra-épidermique du conduit sudoripare présente souvent des accumulations de cellules cornées formant des perles ou des globes dont la chute laisse des sortes de petites fossettes.

Radcliffe Crocker a beaucoup insisté sur ce fait que la papule du lichen plan se développe presque toujours autour d'un conduit sudoripare [2]. La couche cornée formerait, d'après lui et d'après Robinson, une sorte de cône dont le sommet s'enfonçant dans une dépression du rete de Malpighi correspondrait à l'orifice du conduit sudoripare. La desquamation de ce cône épidermique expliquerait d'après eux l'ombilication centrale de la papule. Pour Török, cette ombilication serait le plus souvent provoquée par ce fait que le centre de la papule est retenu par le conduit de la glande sudoripare, ou bien par un follicule pileux qui se trouve à cette place, tandis que les parties voisines sont soulevées par le corps papillaire proliféré.

Neumann a décrit des lésions intenses des follicules pileux dans le lichen plan : elles seraient caractérisées par de l'hyperplasie du corps muqueux et de la couche cornée, et par une abondante infiltration embryonnaire des papilles péripilaires. Elles n'offrent donc rien de bien spécial [3].

[1] Voir pour plus de détails sur tous ces points les recherches de M. Joseph (Beiträge zur Anatomie des Lichen ruber. *Arch. für Dermat. und Syphil.*, t. XXXVIII, p. 3), où l'auteur met bien en relief l'existence d'une vacuole entre le derme et l'épiderme dans le lichen plan : il y rattache la formation de l'ombilication et l'apparition accidentelle des bulles.

[2] Hallopeau et Lemierre ont prouvé que le lichen plan peut se développer exclusivement sur une cicatrice en un point où il n'y a ni glandes ni follicules pileux (*Soc. franç. de dermat. et de syph.*, 7 juin 1900).

[3] Voir plus loin l'histologie de la papule folliculaire.

On a beaucoup discuté pour savoir à quoi tient l'aspect brillant et nacré si particulier de la papule typique du lichen plan. Pour Török, il est dû au soulèvement, à la tension, au plissement parallèle des couches de l'épiderme : l'infiltration du corps papillaire jointe à la tension de l'épiderme est la cause de sa fermeté.

Tels sont les caractères histologiques fondamentaux du lichen plan considéré en général.

Voici maintenant, rapidement résumés d'après Unna, les caractères histologiques particuliers à chaque forme éruptive du lichen plan.

1° *Papule polygonale.* — *C'est l'élément typique de début du lichen plan.* — Elle correspond à une région de 10 à 20 papilles serrées les unes à côté des autres, manifestement hypertrophiées par rapport aux papilles voisines et nettement séparées d'elles par une sorte de sillon.

La prolifération de la couche des cellules épineuses n'est pas très considérable, elle peut parfois manquer et la tuméfaction de l'épithélium n'est dans ce cas imputable qu'au gonflement parenchymateux des cellules épithéliales et à la dilatation des espaces lymphatiques. La couche granuleuse et la couche cornée sont fort épaissies.

2° *Papule obtuse.* — Unna désigne sous ce nom des éléments plus volumineux que les papules polygonales, arrondis, n'ayant pas de limites linéaires précises, et présentant à leur centre un petit amas corné qui correspond à un orifice sudoripare.

La tuméfaction papillaire, qui est moins considérable ici que dans les formes polygonales, est assez accentuée au centre de l'élément, de là elle diminue graduellement vers les bords.

Au début, l'acanthose est très accusée : les couches cornées et granuleuses sont très épaisses. Le pore sudoripare central est rempli par une masse cornée dont les cellules sont enroulées concentriquement, ou tordues en spirale ou forment une masse globuleuse irrégulière. Quand cette perle cornée tombe, il reste un petit trou que l'on dirait produit par une aiguille.

Dans la couche épineuse, il y a beaucoup d'œdème et de dégénérescence colloïde des cellules malpighiennes. Grâce à la tuméfaction modérée des papilles, il y a de petits prolongements épithéliaux coniques interpapillaires.

L'infiltration cellulaire de la partie supérieure du derme est bien marquée et forme une lentille presque parfaite.

3° *Papule folliculaire.* — Tandis que la papule obtuse est constamment en rapport avec une glande sudoripare, la papule folliculaire est en relation avec un follicule pileux. Ces éléments peuvent être combinés avec des papules polygonales planes : elles peuvent exister à l'état pur dans le lichen neuroticus. Ce sont elles, comme nous l'avons établi plus haut, qui ont été l'une des principales causes de toutes les confusions qui ont eu lieu entre le lichen plan, le lichen ruber acuminatus, et le pityriasis rubra pilaris.

Au sommet de la papule folliculaire s'ouvre l'orifice d'un follicule de duvet avec un col largement dilaté, rempli de cellules cornées concentriquement disposées. La couche granuleuse est hypertrophiée, la couche cornée est épaisse et dense : elle passe comme un couvercle sur le follicule ou bien elle est traversée par le poil. Dans le premier cas, le poil est enroulé ou plié dans le col du follicule. Dans le second cas, il sort du follicule dilaté une masse cornée entourée d'une couche cornée très épaissie, ce qui constitue dans son ensemble une squame cornée adhérente.

Les papilles qui environnent le follicule sont au début très tuméfiées, leurs vaisseaux sont dilatés. Plus tard, le corps muqueux prolifère d'une manière assez irrégulière, de telle sorte qu'il y a parfois en un point de la périphérie du follicule des papilles très tuméfiées avec des saillies épithéliales interpapillaires à peine dessinées; en un autre point, au contraire, on voit le corps papillaire comprimé par un épais coussin de cellules épineuses.

Pendant ce temps la couche cornée reste presque immobile ou ne subit qu'une desquamation insensible.

Unna insiste sur la ressemblance de cette papule avec celle du pityriasis rubra pilaris. Dans les deux éléments il y a, d'après lui, de l'hyperkératose supra-folliculaire et folliculaire, difformité du poil, acanthose, tuméfaction papillaire.

La papule folliculaire du lichen plan diffère cependant de celle du pityriasis rubra pilaire par la présence de l'œdème, par la dégénérescence colloïde de l'épithélium, par les dégénérescences hyalines des vaisseaux sanguins, par la sclérose du tissu connectif, toutes lésions qui sont aussi caractérisées dans cette papule folliculaire que dans les autres formes éruptives du lichen plan.

Dans la papule de lichen l'infiltration est plus limitée à la partie supérieure du follicule, dans la papule de pityriasis rubra pilaris l'infiltration affecte le follicule tout entier et prédomine même souvent à sa partie inférieure.

Darier est également très affirmatif dans le sens distinction totale au point de vue histologique entre ces deux formes morbides.

Pour Max Joseph, au contraire, il n'y aurait entre les deux affections qu'une différence de degrés; ce seraient les mêmes processus pathologiques soit au point de vue clinique, soit au point de vue anatomique. Nous ne saurions pour notre part accepter cette dernière opinion.

4° *Papule plane.* — Unna désigne sous ce nom des éléments aplatis d'un rouge brunâtre ou bleuâtre; ce sont ceux qui présentent à leur surface avec le plus d'évidence les stries blanches pathognomoniques; ils se voient surtout aux jambes, à la face antérieure du poignet, etc.

La papule plane est histologiquement caractérisée par l'absence de tuméfaction papillaire accentuée. Il y a une infiltration aplatie lenticulaire ou en bande du derme au-dessous du corps de Malpighi qui est épaissi. C'est tout au plus s'il y a de petits vestiges arciformes des prolongements épithéliaux interpapillaires. L'œdème de la couche des cellules épineuses, la transformation colloïde de l'épithélium, la sclérose du tissu conjonctif sous-épithélial sont ici typiques : mais il y a peu de dilatation des vaisseaux et peu d'infiltration cellulaire. Les orifices des glandes sudoripares et les follicules pileux participent à la prolifération épithéliale et l'on observe des globes cornés en forme de chevilles, de coins ou de spirales.

En somme, la forme plane est celle dans laquelle le derme est le moins atteint et dans laquelle l'épiderme réagit le plus.

5° *Lichen plan atrophique.* — Voici, d'après Darier[1], quelles sont les lésions

[1] L. Darier, Lichen plan scléreux. *Loc. cit.*

histologiques du lichen plan atrophique ou scléreux : « L'épiderme corné est partout épaissi, et présente une tendance manifeste au clivage; ses cellules n'ont pas de noyau apparent. Les points cornés apparaissent sous forme de cônes pénétrant profondément dans les follicules pilo-sébacés, ou, plus souvent, se creusant une cupule assez étendue au sein du corps muqueux déprimé au niveau de l'embouchure des canaux sudoripares; ces derniers sont fréquemment coudés et sinueux au moment de leur abouchement dans l'épiderme. Le corps muqueux de Malpighi n'est pas épaissi et semble plutôt étiré; la couche granuleuse est partout bien développée et riche en éléidine. Les papilles et les bourgeons interpapillaires sont presque complètement effacés; il ne reste que quelques papilles rudimentaires et obliquement dirigées. Dans le derme on distingue trois couches : la plus superficielle, comprenant le corps papillaire et une partie du chorion, est scléreuse, très dense, et se colore peu par le picrocarminate. Les faisceaux conjonctifs y sont tassés les uns contre les autres et peu onduleux; les cellules y sont rares, les fibres élastiques sont très fines; les vaisseaux capillaires sont, les uns élargis, les autres aplatis et étouffés. En somme, cette couche paraît beaucoup plus homogène que les suivantes. Au-dessous se trouve une couche toute infiltrée de cellules rondes qui forment des amas irréguliers ou s'insinuent entre les faisceaux conjonctifs du derme. A la limite de ces deux premières couches on voit les cellules rondes se disposer en séries entre les faisceaux qui passent de la couche scléreuse à la couche infiltrée, un peu à la manière des cellules tendineuses. La couche la plus profonde du derme est peu altérée; on n'y trouve des amas de cellules rondes qu'autour des canaux excréteurs des glandes sudoripares, autour des poils, et autour de quelques vaisseaux, normaux d'ailleurs. A la limite de l'hypoderme, j'ai trouvé des bulbes pileux sains et des glomérules sudoripares qui ne m'ont paru présenter aucune altération.

« En résumé, il y a dans ce cas comme dans le lichen plan ordinaire une infiltration embryonnaire du derme; mais au lieu de siéger dans la région superficielle, cette zone infiltrée est séparée de l'épiderme par une couche de tissu scléreux [1]. »

6° *Lichen plan corné hypertrophique.* — L'histologie du lichen plan corné hypertrophique a été faite pour la première fois par E. Vidal et Leloir en 1883 [2]. D'après ces auteurs, la couche cornée est quadruplée, parfois décuplée d'épaisseur. Elle se distingue en deux couches : l'une, supérieure, comprenant la moitié ou le tiers de son épaisseur, a tous les caractères de la couche cornée ordinaire parfaitement kératinisée. L'autre, inférieure, contient une notable quantité d'éléidine diffusée et présente de nombreuses cellules à noyaux. Il semble donc que dans ces cas la kératinisation se fasse plus haut qu'à l'état normal. La couche granuleuse hypertrophiée présente de quatre à six plans de cellules au niveau des prolongements interpapillaires qui sont considérables, et un ou deux rangs seulement de cellules vers le sommet des papilles. Le corps muqueux est hypertrophié et envoie de gros prolongements interpapillaires.

Les papilles dermiques sont fort allongées, hypertrophiées, remplies de cellules embryonnaires, qui entourent les vaisseaux dilatés. D'après Max Joseph, il y aurait quelques mastzellen et quelques figures karyokinétiques dans le corps

(1) Darier, *loc. cit.*
(2) E. Vidal et Leloir, *loc. cit.*, p. 334.

papillaire[1]. Le derme est également très infiltré dans toute sa partie supérieure.

Les follicules pileux sont très altérés, parfois tout à fait atrophiés. Les infundibula pilaires sont fortement kératinisés. Les glandes sébacées ont disparu par endroits, sont en voie d'atrophie en d'autres points. Les conduits des glandes sudoripares sont parfois dilatés et même kystiques.

Nous renvoyons à l'ouvrage d'Unna, pour l'anatomie pathologique des lésions éruptives auxquelles il donne le nom de synanthèmes, et qui sont les formes circinées, les plaques de lichen, et les érythrodermies. Retenons cependant qu'il n'admet pas que le lichen ruber moniliformis de Kaposi soit réellement un lichen ruber, et cela en s'appuyant sur les examens histologiques qu'en a donnés le maître de l'école de Vienne.

Diagnostic. — A. Lichen plan typique. — Les papules de début du lichen plan vrai sont tellement pathognomoniques, que le diagnostic de cette affection semble devoir être toujours facile. Dans quelques cas cependant il est malaisé de la reconnaître, soit parce qu'elle est compliquée d'autres éruptions telles que l'urticaire (voir plus haut), soit parce qu'elle est masquée par des lichénifications, soit parce qu'elle est en partie effacée et en voie de régression; dans ce dernier cas, les pigmentations consécutives, les localisations typiques, quelques éléments moins défigurés permettront, presque toujours, de soupçonner son existence.

Les *lichénifications diffuses* simulent à s'y méprendre une éruption de lichen plan au début. On y observe, en effet, des sortes de petites papules nacrées, brillant aux incidences de lumière, extrêmement nombreuses, serrées les unes à côté des autres. Mais elles n'ont pas au même degré que celles du lichen plan vrai des contours nettement arrêtés, leur surface n'est pas aussi tendue, aussi lisse, aussi brillante, leur coloration n'est pas aussi franchement rouge brun clair; elles n'ont pas l'aspect nettement néoplasique comme les papules du vrai lichen plan. Toutes ces distinctions, quelque minimes qu'elles paraissent à la lecture, sont des plus nettes en réalité. Mais que de fois, avant de posséder la notion de la lichénification, sommes-nous restés en observation devant des malades atteints de ces lichénifications diffuses, nous demandant si le lichen plan allait enfin revêtir sa forme habituelle, et ne voyant rien se produire de pathognomonique!

L'affection qui, après les lichénifications diffuses, peut le plus aisément être confondue avec le lichen plan, c'est la forme papuleuse pure de la *névrodermite chronique circonscrite* ou lichen simplex chronique d'E. Vidal, que caractérise objectivement de la lichénification circonscrite pure primitive. Il est souvent presque impossible, au premier abord, de poser un diagnostic ferme. Cependant les papules de la névrodermite chronique circonscrite sont d'ordi-

[1] M. Joseph, Verstellung eines Falles von Lichen ruber verrucosus. *Verhandl. d. Berliner dermat. Vereinigung*, 17, III, 1896; et *Verhandl. d. Berl. dermat. Gesellschaft*, 7, VII, 1896; et Congrès de Londres, 1895, et *Arch. fur Dermat. und Syphil.*, XXXVIII, 1897, p. 3 et 21. — Voir en outre le mémoire de Fordyce pour le détail de l'histologie de ces lésions.

naire moins régulières, moins nettement délimitées, moins brillantes, moins gonflées que celles du lichen plan (¹).

Plusieurs auteurs ont signalé chez le même malade la coexistence du lichen plan et de la névrodermite chronique circonscrite. Wolff, Tenneson, Welander, Jadassohn en ont relaté des cas (²).

Une erreur relativement fréquente consiste à prendre pour une éruption de *syphilides papuleuses* l'éruption du lichen plan. Les papules du lichen plan n'ont cependant, pour ainsi dire, rien de commun avec les syphilides papuleuses. Celles-ci n'ont pas les facettes brillantes, les contours nets polygonaux, l'ombilication centrale de l'élément initial du lichen : elles sont presque toujours squameuses ou squamo-croûteuses, soit à leur sommet comme dans les syphilides acnéiques ou lichénoïdes, soit à leur périphérie comme dans les syphilides papuleuses lenticulaires qui présentent la collerette de Biett; enfin, elles ne donnent lieu, dans la majorité des cas, à aucun prurit accentué (³).

La confusion entre la syphilis et le lichen plan est beaucoup plus fréquente encore quand il s'agit des formes circinées que nous avons étudiées plus haut. Elles ressemblent tellement, quand on en fait un examen un peu superficiel, à certaines *syphilides circinées secondaires*, qu'il faut une réelle habitude des affections cutanées pour ne pas hésiter. On reconnaîtra le lichen planus circinatus à la coloration pigmentée du centre, à la constitution de la collerette par des papules aplaties, brillantes, parfois un peu bistrées, parfois ombiliquées, juxtaposées les unes à côté des autres, et surtout à l'absence constante de papule centrale au milieu même de la circination, symptôme capital, puisque l'existence de cette papule centrale au milieu de l'espace encerclé par les papules périphériques permet presque toujours d'affirmer que la lésion est de nature syphilitique.

Mibelli et Respighi ont décrit en 1893, sous le nom de *porokératose*, une singulière affection, presque toujours familiale, affectant de préférence les extrémités, visage, face dorsale des mains et des pieds, organes génitaux, etc., caractérisée, au point de vue objectif, par des lésions qui peuvent être miliaires ou lenticulaires, qui presque toujours sont circinées, irrégulièrement polycycliques, composées : 1° d'une saillie linéaire périphérique en ourlet d'un blanc sale ou d'un jaune grisâtre, lisse, légèrement squameuse, d'aspect corné, parfois divisée par un étroit sillon comme tracé au burin; 2° d'une aire

(¹) Voir pour plus de détails sur tous ces points le chapitre II, et la discussion sur le lichen planus à la Société dermatologique de Londres. (*The British Journal of dermatol.*, décembre 1900, p. 434 et 440) On y verra que pour R. Crocker et pour Pringle la névrodermite chronique circonscrite n'existe pas en tant qu'affection bien définie : les faits que nous avons décrits sous ce nom sont ou bien des lichens plans circonscrits, ou bien des eczémas chroniques. Inutile de dire que nous protestons énergiquement contre cette conception, d'autant plus que l'histologie de ces diverses affections est totalement différente.

(²) JADASSOHN, *loc. cit.* Festschrift Kaposi, 1900.

(³) Cependant on ne saurait être trop réservé sur ces points parfois si délicats de diagnostic; se reporter pour s'en rendre compte au cas de syphilide papuleuse secondaire chez un diabétique présenté par Danlos, le 4 juillet 1901, à la Société franç. de dermatol. et de syphiligraphie.

incluse qui tantôt a une teinte normale, tantôt est hyperhémiée, tantôt est rouge brunâtre ou brunâtre, lisse ou un peu rugueuse et couverte de petites squames; elle peut affecter la muqueuse buccale sous la forme de petites taches punctiformes, plus souvent circulaires, ovalaires, réniformes, polycycliques, comme celles des téguments; leurs limites y sont fort nettes, constituées par une saillie linéaire d'un blanc opaque presque aussi mince qu'un fil; l'aire incluse présente une opalescence uniforme, dont l'intensité variable laisse plus ou moins transparaître la couleur rosée de la muqueuse. La marche de ces lésions est de la plus extrême lenteur; il peut s'écouler plusieurs années avant qu'on ne puisse constater quelques millimètres d'extension.

Cette dermatose présente donc quelques traits communs avec les formes circinées du lichen plan. Mais il est possible de l'en distinguer, ainsi qu'on peut s'en convaincre en reprenant un à un chacun des caractères que nous venons d'énumérer. Les localisations de cette maladie aux muqueuses diffèrent du lichen plan de la muqueuse buccale en ce qu'elles sont toujours annulaires avec opalinité centrale, en ce qu'elles occupent surtout le voile du palais, à la rigueur les parties latérales ou inférieures de la langue et jamais la face dorsale (¹).

Nous ne nous attarderons pas à discuter le diagnostic différentiel entre le lichen plan et le *lichen scrofulosorum*, dermatose caractérisée par un groupement tout spécial d'éléments saillants, ne présentant jamais de facettes brillantes; entre le lichen plan et le *psoriasis punctata*, *guttata et circinata*, dont les éléments sont d'un rouge plus vif et sont éminemment squameux, etc. Mais nous devons signaler les difficultés réelles avec lesquelles on peut être aux prises quand il s'agit de poussées aiguës de lichen plan, compliquées ou non d'urticaire; on peut alors hésiter entre les diverses formes d'*érythrodermies généralisées*; parfois même le diagnostic n'est possible que lorsque la

(¹) Voir pour plus de détails les travaux suivants : V. Mibelli, *Giornale italiano delle malattie veneree e della pelle*, 1893, p. 313, et 1894, fasc. 1; et *Arch. für Dermatol. und Syph.*, Bd. XLVII, Heft 1, 1899. — Respighi, *Giornale italiano delle malattie veneree e della pelle*, 1893, p. 356 et fasc. 1, 1895. — Gilchrist, *Journal of cutaneous and gen.-urin. diseases*, avril 1899. — Max Joseph, *Archiv für Dermatol. und Syph.*, Bd. XXXIX, p. 335, 1897; et surtout A. Ducrey et E. Respighi, Sur une singulière dermatose à localisations cutanées et muqueuses, l'hyperkératose figurée centrifuge atrophiante improprement appelée porokératose. *Ann. de derm. et de syph.*, 1898, p. 609. On y trouvera un tableau clinique différentiel des plus détaillés de cette affection et du lichen plan, p. 752-760. — E. Respighi, Hyperkératose figurée centrifuge atrophiante (nouvelle contribution). *Ann. de derm. et de syph.*, 1899, p. 925, avec une bibliographie complémentaire du mémoire précédent de 1898. — Du Castel et Lenglet, Porokératose de Mibelli. Hyperkératose centrifuge atrophiante de Respighi. Pseudo-lichen circiné porokératosique de Tommasoli. *Soc. franç. de dermat.*, février 1900. — A. Ducrey et E. Respighi, Les localisations de la porokératose sur la muqueuse buccale. Note préliminaire. *Ann. de dermatol. et de syph*, 1898. — Vittorio Mibelli, Ueber einen Fall von Porokeratosis mit Lokalisation im Munde und an der Glans. *Arch. für Dermat. und Syph.*, Bd. XLVII, Heft 1, 1899. — Voir en outre, pour la question des rapports qui peuvent exister entre les formes circinées du lichen plan et la porokératose ou hyperkératose excentrique, la communication fort intéressante de James Galloway à la Société dermat. de Londres, le 12 juin 1901. (*The British Journal of dermat.*, juillet 1901, p. 262.)

tuméfaction des téguments a diminué et que les lésions élémentaires ont repris leurs caractères distinctifs [1].

Les *variétés zoniformes du lichen plan* ont pu être confondues avec les *névrodermites chroniques circonscrites linéaires*, avec les *psoriasis en bandes*, avec les *nævi zoniformes*. On n'arrivera au diagnostic que par l'étude patiente et la recherche minutieuse de la lésion élémentaire primitive.

Les *localisations palmaires et plantaires* du lichen plan offrent, comme nous l'avons vu plus haut, un aspect assez spécial. Cependant on ne peut guère arriver à les diagnostiquer sûrement que grâce à la coexistence au poignet, ou sur un autre point du corps, d'un élément caractéristique.

Il n'en est pas tout à fait de même du *lichen plan de la muqueuse buccale*. Son aspect est tellement spécial qu'on doit le distinguer d'emblée des autres maladies « blanches » de la bouche, alors même qu'il n'y a pas encore un seul élément de lichen plan sur les téguments. D'ailleurs, comme nous l'avons dit plus haut, les manifestations buccales du lichen plan précèdent assez fréquemment de plusieurs mois l'apparition des manifestations cutanées.

Les *leucoplasies vraies des arthritiques*, des *fumeurs*, ont un tout autre aspect : il s'agit de plaques blanches nacrées, avec atrophie progressive des papilles, uniformes d'aspect, opaques, un peu mamelonnées, sans les tractus, les étoiles, les taches blanches pseudo-papuleuses du lichen plan de la muqueuse buccale.

Les *plaques leucoplasiques des verriers* sont grisâtres, craquelées, comme l'ont fait remarquer Dubreuilh et Frêche.

Nous avons vu en quoi la *porokératose* de Mibelli et de Respighi en diffère.

Les *plaques muqueuses* sont arrondies, inflammatoires, dépapillées, en prairie fauchée, ou sont d'un blanc grisâtre; elles coïncident toujours avec d'autres lésions spécifiques.

Les *leucoplasies symptomatiques de syphilis secondaire et tertiaire* s'en distinguent par l'uniformité d'aspect des lésions à la période secondaire, par des symptômes concomitants; aux périodes tertiaires, par l'infiltrat de la muqueuse sous-jacente, et souvent même du tissu lingual, ou par l'aspect scléreux, cicatriciel des régions atteintes.

B. Lichen plan obtusus type. — Le lichen plan obtusus ressemble beaucoup plus aux *syphilides papuleuses* que le lichen plan vrai. L'absence de collerette épidermique desquamative périphérique et l'existence de démangeaisons permettent de l'en différencier.

Le *xanthome* s'en distingue par ses localisations si particulières et par sa coloration jaunâtre; cependant, on sait que, dans certains cas, les éléments xanthomateux offrent une teinte rosée.

[1] Il y a toute une série d'éruptions circinées encore mal connues qui affectent surtout les extrémités, les doigts en particulier, et qui peuvent simuler le lichen plan circiné. Nous ne pouvons — vu les limites restreintes de cet ouvrage — entrer dans la discussion de ces faits. Nous renvoyons les personnes qui voudront les étudier à l'excellent mémoire de James Galloway, *British Journal of dermat.*, n° 128, vol. II, 1899, et au travail récent de Radcliffe Crocker; *Ibid.*, janvier 1902.

C. Lichen acuminatus. — *a.* Nous ne reviendrons pas ici sur tout ce que nous avons dit à propos de l'association des papules acuminées aux papules typiques du lichen plan chez un même sujet.

Nous avons vu que le lichen ruber acuminatus de Hebra, Kaposi et de la plupart des auteurs étrangers est notre *pityriasis rubra pilaris*, lequel n'a pour ainsi dire rien de commun avec le lichen plan. Cependant il arrive parfois que, dans le cours d'un pityriasis rubra pilaris typique, on observe des papules aplaties, jaunâtres, brillantes, assez analogues à celles du lichen plan. Ces cas sont réellement embarrassants; mais ce ne sont que de fort rares exceptions dans lesquelles un clinicien sagace recherchera les vestiges de l'élément primitif typique et s'appuiera sur les commémoratifs, sur l'existence ou sur l'absence de prurit, sur les localisations, etc., pour asseoir le diagnostic.

b. *Lichen ruber acuminatus neuroticus* d'Unna. — Cette forme nous paraît présenter d'assez grandes difficultés de diagnostic, à cause de son peu de précision. Nous avons cru observer plusieurs fois déjà cette dermatose; mais il nous est toujours resté un doute dans l'esprit. Cependant ses papules acuminées sèches, d'un rouge vif, extraordinairement prurigineuses, pouvant arriver par confluence à constituer des nappes rouges, son évolution relativement rapide, les phénomènes généraux dont elle s'accompagne, tous ces symptômes semblent imprimer à l'affection un aspect bien spécial.

Elle ressemble surtout à certaines formes d'*eczéma papuleux* à poussées suraiguës qui se développent chez certains névropathes à propos de grandes émotions ou de certaines toxémies. Nous sommes convaincus pour notre part que nombre de faits analogues à ceux qu'a décrits Unna ont été déjà observés sous le nom d'eczéma papuleux. D'autres ont été très probablement aussi étiquetés lichen *simplex aigu* par E. Vidal, prurigo *temporaire autotoxique* par Tommasoli, prurigo *simplex* par L. Brocq.

c. Le *lichen ruber acuminatus vrai de Neumann, de Neisser*, etc., doit-il être distingué du lichen ruber acuminatus neuroticus d'Unna? Cette question nous paraît des plus ardues à résoudre, ainsi que nous l'avons dit plus haut, et nous estimons que nous ne pouvons en donner une solution satisfaisante. Cependant, d'après certaines descriptions de Neisser, nous croyons que quelques-uns au moins des faits qu'il décrit comme étant des lichens ruber acuminatus distincts du pityriasis rubra pilaris sont comparables aux faits publiés par Unna. Par contre, il nous semble que certains autres faits, ceux de Neumann en particulier, seraient rangés en France dans le pityriasis rubra pilaris dont ils ne constituent probablement que des variétés.

D. Lichen plan atrophique. — Cette forme peut être confondue avec la *sclérodermie en plaques*, ou, pour mieux dire, avec certaines variétés d'*atrophies cutanées circonscrites* que l'on a décrites dans ces derniers temps. Ce diagnostic, parfois très difficile, sera fait par l'examen très attentif des lésions, par leur disposition en îlots lenticulaires, par l'existence de dépressions punctiformes à leur surface, et parfois, mais bien rarement, par la présence en un point quelconque du corps des papules caractéristiques du lichen plan.

[L. BROCQ.]

E. Lichen plan corné hypertrophique. — L'aspect de cette variété est tellement typique qu'il n'est guère possible d'hésiter sur ce diagnostic quand on en a déjà vu quelques cas. Jamais le *psoriasis*, même traumatisé, lichénifié, papillomatisé, comme il l'est quelquefois aux membres inférieurs, n'atteint l'épaisseur et l'induration du lichen hyperkératosique.

Le *lupus scléreux papillomateux* en diffère par son aspect, sa couleur, l'hypertrophie des papilles dermiques, les croûtes et les squames qui le recouvrent et qui ne ressemblent nullement à la desquamation grisâtre, adhérente, cornée, si caractéristique du lichen, par sa sensibilité si spéciale, par l'absence de prurit, par les petits abcès ou les ulcérations qui le compliquent.

La *sclérodermie en bandes* ou *en plaques* peut le simuler au premier abord, mais elle s'en distingue très vite, dès qu'on l'examine avec quelque attention, par sa consistance lardacée, sa surface unie, lisse, ivoirine, par l'anneau lilas périphérique.

Les *syphilides tertiaires papillomateuses* revêtent aussi parfois des aspects analogues; mais d'ordinaire leurs limites sont plus précises, plus nettement circinées, leur évolution est plus rapide; elles ne sont point prurigineuses; enfin, en cas de doute, le traitement antisyphilitique tranchera la question.

La dermatose qui peut le plus simuler le lichen corné, c'est la forme en plaques de la *névrodermite chronique circonscrite* ou *lichen simplex chronique d'E. Vidal* : mais l'aspect de la névrodermite chronique n'est vraiment pas le même que celui du lichen corné. On y voit une exagération des plis dermiques sous forme de quadrillages qui manque ici. Les squames y sont moins épaisses, moins stratifiées; la surface de la lésion n'est pas criblée de dépressions en forme de puits : la coloration des plaques et leurs localisations ne sont pas les mêmes dans les deux affections.

Étiologie. — Pathogénie. — Le lichen plan est une maladie de l'âge adulte; elle est relativement rare dans la première enfance et dans la vieillesse. Hallopeau et Compain [1] en ont décrit un cas chez un enfant de quinze mois, Kaposi chez un bébé de huit mois : nous en avons observé un disposé en traînées linéaires chez un nourrisson de quatre mois [2].

Il semble être sensiblement plus fréquent chez les hommes que chez les femmes.

D'après Hallopeau [3], certaines éruptions antérieures, telles que l'impétigo, pourraient en favoriser le développement.

On sait depuis longtemps que chez un sujet en puissance d'éruption de lichen plan tout traumatisme cutané, quelle qu'en soit la nature, crée un locus minoris resistentiæ des téguments au niveau duquel se produit l'érup-

(1) Hallopeau et Compain, Sur un cas de lichen de Wilson chez un enfant de quinze mois. *Annales de dermat. et de syph.*, p. 225, 1900.

(2) Voir le travail de T. Colcott Fox, Notes on lichen planus in infants. *The British Journal of dermat.*, n° 33, vol. III, p. 201, juillet 1891.

(3) Hallopeau et Trastour, Lichen plan et impetigo contagiosa. *Soc. franç. de derm. et de syph.*, 8 novembre 1900.

tion (1). Cette dermatose n'échappe pas, en effet, à cette loi générale qui gouverne en partie l'évolution des éruptions cutanées et muqueuses.

Elle semble se développer surtout chez des sujets névropathes, à la suite de violentes émotions, de chagrins, de préoccupations, en un mot de secousses nerveuses violentes, peut-être de l'exposition au froid (2). Parfois l'éruption s'accompagne de phénomènes nerveux divers tels que de l'insomnie, de l'agitation, des céphalées, etc. Elle se calme, et tend à disparaître dès que l'excitabilité nerveuse du malade cède à des moyens appropriés, et surtout dès que le prurit est moins intense.

Chez des arthritiques nous l'avons vue remplacer d'autres manifestations cutanées ou viscérales de leur arthritisme. Jacquet a signalé chez des sujets atteints de lichen plan et guéris par l'hydrothérapie des phénomènes de transfert nerveux sous l'influence perturbatrice de la douche : il a vu le zona, des douleurs névralgiques intercostales, des modifications psycho-physiologiques, etc., remplacer l'éruption de lichen plan.

Il semble donc que cette dermatose puisse être une des expressions morbides de l'arthritisme nerveux. Aussi la plupart des dermatologistes s'accordent-ils pour en faire une affection d'origine nerveuse, et les travaux de Colcott Fox, de Köbner (3), de Jacquet, de Lindetrem (4), etc., semblent avoir définitivement établi cette opinion (5).

Jacquet est l'auteur qui a le plus contribué à la mettre en valeur. Il pense que le lichen plan n'est qu'une variété de névrodermite. Pour lui, l'éruption est toujours secondaire au prurit et aux grattages : « Ce n'est pas la lésion cutanée qui est prurigineuse, c'est le prurit qui est prééruptif ».

Cet auteur a démontré que les douches sédatives du système nerveux constituent une médication des plus efficaces pour le lichen plan. Sous leur influence les démangeaisons se calment, le malade cesse de se gratter et l'éruption tend à disparaître (6).

Nous ne croyons pas cependant que la vérité absolue de ces idées soit tout à fait démontrée, et que l'éruption du lichen plan soit toujours purement et simplement une conséquence du grattage. Les papules de cette affection sont tellement bien définies, elles ont un aspect tellement pathognomonique que nous ne pouvons les considérer comme de simples produits de traumatismes incessants. Certes, nous savons bien que lorsqu'un sujet est en puissance de

(1) Jacquet a beaucoup insisté sur ce point dans ses travaux : c'est sa dermatographie *lichénienne*; voir plus haut.

(2) WHITFIELD, *The British Journal of dermatol.*, décembre 1900, p. 436.

(3) KÖBNER, Zur Pathologie des Lichen ruber. *Berliner klin. Woch.*, 1887.

(4) A. LINDETREM, Contribution à l'étude de l'étiologie du lichen ruber. *Nouvelle iconographie de la Salpêtrière*, mars 1898, p. 94.

(5) Pour l'exposé de cette pathogénie, voir HALLOPEAU, Du lichen de Wilson. *Semaine médicale*, 8 décembre 1897, p. 449.

(6) L. JACQUET, Nature et traitement du lichen de Wilson (contribution à l'étude des névrodermites). *Semaine méd.*, 1891, p. 508. — Ceux que cette question intéresse devront lire avec soin ce remarquable travail. — Voir aussi : JACQUET, Pelade et lichen. *Société franç. de dermat.*, 10 juin 1897.

lichen plan, et qu'il excorie ses téguments, l'excoriation peut être le point d'appel d'une éruption de papules de lichen plan : mais là n'est pas la question, car il en est de même pour les impétigos, pour les syphilides secondaires, et cependant il ne viendra à personne l'idée de soutenir que dans ces deux affections l'éruption est uniquement le résultat du traumatisme. La question, nous le répétons avec insistance, est de savoir si dans le lichen plan les papules sont toujours consécutives au prurit, puis au grattage, si elles ne sont que la conséquence de l'état névrosique du sujet, ou s'il ne s'agit pas d'une affection spéciale évoluant avec prédilection sur un terrain d'arthritique nerveux.

Or il y a des cas, peu nombreux il est vrai, dans lesquels l'éruption de lichen plan ne s'accompagne d'aucune démangeaison. En outre, il est possible que des sujets prédisposés au lichen plan aient des démangeaisons et se grattent sans voir survenir les papules caractéristiques. Nous avons déjà fait connaître l'histoire d'une malade atteinte de démangeaisons intolérables et d'une éruption généralisée de lichen plan qui guérit de son lichen sous l'influence d'une médication appropriée, mais qui vit bientôt reparaître toutes ses démangeaisons : or elle n'arriva par le grattage qu'à lichénifier ses téguments ; l'éruption de lichen plan typique ne reparut plus. Ce fait prouve que, pour avoir une éruption de lichen plan, il ne suffit pas d'être prédisposé à cette dermatose, puis de se gratter. Il y aurait donc deux éléments dans cette affection : 1° un élément névrosique constituant un excellent terrain pour le développement de la maladie ; élément qui fait rarement défaut, et qui est l'une des causes des prurits effroyables qu'éprouvent certains sujets ; 2° le lichen plan lui-même, affection qui se développe surtout sur le terrain précédent.

Enfin, ainsi que l'ont remarqué certains auteurs, R. Crocker [1] en particulier, il y a des cas de lichen plan subaigus ou chroniques qui surviennent chez des sujets en apparence sains, chez des adultes ou des enfants vigoureux chez lesquels le nervosisme ne peut entrer en ligne de compte.

On a été par suite amené à se demander si le lichen plan ne pourrait pas être une dermatose d'origine microbienne. Lassar a décrit dans les espaces lymphatiques et dans le tissu conjonctif des papules des bacilles, fins, courts, formant des amas zoogléiques : les recherches ultérieures n'ont pas confirmé cette découverte, et l'hypothèse de la nature microbienne du lichen plan semble être à l'heure actuelle à peu près universellement abandonnée.

Cependant nous avons vu des faits qui nous ont fortement troublés. Nous avons observé une jeune femme chez laquelle des plaques de lichen plan se sont développées pendant qu'elle soignait son mari atteint de cette affection depuis plusieurs mois. Chez une mère qui soignait sa fille atteinte d'un lichen plan des plus intenses, nous avons vu survenir au bout de quelque temps aux poignets des éléments typiques de cette affection.

[1] R. Crocker, *loc. cit.*, p. 430.

Ormerod a observé un cas de lichen plan chez un homme dont la mère et la sœur avaient du lichen plan.

Jadassohn [1] a relevé un certain nombre de faits analogues dus à Keyes, Hamacher, Lutsgarten, Ledermann, Heidingsfeld, etc., sous la rubrique « Familiärer Lichen planus ». Il est assez disposé à regarder cette affection comme une maladie infectieuse; il ne conclut pas cependant d'une manière ferme : il croit qu'il doit exister dans certaines familles une prédisposition au lichen plan. Certes il peut s'agir dans ces faits de simples coïncidences, comme le dit Jadassohn, de prédispositions; mais ils sont en tous cas assez extraordinaires, et ils méritent d'attirer l'attention des observateurs [2].

Mentionnons enfin : *a.* la *théorie dyscrasique* formulée par Leredde [3] qui a trouvé en quantité anormale des cellules éosinophiles dans le sang des malades atteints de lichen plan; *b.* celle de H.-G. Brooke [4] qui pense qu'il dépend de l'infection de l'économie par une toxine qui peut porter sur le système nerveux et le déprimer; il croit que cette dépression nerveuse qui est regardée par le malade comme la cause de la dermatose, n'en est en réalité que la première manifestation; *c.* l'étrange conception de Thurston G. Lusk pour lequel cette affection n'est qu'une syphilide d'origine héréditaire ou acquise [5].

Traitement. — Traitement général. — Les principes que nous avons posés en parlant du traitement du lichen des anciens auteurs sont applicables au lichen plan, puisque cette affection se développe surtout sur un terrain neuro-arthritique qu'il importe de modifier. Nous renvoyons le lecteur à cet article pour de plus amples détails sur le régime, le traitement de la nervosité et de l'arthritisme.

On surveillera donc l'alimentation des sujets en supprimant le café, le thé, les liqueurs, le vin pur, le champagne, les aliments fermentés, faisandés et de haut goût, etc.

Quand il s'agit d'éruptions fort intenses, compliquées d'urticaire ou d'accès de prurit donnant lieu à de véritables crises nerveuses, quand il y a surtout de l'albumine dans les urines, nous n'hésitons pas à exiger le régime lacté complet et nous obtenons ainsi des résultats relativement assez rapides.

On prescrira le calme intellectuel, le séjour à la campagne dans le repos absolu, au besoin même les hautes altitudes [6].

L. Jacquet a prouvé qu'on pouvait, dans beaucoup de cas, modifier des

(1) Jadassohn, Beiträge zur Kenntniss des Lichen nebst einigen Bemerkungen zur Arsentherapie. *Festschrift zu Ehren von Kaposi*, 1900. — Ormerod, *The British Journal of dermatology*, décembre 1900, p. 442.

(2) Voir pour plus de détails sur ce point : L. Brocq, *loc. cit. Revue gén. de clinique et de thérap.*, 3 avril 1897, p. 210-211, et le très intéressant mémoire de Morel-Lavallée, Sur la transmissibilité du lichen plan. *Annales de dermat. et de syph.*, 1900, p. 119.

(3) Leredde, Lichen plan bulleux, pathogénie de la maladie. *Semaine méd.*, 1895, p. 306.

(4) H. G. Brooke, *The British Journal of dermat.*, p. 435, 1900.

(5) Thurston G. Lusk, *Journal of cutan. and genito-urinary diseases*, mai 1901, p. 223.

(6) Quinquaud, *Soc. de dermat. et de syph.*, *Annales de dermat.*, 1891, p. 467.

éruptions rebelles de lichen plan chez des névropathes par la seule hydrothérapie chaude sédative, sans instituer d'autre médication ni interne, ni externe.

Il a employé pour cela des douches tièdes à la température de 35 degrés centigrades, l'eau étant projetée au moyen d'une grosse pomme d'arrosoir à fort débit, de façon à mouiller pour ainsi dire tout le corps à la fois. Il ne faut pas qu'il y ait de percussion énergique, et, par suite, on doit se servir de pressions faibles. La durée de la douche varie de deux à cinq minutes; il ne faut pas la prolonger trop longtemps, car on produit alors une sensation de fatigue exagérée qui réagit en mal sur le système nerveux. Les règles que nous venons de poser ne présentent d'ailleurs rien d'absolu, et, quand on utilise ce procédé, on doit l'adapter à chaque cas particulier : c'est ainsi que, suivant les susceptibilités individuelles, la température de l'eau variera de 34 à 38 degrés; on sera parfois obligé de terminer par un jet froid fort court; on donnera la douche avec le jet brisé ou avec la pomme d'arrosoir; on en variera la durée suivant la résistance nerveuse du sujet. Il faut que le malade éprouve une impression agréable comme température, et que l'on arrive à calmer le système nerveux; aussi a-t-on donné à ces douches le nom de *douches sédatives* (1).

Ce moyen est vraiment excellent dans les cas de lichen plan qui s'accompagnent de prurit intense et qui se sont développés chez des sujets éminemment impressionnables. Cependant il ne réussit pas toujours; et, objection fort grave, il est difficile à appliquer et nécessite une installation fort coûteuse.

Nous ne pouvons dire encore, d'une manière précise, quel est l'effet des diverses électricités sur le lichen plan.

D'après l'École de Vienne, l'arsenic constituerait un véritable spécifique du lichen plan. Chez les enfants, Kaposi donne la liqueur de Fowler, en commençant par 2 gouttes par jour pour élever progressivement les doses. Chez les adultes, il prescrit les injections sous-cutanées de liqueur de Fowler ou les pilules asiatiques, en commençant par 3 pilules par jour, puis en augmentant tous les quatre ou cinq jours d'une pilule jusqu'à 8 ou 10 par jour; on continue à donner cette dose de médicament jusqu'à ce que l'éruption ait disparu, puis on descend jusqu'à 6 pilules, dose à laquelle on maintient le malade pendant trois ou quatre mois à partir du moment de la guérison apparente. Pendant les premières périodes du traitement arsenical, il se produit encore de nouvelles poussées assez fortes, tandis que les efflorescences anciennes ne subissent qu'un travail fort léger de régression. A mesure que l'on avance dans la médication, les poussées deviennent de plus en plus rares et insignifiantes, et les éléments anciens rétrocèdent de plus en plus. Mais il faut d'ordinaire plusieurs mois pour obtenir ces résultats.

(1) L. JACQUET, Nature et traitement du lichen de Wilson. Contribution à l'étude des névrodermites. *Semaine méd.*, 30 décembre 1891, p. 508, et *Bull. de la Soc. de dermat. et de syph.*, 1891, p. 380, 416, 448, et 1892, p. 27. — P. MATERNE, Traitement du lichen plan par l'hydrothérapie. *Annales de dermatol. et de syphil.*, 1892, p. 693. — Cas déjà cité de PAGE, *Annales de dermat. et de syph.*, 1893, p. 171.

Quand on emploie dès doses massives d'arsenic dès le début, on peut, ainsi que nous l'avons observé nous-mêmes après Kaposi, obtenir des disparitions rapides de l'éruption, en deux ou quatre semaines par exemple, mais c'est presque toujours aux dépens de la santé générale.

La méthode de beaucoup la plus efficace consiste à faire tous les jours ou tous les deux jours une injection intra-musculaire, dans les lombes ou dans les fesses, de liqueur de Fowler (de 2 à 10 gouttes par injection), ou de solution d'arséniate de soude graduée à 1 milligramme par goutte, soit 2 centigrammes d'arséniate de soude par gramme; on en injecte de 2 à 10 gouttes chaque fois.

Cette dose doit varier suivant l'âge, le poids des sujets, suivant leur tolérance pour le médicament. Il est à peine besoin d'ajouter que ces injections doivent être faites aux lieux d'élection habituels, fesses et lombes, et que l'on doit prendre toutes les précautions d'asepsie rigoureuse qui sont actuellement en honneur.

Jadassohn [1] a fait des injections intra-veineuses de solutions arsenicales : elles ont été bien supportées, n'ont pas été douloureuses, mais elles ne lui ont pas paru sensiblement supérieures à la méthode stomacale.

Nous avons l'habitude de prescrire à nos malades une solution contenant 20 centigrammes d'arséniate de soude pour 50 grammes d'eau distillée de laurier-cerise et 450 grammes d'eau distillée; chaque cuillerée à café de cette solution contient 2 milligrammes d'arséniate de soude. Nous en donnons, pour commencer, deux cuillerées à café par jour, une à chaque repas. Nous faisons augmenter d'une cuillerée à café par jour jusqu'à ce que le malade en prenne de six à dix par jour, suivant sa tolérance. Nous avons pu faire supporter avec succès cette médication à des albuminuriques et à des dyspeptiques en les soumettant en même temps au régime lacté complet ou presque complet. Cependant nous croyons que lorsque les malades ont pris les fortes doses dont nous venons de parler pendant quatre à six semaines, il est bon de diminuer graduellement le médicament, de le supprimer pendant dix à quinze jours, puis de le faire reprendre en commençant par des doses minimes que l'on élève peu à peu comme nous l'avons indiqué plus haut. On procède ainsi par périodes successives. C'est évidemment une méthode moins active que celle de Hebra-Kaposi, mais elle nous paraît faire courir moins de risques au malade au point de vue des accidents toujours possibles d'arsenicisme.

On a signalé, en effet, de l'hyperkératose palmaire et plantaire, et, pour notre part, nous en avons observé des cas incontestables. Jadassohn [2] a vu se produire des paresthésies, des rougeurs diffuses et livides autour des plaques, du zona, des vésicules, etc.

Un des inconvénients les plus fréquents du traitement du lichen plan par l'arsenic est de favoriser singulièrement le développement de la pigmentation

[1] Jadassohn, Beiträge zur Kenntniss des Lichen, nebst einigen Bemerkungen zur Arsentherapie. *Festschrift Kaposi*, 1900.

[2] Jadassohn, *loc. cit.*

qui succède si souvent aux éruptions lichéniennes. Nous avons constaté ce fait, et il a été signalé par de nombreux auteurs.

Lorsqu'une dose donnée d'arsenic provoque des accidents, il faut interrompre la médication pendant un certain temps; puis, quand l'équilibre est rétabli, on peut la reprendre; mais il ne faut plus atteindre désormais les doses qui ont déterminé l'apparition des effets nuisibles.

Dans ces derniers temps on a proposé de remplacer l'arsenic par l'acide cacodylique et par son composé le cacodylate de soude. Rille a traité avec un certain succès trois cas de lichen plan par des injections sous-cutanées de cacodylate de soude.

En Angleterre, l'administration de l'arsenic dans le lichen plan a été très fortement battue en brèche dans ces derniers temps. Malcolm Morris [1] ne le prescrit jamais dans les cas graves, car il l'a vu toujours produire alors de mauvais effets. Il donne ou l'antimoine à petites doses, ou le bi-iodure de mercure. Pringle [2] déclare, lui aussi, que l'arsenic est pernicieux dans les formes aiguës de la maladie.

Il est certain qu'il n'est pas indispensable de donner de l'arsenic pour guérir le lichen plan. Comme la plupart des praticiens, nous avons observé des cas dans lesquels l'éruption a totalement disparu sans que le malade ait jamais fait usage de cette substance, et nous devons rappeler que notre regretté maître, E. Vidal, refusait énergiquement de la prescrire dans le lichen plan qu'il ne traitait que par des applications locales de glycérolé tartrique. Cependant l'arsenic nous a paru utile dans certaines formes torpides et rebelles de cette affection. Nous le croyons beaucoup moins efficace, peut-être même nuisible dans les formes suraiguës; et, sur ce point, nous nous rapprochons beaucoup de l'opinion des médecins anglais.

Parmi les autres substances qui ont été préconisées contre le lichen plan à l'intérieur, citons le bichlorure de mercure, qu'a recommandé Liveing, et que T. G. Lusk a employé avec le plus grand succès [3]; le tartrate d'antimoine et de potasse que donnent J. Hutchinson et Allan Jamieson; les diurétiques, les acides minéraux et la noix vomique, excellents d'après Tilbury Fox, etc.

L'antipyrine a donné à Blaschko et à Pringle des résultats inespérés contre le prurit; mais l'action de ce médicament est particulièrement variable suivant les personnes; nous avons vérifié que, lorsqu'il est supporté et convenablement donné une heure avant la venue probable des crises de prurit, il peut les supprimer.

Dans les cas particulièrement rebelles compliqués d'urticaire et de prurit intolérable, lorsqu'on ne peut avoir recours à l'hydrothérapie, on est autorisé à employer les médications ordinaires des prurits, acide phénique, belladone,

(1) Malcolm Morris, *The British Journal of dermat.*, décembre 1900, p. 430.

(2) Pringle, *Eod. loco*, p. 440.

(3) Thurston G. Lusk, Mercury in the treatment of lichen planus. Report of seventeen cases. Disease regarded as a syphilide. *Journal of cutaneous and genito-urinary diseases*, mai 1901, p. 223.

acide cyanhydrique, gelsémine, cannabine, solanine, pilocarpine, etc. Peut-être pourrait-on aussi administrer à l'intérieur l'acide lactique que du Castel recommande dans la plupart des dermatoses prurigineuses [1]. Stowers conseille, dans ces cas, de n'employer qu'une médication purement sédative du système nerveux et de recourir même aux bromures [2].

La station thermale qui semble être le plus particulièrement indiquée dans le lichen plan est la Bourboule, dont les eaux sont arsenicales bicarbonatées chlorurées. Les eaux de Saint-Christau, d'après P. Bénard, donnent souvent de bons résultats dans les lichens cornés et dans les manifestations buccales du lichen plan [3].

Quand l'état du système nerveux est mauvais, on peut envoyer les malades aux sources sédatives de Néris, Bagnères-de-Bigorre, Bains, Luxeuil, Ragatz, Schlangenbad, etc. [4].

Traitement local. — A. *Lichen plan.* — Dans beaucoup de cas de légère ou de moyenne intensité le traitement local seul peut suffire à faire disparaître une éruption de lichen plan. Mais, toutes les fois qu'on le peut, il vaut mieux employer simultanément les deux médications interne et externe, car il semble que l'on obtienne ainsi des résultats beaucoup plus rapides.

Les topiques qui nous ont paru avoir le plus d'efficacité contre le lichen plan sont les préparations hydrargyriques. Nous ne connaissons rien de plus énergique que l'emplâtre de Vigo cum mercurio, ou l'emplâtre hydrargyrique de Unna : on les applique en bandelettes imbriquées sur les points les plus malades; on les change toutes les vingt-quatre heures, nettoyant chaque fois la peau avec de la vaseline ou du cold-cream frais ou de l'éther, puis du savon au sublimé et de l'eau chaude : en quinze ou vingt jours, parfois même en huit jours, on obtient la disparition de l'éruption. Les inconvénients de cette médication sont : 1° l'impossibilité de la faire supporter par beaucoup de malades dont la peau s'irrite; 2° l'impossibilité de recouvrir de vastes surfaces avec ces topiques, car ils peuvent provoquer des accidents graves d'intoxication.

Aussi faut-il n'employer les emplâtres qu'au niveau des points les plus atteints; d'ailleurs, si la peau s'enflamme à la suite de leur application, on les remplace par l'emplâtre au calomel, ou par l'emplâtre rouge d'E. Vidal (minium 2gr,50, cinabre 1gr,50, diachylon 26 grammes), préparations beaucoup moins irritantes que le vigo.

Partout où l'on ne met pas d'emplâtres, ou bien lorsqu'on ne peut pas s'en servir, on fait des onctions avec de la pommade au calomel au 20e ou au 10e, ou bien avec de la pommade à l'oxyde jaune d'hydrargyre au 30e ou au 20e.

On peut compléter cette médication locale hydrargyrique par des lotions

(1) Du Castel, Action bienfaisante de l'acide lactique dans quelques dermatoses prurigineuses. *Revue gén. de clinique et de thérap.*, 13 mai 1899, p. 297.

(2) Stowers, *The British Journal of dermat.*, décembre 1900, p. 442.

(3) P. Bénard, *Annales d'hydrologie*, 1899.

(4) Voir pour plus de détails le traitement des lichens des anciens auteurs.

faites matin et soir avec une solution de sublimé au 500e ou au 1000e aussi chaude que possible : on agit ainsi contre le prurit.

Mais il faut bien savoir qu'il y a beaucoup de sujets qui ne supportent pas les applications de préparations mercurielles : ils ont ou bien des éruptions artificielles, ou bien, ce qui est encore plus fréquent, des accidents rapides d'intoxication. On est alors obligé de recourir à d'autres topiques.

C'est pour ces motifs que nous ne prescrivons d'ordinaire les pommades à l'oxyde jaune ou au calomel que pendant le jour : pendant la nuit nous faisons appliquer une pommade phéniquée pure ou mentholée, ou bien encore une préparation à laquelle nous avons donné le nom de pommade aux trois acides et que nous formulons ainsi :

Acide phénique	1	gramme.
Acide salicylique	2	grammes.
Acide tartrique	3	—
Glycérolé d'amidon à la glycérine neutre pure (de Price)	74	—

(Augmenter ou diminuer dans cette pommade les doses de glycérolé suivant les effets produits).

Ces topiques ont le grand avantage de calmer les démangeaisons.

E. Vidal croyait que le glycérolé tartrique était un véritable spécifique contre le lichen plan : il avait l'habitude de prescrire comme unique médication contre cette affection des onctions matin et soir avec son glycérolé tartrique, lequel contient un gramme d'acide tartrique, pour 20 grammes de glycérolé d'amidon à la glycérine neutre pure de Price.

Si les préparations hydrargyriques ne peuvent pas du tout être supportées, soit parce qu'elles causent des accidents généraux d'intoxication, soit parce qu'elles irritent les téguments, nous avons recours aux emplâtres à l'acide salicylique, à l'acide pyrogallique, à l'acide pyrogallique salicylé, ou bien aux pommades phéniquées, salicylées, tartriques que nous venons d'indiquer, ou bien aux pommades au goudron, au naphtol, à l'acide pyrogallique, salicylées ou non.

Unna conseille de faire des applications simultanées de sublimé, et d'acide phénique en employant la formule suivante : sublimé 1 gramme, acide phénique 20 grammes, excipient 500 grammes ; quand il n'y a que quelques papules, il les traite par des préparations fortes de chrysarobine, par des collodions au biiodure d'hydrargyre, au sublimé, à l'acide salicylique, par des traumaticines ou par des emplâtres appropriés renfermant par exemple de l'arsenic ou du mercure.

Lassar et van Dort sont allés jusqu'à recommander de toucher légèrement le sommet de chaque papule avec une pointe fine d'électro-cautère : on se contente ensuite de poudrer avec une poudre inerte.

Le lichen plan de la langue se traite par l'arsenic à l'intérieur, par des badigeons quotidiens ou biquotidiens avec la liqueur de van Swieten, par l'hygiène buccale que l'on conseille aux leucoplasiques, enfin, quand c'est possible, par une saison à Saint-Christau.

Hallopeau et Villaret [1] ont proposé tout récemment de traiter le lichen plan par des applications de compresses imprégnées d'une solution de permanganate de potasse au 50e, maintenues chaque jour pendant un quart d'heure. Quelques expériences de contrôle que nous avons instituées nous ont paru prouver l'efficacité de cette méthode.

Dans le lichen plan à marche aiguë et rapidement extensive, s'accompagnant d'une vive réaction inflammatoire, les topiques précédents peuvent ne pas être tolérés. On n'emploie alors que des moyens calmants jusqu'à ce que la période aiguë soit passée. On se sert de lotions émollientes, de décoction de têtes de camomille, d'eau de son, de bains d'amidon ou de gélatine, de pommade à l'oxyde de zinc, d'axonge fraîche, etc. Puis, dès que c'est possible, on a recours à la médication active que nous venons de mentionner.

B. C. *Lichen obtusus, acuminatus.* — C'est surtout dans ces formes que Unna recommande d'employer son mélange d'acide phénique et de sublimé.

D. *Lichen plan atrophique.* — Nous ne voyons guère à conseiller au point de vue local dans ce cas que des applications hydrargyriques, emplâtres ou pommades appropriées à la susceptibilité des téguments.

E. *Lichen plan corné hypertrophique.* — Le lichen plan corné hypertrophique est fort difficile à modifier : il faut d'abord décaper les parties malades par des savonnages vigoureux pour lesquels on se sert de savon mou de potasse, de savon ponce, de savon de goudron. On peut aussi employer pour cela des emplâtres au savon noir pur ou additionné d'acide salicylique; parfois il est utile de ramollir les couches cornées avec des cataplasmes, puis de racler avec une curette. Quand les plaques sont décapées, on applique des emplâtres de Vigo, des emplâtres à l'acide salicylique, à l'acide pyrogallique, à l'acide chrysophanique, ou des pommades à la résorcine, à l'ichthyol, à l'acide pyrogallique ou à la chrysarobine. Lailler a obtenu de bons résultats avec des badigeons de teinture d'iode. Bénard a pu modifier heureusement trois cas de cette affection par des pulvérisations locales faites avec la douche tamisée de Saint-Christau [2].

LIODERMIE. — Étym. : λεῖος, lisse et Δερμα, peau.

Synonyme de *Xeroderma pigmentosum.*
Voir l'article : *Xeroderma.*

LIOMYOME. — Étym. : λεῖος, lisse et μῦς, μυός, muscle.

Tumeur formée de tissu musculaire lisse.
Voir l'article : *Tumeurs.*

(1) HALLOPEAU et VILLARET, Traitement du lichen de Wilson par les applications quotidiennes d'une solution de permanganate de potasse au cinquantième. *Soc. franç. de derm. et de syph.*, 4 juillet 1901.

(2) P. BÉNARD, La douche tamisée de Saint-Christau dans le lichen corné et quelques autres dermatoses localisées rebelles. *Annales d'hydrologie*, 1899.

[L. BROCQ.]

LIPOME. — Étym. : λίπος, graisse.

Tumeur formée de tissu adipeux.
Voir l'article : *Tumeurs.*

LIVEDO. — Étym. : *livedo :* tache bleue, trace de coup.

On donne ce nom à certaines hyperémies passives de la peau.
Voir l'article : *Vaso-moteurs.* (*Troubles vaso-moteurs.*)

LUPUS. — Voir l'article ci-après.

LUPUS.

Par **LENGLET**

LUPUS

PRÉAMBULE

Étym. : *lupus*, loup, à cause sans doute, de l'action *rongeante* de la dermatose.

Les anciens ont employé le mot *lupus* pour désigner des affections rongeantes et ulcéreuses de nature diverse. Ce nom ne saurait signifier, comme l'ont écrit quelques auteurs, que ces affections donnent au visage « figure de loup » par les mutilations qu'elles causent. Tous les synonymes anciens définissent et caractérisent cette tendance au délabrement des parties envahies, tous sont inspirés par la comparaison des méfaits du lupus avec ceux des animaux qui rongent ou dévorent. Tel est « le mal rampant qui ronge » l'εσθιόμενος ἕρπες d'Hippocrate et de Galien; tel, « l'ulcère malin de Celse » θηρίωμα, mot dont le radical, θηριόω, implique l'idée de rendre féroce ou d'ulcérer. Les Arabes ont une expression non moins significative que leurs traducteurs ont rendue par les mots « formica corrosiva, ambulativa ». Plus près de nous, la « papula fera » d'Haffenreffer et la « dartre rongeante » des Français et des Allemands, ne laissent aucun doute sur l'origine et la signification du mot lupus.

Après Willan, l'analyse minutieuse des lésions élémentaires fit tomber les barrières qui séparaient avant lui, les affections ulcéreuses dont la lésion première est le tubercule, des affections qui ont à leur origine la même lésion, mais qui évoluent sans ulcération; par là même les ulcérations qui procèdent de lésions élémentaires dissemblables se trouvaient séparées. Le mot lupus fut appliqué par lui à l'une des dermatoses dont le tubercule était la caractéristique élémentaire, quelle que fût d'ailleurs l'évolution finale de ce tubercule. Ce terme était donc appelé à n'être bientôt plus qu'une sorte de qualificatif conventionnel fort éloigné de sa signification primitive : le lupus n'était plus seulement une dermatose ulcéreuse et rongeante, c'était l'une des affections de l'ordre des tubercules de Willan et dans le cadre de cette maladie rentraient aussi bien le lupus non exedens, le lupus hypertrophiant, que le lupus exedens. L'acception du terme avait changé, il cessait de désigner indifféremment les ulcères les plus variés, et l'on continuait à l'employer dans un sens strictement dermatologique qui en étendait la portée.

Cette nouvelle classification paraissait cependant trop étroite aux auteurs français et Biett, ainsi que ses élèves Schedel et Cazenave, bien que l'acceptant dans son ensemble, croyaient cependant devoir accorder au lupus une place particulière hors des sept ordres primitifs de Willan. « Quant à certaines maladies, écrivent Schedel et Cazenave [1],... elles ne peuvent cadrer, pour la plupart, avec aucune des sections (de Willan), soit parce que leurs lésions élémentaires ne peuvent se rattacher à aucune des précédentes, soit parce qu'elles se développent sous une influence spéciale, et avec des symptômes *sui generis;* aussi avons-nous préféré en faire autant de descriptions séparées. »

Le groupe du lupus est resté en France ce que Biett et Cazenave l'avaient fait, mais la dermatologie française en a précisé et affirmé les traits et les particularités, tandis que les dermatologues étrangers méconnaissaient les rapports de la dermatose de Willan et de celle de Cazenave, parce qu'ils niaient ou ignoraient cette « influence spéciale » présidant à leur développement, dont parle Cazenave.

Le tableau du *lupus qui détruit en surface* de Biett, avait été porté à un si haut point de perfection par Cazenave qui l'avait nommé *lupus érythémateux*, que cette dermatose fut, dans la suite, connue dans toutes les langues sous le nom de lupus de Cazenave; mais alors que les étrangers employaient la dénomination proposée par cet auteur, ils se refusaient à reconnaître l'unité de nature qui avait fait donner, en France, aux deux dermatoses de Willan et de Cazenave l'appellation générique de Lupus. Il s'ensuit que ce que la dermatologie française unissait par une puissante analyse et par la nette aperception de la parenté de nature, était désuni par les dermatologues étrangers, qui regardaient les deux processus comme complètement différents dans leur nature intime.

Il en est résulté que Kaposi a décrit le lupus érythémateux parmi les atrophies cutanées, le lupus vulgaire parmi les infections. Unna, convaincu que le lupus érythémateux n'est pas un lupus, puisque le lupus doit être considéré comme une tuberculose de la peau, propose de classer la dermatose de Cazenave parmi les atrophies cutanées dans la classe des ulérythèmes. Le plus grand nombre des auteurs anglais se sert de l'expression « lupus érythémateux » comme d'un terme que l'on conserve parce qu'il a acquis droit de cité par priorité, mais ils ne voient entre les deux affections lupiques qu'une parenté incertaine ou nulle.

Le groupe lupus est donc fictif si l'on ne le comprend pas comme on l'a fait en France depuis Biett et comme nous le comprendrons dans cet article.

La conception française du lupus s'écarte nettement de la conception étrangère et la division s'accentue à mesure que l'on trouve en France des raisons de conserver son unité au groupe Lupus, tandis qu'on en croit trouver à l'étranger de la lui dénier.

L'opinion étrangère avait d'abord gagné chez nous quelque terrain, qu'elle eût conservé sans doute, si, par sa forte observation, Ernest Besnier ne se fût appliqué à fonder sur de nouvelles assises la preuve de l'unité pathogénique des lupus. C'est dans les rapports du lupus vulgaire et plus encore du lupus érythémateux avec la tuberculose viscérale qu'Ernest Besnier crut trouver la

[1] SCHEDEL et CAZENAVE, *Abrégé pratique des maladies de la peau*. Paris, 1847.

preuve de la parenté des deux dermatoses de Willan et de Cazenave. Il n'a cessé d'affirmer leurs étroites relations avec la tuberculose.

Donc, en France, la plupart des dermatologues admettent qu'il existe d'étroites relations pathogéniques entre le lupus vulgaire et le lupus érythémateux. A l'étranger, au contraire, la grande majorité des auteurs considère le lupus érythémateux comme étant un érythème atrophique de nature tout à fait spéciale quoique inconnue, tandis qu'ils reconnaissent au lupus vulgaire une origine tuberculeuse.

LUPUS VULGAIRE

DÉFINITION

Le lupus vulgaire est un des processus cliniques de la tuberculose de la peau, apparaissant très souvent pendant la première jeunesse. Il est caractérisé, dans sa lésion élémentaire, par un nodule plan ou par un tubercule saillant, isolés ou formant par la confluence d'éléments semblables des lésions planes, étendues, ou des néoplasmes élevés, ulcérés ou non ulcérés, dont le siège le plus commun est le visage et les muqueuses voisines, mais qui peuvent se rencontrer en tout autre point de la peau et des muqueuses. Il est rebelle à la thérapeutique, et son évolution est d'ordinaire lentement extensive. Au point de vue histologique, c'est une néoplasie formée par une série de follicules tuberculeux intra-dermiques, plus ou moins bien limités, envoyant souvent des prolongements dans les espaces lymphatiques.

L'aspect élémentaire du lupus vulgaire, la lenteur remarquable d'évolution de ses lésions, leur résistance au traitement sont les caractères cliniques qui contribuent le plus à lui assurer une place spéciale parmi les tuberculoses cutanées.

L'apparente bonne santé du plus grand nombre des malades qu'il affecte lui donne une allure qui le différencie des autres formes de la tuberculose. Aussi ne doit-on pas s'étonner qu'il se soit trouvé des observateurs sagaces qui ont refusé d'admettre son origine bacillaire jusqu'au jour où la preuve expérimentale en a été faite. Aujourd'hui encore, il existe pour certains chercheurs, des doutes sur l'identité du parasite du lupus et du bacille de Koch (1). Sans vouloir insister sur ce dernier fait, il convient cependant de remarquer qu'il y a une disproportion évidente entre l'étendue, la profondeur, la ténacité, la tendance néoformatrice ou destructive des lésions et le petit nombre de bacilles. Nous devons donc nous contenter de dire qu'il reste beaucoup de points à élucider dans la physiologie pathologique de cette dermatose tuberculeuse.

(1) HIMMEL, Des rapports du lupus et de la tuberculose. *Thèse de Kazan*, 1900.

HISTORIQUE

Il y a dans l'histoire du lupus vulgaire *trois périodes* : l'une toute de confusion s'étend des origines de la médecine, au commencement du XIXe siècle; elle n'est marquée par aucune tentative de classification rationnelle en dehors de celle de Lorry.

La seconde appartient à l'ère des grandes classifications dermatologiques. Au cours de cette période, le lupus, considéré comme le comprendra plus tard Bazin, fut analysé magistralement par Willan, qui le rangea dans son VIIe ordre : des tubercules. L'étude élémentaire était dès lors faite, il restait à préciser la nature des divers tubercules et parmi eux de ceux qui pouvaient s'accommoder du nom de lupus. C'est à fixer cette étiologie que s'attachèrent, sans parvenir à l'établir scientifiquement, les observateurs de cette seconde période.

La troisième période est ouverte aujourd'hui encore. Elle commence aux environs de 1880. Le lupus, dont la lésion élémentaire est devenue d'une précision parfaite, est reconnu d'origine tuberculeuse, et du même coup les syphilides lupiformes cessent de pouvoir être décrites près de lui, comme le faisait Bazin, sans ignorer leur nature.

A. Première période. — Jusqu'à Lorry, le terme lupus s'emploie indistinctement pour désigner des ulcérations térébrantes, à marche lente et progressive, rebelles à la thérapeutique, qui siègent le plus souvent aux membres inférieurs. Cependant cette appellation aurait eu, d'après Dauvergne, un sens plus précis dans la bouche de Guillaume de Salicet, 1270. « L'herpès esthioménos, dit-il, apparaît en manière de ung pois avec dureté au lieu et chaleur; il augmente et croît continuellement petit à petit en multipliant. Il procède toujours et chemine en corrodant jusqu'à ce qu'il ait modifié les tissus et pour l'amour de sa déambulation, il est appelé vulgairement hérisipèle lupasine. » Les noms les plus divers ont été appliqués tour à tour jusqu'à ce siècle aux affections avec lesquelles on le confondait. Les lésions variqueuses, syphilitiques et tuberculeuses ont indifféremment porté le même nom, d'après leurs allures. Mais c'est en général le tableau de l'herpès esthiomène qui paraît le mieux s'adapter au lupus, tel que nous l'entendons, bien qu'il soit facile de se rendre compte, en lisant Lorry, que les noms d'herpes phlyctenosus et d'herpes phagedenicus ont servi à le désigner. Beaucoup de traits précis de la description fournie par cet auteur font reconnaître cependant que le jour se faisait peu à peu dans les esprits, et l'on peut regarder Lorry(1) comme l'un

(1) « Ubi vero herpesille (herpes rodens) rapiditate decursus cutis asperitate notabili et multiplicatione rhagadum sese spectabilem fecit, ita ut altius infligat plagas et rosione ingenti circumserpat, dicitur εσθιόμενος, seu rodens, a miliari (herpete) differens quod evidentes papulos non proferat, a phagedenica, seu phlyctenode, quod non intima cutis inurat et ulceris crustosi formam non proferat.... At ex omnibus herpetibus *is est qui plurimum invehitur in faciem et vultum sexui* adeo dilectum *deturpat frequentius.* » (Lorry, *Tractatus de morbis cutaneis*. Paris, MDCCLXXVII.)

des précurseurs qui ont été le plus près de la vérité. Sa description, par beaucoup de points, prouve la netteté de sa vision clinique.

Les tendances de l'herpès esthiomène à favoriser les stases lymphatiques lui étaient connues. Il regardait l'éléphantiasis comme une des conséquences possibles de cette affection.

Préoccupé de classer les herpès qu'il décrit, d'après leur pathogénie, il admet comme principales causes : l'hérédité, la contagion, en particulier la contagion syphilitique; l'influence des agents extérieurs; les poisons du sang, la scrofule; il regarde toutefois l'action de celle-ci comme limitée à des cas peu nombreux.

B. Deuxième période. — L'heure n'était évidemment pas venue pour une classification pathogénique, et la simple classification morphologique de Willan (1) devait rendre à la dermatologie et à la définition du genre lupus en particulier, de beaucoup plus grands services. Par la détermination exacte du lupus, Willan put reconnaître et suivre l'affection à ses diverses phases. Il sut ainsi la distinguer à la période ulcérative des lésions qui la simulent, du cancer en particulier. Le nodule, le tubercule lupique est resté le critérium du lupus; aussi s'explique-t-on que les diverses écoles dermatologiques se soient, depuis lors, accordées à désigner le lupus vulgaire, sous le nom de lupus de Willan.

Bateman (2) n'a rien ajouté à ce que Willan avait fait connaître du lupus, les quelques mots par lesquels il le signale dans son ouvrage, sont d'une très grande imprécision. Il le regarde comme une affection d'aspect analogue à celui du cancroïde, ou à celui d'autres lésions de l'ordre des tubercules, qui se développent lentement, et affectent principalement la face, les joues, le nez, les paupières, le front, les lèvres, quelquefois d'autres parties du corps. La cicatrice à laquelle il donne lieu est, dit-il, profonde et difforme.

Alibert (3) reprend la dénomination d'esthiomène pour désigner le lupus. Il en décrit deux variétés : l'esthiomène perforant ou térébrant, l'esthiomène serpigineux. La première variété est, sans aucun doute, le lupus vulgaire. Quant à la seconde, elle se rapproche par quelques côtés de l'érythème centrifuge de Biett : elle déforme sans ronger, laisse derrière elle de vastes surfaces cicatricielles; « souvent, on s'imaginerait que la peau a été vivement échaudée par des aspersions d'eau bouillante... Cette espèce se tient surtout dans les superficies ». Il eut le premier le mérite d'affirmer la nature scrofuleuse de la maladie; mais il paraît avoir admis la syphilis comme une des causes habituelles (4).

Rayer (5) en cette matière, comme en beaucoup d'autres, observe, avec une précision remarquable; il signale l'existence du lupus des membres; il regarde

(1) Willan, *Description and treatment of cutaneous diseases*, 1798, 1814.

(2) Bateman, *Abrégé pratique des maladies de la peau*. Trad. Bertrand. Paris, 1820.

(3) Alibert, *Monographie des dermatoses*. Paris, 1832.

(4) « C'est dans une existence déjà empoisonnée par quelque vice héréditaire que l'esthiomène prend naissance.... une sorte d'idiosyncrasie scrofuleuse se décèle presque toujours chez les individus atteints de cette funeste maladie. »

(5) Rayer, *Traité théorique et pratique des maladies de la peau*. Paris, 1826.

le lupus comme une affection idiopathique; il reconnaît la complication par l'épithélioma. Enfin, il établit la distinction de l'ulcère scrofuleux et du lupus.

On voit que peu à peu se précisent les caractères du lupus; chacun ajoute quelque notion nouvelle aux notions acquises. Dès cette époque, 1820, Biett a différencié une nouvelle affection cutanée, qui correspond à l'erythema læve de Bateman; il ne la regarde pas tout d'abord comme un lupus, il en fait sous le nom d'érythème centrifuge, une dermatose spéciale; en même temps, il décrit au lupus deux nouvelles variétés : le lupus qui détruit en surface, le lupus avec hypertrophie. En séparant ainsi deux dermatoses qui ont été rapprochées depuis, sous le même nom de lupus érythémateux : l'érythème centrifuge et le lupus qui détruit en surface, Biett était d'accord avec la clinique, et de nos jours encore, Brocq se fondant sur de profondes différences d'évolution, persiste à regarder ces deux formes d'érythème centrifuge et de lupus érythémateux fixe, comme profondément distinctes dans leur marche et peut-être dans leur nature. Quoi qu'il en soit, Biett avait rapproché, comme le fait Brocq, le lupus qui détruit en surface, qui est le lupus érythémateux fixe de Brocq, du lupus vulgaire. Il avait décrit le lupus avec hypertrophie et la description qu'il en donne est encore applicable aux formes de lupus du visage avec état éléphantiasique (¹).

Tous les auteurs de cette époque, malgré la précision croissante de leurs descriptions cliniques continuent, à l'exception de Rayer, à regarder le lupus comme une lésion commune à des processus de nature différente surtout syphilitique (²).

(¹) « Le lupus avec hypertrophie, dit le texte, débute ordinairement à la face par des tubercules peu saillants, mous et indolents, ordinairement peu nombreux, qui occupent des surfaces assez étendues, une grande partie de la joue, par exemple, et quelquefois toute la figure; ces tubercules ne s'ulcèrent pas à leur sommet, ou au moins les ulcérations qu'on y rencontre sont rares et accidentelles, mais peu à peu leur surface s'élargit, la peau et le tissu cellulaire sous-jacent deviennent le siège d'un engorgement indolent, si bien que les surfaces tuméfiées présentent une bouffissure tout à fait remarquable; au bout d'un certain temps la figure est parsemée de points rougeâtres qui ne sont autres que les tubercules, qui par suite de la tuméfaction des parties sous-jacentes se trouvent au niveau de la peau ; on remarque çà et là au milieu d'eux des points blancs, véritables cicatrices, qui ont remplacé des tubercules anciens. Ce qu'il y a de singulier dans cette affection, c'est la formation de ces cicatrices qui succèdent à de petites tumeurs circonscrites, sans que celles-ci aient été détruites préalablement par des ulcérations ni recouvertes de croûtes.... Le visage peut, dans ces conditions, acquérir un volume véritablement prodigieux; les joues molles et flasques deviennent énormes, faciles à malaxer, elles présentent un tissu qui conserve jusqu'à un certain point l'impression du doigt et offrent assez bien un état analogue à celui des parties qui sont le siège d'éléphantiasis. » (BIETT, *Abrégé pratique des maladies de la peau.* Paris, 1838.)

(²) Cazenave écrivait encore cinq ans après sa description du lupus érythémateux : « Il est aujourd'hui parfaitement démontré que dans un grand nombre de cas, le lupus se produit sous l'influence de la syphilis, et alors il est transmis héréditairement avec le principe diathésique qui lui donne un cachet distinct si remarquable.... Il se passe ici quelque chose d'analogue à ce que l'on a décrit sous le nom de maladies vénériennes larvées. Seulement le principe syphilitique est modifié par des conditions de tempérament qui prédisposent à l'expression particulière de la syphilis de la peau, qui donnent au lupus une physionomie spéciale qui n'est pas celle de la syphilis proprement dite, mais qui est plus que le type propre au lupus. Il en résulte une forme mixte, très

Devergie est, avec Lugol, le premier auteur très affirmatif sur la nature du lupus, il le déclare d'origine constamment scrofuleuse, il en fixe le traitement avec plus de précision que ses prédécesseurs. Il regarde les associations morbides comme assez fréquentes au cours du lupus ([1]).

On demeure étonné en lisant Lugol ([2]) de la pénétration de cet observateur et de sa perspicacité. La nature scrofuleuse de l'esthiomène ne fait pour lui aucun doute. Il a nettement exposé et éclairci le problème de l'hérédité scrofuleuse, les relations des diverses variétés de la scrofule avec les maladies qui en favorisent le développement : la rougeole, la variole, la coqueluche, la syphilis, sont étudiées par lui avec précision. Il connaît l'érysipèle des strumeux et nous voudrions pouvoir ici reproduire ce qu'il en écrit. Retenons au moins cette phrase « elles (les maladies scrofuleuses) peuvent toutes se montrer à l'occasion d'un érysipèle; peut-être même peut-on dire sous la forme érysipélateuse. Ce mode d'invasion de la scrofule est en effet si commun qu'on pourrait croire qu'il est lui-même une maladie scrofuleuse ».

Malgré les progrès accomplis, de profondes divergences séparaient encore les observateurs de cette époque, quant à la nature et à la description clinique du lupus. Ces divergences et leurs causes n'échappèrent pas à Bazin ([3]) et il n'y a pas lieu de s'étonner qu'il ait pu décrire un lupus syphilitique. Le terme de lupus s'applique en effet pour lui, non pas à une forme morbide bien distincte et *sui generis*, mais à toute une classe d'affections spéciales. Aussi Bazin, logique dans sa conception, décrit-il sous le nom de lupus toutes les affections qui lui paraissent avoir : la même lésion élémentaire : le tubercule; la même tendance à l'altération et à la destruction des tissus ; une structure analogue; une marche comparable. On voit qu'il ne fait nullement du mot lupus un qualificatif de nature, mais un qualificatif de *genre*. Dès lors les lésions que caractérisent non ces derniers phénomènes, mais *leur nature* méritent une autre dénomination : il leur applique celle de *scrofulides*, le lupus tuberculeux est l'une de ses scrofulides malignes.

Hardy et depuis lors presque tous les auteurs contemporains ont refusé d'accorder le nom de lupus à des dermatoses d'origine non tuberculeuse. Le

curieuse à étudier au point de vue de sa marche, de son mode de destruction, de son traitement, plus fréquente qu'on ne le suppose. »

Il semble en lisant Cazenave que l'on assiste à certaines des dernières discussions de la Société française de dermatologie, sur la nature mixte des lupus qu'influence le calomel. L'existence évidente de syphilis lupoïdes fait d'autre part comprendre la conception du lupus comme une dermatose dont l'élément primitif est propre aussi bien à la syphilis qu'à la tuberculose. Cazenave finit même par admettre l'origine presque exclusivement syphilitique du lupus, ce qui fut une déplorable conclusion. (CAZENAVE, *Leçons sur les maladies de la peau*. Paris, 1856, t. II, p. 173.)

([1]) « Le lupus peut affecter des formes composées et s'allier à l'herpès et au psoriasis.... C'est qu'il n'y a pas d'affection de peau qui ne puisse s'allier à aucune autre forme morbide. » (DEVERGIE, *Traité pratique des maladies de la peau*. Paris, 1854.)

([2]) LUGOL, *Recherches et observations sur les causes des maladies scrofuleuses*. Paris, 1844, p. 267 et suiv

([3]) BAZIN, *Leçons théoriques et cliniques sur la scrofule*. Paris, 1861, et l'article *Lupus* du *Dict. Dechambre*, 1870.

genre lupus de Bazin a donc entièrement disparu actuellement de la nomenclature médicale et il est convenu maintenant que le nom de lupus demeurera réservé à une forme particulière de scrofulides. Ce nom convient à la plupart des variétés de tuberculose de la peau qu'Hardy réunissait sous le nom de scrofulides : la scrofulide pustuleuse est notre lupus tuberculo-gommeux; la scrofulide tuberculeuse est le lupus plan; la scrofulide verruqueuse est le lupus scléreux papillomateux d'E. Vidal; la scrofulide érythémateuse est le lupus érythémateux. Quant aux autres variétés de Hardy elles ont été séparées du lupus.

Dans ces vingt dernières années, grâce à la précision des observateurs, les diverses variétés du lupus cutané ont été décrites et classées de façon si rigoureuse qu'il semble difficile de faire plus au point de vue clinique. La dernière classification importante que nous ayons a été fournie par E. Besnier et Doyon (1) dans les additions à la traduction de Kaposi. Ces auteurs ont réuni d'après leurs analogies de lésion élémentaire et d'évolution les variétés du lupus vulgaire en trois groupes principaux : le lupus tuberculeux simple et ses variétés; le lupus tuberculo-gommeux ou ulcéreux et ses variétés; les diverses formes de tuberculose lupique des membres.

Si l'avenir réserve une nouvelle classification elle nous viendra sans doute de l'histologie et de l'expérimentation.

Les scrofulides des muqueuses ont été plus longtemps méconnues que le lupus de la peau. La première mention que nous en trouvons remonte à Arnal en 1832 et à Rayer en 1835, qui tous deux, indiquaient déjà la fréquence du début du lupus par la pituitaire. Biett et ses élèves Cazenave et Schedel connaissaient également le fait (2).

La description de Bazin qui réunit, dans son *Traité de la Scrofule*, les scrofulides éruptives des diverses muqueuses en un même chapitre, manque de précision par beaucoup de points et ce n'est guère que par un ensemble de monographies et de travaux intéressant chaque muqueuse en particulier que s'est peu à peu fixée la symptomatologie du lupus des muqueuses.

Le lupus de la pituitaire a fait le premier l'objet de descriptions spéciales. La première en date est inspirée par Duplay; elle est due à Moinel (3).

Plus tard, Max Schäffer de Bremen publie une série de cas, puis vient la thèse de Raulin (4).

Parallèlement à ces travaux sur le lupus nasal primitif se poursuivaient les recherches sur le lupus de la région bucco-pharyngée et du larynx. En 1844 Hamilton décrivait les angines scrofuleuses et fixait leurs caractères sympto-

(1) E. Besnier et A. Doyon, *Notes et additions du Traité de Kaposi*. Paris, 1891.

(2) « Dans presque tous les cas de lupus fixé au nez il y a en même temps une altération de la muqueuse des fosses nasales et même, dans quelques circonstances, toute la cloison intermédiaire peut être détruite avant que le nez soit rongé au dehors. Nous en avons vu plusieurs exemples remarquables. »

(3) Moinel, *Sur le lupus scrofuleux des fosses nasales*. Paris, 1877.

(4) Raulin, Étude sur le lupus primitif de la muqueuse nasale. *Thèse de Paris*, 1889.

matiques. Puis des observations isolées de divers auteurs, Desnos, A. Koch, Lemaistre, Homolle ([1]) précisent les caractères de ces angines.

Depuis cette époque ont été publiées quelques observations isolées de lupus primitif de la gorge.

Quant au lupus du larynx, sa description ne fit l'objet d'études spéciales qu'en 1880, époque à laquelle Poyet ([2]) publia sa thèse. Puis vinrent les travaux de Chiari, Halsund; la thèse de Marty ([3]) faite sous l'inspiration de Ernest Besnier. Les connaissances ajoutées depuis lors, à celles que l'on avait acquises dès ce moment, portent seulement sur des points particuliers peu importants et l'on ne trouve guère dans la littérature que des faits isolés.

Les premières observations nettes de lupus primitif de la langue paraissent appartenir à Homolle 1875, à Idelson 1879. Looten le passe à peu près sous silence et il faut arriver jusqu'à Leloir ([4]) 1885 et 1888 pour trouver l'exemple d'un lupus lingual dont la nature soit démontrée d'une façon indiscutable par l'expérimentation.

Des observations ont été publiées depuis cette époque assez fréquemment. Nous aurons à y revenir.

On voit que peu à peu, au point de vue clinique, le lupus des muqueuses sortait de l'ombre et que les manifestations diverses de cette affection étaient les unes après les autres dépistées et reconnues dans leurs sièges et sous leurs aspects les plus variés.

En même temps des formes nouvelles venaient s'ajouter au groupe du lupus des téguments externes. Vidal décrivait en 1883 son lupus scléreux, identique au lupus verrucosus de Mac-Call Anderson et à la *tuberculose verruqueuse de la peau* de Rielh et Paltauf; et bien que ce dernier nom ait fait fortune il convient de reconnaître que la description des auteurs allemands correspond trait pour trait, nous dirions presque phrase pour phrase, à celle de E. Vidal, et que l'histoire, la justice et la simplification de la nomenclature doivent faire préférer le nom de lupus scléreux papillomateux proposé par Vidal en 1883.

En 1891 Leloir ([5]) essayait de fonder sur les observations cliniques et les recherches anatomo-pathologiques la distinction de quelques espèces de lupus dont il semble que les cliniciens actuels se soient un peu désintéressés : il décrivait à cette époque le lupus érythématoïde, comme il avait déjà fait connaître en 1888 les formes myxomateuse et colloïde du lupus vulgaire.

C'est à dessein que nous n'avons pas parlé jusqu'ici de l'histoire de l'esthiomène, de celle des lupus génitaux en général; l'on a en effet, sous ce nom, confondu diverses affections et l'étude du lupus de la vulve, du vagin et de l'utérus est encore à faire.

([1]) Homolle, Des scrofulides graves de la muqueuse bucco-pharyngienne, angines scrofuleuses graves. Lupus de la gorge. *Thèse de Paris*, 1875.

([2]) Poyet, Des scrofulides laryngées. *Thèse de Paris*, 1880.

([3]) Marty, Le lupus du larynx. *Thèse de Paris*, 1888.

([4]) Leloir, Lupus demi-scléreux de la langue. *Atlas internat. des mal. rares de la peau*, 1889.

([5]) Leloir, Le lupus érythématoïde. *Arch. de physiol.*, 1891, n° 2.

[LENGLET.]

Dans ces dernières années l'évolution clinique semble orientée vers la conception nouvelle d'associations de dermatoses ou de maladies générales au lupus. Les idées d'eczématisation, d'eczéma vrai, surajoutés au lupus; la conception d'un lupus coexistant avec la syphilis, non seulement influencé par elle, mais se développant parce qu'elle existe, ne paraissent pas inadmissibles et sans vouloir revenir à l'idée des lupus syphilitiques, les dermatologues semblent tentés d'admettre la possibilité de l'hybridité de la tuberculose et de la syphilis dans quelques lupus.

Tels sont, brièvement résumés, les principaux traits de l'histoire clinique du lupus vulgaire. L'évolution n'est pas encore terminée. Déjà l'on peut se rendre compte que la notion des tuberculidês, de ces toxi-granulomes tuberculeux étudiés depuis quelques années seulement, enlèvera sans doute, de par l'histologie et l'expérimentation, quelques variétés au lupus vulgaire, pour les réunir à la classe des lésions toxiniennes de la tuberculose; mais le critérium manque encore et le lupus reste jusqu'à nouvel ordre ce qu'il était il y a quinze ans, quand la transmission de la tuberculose aux animaux par l'inoculation de fragments de lupus avait démontré la nature bacillaire de cette dermatose.

Les recherches anatomo-pathologiques furent l'origine d'un très réel progrès dans l'étude de la nature du lupus. Tout d'abord elles ne donnèrent aucun résultat précis. Les recherches de Blasius [1], Berger [2], Pohl [3], Billroth, O. Weber ne furent suivies d'aucun progrès appréciable.

Il faut arriver jusqu'à Wirchow [4], pour avoir une idée un peu plus exacte de la constitution intime du lupus. Cet auteur vit les analogies du tissu lupique avec celui des fongosités de la tumeur blanche périarticulaire, mais il n'en dénia pas moins au lupus toute parenté avec la scrofule.

Les auteurs qui suivirent, tout en reconnaissant avec une exactitude suffisante le siège et la topographie de l'infiltrat lupique, ne surent pas en déterminer l'élément caractéristique, et c'est Friedländer [5] qui donna la première preuve histologique de l'identité du nodule lupique et du tubercule. Cet auteur décrivit en effet le nodule lupique comme constitué par une série de cellules jeunes, formant un tissu de granulation, et groupées autour de cellules irrégulièrement cubiques, plus rarement sphériques ou ellipsoïdes renfermant un ou plusieurs noyaux : on a déjà reconnu dans cette description la rangée des cellules épithélioïdes. Enfin, au centre de cette rangée de cellules épithélioïdes, il décrivait la cellule géante. La démonstration histologique de l'identité du lupus avec les tuberculoses locales était faite. Malgré la concordance des travaux de Larroque [6], de Leloir et Vidal et de Cornil, la nature du lupus demeura l'objet des controverses des cliniciens, jus-

(1) Blasius. *Klin. chiv. Bemerkungen*, Halle, 1832, p. 96.

(2) Berger, De Lupo. *Dissert. inaug.* Gryphiæ, 1829.

(3) Pohl, Ueber Lupus. *Virchow's Arch*, 1854, t. VI, p. 174.

(4) Virchow, *Pathologie des tumeurs*. Trad. franç., t. II, p, 475.

(5) Friedländer. Untersuchungen über Lupus. *Virch. Arch.*, Bd LX.

(6) Larroque, *Recherches sur l'anatomie et la signification pathologique du lupus*, Thèse de Lyon, 1880.

qu'au jour où l'expérimentation y démontra l'existence du bacille de Koch.

Les études plus récentes ont porté sur l'histogenèse des cellules infiltrées; sur la variété de distribution et de nature des tissus qui entrent dans la constitution du lupus; sur les transformations qu'il subit, au cours de son évolution spontanée ou sous l'influence des moyens thérapeutiques qui lui sont opposés.

Le plus grand nombre de ces recherches étant encore un sujet d'actualité nous aurons l'occasion de les passer en revue quand nous exposerons l'anatomie pathologique du lupus. Disons seulement que parmi les auteurs qui ont étudié ces questions il convient de citer particulièrement Vidal, Leloir, Unna, Jadassohn, Darier, Riehl, etc.

C. Troisième période. — Pendant que se poursuivaient ces études cliniques et ces recherches anatomo-pathologiques, la découverte par Koch du bacille de la tuberculose en 1882 ouvrit une ère nouvelle à l'expérimentation et c'est à cette époque que nous devons faire remonter le début de la période actuelle.

Comme nous le verrons dans la suite, si cette découverte a singulièrement éclairé la pathogénie du lupus, si elle a désarmé les partisans de l'indépendance du lupus et de la tuberculose, elle n'a pas suffi à expliquer les particularités d'évolution si nombreuses que présentent le lupus et la tuberculose de la peau et beaucoup de points restent encore à élucider.

Il convient de retenir les expériences d'Hippolyte Martin (¹) qui, commencées en 1879, aboutirent en 1883 à la publication d'un mémoire, où l'auteur se déclarait partisan de l'origine tuberculeuse du lupus, sans oser toutefois se prononcer d'une façon définitive et absolue.

Déjà en 1882 Leloir (²) avait écrit : « Mes nombreuses inoculations de lupus pratiquées dans les meilleures conditions expérimentales pourront devenir sous peu un argument sérieux au point de vue de la nature de cette affection ».

En 1883 Cornil et Leloir (³) publiant des recherches histologiques sur la nature du lupus rapportèrent avoir trouvé un seul bacille dans les coupes d'une série de douze lupus.

Vers la même époque, 1883, Pfeiffer (⁴), Doutrelepont (⁵), Demme, Schuchard et Krause avaient publié les résultats positifs qu'ils avaient obtenus par la recherche directe du bacille dans les tissus lupiques. Koch arrivait également aux mêmes résultats et réussissait la culture du bacille de la tuberculose, par l'ensemencement direct sur le sérum, d'un fragment de lupus excisé à la joue d'un enfant de dix ans. Schüller rendait tuberculeux des lapins en leur inoculant dans la trachée le bacille provenant de cultures faites avec des parcelles de lupus.

(¹) Hipp. Martin, Étude critique des opinions qui ont cours aujourd'hui dans la science sur l'étiologie et la nature du lupus. *Ann. de dermat. et de syphil.*, 1883.

(²) Leloir, *Bull. de la Soc. de biol.*, 1882, p. 816.

(³) Cornil et Leloir, Recherches expérimentales et histologiques sur la nature du lupus. *Comptes rendus de la Soc. de biol.*, 1883, p. 491, et *Arch. de physiol. normale et pathol.*, 1884, t. I, p. 325.

(⁴) Pfeiffer, Tuberkelbacillen in der lupös erkrankten Conjunctiva. *Berliner Klin. Woch.*, n° 28, 1883.

(⁵) Doutrelepont, Die Œtiologie des Lupus vulgaris, *Archiv. f. Dum u. Syph.*, 1884.

La concordance de tous ces résultats devait, quelques années plus tard, inciter Koch [1] à expérimenter sur le lupus l'influence de la tuberculine. Nous verrons plus loin quels résultats furent obtenus dans cette voie.

Cette partie de l'histoire du lupus qui a trait aux moyens thérapeutiques est de trop grande importance et trop actuelle encore, pour qu'on puisse la traiter ici. Nous la renvoyons à l'exposé de la thérapeutique de cette affection.

Cet historique très incomplet n'avait pour but que de montrer les étapes parcourues dans la voie du progrès clinique et expérimental. Nous avons essayé de fixer les principaux termes de cette progression. Nous aurons, dans le cours de cet article, à nous occuper des travaux les plus récents.

ANATOMIE PATHOLOGIQUE

La structure du nodule lupique transparent est assez variable et il ne forme dans nombre de cas qu'une partie relativement faible de la masse totale du lupus. Cela peut aller, en clinique, jusqu'à la disparition du nodule qui peut être reconnu par un artifice d'examen, tel que la compression des parties infiltrées avec une lame de verre. Dans d'autres cas, on ne le décèle que par l'histologie. On conçoit combien varient les aspects histologiques, parallèlement aux apparences cliniques, suivant que prédominent le nodule lupique, l'infiltration périnodulaire, l'œdème, la sclérose, la télangiectasie, ou les transformations épithéliales.

C'est à préciser chacun de ces termes que nous allons nous appliquer en analysant les lésions élémentaires histologiques qui donnent au lupus ses caractères.

1° Constitution générale du tissu lupique. — Le nodule lupique se développe dans la couche papillaire ou au contraire en un point beaucoup plus profond du derme dont il peut atteindre les assises extrêmes. Chaque lupus en compte un nombre variable, qui tantôt sont disséminés irrégulièrement assez loin les uns des autres, enveloppés de tissu sain ou réagissant peu; qui d'autres fois confluent ou s'entourent d'un abondant tissu embryonnaire qui en pénètre les assises cellulaires et les confond avec le reste du granulome.

Le follicule tuberculeux est dans ce dernier cas à peine reconnaissable, au contraire, dans les circonstances où manque l'infiltrat, il est limité par une bordure régulière de tissu conjonctif qui subit des modifications de sclérose et qui contribue à retarder et à empêcher les progrès du tubercule. Quand le nodule n'a pas cette barrière on le trouve confondu dans un amas de cellules plasmatiques s'étendant fort loin autour de lui, envahissant les papilles, les espaces lymphatiques du derme et de l'hypoderme, suivant les gaines vasculaires, englobant les glandes sébacées ou sudoripares dans une gangue cellu-

[1] Koch, *Deutsche med. Woch.*, 13 nov, 1890, n° 46.

laire, véritable néoplasme embryonnaire qui peu à peu les étouffe, comme il arrive à faire disparaître par son abondance et par son action directe les fibres conjonctives, les fibres élastiques, les vaisseaux et les nerfs de la zone où il s'est répandu.

L'action de ce néoplasme retentit encore sur l'épiderme, dont il provoque la désintégration ou la prolifération sans qu'il soit possible de connaître la cause de ces effets différents.

L'origine histogénique des cellules qui constituent les infiltrats et le nodule du lupus est l'objet de controverses multiples et l'accord paraît loin de s'éta-

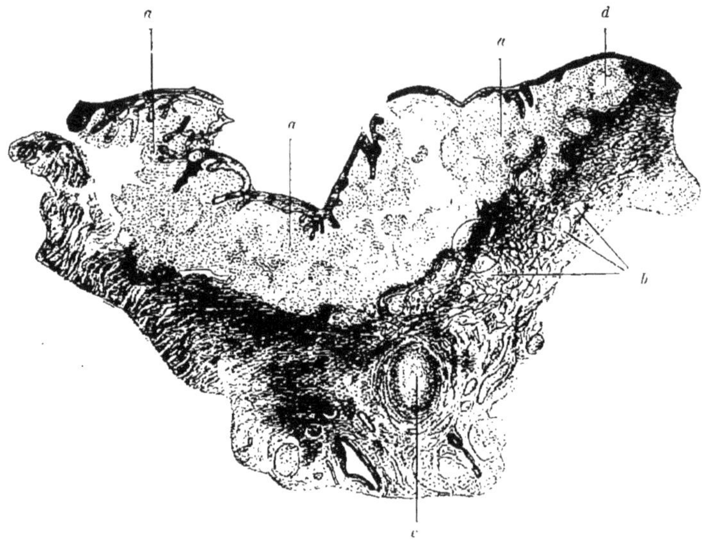

Fig. 62. — Lupus de la face.

Tous les nodules superficiels sont confondus dans la masse du tissu inflammatoire *aaa*, on distingue cependant encore vaguement çà et là leur disposition primitive, reconnaissable au cercle de cellules serrées qui en marquent la limite ancienne *d*. — En *b*, on voit des nodules très jeunes dissociant les assises conjonctives : ils marquent la progression du lupus. — *c*, gros nodule de progression dans la profondeur. — Toute la partie claire de la figure sous l'épithélium représente la masse lupique. — Très faible grossissement : 20 diamètres environ. — Le cercle géométrique indique la partie de cette coupe que l'on trouve dessinée à un plus fort grossissement dans la figure 61.

blir. Pour les uns les cellules constitutives sont d'origine vasculaire, ce sont des lymphocytes qui évoluent après leur migration et après s'être fixés dans les mailles du tissu conjonctif fondamental, telle est l'opinion de Baumgarten [1], Lubarsch, Marschalko. D'autres auteurs, Grawitz, Ribbert, admettent que le plasmome résulte de la multiplication sur place d'éléments préformés que Grawitz désigne sous le nom de « cellules dormantes » que Ribbert regarde comme de petits nodules lymphatiques préformés. Enfin d'après Unna, les cellules de l'infiltrat, qu'il dénomme « plasmazellen » seraient d'origine con-

[1] Baumgarten, Experimentelle und pathologische Untersuchungen über Tuberculose. *Zeitschrift f. Klinisch. Med.*, Bd. 9 u. 10.

jonctive, se formeraient aux dépens des cellules fixes du tissu et seraient capables de passer plus tard dans les vaisseaux sous la forme de lymphocytes à la période de régression du lupus. Il n'entre pas dans le cadre de cet article de poursuivre cette discussion d'ordre histologique.

Les phénomènes qui se produisent pendant l'évolution du lupus rendent sans doute possibles les réactions les plus variées de tous les éléments conjonctifs et vasculaires : la multiplication des cellules fixes, la migration et la fixation des cellules lymphoïdes, des leucocytes, la transsudation séreuse, la formation d'abcès miliaires, etc.

On comprend que le lupus puisse être constitué : tantôt par un simple nodule, follicule tuberculeux, perdu en un point du derme sans ramifications voisines, enserré dans la sclérose de réaction qu'il a provoquée; tantôt par le même nodule resté sans limites nettes, envoyant autour de lui de nombreux tractus embryonnaires comme autant de racines qui marquent l'extension de la substance virulente ou toxique; qu'il puisse provoquer la chute de l'épiderme et prendre l'aspect ulcéreux, ou, si des bourgeons épithéliaux le pénètrent et végètent, qu'il puisse simuler les épithéliomas.

Si l'on ajoute que les transformations de la masse générale du tissu infiltré et du tissu voisin et que l'évolution des cellules constituantes du néoplasme lupique peuvent donner l'apparence de néoplasmes fibreux, myxomateux ou de dégénérescences colloïdes, on aura une idée de la multiplicité anatomique autant que clinique des aspects que présente le lupus.

Les amas lupiques peuvent être absolument confluents et former sur les coupes des nappes continues ayant plusieurs millimètres dans tous les sens. Ils peuvent au contraire être séparés par des intervalles de tissus sains ou à peu près sains. Ils sont superficiels ou profonds et le même lupus, en des points différents, présente ces diverses dispositions. Leur forme est très variable, les uns sont régulièrement arrondis comme un grain de chènevis ou un grain de mil inséré dans les faisceaux conjonctifs du derme; les autres sont lenticulaires, discoïdes ou polyédriques, la forme irrégulièrement arrondie est l'une des plus communes. Quand ils sont arrivés à leur complet développement il devient impossible de reconnaître la nature des éléments qui leur ont donné naissance.

L'incertitude où l'on est actuellement encore de l'origine réelle des cellules qui constituent le lupus a pour conséquence la difficulté très grande que l'on éprouve à assigner un siège fermement établi aux premiers infiltrats qui marquent le début du lupus. Il est probable qu'aucune opinion absolue n'est possible en cet ordre d'idées; Tauffer [1] accorde avec raison aux vaisseaux lymphatiques et sanguins un rôle important. Les fentes intercellulaires qui donnent toujours place aux amas les plus petits, appartiennent aussi bien au système vasculaire qu'au système lymphatique et il faut voir entre ces fentes et le siège primitif des nodules élémentaires un rapport étroit.

Les vaisseaux peuvent manquer complètement dans le nodule jeune quand

[1] TAUFFER, Beitrag zur Pathogenese und Histogenese des Lupus vulgaris. *Monatshefte f. Prakt. Dermat.*, 15 août 1898, n° 4.

il s'est développé autour d'une fente lymphatique ou à son intérieur en la dilatant; on en trouve, au contraire, quelques-uns dans les nodules volumineux formés par la confluence de ces follicules primitifs. Il s'agit alors de vaisseaux néoformés postérieurs à la constitution du plasmome ou de vaisseaux préexistants englobés dans la néoplasie. Ces vaisseaux favorisent la nutrition et la régression des masses lupiques. Ils contribuent aussi, par les phénomènes de diapédèse qu'ils permettent, à l'édification du lupus.

Follicule tuberculeux du lupus. — Comment est constitué le follicule tuberculeux dans le tissu lupique?

Nous ne reviendrons pas à ce sujet sur les descriptions et sur les interprétations anciennes du follicule tuberculeux. Il est exceptionnel qu'on le rencontre dans le lupus, comme d'ailleurs dans les autres processus tuberculeux avec les trois séries cellulaires qui le constituent schématiquement : cellules géantes, zone de cellules épithélioïdes, zone de cellules embryonnaires. L'une ou l'autre de ces variétés cellulaires peut manquer et chacune d'elles peut suffire à constituer le follicule lupique à l'exclusion à peu près totale de toutes les autres.

Les cellules géantes du lupus sont d'ordinaire très bien développées, leur volume est considérable, leur couronne nucléaire riche, la zone centrale très grande. Leur origine est variable. Unna [1] les regarde comme le terme ultime de l'évolution des cellules du follicule. Quand elles se forment le follicule est arrivé à son stade de développement le plus parfait. Il en explique l'apparition de la façon suivante : les cellules du voisinage du centre du follicule subissent la transformation homogénéisante. Cette transformation se produit sous l'influence directe de la toxine tuberculeuse, dans les cellules les plus proches du bacille. Leur protoplasma perd la faculté de se reproduire tout en conservant la vie tandis que leur noyau continue à pouvoir se diviser, quelques fois au moins. Les noyaux s'écartent en général, pour une raison chimiotactique du point où vit le bacille, les corps protoplasmiques se fusionnent autour de celui-ci; il y a donc réunion de plusieurs corps protoplasmiques avec persistance de l'indépendance des noyaux qui occupent l'un des pôles de la cellule géante. On peut compter de 10 à 100 de ces noyaux disposés en demi-cercle ou en calotte autour de la cellule. Cette opinion sur la genèse des cellules géantes est celle que défendaient Charcot et Gombault dès 1878.

Entre les éléments folliculaires qui ont donné naissance à la cellule géante il pouvait exister des fragments de fibres élastiques, des cellules non complètement dégénérées, aussi n'est-il pas rare de retrouver ces corps dans l'intérieur de la cellule géante, où ils sont inclus et où on peut les mettre en évidence.

Le corps des cellules géantes ne doit pas être pour cette raison regardé comme doué de propriétés phagocytaires : la cellule géante est le terme le plus élevé de la transformation d'un tissu par le bacille de Koch avant sa mortification et sa caséification définitives. Elle est la marque de la réaction

(1). Unna, *Histopathologie der Hautkrankheiten.*

cellulaire, elle n'a pas de réaction propre. Dans nombre de cas de lupus nodulaire non ulcéreux la cellule géante demeure sans se transformer pendant un temps qui excède de beaucoup la durée de la vie d'une cellule normale. C'est un des caractères particuliers au lupus de ne pas présenter de caséification et de nécroses diffuses.

Les cellules géantes sont enveloppées par les cellules épithélioïdes ou par les cellules embryonnaires aux dépens desquelles elles se sont formées.

La prédominance de la forme épithélioïde ou de la forme embryonnaire donne dans chaque lupus un caractère bien tranché aux nodules, et l'on peut dire que, d'après leur structure, les tubercules du lupus sont épithélioïdes ou lymphoïdes.

a. *Tubercule lymphoïde.* — Les tubercules lymphoïdes sont ceux qui ont été le plus étudiés ils se forment soit autour d'un petit capillaire, ou d'un lymphatique, soit en un point quelconque du derme hors du voisinage immédiat des vaisseaux. Leur origine longuement discutée est rapportée par les uns à la diapédèse des mononucléaires ou des lymphocytes, par les autres à la multiplication sur place des cellules fixes du tissu conjonctif devenues mobiles du fait de l'inflammation. D'après Unna (1) ces cellules seraient analogues aux plasmazellen de Waldayer, leur multiplication se ferait seulement dans les cellules de la périphérie du nodule d'une façon assez régulièrement excentrique et cette multiplication serait la cause de l'apparence caractéristique que prend le nodule lupique encapsulé : deux conditions sont indispensables à son développement parfait : l'augmentation du nombre des cellules dégénérées, et la résistance à l'augmentation de l'ensemble des nodules.

Or ces conditions se trouvent réalisées au plus haut degré dans les nodules lupiques circonscrits logés dans le derme. La multiplication cellulaire y est telle que les cellules y affectent l'apparence d'une mosaïque serrée, et la résistance des faisceaux du derme à l'écartement fait que ces cellules néoformées sont tassées les unes contre les autres, comme dans un espace trop étroit. Pour des raisons difficiles à définir, mais qui tiennent sans doute à la nature des toxines versées dans le derme par le bacille, ces nodules demeurent parfaitement circonscrits dans certains lupus, dans d'autres ils envoient au contraire à l'extérieur des expansions qui suivent les espaces lymphatiques. De la différence de ces deux dispositions naît le lupus nodulaire circonscrit ou le lupus nodulaire diffus.

b. *Tubercule épithélioïde.* — Les follicules épithélioïdes contiennent souvent un grand nombre de cellules géantes de très grande dimension qui, pour quelques auteurs résultent de la fusion de plusieurs des cellules épithélioïdes primitives. Autour des amas épithélioïdes s'accumule une série de cellules lymphoïdes plus ou moins compacte, mais on peut trouver toutes les formes de passage entre le nodule lymphoïde et le nodule épithélioïde presque pur, sans qu'il soit possible d'affirmer que les cellules épithélioïdes se développent

(1) Unna, *Op. cit.*, p. 574.

par coalescence des lymphoïdes comme le veulent Jadassohn (¹) et de Marschalko (²).

L'origine des cellules épithélioïdes n'est peut-être pas exclusivement conjonctive. Leredde (³) a observé un cas de lupus du larynx où les cellules épithélioïdes et les cellules géantes paraissaient venir des transformations de l'épithélium des lobules glandulaires.

Paviot (⁴) a de même décrit des cellules géantes nées de la transformation de bourgeons épithéliaux d'un lupus épithéliomatoïde.

Le cas échéant, l'épithélium, les glandes sudoripares, le follicule pileux peuvent représenter la matrice du nodule tuberculeux.

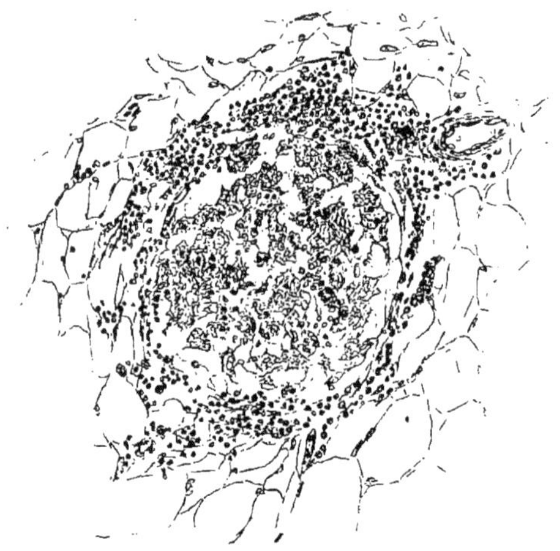

Fig. 63. — Nodule lupique jeune, situé à la limite supérieure de l'hypoderme, au milieu des mailles du tissu conjonctif. — Ce nodule est composé de deux zones essentiellement distinctes : l'une périphérique forme une sorte de couronne de cellules embryonnaires; l'autre centrale est constituée par un amas de cellules à grand protoplasma clair, sans limites distinctes, à noyau peu colorable, également clair. Entre ces cellules vaguement épithélioïdes existent de rares cellules embryonnaires analogues à celles de la périphérie.

Dans certains nodules lupiques on peut constater l'existence d'un *réticulum* sur lequel s'appuient les cellules plasmatiques. Ce réticulum ajoute encore à la ressemblance du tissu lupique et du tissu lymphoïde. Il se forme par l'évolution du tissu conjonctif fondamental. Il a été signalé depuis longtemps par Colomiatti, Vidal, etc.

c. *Réaction du tissu conjonctif autour des nodules.* — Telle est la constitution des lésions lupiques dans leur partie la plus caractéristique; mais, autour de ces nodules, le derme présente des degrés très variables d'altération. Tantôt presque complètement sain, il est le plus souvent semé de cellules jeunes ou de cellules inflammatoires d'abondance variable, qui englobent le nodule lupique et se continuent sans aucune démarcation au delà de ses limites. Tel est l'aspect dans le lupus exedens, dans le lupus qu'a envahi un processus

(¹) Jadassohn, Demonstration von Unna's « Plasmazellen » und von eosinophilen Zellen im Lupus anderen Geweben. *Verhandl. der Deutschen dermat. Gesells. Congress*, 1891.

(²) Marschalko, Ueber die sogenannten Plasmazellen, ein Beitrag zur Kenntnis der Herkunft der entzundlichen Infiltrationzellen. *Arch. f. Dermat. u. Syphil.*, 1895, Bd XX, H. 2.

(³) Leredde. Lupus du larynx. Examen histologique. Cellules géantes fournies par dégénérescence des alvéoles glandulaires. *Bull. de la Soc. anat.*, 1892, p. 275.

(⁴) Paviot, Lupus et épithélioma. *Presse méd.*, 1898, n° 69.

inflammatoire secondaire ou dans ceux qui, par la virulence particulière de leurs agents pathogènes, réagissent vivement sur le tissu voisin. Dans ce dernier cas, il peut être impossible de reconnaître aucun amas lupique, l'infiltration du derme se faisant en masse sans aucun ordre apparent. Cette forme diffuse, l'une des plus importantes, est constituée par l'existence d'un plasmome où les grandes plasmazellen jouent un rôle important par la quantité que l'on en rencontre disséminées dans toute l'étendue de la néoplasie. Le reste de l'infiltrat est formé de lymphocytes, de noyaux conjonctifs non encore transformés, des restes des plus volumineuses fibres élastiques qui ont résisté à l'action dissolvante du poison tuberculeux, de capillaires néoformés ou de vaisseaux de plus gros calibre, sans paroi distincte autre qu'une couronne endothéliale. Tous ces éléments sont plongés dans un réticulum plus ou moins net. On peut examiner une grande étendue de la masse plasmatique ainsi formée sans y reconnaître aucun nodule; mais il est plus fréquent, quand on examine des coupes larges, d'en découvrir un ou un petit nombre dans la partie la plus profonde du lupus, là où le tissu conjonctif normal existe encore.

On peut se rendre compte très aisément, sur de telles coupes, de l'extrême profondeur à laquelle atteignent les infiltrations interstitielles, car l'examen histologique en peut faire constater la présence à une distance de quelques millimètres à un centimètre au-dessous de la limite de l'épithélium. Cette constatation explique les récidives inévitables et indique, combien doit être profonde l'intervention chirurgicale, pour être complète.

Dans ces formes de lupus à infiltration diffuse, les phénomènes œdémateux et d'imbibition séreuse jouent souvent un rôle important. Les fentes interstitielles autour des nodules profonds ou dans l'intimité même du néoplasme apparaissent sur les coupes, distendues, et la lymphe qui les gorge, refoule et aplatit le tissu conjonctif qui les limite.

Les cellules géantes existent aussi dans cette forme, mais elles sont plus rares. On peut les trouver à la périphérie, dans les régions les moins infiltrées. Elles sont, à ce qu'il nous a paru, assez fréquemment développées dans les vaisseaux, et la théorie de l'origine vasculaire, endothéliale ou leucocytaire de ces éléments paraît trouver ici sa justification. Elles ont parfois un si grand nombre de noyaux qu'elles peuvent en être presque exclusivement formées et perdre leur apparence ordinaire si complètement qu'elles passent inaperçues. Unna écrit même qu'elles n'existent pas dans ces variétés du lupus. La dégénérescence homogénéisante du plasmome se produit ici comme dans le lupus circonscrit; mais il semble, en outre, que le lupus diffus soit particulièrement favorable aux réactions épithéliales et inflammatoires secondaires. Il y a, dans beaucoup de cas, parallélisme absolu entre l'action exercée par le bacille sur le tissu conjonctif et sur l'épithélium. Les formes pauvres en réaction conjonctive et lymphatique sont des formes pauvres en réaction épithéliale. Les formes succulentes, véritables néoplasmes conjonctifs par l'abondance de leurs néoformations cellulaires, sont aussi des formes à tendance épithéliomatoïde très accentuées, et l'opinion de Tripier qu'il existe une parenté étroite entre les cellules épithéliomateuses qui naissent autour d'un tubercule et les cellules propres qui constituent ce tubercule et qui naissent de lui nous paraît justifiée pour ces cas au moins. Les réactions épithéliales qui se produisent dans ces lupus sont d'autant plus remarquables qu'elles rapprochent, au moins en anatomie pathologique, le lupus exedens du visage et certaines formes de lupus épithéliomatoïde voisines du lupus exedens, du lupus scléreux papillomateux de Vidal.

Nous voyons combien la description anatomique de cette lésion se complique à chaque pas par l'adjonction au processus lupique d'éléments nouveaux.

En résumé, le lupus nodulaire plan, le lupus de Willan enchâssé dans le derme sous la forme grains de sucre d'orge, est la manifestation clinique la plus simple, comme aussi la plus simple manifestation anatomo-pathologique de la tuberculose lupique de la peau. Il correspond à la confluence de nodules ou de follicules tuberculeux en voie de dégénérescence homogénéisante ou déjà transformés par ce processus, isolés dans le derme, qui réagit parfois à peine autour d'eux. Le lupus exedens, le lupus tuberculeux au sens dermatologique du mot est, au contraire, un lupus à néoplasie complexe où le tissu conjonctif, l'épithélium, les vaisseaux participent, en proportions diverses, à la formation de l'infiltrat sans limites, bourgeonnant, qui donne à la masse totale l'aspect clinique que nous décrirons plus loin.

Nous laissons de côté à dessein l'action du lupus sur les glandes et le tissu élastique, ainsi que les transformations scléreuses périlupiques, pour n'envisager tout d'abord que le lupus lui-même dans l'intimité de sa structure.

Les formes histologiques que nous venons de décrire sont les plus fréquentes et l'on peut dire que l'anatomie de tout lupus peut y être ramenée.

Leloir [1] a décrit des variétés de lupus qui diffèrent surtout du lupus vulgaire par leur aspect clinique. La nature du néoplasme lui-même et sa distribution ont une grande analogie.

Dans le lupus érythématoïde de cet auteur, l'infiltrat est diffus, ressemble à celui du lupus exedens diffus, dont il peut avoir la profondeur. Çà et là sont disséminées des cellules géantes et on peut, par places, noter une tendance à la formation nodulaire. On observe le même envahissement des espaces conjonctifs.

Le lupus colloïde ne diffère du lupus vulgaire au point de vue anatomique que par la dégénérescence centrale des follicules lupeux, qui tranche par son aspect jaune vitreux sur les coupes colorées au picro-carmin, tandis que le manchon de cellules lymphoïdes périphériques apparaît en rouge vif.

La variété dite par Leloir [2] lupus myxomateux est constituée par une infiltration diffuse. Les cellules embryonnaires sont disséminées dans le derme

[1] LELOIR, Le lupus vulgaire érythématoïde. *Arch. de physiol.*, avril 1891, p. 309.
[2] LELOIR, Sur la nature des variétés atypiques du lupus vulgaire. *Annales de dermat.*, 1888.

sans être pressées les unes contre les autres. « On dirait, écrit Leloir, un pointillé rouge sur une masse gélatiniforme jaunâtre. Elles ont tendance à se grouper autour des vaisseaux sanguins dilatés qui abondent dans ce tissu lupeux. Ce n'est qu'exceptionnellement qu'elles forment de gros amas, de gros nodules constituant le follicule lupeux caractéristique. » Il est exceptionnel de rencontrer des cellules géantes.

d. *Pseudo-fibrome lupique. — Vaisseaux du lupus.* — Le tissu conjonctivo-vasculaire du lupus nous est déjà connu par la part qu'il prend à la formation du nodule en multipliant ses cellules fixes. Nous devons cependant insister sur quelques-unes de ses réactions au cours du lupus. De toutes, la plus importante est la transformation du tissu qui encapsule le lupus. Cette sclérose, favorable à la limitation du processus tuberculeux, ne doit pas être regardée comme une réaction de l'organisme mis en état de défense ; de même que la prolifération épithéliale, de même que la prolifération conjonctive, elle est un effet de l'influence de la toxine bacillaire sur les tissus du voisinage. Sa nature tuberculeuse est d'ailleurs prouvée par l'influence de la tuberculine. Unna (1) regarde ce tissu de sclérose et de cicatrice comme résultant d'une involution des plasmazellen, et, faisant remarquer la stabilité de ce tissu de cicatrice spécial, il dit que le lupus conserve toujours l'aspect d'une néoplasie floride, au contraire de ce qui arrive pour les autres formes de la tuberculose de la peau. Cette tendance à la néoformation fibreuse existe dans des lupus dont l'aspect clinique est fort varié, mais elle se manifeste au maximum dans le lupus scléreux papillomateux de Vidal. Riehl (2) a histologié des cas de tuberculose papillomateuse de la région anale où tout le substratum conjonctif était composé de tissu fibreux mêlé de cellules géantes, l'auteur avait cru d'abord, tant le tissu fibreux était dense, qu'il s'agissait de fibromes secondairement infectés.

La question des transformations fibreuses périlupiques ne paraît pas aussi simple qu'on le pourrait croire à la lecture d'Unna ; le pseudo-fibrome lupique n'est pas toujours du tissu fibreux néoformé qui encapsule le lupus. S'il en était ainsi, la cicatrice spontanée serait plus fréquente qu'elle l'est en réalité. Le pseudo-fibrome lupique est souvent la conséquence de la transformation directe du tissu conjonctif préexistant. Il n'est plus seulement le résultat d'une néoformation scléreuse se faisant aux dépens des plasmazellen, il peut se produire dans des lupus pauvres en nodules, où manquent les infiltrations embryonnaires abondantes. Il est alors, semble-t-il, l'effet immédiat de l'action de la toxine bacillaire sur le tissu conjonctif préexistant. C'est surtout le tissu dermique fasciculé qui paraît subir aisément cette action. Il y a là, toutes proportions gardées, des effets comparables aux actions de nécrose de coagulation. Le tissu, ainsi transformé, ne vit plus pour ainsi dire et pourtant il n'est pas mort.

(1) Unna. Ueber Plasmazellen insbesondere beim Lupus. *Monatsh. f. prakt. Dermat.*, 1891, Bd II, p. 309.

(2) Riehl, Beitrage zur Kenntniss der Hauttuberkulose. *Wiener klin. Woch.*, 1894, n° 21.

Le tissu élastique se comporte d'une façon variable d'un lupus à l'autre, et son étude nous a paru d'un très grand intérêt. Il réagit, en effet, à l'action des toxines et du plasmome envahissant, beaucoup plus lentement que le tissu conjonctif fasciculé. Sa résistance plus grande fait qu'on le retrouve tassé en amas autour des masses lupiques. L'existence de ces amas est facile à interpréter; dans tous les cas où le lupus fait fondre devant lui le tissu conjonctif fasciculé du derme, les faisceaux élastiques interfasciculaires les plus volumineux résistent, se rapprochent et se tassent à mesure que disparaissent les faisceaux conjonctifs qui les séparaient. Ainsi se forment les amas élastiques périlupiques. Dans les lupus qui ont amené la transformation pseudo-fibreuse

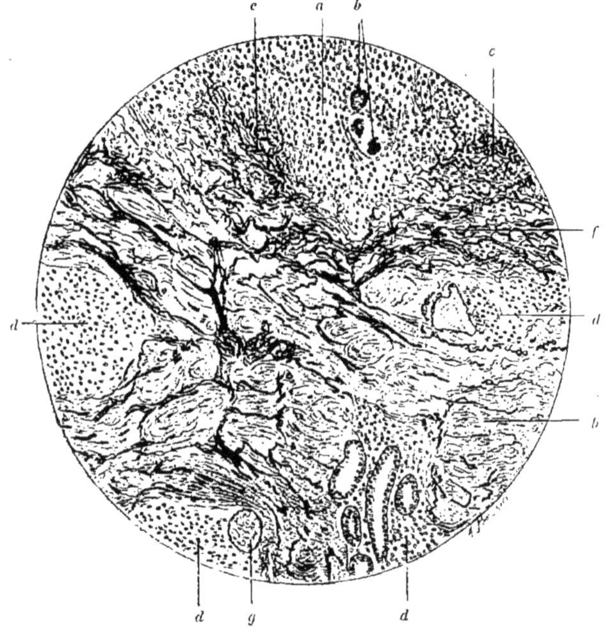

Fig. 61. — Envahissement du derme par le lupus. — Cette figure est tirée de la coupe représentée plus haut (fig. 62).

a, masse principale du lupus avec cellules géantes b. — e, fibres élastiques amassées autour du tissu lupique par la fonte des faisceaux du derme moins résistants qu'elles. — Ces faisceaux f dans les points où ils sont encore respectés limitent les nodules d'envahissement dd. — L'un de ces nodules s'est fait autour d'un vaisseau, un autre autour d'une glande sudoripare, dans un troisième on aperçoit un nerf encore conservé g.

dont nous parlions plus haut, surtout quand ces lupus sont pauvres en nodules, les fibres élastiques subissent à la longue l'action dissolvante des toxines et elles disparaissent presque complètement. Quant aux fines fibrilles qui forment le squelette des papilles, elles disparaissent dans tous les cas à une distance assez éloignée des infiltrats cellulaires. L'existence et la disposition des fibres élastiques dans le lupus sont les éléments qui permettent le mieux de juger

[LENGLET.]

de l'allure du lupus et de l'étendue des surfaces qu'il a frappées. Leur étude est particulièrement instructive.

On trouve parfois des restes de fibres élastiques incluses dans le corps des cellules géantes; il faut se garder d'y voir la preuve d'une action phagocytoire qu'exerceraient ces cellules. Leur genèse probable par la confluence de cellules plasmatiques voisines suffit à expliquer l'existence, à leur intérieur, de restes élastiques primitivement compris entre ces cellules.

Les transformations que subissent les *vaisseaux dans le voisinage du lupus* portent sur les diverses couches et sur les divers éléments qui les constituent : leurs parois sont épaissies en masse, infiltrées de cellules nées sur place, leur lumière est déformée et rétrécie. L'endothélium toujours irrégulièrement distribué est représenté par des noyaux volumineux saillants dans la lumière, disposés côte à côte ou, au contraire, très écartés; parfois il est multiplié, d'autres fois il est séparé de la paroi et les cellules qui le constituent sont isolées dans la lumière du vaisseau. L'endothélium ainsi détaché favorise l'oblitération des vaisseaux. La tunique moyenne des veines est particulièrement hypertrophiée, les éléments musculaires qui la constituent sont souvent disloqués, séparés par des cellules rondes analogues aux cellules embryonnaires. Le tissu élastique disparaît çà et là, ses fibres sont ailleurs écartées par le gonflement des éléments musculaires ou conjonctifs interposés, l'irrégularité très grande de sa disposition est un bon critérium des modifications subies par la paroi vasculaire. La couche externe dissociée se confond sans limites avec le tissu voisin.

Dans le tissu lupique il n'y a pas de vaisseaux de calibre supérieur aux capillaires, ceux-ci se présentent avec des parois assez régulièrement épaissies ou sont seulement indiqués par deux lignes plus ou moins parallèles d'endothélium épaissi par places, prolifère en d'autres points. Certains sont ectasiés et logent de grandes et de petites cellules lymphatiques mêlées en grand nombre aux globules rouges. Il est exceptionnel qu'on puisse voir un leucocyte en diapédèse.

En résumé : lésions endothéliales se traduisant par la prolifération, la raréfaction, le polymorphisme, la chute des cellules; lésions des parois externes surtout apparentes sur les veinules consistant en augmentation du volume, multiplication ou, au contraire, disparition des éléments cellulaires, dislocation des fibres élastiques, suivie de leur fonte; tendance finale à l'oblitération. Tel est l'état commun des vaisseaux, en particulier des veines.

Il est possible, probable même que ces oblitérations peuvent être suivies de l'apparition de cellules géantes en quelques-uns des points oblitérés comme le veulent Cornil, Thin et Kiener. Le changement de forme des tissus à la suite des rétractions et de la disparition des fibres élastiques sont l'une des principales causes des ectasies et des déformations vasculaires. Dans les points où les vaisseaux sont entourés de cellules surajoutées inflammatoires on ne peut affirmer l'origine vasculaire de ces cellules, bien que celle-ci soit très probable.

Les lésions des lymphatiques sont seulement traduites par l'engorgement des radicules, et de ce que l'on peut supposer être leurs troncs, par les cellules de l'infiltrat, et, dans quelques cas, il existe une véritable injection des troncs lymphatiques du derme et de l'hypoderme par la matière tuberculeuse sans que le tissu voisin présente de traces d'une réaction manifeste. Ces lymphangites tuberculeuses pures sont d'ailleurs assez rares. Darier en a observé de remarquables exemples.

Les nerfs du lupus subissent, à la longue, des altérations communes et banales; mais ils peuvent garder longtemps, dans le voisinage des amas, une structure normale.

Nous en aurons fini avec l'histologie des parties constituantes du lupus en ajoutant qu'on trouve dans l'infiltrat quelques mastzellen, petites, rondes, peu granuleuses, difficilement colorables, et qu'on y voit des *cellules éosinophiles*. Enfin, les tissus lupiques peuvent être riches en pigment logé dans l'épiderme ou disséminé dans les cellules de l'infiltrat, qui sont le plus superficielles.

Il nous faut maintenant passer en revue les processus secondaires provoqués dans le lupus par les agents de la suppuration et par l'action de la tuberculine.

e. *Réactions inflammatoires du tissu lupique.* — La suppuration due aux agents microbiens, staphylocoques ou streptocoques, produit rarement de grands désordres dans le lupus et l'on peut dire que les germes morbides, s'ils vivent aisément à la surface du lupus, n'y causent d'infection que dans des formes spéciales. Le lupus nodulaire sans infiltrations diffuses n'est pas atteint par la suppuration. Au contraire, le lupus diffus, surtout le lupus épithéliomatoïde et les formes voisines du lupus verruqueux papillomateux, subissent plus aisément l'action des pyogènes. Dans ces dernières formes on trouve des abcès à la limite du derme et de l'épiderme; leurs parois sont peu nettes; ils semblent se former par exsudation séreuse primitive, diapédèse et infection secondaire, et il s'agit, somme toute, d'un processus qui n'est pas sans analogie avec ce qui se passe autour et à l'intérieur des follicules du lupus diffus, quand ils réagissent à la tuberculine injectée ou exsudée des bacilles qu'ils contiennent. Il est certain que ces cocci de la surface sont rarement, contrairement à ce qu'avaient cru Leloir et Tavernier (1), les agents de l'ulcération.

Il faut chercher ailleurs la cause des phénomènes d'imbibition séreuse et de transsudation dans le lupus. C'est à l'action du bacille qu'il convient de les rapporter. On sait combien il est difficile de démontrer l'existence du bacille de Koch dans les produits lupiques. Il faut souvent faire des dizaines de coupes avant de mettre en évidence le moindre bacille et les observateurs les plus consciencieux conviennent même qu'ils n'en ont jamais trouvé par la recherche directe. Malgré cela il est évident qu'il y existe; peut-être avec des propriétés de colorabilité différentes de celles qu'on lui connaît. Sous l'influence des toxines qu'il produit les tissus réagissent et c'est la réaction du

(1) LELOIR et TAVERNIER, Recherches sur l'action combinée du bacille de Koch et des agents de la suppuration, *Congrès de la tuberculose*, juillet 1891.

tissu qui se manifeste sous forme d'œdème, d'éléphantiasis, de sclérose, de prolifération épithéliale, etc. Il est à remarquer que malgré l'injection des capillaires périlupiques, malgré la dilatation des espaces lymphatiques interstitiels, il ne se produit dans les lupus non compliqués qu'une diapédèse fort modérée. Mais sous l'influence de cette transsudation séreuse les tissus se gonflent, les espaces conjonctifs s'élargissent, les fentes interépithéliales se distendent, la couche cornée se disloque, çà et là le liquide vient se coaguler à la surface et former les croûtes superficielles que portent beaucoup de lupus. Sous ces croûtes l'épiderme se reconstitue jusqu'à ce qu'une nouvelle poussée le fasse éclater.

Ce que nous avons dit jusqu'ici laisse de côté les réactions épithéliales, nous allons voir combien elles sont importantes.

f. *Réactions épithéliales dans le lupus.* — L'épithélium se comporte très diversement dans les diverses formes du lupus. Il est bien difficile de faire à ce sujet une remarque générale sur son évolution. Cependant il semble que son atrophie soit surtout le fait des lupus nodulaires non diffus, avasculaires, et à infiltration lymphoïde peu abondante, ayant peu de tendance à l'imbibition séreuse, subissant au contraire au maximum la transformation homogénéisante du follicule. Nous serions tentés de dire : à lupus pauvre, épithélium pauvre.

Plus le nodule lupique demeure circonscrit et superficiel, plus le tissu conjonctif est dense autour de lui, plus aussi l'épithélium est aminci à sa surface. Le fait est remarquable dans certains lupus nodulaires plans, à évolution très lente : la couche épithéliale n'est plus représentée que par trois ou quatre assises cellulaires aplaties où ne se distinguent plus aucune des couches constituantes normales. La couche cornée est au contraire souvent un peu plus épaisse et peut présenter des squames en voie d'exfoliation et des troubles de kératinisation. La couche granuleuse fait défaut. Il n'existe aucune papille et aucun prolongement interpapillaire et le nodule lupique n'est séparé de l'épithélium que par une lame très étroite de tissu conjonctif. A mesure que l'on s'éloigne du centre du nodule, l'épaisseur de l'épithélium augmente et il peut même, en dehors de ses limites, subir une certaine hypertrophie. C'est l'état extrême de l'atrophie épithéliale dans le lupus. Malgré cela les cellules continuent à vivre, elles gardent intactes leurs propriétés de coloration. Dans d'autres cas cependant elles perdent partiellement cette propriété, se chargent de pigment et manifestent ainsi d'un trouble profond apporté à leur nutrition. Elles peuvent aussi subir la dégénérescence vacuolaire de Leloir.

Dans le lupus exedens à infiltration diffuse, les rapports de l'épithélium avec la néoplasie sont très différents ; sous l'influence du processus lupique, parallèlement à lui et sans doute pour la même raison qui cause l'infiltration diffuse, l'épithélium se met à proliférer, le corps muqueux de Malpighi acquiert une épaisseur considérable, les prolongements interpapillaires s'allongent, bourgeonnent, produisent des ramifications qui pénètrent la masse lupique dans toute sa profondeur et dans tous les sens. Les anastomoses de ces bourgeons épithéliaux, les globes cornés qu'on peut y rencontrer leur donnent parfois l'apparence de cancer épithélial. Certains de ces lupus ne peuvent d'ailleurs pas, au point de vue histologique, être différenciés de l'épithélioma par des caractères précis. Tout ce qu'on en peut dire, c'est que l'évolution des tubes épithéliaux semble ne pouvoir se produire qu'autant qu'elle est précédée de l'infiltration du tissu sain par les produits lupiques. C'est en un mot le lupus qui commande la marche, l'épithélium

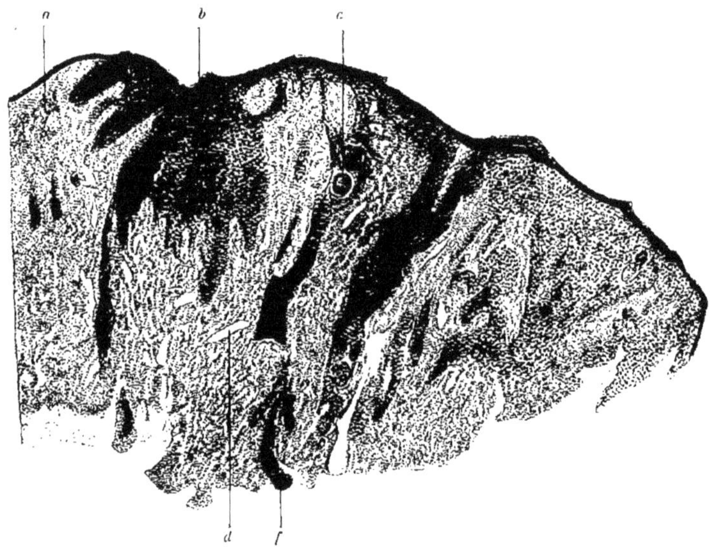

Fig. 63. — Lupus exedens du nez à aspect épithéliomatoïde.

a, tissu embryonnaire de l'infiltration lupique. Ce tissu est par places abcédé et communique avec l'extérieur par des cheminées traversant l'infiltrat et l'épithélium : aucun de ces abcès n'est ici visible. — *b*, masse épithéliale contrastant par un développement avec la minceur de l'épithélium général. — *c*, un globe épidermique dans une des travées épithéliales proliférées. — *d*, lumière d'un capillaire dilaté. — *f*, tube épithélial très profond.

suit. Dans quelques cas sans doute, peut-être chez les prédisposés, il peut à son tour commander l'évolution. Toute la question des rapports de l'épithélium et du lupus est à revoir.

On trouve aussi parfois dans ces lupus des masses cellulaires en dégénérescence colloïde, ces masses sont plus rares. Il est remarquable que dans beaucoup de ces lupus exedens avec proliférations épithéliales la couche cornée existe en de nombreux points.

L'aspect mamelonné, ulcéreux, qu'ont ces bourgeons lupiques ne saurait être prévu quand on regarde une coupe. Là où l'épithélium paraît manquer à l'œil nu, il existe au microscope.

Ce fait a une haute importance pratique, car il explique pourquoi le lupus exedens et même le lupus vorax ont une tendance si marquée à faire une cicatrice épidermisée d'emblée quand on les a traités par une scarification vigoureuse. L'épithélium non seulement ne meurt pas sous cette influence, mais sa vitalité s'accroît sans doute [1].

Dans tous les lupus les glandes sébacées disparaissent rapidement sans laisser de traces, il en est de même des follicules pileux. Ceux-ci persistent cependant plus longtemps, on en retrouve le vestige dans des infiltrats déjà anciens. Les glandes sudoripares sont au contraire plus résistantes; on peut voir çà et là dans les nodules des portions de leurs tubes ou de leur peloton ayant subi un commencement de désintégration sans devenir totalement méconnaissable. D'après Unna, ces glandes pourraient, ainsi que l'avait déjà dit Baumgarten, être la matrice du tubercule épithélioïde et de la cellule géante. Bien qu'on trouve en effet des amas tuberculeux nets dans leur voisinage, il est très difficile d'arriver à la conviction qu'ils dérivent d'elles. Mais il est certain que l'épithélium de ces glandes subit souvent une prolifération accentuée avant de dégénérer.

Dans les lupus non exedens, circonscrits, les phénomènes d'inflammation tuberculeuse sont réduits à leur minimum et la diapédèse des leucocytes dans les espaces intercellulaires de l'épithélium est peu accentuée. Dans le lupus diffus, la diapédèse et l'invasion consécutive de l'épiderme par les cellules migratrices sont considérables. Sous cette influence il se produit dans certains lupus ulcéreux de petits abcès miliaires qui s'enchatonnent entre les prolongements épidermiques et qui parfois ont un petit orifice par lequel ils se déversent à la surface. Ce fait rappelle en petit ce qui se produit en grand dans la tuberculose verruqueuse de la peau.

g. *Variétés histologiques du lupus.* — La *description* précédente s'applique aux lésions du lupus en général envisagées dans leur ensemble. Il reste à préciser pour quelques types la topographie de la lésion et sa constitution.

Le *lupus des muqueuses* a donné lieu à une série d'études à propos de cas isolés.

Dans le lupus de la langue, Leloir [2] a trouvé une sclérose rappelant celle du lupus scléreux ordinaire de la peau. Les nodules étaient envahis et en quelque sorte dissociés par cette sclérose. L'infiltrat lupique pénétrait jusque dans le tissu musculaire.

Dans un cas Darier [3] trouva une acanthose épidermique très accentuée: l'accroissement marqué des bourgeons interpapillaires caractérisait un lupus papillomateux. Il y avait de plus des cellules en dégénérescence hyaline.

En somme dans le premier de ces cas prédominait la lésion conjonctive, le fibrome lupique; dans le second la lésion épithéliale l'emportait.

Le *lupus anal* est également variable, tantôt il s'agit de formes diffuses avec follicules tuberculeux perdus dans le tissu de prolifération, tantôt de formes

(1) L'infiltrat lupique constitué par des tissus moins résistants subit l'action de la tuberculine mise en liberté par la dilacération des nodules et fond sous cette influence.

(2) LELOIR. Le lupus de la langue. *Ann. de dermat. et de syphil.*, 1889, p. 849.

(3) DARIER, Lupus de langue avec examen histologique. *Soc. de dermat.*, séance du 11 juillet 1895.

scléreuses ou papillomateuses. On peut trouver des exemples de toutes ces formes dans les travaux de Hartmann [1], Riehl [2], etc.

La même constitution se retrouve dans les lupus génitaux.

Dans le *lupus du larynx*, l'hyperplasie épithéliale est souvent considérable. Dans un cas de Leredde, l'épithélium était papillomateux. Dans le cas de Garel [3], il se faisait une rapide involution fibreuse. La périphérie était en évolution, le centre au contraire était scléreux.

Les lupus des fosses nasales et du voile du palais ne sont pas encore bien connus dans leurs diverses manifestations histologiques. Dans quelques cas la néoplasie prend un aspect pseudo-polypeux et a la structure du lupus épithéliomatoïde.

On a décrit le lupus de l'oreille moyenne, de l'utérus, les examens qui s'y rapportent ne sont pas concluants.

Ces observations diverses prouvent qu'il y a, quant à la structure, une grande analogie entre le lupus des muqueuses et le lupus de la peau.

Parmi les formes anormales du lupus de la peau, il convient de signaler, outre le lupus colloïde, myxomateux et érythémato-tuberculeux de Leloir, dont nous avons parlé plus haut, le lupus du cuir chevelu, des extrémités, le lupus disséminé.

Le lupus primitif du cuir chevelu est d'une rareté exceptionnelle; dans le cas publié par Neisser, la structure était celle du lupus vulgaire banal.

Le *lupus des extrémités* prend souvent l'aspect du lupus scléreux papillomateux d'E. Vidal. On peut caractériser celui-ci en quelques mots : prolifération intense de l'épithélium, envoyant des prolongements dans le chorion et le derme, ou simplement hypertrophié en masse et souvent pourvu d'une énorme couche cornée. Dans tout le corps papillaire et dans le derme, on trouve parfois une sclérose accentuée : telle était la structure des lupus scléreux que Vidal [4] a décrits; mais plus souvent une infiltration tuberculeuse typique nodulaire accompagne une infiltration inflammatoire diffuse et abondante. Sous l'influence du processus inflammatoire, des abcès miliaires se forment sous l'épiderme et dans son intérieur. Ces abcès se collectent et s'ouvrent entre les prolongements épithéliaux. Le nombre des bacilles dans cette forme est très variable et Jadassohn déclare qu'ils sont aussi rares que dans les autres lupus, contrairement aux conclusions de Riehl et Paltauf.

Les cas de lupus vulgaire disséminé et de lupus folliculaire disséminé [5] sont au point de vue clinique et anatomo-pathologique d'une interprétation plus délicate. Dans quelques cas l'infiltrat lymphoïde était limité comme l'est le nodule lupique, il ne paraissait pas y avoir de traînées fusant dans le voisi-

[1] HARTMANN, Contribution à l'étude de la tuberculose anale. *Revue de chir.*, 1894.

[2] RIEHL, Beitrage zur Kenntnis der Hauttuberc. *Wien Klin. Woch.*, 1894, n° 31.

[3] GAREL, Lupus du larynx. *Revue internat. de rhinol. et de laryngol.*, 1892, n° 5.

[4] E. VIDAL et LELOIR, Anat. path. du lupus. *Soc. de biol.*, 11 nov. 1882.

[5] FINGER, *Ueber lupus follicularis disseminatus* (Tilbury Fox); Acne telangiectodes (Kaposi). *Wiener Klinis. Woch.*, 1897.

nage. Dans d'autres circonstances les lésions lupiques ou lupoïdes se trouvaient au voisinage des glandes sébacées et simulaient d'autant mieux celles de l'acné rosacée qu'elles accompagnaient une dilatation vasculaire très accentuée. Certains des nodules étaient pourvus à leur sommet d'un corpuscule de milium. Plusieurs des patients qui portaient ces lésions réagirent localement à la tuberculine et L. Jacquet (1) réussit à tuberculiser un cobaye avec un nodule pris à l'une de ces malades. Il y a là une variété particulière de lupus vulgaire remarquable par la petitesse, le nombre, la limitation des infiltrats et souvent par la vascularisation concomitante. Ces cas se rapprochent des tuberculides autant que du lupus. Balzer (2) qui a publié un cas semblable ne conclut pas, bien que l'histologie ait montré, dans un cas analogue au sien, la structure du granulôme lupique.

Nous ne possédons rien de précis sur la structure du lupus angiomateux d'E. Besnier.

Nous ne pouvons terminer cet aperçu histologique sans dire un mot du lupus épithélioma.

Nous devons remarquer d'abord que certains auteurs se fondant sur les apparences histologiques ont confondu l'épithélioma vrai développé sur un lupus avec les proliférations épithéliales très considérables du lupus épithéliomatoïde. L'erreur était au début d'autant plus excusable, que les bourgeons épithéliaux de ces pseudo-cancers renferment souvent des globes épidermiques analogues en tous points à ceux de l'épithélioma, et que les observateurs ignoraient combien ces lupus épithéliomatoïdes sont facilement améliorés par le traitement. A l'heure actuelle, où nous sommes certains de par l'évolution qu'il ne s'agit pas de tumeurs malignes, nous manquons d'un critérium qui permette la distinction microscopique. Il est probable qu'on le trouvera dans les rapports topographiques des bourgeons néoplasiques et des bourgeons épithéliaux simples avec le tissu conjonctif qui les englobe. La prolifération épithéliale du lupus marche parallèlement à l'infiltration conjonctive sans la dépasser jamais; l'épithélioma surajouté déborde au contraire rapidement les limites de l'infiltrat lupique et évolue ensuite pour son propre compte.

Comme on peut s'y attendre la structure de l'éléphantiasis consécutif au lupus n'offre aucun caractère particulier. L'épiderme est conservé et peu transformé, il n'y a pas d'acanthose, le chorion est très épais, il est constitué par des traînées conjonctives volumineuses se croisant dans tous les sens, des vaisseaux nombreux, des traînées lymphatiques très élargies le parcourent. Les parois vasculaires sont hypertrophiées et infiltrées de petites cellules qui envahissent un peu le voisinage. On trouve çà et là jusque dans la couche sous-papillaire des follicules tuberculeux.

(1) E. Besnier, Lupus tuberculeux aigu, nodulaire, disséminé. *Ann. de dermat.*, 1889, p. 52.

(2) Balzer, Lupus à nodules miliaires ou tuberculides acnéiformes de la face et du cuir chevelu. *Bull. de la Soc. de dermat.*, 1898.

SYMPTOMES, FORMES ET VARIÉTÉS DU LUPUS

La symptomatologie du lupus doit toute sa complexité à la multiplicité des aspects que prennent les lésions tuberculeuses. Suivant qu'elles s'accompagnent de néoformations riches ou pauvres, de l'atrophie ou de l'hypertrophie de l'épithélium, de l'augmentation ou de la diminution de la vascularisation sanguine et lymphatique; suivant aussi qu'elles dégénèrent rapidement sous l'influence de la toxine tuberculeuse ou qu'elles ne subissent de ce fait que de lentes et durables transformations, l'évolution de ces lésions prend un caractère de stabilité remarquable ou tout au contraire de variabilité rapide, se manifestant tantôt par l'hypertrophie et l'hypergenèse des tissus imbibés de sucs, et d'autres fois par leur destruction rapide, phagédénique.

On conçoit que cette différence d'allures qui fait que le lupus reste une lésion locale, non saillante, ou qu'il est au contraire exubérant et d'évolution violente, ait attiré particulièrement l'attention des observateurs et que les dénominations de lupus exedens et de lupus non exedens aient été admises sans difficulté parce qu'elles répondaient le mieux à la marche des lésions.

Il est en réalité impossible de faire une classification des formes qui puisse convenir pour chacune d'elles. Le lupus plan a les plus grandes tendances à évoluer avec une lenteur remarquable et sans s'ulcérer, mais il y a quelques lupus plans, même très superficiels, qui s'ulcèrent et deviennent croûteux, et dès lors ils se rapprochent par l'ulcération des lupus élevés qui, dans le plus grand nombre des cas, sont des lupus ulcéreux. Quant aux lupus élevés, leur marche est d'ordinaire rapide, leur extension redoutable, les processus ulcératifs qui les accompagnent caractérisent leurs formes communes et cependant un certain nombre de variétés de lupus élevé évoluent pendant toute leur durée sans présenter la moindre exulcération.

Une classification des lupus ne peut donc rien avoir d'absolu, et il convient d'associer toujours dans la nomenclature les termes plan et élevé aux termes ulcéreux et non ulcéreux. L'importance de l'ulcération est en effet capitale, car elle domine à la fois l'évolution et le traitement. Aussi, s'il est plus commode pour la description, de grouper avec Leloir, Besnier, les lupus en deux séries, celle du lupus plan, celle du lupus élevé, il est préférable, au point de vue pratique pur, de les diviser en lupus ulcéreux et lupus non ulcéreux.

Nous essayerons d'emprunter à chacune de ces classifications ce qu'elle a de plus utile et de les compléter l'une par l'autre. La description que nous allons faire des formes du lupus plan doit donc, pour être exacte, comprendre des formes planes non ulcéreuses, qui sont les formes communes, et des formes ulcéreuses plus rares, dont l'évolution et le pronostic sont différents.

I. Lupus plan. — *Lésion élémentaire.* — Au début de son évolution, la lésion est un petit point rouge, un petit bouton à peine saillant, de la grosseur d'une tête d'épingle, croissant peu à peu, lentement, pour prendre, quand il est à sa *période de parfait développement*, l'apparence d'un tubercule de la largeur de 1 à 4 millimètres, de couleur rougeâtre ou plus souvent jaunâtre, gelée de pomme, nettement séparé des tissus à peine modifiés qui l'environnent, enchâssé, serti dans la peau, très remarquable par sa translucidité comparable à celle du sucre d'orge trouble. Un épiderme lisse, mince, parfois finement pityriasique le recouvre. Chez le plus grand nombre des malades, il ne cause aucune douleur spontanée, quelques-uns éprouvent à son niveau du fourmillement ou d'autres sensations subjectives désagréables. La palpation le rend douloureux et le malade prévenu ne manque pas de se retirer devant la main qui le cherche. Leloir cependant déclare avoir trouvé des nodules indolores ou même anesthésiques, au tact simple, au froid, au chaud, à la piqûre. Le doigt qui l'explore ne sent d'ordinaire à son niveau aucune différence de consistance appréciable, malgré que le tissu homogénéisé qui le constitue soit assez mou et friable, car la pointe d'un scarificateur le pénètre aisément et s'enfonce à une profondeur variable, qui peut être de quelques millimètres.

Ce nodule caractéristique de la période d'état n'existe pas toujours au début; la lésion primitive est quelquefois, comme l'a indiqué Brocq, une tache érythémateuse persistante, d'étendue variable, qu'il faut se garder de confondre avec la rougeur des visages séborrhéiques ou avec le lupus érythémateux.

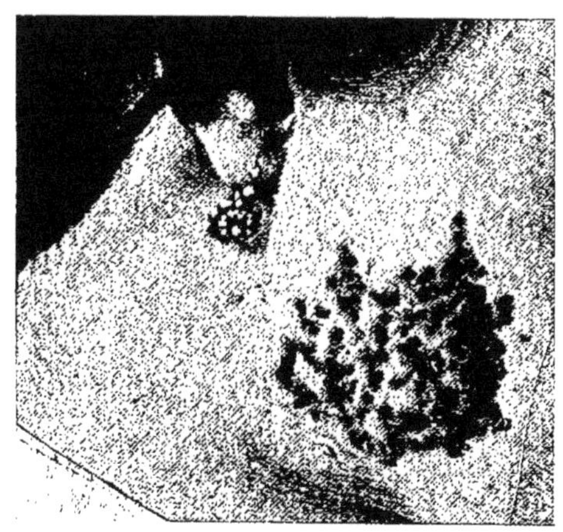

Fig. 66. — Lupus plan non exedens remarquable par la distribution régulière des nodules et par leur aspect caractéristique. (Photographie provenant du service de Brocq due à Sottas.)

C'est le plus souvent dans l'enfance, mais assez souvent aussi pendant l'âge adulte que se manifeste la lésion primitive. Le nodule élémentaire n'est pas isolé; en même temps se développent, dans son proche voisinage ou fort loin de lui, d'autres nodules semblables dont la disposition va donner à l'ensemble de la lésion les aspects les plus différents : tantôt c'est une tache circonscrite allant de la grosseur d'un pois à celle d'une pièce de monnaie, où les limites des nodules ne se distinguent plus, sauf à la périphérie où l'on perçoit une vague circination. Le tableau clinique peut se résumer ainsi : une tache de gelée de pomme sous l'épiderme en un point quelconque. Cette tache discoïde a un aspect homogène dans toute son étendue quand elle est de formation récente et de petit diamètre, c'est le lupus plan maculeux. Dans certains cas, dans les taches anciennes, dont le diamètre dépasse 2 ou 3 centimètres, le centre de la plaque est déprimé irrégulièrement, et sa couleur est parfois blanche ou nacrée comme celle des cicatrices cutanées superficielles. A l'examen attentif, on voit qu'il y a en effet une cicatrice parcourue de fins tractus fibreux, dépourvue de poils et d'orifices glandulaires, recouverte d'un épithélium aminci se confondant peu à peu par ses bords avec le tissu lupique du voisinage. Assez fréquemment, cette cicatrice est parcourue de tractus vasculaires rouges, et il existe des nodules sucre d'orge entre les faisceaux fibreux qui la parcourent. Ces nodules de récidive doivent toujours être recherchés avec soin, ils ont une valeur diagnostique considérable dans les cas douteux.

La lésion progresse vers la peau saine; l'aspect irrégulièrement annulaire des bords indique cette tendance envahissante. Non seulement c'est là une lésion persistante, mais encore progressive, excentrique, et très lentement cicatrisante.

Dans ces taches de *lupus excentrique*, l'épaisseur et la répartition de l'infiltrat sont variables. Tantôt il s'étale en couche mince dans la région papillaire et la pointe du scarificateur s'y enfonce à peine de 1 à 2 millimètres. D'autres fois elle pénètre à 1 centimètre et en atteint à peine la limite. De son épaisseur et de sa distribution à la surface de la tache lupique, de la vascularisation plus ou moins abondante qui l'accompagne dépend aussi son aspect. Dans certains lupus où il est très superficiel et très mince, où les capillaires voisins et sous-jacents sont très développés, la tache prend un ton rougeâtre qui ne permet pas à la première inspection de reconnaître le lupus. Dans ce cas, on peut s'assurer de la présence de l'infiltrat diffus sucre d'orge en exprimant le sang du lupus avec une lame de verre. La tache vasculaire devient blanche et le tissu lupique apparaît avec ses caractères ordinaires. Cette épreuve clinique peut, dans les cas douteux, être d'un très grand secours.

1° *Variétés non ulcéreuses du lupus plan. — Lupus non exedens.* — La distribution des nodules élémentaires et de l'infiltrat fait varier beaucoup l'aspect objectif du lupus plan. Un grand nombre de formes accessoires sont fondées sur ces différences de disposition des lésions. Tantôt, comme dans le *lupus nummulaire* ou *discoïde*, on trouve groupés côte à côte, en un point quelconque des téguments, aux joues en particulier, des nodules qui se confondent plus ou moins par leurs bords et qui peuvent former une tache jaune sucre d'orge large de 1 à plusieurs centimètres, bordée par une zone érythémateuse et s'enfonçant de 2 à 10 millimètres dans la profondeur, comme il est aisé de s'en assurer avec le scarificateur.

Ces taches ne représentent pas toujours tout le lupus; en dehors d'elles existent, disséminés dans la bordure périphérique du disque central, des nodules élémentaires qui forment une couronne irrégulière. Cette couronne est la zone d'extension : peu à peu la peau saine, entre les nodules, sera envahie par le processus inflammatoire et la tache centrale s'agrandira par l'adjonction de nodules périphériques.

Si le centre de la tache vient à se cicatriser lentement, sans que les nodules se sèment au loin en dehors d'elle, le lupus prend un aspect annulaire. Mais le *lupus annulaire* peut se manifester d'emblée par la disposition régulière des lésions élémentaires primitives.

Dans d'autres cas, la cicatrice ne se produit pas, les nodules régulièrement disposés comme les fleurs d'un capitule d'ombellifère restent séparés les uns des autres par de très petits intervalles de peau saine et constituent ainsi le *lupus en corymbe* d'aspect régulier et de la dimension moyenne d'une pièce de 5 francs.

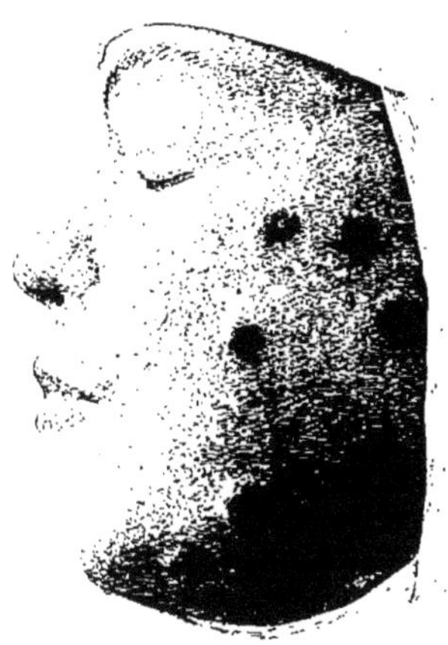

Fig. 67. — Lupus nodulaire disséminé de la joue (Besnier et Merklen, 1888). (Musée de l'hôpital Saint-Louis, n° 1575.)

Beaucoup plus rares sont les lupus où les nodules se disposent par lignes régulières, d'où le nom *lupus linéaire*.

Une des formes les plus communes du lupus plan typique non exedens est la forme disséminée. Il ne faut pas confondre le *lupus plan disséminé non exedens* avec une autre forme de lupus élevé disséminé non exedens que nous décrirons plus tard. Dans cette variété de lupus plan, les nodules semés irrégulièrement occupent une étendue souvent considérable de la peau. Il est rare qu'ils ne confluent pas çà et là pour former des taches annulaires ou discoïdes. Il est rare aussi qu'on ne trouve pas dans l'étendue des lésions quelques nodules superficiellement ulcérés.

Quand ces formes communes du lupus plan non exedens évoluent pendant longtemps, il arrive qu'elles envahissent tout le visage sans manifester aucune tendance à se cicatriser. D'autres fois, elles parsèment les régions atteintes de cicatrices blanches et de nodules; quelques-uns de ceux-ci reparaissent çà et là au milieu même des tractus cicatriciels : ce sont des *nodules de récidive* qu'il est très rare de ne pas rencontrer. Quand la cicatrisation centrale se fait assez régulièrement et que la bordure du lupus s'avance peu à peu vers la peau saine, il se produit des lupus très étendus en surface, ayant à leur périphérie une bordure de nodules plans, large de quelques millimètres à 1 ou 2 centimètres, avec un centre blanc cicatriciel. La bordure se compose souvent d'une série de fractions de cercle et s'étend sur une longueur de plusieurs décimètres. Ces variétés de *lupus plan non exedens serpigineux* se voient à la figure et aux membres.

Le *lupus maculeux* est une variété de lupus plan à nodules confluents analogue au lupus discoïde.

2° *Variétés ulcéreuses du lupus plan.* — Les variétés ulcéreuses du lupus plan sont superficielles ou profondes, elles se distinguent surtout des précédentes par l'influence plus heureuse des interventions thérapeutiques.

Leur aspect objectif varie : tantôt ce sont des ulcérations étendues, à bord non décollé, rouge, dont le fond est peu infiltré ; d'autres sont remarquables par la limitation du processus ulcératif, la profondeur de l'infiltration et par la tendance à la production de croûtes à la surface. Dans ce cas, l'ulcération disparaît complètement sous ces croûtes plus ou moins épaisses, noirâtres, adhérentes, et le lupus prend l'aspect *rupioïde*. Lorsqu'elles sont enlevées, on trouve une surface presque complètement plane ne dépassant pas le niveau de la peau, quelquefois même déprimée au centre. L'infiltration cependant est très profonde et se poursuit jusqu'à 1 centimètre au-dessous de la surface.

Ces ulcérations peuvent se produire d'emblée et être pour ainsi dire parallèles dans leur marche à l'invasion du tissu lupique. C'est ce qui arrive dans certains *lupus plans diffus*. Mais la même évolution peut atteindre secondairement des lupus plans qui ont évolué très longtemps sans aucune ulcération.

On ne peut pas toujours déceler la présence du nodule sucre d'orge dans ces lupus plans ulcéreux, mais il existe parfois dans la bordure ou dans le voisinage.

Telles sont les formes principales du lupus plan et leurs diverses variétés. Trois caractères principaux dominent l'évolution des formes non ulcéreuses : la lenteur des transformations, l'extension progressive et la résistance à la thérapeutique. Les variétés de la forme ulcéreuse évoluent beaucoup plus vite, la thérapeutique les modifie plus favorablement, elles se cicatrisent plus spontanément au centre. Par ces diverses propriétés elles rappellent les lupus élevés ulcéreux et ce fait justifie ce que nous disions tout d'abord : qu'il n'y a pas de classification absolue du lupus en lupus plan et lupus élevé, et qu'il faut toujours ajouter à la dénomination d'un lupus le qualificatif capital, ulcéré ou non ulcéré.

II. Lupus élevé. — Lupus ulcéreux. — La forme du lupus vulgaire que nous allons maintenant décrire diffère de la précédente par l'aspect objectif des lésions groupées, par la tendance à l'extension rapide, par l'influence plus heureuse de la thérapeutique, mais surtout par l'existence pour ainsi dire constante d'ulcérations étendues, qui en occupent la surface. Toutes les variétés du lupus élevé sont ulcéreuses à un moment donné de leur évolution, aussi le qualificatif *lupus exedens* leur est-il particulièrement approprié.

Lésion élémentaire. — La lésion élémentaire commune à tout le groupe est une tuberculo-papule de la grosseur d'une tête d'épingle à celle d'un pois, de forme régulière, hémisphérique, de couleur rouge violacé, ou plus rarement jaunâtre avec une certaine transparence. Au début, ces tubercules sont de consistance ferme, leur base est toujours large et infiltrée, leur saillie au-dessus de la peau varie de 1 à 3 ou 4 millimètres. Ils peuvent demeurer isolés ou arriver à la confluence. Quand ils sont isolés, on les reconnaît aisément. Après une première période où ils demeurent sans ulcération ils aboutissent d'ordinaire à ce processus. S'ils confluent ils constituent de petites masses du volume d'un pois à celui d'une noisette, mamelonnées, irrégulières, qui presque toujours s'ulcèrent et se couvrent de croûtes; mais qui parfois peuvent demeurer longtemps sans transformations appréciables. Dans ce dernier cas il s'agit le plus souvent de nodules ayant, comme ceux du lupus plan, subi un commencement de transformation homogénéisante.

E. Besnier qui le premier a nettement classé les variétés du lupus élevé les a rangées sous trois chefs : 1° le lupus tuberculo-gommeux à petits foyers; 2° le lupus tuberculo-gommeux à forme de rupia, lupus rupioïde; 3° le lupus tuberculo-gommeux multiforme.

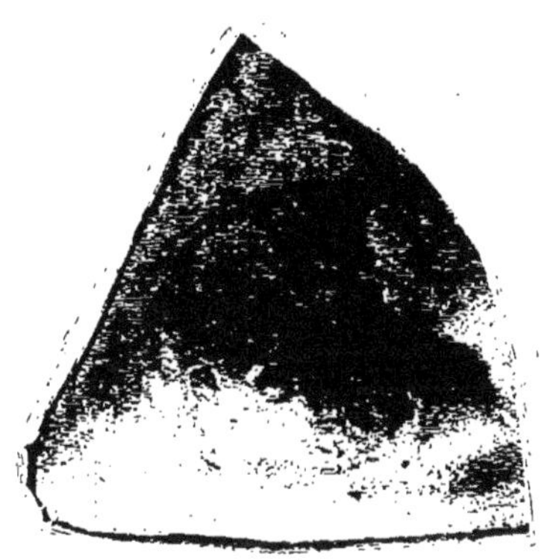

Fig. 68. — Lupus élevé ulcéreux au début. — Forme tuberculo-gommeuse de Besnier. (Musée de l'hôpital Saint-Louis, n° 153.)

La variété la plus simple du lupus tuberculo-gommeux à petits foyers correspond à la *scrofulide pustuleuse* de Hardy, mais les formes décrites par cet auteur sont assez rares et peuvent se rattacher à la tuberculose de la peau autant qu'au lupus. Il en est ainsi en particulier de la variété qui se manifeste sous l'aspect d'une plaque rouge sur laquelle se développent une multitude de petites pustules grosses comme la tête d'une épingle qui se rompent et laissent échapper un liquide qui se concrète en croûtes jaunâtres.

Le *lupus élevé à éléments disséminés* peut aboutir à la formation de croûtes occupant le siège de quelques-uns des éléments initiaux ou s'étendant à l'ensemble des tubercules qui le constituent : il revêt alors l'apparence de rupia déjà signalée par Hardy comme une variété de la scrofulide ulcéreuse.

Ces formes du lupus siègent surtout à la face, au nez, au front, autour des yeux, elles sont plus fréquentes chez les enfants que chez l'adulte.

C'est à une de ces variétés que peut se rapporter un fait de Hallopeau et Wickham (1). Dans le cas de ces auteurs les lésions étaient de deux sortes : des gommes sous-cutanées; des nodules rouge vif, de consistance molle, arrondis, peu saillants : les uns suppuraient, les autres étaient indemnes de toute inflammation secondaire, et ils avaient tous les caractères de tubercules lupiques (2).

Cette forme de lupus élevé ulcéreux peut, avec la variété que nous allons maintenant étudier, être regardée comme réalisant la transition entre le lupus exedens et la tuberculose de la peau.

L'apparition de croûtes à la surface du lupus est subordonnée à l'activité des processus d'auto-inflammation que subit cette lésion. Aussi les *formes*

(1) Hallopeau et Wickham, Sur une forme suppurative du lupus tuberculeux. *Ann. de dermat. et de syphil.*, 1888, p. 786.

(2) Il n'est pas certain qu'il ne s'agisse pas là d'une variété de tuberculides.

rupioïdes peuvent-elles, nous l'avons vu, se rencontrer dans des cas de lupus plan, bien qu'elles soient l'apanage presque exclusif des formes élevées. Ces formes rupioïdes sont plus un accident au cours de l'évolution qu'une variété toujours identique à elle-même. Quand, sous l'influence d'une transsudation interstitielle abondante et persistante, l'épiderme qui couvre le lupus vient à se détacher, les sérosités qui suintent entre les éléments mis à nu se concrètent et elles constituent, mélangées au sang, aux débris épithéliaux et lupiques des croûtes noirâtres ou noires affectant dans leur forme générale la disposition des surfaces qu'elles couvrent. Ces croûtes sont fréquemment d'une épaisseur considérable. Leur surface est très irrégulière, leur adhérence est faible : on peut souvent les détacher par blocs qui laissent à nu des surfaces sanieuses, pâles, rappelant l'aspect des bourgeons charnus atones. Bazin [1] a décrit ces variétés sous le nom de *scrofulides malignes crustacées, ulcéreuses*. On les rencontre surtout à la face, mais elles peuvent se trouver en un point quelconque de la peau. Le *lupus rupioïde*, quand il forme à lui seul toute l'étendue de la néoplasie, peut être difficile à reconnaître, c'est par son siège, son évolution, sa durée qu'on arrive à le dépister.

Les placards que recouvre la croûte ostréiforme sont de taille, de nombre et de dimensions variables. Tantôt elle recouvre des tubercules isolés, tantôt de larges placards dont quelques parties sont déjà cicatricielles. Les croûtes ne sont séparées des régions saines que par une bordure érythémateuse souvent étroite et elles sont, par leurs bords, insérées dans la peau.

Sous ces croûtes les productions lupiques peuvent se multiplier et conduire aux formes de lupus exubérant, ou, au contraire, évoluer vers les processus térébrants.

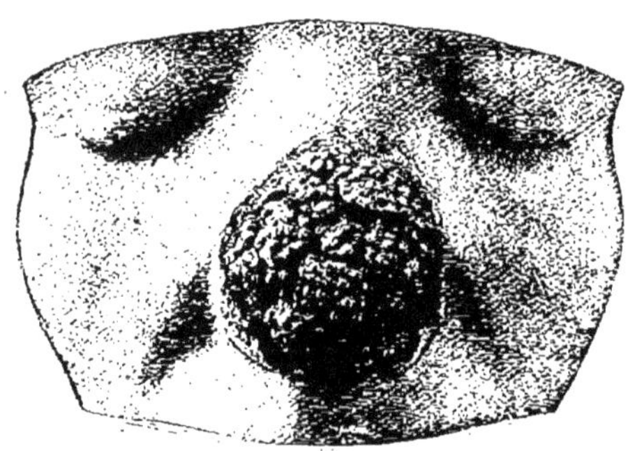

Fig. 69. — Lupus élevé végétant. — Lupus exubérant. Vidal. (Musée de l'hôpital Saint-Louis, n° 522.)

Nous arrivons ici aux variétés véritablement ulcératives du lupus qui presque toutes appartiennent au *lupus tuberculo-gommeux multiforme* de E. Besnier.

La première et l'une des plus communes des variétés est le *lupus végétant*, le *lupus exubérant*. Il a son siège de prédilection à la face, sur le nez, il y forme des tumeurs du volume d'une noisette à celui d'un œuf de pigeon, de poule, occupant toute l'extrémité du nez. Sa surface est humide, mamelonnée, irrégulière, suintante et brillante, d'un rouge vif, ou au contraire d'un aspect plus

[1] Bazin, *La scrofule*. Paris, 1861.

régulier, d'un éclat plus terne. Çà et là existent de petits pertuis d'où sourd le pus qui vient se concréter à la surface et y former des croûtes partielles ou totales d'étendue variable. L'aspect de ces lupus rappelle assez bien celui de l'épithélioma, et ces formes exubérantes sont en effet, à l'examen microscopique, souvent très riches en productions épithéliales. Leur surface peut même en être presque complètement revêtue; dans ce cas, il ne s'y forme pas de croûtes, leur consistance est moins molle et ils méritent le nom de *lupus épithélio-matoïdes* qui leur a été quelquefois donné. Au point de vue clinique comme au point de vue microscopique, ces formes sont la transition entre le lupus à épithélium aminci, les formes papillaires et même le lupus épithélioma véritable [1].

Il ne faut pas confondre ces lupus exubérants végétants, à tissu relativement dur, à marche lente, avec le *lupus exubérant à tissus mous, rapidement extensif.* Ce dernier se produit également avec prédilection à la face : il est facile à distinguer des formes précédentes par la mollesse des bourgeons, l'aspect fongueux, le saignement plus facile, et surtout par la rapidité de son extension. Les productions épithéliales y sont moins développées que dans la forme à extension lente; il a une certaine tendance à prendre l'allure du lupus vorax, mais il n'est pas primitivement lupus vorax.

Seule une thérapeutique active peut entraver la marche de ces *lupus exubérants rapidement extensifs.*

Il convient de ne pas confondre ces variétés avec le lupus vorax comme on le fait quelquefois. Leur évolution, en effet, ne s'accompagne pas des délabrements étendus que cause ce dernier : elles déforment les parties, mais elles évoluent longtemps avant de nécroser les tissus qu'elles envahissent.

Quand ces lupus prennent une marche rapidement destructive, ils constituent le lupus vorax ou phagédénique. Certains auteurs distinguent ces deux

(1) Cette variété de lupus épithéliomatoïde, décrite par Busch en 1872, a été de nouveau étudiée par Schütz, en 1885. De tous les divers travaux, il ressort que le lupus épithéliomatoïde guérit sans récidive, qu'aucun critérium ne permet de le différencier à coup sûr de l'épithéliome vrai; que l'examen histologique ne suffit pas toujours pour établir le pronostic de ces formes; que bien souvent c'est par l'évolution seule qu'on peut juger de la nature d'un lupus à apparences histologiques d'épithélioma.

D'après Schütz, cité par Raymond (De l'épithélioma développé sur le lupus vulgaire en évolution. *Ann. de dermat.*, 25 mars 1887), le lupus épithéliomateux « n'est autre que le lupus papillomateux dont les prolongements du réseau de Malpighi ont végété ou s'étendent en largeur et dont les cellules situées au milieu des couches épithéliales les plus denses se kératinisent et se transforment en perles épithéliales, tandis que, dans l'épithélioma vrai, on trouve au milieu des granulations lupiques des cellules cancéreuses disséminées, molles ».

Nous ne croyons pas cette explication satisfaisante : il nous a paru seulement que les cas où il y a épithélioma vrai s'accompagnent de productions qui dépassent dans tous les sens l'infiltrat lupique, tandis que dans les cas que guérit à coup sûr l'intervention simplement modificatrice, dans le lupus épithéliomatoïde en un mot, les prolongements épithéliaux, si longs et si nombreux qu'ils soient, ne franchissent pas la limite des infiltrations lupiques. Dans le cas de lupus épithéliomatoïde, la prolifération épithéliale est en quelque sorte une fonction du lupus et lui est subordonnée. Il en va tout autrement dans l'épithélioma.

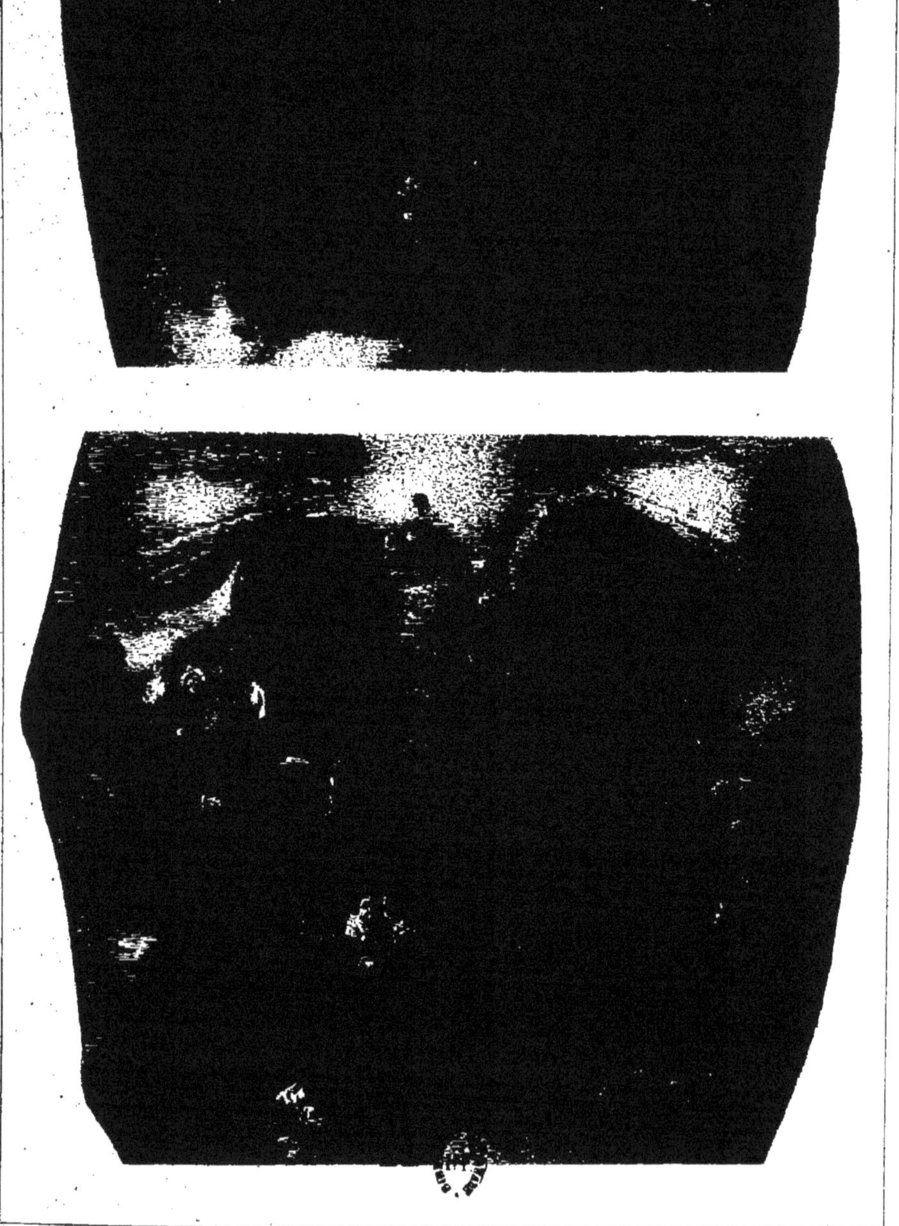

Masson et Cie, Editeurs, Paris. Impies Lemercier, Paris.

Lupus tuberculeux.

Musée St Louis._ d'après les moulages Baretta, Nos 963 et 1730._ Ernest Besnier.

variétés; en réalité, ces noms s'appliquent à des processus très voisins qui peuvent être décrits en commun. Il y a lieu de distinguer, d'après l'évolution du *lupus vorax* ou *phagédénique* deux variétés : l'une *primitive*; l'autre *secondaire*, se produisant au cours de l'évolution d'un lupus quelconque. Cette variété secondaire peut être spontanée ou consécutive à des interventions thérapeutiques intempestives.

Dans la forme primitive du lupus phagédénique, le début se fait par un nodule isolé, rouge, violacé, tuméfié. Ce nodule se ramollit et la fonte des régions frappées se manifeste bientôt par un trou, une échancrure, une perforation. L'ulcération s'étend de la peau aux muqueuses : elle repose dans toute son étendue sur des tissus livides, mous, œdémateux, et elle est le plus souvent cachée par une croûte adhérente. Cette croûte enlevée laisse voir un fond sanieux, lardacé, parsemé de petits bourgeons charnus sans vitalité qui saignent facilement. Les bords de l'ulcération sont mous, érodés, décollés, de forme très irrégulière; ils progressent avec une telle rapidité que le nez, les lèvres, la cloison des fosses nasales, peuvent être détruits en quelques semaines. Les joues, les paupières, les oreilles, n'échappent pas toujours au travail destructif.

Dans la forme secondaire, le lupus vorax est, nous l'avons dit, le plus souvent consécutif au lupus exubérant rapidement extensif.

Les bourgeons charnus qui constituent la masse du lupus deviennent beaucoup plus mous, ils envahissent avec rapidité des portions étendues de la face, le nez et la sous-cloison, les lèvres, les paupières, les oreilles; leur progression vers les surfaces saines s'accompagne de la régression des infiltrats primitifs qui subissent une sorte de fonte. Quand ces formes frappent le nez, les lèvres, les oreilles, les tissus naturellement lâches et vasculaires, elles y causent des délabrements considérables. Le nez est dévoré jusqu'aux os propres, la partie antérieure de la cloison fond, il reste au milieu de la face un orifice triangulaire béant avec un septum médian. Si la cicatrice se fait sous l'influence du traitement, elle s'accompagne de déformations irrémédiables des lèvres, des paupières, des oreilles, dues à leur destruction partielle ou totale.

Le lupus élevé prend encore une allure rapidement extensive sans cependant détruire profondément les tissus qu'il envahit dans les *formes serpigineuses des membres et de la face*. Aux membres, le lupus serpigineux a très souvent l'aspect d'un lupus papillaire et il continue à évoluer en se couvrant de végétations épithéliales abondantes qui lui forment une bordure élevée, tandis que le centre se déprime et se cicatrise progressivement en conservant de nombreux tubercules disséminés. Dans la variété ulcéreuse, le cercle de progression, large de plusieurs centimètres, est recouvert de croûtes épaisses et noirâtres. La tuméfaction considérable des régions atteintes donne aux lupus serpigineux un aspect *hypertrophique* qui est un de leurs caractères les plus remarquables. Sous l'influence des lymphangites tronculaires profondes et des poussées érysipélatoïdes réitérées qui se produisent pendant leur évolution, ces lésions sont l'une des causes ordinaires de l'*éléphantiasis des lupiques*.

A la face le lupus serpigineux n'aboutit pas à la papillomatose et il ne revêt l'aspect végétant que quand il commence par le nez. Ses ulcérations et ses infiltrations sont moins profondes qu'aux membres ; l'hypertrophie œdémateuse est une de ses conséquences habituelles.

La peau autour du lupus. — Conséquences accessoires du lupus. — La peau qui avoisine le lupus plan est d'ordinaire peu altérée ; on y a signalé cependant des troubles sécrétoires affectant les sébacées et les sudoripares et se manifestant par de la séborrhée huileuse ou même par un certain degré de crasse séborrhéique.

Dans les placards lupiques ou dans les régions cicatricielles, il ne persiste aucun élément sébacé pouvant manifester sa présence par des troubles semblables. Les poils eux-mêmes finissent par tomber par atrophie et destruction du follicule ou sous l'influence de processus inflammatoires secondaires. Les glandes sudoripares échappent souvent assez longtemps à l'action destructive, et certaines d'entre elles peuvent exagérer leur sécrétion. Mais ce sont là phénomènes accessoires sans influence sur le lupus. Il existe dans les placards lupiques des corpuscules de milium qui ont, pour quelques auteurs, une certaine importance, car ils sont plus fréquents dans le lupus que dans les autres dermatoses destructives néoplasiques, telles que la lèpre et la syphilis. Ces corpuscules se trouvent soit dans des points déjà en transformation cicatricielle, soit dans les nodules lupiques eux-mêmes. E. Vidal avait remarqué qu'ils apparaissent dans un certain nombre de lupus qui ont été traités par la scarification.

III. Variétés anormales du lupus vulgaire. — Dans toutes les variétés que nous avons étudiées jusqu'ici, le nodule ou le tubercule apparaissent avec une suffisante netteté et leurs groupements sont assez faciles à analyser pour qu'il soit facile de les reconnaître. Dans d'autres variétés plus rares, le tubercule et le nodule disparaissent presque complètement et l'on se trouve en présence des formes du lupus plus ou moins larvées dont nous allons maintenant nous occuper. Dans tout ce groupe anormal, une variété l'emporte sur les autres par son importance et par la multiplicité des descriptions auxquelles elle a donné lieu : c'est le lupus érythémato-tuberculeux ou lupus érythématoïde.

Lupus érythémato-tuberculeux et ses variétés. — La première conception du lupus érythémato-tuberculeux appartient à E. Vidal, qui avait remarqué et décrit ces lupus vulgaires, commençant par des infiltrats analogues à ceux du lupus érythémateux, où il est impossible de reconnaître le moindre nodule, et qui affectent l'apparence et la marche du lupus érythémateux fixe. Il avait vu que ces lupus prennent souvent, sous l'influence de la scarification, l'aspect objectif du lupus plan nodulaire par l'apparition du tubercule « sucre d'orge. »

Plus tard Leloir décrivit, sous le nom de lupus érythématoïde, des variétés qui diffèrent du lupus érythémato-tuberculeux de Vidal, parce qu'il s'agit souvent, dans ces dermatoses, d'une simple association du lupus vulgaire au lupus érythémateux. Le lupus *érythématoïde* de Leloir (1) est un *lupus mixte*, comme on peut s'en convaincre par sa description. Quant au *lupus superficiel* de Dubreuilh (2), il représente encore une autre variété voisine, dont l'aspect objectif est beaucoup plus analogue à l'aspect commun du lupus vulgaire à infiltrat sucre d'orge.

Dans une quatrième variété beaucoup moins connue, dont l'existence nous a été signalée par Brocq et Leredde, le lupus se localise au bout du nez qui devient violacé, turgide et froid. Quand on scarifie, le sang qui coule est lui-même froid, suivant la remarque de Brocq. Ces *lupus congestifs du bout du nez* sont fréquemment confondus avec le nez violacé des strumeux et ils sont souvent symptomatiques du lupus vorax de la muqueuse nasale.

Une autre variété anormale de lupus vulgaire, le *lupus pernio*, se présente sous la forme d'un érythème violacé, livide, le plus souvent symétrique, s'étendant sur le nez et les parties latérales des joues et rappelant, par sa disposition, le lupus érythémateux. Les téguments sont, à son niveau, épais, indurés, fortement vascularisés, souvent parcourus de veines bleuâtres dilatées qui courent le long des ailes du nez. Les orifices glandulaires sont béants. La peau tendue est lisse et luisante. En saisissant les joues avec les doigts, on perçoit une induration diffuse profonde. Dans quelques cas, au nez et sur les joues, se détachent nettement sur le fond rouge des tubercules lupiques de couleur jaune, lenticulaires, séparés les uns des autres. Les lésions ne demeurent pas nécessairement localisées au nez; assez souvent elles s'étendent

(1) LELOIR, Le lupus vulgaire érythématoïde. *Arch. de physiol.*, avril 1891.

(2) DUBREUILH, Lupus tuberculeux superficiel de la face. *Journal de méd. de Bordeaux*, janvier 1894, p. 79. — Le lupus érythématoïde se « présente, dit Leloir, sous l'aspect d'un placard plus ou moins grand, parfois de deux ou trois placards débutant en général sur une joue, d'ordinaire unilatéraux, mais pouvant, dans certains cas, envahissant le nez et les joues d'une façon symétrique, présenter l'aspect classique en papillon ou en chauve-souris de certains lupus érythémateux, du vespertilio de Balmans-Squire. Ce placard présente une rougeur plus ou moins vive, congestive, disparaissant en partie par la pression.

« Quand on examine cette surface attentivement à l'œil nu, ou mieux au moyen de la loupe, elle paraît comme marbrée par une sorte de quadrillage d'un rouge brunâtre ou violacé au milieu des mailles duquel on trouve de petits points blanchâtres ou jaunâtres....

« La surface érythémateuse est parfois çà et là légèrement desquamante et même recouverte de petites croûtelles lamelleuses, d'aspect un peu séborrhéique....

« Ces lésions rappellent le lupus érythémateux vrai....

« Mais il arrive souvent, lorsqu'on tend la peau au niveau de la zone d'extension active du mal, de constater à ce niveau de petits points, de petits nodules miliaires jaunâtres.... Ces petits nodules sont très difficilement constatables et n'existent parfois qu'en très petit nombre. Il m'est arrivé de n'en trouver qu'un ou deux, malgré une recherche attentive. »

Au contraire, dans la forme décrite par Dubreuilh, il s'agit d'un lupus vulgaire caractéristique dont l'infiltrat sucre d'orge est très superficiel, mais beaucoup plus diffus que dans les cas décrits par Leloir. « En faisant pâlir la peau par la pression, on reconnaît à sa surface de très petits points jaunes, gros comme une tête d'épingle, sans saillie ni épaisseur apparente. » Dans la seconde observation on lit : « On constate que la peau est criblée de nodules de 1/2 à 2 millimètres de large, de la couleur gelée d'abricots caractéristique, minces, aplatis et tout à fait superficiels. »

[LENGLET.]

à d'autres territoires : les oreilles, les mains, se prennent. Le lupus pernio avec tubercules présente, au microscope, un aspect nettement analogue à celui du lupus vulgaire ou de certaines tuberculides.

Aux mains, le lupus pernio s'accompagne assez souvent d'ulcérations et il laisse après lui des cicatrices. Il rappelle ici plutôt l'allure des tuberculides que celle du lupus vrai, et il semble former un type de passage entre le lupus, les exanthèmes et les éruptions de la tuberculose ou tuberculides. Aussi éprouvons-nous quelque hésitation à le décrire à côté de formes de lupus vulgaire, qui en sont essentiellement différentes. Darier ([1]) le considère d'ailleurs comme appartenant, par la clinique et l'histologie, au groupe des tuberculides et il l'y range à côté du lupus érythémateux.

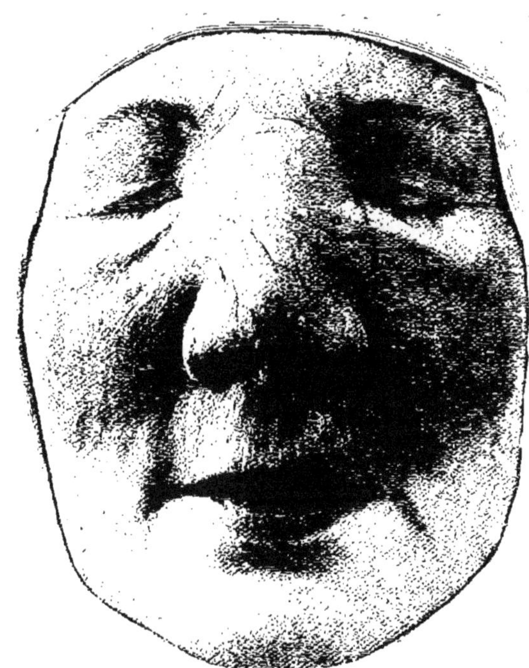

Fig. 70. — Lupus pernio. Danlos. 1901. (Musée de l'hôpital Saint-Louis, n° 2178.)

Cette conception était, il y a longtemps, implicitement admise par Tenneson ([2]), qui écrivait en 1892 : « Le lupus pernio ne peut être rattaché au lupus érythémateux, puisqu'il présente des tubercules, ni au lupus tuberculeux puisqu'ailleurs il n'en présente pas. »

Nous pourrions donc dire que c'est plus par respect pour le nom qu'on lui a donné que pour sa nature que nous le décrivons ici. Sa véritable place actuelle est parmi les « tuberculides ». Mais l'accord ne s'étant pas encore fait à son sujet, nous estimons qu'il est juste de dire ici un mot de cette lésion, parce qu'elle présente parfois des nodules, parce que sa structure histologique rappelle, dans ce cas, celle du lupus vulgaire.

([1]) Darier, Les tuberculides. *Comptes rendus du IVe Congrès internat. de dermat. et de syphil.*, 1900.

([2]) Tenneson, Lupus pernio. *Soc. de dermat. et de syphil.*, 10 nov. 1892.

A côté de ces cas où les nodules jouent un rôle très effacé et où dominent les lésions épithéliales, l'infiltration et la vascularisation, il convient de placer les formes où la présence de quelques nodules, irrégulièrement disséminés, s'accompagne de l'œdème général de la face. Leloir a fait remarquer que le lupus érythématoïde pouvait, lorsqu'il frappe le lobule de l'oreille, s'accompagner de cet énorme œdème. Dans ce cas, les nodules lupiques sont parfois complètement invisibles, le lobule est arrondi, violacé, lisse, parcouru à la surface par des veinules et des capillaires dilatés; son épithélium desquame en fines écailles. La pression provoque une légère douleur. La face peut être le siège d'un processus analogue; les sillons s'effacent, la peau tendue, lisse et brillante, paraît soufflée. Dans cette bouffissure générale, on aperçoit çà et là quelques nodules; le plus grand nombre disparaît dans l'hypertrophie générale des tissus. Cette variété de lupus facial est assez fréquente; il conviendrait de la dénommer *lupus œdémateux*, la tuméfaction en étant le symptôme capital. Il ne faut pas confondre ces variétés avec le *lupus éléphantiasique des membres*. L'éléphantiasis consécutif aux lupus des membres est, en effet, le plus souvent, une complication, et nous aurons à l'étudier dans un autre chapitre. Ici, au contraire, il s'agit d'un lupus œdémateux primitif, les phénomènes de stase lymphatique se produisent parallèlement à l'évolution du lupus qu'ils peuvent masquer complètement.

D'autres variétés du lupus vulgaire sont remarquables par les transformations de l'épithélium à leur surface; dans certains lupus très superficiels, l'épithélium disparaît presque totalement. Il est réduit à une couche mince comme un fin vernis et il subit des exfoliations successives. Les squames ont l'apparence de fines pellicules transparentes adhérant fortement. Cet état particulier de l'épithélium ne saurait suffire à constituer une variété; mais, dans le *lupus psoriasiforme*, la lésion épithéliale domine le tableau clinique; les squames se produisent rapidement, demeurent adhérentes entre elles, se stratifient à la surface des nodules ou des plaques. Ces plaques arrondies, psoriasiformes, peuvent être disséminées sur le corps et simuler le psoriasis véritable.

Le *lupus eczématiforme*, l'eczéma-lupus de Hutchinson, peut n'être pas toujours un lupus vrai, ayant l'aspect de l'eczéma; c'est quelquefois une superposition des deux dermatoses (1).

(1) Il n'est pas impossible qu'un lupus plan superficiel se manifeste sous l'apparence de petites taches congestives, fines, légèrement érodées à la surface, un peu suintantes, croûtelleuses par places, portant en d'autres une légère desquamation furfuracée, le tout entrecoupé d'espaces où la peau est lisse et brillante comme celle de l'eczéma déjà ancien avec un fonds œdémateux, généralisé à l'étendue des lésions et les débordant même. On sera surpris de la stabilité de ces lésions en apparence superficielles et de leur résistance à la thérapeutique. Il arrivera qu'on les voie prendre les allures du lupus plan nodulaire vulgaire, et, si l'on fait l'essai de la tuberculine, abandonnée chez nous, mais encore en honneur en Allemagne, on verra réagir ces placards. Cette forme de lupus eczématoïde n'est pas la seule et, de même qu'il y a des eczémas secs ou humides, on peut voir des lupus très superficiels qui simulent des eczémas du genre sec ou humide. Il y a donc lieu d'insister sur ces faits trop souvent méconnus qui donnent lieu

Dans d'autres cas, non seulement la congestion des surfaces contribue à modifier les tons du lupus et à faire méconnaître le nodule; mais elle peut masquer complètement celui-ci et représenter à elle seule toute la lésion. Il faut apporter la plus grande attention à l'observation pour découvrir une très petite tache sucre d'orge en des points divers de la zone congestive, et, cependant, on est averti, d'autre part, par la marche excentrique des lésions, la lenteur de leur évolution et la cicatrice centrale qu'elles présentent, que l'affection est un lupus. Dans les nodules de ces variétés congestives, très voisines de la tuberculose cutanée par l'intensité de la réaction locale qui les accompagne, on peut voir parfois de petites formations pustuleuses qui se dessèchent et deviennent croû'euses. Malgré tout, il s'agit encore d'un lupus caractérisé par la présence d'un infiltrat jaune, par la marche des lésions, par leur peu de retentissement sur l'état général. Le peu de profondeur des infiltrations, la persistance d'éléments évoluant pendant toute leur existence sans notables ulcérations, nous obligent à rapprocher ces formes du lupus nodulaire plan.

Le *lupus nævus* de Hutchinson est, pour cet auteur, le résultat d'une association ; mais il n'en saurait être de même du *lupus angiomateux* d'Ernest Besnier (1), dont la vascularisation est telle qu'il peut simuler une tumeur érectile. Le nombre des taches vasculaires est variable; elles sont mal limitées; leur couleur est rouge brun ou rouge violacé; à leur surface existent de nombreux vaisseaux formant de fins réseaux ramifiés en toutes les directions. Autour de ces taches peuvent exister des nodosités dures et des cicatrices dans le voisinage. Le lupus angiomateux d'E. Besnier paraît se rapprocher du *lupus telangiectodes disseminatus* de Majocchi (2). Il faut se défier beaucoup d'avoir affaire, dans ces cas, à des variétés de lupus érythémateux.

Parmi les variétés anormales du lupus vulgaire, il convient de ranger un *upus annulaire* rencontré trois fois seulement par Brocq et qui a fait, de la part de cet auteur et de Jacquet, l'objet d'un mémoire encore inédit. Ces cas, tout à fait analogues à celui qu'a présenté Chatin à la Société de dermatologie (3), sont caractérisés par le développement d'un nodule initial unique, d'où part une infiltration qui s'étend excentriquement. A la période d'état, on constate l'existence d'une tache bordée par un seuil surélevé, large de 2 à 4 millimètres, légèrement croûtelleux et dur, entourant une zone centrale un peu déprimée, quoique à peine cicatricielle, où le processus lupique ne semble pas éteint. D'après Brocq, cette forme est surtout remarquable par sa virulence. Les sujets qui en sont atteints succombent d'ordinaire rapidement à la tuberculose.

Parmi les variétés anormales ou rares, nous devons signaler certains lupus dont la lésion élémentaire est un tubercule miliaire et qui sont composés de

à de regrettables erreurs de thérapeutique, et l'analyse minutieuse des lésions et des commémoratifs ne peut pas toujours garder de l'erreur.

(1) BESNIER et DOYON, *Trad. de Kaposi*, p. 435, 2e édit., t. II.

(2) MAJOCCHI, Lupus telangiectodes disseminatus. *Berl. klin. Woch.*, 1894, p. 465.

(3) CHATIN, *Soc. de Dermat. et de Syph.*, 4 juillet 1901.

semblables tubercules, disséminés à toute la face; ce sont les lupus à tubercules miliaires disséminés.

Le *lupus des vieillards* a assez fréquemment une physionomie particulière, soit qu'une très longue et très lente évolution la lui ait conférée, soit que son apparition tardive dans une peau modifiée par l'usure sénile en soit la cause. Il est d'ordinaire peu ulcéreux et il appartient le plus souvent aux formes planes; il se distingue par l'étendue considérable des lésions et le peu de profondeur des infiltrats en évolution, par le nombre et les dimensions considérables des brides cicatricielles, par la dissémination des nodules et des groupes de nodules. Son indolence est absolue; il déforme et sclérose les régions qu'il a envahies. La peau amincie, réduite à l'épithélium accolé aux brides cicatricielles, aux os, prend un aspect lisse, la physionomie figée rappelle le masque sclérodermique. Sur le fond atrophique de la peau se détachent de longues brides scléreuses, des dilatations vasculaires, des tubercules et des nappes lupiques irrégulières. En outre, le lupus peut, chez le vieillard, revêtir toutes les formes que nous avons signalées dans la description générale du lupus.

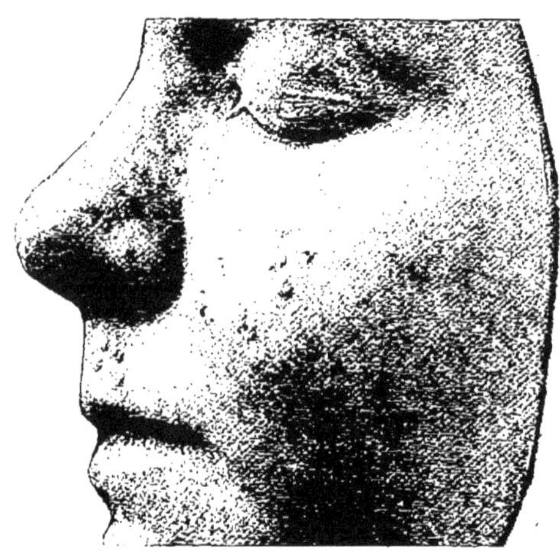

Fig. 71. — Lupus tuberculeux miliaire. Besnier, 1874. (Musée de l'hôpital Saint-Louis, n° 321.)

Le lupus guérit quelquefois spontanément dans la vieillesse; le plus souvent il demeure stationnaire et son évolution se ralentit. Il peut ne subir aucune modification appréciable pendant de longues années. Dans quelques circonstances, qu'il est impossible de préciser, il pourrait, d'après Deswarte [1], prendre une marche galopante et phagédénique.

IV. Variété du lupus d'après le siège. — La *face* est le siège de prédilection du lupus qui s'y manifeste dans toutes ses variétés. Leloir a noté 276 fois le lupus de la face sur 312 cas qu'il a observés.

Le *nez* est la région de la face le plus fréquemment envahie. Le lupus du nez affecte plus souvent la forme de lupus vorax, de lupus tuberculo-gommeux, de lupus frombœsoïde ou rupioïde, que tout autre lupus de la face. Les diverses formes peuvent se combiner chez le même sujet; il est surtout fré-

[1] Deswarte, Le lupus chez les vieillards. *Thèse de Paris*, 1892.

quent de voir coexister l'altération tuberculeuse de la muqueuse des fosses nasales et le lupus du nez, à tel point que l'on peut dire qu'il est rare de rencontrer un lupus de la face ou du nez avec intégrité complète de la muqueuse nasale. Le lupus du nez s'étend assez souvent aux joues, et au delà de leurs limites, atteint les oreilles, le front ou le cou.

Il donne à la figure l'aspect le plus pénible, souvent le plus repoussant : il entraîne la disparition des narines, la destruction de la cloison cartilagineuse. La perforation rapide de la cloison est l'un des meilleurs symptômes du lupus du nez et de la face, car elle se produit souvent dès le début. Le lupus nasal rétrécit et atrésie les orifices des narines, jusqu'à les réduire à quelques millimètres de diamètre, il les oblitère même, et, si le nez n'est pas détruit, quand l'évolution naturelle du mal a permis la cicatrisation, il ne reste plus à sa place qu'un moignon trop court, irrégulier, méconnaissable, fait d'un tissu dur et scléreux couvert d'un épiderme lisse, mince, tendu à la surface, desquamant çà et là en fines lamelles.

Le *lupus des joues* est au contraire plus souvent à évolution lente, il est plan et non exedens dans beaucoup de cas; les variétés en sont nombreuses. Il y forme une ou plusieurs taches à nodules serrés, disséminés sans ordre aux deux joues; dans d'autres cas, ces taches sont à peu près symétriques. A mesure que les nodules progressent à la périphérie, le centre devient cicatriciel, des rétractions se produisent causant la déformation des traits, le tiraillement des narines, des commissures labiales, des paupières. Le lupus des joues prend dans quelque cas un aspect hypertrophiant remarquable; d'autres fois, il reste très superficiel et si discret que les malades n'y prêtent guère attention.

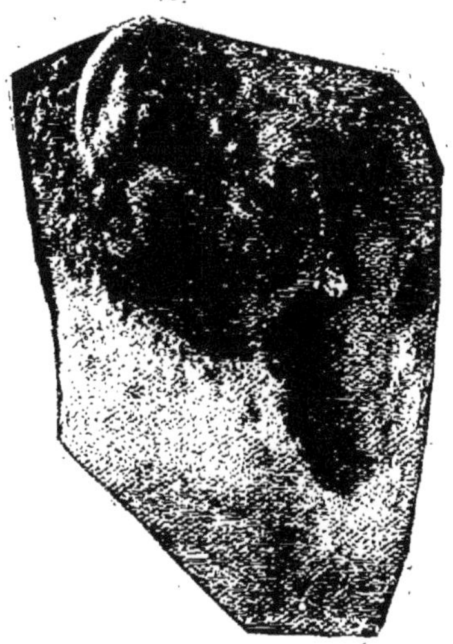

Fig. 72. — Lupus hypertrophique. Hardy, 1874. (Musée de l'hôpital Saint-Louis, n° 299.)

Le *lupus des lèvres* les tuméfie, les renverse, fait saillir la muqueuse hors de la bouche, crevasse les tissus infiltrés, rend difficile et souvent douloureuse la préhension des aliments. Quand les deux lèvres sont envahies, les rétractions peuvent être telles qu'il en résultera une atrésie buccale nécessitant l'intervention.

Aux oreilles, la tuméfaction est le fait ordinaire, elle peut être l'unique symptôme du lupus ou accompagner des nodules bien nets diversement distribués. Sous l'influence de la tuméfaction lupique, le lobule devient globuleux, lisse, violacé, parcouru de veinules dilatées. A sa surface se fait une légère desquamation. Dans quelques cas, l'oreille est couverte d'ulcérations, de végétations, elle perd une partie de l'hélix ou de la conque, et le lupus qui la réduit à un moignon rouge et violacé peut envahir la peau voisine, faire adhérer les restes du pavillon à la mastoïde, déformer le conduit auditif externe, le rétrécir et même l'oblitérer. Ces derniers cas sont exceptionnels.

Le lupus du front est, en général, un lupus plan non exedens. Le *lupus primitif du cuir chevelu* n'a été vu que par de très rares observateurs; Hebra, Kaposi, en ont observé quelques cas. Leloir dit en avoir vu un : encore présentait-il les caractères du lupus érythémateux de cette région. Le plus souvent le lupus du cuir chevelu est le prolongement d'un lupus des parties voisines, du front en particulier(¹).

Au cou, le lupus peut affecter toutes les formes, mais c'est le plus souvent un lupus plan disséminé, annulaire, ou même serpigineux. La laxité de la peau du cou favorise les rétractions cicatricielles, et la formation des brides peut atteindre, après de longues années d'évolution, une importance telle que la bouche est maintenue entr'ouverte et qu'un pont fibro-cutané s'établit entre le sternum et le menton. Quand ces déformations accompagnent des lésions analogues de la face, elles constituent une difformité des plus hideuses. On s'en rend compte d'ailleurs en songeant à l'effet que produit sur le visage la perte du nez, l'accolement des paupières, l'atrésie buccale, la destruction des lèvres, des oreilles ou d'une partie des joues, remplacés par un mince tissu de cicatrice accolé aux os, lisse, tendu, semé de taches jaunâtres du lupus non encore arrêté dans sa marche.

Le *lupus du tronc* est rare et n'a pas de caractères spéciaux.

Le *lupus des membres* est intéressant au double point de vue de ses variétés et des formes de transition qu'il établit entre le lupus vulgaire et la tuberculose de la peau proprement dite. On y rencontre le *lupus nodulaire non exedens*, mais il est plus fréquent d'y observer des formes ulcératives, croûteuses, tendant à l'extension et entraînant par leurs allures serpigineuses(²) la rapide déformation des régions envahies. Ces lupus serpigineux à allures rongeantes ont parfois une énorme étendue; ils forment des nappes ulcéreuses, croûteuses et cicatricielles, allant de l'épaule au coude, de la racine de la cuisse au genou

(¹) Hebra, *Die krankhaften Veränderungen der Haut*. Braunschweig, 1884. — Il présente, dit Hebra, une infiltration régulière, peu élevée de la peau au niveau de laquelle se produit tardivement une ulcération, de sorte que sur du lupus déjà très ancien il y a encore une forte croissance de cheveux que l'ulcération progressive et la formation de la cicatrice fait disparaître.

Neisser en a publié une observation dans laquelle il s'agit d'un lupus plan à centre cicatriciel, évoluant par la périphérie qui est recouverte de nombreuses croûtelles jaunâtres et qui présente de nombreuses granulations lupiques. Au début, l'aspect de ces lupus peut rappeler l'eczéma séborrhéique. — P. Neisser, Ueber Lupus vulgaris des behaarten Kopfes. *Berl. klin. Woch.*, 1895, p. 53.

(²) Le lupus des extrémités le plus commun est, d'après Hahn, le lupus serpigineux qu'il a rencontré 39 fois sur 65; vient ensuite dans cette statistique le lupus hypertrophique exulcérant, et enfin le lupus papillaire. Le lupus des membres représente pour le même auteur le quart de la totalité des lupus. Il est certain que nous n'arrivons pas en France à la même proportion. (Hahn, Ueber den Lupus der Extremitäten. *Arch. f. Dermat. u. Syph.*, 1890, XXII, p. 473.)

et au-dessous. La profondeur des tissus pénétrés par l'infiltrat lupique est considérable, l'étendue des régions atteintes entraîne des vices de nutrition générale du membre, des transformations éléphantiasiques qui rendent méconnaissables les segments envahis. Aux jambes, en particulier, la peau lisse progressivement distendue et refoulée par l'œdème chronique dur ne laisse percevoir aucune des limites de la cuisse et du genou, du cou-de-pied, du pied et de la jambe. Une masse informe de tissus infiltrés recouverts d'une peau lisse et tendue fait disparaître tous les reliefs normaux, les orteils dont la peau s'est retournée progressivement sous la distension sont perdus dans la masse et rien ne permet plus de reconnaître leur existence antérieure, que quelques petits mamelons irréguliers faisant saillie dans la région qu'ils occupent normalement. Ce lupus commence assez fréquemment au voisinage des articulations, et il a une tendance assez marquée à envahir de haut en bas. Tel est le *lupus éléphantiasique pachydermique* consécutif au *lupus ulcéreux serpigineux* des membres.

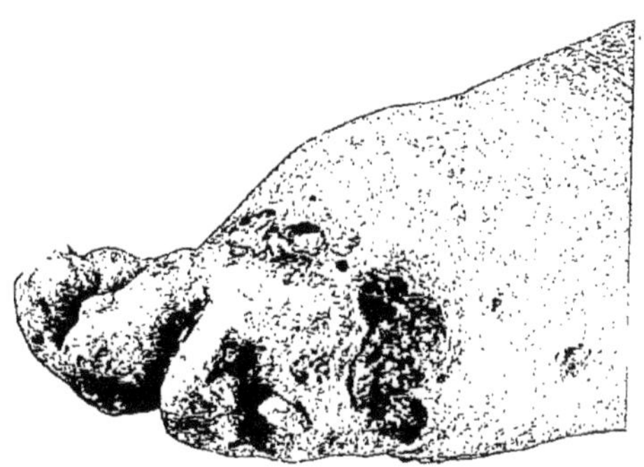

Fig. 73. — Lupus ulcéreux éléphantiasique. Vidal, 1880. (Musée de l'hôpital Saint-Louis, n° 674.)

Les variétés les plus importantes du lupus des membres se rapprochent de la tuberculose de la peau au point que beaucoup d'auteurs les regardent comme une de ses dépendances, tandis qu'on les considère au contraire en France, après Hardy et Vidal, comme des variétés anormales du lupus. Ces formes sont représentées par les diverses variétés du *tubercule des anatomistes* et du *lupus scléreux papillomateux* de Vidal, lupus scléreux de Leloir, scrofulide verruqueuse de Hardy.

Le tubercule anatomique se développe le plus souvent aux doigts, sur la face dorsale. Il commence huit à dix jours après l'inoculation par le virus tuberculeux. Il se manifeste au début par une petite papule rouge de consistance ferme, de la grosseur d'une tête d'épingle, très vasculaire, indolore, qui s'accroît peu à peu. Au sommet de la papule apparaît souvent un petit point hyperkératosique sous lequel se produit une minuscule tache jaunâtre à peine visible au début, dont il faut presque deviner l'existence. Cette tache jaunâtre s'accroît en même temps que desquament les couches les plus superficielles de l'épithélium et que le centre de la papule se déprime légèrement, tandis que sa base s'élargit. A ce moment, il y a souvent sous l'épithélium du sommet de la papule, là où l'on observe une tache jaune, une gouttelette d'un pus épais et très lié. La verrue nécrogénique peut rester en cet état et s'éteindre progressivement, mais elle peut aussi s'étendre, s'ulcérer, ce qui est le cas ordinaire. Le petit abcès du sommet s'ouvre et laisse à nu un cratère à bords à pic, qui se ferme bientôt d'une croûte dure assez adhérente. Autour du cratère et de la croûte, l'épiderme s'indure et s'épaissit en même temps que se collecte sous la croûte un nouvel abcès plus profond que le premier. Par une progression lente, l'abcès s'élargit sous l'épithélium qui s'épaissit et prend un aspect verruqueux. La base de la papule s'enflamme, devient douloureuse à la pression, des lymphangites de propagation peuvent se produire dès cette époque. Peu à peu on assiste à l'évolution du début du lupus scléreux papillomateux de Vidal [1].

Le *lupus papillomateux* siège aux mains le plus souvent, à la face dorsale du métacarpe ou des doigts. Son étendue est variable : tantôt il est représenté par une série de papillomes de la grandeur d'une lentille, irrégulièrement disséminés; d'autres fois, il forme de larges plaques de plusieurs centimètres de diamètre envahissant tout ou partie de la face dorsale de la main ou du pied. La bordure est plus élevée que le centre qui est en voie de régression, elle est séparée des parties saines par une limite nette. L'ensemble des plaques a un aspect grisâtre, rugueux à l'œil et au toucher. Les rugosités sont dues aux saillies coniques papillaires groupées en lobules ou au contraire disséminées d'une façon uniforme à toute l'étendue du lupus. Ces saillies sont remarquables par leur consistance, leur dureté, et aussi parce qu'elles constituent souvent une sorte de carapace superficielle épaisse, criblée de fissures et de puits, oblitérés par des croûtes ou béants qui font communiquer la région sous-papillaire avec l'extérieur. En pressant le lupus entre les doigts on fait sourdre par toutes ces fissures un pus fluide et mal lié, accumulé en nappes confluentes, ou disséminé en foyers très limités entre l'épiderme papillomateux et le derme. Ces petits abcès intra-dermiques sont logés entre les prolongements interpapillaires et leur profondeur peut être telle qu'il faut faire de très pénétrantes biopsies pour atteindre le tissu tuberculeux proprement dit. Ces productions épithéliales sont considérables, elles ont fait souvent penser à l'épithéliomatose, et Busch [2] les a décrites sous le nom de lupus épithéliomatoïde des extrémités [3].

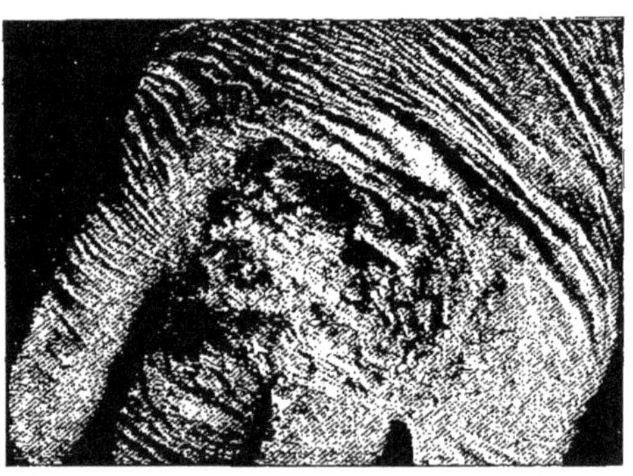

Fig. 71. — Lupus scléreux papillomateux datant de 28 ans. (Photographie du service de Brocq, due à Soltas.)

[1] Vidal, Du lupus scléreux. *Ann. de dermat.*, 1883, p. 414.

[2] Busch, Ueber die epitheliomartige Form des Lupus der Extremitäten. *Langenbecks Archiv*, t. XV.

[3] Brocq décrit d'une façon simple et avec une grande précision les lésions du lupus

A la face palmaire de la main et des doigts les formations papillaires n'atteignent pas le même développement. Il se fait une hypertrophie assez régulière de l'épithélium reposant sur une base dure de tissus hypertrophiés; les abcès existent mais sont de volume plus petit et l'orifice par lequel ils s'ouvrent est oblitéré par des débris épithéliaux qui ponctuent les néoplasmes lupiques d'une série de points noirâtres plus ou moins déprimés (1).

Le critérium clinique aussi bien qu'anatomo-pathologique qui sépare ces formes, du lupus d'une part, de la tuberculose vraie de la peau, de l'autre, n'existe pas. Sack (2), qui les a étudiées, les regarde comme appartenant au lupus; il croit que l'absence des nodosités lupiques n'est due qu'à la condition anatomique de la peau des régions sur lesquelles se développe cette forme.

Le lupus papillaire existe encore, quoique beaucoup plus rarement, sur les autres segments des membres, à la cuisse, aux avant-bras, etc. Il est plus fréquent chez les enfants que chez les adultes.

Aux doigts comme à la face, le lupus peut être cause de graves mutilations,

scléreux d'E. Vidal en leur distinguant trois zones : une zone périphérique érythémateuse, où la peau est lisse, où les orifices glandulaires sont nettement distincts; une zone moyenne avec des squames des pustules, des croûtelles; une zone centrale avec saillies papillomateuses, fissures, rhagades, abcès intra-épidermiques, zone dont le centre se transforme progressivement en cicatrice. (Brocq, *Traitement des maladies de la peau*. Paris, 1892, 2e édit., p. 825.)

(1) Vidal distinguait d'après l'évolution deux types de lupus scléreux : l'un secondaire qui accompagne le lupus vulgaire et qu'il convient peut-être de regarder plutôt comme une lésion coïncidante que comme une lésion secondaire; l'autre primitif qui ne diffère du précédent que parce qu'il est la seule manifestation tuberculeuse de la peau.

Mac Call Anderson a décrit un lupus verruqueux voisin des formes verruqueuses ordinaires du lupus vulgaire. Ce lupus a de grandes analogies avec le tubercule anatomique : il commence par des taches ou tubercules petits circonscrits, rouge foncé ou violacés qui se recouvrent d'excroissances verruqueuses qui peuvent être enlevées et qui laissent une surface non ulcérée avec des papilles hypertrophiées. (Mac Call Anderson, *Lectures on clin. med.*, 1879.)

E. Besnier a distingué en outre de multiples variétés de papillomes cornés tuberculeux. La multiplicité de leurs aspects rend impossible leur description. En voici d'après lui quelques types principaux (Besnier et Doyon, *Trad. de Kaposi*, 1891, 2e édit., p. 446) : « *a*. Très petits groupes de saillies granuleuses grisâtres et fines, à bords irréguliers ou polycycliques, limités par un liséré rouge livide. — *b*. Placards plus étendus ronds ou ovales, le centre libre ou non, la périphérie occupée par des granulations papillomateuses, cornées, sèches, avec une très légère rougeur interstitielle. — *c*. Plaques élevées de quelques millimètres à 1 centimètre, granitées sur toute la surface de végétations papillomateuses, du volume d'une tête d'épingle, plâtreuses, laissant apercevoir dans les interstices le fond livide et quelques rhagades, mais la surface étant complètement sèche. — *d*. Disques verruqueux dont le grain peu abondant laisse voir le fond rouge, relégués aux extrémités d'une cicatrice ancienne livide; le bord est irrégulier ou multicerclé, fin, formant une ligne rouge bordée par un soulèvement dermique squameux ou finement granité, zone de progression. Le centre peut être libre, cicatriciel, ou, au contraire, élevé ou presque fongueux. — *e*. Grandes plaques du dos de la main, du doigt ou des membres, recouvertes d'un granité plâtreux, d'une épaisseur invraisemblable, atteignant 2 centimètres et plus, fissurées, fendillées, formant de véritables monticules analogues à ceux que l'on observe dans quelques cas de psoriasis du cuir chevelu, et quelquefois même hérissées de véritables cônes stalactiformes, etc. »

(2) Sack, Tuberculosis verrucosa cutis Richl Paltauf. *Monatshefte für prak. Dermat.*, Bd. XXV, no 10.

tantôt en entraînant la destruction des tissus jusqu'à la chute des phalanges, tantôt en produisant des rétractions cicatricielles qui portent sur la peau et les tissus fibreux sous-jacents, qui mettent obstacle au jeu des articulations ou même en entraînent la luxation. Ces deux tendances ont même incité

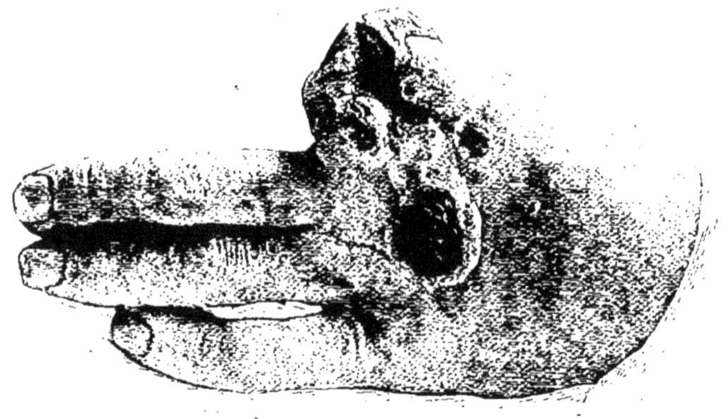

Fig. 75. — Lupus mutilant de la main (E. Besnier). (Musée de l'hôpital Saint-Louis, n° 913.

Küttner [1] à distinguer deux variétés : l'une déformante, l'autre mutilante. Il n'est pas nécessaire que la profondeur de l'infiltrat lupique soit très considérable pour que ces déformations se produisent. Quand la face dorsale de la main est prise, même superficiellement, dans une étendue un peu considérable, la rétraction cicatricielle entraîne la perte de la fonction des fléchisseurs en soudant la peau, les aponévroses et les tendons extenseurs. Les doigts subluxés peuvent même se retourner et s'appliquer à la face dorsale de la main.

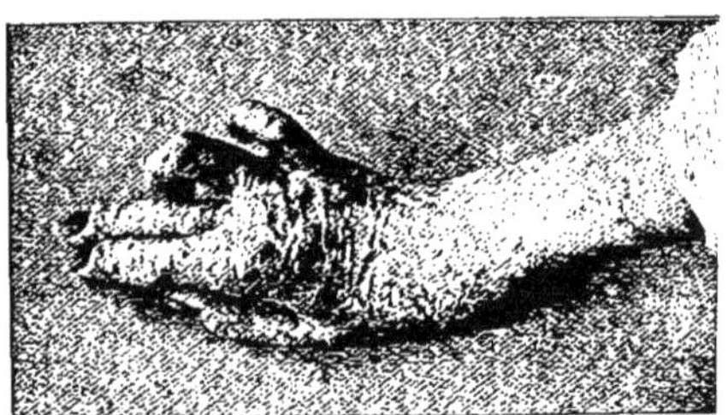

Fig. 76. — Variété déformante du lupus des mains. (Photographie du service de L. Brocq, due à Sottas.)

Le lupus des doigts s'attaque parfois à l'*ongle* : la matrice unguéale et la sertissure de l'ongle sont tuméfiés, irrégulièrement boursouflés, violacés. Les décollements, la suppuration, l'ulcération, peuvent frapper de mort la matrice unguéale.

Le *lupus des organes génitaux* est d'une grande rareté, le lupus primitif y est exceptionnel; le plus souvent quand le pénis ou le scrotum sont envahis, c'est par contiguïté. On a vu quelquefois le lupus vulgaire du scrotum

[1] Küttner, Ueber den Lupus der Finger und Zehen. Kongress der deutschen Gesellschaft für Chirurgie. *Centralblatt f. Chir.*, 1896, n° 31.

coexister avec une tuberculose du testicule ou lui être consécutif. Tauffer [1] a publié un cas de ce genre d'une rareté toute spéciale parce qu'il concerne un enfant. Dans un autre cas de Lang, il s'agissait encore d'un processus analogue : il existait chez un enfant de neuf ans un cordon induré reliant le lupus du scrotum au testicule, lui-même tuberculeux.

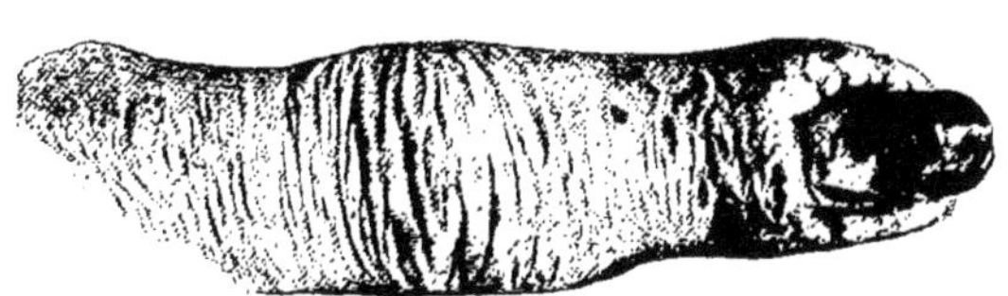

Fig. 77. — Lupus péri-unguéal.
(Photographie du service de L. Brocq, due à Sollas.)

Kontrim [2] a vu un lupus du scrotum à tendance épithéliomatoïde.

Le lupus des organes génitaux externes de la femme a été l'objet de beaucoup de controverses. On a confondu avec lui des hypertrophies et des déformations dues à des lésions ulcéreuses antérieures, à des inflammations chroniques ou même à des traumatismes répétés. Sous le nom d'esthiomène ont été réunies les variétés morbides les plus diverses : le cancroïde chronique, les infiltrations syphilitiques, le lupus de la vulve. Il en résulte que la description clinique du lupus vulvaire manque de précision.

On peut dire d'ailleurs que les lésions tuberculeuses de la vulve ressortissent bien plus à la tuberculose de la peau proprement dite qu'au lupus au sens strictement dermatologique de ce mot. Le lupus de la vulve se manifeste le plus souvent sous la forme d'ulcérations irrégulières, déprimées, dont les bords ne sont pas décollés; ces ulcérations granuleuses offrent souvent au microscope un aspect épithéliomatoïde qui explique leurs apparences cliniques. La grande lèvre qui les porte est très œdématiée et l'infiltration œdémateuse s'étend souvent en arrière vers le périnée et la région anale. Dans d'autres circonstances, le lupus vulvaire revêt la forme scléreuse et on l'a vu coïncider avec le lupus scléreux de la main. Au périnée l'ulcération est parfois bordée par une zone de tubercules lupiques caractéristiques. Ces lésions lupiques englobent parfois la vulve, le périnée et l'anus. Elles peuvent être térébrantes. Dans un cas d'Angus Mac Donald [3], la région ano-périnéale entière avait disparu. Il y avait à sa place un énorme creux du volume d'une tête de fœtus; on ne pouvait rien retrouver du vagin, de l'anus et du rectum. Il faut regarder ce fait comme une exception qui se rapporte plus à la tuberculose qu'au lupus, malgré le titre donné par l'auteur à son observation.

Le lupus limité à l'anus est très rare, il se développe le plus souvent au voisinage de l'orifice d'une fistule. Il peut revêtir les aspects les plus divers de lupus tuberculo-gommeux, de lupus plan psoriasiforme, de lupus papillaire.

(1) Tauffer, Beitrag zur Pathogenese und Histologie des Lupus vulgaris. *Monatsh. für prakt. Dermat.*, 15 août 1898.

(2) Kontrim, *Soc. de vénéréologie et de dermatologie de Moscou*, 6 mars 1892.

(3) Angus Mac Donald, Lupus of the vulvo anal region. *Edinburgh med. Journal*, 1884, p. 910.

Cette dernière forme, paraît une des plus ordinaires. Il est alors constitué par une surface cicatricielle et fibroïde au centre, papillomateuse en dehors de ce centre, bordée souvent par une série de tubercules ulcérés disposés en festons à la périphérie. Les formes nettement verruqueuses telles qu'on les trouve à la main ne sont pas très rares à l'anus. La papillomatose s'étend parfois non seulement dans toute la hauteur de la zone cutanéo-muqueuse, mais encore dans la partie la plus voisine de la zone muqueuse de l'anus et le rectum n'échappe pas toujours au processus tuberculeux.

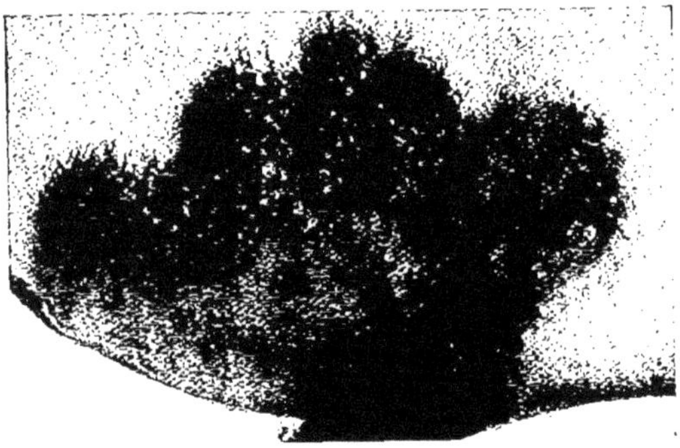

Les formes communes de la tuberculose anale sont moins rares que le lupus : dans presque tous les cas elles envahissent à la fois la peau et le canal anal ([1]).

Fig. 78. — Lupus tuberculo-papillomateux, ayant débuté sur le territoire d'une fistule à l'anus. (E. Besnier 1884.) — (Musée de l'hôpital Saint-Louis, n° 980.)

Telles sont les principales variétés du lupus d'après le siège qu'il affecte sur le tégument externe. Très différent est le lupus des muqueuses que nous allons maintenant étudier.

V. Lupus des muqueuses. — La localisation muqueuse du lupus est souvent antérieure à sa localisation cutanée. Dans un certain nombre de cas elle est à la fois primitive et exclusive. Dans une importante étude sur le lupus des muqueuses, Bender([2]) a réuni 380 cas de lupus. D'après la proportion qu'il a établie, le lupus du nez se produit 66 fois pour 100; beaucoup plus rares sont les lupus des lèvres, 24 pour 100, du pharynx, 17 pour 100, des voies lacrymales, 13 pour 100, de la conjonctive, 12 pour 100 et du larynx, 7 pour 100. Quant au lupus de la langue il ne tiendrait qu'une fort petite place, on le rencontre à peine dans 1 pour 100 de la totalité des cas de lupus des muqueuses. La femme est beaucoup plus souvent atteinte que l'homme.

Contrairement à ce que l'on pourrait croire, la fréquence du lupus des muqueuses, comparée à la fréquence du lupus de la peau, est très grande. Leloir trouve 109 cas de lupus des muqueuses sur 312, Block 121 cas sur 155. Ces proportions sont exactes quand on a soin d'examiner de parti pris toutes les muqueuses des lupiques. Bien souvent ces malades ignorent totalement l'existence de ces lésions des muqueuses.

([1]) Hartmann, Contribution à l'étude de la tuberculose anale. *Revue de chirurgie*, 10 janvier 1894.

([2]) Max Bender, Ueber Lupus der Schleimhäute. *Viertelj. f. Dermat. u. Syphil.*, 1888, p. 891.

Le lupus des muqueuses peut revêtir une forme aplatie. Leloir a même distingué deux variétés principales correspondant aux variétés du lupus du tégument externe : une variété plane, une variété élevée. Les caractères de ces variétés sont beaucoup moins tranchés que sur la peau.

Le lupus des muqueuses n'a de nodules que dans les parties cicatricielles; au début son apparence est souvent, comme l'avait bien vu Homolle, celle d'un *érythème livide*, les plaques sont lisses, luisantes, sèches. Mais elles peuvent aussi présenter de très petites granulations jaunes de la grosseur d'une tête d'épingle, rappelant les granulations tuberculeuses miliaires.

Assez souvent le lupus prend l'aspect élevé, forme des tumeurs mamelonnées, ulcérées ou revêtues au contraire d'un épithélium épaissi et papillomateux. La muqueuse peut prendre alors un aspect mûriforme. Ces plaques reposent sur une muqueuse épaissie violacée, infiltrée, et l'on peut trouver autour d'elles, dans quelques cas, de petits nodules miliaires.

On peut voir se reproduire ici les diverses évolutions que nous avons signalées à propos du lupus vulgaire; les ulcérations, l'atrophie et la cicatrisation des régions atteintes, la sclérose lupique si spéciale, qui n'est pas un processus de guérison, mais une réaction du tissu conjonctif à la tuberculose. La profondeur, la densité de l'infiltrat varient beaucoup, on peut avec la pointe du scarificateur s'assurer de la consistance molle de la néoplasie. Les formes, serpigineuse, vorax ou phagédénique, se rencontrent comme dans la peau.

Leloir a signalé, ici encore, l'existence de formes colloïdes et myxomateuses. Ces dernières seraient un peu plus fréquentes. Elles sont caractérisées par l'existence de nodules transparents, mollasses, un peu gélatiniformes. Leur surface est parcourue de fines arborisations vasculaires et quelquefois ils renferment de petits kystes contenant une substance mucineuse.

Lupus des muqueuses d'après le siège. — *Le lupus de la muqueuse nasale* a le plus souvent un début insidieux. Cette particularité était connue depuis longtemps. Dubreuilh [1] y a insisté de nouveau en 1900. Il est annoncé par une forme particulière de coryza chronique avec hypersécrétion nasale avec ou sans épistaxis. La muqueuse est pâle, un peu inégale au début, plus tard légèrement atrophiée et couverte d'un enduit purulent jaunâtre. Les lésions s'accentuent par l'épaississement de la muqueuse qui entrave la respiration nasale. Les sensations subjectives des malades sont souvent nulles. Peu à peu l'orifice antérieur des fosses nasales se comble de croûtes jaunâtres ou verdâtres, sèches, difficiles à détacher. Le canal nasal peut être envahi secondairement et l'épiphora en est la conséquence. Le malade éprouve parfois à cette époque un prurit insupportable.

L'examen des fosses nasales montre, s'il est pratiqué de bonne heure, que le lupus commence toujours sur la portion antérieure, cartilagineuse de la cloison. Raulin [2] a essayé d'expliquer cette localisation par des raisons anatomiques

[1] DUBREUILH, *De l'origine nasale du lupus de la face.* Congrès international de dermatologie, 1900.

[2] RAULIN, Étude sur le lupus primitif de la muqueuse nasale. *Thèse de Paris*, 1889.

et histologiques : la situation de la partie antérieure de la cloison l'expose aux traumatismes; la structure de ce point est très analogue à celle de la peau.

Dans certains cas, les déformations et l'envahissement de la peau du nez manquent très longtemps. En examinant au rhinoscope on constate l'existence de croûtes nombreuses, adhérentes, sous lesquelles la cloison est très tuméfiée et recouverte de nodosités, de mamelons, de bosselures séparées par des sillons. Ces excroissances sont en nombre très variable et leur grosseur va de celle d'une tête d'épingle à celle d'une noisette. Elles sont tantôt sessiles, tantôt pédiculées, polypoïdes. Dans ce dernier cas elles sont parfois complètement séparées les unes des autres et rappellent les polypes muqueux. Ces variétés de *lupus polypoïde* ont été décrites dans ces dernières années par Garel, Collet, Simonin [1], Gourdiat qui ont même signalé l'existence de véritables tumeurs de la grosseur d'une noisette à celle d'une noix. Leur coloration est rosée, rouge, grise ou ardoisée. Leur consistance est molle, fongueuse, ou, au contraire, dure, presque fibreuse. Elles siègent ordinairement sur la cloison. Les signes que fournissent ces variétés encore mal connues et de symptomatologie mal fixée sont à peu près nuls : quelques épistaxis, un peu d'obstruction nasale et de gêne de la respiration.

Dans les cas ordinaires les excroissances lupiques s'ulcèrent à une époque variable de leur évolution, en même temps elles exercent sur la cloison une action nécrosante rapide qui aboutit à la perforation. D'après Moinel [2] cette ulcération se produit fatalement quand la muqueuse est elle-même détruite, car la nutrition du cartilage est assurée par elle. Il peut arriver aussi que le lupus demeure limité à la cloison et qu'il évolue spontanément vers la guérison par transformation scléreuse. Si étendu que soit le lupus des fosses nasales il ne perfore jamais la voûte palatine ; ce point est de quelque importance quand on se trouve en présence d'ulcérations étendues et destructives évoluant depuis longtemps.

Raulin regardait comme constante la localisation initiale du lupus à la partie antérieure des fosses nasales. Cependant le lupus des régions postérieures existe et il s'étend progressivement vers l'orifice externe des narines.

Il est assez fréquent de voir le lupus de la muqueuse envahir le canal nasal, les canaux lacrymaux, causer la dacryocystite tuberculeuse, être l'occasion d'un épiphora irritant qui peut à son tour être la cause médiate de la greffe du lupus à la peau du sillon oculo-nasal et à la joue. Le lupus de la conjonctive est aussi la conséquence facile à prévoir de ces dacryocystites.

Le pharynx, le voile du palais, les amygdales, le larynx sont également pris secondairement, mais il est plus fréquent de voir le lupus de ces régions évoluer d'une façon indépendante et en dehors de toute tuberculose de la muqueuse nasale.

Le *lupus du pharynx et du voile du palais* est représenté par des lésions

(1) Simonin, Lupus pseudo-polypeux des fosses nasales. *Revue de laryng. otol. et rhin.*, 1895, n° 17.

(2) Moinel, Essai sur le lupus scrofuleux des fosses nasales. *Thèse de Paris*, 1877.

[*LENGLET.*]

d'importance très variable d'un cas à l'autre. Tantôt c'est le simple érythème livide; d'autres fois c'est une série de bourgeons et de masses fongueuses, ou des ulcérations d'une étendue et d'une profondeur considérables. Au cours de ces lésions, l'amygdale est ordinairement respectée.

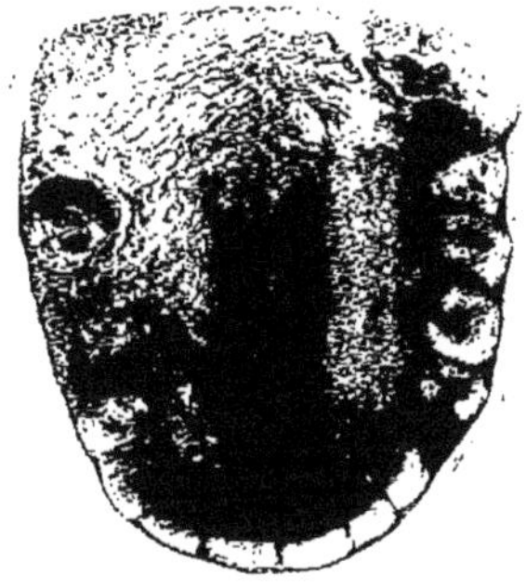

Fig. 79. — Lupus de la voûte palatine. (J. Guyot, 1880). — (Musée de l'hôpital Saint-Louis, n° 677.)

La luette s'épaissit, devient rouge livide, rigide et peu mobile; sur ses bords apparaissent de petites ulcérations à fond rouge et granité, les piliers subissent des transformations analogues, ils peuvent ainsi que la luette être partiellement détruits par un lent travail de nécrose. La face postérieure du pharynx est bourgeonnante, ulcérée dans toute son étendue, recouverte de muco-pus gris jaunâtre, adhérent.

Dans quelques cas les piliers, le voile du palais, sont rouges et infiltrés, mais souples et non déformés, à leur surface existent de fines déchiquetures de la muqueuse, irrégulières, linéaires, comme celles que produirait la morsure d'un ver. Sur les bords de ces érosions l'épithélium a un aspect blanchâtre, il les souligne d'un liséré marginal minuscule. Quelques-unes d'entre elles semblent faites d'amas épithéliaux blancs linéaires comme ceux que pourrait laisser derrière lui un parasite fouissant dans la muqueuse; entre ces érosions existent des tubercules petits ou des dépressions exulcérées dont le fond est couvert par un enduit blanc adhérent. Au milieu de ces éléments on trouve de minuscules cicatricules blanches. Tout cela déforme peu, évolue avec une remarquable torpidité et serait bien souvent impossible à diagnostiquer si d'autres lésions tuberculeuses, du palais, du larynx, des poumons, ne venaient en donner l'explication.

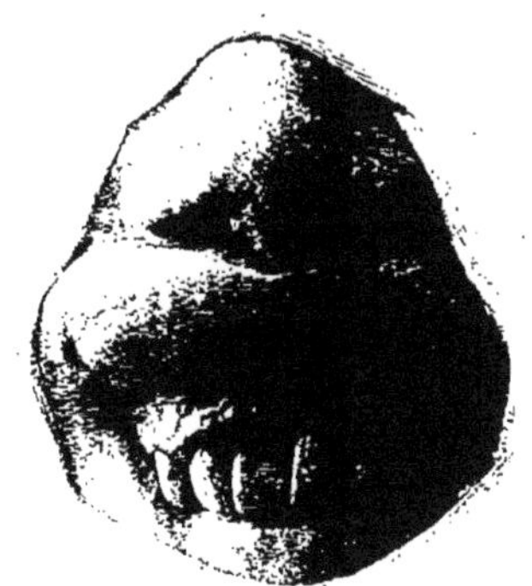

Fig. 80. — Lupus des gencives et du nez. (Lailler, 1872.) — (Musée de l'hôpital Saint-Louis, n° 228.)

Le *lupus de la cavité buccale et des gencives* est le plus souvent caractérisé par une ulcération fongueuse, recouverte de bourgeons mamelonnés, mous, pâles, livides, saignant facilement, où le scarificateur s'enfonce aisément de 1 à 3 ou 4 millimètres. La muqueuse saine se continue avec ces surfaces mamelonnées sans aucune ligne de démarcation nette. Très souvent le lupus des gencives existe en même temps que le lupus du nez ou des lèvres. L'hypertrophie scrofuleuse de la lèvre supérieure l'accompagne fréquemment. Le *lupus de la voûte palatine* se présente avec des aspects analogues, mais il a plus de tendances à revêtir la forme hypertrophique.

Le *lupus de la langue* n'est pas encore parfaitement connu dans la diversité de ses formes; si l'on est aujourd'hui d'accord sur la nature lupique de certaines glossites mamelonnées qui répondent au type du lupus demi-scléreux décrit par Leloir, il reste encore un certain nombre de lésions infiltrant la langue de façon plus diffuse ou érodant son épithélium et le transformant en une surface vermoulue, dont la nature lupique ne peut être nettement établie que par l'expérimentation et l'histologie ainsi que par leur évolution remarquablement lente, torpide et peu inquiétante.

Dans des formes de ce dernier genre on trouve des lésions vermiculaires analogues à celles que nous avons décrites au voile du palais et sur les piliers. Elles consistent essentiellement en petites taches, en lignes et points à fond blanc tranchant sur une muqueuse qui peut paraître complètement saine. Elles sont disséminées plus ou moins régulièrement sur toute la muqueuse ou en quelques points seulement.

Les formes du lupus de la langue qui ont été le plus souvent observées sont les formes mamelonnées, lisses, à épiderme épaissi, du genre de celles qu'a décrites Leloir. L'uniformité des lésions est dans ce cas assez grande : il s'agit de plaques mamelonnées, de 1 à 3 centimètres et plus de diamètre, très dures au toucher, à surface vallonnée, constituées par une série de mamelons placés côte à côte, recouverts d'un épiderme tantôt lisse, tantôt grenu et papillaire. Dans quelques cas l'aspect des plaques est nacré, en d'autres elles sont rosées ou grisâtres; au-dessous d'elles la muqueuse n'est pas épaissie profondément. « Quelques tubercules petits et opalins présentent au contraire, dit Leloir, une consistance molle et comme demi-gélatineuse, quand on les touche avec une pointe mousse. » Muenchheimer (¹) a signalé l'existence de langues lupiques verruqueuses et fissurées qui paraissent se rapprocher, à la papillomatose près, du type de Leloir. Ces formes ne sont pas d'ordinaire exulcérées ou ulcérées, leur indolence est absolue, elles siègent en un point quelconque de la langue, plus souvent à la base d'après Spire (²). On possède actuellement d'assez nombreuses observations de cette forme, dues à Darier, du Castel, Audry, etc.

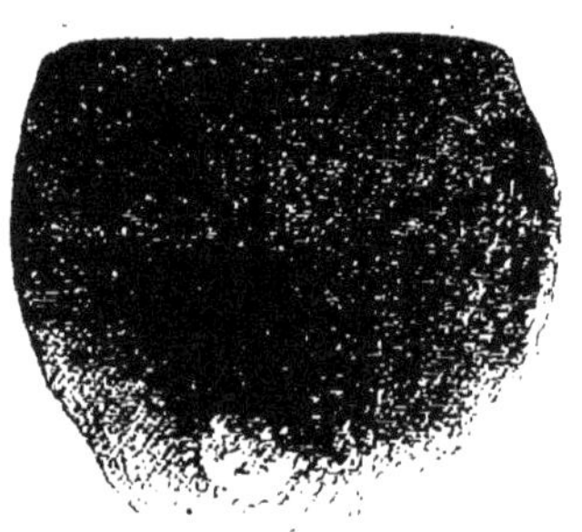

FIG. 81. — Lupus de la langue. (Du Castel 1899.) — (Musée de l'hôpital Saint-Louis, n° 2020.)

Du pharynx et des fosses nasales postérieures le lupus peut gagner la *trompe d'Eustache et l'oreille moyenne*. Dans ce dernier cas l'infiltration et la perforation du tympan surviennent assez rapidement et les granulations tuberculeuses apparaissent disséminées sur les diverses parties de l'oreille moyenne.

(¹) MUENCHHEIMER, Lupus linguæ et faciei. *Stereoskopischer Atlas von Neisser*, 1895, 9. Lief. V.

(²) SPIRE, Du lupus de la langue. *Archiv. Clin. de Bordeaux*, déc. 1895.

[LENGLET.]

Les cellules mastoïdiennes et le labyrinthe n'échappent pas toujours au processus, comme le prouve une autopsie de Gradenigo [1].

Le *lupus du larynx*, plus que tous ceux qui nous ont occupé jusqu'ici, est insidieux et latent. Il ne détermine le plus souvent ni douleur ni troubles fonctionnels et il faut pour le trouver le rechercher de parti pris. Au début il frappe l'épiglotte et les régions supérieures du larynx, ce n'est que tardivement qu'il envahit les cordes vocales supérieures et inférieures; à partir de ce moment il détermine des troubles dyspnéiques et vocaux d'intensité variable.

A l'examen laryngoscopique, le symptôme qui attire d'abord l'attention est la pâleur générale de l'organe, qui présente une teinte uniforme, livide, quasi-cadavérique, comme l'écrit Marty [2].

Les parties atteintes subissent de plus une hypertrophie considérable à laquelle peut participer tout le larynx. Cette hypertrophie locale peut entraîner l'apparition de végétations. Il existe assez souvent des pertes de substance superficielles ou profondes; quand elles sont superficielles leur aspect rappelle celui qu'elles prennent au voile du palais et à la langue. Quand elles sont profondes les bords en sont décollés et déchiquetés, leur fond est caché par une sorte de fausse membrane.

Les lésions de l'épiglotte sont constantes : cet organe est tuméfié et anémié, ou au contraire recroquevillé, recouvert d'excroissances et de bourgeons charnus qui lui donnent un aspect mûriforme. Dans d'autres cas on y observe des pertes de substance d'étendue variable, elle est déchiquetée, crénelée, ratatinée. Ces déformations et cette hypertrophie peuvent causer des accès de suffocation. L'épiglotte est à peu près immobile, elle devient dure, perd son élasticité et se calcifie par places. Les ulcérations sont assez rares, sauf à une période très avancée du mal, elles sont souvent superficielles. Dans les cas anciens l'épiglotte est cicatricielle, réduite à un moignon.

Les replis aryténo-épiglottiques, la muqueuse ventriculaire, les cordes vocales supérieures, sont gonflés, œdématiés, boursouflés et bourgeonnants comme l'épiglotte, ils donnent une sensation intermédiaire à celle d'un tissu résistant et à celle de l'œdème.

Ces régions sont parfois frappées les premières, et peuvent, d'après Castex [3], être seules atteintes et présenter des nodules hémisphériques, de couleur gris rosé, rarement symétriques, siégeant en diverses parties de la corde. Les cordes sont roses et infiltrées, les aryténoïdes congestionnés.

Les cordes vocales inférieures sont le plus souvent épargnées, elles peuvent cependant être prises à la fin de l'évolution. Le lupus y commence par une simple congestion, plus tard elles sont tuméfiées et présentent des productions papillaires, des saillies polypiformes, qui d'après Virchow pourraient même envahir la partie supérieure de la trachée. Les muscles du larynx sont envahis par le processus, il en résulte des paralysies avec dilatation ou rétrécissement

(1) GRADENIGO, Lupus des mittleren und inneren Ohres. *Wiener med. Zeitung*, 1888, n° 53.
(2) MARTY, Le lupus du larynx. *Thèse de Paris*, 1888.
(3) CASTEX, Tuberculose laryngée nodulaire. *Soc. franç. de laryng.*, avril 1897.

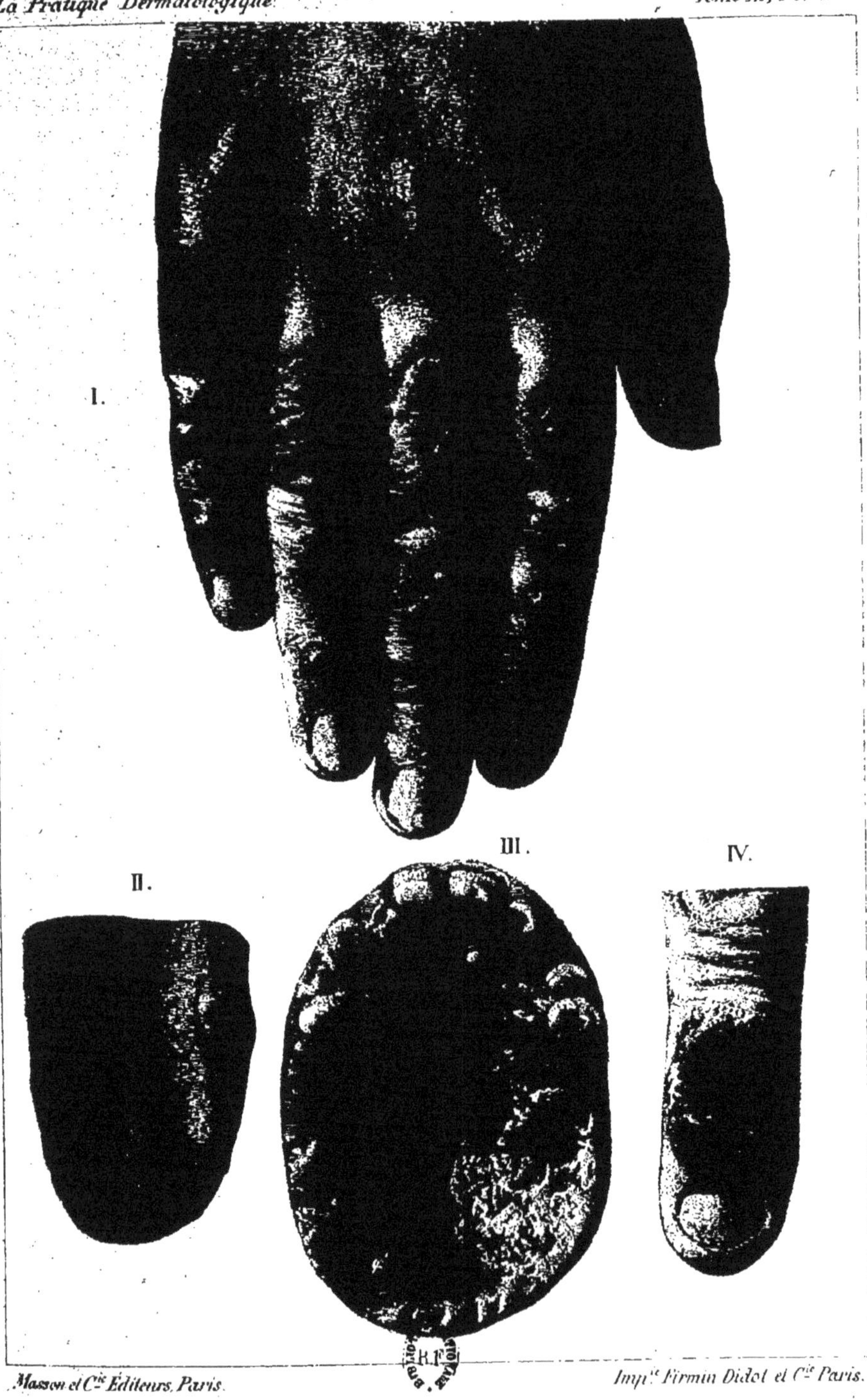

Masson et C.ie Éditeurs, Paris. — Imp.ie Firmin Didot et C.ie Paris.

Lupus

I. Main. Lupus érythémateux._ Musée S.t Louis, moulage 1014 (Besnier)
II. Lupus de la Langue._ Musée S.t Louis, moulage 1799 (Besnier)
III. Lupus du Palais._ Musée S.t Louis, moulage 232 (Laillier)
IV. [illegible] papillomateux._ Musée S.t Louis, moulage 790 (Vidal)

de la glotte qui nécessitent parfois la trachéotomie. Sous l'influence du lupus la muqueuse subit des modifications sécrétoires : il se produit une sécrétion catarrhale qui devient peu à peu muco-purulente.

Le *lupus conjonctival* et le *lupus des voies lacrymales* sont le plus souvent consécutifs au lupus du nez; on a cependant observé quelques faits de lupus primitif. Luc [1] ne croit pas à l'existence de ces cas.

Au début, le lupus de la conjonctive est caractérisé par des plaques hyperémiques, diffuses, qui deviennent finement mamelonnées et granuleuses, leur consistance est faible. Plus tard l'affection se présente sous la forme d'une sorte de champignon végétant indolore occupant la conjonctive bulbaire ou oculaire, de consistance mollasse, de couleur grise ou rougeâtre, d'apparence granuleuse. La surface du lupus conjonctival est sèche; il n'y existe pas d'ulcérations à bords déchiquetés. Quand le lupus a évolué pendant quelque temps, la muqueuse se rétracte et devient cicatricielle, il se produit de l'ectropion ou de l'entropion, les paupières peuvent être détruites en totalité. Dans quelques cas elles se soudent complètement. Il semble que l'origine du lupus se fasse ordinairement à la paupière inférieure, au niveau de la région tarsale de la conjonctive, la propagation se poursuit de proche en proche vers le bord libre de la paupière et vers la conjonctive bulbaire. Il peut arriver que la cornée soit envahie. Il s'y forme alors un infiltrat rouge ou grisâtre, granuleux, quelquefois végétant, vasculaire, plus ou moins dur, plus ou moins saillant, suivi parfois de staphylome et de panophtalmie.

Le *lupus isolé du canal lacrymal* n'est pas connu. Quand on le rencontre il est dû à la propagation du lupus nasal ou du lupus conjonctival. Ses caractères précis sont ignorés.

Nous ne reviendrons pas sur le *lupus des organes génitaux*, nous en avons déjà parlé. Nous ajouterons seulement qu'un auteur allemand, Zweifel [2] a signalé un cas de lupus de l'utérus. Jusqu'à plus ample informé, le lupus de la muqueuse utérine ne peut faire l'objet d'une description didactique.

VI. Associations du lupus a d'autres dermatoses. — Il nous reste à esquisser la physionomie de quelques *lupus à formes associées*. L'association du lupus à d'autres dermatoses peut être une affaire de simple superposition de deux processus évoluant parallèlement. Ce peut être aussi une véritable association de dermatoses réagissant l'une sur l'autre et se combinant intimement. Toutes ces associations sont rares et il faut pour les déceler une minutieuse analyse des lésions.

Nous avons décrit déjà, sous le nom de lupus érythémaloïde de Leloir, l'association du lupus vulgaire et du lupus érythémateux. Nous devrions parler des formes associées qu'ont décrites certains auteurs et en donner une description

(1) Luc, De la tuberculose de la conjonctive comparée au lupus de cette muqueuse. *Thèse de Paris*, 1883.

(2) Zweifel, Ueber Lupus des Uterus. *Deutsche med. Woch.*, 1891.

didactique, mais leur connaissance est encore trop peu avancée pour que nous puissions essayer de le faire (¹).

La syphilis s'allie au lupus avec une particulière facilité, comme le prouvent les faits d'hybrides syphilitico-lupomateux publiés par Leloir, Neisser, etc. Dans le cas publié par Leloir, la lésion qui avait l'aspect très net de syphilides tuberculeuses hypertrophiques de la région latérale droite du cou, fut d'abord très améliorée par le traitement, mais il persista des lésions lupiques caractéristiques que le mercure laissa indifférentes. Il est possible qu'un certain nombre des améliorations du lupus obtenues par le calomel soient à rapprocher de ce fait.

On peut ajouter enfin, qu'en dehors de toute association, les lésions lupiques peuvent prendre l'aspect des dermatoses les plus variées. Nous l'avons vu précédemment en décrivant l'eczéma lupus, le psoriasis lupus, l'acné lupus, le nævus lupus, etc. (²).

ÉVOLUTION — ACCIDENTS ET COMPLICATIONS

L'évolution du lupus s'accomplit comme celle de la tuberculose viscérale en un temps qui peut varier de quelques mois à des dizaines d'années. Elle est d'ailleurs modifiée par l'intervention thérapeutique et en dehors de tout traitement elle dépend de la forme clinique du lupus.

Le lupus non exedens est parfois d'une telle torpidité d'allures que Feulard en a rencontré un qui occupait depuis soixante-huit ans l'avant-bras du patient. La santé n'en paraissait nullement altérée. Nous avons vu un lupus du visage existant depuis soixante-deux ans chez une malade qui mourut de tuberculose pulmonaire. En dehors de cette terminaison fréquente par tuberculose pulmonaire et des accidents et des complications que nous allons étudier, l'évolution du lupus se poursuit d'une façon régulière et uniforme jusqu'à la fin de l'existence. Sa guérison spontanée est si exceptionnelle qu'on peut dire qu'elle ne se produit jamais.

(¹) Kaposi a signalé la superposition du lupus et de l'ichtyose. Il s'agissait dans son cas d'un lupus très étendu, cicatriciel, accompagné de desquamation et de rétraction de la peau des membres (Ichtyosis und einen über die ganze Körperoberfläche weit ausgedehnten Lupus vulgaris. *Wiener dermat. Gesells.*, 10 mai 1899).

Hutchinson a étudié quelques-unes de ces combinaisons et il y a insisté à plusieurs reprises (Leçons sur le lupus. *Brit. med. Journal*, janvier. Quelques formes rares de lupus. *Brit. med. Journal*, 1884); il décrit la combinaison du lupus et de l'acné qu'il regarde comme répondant au lupus folliculaire disséminé de T. Fox; il insiste encore sur la combinaison de l'eczéma et du lupus.

(²) Les diverses variétés de lupus que nous avons décrites se combinent fréquemment entre elles et le même sujet présente à la fois du lupus scléreux d'E. Vidal, du lupus vulgaire, des gommes tuberculeuses et des ulcérations tuberculeuses caractéristiques. Il n'est même pas très exceptionnel de rencontrer chez le même sujet le lupus et des manifestations qui passent aujourd'hui pour avoir une très proche parenté avec la tuberculose, telles que le lupus érythémateux, l'érythème induré, le lichen scrofulosorum, les folliculites disséminées des parties glabres à tendances cicatricielles de Brocq, etc.

Parmi les accidents que nous allons passer en revue, il en est qui ne méritent pas à proprement parler le titre de complications, car ils appartiennent pour ainsi dire à l'évolution commune du lupus ; telles sont les poussées congestives locales. Nous les décrirons donc en premier lieu. Les *poussées congestives locales du lupus* ne doivent pas être confondues avec l'érysipèle, elles en diffèrent essentiellement en ce qu'elles n'ont pas pour cause une infection secondaire par le streptocoque ou par un microbe pyogène. Elles se produisent quelquefois spontanément. D'autres fois elles suivent de très près une intervention thérapeutique et elles peuvent contribuer à rendre très difficile toute intervention énergique. Elles font partie du cortège habituel du *lupus intractabilis.* Elles semblent dues à une sorte de décharge toxinienne d'origine tuberculeuse, dont l'influence peut s'étendre à tout l'organisme, causer des frissons, du malaise, de la fièvre comme le fait l'injection de tuberculine. Vidal a le premier décrit, dès 1879, ces accidents qu'il avait observés surtout chez la femme lupique à l'occasion des époques menstruelles : « Parfois, écrit-il, soit sous l'influence de causes difficilement appréciables, soit après quelques excès alcooliques, soit encore chez les femmes à l'époque menstruelle, soit enfin après l'ingestion ou l'application de certains médicaments, la congestion augmente et s'étend bien au delà des limites de la lésion. Cette fluxion est le plus souvent passagère ; la rougeur et le gonflement se dissipent après quelques jours. D'autres fois, elle s'accompagne d'un mouvement fébrile et signale le début de l'inflammation des tubercules lupiques. On les voit alors se tuméfier, s'ulcérer, devenir douloureux ; cette inflammation suppurative, entraînant la destruction, par nécrobiose, d'une partie du néoplasme, peut être suivie d'un travail de cicatrisation et d'une guérison plus ou moins complète (1). »

La description de ces accidents a été reprise par Lespinne (2). Cet auteur en a rapporté d'assez nombreuses observations.

Ces poussées congestives et œdémateuses correspondent au phénomène décrit par Unna (3) sous le nom d'inflammation séro-fibrineuse du lupus.

1° *Complications locales.* — Les *complications locales* les plus importantes sont : l'inflammation secondaire due à l'action des microbes pyogènes et l'épithélioma. Les inflammations sont à leur tour l'occasion assez fréquente d'œdèmes persistants et d'éléphantiasis.

A la période cicatricielle, le lupus cause des rétractions, des déformations, des mutilations, et la chéloïde est fréquente dans ses cicatrices. Nous étudierons successivement ces accidents.

A. *Complications inflammatoires.* — La *suppuration* du lupus est en rapport avec la nature même des tissus qui le composent : le lupus non exedens ne suppure pas ou il suppure peu et momentanément, le lupus exedens est au contraire un bon terrain offert à la pullulation des agents pyogènes staphylo-

(1) E. Vidal, *Du lupus.* Leçon faite à l'hôpital Saint-Louis, 1879.

(2) Lespinne, Sur une complication générale encore mal connue d'origine infectieuse du lupus vulgaire. *Journal des mal. cut. et syphil.*, 1891.

(3) Unna, Die serofibrinöse Entzundung des Lupus. *Op. cit.*, p. 585.

coques, streptocoques et saprophytes divers. Le rôle que jouent ces agents à la surface du lupus est essentiellement variable, et il serait exagéré d'affirmer qu'ils ont toujours un rôle particulièrement nuisible, comme le voulait Verneuil; de même qu'il serait faux de dire avec Leloir[1] que leur action est souvent favorable. Cet auteur est d'ailleurs revenu sur cette opinion.

Actuellement, on peut admettre que l'action des agents pathogènes est essentiellement variable d'un lupus à l'autre, et qu'elle est dominée par des facteurs dont l'appréciation est impossible : l'état général du malade, la constitution intime des tissus du lupus, la qualité de virulence des pyogènes et les associations qui favorisent ou entravent leur évolution.

Les infections qui se font au voisinage ou parmi les éléments lupiques eux-mêmes ne revêtent pour ainsi dire jamais les caractères élémentaires des infections qui se font sur la peau saine. On a vu cependant l'impétigo, l'ecthyma, l'anthrax se surajouter au lupus. Ces cas sont assez rares pour que l'on puisse dire que l'ulcération lupique n'est pas favorable à l'évolution normale de ces infections.

L'*érysipèle* s'observe avec une fréquence relative chez les lupiques, soit spontanément, soit à la suite de cautérisations ignées, rarement à la suite de scarifications. Il paraît évident que l'on a confondu sous cette dénomination des accidents du lupus de pathogénie très variée. Leloir avait déjà distingué l'*érysipèle blanc des strumeux*, il faut en rapprocher les poussées congestives et œdémateuses spontanées. La place de l'érysipèle vrai se trouve ainsi assez réduite, et peut-être serait-il bon de préciser encore ses limites en se plaçant sur le terrain expérimental et bactériologique.

Toutes les opinions ont été émises depuis longtemps au sujet de l'érysipèle; Biett, Cazenave le regardaient déjà comme une complication souvent favorable à la guérison. Sous son influence, les « surfaces affectées changeaient d'aspect, la vitalité de la peau devenait plus grande, la résolution était plus active, et la maladie se terminait d'une façon aussi promptement heureuse qu'inattendue ». Depuis lors les avis sont demeurés partagés. Récemment Barbe, Hallopeau ont rapporté des cas de guérison du lupus par l'érysipèle, et ils ont voulu faire de cette complication une méthode de traitement. Roger a fait avec Hallopeau[2] des essais dans ce sens. Il faut dire ici ce que nous avons déjà écrit à propos de la suppuration : l'érysipèle qui se surajoute au lupus exerce sur lui une action variable dont rien ne peut faire prévoir l'intensité et la modalité. La vie du sujet peut être mise en danger sans que le lupus soit enrayé dans sa marche ou sans qu'il subisse autre chose qu'une action temporaire de retard dans son évolution. Dans d'autres cas encore, il est une

(1) Leloir et Tavernier, Recherches nouvelles sur l'action combinée du bacille de Koch et des agents de la suppuration dans l'évolution du lupus vulgaire. *Médecine moderne*, 1890.

(2) Hallopeau, Action curative de l'érysipèle sur le lupus. *Soc. de dermat.*, 12 déc. 1895 et 11 juin 1896.

complication aggravante du lupus, il en précipite la marche, et il conduit à l'éléphantiasis sous l'influence réitérée de poussées de lymphangite. On doit considérer comme très rares les cas de guérison avérée survenus après l'érysipèle et sous son action, et si tous les cas de lupus compliqués d'érysipèle avaient été publiés, on y verrait que l'érysipèle est plus souvent indifférent ou nuisible qu'utile. Pick, Winternitz, Leloir, regardent l'érysipèle comme une dangereuse complication.

Dans le système lymphatique, les accidents sont dus soit à l'infection bacillaire directe, soit à l'infection secondaire.

Les *adénites* se produisent aussi bien au cours du lupus non exedens que pendant l'évolution du lupus exedens. Elles ont un volume variable, comme il arrive d'ailleurs dans les adénopathies bacillaires d'autre origine; tantôt molles, caséeuses, prêtes à suppurer, elles sont le plus souvent au contraire de médiocre volume, dures, roulant sous le doigt, composées de multiples ganglions bien isolés qui n'ont aucune tendance au ramollissement. Il faut parfois rechercher ces ganglions avec soin pour les trouver. L'examen histologique et l'inoculation démontrent qu'il s'agit d'envahissement tuberculeux. La lymphangite efférente marque les voies de propagation du virus dans sa marche vers les organes internes, vers le poumon en particulier([1]).

Les *lymphangites tuberculeuses* dont le lupus est l'origine, peuvent passer inaperçues ou se traduire parfois par des gommes scrofulo-tuberculeuses qui jalonnent la voie lymphatique, du lupus à l'adénite. De toutes les variétés du lupus, le tubercule anatomique et le lupus scléreux sont à ce point de vue les plus redoutables; la fréquence de l'infection lymphatique dans ces cas aggrave beaucoup le pronostic.

L'*état éléphantiasique*, qui peut être la conséquence de ces adénites, de ces lymphangites tuberculeuses, tronculaires et radiculaires oblitérantes, se produit le plus souvent aux membres inférieurs, mais il peut survenir aussi aux bras ou à la face. Il s'installe progressivement et insidieusement à la suite de poussées d'érysipèle vrai ou à la suite de ces congestions œdémateuses spéciales que Leloir a dénommées œdèmes blancs ou érysipèles blancs. On ne saurait dire si l'infection secondaire par les pyogènes est nécessaire à sa production. Cette complication est rare, car Coculet ([2]) rapporte que sur plus de 600 cas de lupus observés par Vidal, il n'y en avait que 4 compliqués d'éléphantiasis. Toutes les formes du lupus et de la tuberculose des membres peuvent lui donner naissance sans qu'il soit besoin de faire intervenir les infections secondaires ([3]).

La symptomatologie du lupus éléphantiasique est celle des états éléphantia-

([1]) Leloir, Le lupus vulgaire et le système lymphatique. *Études expér. et clin. sur la tuberculose.* Paris, 1890, p. 551.

([2]) Coculet, Contribution à l'étude du lupus éléphantiasique. *Thèse de Paris*, 1886.

([3]) Dans un cas de Thibierge l'éléphantiasis était consécutif à un lupus scléreux papillomateux, ayant lui-même pour origine des ostéites tuberculeuses des os du bras. Dans ce cas l'érysipèle avait joué un rôle important. *Société Méd. des hôpitaux*, 15 mai 1896.

siques en général [1], mais il présente en outre des cicatrices étendues, adhérentes aux os, qui donnent au membre un aspect irrégulièrement capitonné. On y voit aussi des excroissances frambœsoïdes du diamètre de 1 à 5 et 10 centimètres, rouges, hautes de plusieurs millimètres, dures, mamelonnées, saignant facilement. L'œdème est parfois tel que la peau est refoulée au niveau des orteils et des intervalles interdigitaux et que la jambe prend l'aspect d'une botte de ventouse Junod. L'épiderme est par places mince, brillant, ichtyosiforme; il peut s'épaissir jusqu'à revêtir l'aspect de plaques de lichen corné, surtout aux régions périmalléolaires.

La tension des parties molles, les rétractions cicatricielles de la peau et des aponévroses, les adhérences aux os, l'infiltration profonde des tissus, le volume énorme des membres immobilisent et ankylosent les articles comme dans l'éléphantiasis vrai.

Au visage, la bouffissure des traits déforme la physionomie, efface les sillons. Les yeux apparaissent comme deux points perdus dans la tuméfaction des paupières. Les lèvres énormes rétrécissent la bouche. Les oreilles se transforment en masses sessiles irrégulières par le déplissement des sillons. C'est cet aspect de la face qu'on caractérisait autrefois par le nom de *scrofule léonine*.

Les organes génitaux sont exceptionnellement envahis par ces lésions, la rareté du lupus à ce niveau l'explique suffisamment [2].

B. *Cicatrices compliquées.* — Les réactions locales des tissus, au niveau du lupus, se traduisent encore par des lésions épithéliales ou conjonctives diverses qui peuvent devenir de véritables complications. Au tissu conjonctif appartiennent les cicatrices vicieuses, les chéloïdes, et très exceptionnellement des tumeurs d'ordre sarcomateux; au tissu épithélial se rapportent des hyperkératoses, des productions de cornes, enfin l'une des plus redoutables complications du lupus, l'épithélioma.

Les *cicatrices lupiques* sont particulièrement à redouter quand elles siègent au niveau des orifices naturels, la bouche, l'anus, le conduit auditif; aux narines, aux paupières ou autour des articulations. Dans ce dernier cas l'*ankylose* peut être complète et entraîner l'atrophie progressive des muscles du membre. Quand il y a *atrésie des orifices*, cette atrésie peut être telle que la bouche soit réduite à un pertuis de 1 à 1 centimètre 1/2 de large et que les narines soient totalement oblitérées. Dans d'autres cas des brides épaisses et longues unissent le maxillaire au sternum, empêchant l'occlusion de la bouche et rendant tout aussi difficile la préhension, la mastication et la contention des aliments.

L'orifice palpébral devient rigide, se rétrécit et même se ferme, ou la paupière se renverse en *ectropion* exposant la conjonctive à toutes les irritations

(1) Voir l'article *Éléphantiasis* par DOMINICI. *Pratique dermatologique*, t. II, p. 356.

(2) Le lupus éléphantiasique, le lupus accompagné d'engorgements et de stases lymphatiques ne doit pas être confondu avec le *lupus lymphaticus de Hutchinson* qui paraît n'être qu'un lymphangiome circonscrit.

extérieures[1]. A tout cela il faut ajouter des oblitérations complètes du conduit auditif externe.

La *cicatrice* lupique est fréquemment le siège de *récidives du lupus*, elle peut aussi masquer ces récidives. Il arrive assez fréquemment, en effet, de trouver sous une nappe cicatricielle uniforme et très superficielle des foyers en activité

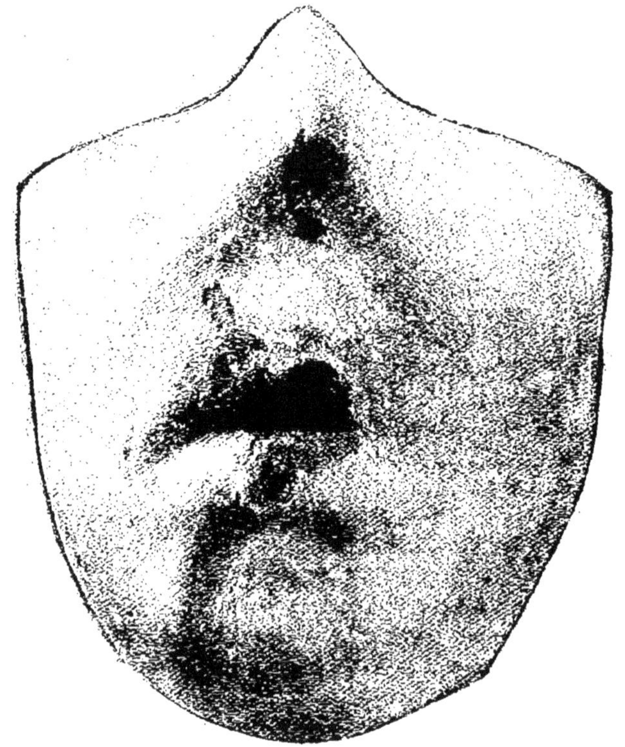

FIG. 82. — Atrésie de la bouche et des narines consécutive au lupus. (Le Dentu.) (Musée de l'hôpital Saint-Louis, n° 370.)

qui sont entièrement cachés par cette nappe. C'est ce qui arrive surtout dans les lupus déjà traités. Quand la récidive se produit dans la cicatrice elle-même, elle est due à la persistance de foyers microscopiques dans le tissu fibreux et elle se produit avec une facilité d'autant plus grande que le tissu de certaines cicatrices lupiques est un tissu voisin, dans sa structure histochimique, des tissus tuberculeux et qu'il réagit à la tuberculine. Aussi peut-on voir s'ulcérer, pour ainsi dire à vue d'œil, des surfaces étendues qui semblaient régulièrement

[1] Dans un cas de Neumann le bulbe oculaire se souda aux paupières, il se fit un symblépharon total et le globe oculaire subit l'atrophie progressive. (NEUMANN, Ueber primäre lupöse Erkrankung des Auges. *Wiener med. Presse*, 1877, nos 2 et 3.)

cicatrisées. Il est fréquent d'observer ces accidents dans les cicatrices jeunes, ils deviennent au contraire rares dans les cicatrices anciennes où le tissu fibreux de cicatrice a subi son évolution complète.

La *chéloïde* n'est pas un accident rare des cicatrices lupiques. Elle paraît survenir plus souvent dans les lupus traités par le raclage ou les galvanocautérisations qu'à la suite des scarifications.

Nous osons à peine mentionner le *sarcome* consécutif au lupus. Il en existe un cas dû à Rona; le diagnostic avait été celui du carcinome développé sur base lupique, l'histologie montra qu'il s'agissait d'un sarcome alvéolaire à grosses cellules développé à côté du lupus.

Les complications dues à la prolifération épithéliale sont de gravité très variable. Tantôt on trouve sur les tissus lupiques de simples *cornes* pouvant atteindre plusieurs centimètres de dimension, tantôt il s'agit d'altérations plus banales encore, telles qu'un *état xérodermique* ou ichtyosique de la peau à la surface du lupus. Mais à côté de ces complications sans importance il en existe une redoutable : l'épithélioma.

C. *Épithélioma.* — L'*épithélioma* développé sur le lupus est connu d'Alibert, Rayer, Devergie; dans ces dernières années il a donné lieu à un nombre de travaux assez considérables sans que l'on soit arrivé à préciser les causes de son évolution. C'est avec le lupus de la face que l'épithélioma coïncide habituellement, il survient d'ordinaire dans les lupus anciens durant depuis vingt ou trente ans. Dans un certain nombre de cas il naît dans la cicatrice, d'autres fois il prend son origine en plein tissu lupique et c'est avec le lupus non exedens qu'il semble s'accorder le mieux (1).

L'épithélioma développé sur le lupus affecte deux formes principales : une *forme végétante*, une *forme ulcéreuse*. La forme végétante se présente comme un champignon à surface rouge, bourgeonnante, irrégulièrement hémisphérique, suintante; à base large ou pédiculée. Cet aspect qui est le plus commun est aussi le plus facile à reconnaître en clinique. La tumeur s'accroît avec rapidité et ses saillies atteignent le volume d'une noix à celui d'un œuf. La forme ulcéreuse est plus insidieuse, l'ulcération lupique perd peu à peu ses caractères propres, le fond et les bords molasses deviennent durs, se dressent

(1) A l'heure actuelle où l'on n'admet plus la possibilité de la transformation épithéliale de tissus non épithéliaux le problème ancien perd de son importance. L'épithélioma, développé sur ou dans un lupus, naît de reliquats épithéliaux qui, pour des raisons inconnues, entrent en prolifération atypique. Il convient de faire remarquer que cette épithéliomatose n'a aucun caractère qui permette de la séparer nettement des productions épithéliales profondes de certains lupus dont l'évolution clinique ne rappelle en rien l'épithélioma. Il faut voir sans doute dans ces néoplasmes la résultante de deux causes principales associées : l'une qui nous est inconnue et sous l'influence de laquelle apparaît l'épithélioma banal; l'autre qui est la tuberculose et qui paraît suffire à elle seule, dans certains cas, à provoquer la multiplication irrégulière et pseudo-cancéreuse des épithéliums. Dans ce dernier cas, on se trouve en présence de lupus scléreux-papillomateux ou de cette forme particulière que les Allemands ont dénommée *lupus épithéliomatoïde* et qui, tout en contenant des globes épidermiques dans ses travées épithéliales, n'évolue cependant pas comme un cancer.

à pic, se renversent même. Dans ces bords, on voit des points grisâtres formant comme des cordons perlés. On peut faire sourdre des vermiothes de la surface ulcérée, la croûte qui la couvrait tombe, elle devient douloureuse et saigne facilement; peu à peu l'épithélioma gagne de proche en proche et envahit avec

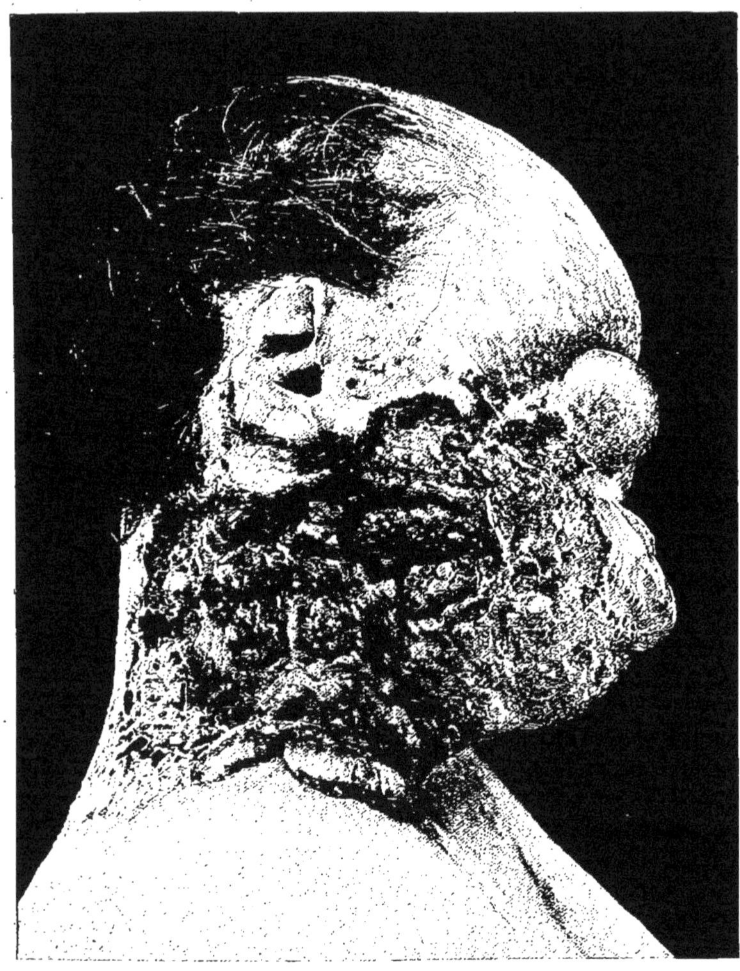

Fig. 83. — Épithéliome développé sur une cicatrice de lupus. (Collection de E. Besnier.)

rapidité les aponévroses, les muscles, les os, les ganglions. Dès lors il prend l'allure des épithéliomas les plus malins, ravage le visage, détruit les paupières, les lèvres, le nez, les oreilles et conduit le malade à la cachexie en même temps qu'évolue la tuberculose pulmonaire.

[LENGLET.]

Le lupus érythémato-tuberculeux, malgré le peu de profondeur de ses lésions, peut être accompagné par l'épithélioma. Il faut dans ce cas apporter au diagnostic une attention particulière pour ne pas dire, comme on l'a fai quelquefois, que l'épithélioma accompagnait un lupus érythémateux.

Le lupus des muqueuses est plus rarement que celui de la peau compliqué d'épithélioma. Audry et Iversenc (1) ont observé un cas de lupus épithélioma de la muqueuse bucco-pharyngée. Crone (2) a publié un cas de carcinome associé au lupus du larynx.

Complications générales. — Nous n'insisterons pas ici sur les complications générales, car elles appartiennent beaucoup plus à l'histoire de la tuberculose en général, qu'à l'histoire du lupus. Nous verrons en étudiant l'étiologie combien la tuberculose pulmonaire secondaire est fréquente chez les lupiques. En revanche la granulie aiguë, la méningite tuberculeuse, la tuberculose péritonéale sont rares. Il faut faire une exception pour les enfants chez qui le lupus est assez souvent l'occasion de méningite tuberculeuse.

La tuberculose paraît avoir quelques tendances à affecter chez les lupiques une forme fibreuse à évolution lente; dans une autopsie due à Darier (3), le cadavre présentait des rétrécissements multiples de l'intestin, de la phtisie fibreuse, une salpingite et une laryngite tuberculeuses.

Parmi les complications générales nous signalerons des *érythrodermies* localisées, éloignées du lupus, telles que celles qui ont été signalées par E. Besnier dans le lupus érythémateux. Ces érythrodermies ont été observées en même temps que des *arthro-ostéopathies* au cours d'un lupus pernio observé par Tenneson. Tout en faisant des réserves sur la nature du lupus pernio, nous devons cependant constater que le cas de Tenneson se rattachait au lupus vulgaire par l'existence des nodules caractéristiques (4).

Ce que nous venons de dire nous dispense d'insister longuement sur l'évo-

(1) Audry-Iversenc, Épithélioma observé sur un lupus de la muqueuse bucco-pharyngée. *Soc. de dermat.*, 14 janvier 1877.

(2) Crone, Ein Beitrag zur Lehre von Lupus Carcinom. *Arbeiten aus dem Pathol. Instit. zu Tubingen*, 1895, Bd II, H. 1.

(3) Darier, Lupus exedens du nez, tuberculose viscérale. *Bulletin de la Société anatom.*, fév. 1898, p. 87.

(4) Il nous resterait à étudier l'influence réciproque de quelques états physiologiques ou pathologiques et du lupus. Les observations manquent pour le faire d'une façon utile.

La *syphilis* a paru quelquefois évoluer plus vite chez des lupiques. La fièvre typhoïde ne semble pas modifier sensiblement l'évolution du lupus.

La *grossesse* ne paraît pas influencer en général la marche du lupus. Dans 7 cas observés par Bar à Saint-Louis, le lupus n'avait pas été modifié. De leurs recherches Bar et Thibierge concluent qu'on ne saurait résumer par une formule unique l'influence de la grossesse sur le lupus. Tantôt celui-ci reste stationnaire, tantôt il subit une aggravation plus ou moins accentuée. Parfois il s'atténue pendant la durée de la gestation. Si l'on compare le lupus avec la tuberculose, on voit que l'influence de la grossesse se manifeste tout différemment dans les deux états, puisqu'elle est à peu près constamment défavorable aux femmes tuberculeuses. Quant à l'allaitement, son influence est inconnue. (P. Bar et Thibierge, Lupus et grossesse. *Ann. de dermat.*, 1893.)

lution et la terminaison du lupus. Sa tendance est l'extension progressive avec cicatrisation centrale et repullulation possible dans les cicatrices. Sa durée est d'ordinaire celle de la vie, quand une thérapeutique énergique et attentive ne met pas un frein à son envahissement, mais il peut aussi, bien que rarement, rester strictement localisé et se cicatriser spontanément, en n'entraînant qu'un minimum de délabrement de la peau. Enfin le danger de la tuberculose viscérale à laquelle il expose le rend redoutable, même dans les formes les plus discrètes, les mieux localisées, les plus torpides. Les formes les plus graves à ce point de vue sont les tubercules anatomiques et les lupus verruqueux.

PRONOSTIC

Après tout ce que nous avons dit de la marche, de l'évolution des phénomènes cliniques qui accompagnent le lupus et de ses complications, il devient à peine nécessaire de nous étendre sur le pronostic. Les facteurs qui le commandent sont multiples et il y a lieu de distinguer le pronostic local du pronostic général.

Les déformations, les mutilations, les atrésies orificielles, les cicatrices vicieuses que laisse derrière lui le lupus le rendent redoutable, même après la guérison. Au cours de son évolution, les nombreuses et dangereuses complications qui peuvent survenir aggravent à la fois son pronostic local et son pronostic général. La marche même qu'affectent certains lupus non compliqués, l'allure térébrante ou phagédénique qu'ils prennent sans que rien puisse l'enrayer assombrit encore le pronostic. D'autres variétés, que rien au premier abord ne désigne particulièrement à l'attention, se montrent intraitables et même prennent une allure aggravée après les tentatives thérapeutiques. La lenteur de l'évolution du lupus, qui commence dans l'enfance pour se poursuivre pendant toute l'existence, est une autre cause de gravité par les entraves apportées à la vie et aux relations sociales normales, par la menace sans cesse imminente des accidents intercurrents généraux ou locaux.

Le pronostic, on s'en souviendra, n'est pas toujours en rapport avec la gravité apparente des variétés du lupus. Le lupus ulcéreux, qui bourgeonne peu, le lupus rupioïde, qui se couvre d'une croûte épaisse sous laquelle il masque ses lésions, ne produisent jamais ces masses de bourgeons énormes sous lesquelles disparaissent toutes les formes plastiques des tissus et qui sont le propre du lupus exubérant. Cependant ces formes planes sont beaucoup plus graves que ce dernier, car la thérapeutique n'a que peu de prise sur elles, tandis qu'elle vient aisément à bout de toutes les formes violemment bourgeonnantes, en y comprenant le lupus vorax. Dans beaucoup de circonstances les lupus ni bourgeonnants, ni rongeants sont les plus intraitables. Tous ces faits compliquent le pronostic du lupus et font qu'il est souvent imprudent de fixer, même approximativement, le laps de temps qui peut s'écouler entre le moment où l'on entreprend le traitement et celui où le lupus sera guéri ou

[LENGLET.]

même utilement amélioré. Cependant, avec quelque habitude, on arrive à préciser l'influence possible de l'intervention dans certaines variétés. C'est là une question d'expérience clinique.

Les difficultés mêmes de la thérapeutique, la longueur du traitement, les pertes de temps qu'il occasionne, sont encore, au moins dans la classe pauvre et dans la classe ouvrière, une des raisons qui expliquent comment certains lupus évoluent pour ainsi dire à loisir, jusqu'au jour où leur étendue et leurs ravages obligent les malades à se faire traiter dans les hôpitaux spéciaux où ils demeurent souvent confinés pendant des mois, dans de telles conditions hygiéniques que la tuberculose pulmonaire est la conséquence à peu près fatale de leur séjour. Ajoutons enfin que, malgré les traitements les plus attentifs et les mieux suivis, le lupus n'est bien souvent guéri qu'en apparence et que la facilité avec laquelle il récidive fait que l'on ne peut escompter la guérison que bien longtemps après l'apparente disparition de toutes les lésions.

Bien que de nombreux lupiques soient épargnés jusqu'à un âge avancé par la tuberculose viscérale, les statistiques que nous rapporterons plus loin nous diront suffisamment combien le terrain lupique est favorable à l'invasion de la tuberculose pulmonaire. Le lupus dans toutes ses formes, à toutes les époques de son évolution, est une menace constante, et il serait imprudent de le considérer, comme on l'a fait quelquefois, comme une sorte de lésion immunisante vis-à-vis de la tuberculose générale. Il est vrai que très souvent la tuberculose pulmonaire des lupiques évolue lentement et qu'elle revêt la forme fibreuse, mais ce n'en est pas moins une tuberculose avec toutes les conséquences ordinaires de cette affection.

Le lupus des muqueuses est, comme celui de la peau, d'une évolution essentiellement variable d'un cas à l'autre et il importe, dans le pronostic, de tenir compte à la fois des allures locales et de l'état général du patient. On est souvent étonné de la conservation apparente du bon état général chez des sujets qu'atteint un lupus étendu des muqueuses. Il y a là un fait qu'il est nécessaire d'opposer à l'absence à peu près constante du lupus chez les tuberculeux qui évoluent rapidement vers la cachexie générale.

Il arrive enfin, au cours de la pratique, que les interventions énergiques contre des lupus qui ne paraissent léser en rien l'état général soient suivies d'une poussée de tuberculose ou d'une déchéance rapide difficile à expliquer. Ce sont peut-être là des coïncidences; mais tous les praticiens qui ont vu beaucoup de lupiques ont dû interrompre un traitement très actif qu'ils avaient institué, tant il leur a paru qu'il existait une relation entre leur intervention et les modifications de l'état général. Il semble donc juste de dire que les relations du lupus, de la tuberculose en général, avec l'organisme ne nous sont pas connues dans leurs phénomènes les plus intéressants, puisque la vie floride est compatible avec leur quiétude et que les perturbations qu'apporte le traitement à leur évolution semblent pouvoir être l'occasion de modifications profondes et dangereuses de l'état général.

Pour nous résumer en quelques mots, nous dirons que le pronostic du lupus est subordonné à quelques phénomènes que nous pouvons apprécier ; ce sont : les formes cliniques de l'affection, la localisation, l'évolution antérieure, la connaissance des antécédents personnels et héréditaires, l'influence de la thérapeutique, la facilité des récidives, la situation sociale des malades ; mais qu'il est également subordonné à des phénomènes qui sont hors de notre appréciation : c'est l'ensemble des complications possibles, l'apparition de la tuberculose viscérale à une époque de son évolution impossible à prévoir, et c'est peut-être aussi l'influence de certaines actions thérapeutiques sur la déchéance et la tuberculisation de l'organisme.

Enfin il est une dernière question particulièrement importante. Comment faut-il établir le pronostic du lupus au point de vue de la vie familiale et sociale? La réponse à la première question est assez facile : tout lupique est un tuberculeux, celui qui est tuberculeux a de grandes chances de créer des sujets tuberculisables et de les tuberculiser lui-même par contagion directe. Mieux vaudrait, semble-t-il, éviter de pareilles chances. Nous verrons, à propos de la prophylaxie, quelles mesures il serait peut-être bon d'adopter tant au point de vue familial qu'au point de vue social. Mais est-il possible d'en proposer d'utiles?

DIAGNOSTIC

La multiplicité des aspects cliniques du lupus, le nombre considérable des variétés qui résultent de la combinaison des éléments qui prennent part à sa constitution en rendraient le diagnostic très ardu, si le plus souvent toute difficulté n'était écartée par l'existence d'éléments transparents sucre d'orge, de consistance faible, qui constituent sa lésion essentielle et que l'on rencontre presque toujours dans son voisinage immédiat ou dans l'ensemble des lésions. En outre, les caractères de l'évolution, la lenteur extrême de la progression et de la rétrocession, la tendance à la transformation cicatricielle, la persistance ou la récidive de nodules dans la cicatrice sont autant de caractères qui n'appartiennent qu'au lupus quand on en constate l'existence simultanée chez le même malade. Aussi les difficultés du diagnostic du lupus plan non exedens sont-elles presque nulles quand il s'agit de la grande majorité de ses formes. L'erreur ne devient possible pour un œil un peu exercé que dans les variétés qui sont à la limite du lupus plan et de certaines dégénérescences hyalines ou colloïdes de la peau dont la pathogénie nous échappe ou quand il s'agit de formes anormales de syphilides, de léprides ou de tuberculides, de quelques variétés de lésions acnéiformes ou sycosiformes que nous allons passer rapidement en revue.

A. Diagnostic du lupus non ulcéreux. — La *syphilis lupoïde* est, comme son nom l'indique, la fidèle reproduction du lupus, elle en présente à peu près tous les caractères : nodules semi-transparents, jaunâtres ou légèrement cuivrés, enchâssés dans le derme, ne faisant pas saillie au-dessus du niveau de l'épiderme ; agmination des lésions. Les éléments essentiels du diagnostic sont : la lenteur considérable d'évolution du lupus qui met plusieurs années à couvrir une surface que la syphilis couvre en quelques semaines ; l'existence de tubercules lupiques au milieu de cicatrices centrales ; la mollesse beaucoup plus grande du tissu lupique. Comme caractères accessoires on peut retenir la teinte cuivrée générale, la transparence moins grande et la congestion plus vive des nodules, l'hémicyclisme ou le polycyclisme des bords.

Cette ressemblance s'explique d'autant mieux que la syphilis peut, comme la tuberculose, créer des granulomes de la peau, dont la structure rappelle celles des granulomes tuberculeux. On comprend donc que beaucoup d'auteurs aient admis l'existence de lupus syphilitiques.

Dans d'autres cas l'erreur peut être commise pour ainsi dire en sens inverse. Il s'agit alors d'éléments d'aspect et de disposition syphiloïdes, d'anneaux, de macules, de taches uniformes, évoluant rapidement, ayant des contours polycycliques, un centre cicatriciel. Ce n'est plus de syphilis lupoïde, mais de lupus syphiloïde qu'il s'agit.

Ces cas sont particulièrement intéressants ; leur évolution peut être rigoureusement comparable à celle de la syphilis et il est rare que de telles lésions ne soient pas soumises à des traitements iodo-mercuriels répétés avant qu'un dermatologue les ait vues. Les cas de ce genre sont en pratique beaucoup moins rares qu'on serait tenté de le croire et ce n'est bien souvent qu'en interrogeant avec minutie le passé et les antécédents des malades, en examinant les poumons attentivement, que l'on se fait peu à peu une opinion ferme.

L'histologie elle-même ne semble pas toujours capable de résoudre le problème et, si l'on en croit Herxheimer [1], on pourrait dans quelques-uns de ces cas douteux trouver chez des syphilitiques des tubercules miliaires aussi semblables que possible à ceux de la tuberculose.

Dans de semblables circonstances, si le traitement ne suffit pas à juger la question, c'est à la biopsie et à l'inoculation sous-cutanée ou même intra-péritonéale à des cobayes qu'il faut avoir recours.

Certains *eczémas* de la lèvre supérieure, du nez et quelquefois des joues, certaines *lésions impétigineuses* des mêmes régions peuvent larver le lupus et masquer le début de son évolution. Il faut se garder de les confondre avec l'eczéma vrai dont ils se distinguent surtout par une plus grande fixité, par un moindre suintement. Mais ce qui les différencie surtout de l'eczéma et de l'impétigo, c'est leur marche torpide, la lenteur extrême des modifications, la médiocre suppuration, l'absence de généralisation, le début insidieux, la résistance aux topiques qui d'ordinaire enrayent l'impétigo et parfois, si l'on fait l'expérience de la vitro-pression, la persistance d'une sorte de nappe uniforme dont la couleur se détache en jaune très pâle ou en tons fauves sur la

[1] Herxheimer, Ueber multiple subcutane Gummen in Fruhstadium der Syphilis nebst Mittheilungen über den diagnostichen Werth des miliaren Tuberkels. *Arch. f. Dermat. u. Syphil.*, 1896, Bd XXXVII, H. 3.

blancheur de la peau avoisinante anémiée par la pression. Il faut se défier surtout des impétigos persistants de l'enfance.

Ce sont des caractères analogues qui, dans le lupus psoriasis, permettront de ne pas errer. On ne saurait trop insister sur la nécessité d'analyser avec minutie les lésions. Dans le lupus psoriasis, il n'y a en général qu'une ressemblance d'ensemble avec le *psoriasis*. La croûte, les squames du lupus psoriasis adhèrent beaucoup plus, leur arrachement par le grattage ne met pas à découvert cette surface lisse brillante, semée d'un très fin piqueté hémorragique, que l'on rencontre dans le psoriasis. La limite est marquée par une bordure rouge infiltrée non encore squameuse qui manque dans celui-ci. L'infiltration est beaucoup plus accentuée; bref, trop de caractères diffèrent quand on y prête la moindre attention, pour qu'il soit nécessaire d'y plus insister. On se souviendra encore que ce lupus psoriasiforme peut être un lupus disséminé, ayant des plaques assez symétriques aux membres, et que ces derniers caractères seront une nouvelle cause d'erreur si l'examen n'est pas fait avec attention.

Le *lupus acnéiforme* se confond avec certaines variétés de *dégénérescences colloïdes de la peau* encore peu connues. L'*acné télangiectodes de Kaposi* rentre dans cette catégorie de lésions, ainsi que l'acné lupus de Hutchinson.

On se trouve dans ces cas en présence de nodules qui se distinguent de ceux de l'acné par l'absence complète de toute réaction inflammatoire périphérique, indolores, non suppurés, de couleur rouge brun, de consistance molle, souvent cependant plus ferme que dans le lupus vulgaire, d'apparence demi-gélatineuse, demeurant longtemps sans transformation et évoluant avec torpidité. Cette affection se localise au visage, au front, aux joues, au nez, au menton; elle frappe des sujets jeunes à l'âge de la puberté. On peut en général par le grattage, ou avec la curette, énucléer complètement ces lésions qui laissent derrière elles un trou régulier à bords saignants. Cette dermatose a une assez grande analogie avec le lupus disséminé pour que beaucoup d'auteurs l'aient confondue avec ce dernier. En réalité, il s'agit ou d'une variété de tuberculides, ou d'une variété mal déterminée de dégénérescence colloïde de la peau. Les caractères physiques des efflorescences les différencient suffisamment du lupus plan disséminé pour qu'il en faille faire une dermatose particulière que l'on doit, tant au point de vue du diagnostic que du pronostic et du traitement, séparer du lupus nodulaire disséminé, bien qu'un certain nombre de cas de cette dermatose soient publiés sous le nom de lupus de la face à nodules miliaires disséminés. Ici encore c'est la biopsie, l'inoculation, le traitement qui établiront l'identité de ces lésions dans chaque cas particulier [1].

Certaines variétés de *folliculites dépilantes* à évolution lente longtemps

[1] Le cas de *tuberculose cutanée frambœsiforme disséminée* publié par Jessner se rapproche de ces dermatoses. La biopsie et l'inoculation avaient montré la nature tuberculeuse de ce cas que l'auteur se refuse à regarder comme du lupus et attribue au contraire à la tuberculose de la peau. Il est évident qu'aucun criterium suffisant n'autorise actuellement à établir pour des cas semblables une classification rigoureuse. (Jessner,

rangées dans le lupus, puis dans les folliculites banales, en ont été distraites par Brocq sous le nom de *sycosis lupoïde*. Leur apparence est profondément différente de celle du lupus. Le sycosis lupoïde qui a évolué présente des cicatrices lisses et régulières, dans lesquelles n'existent plus que de très rares poils. Dans les régions pourvues de poils on trouve des papules agglomérées ou disséminées, ces papules péripilaires ressemblent vaguement aux nodules lupiques : elles sont dures, lisses, luisantes, centrées par un poil, irrégulièrement arrondies ou coniques, semi-transparentes, reposant sur une base dure, peu congestive, sans dilatation vasculaire appréciable. Ces lésions se distinguent du lupus par la localisation exclusive à la barbe et à la nuque où elles revêtent la forme d'acné chéloïdienne, par la résistance plus grande des éléments à la dilacération, par une moins grande translucidité et l'absence de l'apparence sucre d'orge, par la constitution des cicatrices centrales sans nodules lupiques, par l'évolution sans ulcération [1].

Certaines *tuberculides* peuvent simuler le lupus, tout au moins le lupus disséminé, d'autant mieux que celui-ci n'est peut-être, bien souvent, qu'une variété de tuberculide. C'est surtout sur les caractères de symétrie, sur l'apparition brusque presque éruptive des tuberculides, sur leur évolution torpide et sur leur bénignité locale qu'on pourra se fonder pour accorder ou donner à ces éruptions la dénomination de lupus, de lupus disséminé ou de tuberculides. Encore est-il des cas qui justifieront parfaitement l'appellation proposée par Darier [2] de *tuberculide lupoïde disséminée*. Nous sommes ici sur une frontière, ou mieux en terrain neutre.

Certains cas de *tuberculose miliaire aiguë de la peau* sans ulcération, ni suppuration, sont également à rapprocher du lupus nodulaire disséminé et des tuberculides ; leur diagnostic différentiel repose surtout sur le nombre énorme des efflorescences tuberculeuses de la peau, car leur aspect diffère peu ou pas de celui du lupus nodulaire disséminé. Quelquefois ces nodules contiennent un grand nombre de bacilles.

De même que les syphilides et les tuberculides, les *léprides* peuvent être l'occasion de quelques erreurs. Certaines d'entre elles simulent à s'y

Sur une forme particulière de tuberculose cutanée. *Atlas internat. des mal. rares de la peau*, liv. XXXIX.)

Nous devons faire une remarque analogue pour un cas de *lupus miliaire* dû à Unna, pour le *disseminated follicular Lupus de T. Fox* que R. Crocker regarde comme de l'acné. (Unna, Ein Fall von Lupus miliaris, oder sogenannten « Akne Lupus ». *Monatshefte*, 1883, p. 1151. — B. Crocker, *Diseases of the skin*. London, 1888, p. 578.)

(1) Parmi les affections rares encore mal connues qui peuvent simuler le lupus, nous devons signaler celle qu'a décrite C. Bœck, en 1899, sous le nom de *Multiple benign sarkoid of the skin*. Cette maladie est caractérisée par l'éruption de petites tumeurs cutanées d'abord rouges, puis brunâtres ou jaunâtres qui disparaissent en laissant derrière elles une cicatrice. Il n'y a jamais d'ulcération. (C. Bœck, *Journal of cut. diseases*, vol. XVII).

(2) Darier, *Les Tuberculides*. Rapport lu au IVe Congrès internat. de dermat., août 1900.

Le lupus disséminé est en outre facile à confondre avec certaines éruptions syphilitiques, au point que Fournier proposait pour un cas de lupus aigu nodulaire disséminé publié par Besnier, la dénomination de *lupus lenticulaire disséminé syphiloïde*. (Besnier, Lupus tuberculeux aigu nodulaire disséminé. *Ann. de dermat.*, 1889, p. 32.)

méprendre le lupus. Elles forment des macules, des anneaux, des circinations plus ou moins régulières, de couleur fauve, brunâtre ou rougeâtre, dont la périphérie présente un infiltrat mou, profond, semi-transparent, médiocrement vasculaire, dont le centre est atrophique. Si l'on ne pense pas d'emblée à la lèpre, on est au moins frappé en général par l'aspect un peu insolite des lésions, par leur *couleur* nettement différente de celle du lupus. En examinant le reste du corps on y rencontre d'ordinaire le tubercule lépreux caractéristique différant du tubercule lupique en ce qu'il se présente comme une nodosité arrondie, hémisphérique, dure, élastique au toucher, de couleur rouge pâle, brun jaune, parfois cuivrée, avec quelques arborisations vasculaires à la surface. Si l'on pense alors à rechercher l'anesthésie, les troubles thermiques, les atrophies, l'état des nerfs, le diagnostic se fait aisément. Mais la seule analyse attentive des éléments suffit d'ordinaire pour y arriver.

Le *rhinosclérome* est si différent du lupus qu'il semblera puéril d'en faire le diagnostic différentiel; comme il est cependant très rare dans nos pays, nous en dirons un mot : il se présente sous la forme de plaques, de nodosités, de bourrelets, que leur *consistance dure* différencie à elle seule du tissu lupique. Ces tumeurs sont mieux limitées que le lupus, elles forment une véritable masse intra-cutanée cartilagineuse recouverte d'épiderme hypertrophié et légèrement rugueux. Tous ces caractères suffisent à les séparer du lupus. La peau du voisinage demeure complètement saine, sans aucune réaction. Nous ne retrouvons donc ici aucun des caractères qui pourraient nous induire en erreur et nous faire penser à une forme anormale du lupus.

Le *lupus scléreux* de Vidal Leloir, lupus scléreux papillomateux, a des caractères qui peuvent être simulés par l'*épithélioma*, par des *papillomes* ou des *verrues*, par des *syphilides papillomateuses*, enfin par quelques *hypertrophies épithéliales lichénoïdes*. En réalité, les productions épithéliales, les fissures interpapillaires, les suppurations peuvent se rencontrer dans chacune de ces hypertrophies épidermiques. Il convient de remarquer cependant que les décollements et les abcès intra-épidermiques s'ouvrant à la surface par de véritables cheminées sont plutôt le fait de la tuberculose que des autres affections. Mais nous avons vu un cas où la syphilis avait causé l'apparition, sur le dos de la main, d'une lésion papillomateuse avec décollements et suppuration; ce fut l'essai du traitement iodo-hydrargyrique qui permit le diagnostic. L'embarras du clinicien est moins grand quand il n'y a ni décollements, ni suppuration de ce genre; il peut alors conclure, avec de grandes chances d'exactitude, à une lésion non tuberculeuse. Le diagnostic se fondera encore sur l'étude de l'évolution, de l'état général du sujet et de l'examen biopsique de fragments prélevés assez profondément.

Le diagnostic avec les *syphilides hypertrophiques*, les *condylomes*, devient encore plus difficile dans les régions humides. La papillomatose s'y développe à l'aise et il est le plus souvent impossible de décider s'il s'agit de tuberculose cutanée, de lupus, de syphilis ou d'accidents entretenus par l'incurie des sujets.

[*LENGLET.*]

B. Diagnostic du lupus ulcéreux. — Le diagnostic des formes diverses du *lupus tuberculo-gommeux* est beaucoup plus délicat, car l'analyse des lésions n'y est pas toujours aisée, et des ulcérations de caractères très analogues peuvent être le produit des facteurs les plus divers, tels que l'actynomycose, la morve, l'épithélioma, certaines blastomycoses, la syphilis, la tuberculose de la peau proprement dite.

Dans le cadre de la pratique courante, c'est surtout avec la *syphilis* que l'on doit compter, et il est un assez grand nombre de cas où l'on doit s'en remettre à l'épreuve thérapeutique pour arriver à un résultat. Toutes les formes du lupus tuberculo-gommeux peuvent être simulées par la syphilis de la façon la plus exacte. Les caractères que l'on a l'habitude d'invoquer pour justifier le diagnostic de syphilis sont infidèles. Nous rappellerons les principes que nous avons exposés à propos du lupus non exedens. En dehors de ces caractères fondamentaux précédemment indiqués, on a remarqué que les bords des ulcérations syphilitiques sont moins décollés, plus à pic et en falaise; leur fond est plus anfractueux, plus raviné, plus ulcéreux; il se couvre, dans la syphilis, de bourgeons plus granuleux, plus rouges, moins mous, moins facilement saignants; les croûtes sont plus épaisses, plus ostréacées, de couleur grisâtre ou verdâtre. La limite de la région ulcérée et des parties saines est indiquée par des festons souvent peu appréciables, dont l'existence est exceptionnelle dans le lupus. La syphilide ulcéreuse a été précédée, le plus souvent, d'autres accidents dont on peut retrouver les traces ou reconstituer l'histoire par l'interrogatoire. Enfin, comme le dit Besnier, on est assez souvent obligé de recourir à une enquête générale, portant sur l'hérédité, les rapports de famille, l'époque du début, la durée de la maladie déjà écoulée, l'âge auquel elle a commencé, et de rechercher l'existence de stigmates de scrofule, la persistance d'autres accidents scrofuleux ou de tuberculose cutanée en un autre point du corps. Quand l'enquête demeure sans résultat, on a recours à l'épreuve thérapeutique, à l'inoculation, à l'examen histologique.

L'*épithélioma*, dans ses formes ordinaires, est suffisamment caractéristique pour que l'erreur soit à peu près impossible. La dureté des bords, leur saillie, le bourrelet nettement arrêté, dur et chondroïde qu'ils forment, leur apparence perlée, l'absence de phénomènes inflammatoires périphériques, le fond tantôt grenu, dur, saignant facilement, plus rouge, d'autres fois plus sanieux, les douleurs spontanées, la fréquence des adénopathies secondaires sont autant de caractères qui assurent le diagnostic. Mais quand il s'agit de lésions épithéliales surajoutées à un lupus méconnu ou resté sans traitement, ou d'épithéliome développé sur des syphilides, le diagnostic devient ardu, et ce n'est que par l'étude attentive des phénomènes du début, de l'évolution, par la rapidité de l'ulcération à l'époque où le lupus s'épithéliomatise, par le changement de consistance et de forme des bords, que l'on arrive à reconnaître que ce n'est plus seulement d'un lupus, mais d'un lupus compliqué qu'il s'agit.

La *morve* chronique, dans la forme mutilante de la face, commence par une série d'abcès au niveau desquels les téguments rougissent, prennent une teinte violacée et finissent par s'ulcérer. Les ulcérations peuvent continuer à évoluer et à grandir; leurs bords sont d'un rouge violacé, livides, déchiquetés, décollés, ils ressemblent soit à ceux des gommes scrofuleuses, soit à ceux des lésions syphilitiques. Le fond des ulcérations est sanieux ou d'un rouge livide, granuleux, irrégulier, anfractueux. L'ulcération est molle dans son ensemble. A la périphérie on trouve des nodosités fluctuantes qui correspondent à des abcès en voie de formation. En dehors des caractères d'évolution fournis par la formation successive d'abcès sous-cutanés ou intra-musculaires, par l'apparition d'ulcérations des fosses nasales, du palais, par une dacryocystite concomitante, en dehors d'accès fébriles variables dans leur intensité et dans leur durée, le diagnostic peut encore être fait par l'examen et l'inoculation du pus dans le péritoine d'un cobaye et la vaginalite morveuse qui se produit en deux à trois jours.

Le *bouton de Biskra*, dans ses manifestations qui siègent au visage, n'est pas toujours aisé à différencier du lupus, surtout quand on l'observe à la période d'ulcération sans avoir suivi son évolution, qui est assez caractéristique, car elle se fait en plusieurs périodes. La période d'ulcération est précédée par une période d'induration et de desquamation. Quand l'ulcération est constituée, elle se recouvre d'une croûte extrêmement épaisse et très adhérente, qui laisse à découvert, quand on l'arrache, une surface d'aspect variable, souvent si fortement papillomateuse, surtout quand l'ulcération siège au dos des mains, qu'elle rappelle le lupus scléreux. Fréquemment on trouve autour de la croûte, au bord de l'ulcération, une série de petits abcès jaunâtres qui manquent dans le lupus. La tuméfaction primitive, l'ulcération centrale consécutive, la zone de petits abcès, l'adhérence et l'épaisseur de la croûte, la rapidité relative de l'évolution, la notion de contagion, le lieu d'origine sont autant de raisons de ne pas confondre avec le lupus [1].

L'*actynomycose* donne des aspects très analogues à ceux d'ulcérations lupiques superficielles ou profondes : si on ne peut trouver aucun nodule actinomycosique en voie d'évolution, le caractère même des ulcérations ne permet pas toujours le diagnostic; mais, dans l'actinomycose de la face, il y a fréquemment impossibilité d'ouvrir la mâchoire. Ces ulcères sont souvent d'une remarquable profondeur ; leurs bords violacés, décollés, taillés à pic, forment la limite de sortes de cratères ou de puits, dont le fond est irrégulier, fistuleux. Autour de ces ulcérations les téguments sont infiltrés, rouge livide, durs, dans une étendue variable. On trouve parfois des macules actynomycosiques larges de 1/2 à 2 centimètres, de couleur rouge vif, dont l'épiderme paraît écailleux. Ces placards sont très caractéristiques. L'examen du pus n'y fait pas toujours constater l'existence des grains jaunes ou des filaments mycéliens. L'iodure de potassium agit favorablement sur les lésions.

[1] Sous le nom de *Lupus contagiosus Malayorum*, Brown a décrit une affection de la face qui n'est sans doute qu'une variété d'ulcère des pays chauds. (BROWN, Puru, a contagious form of lupus occuring in Malays « Lupus contagiosus Malayorum ». *The British Journal of Dermat.*, 1895, p. 161.)

[*LENGLET.*]

La *blastomycose* est une affection parasitaire mal connue encore en France, décrite en Amérique dans ces dernières années et qui, par ses ulcérations, peut également simuler le lupus. Elles s'étendent lentement, comme celles du lupus, en guérissant au centre. La bordure en est formée par une surface granuleuse ou papillomateuse couverte de croûtes. Entre les saillies papillaires existent des pertuis qui laissent sourdre du pus. La papillomatose est un des caractères les plus remarquables, car il est rare que le lupus de la face, qui est un des sièges communs de la blastomycose, la manifeste à un degré aussi accusé. Dans les abcès miliaires on trouverait des éléments parasitaires se présentant comme des corps unicellulaires, sphériques, de 10 à 20 μ de diamètre, formés d'une membrane à double contour contenant un protoplasme sans noyau. Il n'y a pas de filaments mycéliens. D'après Nevins Hyde [1], les ressemblances de cette dermatose et du lupus scléreux-papillomateux sont frappantes et l'on doit, pour faire le diagnostic, tenir compte surtout de ce que les malades atteints de blastomycose présentent assez fréquemment des foyers d'invasion multiples. La blastomycose atteint la face avec prédilection, au contraire de la tuberculose verruqueuse ; enfin, l'iodure de potassium influence souvent favorablement les lésions de cet ordre.

La *sarcomatose* simule quelquefois le lupus ulceré des membres, mais l'évolution suffit à les différencier.

Les *ulcères tuberculeux des phtisiques* sont faciles à distinguer du lupus ; leur siège au niveau des orifices, leur aspect uniforme, leurs bords décollés ou incisés nettement, leur fond mamelonné rose pâle, leurs granulations miliaires, leur sensibilité, la rapidité de leur évolution suffisent à les caractériser.

Nous n'insisterons pas sur quelques formes particulières d'ulcérations à peu près inconnues dans nos pays, telles que le craw-craw, le pian, le yaws, etc.

C. Diagnostic du lupus des muqueuses. — Le *lupus des muqueuses* offre, pour chacun des sièges anatomiques qu'il affecte, des difficultés particulières de diagnostic. Nous ne pouvons y longuement insister ; nous nous contenterons de signaler les principales.

Dans sa *forme ulcéreuse*, le lupus de la muqueuse nasale doit être distingué des *ulcérations de la rhinite chronique simple* ; mais ce sont des ulcérations très superficielles de la partie antérieure de la cloison, qui ne ressemblent pas aux larges surfaces ulcéreuses, croûteuses et bourgeonnantes du lupus.

La *tuberculose miliaire aiguë*, décrite par Cartaz, se différencie assez facilement par le semis de granulations tuberculeuses typiques qui entoure l'ulcération. Les lésions pulmonaires sont constantes.

La *syphilis* est encore ici la lésion la plus facile à confondre avec le lupus ;

[1] Nevins Hyde, Relation de deux cas d'infection blastomycétique de la peau chez l'homme avec une étude de la littérature de la blastomycose humaine. (*Comptes rendus du IVe Congrès internat. de dermat.*, août 1900.)

les lésions osseuses et cartilagineuses y sont, pour ainsi dire, constantes, la marche est rapide, le siège varie beaucoup plus que celui du lupus qui occupe la muqueuse de la partie antérieure de la cloison. L'ulcération elle-même a des bords plus durs, non décollés dans la syphilis; quand il y a des perforations, elles sont beaucoup grandes et plus faciles à trouver que dans le lupus.

Dans sa forme pseudo-polypeuse, le lupus peut être confondu avec les *polypes muqueux*. Ceux-ci ne s'insèrent pour ainsi dire jamais sur la cloison; ils se cantonnent dans la zone olfactive.

L'*hypertrophie polypoïde de la muqueuse nasale* se reconnaît à la coloration normale et à la surface régulière de la muqueuse; la muqueuse hypertrophiée a des prolongements lisses et sains qui ne peuvent se confondre avec les nodosités, les crevasses, les mamelons des choux-fleurs lupiques.

Le *sarcome*, au début, peut en imposer pour un lupus polypoïde; mais son évolution rapide, les sécrétions très fétides, les douleurs, la friabilité de la tumeur évitent l'erreur.

Le *lupus du larynx* est très difficile à diagnostiquer quand il s'agit d'un lupus primitif; le plus souvent il est secondaire et sa présence n'est soupçonnée que lorsqu'il entraîne des troubles de la phonation.

Dans la *syphilis* en général, on trouve une netteté plus grande de la limite des ulcérations; leur forme polycyclique, leur voisinage plus enflammé, l'absence des saillies polypoïdes et des nodules qu'on trouve dans le lupus, l'existence de cicatrices sans traces de repullulation sont autant de caractères favorables à l'idée de syphilis.

Le *cancer du larynx* est plus difficile à discerner; il se présente sous deux formes principales: encéphaloïde et épithéliale. C'est surtout par l'exagération même des productions qu'il est aisé d'en faire le diagnostic. Il exhale une odeur fétide, il est douloureux, les hémorragies n'y sont pas rares, l'adénopathie est à peu près constante.

La *lèpre du larynx* serait à peu près impossible à distinguer du lupus si d'autres accidents n'évitaient la confusion.

La *morve* a surtout des lésions sous-glottiques, tandis que les lésions du lupus sont épiglottiques et sus-glottiques. Les lésions ne sont pas localisées au larynx.

La *tuberculose aiguë du larynx* peut se différencier aisément par le semis de granulations jaunâtres qui entoure les ulcérations. Celles-ci sont déprimées, anfractueuses, à fond granuleux, à bords taillés à l'emporte-pièce. Leur fond suinte abondamment. Elles sont douloureuses.

Le *lupus de la conjonctive* est si exceptionnellement primitif que, presque toujours, le diagnostic en est fait par la coexistence d'un autre lupus.

Les *ulcérations tuberculeuses* banales ne peuvent être confondues avec lui, car elles ont ici les mêmes caractères que partout ailleurs. La *conjonctivite trachomateuse* envahit d'emblée l'ensemble de la conjonctive, et, tandis que le lupus se caractérise par des plaques diffuses finement mamelonnées et granuleuses, la conjonctive est, dans le trachome, très épaissie, entourée de granulations et la lésion est binoculaire.

Le *lupus de la langue* est très facile à différencier, dans sa forme ordinaire, de la *tuberculose* de cet organe qui, outre qu'elle est le plus souvent très fortement ulcéreuse, présente le semis commun des granulations miliaires jaunes des bords; mais il n'en est pas de même, comme le fait remarquer Besnier, d'une série de lésions encore mal étudiées de cette muqueuse qui très probablement devraient, dans l'avenir, être rattachées à la tuberculose ou au lupus (1).

La *glossite lépreuse* lobulée superficielle, certaines *glossites syphilitiques* sont remarquablement analogues, et l'on ne saurait trop conseiller, quand il est impossible de faire le diagnostic par les accidents concomitants, de s'adresser à tous les moyens d'investigation scientifique.

Il est à peu près impossible, dans l'état actuel de la science, de faire utilement un essai didactique du diagnostic du *lupus du voile du palais* et du *pharynx*. Ce que nous en connaissons ne dépasse pas la limite de la clinique banale de la tuberculose et la syphilis, et il n'y a nul intérêt à y insister.

EMPLOI DE LA TUBERCULINE POUR LE DIAGNOSTIC. — Avant de terminer ce chapitre, il nous semble utile de rappeler que la tuberculine, à peu près complètement abandonnée chez nous comme moyen d'épreuve des lésions tuberculeuses ou lupiques chez l'homme, continue à être en honneur en Allemagne. Voici comment on procède, dans ce pays, pour éprouver la nature des lésions : on emploie de très petites doses de tuberculine nouvelle T. R. de Koch en essayant d'obtenir la réaction locale sans produire la réaction générale. Cette action s'obtient assez aisément, théoriquement au moins, puisque le T. R. ne doit pas produire de réaction générale, ce qui d'ailleurs est contesté par quelques auteurs. Après une première dose, qui pourrait être d'emblée de 1/10e de milligramme, on en emploie rapidement trois autres de 1, 5 et 10 milligrammes. Un essai lent et progressif entraîne l'accoutumance et peut empêcher la réaction (2). Jadassohn et Neisser se montrent très partisans de la T. R. Ce procédé donne de bons résultats; malgré tout, les auteurs allemands sont loin de s'entendre au sujet de la tuberculine, comme nous le verrons plus loin. Il semble que l'abandon complet dans lequel elle est tombée en France soit quelque peu injuste et que le clinicien pourrait parfois l'employer avec utilité, sans danger pour le malade.

(1) Il y aura encore lieu d'étudier la *nature lupique* d'une autre série très variée de lésions *tuberculeuses* de la langue — nodulaires à foyers isolés — à foyers cohérents constituant des plaques irrégulièrement ovalaires bordées d'un feston à petits éléments ponctué d'ulcérations secondaires, — à fond blanc, grenu, inégal — plaques ou placards de toutes formes, quelquefois assez régulièrement arrondis et ovalaires, plus habituellement irréguliers en totalité ou en partie, *anguleux* sur un ou plusieurs points — à bord incisé bordé d'un liséré rouge, quelquefois légèrement saillant, entourant un plateau un peu élevé, avec un fond blanc jaunâtre, d'autres fois un peu déprimé, etc., etc. (BESNIER et DOYON, *Notes du Traité de Kaposi*, 2e édit., t. II, p. 450.)

(2) KLINGMÜLLER, Tuberculin. *Encycl. der Haut und Geschlechtskrankheiten.* Leipzig, 1900.

ÉTIOLOGIE ET PATHOGÉNIE

Nous ne connaissons la question de l'étiologie qu'en ce qu'elle a de plus superficiel ; car s'il est avéré que le bacille de Koch est l'agent pathogène du lupus, il reste à déterminer dans quelles conditions son action peut s'exercer et pourquoi elle s'exerce si diversement suivant les individus.

Dans cet exposé nous tiendrons compte dans la mesure possible, en nous aidant des faits connus, de trois facteurs principaux : l'individu, le bacille, l'inoculation et la peau.

Le lupique. — Le lupus peut apparaître à tous les âges, il commence cependant plus souvent pendant la première partie de la vie. Il est exceptionnel qu'il débute après trente ans (¹).

Vidal (²) avait écrit en 1879 : « On rencontre le lupus tuberculeux dès l'âge de trois ou quatre ans et il a son maximum de fréquence de six à dix ans. » Brocq, Kaposi pensent de même. Cependant, d'après Elliot, le début de lupus dans l'âge mûr serait plus fréquent en Amérique qu'en Europe et il peut se faire qu'il y ait des conditions de race qui nous échappent, car des faits analogues ont été constatés en quelques pays européens.

La femme paye au lupus un plus lourd tribut que l'homme, tous les auteurs sont d'accord sur ce point et l'on peut dire qu'il y a en moyenne deux lupus chez elle pour un chez l'homme. La raison en est absolument inconnue; la délicatesse plus grande de sa peau, les perturbations mensuelles de son organisme, de son appareil vaso-moteur en particulier, n'y sont peut-être pas étrangères. Il faut sans doute tenir compte aussi de la résistance spéciale des parties velues à l'envahissement.

On ne connaît pas jusqu'ici de cas de lupus congénital et on ne trouve dans la science aucun cas d'hérédité lupique directe indiscutable; les faits sont cependant nombreux, où l'on peut voir la mère et la fille, les frères et sœurs, les proches parents frappés de lupus, et si l'on se contente, non plus de l'hérédité homologue, mais des faits où la tuberculose existe chez les ascendants ou les collatéraux dans ses diverses formes, la proportion des lupiques, fils, frères ou pères de tuberculeux devient considérable et atteint la moitié environ des cas. Dans certaines familles la tuberculose semble affecter de

(¹) La statistique de Block porte sur 133 cas de lupus; elle lui a donné les principaux chiffres suivants : dans les cinq premières années de la vie ont apparu 27 pour 100 des lupus, la fréquence du début avant quinze ans est considérable, elle atteint plus de la moitié du nombre total des cas observés : d'après Block, 58 lupus sur 100 apparaissent avant cet âge; à mesure que l'on avance en âge le nombre en décroît et se réduit à 1 ou 2 pour 100 à soixante ans. Cette opinion est celle de la majorité des auteurs. (F. Block, Klinische Beiträge zur Ætiologie und Pathogenesis des Lupus vulgaris. *Viertelj. für Dermat. u. Syph.*, 1886, p. 201).

(²) Vidal, *Du Lupus*. Paris, 1879.

faire des lupus par une sorte de prédilection(1). Il semble quelque peu difficile dans ces cas de soutenir la contagion directe, si l'on songe que le lupus n'a jamais pu être inoculé à l'homme en partant du lupus. Mais l'hérédité vraie n'est pas davantage prouvée (2).

Théoriquement, la tuberculose lupique ne saurait trouver un terrain plus favorable à son développement que le terrain des tuberculeux pulmonaires ou viscéraux. Il n'en est rien, et il existe une sorte d'antagonisme entre la tuberculose interne et la tuberculose externe. Comme on l'a dit bien des fois : *les tuberculeux ne deviennent pas des lupiques*. Ceci a la valeur d'une loi qui ne souffre que de rares exceptions : il suffit pour s'en convaincre de parcourir les services spéciaux où sont traités les tuberculeux, on remarque que l'on n'y rencontre jamais le lupus vulgaire. Cet apparent antagonisme avait fait croire à E. Vidal que le lupus n'était pas de nature tuberculeuse.

On a remarqué depuis lors, comme l'avait dit depuis longtemps E. Besnier, que le lupus est fréquemment suivi de tuberculose pulmonaire, et il convient d'admettre que *les lupiques deviennent fréquemment tuberculeux* (3).

Le processus par lequel se produit l'infection générale est totalement inconnu. Si la théorie de Leloir sur l'absorption et le transport du virus par les lymphatiques peut s'appliquer à quelques cas, en particulier au lupus scléreux papillomateux d'E. Vidal, il n'est nullement évident qu'il y ait là un mode ordinaire de tuberculisation. Cette hypothèse ne saurait, en effet, rendre compte des faits où l'on voit survenir au cours d'un lupus du visage, une tumeur blanche, une synovite fongueuse, la tuberculose osseuse.

Si le tuberculeux ne devient pas lupique on n'en saurait dire autant des scrofuleux. Presque tous les auteurs s'accordent en effet, à regarder les adénites tuberculeuses, en particulier les adénites sous-maxillaires, comme pré-

(1) Tels sont les cas signalés par A. Ollivier où, sur cinq enfants nés d'une tuberculeuse, quatre avaient un lupus; par Raudnitz qui trouva trois frères ou sœurs lupiques. Pontoppidan publie un fait semblable ; Block, Doutrelepont signalent des faits d'hérédité directe de la mère à la fille.

(2) Vidal qui avait fait une enquête attentive chez les infirmiers de l'hôpital Saint-Louis pouvait écrire : « Il n'est pas contagieux, il n'est pas héréditaire, et dans cet hôpital, où il y a de nombreux serviteurs des deux sexes atteints de lupus qui se marient entre eux, jamais nous ne voyons la néoplasie lupique se développer chez les enfants qui naissent de ces unions, alors même que le père ou la mère sont ou ont été affectés de lupus ».

(3) Renouard, sur 87 lupiques observés dans le service d'E. Besnier a trouvé 33 tuberculeux, Leloir en compte 98 sur 312. Haslund admet l'énorme proportion de 68 pour 100. Bender, élève de Doutrelepont, celle de 33 pour 100. Sur 50 lupiques suivis longuement, Demme en a vu 9 mourir de tuberculose pulmonaire, 4 de tuberculose intestinale et 9 de méningite; ce qui porte à 40 pour 100 le nombre des tuberculoses viscérales secondaires. Il y a à ce point de vue de grandes disproportions dans les statistiques des auteurs; Dubois Havenith donne des chiffres beaucoup plus faibles : sur 103 cas de lupus exedens ou non exedens, la tuberculose n'est notée que 5 fois chez le malade et 22 fois dans la série héréditaire. Hutchinson dit n'avoir vu dans sa longue pratique que 2 ou 3 lupiques devenir phtisiques. (DUBOIS HAVENITH, Du lupus vulgaire spécialement étudié au point de vue de son étiologie, de sa pathogénie et de son traitement. *Thèse d'agrég. de Bruxelles*, 1890. — HUTCHINSON, Hervian lectures on lupus. *British med. Journal*, 1888.)

cédant fréquemment l'évolution du lupus. Sur 45 cas de lupus succédant à d'autres affections, Block note 23 cas où la maladie primitive fut une adénite scrofuleuse ; dans aucun de ces 45 cas il ne parut y avoir de tuberculose antérieure.

Bien qu'on ne puisse tirer de tous ces faits aucune conclusion absolue, il convient de remarquer et de retenir : que le lupus ne se développe jamais dans les tuberculoses actives virulentes des organes internes; que toutes les tuberculoses externes ou peu virulentes auxquelles les cliniciens appliquaient autrefois l'épithète de scrofule peuvent au contraire exister en même temps que le lupus ou le précéder. Enfin dans les cas de tuberculose cutanée par *embolie* que nous allons bientôt étudier, le lupus ne se manifeste que quand les viscères ne subissent pas l'infection; la granulie viscérale ne survient pas avec le lupus disséminé, elle s'accorde parfois au contraire avec la tuberculose miliaire aiguë de la peau, bien différente du lupus.

Y a-t-il, outre la tuberculose, des états morbides favorisant l'apparition du lupus? Longtemps les auteurs ont admis le lupus syphilitique : il va sans dire que nous le rejetons aujourd'hui complètement; mais nous devons admettre l'influence de la syphilis sur les affections intercurrentes quelles qu'elles soient. Quant au lupus syphilitique il n'est qu'une forme de syphilis lupoïde. La part que peut prendre la syphilis dans l'évolution d'un lupus est totalement inconnue [1].

Les *infections générales* favorisent chez l'enfant l'apparition du lupus. La plus redoutable est, à ce point de vue, la rougeole. Les efflorescences lupiques se manifestent tantôt pendant l'éruption morbillieuse elle-même [2], tantôt dans les semaines ou dans les premiers mois qui suivent cette éruption [3]. Le plus souvent, il s'agit de lupus élevé à nodules disséminées, mais on voit aussi se produire le lupus plan et même le lupus papillaire [4].

Beaucoup d'autres infections ont une action semblable, il existe des obser-

[1] Il y a dans la littérature quelques observations de lupus vrai développé peu après la contagion syphilitique: Danlos et Sabatié ont publié un cas de lupus généralisé survenu dans ces conditions. Cazenave et Lugol admettaient la possibilité d'une hybridité syphilitique favorable à l'apparition du lupus. Cette nature mixte de quelques lupus ne paraît pas improbable si l'on se rappelle l'observation de Leloir, la fréquente amélioration du lupus par le calomel ou par le traitement mixte à l'intérieur. E. Besnier admet également cette influence possible de la syphilis sur le développement du lupus, non pas qu'il s'agisse ici de syphilis lupoïde, mais peut-être d'un de ces accidents syphilitiques qui se produisent chez des individus en puissance de syphilis ou chez des descendants de syphilitiques. (E. BESNIER, Le lupus et son traitement. *Ann. de dermat. et de syphil.*, 1880.)

Cette hypothèse de l'association de la syphilis et de la tuberculose dans certains lupus n'était pas admise par Bazin qui écrivait : « La syphilis et la scrofule qui se rencontrent chez un même sujet marchent isolées, conservant chacune la physionomie que lui imprime sa spécificité, ou du moins l'influence est-elle très légère. » (BAZIN, *Cours de sémiotique cutanée*. Paris, 1855.)

[2] ADAMSON, Cas de lupus multiple au cours de la rougeole. *British Journal of Dermat.*, avril 1895.

[3] E. BESNIER, Lupus tuberculeux aigu nodulaire disséminé. *Annales de dermat.*, 1889, p. 32.

[4] Dans une série de cas publiés par Du Castel on note une assez grande variété des

vations de lupus consécutif à la varicelle, à la fièvre typhoïde, au rhumatisme articulaire aigu, à l'érysipèle, à la malaria, à la pneumonie. Philippson[1] a publié deux cas de lupus survenant, l'un chez une fillette de sept ans, l'autre chez une enfant de trois ans à la suite de la scarlatine.

Le mécanisme par lequel ces infections diverses, syphilis, fièvres éruptives, infections viscérales, favorisent l'apparition du lupus est complètement ignoré. La rapidité de développement, la multiplicité des lésions, leur évolution simultanée font supposer que l'agent pathogène doit être transporté par le sang. Cette hypothèse reçoit l'appui des faits où l'on a trouvé des thromboses capillaires dans les efflorescences. Elle est encore justifiée par le développement parallèle du bacille dans les organes internes; dans ce dernier cas, le tableau clinique du côté de la peau n'est plus celui du lupus; mais celui de la tuberculose miliaire aiguë généralisée et l'évolution se fait dans les organes comme celle de la granulie, avec phénomènes broncho-, pleuro-pulmonaires, méningite et hyperthermie[2]. Il reste à démontrer pourquoi l'embolie se produit dans les infections générales.

Nous avons essayé de passer en revue les causes d'ordre général qui favorisent l'apparition ou l'évolution du lupus; on peut en résumé les ramener à quatre principales : l'enfance, le sexe féminin, les maladies infectieuses antérieures, rougeole et scarlatine en particulier, la syphilis peut-être, mais surtout l'hérédité tuberculeuse, soit que l'on admette l'hérédité par transmission directe du germe, soit qu'on entende par là la seule prédisposition aux diverses manifestations tuberculeuses.

L'influence des conditions sociales n'est pas très manifeste. Ernest Besnier admet cependant[3] qu'il serait moins fréquent dans la classe riche et dans le peuple que dans la classe moyenne des artisans et des petits bourgeois.

La peau. — L'inoculation. — Le bacille. — Le bacille tuberculeux étant l'agent pathogène du lupus, il est nécessaire, pour qu'il agisse, qu'il soit introduit dans la peau par voie sanguine ou lymphatique ou par inoculation directe.

Cette inoculation est favorisée par de nombreuses conditions générales ou locales modifiant l'état des tissus où elle se produit. Ces conditions nous sont encore à peu près totalement inconnues.

La peau de certains individus, que les cliniciens anciens dénommaient lymphatiques, a des propriétés différentes de celles de la peau des individus nor-

formes : tantôt il y avait lupus plan typique, d'autres fois du lupus verruqueux. Les placards atteignaient en quelques endroits la dimension d'une pièce de deux francs. Le développement des lésions s'était produit rapidement après l'éruption et avait atteint presque immédiatement son maximum. (Du Castel, Les tuberculoses de la peau consécutives à la rougeole. *Ann. de dermat.*, 1898 et 1900.)

[1] Philippson, Zwei Fälle von Lupus vulgaris disseminatus an Anschluss an acute Exanthem. *Berl. klin. Woch.*, 1892, p. 258.

[2] Lichtenstern, Akute Miliartuberkel der Haut bei allgemeiner Miliartuberculose. *Munch. med. Woch.*, 1897, n° 1.

[3] Renouard, Du lupus et de ses rapports avec la scrofule et la tuberculose. *Thèse de Paris*, 1884.

maux ou même des tuberculeux communs souffrant dans leurs viscères d'une tuberculose à évolution rapide. Ces propriétés de la peau et des tissus varient d'un sujet à l'autre, mais on s'accorde en général à regarder comme l'indice d'un tempérament favorable à l'évolution de la bacillose cutanée, la bouffissure de la face, la tuméfaction des lèvres et des paupières, du lobule de l'oreille, la friabilité particulière de celui-ci qui se fend sous le poids des pendants, la pâleur trop grande de la peau, l'acroasphyxie habituelle, la tendance aux engelures, etc. Tous ces signes veulent dire seulement que les sujets qui les présentent sont plus exposés que d'autres à la tuberculose et parfois au lupus. Nous devons nous borner à constater que le virus introduit dans la peau y cause tantôt la tuberculose vraie, tantôt les divers accidents de la scrofule cutanée, les gommes, le lupus. Il est impossible de prévoir, même hypothétiquement, la nature des actions réciproques exercées par la peau et par le bacille l'un sur l'autre et aboutissant aux divers processus tuberculeux.

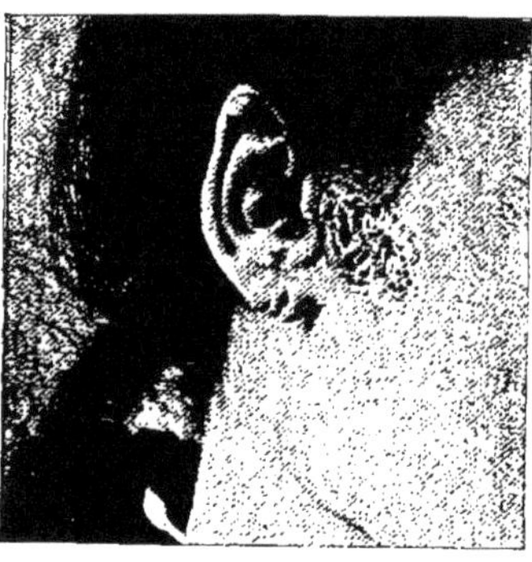

FIG. 81. — Section du lobule par les pendants d'oreilles, chez une strumeuse, affectée plus tard du lupus qu'on aperçoit en avant du tragus. (Photographie du service de L. Brocq par le Dr Sottas.)

La prédilection du lupus pour les femmes et les enfants, son apparition assez commune après les maladies infectieuses est due peut-être à l'état physiologique et pathologique du terrain cutané dans ces cas.

On sait que Strauss avait expliqué les allures cliniques du lupus par l'état physiologique et anatomique de la peau et par le petit nombre des bacilles qu'on y rencontre (1).

(1) Le lupus peut s'expliquer, dit Strauss, « par la structure serrée du chorion, peut-être aussi et surtout par des conditions purement physiques, par la température relativement basse du tégument, par les grandes variations thermiques auxquelles il est soumis, et qui, nous le savons, apportent le plus d'entraves à la végétation et à la multiplication actives du bacille de Koch ».

Cette explication de Strauss est passible de nombreuses objections. La première de toutes c'est qu'il y a des lupus très riches en bacilles très virulents. D'autre part, les faits connus ne permettent pas d'accepter aujourd'hui cette explication, car la peau paraît être, dans un certain nombre de tuberculoses d'origine embolique, le seul organe où se poursuit, temporairement au moins, le développement du bacille tuberculeux. Il en est ainsi dans le lupus nodulaire disséminé consécutif aux pyrexies exanthématiques. Ce n'est pas dans ce cas la peau qui résiste le mieux à l'inoculation, mais bien les organes internes où nous ne pouvons souvent soupçonner aucune manifestation bacillaire malgré l'existence de nombreuses inoculations tégumentaires. Au contraire la peau, que sa moindre résistance devrait exposer à l'infection dans le cas de granulie miliaire des viscères, ne présente alors jamais le moindre vestige de tuberculose. Enfin, dans les cas où la peau subit la granulie miliaire sous forme de tuberculose miliaire disséminée du tégument, la tuberculose viscérale paraît ralentie dans son évolution. Il y a donc là une sorte de compensation et peut-être d'antagonisme : l'état particulier du virus et du terrain doit être pris en considération dans ces diverses manifestations morbides. Il

Les qualités de la peau pathologique sur laquelle se développera le lupus sont encore plus difficiles à apprécier. Nous abordons ici une partie de l'étiologie qui touche presque à l'expérimentation ; nous devons envisager l'influence des traumatismes, des inoculations, des lésions chirurgicales des tissus, fistules, abcès, synovites, cicatrices, sur le développement du lupus.

Le fait de lupus se développant à la suite d'opérations chirurgicales au point même où se fait la cicatrice est d'observation commune. Il se fait soit une greffe immédiate du bacille, ou la cicatrice se produit normalement et le lupus évolue plus tard, souvent longtemps après. Dans quelques cas, ce n'est pas dans une cicatrice consécutive à la guérison de lésions tuberculeuses, mais bien en cicatrices banales que se produit le lupus (1).

On a signalé de même l'apparition dans les cicatrices de blessures accidentelles anciennes complètement guéries (2).

Ces faits sont importants à connaître, surtout si on les rapproche de cas où le lupus est survenu après la guérison clinique de tuberculoses locales, Or ces derniers faits ne sont pas très rares, Jeanselme en a rapporté plusieurs cas (3). Lesser a vu un enfant dont la coxalgie fistuleuse, demeurée pendant sept ans sans inoculer la peau, fut suivie de l'apparition d'un lupus du voisinage de l'orifice fistuleux qui évolua après la guérison des fistules. Les fistules sont le plus souvent l'occasion du lupus anal. Le point de départ dans une cicatrice scrofuleuse est également prouvé par l'observation de tuberculoses viscérales guéries et suivies cependant de lupus. Dans un cas de Tauffer (4), il s'agit de lupus du scrotum survenu après guérison histologique d'un testicule tuberculeux.

Si nous avons insisté sur ce point particulier de l'origine du lupus, c'est qu'il convient de se demander, en présence de ces faits, si le bacille de Koch ne peut demeurer très longtemps latent dans des tissus infectés par lui et qui sont devenus cicatriciels, sans perdre complètement le pouvoir de se multiplier, d'inoculer autour de lui et de reprendre une évolution active. Il semble, en outre, qu'il puisse être englobé dans le tissu d'une cicatrice banale et ne donner lieu au lupus que longtemps après la guérison de la plaie accidentelle primitive. On doit donc, quand on se trouve en présence d'un lupus, rechercher avec soin les traces et la

convient de rapprocher de ces faits : 1° la fréquence de la méningite tuberculeuse et du lupus chez l'enfant; 2° la fréquence de la tuberculose pulmonaire et de la tuberculose cutanée chez l'adulte.

(1) Walsh rapporte un cas où un jeune homme, opéré (WALSH, Lupus développé dans des cicatrices symétriques. *The British Journal of Dermat.*, déc. 1894, Bd VI) dix ans auparavant pour une double affection oculaire, vit se développer, au niveau des sutures faites symétriquement aux tempes, des nodules lupiques.

(2) Wolters a observé un cas où un enfant de six ans fut blessé à la joue droite par la pointe d'une fourche à fumier. La cicatrisation se fit rapidement, un an après se produisit une exulcération spontanée de la cicatrice, la lésion extirpée montra qu'on avait bien affaire à un lupus, l'enfant réagissait à la tuberculine. (WOLTERS, Ueber Inoculations lupus. *Deutsche med. Woch.*, 1892, p. 808.)

(3) JEANSELME, De l'inoculation secondaire de la peau par des foyers tuberculeux sous-cutanés ou profonds *Congrès pour l'étude de la tuberculose*, 1888, et *Thèse de Cronier*. Paris, 1889.

(4) E. TAUFFER, Beitrag zur Pathogenese und Histogenese des Lupus vulgaris. *Monatshefte für prakt. Dermat.*, août 1898, n° 4.

nature des affections locales qui ont pu le précéder ; on trouvera sans doute assez fréquemment des adénites bacillaires anciennes, la tuberculose osseuse des hygromas ou des synovites fongueuses, et l'on pourra se rendre compte que la greffe lupique s'est faite par des processus bien différents : d'inoculation directe d'une surface baignée de pus tuberculeux ; de propagation du virus par contiguïté ou même de reviviscence de la tuberculose dans une cicatrice ancienne.

Dans quelques cas, le lupus ne se greffe pas seulement *in situ*, il apparaît encore en des points éloignés du siège primitif de la lésion contage : il est impossible de savoir s'il y a eu transport direct et inoculation ou lupus d'origine sanguine.

La peau peut être mise en réceptivité bacillaire par des lésions d'apparence beaucoup moins grave et beaucoup plus indifférente. Les pansements irritants, les dermopathies, la vaccine, et peut-être certaines infections superficielles peuvent être l'occasion du lupus.

E. Besnier (1) a déjà fait remarquer, en 1883, que l'apparition du lupus paraissait être favorisée par un traumatisme léger, pathologique ou accidentel de la peau et des muqueuses. Ainsi agissent les brûlures, l'eczéma infantile, la plaie du vésicatoire.

La *vaccine* a précédé assez fréquemment l'apparition du lupus vulgaire. Elle agit sans doute en favorisant par sa nature même l'inoculation du bacille de Koch. Cette influence a été mise en évidence par Toussaint (2) qui a réussi à produire des tuberculoses cutanées en se servant du vaccin pris sur les mamelles des vaches tuberculeuses.

Récemment T. G. Little (3) a publié quatre observations qui corroborent les expériences de Toussaint. Dans trois des cas les inoculations ont été suivies d'emblée d'ulcérations qui n'ont jamais cicatrisé et qui ont évolué

(1) Ernest Besnier, Le lupus et son traitement. *Ann. de dermat. et de syphil.*, 25 août 1883, p. 377. — Dans 2 cas sur 45 de la statistique de Block l'eczéma semble avoir joué le rôle de porte d'entrée pour le lupus : dans un cas il s'agissait d'un eczéma de la joue qui récidivait chaque année au printemps; dans l'autre il y avait eczéma du dos de la main et des deux bras depuis plusieurs années quand apparut au coude le premier placard. On peut se demander si cet eczéma n'était pas une éruption anormale d'origine tuberculeuse. — Hutchinson admet également que l'eczéma peut précéder l'évolution du lupus, mais il fait remarquer que certains lupus gardent pendant toute leur évolution l'aspect de ces eczémas prélupiques. (Hutchinson, *loc. ante cit.*) — C'est aussi l'opinion de Jadassohn (Jadassohn, Tuberculose der Haut. *Encyclop. der Haut. und Geschlechtskrankheiten*, 1900) qui regarde certains eczémas chroniques du nez et de la lèvre supérieure comme le stade prémonitoire de lupus. La tuberculine donne souvent, dans ces cas, des réactions positives. Aussi sans nier la possibilité du développement d'un lupus sur un eczéma vrai, ferons-nous remarquer que le mot eczéma a été l'occasion de trop d'adaptations erronées pour qu'il n'y ait pas lieu de se défier davantage dans l'avenir de certaines variétés de soi-disant eczéma chronique, qui se transforment un jour en lupus. Certaines éruptions prélupiques sont des éruptions tuberculeuses et quelques eczémas ont sans doute la même origine et méritent d'être appelés eczémas tuberculeux, ou mieux dermatose eczématiforme prélupique.

(2) Toussaint, Sur l'infection tuberculeuse par les liquides des sécrétions et par la sérosité des pustules du vaccin. *Comptes rendus de l'Acad. des sciences*, 8 août 1881.

(3) T. G. Little, Vaccinal Lupus. *British Journal of Dermat.*, mars 1901, p. 81.

ensuite comme des lupus. Dans le quatrième la lésion vaccinale s'est d'abord cicatrisée et, peu après la guérison, un placard de lupus est apparu sur une des cicatrices. Dans un des cas le vaccin provenait d'un enfant sain, dans un autre c'était du vaccin de génisse glycériné.

Dans d'autres circonstances, on a vu le lupus se développer loin du siège de la vaccine. On peut se demander s'il s'agit de simples coïncidences, ou si la perturbation générale de l'organisme, soumis à l'infection vaccinale, n'a pas été l'occasion de la tuberculisation cutanée, comme la rougeole, la scarlatine et toutes les infections peuvent l'être.

Ici encore les conditions pathogéniques, qui font que le lupus se développe, nous sont inconnues; Josserand, Peiper et Strauss n'ont jamais pu rendre les animaux tuberculeux en se servant comme matière d'inoculation du virus vaccinal recueilli chez des phtisiques.

Parmi les autres dermatoses qui peuvent précéder le lupus, nous devons signaler, à titre exceptionnel, le *zona*. Kaposi a rapporté une observation où le lupus apparut sur des cicatrices de zona.

L'impétigo est si fréquemment chez les enfants l'occasion de l'inoculation du lupus que quelques dermatologues, confondant l'effet et la cause, l'ont regardé comme de nature tuberculeuse. La présence du streptocoque dans les lésions de ce genre est sans doute favorable à l'inoculation, et il est possible que diverses associations microbiennes jouent le même rôle vis-à-vis du bacille tuberculeux. Peut-être est-ce l'une des raisons qui expliquent le fréquent début du lupus par les muqueuses.

Le rôle du bacille dans la détermination de l'aspect clinique que prend le lupus est complètement impossible à définir. Mais on ne peut guère s'arrêter actuellement aux idées de spécificité soutenues par Arloing et Leloir. Arloing avait essayé de prouver expérimentalement qu'il existe une différence entre les variétés de bacilles qui causent les accidents dénommés autrefois scrofules et celles qui causent la tuberculose, « les microbes qui déterminent la scrofule sont, dit-il, encore plus éloignés de leur virulence primitive que ceux qui engendrent les tuberculoses locales [1] ».

Leloir avait une conception analogue. « Il existe, écrit-il, entre la tuberculose franche et la tuberculose scrofulo-tuberculose, une différence très prononcée. La tuberculose franche prend partout en général..., le lupus ne prend que dans certains milieux appropriés [2]. »

S'il y a, comme le veulent quelques auteurs, des différences aussi accentuées entre les variétés des bacilles qui causent la tuberculose et la scrofulo-tuberculose humaine, il est à l'heure actuelle impossible de le démontrer. Il se peut néanmoins que le lupus et les formes fibreuses de la tuberculose cutanée soient non seulement une réaction individuelle du malade, mais aussi des

(1) Arloing, Essai sur la différenciation expérimentale de la scrofulose et de la tuberculose humaine. *Revue de méd.*, 10 février 1885.

(2) Leloir, Recherches expérimentales sur l'inoculation des produits scrofulo-tuberculeux. *Ann. de dermat.*, septembre 1891, p. 676.

réactions liées à la présence de certaines espèces bacillaires ou de leurs toxines ([1]).

Le lupus naît de bacilles de virulence évidente sans prendre pour cela ses allures violentes. La preuve clinique en est donnée par des cas où on l'a vu apparaître par inoculation : le sujet qui le transmettait était un phtisique avéré, mort plus tard de sa tuberculose ; le lupus contracté ne fut pas plus actif que si le bacille eût été de médiocre activité et le développement dans la peau fut, en général, assez lent. Tels sont les cas de Corlett, Jadassohn, Wolters, etc. Il y a donc, dans cette question de modification ou de transformation de la vie bacillaire, beaucoup d'inconnues à résoudre ([2]).

Nous avons déjà vu que le lupus peut naître de lésions chirurgicales ou de cicatrices, c'est-à-dire qu'il peut avoir sa cause dans l'inoculation directe du bacille tuberculeux à la peau, que cette inoculation se fasse chez un sujet déjà tuberculeux ou chez un sujet sain. Ici cependant nous devons faire cette restriction que les cas où l'inoculation a produit du lupus sont exceptionnels et qu'il s'est agi, le plus souvent, quand il y avait eu infection tuberculeuse d'origine externe, de tuberculose vraie de la peau, ou de tubercules anatomiques qui marquent la transition entre le lupus et la tuberculose.

Les faits que nous avons exposés jusqu'ici ne sont pas la démonstration rigoureuse de la genèse du lupus par inoculation ; ils peuvent laisser prise à la critique. Il existe, en revanche, un certain nombre d'observations où l'inoculation s'est produite comme on pourrait la faire dans une expérience de laboratoire. Il est donc indubitable que l'introduction directe du bacille cause le lupus comme la tuberculose ([3]).

([1]) Dans cet ordre d'idées, les recherches d'Auclair (Auclair, *Étude expérimentale sur le poison du bacille tuberculeux humain*. Thèse de Paris, 1897) sur le bacille tuberculeux sont intéressantes, puisqu'il dit avoir isolé des toxines qui favorisent les processus de nécrose tandis que d'autres provoquent l'évolution fibreuse. Malheureusement la virulence d'un bacille, ses réactions biochimiques varient dès qu'on le sépare de son milieu de végétation clinique et les modifications qu'il ne saurait manquer de subir dans ces conditions empêchent de conclure avec certitude de l'expérience de laboratoire à l'homme.

([2]) Cette question de la nature et de la variété du parasite des lésions lupiques a tenté récemment un nouvel expérimentateur, qui a étudié les rapports du lupus et de la tuberculose. Himmel a injecté à 39 lapins ou cobayes des morceaux de lupus triturés, provenant de douze malades, les injections ont été faites dans les veines ou dans la cavité péritonéale. A la mort des animaux, Himmel n'a pu reconnaître dans leurs organes ou dans leurs séreuses aucune lésion tuberculeuse, aussi conclut-il que le lupus ne doit pas être identifié à la tuberculose de la peau. (Himmel, Des rapports du lupus et de la tuberculose. *Thèse de Kazan*, 1900.)

([3]) Jadassohn, qui a consacré un mémoire au lupus par inoculation, a publié deux cas avec (Jadassohn, Ueber Inoculations lupus. *Virchow's Archiv*, 1890) examen microscopique à l'appui. Dans le premier un garçon boucher s'inocule la tuberculose à l'index et bientôt après apparaît un lupus typique du pli du coude. Or, dans ce premier cas, ce n'est pas un lupus qui siégeait à l'index, mais une ulcération tuberculeuse. L'inoculation de la tuberculose peut donc causer à la fois de la tuberculose cutanée vraie et du lupus par un autre mécanisme que l'infection immédiate. Dans le second cas de Jadassohn une femme prend un lupus au point qu'avait tatoué, en se servant de sa salive, son amant phtisique, mort bientôt après. Cette dernière observation a la valeur d'une expérience de

L'inoculation paraît pouvoir se produire sans qu'il y ait de lésion appréciable de la peau, soit qu'elle se fasse par l'orifice des glandes et des canaux sudoripares, ce qui a été soutenu par Cramm [1], soit qu'elle se produise par les éraillures toujours possibles de la couche cornée, ce qui est plus vraisemblable.

Quant aux observations où le lupus du visage a été consécutif à des inoculations probables bien qu'inaperçues, elles sont assez rares, et il semble que l'opinion de Blaschko [2] soit quelque peu risquée. Cet auteur prétend, en effet, que, quand on étudie l'anamnèse de la plupart des malades atteints de lupus ou d'autres formes de tuberculose de la peau, on trouve presque toujours que le point de départ de la maladie est une inoculation. En réalité, à l'heure actuelle encore, nous n'en savons rien. Le baiser paraît avoir, dans quelques cas, causé de véritables inoculations expérimentales, témoin le cas de Corlett [3].

Est-il possible de déterminer les causes qui impriment au lupus ses allures cliniques et qui font qu'il est tantôt fibreux et cicatriciel, d'autres fois ulcéreux, phagédénique, hypertrophique, etc. ?

On ne peut faire, à cette heure, aucune réponse précise ; le lupus ulcéreux n'est pas seulement tel parce que des germes d'infection en ont envahi la surface, mais bien plus parce que les réactions des tissus et du bacille en présence sont des composantes dont la résultante est l'ulcération. Dans d'autres cas, il y a sclérose ou hypertrophie pour des raisons biochimiques tout aussi obscures et nous avons déjà vu que la nature des poisons du bacille tuberculeux paraissait suffire à l'explication de ces divers processus. Cependant les infections secondaires ne sauraient être indifférentes aux tendances d'un lupus ; la preuve en est fournie par l'influence de l'érysipèle que nous avons étudié précédemment. Nous avons en même temps précisé les rapports du lupus avec certains accidents qui surviennent au cours de son évolution, qui la compliquent et la modifient en exagérant ses tendances ulcératives, végétantes ou sclérosantes.

Étiologie du lupus des régions. — En dehors de ces actions générales et de ces causes d'inoculation communes à tout le tégument, il faut chercher encore, dans la situation, la structure des diverses régions, les raisons qui les prédisposent au lupus ou qui les protègent contre son invasion.

laboratoire. Rien ne permet actuellement de comprendre pourquoi l'inoculation directe peut être suivie de l'apparition d'un lupus, plutôt que d'une forme quelconque de la tuberculose de la peau ; peut-être s'agit-il de conditions particulières à cette variété d'inoculation. Il est certain que le virus peut modifier ses propriétés en végétant dans la peau, puisqu'il n'est pas d'organe où son évolution et sa prolifération semblent plus variables.

(1) Cramm, Ueber Inoculations lupus. *Beitr. z. klin. Chir.*, Bd X. — L'opinion de Cramm a besoin de preuves bien difficiles à établir et il n'est pas suffisant de dire, sans le prouver, que le poil est la voie de l'infection furonculeuse pour admettre qu'il est aussi le chemin de l'infection lupique.

(2) Blaschko, *Soc. méd. de Berlin*, 27 fév. 1895.

(3) W. C. Corlett, Lupus vulgaris following exposure to tuberculous sputa. *Journal of cut. and gen.-urin. diseases*, avril 1895, p. 146.

A la face, le lupus n'est aussi fréquent que parce qu'il y est inoculé avec la facilité la plus grande par le grattage, le baiser qui viennent en souiller journellement la peau, l'excorier et y créer des portes d'entrée. Il faut, en outre, incriminer l'existence fréquente de dermatoses antérieures, acné, impétigo, couperose, séborrhée, eczéma, syphilides. Il faut tenir compte aussi de la situation anatomique et de la structure de la face.

Les inoculations y sont, en effet, favorisées, comme l'a dit depuis longtemps E. Besnier, par l'action des agents atmosphériques; le lupus se développe plus aisément en hiver. Ces agents exercent sans doute leur influence en modifiant profondément les conditions de la circulation et en diminuant la vitalité des tissus.

La structure de la peau du visage, du nez en particulier, avec sa richesse en capillaires superficiels et en glandes sébacées, la finesse de son épiderme, la porosité de son derme, en font une sorte de terre ameublie où germe plus aisément la semence.

Par sa situation topographique, la partie centrale de la face est appelée à subir l'envahissement du lupus à chaque fois que celui-ci se développe dans les cavités muqueuses du voisinage; aussi le lupus de cette région est-il très souvent secondaire, comme on le sait depuis longtemps, au lupus ou à la tuberculose des fosses nasales, de la bouche, du pharynx. Dans ces dernières années, on a insisté de nouveau sur ces faits (1).

Nous avons vu précédemment que le lupus du nez peut n'être précédé ni d'ulcérations ni de végétations nasales, mais seulement par une forme de coryza chronique se manifestant surtout par l'hypersécrétion nasale.

Neisser croit aussi cet envahissement secondaire de la face beaucoup plus fréquent qu'on a l'habitude de l'admettre.

Ce n'est pas l'opinion de Raulin, pour qui le lupus secondaire de la face est plus rare que le lupus primitif. En effet, s'il est juste de regarder le lupus des ailes du nez comme la propagation d'un lupus de la muqueuse, il devient moins évident qu'il y ait toujours un rapport entre le lupus des autres régions de la face et les lésions des muqueuses voisines.

Les extrémités des membres et le cou sont, après la face, les régions les plus atteintes. Il est difficile d'établir une juste proportion de ces localisations diverses. D'après Raudnitz, la face et les muqueuses adjacentes fournissent 66 pour 100 des cas, les extrémités 25 pour 100, le cou 8 pour 100. Les chiffres de Block sont à peu près les mêmes, mais la proportion de lupus des extré-

(1) Meneau et Frèche ont trouvé sur 95 cas de (MENEAU et FRÈCHE, De l'origine nasale du lupus de la face. *Ann. de dermat.*, 1897, p. 516) lupus de la face, 21 cas où la muqueuse nasale était la première en cause. Comme le plus grand nombre des lupus est ignoré des patients avant qu'ils se soient manifestés à l'extérieur, il est permis de supposer que ce chiffre est un peu inférieur à celui des cas où ce début pourrait être décelé.

Audry a même écrit que le lupus primitif de la peau était le plus rare et Sticker a exagéré en disant qu'il y a constamment des lésions de la muqueuse nasale sous forme d'ulcérations ou de végétations de la cloison avant qu'apparaisse le lupus. (STICKER, 70e *Versammlung Deutscher Naturforscher und Aerzte*, Dusseldorf, sept. 1898.)

[LENGLET.]

mités est moins grande et atteint seulement 17 pour 100 dans sa statistique.

On peut dire, d'une façon générale, qu'il y a environ un quart des lupus des membres qui appartiennent aux mains. Cette localisation se comprend facilement par les traumatismes réitérés auxquels elles sont soumises. En Allemagne, on a remarqué la fréquence du lupus scléreux papillomateux chez les mineurs, exposés à de très fréquentes blessures superficielles causées par la chute des morceaux de charbon quand ils travaillent couchés. Il suffit de réfléchir un instant aux conditions du travail et de la vie en commun au fond des mines, à la malpropreté inévitable, pour comprendre cette influence du métier. Dans les autres professions, les diverses lésions et les dermatoses artificielles causées par l'action des agents physiques ou chimiques sur l'épiderme explique cette localisation prédominante.

Tous ces faits rendent plus évidente la genèse du lupus par inoculation. Les régions recouvertes par les vêtements ne sont, en effet, atteintes de lupus qu'exceptionnellement. Le cuir chevelu jouit d'une immunité toute spéciale. On a voulu en voir la cause dans l'abondance des follicules pileux, et Neisser a cru pouvoir identifier, pour cette raison, le cuir chevelu de l'homme à la peau des animaux. Cette disposition joue sans doute un rôle important. Mais peut-être faut-il accorder une certaine influence à l'épaisseur et à la densité du derme qui, au cuir chevelu, comme au tronc, à la paume et à la plante, favorisent la sclérose et le rendent peu apte à la multiplication du bacille inoculé.

THÉRAPEUTIQUE

La thérapeutique du lupus a fait dans ces vingt dernières années d'immenses progrès par l'application de méthodes ignorées ou inutilisées auparavant. Tous ces progrès nous les devons à la méthode des *scarifications* d'E. Vidal; à la méthode des *galvano-cautérisations* de F. Hébra et d'E. Besnier; aux procédés d'*extirpation totale* suivie ou non d'autoplastie; enfin aux actions, physiques et chimiques, de l'*électricité* sous forme de rayons de Röntgen et de la *lumière* employée d'après les procédés de Finsen.

Ces moyens d'action laissent bien loin derrière eux les méthodes internes de sérothérapie, de bactériothérapie ou de chimiothérapie, aussi multiples qu'insuffisantes, imaginées dans ces dernières années. Elles laissent bien loin aussi les traitements locaux dont les antiseptiques et les caustiques formaient la base, mais il convient d'ajouter que, le cas échéant, ces moyens insuffisants par eux-mêmes deviennent de précieux adjuvants quand on les emploie en même temps que les modificateurs locaux, physiques, chimiques ou chirurgicaux.

La rareté des bacilles dans le lupus, l'impossibilité même où l'on est de les y rencontrer malgré l'examen réitéré d'un grand nombre de coupes sériées pourrait faire croire qu'il est facile de stériliser la région qu'il envahit et, la cause disparue, de le voir lui-même s'effacer. Il n'en est rien, le *bacille de la tuberculose*, difficile à mettre en évidence par les moyens histo-bactériologiques, infeste cependant de telle façon les territoires lupiques qu'il est très difficile de l'y détruire complètement.

Le tissu lupique change bien souvent d'apparence clinique au cours d'un traitement avant d'avoir atteint la période cicatricielle et quand cette cicatrice clinique est obtenue, on peut voir, plusieurs années durant, la guérison apparente se maintenir, puis la récidive se faire, un jour, en plein tissu cicatriciel, sans que rien ait pu la faire prévoir. Que s'est-il donc passé? On ne saurait l'affirmer qu'en reprenant avec soin l'étude des cicatrices lupiques, mais ce que l'on peut dire c'est que le *pseudo-fibrome lupique*, c'est que le tissu scléreux qui résulte de la transformation progressive du néoplasme lupique est bien souvent lui-même *un tissu de nature tuberculeuse*, car il réagit encore à la tuberculine et n'y eût-il qu'une parcelle de ce tissu dans le cœur d'une cicatrice scléreuse normale, ce que rien ne peut faire prévoir en dehors de l'injection de tuberculine, on a les plus grandes chances de voir récidiver l'affection dans une période qui peut dépasser de cinq, six et même huit ans, la guérison apparente. Il ne faut donc pas que le praticien se réjouisse trop vite de la beauté d'une cicatrice et de la rapidité de la guérison d'un lupus. Il ne faut pas qu'il se croie autorisé à négliger de surveiller son malade et qu'il endorme la vigilance de celui-ci : les plus désagréables surprises en seraient la conséquence. Les lupus les plus attentivement traités et les mieux guéris doivent être regardés comme capables de récidiver.

Les variétés extrêmement nombreuses de la tuberculose lupique font pressentir qu'on ne saurait instituer un unique traitement commun à toutes les formes, et qu'il dépend de l'expérience et de l'habileté du praticien de savoir mener son patient jusqu'à la guérison en modifiant et en variant autant qu'il est nécessaire les procédés thérapeutiques. Il est évident qu'on ne saurait traiter le lupus plan non exedens à nodules isolés comme on traite le lupus vorax ou le lupus verruqueux. Un bon thérapeute fait plus avec quelques méthodes qu'il possède que ne saurait faire un théoricien connaissant toutes les substances de la matière médicale.

Nous allons passer successivement en revue les moyens thérapeutiques dont on peut faire l'application aux diverses formes du lupus.

1° ***Traitement général. — Médication interne.*** — La thérapeutique du lupus s'adresse à l'état général ou à l'état local, le plus souvent aux deux.

La *thérapeutique générale* comprend des moyens bien différents d'action : les uns s'adressent à l'individu dont ils tentent de modifier le terrain, les autres ont la prétention de combattre l'infection tuberculeuse.

Nous ne dirons rien de toutes les méthodes qui s'appliquent à la tuberculose en général. Toutes peuvent convenir au lupus, aucune ne suffit à le guérir, souvent même elles l'améliorent à peine; mais elles sont de précieux adjuvants à la thérapeutique locale.

Le traitement général se fait par ingestion ou injection. Par ingestion, on a recommandé surtout l'administration d'huile de foie de morue, d'arsenic, d'iode, de fer, de chlorures, de créosote, de viande crue et de jus de viande.

Le meilleur de ces moyens est sans contredit l'*huile de foie de morue blonde* quand elle est supportée. Elle doit être administrée à une dose qui dépend de la tolérance de chaque sujet et de la façon dont elle est digérée. On peut atteindre dans les cas favorables 6 à 10 cuillerées à soupe par jour. Il semble inutile d'arriver jusqu'aux doses formidables auxquelles on l'administrait jadis.

L'*arsenic* peut être utilisé à dose tonique sous forme d'eau minérale. La Bourboule convient à cet effet. Lesser [1] a publié autrefois cinq cas de lupus soumis à l'ingestion des pilules asiatiques et à l'injection de liqueur de Fowler étendue d'eau dont deux furent presque guéris et deux autres très améliorés. Il ne faut pas compter d'ordinaire sur un résultat même partiel aussi favorable.

L'*iodoforme*, l'*iode*, les composés iodés n'ont donné par ingestion aucun résultat local appréciable à E. Besnier. Vidal employait volontiers le *sirop iodo-tannique* associé à l'huile de foie de morue. Ces médicaments sont à conserver comme adjuvants.

Le *chlorure de sodium* à la dose de 1 à 3 grammes par jour était préconisé par Hardy, on sait que Potain l'administrait volontiers dans la tuberculose viscérale en l'associant à l'iodure et au bromure de sodium. L'état général peut gagner à ce traitement.

Les *sulfureux* ont la même utilité comme modificateurs généraux.

Récemment Philippson [2] a préconisé le *fluorure de sodium* à l'intérieur sous la forme de para-fluoro-benzoate de soude à la dose de 50 centigrammes, 3 fois par jour. Ce médicament lui aurait donné quelques guérisons et aurait dans les autres cas enrayé le processus. Malheureusement il est assez mal toléré par l'estomac et le para-fluoro-benzoate, qui est mieux toléré que le fluorure, est très difficile à se procurer. L'essai des *sels de vanadium*, fait à l'hôpital Broca dans le service de Brocq, n'a pas donné de résultats plus encourageants.

Parmi les bons modificateurs de l'état général nous devons signaler les cures d'*eaux minérales*, les *ferrugineux* quand il n'y pas de lésion pulmonaire, les *amers*, le *quinquina*, etc.

Les *eaux chlorurées sodiques* : Salins-du-Jura, Salies-de-Béarn, Balaruc, Salins-Moutiers, Bourbonne, Bourbon-l'Archambault, Biarritz, et à l'étranger Kreutznach, Naunheim, Lippspringe, Rheinfelden; les *eaux sulfureuses*: Cauterets, Eaux-Bonnes, Uriage, Saint-Gervais, Barèges; les *eaux bromo-iodurées* et *bromo-chlorurées* : Chelles, La Motte-les-Bains, La Mouillère, Wildegg; les *eaux arsenicales et chlorurées arsenicales* : la Bourboule, le Mont-

(1) LESSER, *Centralblatt für die med. Wissen.*, 1885, n° 7.

(2) PHILIPPSON, Eine neue Lupus behandlung durch innere Medication. *Dermatol. Zeitschrift*, 1899, p. 289.

Dore, Amman-Meskoutine peuvent rendre les plus précieux services en produisant dans l'organisme des modifications qui facilitent beaucoup le traitement local.

Tous les moyens de la thérapeutique générale qui s'accompagnent d'une amélioration de l'état général sont d'utiles adjuvants et, à ce titre, ils méritent d'être employés en variant leur administration et en les combinant entre eux.

Un grand nombre de thérapeutes ont songé à modifier l'état général du patient en même temps qu'ils agissaient sur le lupus par l'action d'une substance spécifique capable de s'adresser à l'élément tuberculeux.

De cette tendance thérapeutique est née la méthode d'*injections hypodermiques* de substances supposées capables de cette double influence. On en a essayé un grand nombre que nous pouvons arbitrairement classer en deux groupes : celui des *substances chimiques* où nous trouvons l'iodoforme, l'eucalyptol, l'eugénol, l'acide cinnamique, le calomel, l'huile grise, la thiosinamine, la nucléine; celui des *substances organiques*, des sérums, des extraits organiques avec la thyroïdine, la tuberculine, le sérum de Maragliano, la cantharidine, le sérum de chien, le sérum anti-streptococcique, la teucrine, etc. Ce ne sont là que les principales des substances injectées aux lupiques avec des résultats d'ailleurs très variables, mais rarement encourageants.

Toutes les substances que nous venons de citer ont quelques points d'action communs : presque toutes entraînent une réaction locale plus ou moins vive et des phénomènes consécutifs de cicatrisation partielle. Nous allons rapidement les passer en revue.

L'*iodoforme* associé à l'eucalyptol a été employé sous la forme de vaseline iodoformée à 1 pour 100 par Morel-Lavallée[1]. Les injections faites loin du foyer lupique, très profondément dans la région scapulaire ou dans la région fessière, ne sont pas douloureuses. Elles sont suivies de la décongestion des placards lupiques, de l'affaissement et de la décoloration des nodules, de l'évolution fibreuse partielle de la néoplasie. L'auteur a conseillé d'avoir recours à elles comme *traitement préparatoire aux opérations chirurgicales*. L'*eugénol* agit de la même façon.

Ces injections, les injections d'*huile créosotée* peuvent, quand elles sont poussées trop largement, déterminer des phénomènes congestifs qui ne sont pas sans analogie avec ceux de la tuberculine. Il en est de même avec le *gaïacol* et l'*aristol* ou le *thymol*.

La *thiosinamine* a fait en Allemagne l'objet de nombreuses expériences. Ses effets sont comparables à ceux de la tuberculine : d'après H. von Hebra [2], deux heures après l'injection il se produit une congestion et un œdème intenses qui vont jusqu'à l'éclatement de l'épiderme, mais aucune transsudation ne survient. Il n'y a pas ordinairement de réaction générale. Après que

(1) Morel-Lavallée, Traitement du lupus vulgaire par les injections sous-cutanées à distance. *Bulletin médical*, 1898, n° 99.

(2) H. von Hebra, *Sur l'action de la thiosinamine en injections sous-cutanées*. IIe Congrès international de dermatologie, 8 sept. 1892.

tout est rentré dans l'ordre on peut constater la persistance des nodules lupiques. Cette substance paraît tenir le milieu entre la réaction faible de l'iodoforme et de l'eugénol et la réaction violente, générale et locale, de la tuberculine.

La thiosinamine se fait encore remarquer par le ramollissement partiel du tissu cicatriciel et par son action sur les adénopathies et les masses scléro-lipomateuses péri-ganglionnaires. Il semble donc qu'elle ait une certaine puissance d'élection, mais elle ne saurait être qu'un adjuvant et un adjuvant dont il faut se défier. D'autres observateurs ont été plus défavorables encore dans leurs conclusions; pour Mertens elle est fort capable de donner un coup de fouet au lupus.

La *nucléine* expérimentée par Mourek (1), à la dose de 5 milligrammes progressivement portée jusqu'à 60 milligrammes comme dose maxima, produit un effet comparable à celui de la tuberculine. La température atteint 39 degrés dans les trente-six heures qui suivent l'injection, il se produit des modifications sanguines importantes : l'œosinophilie devient considérable. Localement il y a toujours une réaction appréciable mais avec des différences individuelles importantes. La rougeur de la surface, l'œdème peuvent aller jusqu'à l'exsudation et même jusqu'à la nécrose locale; jamais l'auteur n'obtint de guérison totale, mais il y eut souvent une amélioration considérable. On voit que les actions de ces diverses substances sont rigoureusement parallèles.

L'*acide cinnamique*, le cinnamate de soude n'ont donné aucun résultat utile dans la tuberculose cutanée.

De toutes les substances chimiques dont l'action a été le plus discutée et le plus expérimentée, le *calomel* est certainement la première. C'est depuis 1897, à la suite d'une publication d'Asselbergs (2) que l'attention fut attirée sur le calomel, mais il avait déjà été injecté dès la même époque par Scarenzio. L'auteur concluait, à la suite d'une série de 22 observations, dont 14 observations de lupus, que le calomel agit sur le lupus et que celui-ci subit sous son influence une modification variable depuis la simple réduction jusqu'à la disparition complète des éléments lupiques. Il constatait, de plus, que les processus d'infiltration et d'ulcération sont toujours les premiers et les plus vivement attaqués, mais il admettait aussi que le tubercule résiste souvent victorieusement. Les résultats les plus favorables furent obtenus dans les lupus anciens tuberculo-ulcéreux, turgescents, à infiltration profonde du derme.

De nombreuses tentatives faites dans cette voie en France, par Brocq, Du Castel, Fournier, en Italie par Verotti, Bertarelli, il résulte que le lupus vrai, sans association de syphilis, peut être favorablement influencé par l'injection de calomel, que les infiltrations et les ulcérations peuvent disparaître avec une rapidité très variable, que jamais le nodule lupique n'est intéressé

(1) MOUREK, Ueber Nucleininjectionen bei Lupus. *Wiener med. Woch.*, 1895, nos 35-36.

(2) ASSELBERGS, De l'action des injections de calomel dans le lupus et les affections non syphilitiques. *Ann. de dermat.*, 1898, p. 10.

par le calomel et qu'il continue à évoluer après comme avant. Enfin il en résulte encore, que les cas guéris étaient probablement des syphilis lupoïdes et que les améliorations les plus rapides s'obtiennent sans doute dans les hybrides syphilitico-tuberculeux. Dans quelques cas le calomel n'agit pas. Dans des cas, à vrai dire assez rares, il est dangereux et il active l'évolution du lupus.

L'*injection d'huile* grise et le *traitement mixte* semblent pouvoir fournir des résultats analogues.

De ce qui précède nous pouvons retenir que toutes les substances chimiques, jusqu'ici employées contre le lupus en injections hypodermiques, ont amené des modifications passagères, plus ou moins intenses, mais aucune d'elles n'ayant pu procurer la guérison définitive d'un seul cas et quelques-unes ayant causé des réactions générales violentes, il faut les rejeter ou n'employer comme adjuvants de traitements locaux que celles qui agissent sans violence sur les infiltrats péri-nodulaires : telles les injections iodoformées ou les injections de calomel. Dès que l'effet cherché commence à devenir manifeste il faut se préparer à les cesser.

Nous allons voir maintenant si les thérapeutes ont été plus heureux dans leurs essais des *substances organiques*, des *sérums* ou des *extraits bacillaires*.

La *cantharidine* et le cantharidate de potasse ont été l'objet en Allemagne de vives discussions entre les promoteurs Liebreich (1) et Saalfeld et les autres expérimentateurs. Liebreich a renoncé à sa méthode d'injections hypodermiques, tandis que Saalfeld continuait à l'employer. Tous deux ont prétendu que la cantharidine pouvait guérir le lupus sans laisser même une cicatrice. L'idée qui les guide dans l'application de leur procédé n'est pas que la cantharidine doit agir localement, mais seulement qu'elle doit, en modifiant la vitalité cellulaire générale de l'individu, le faire triompher du noso-parasitisme qu'est la tuberculose. L'action locale de la cantharidine n'a donc pour les promoteurs aucun intérêt. On est d'accord aujourd'hui pour rejeter cette thérapeutique qui expose aux plus graves complications rénales, sans assurer la guérison.

Le *suc thyroïdien* a été fréquemment employé en Angleterre, en particulier par Byrom Bramwell (2), en obéissant à cette idée hypothétique que les myxœdémateux devenant fréquemment tuberculeux, le suc thyroïdien qui améliore leur état général et leur peau pourrait aussi entraver chez un sujet non myxœdémateux le développement de la tuberculose cutanée.

Les observations de cet auteur sont trop peu nombreuses pour qu'une conclusion soit possible; il semble cependant résulter des faits publiés que l'administration de la thyroïde en nature ou de l'extrait peut influencer heureusement l'évolution du lupus. C'est là encore un adjuvant possible, mais peut-être

(1) O. LIEBREICH, De la guérison du lupus et de la tuberculose par la cantharidine. *Berl. klin. Woch.*, 1895, p. 293.

(2) BYRON BRAMWELL, On two cases of lupus treated by thyroid extract. *The British med. Journal*, 14 avril 1894.

un adjuvant dangereux, car la thyroïde agit souvent comme un agent puissant de dénutrition.

En France et en Italie, on a essayé de l'action de *sérums d'animaux* relativement réfractaires à la tuberculose, du chien en particulier. Tommasoli, dans ses essais, employait du sérum de chien non immunisé, non tuberculeux; l'injection se faisait au voisinage du lupus, elle était seulement de 2 à 6 dixièmes de centimètre cube. Le résultat fut nul, ce qu'il n'est pas malaisé de comprendre; le contraire seul eût pu étonner. Broca et Charrin (1) essayèrent de produire un sérum immunisant en communiquant au chien une tuberculose locale dont ils réglaient l'évolution. Le sérum du chien améliore dans ces conditions le lupus sans le guérir. De plus il peut provoquer des éruptions ortiées et de la fièvre.

Les extraits de plantes, l'extrait du *teucrium scordium* expérimenté par Mosetig-Moorhof sous le nom de *teucrine*, produit des réactions générales et locales. Peut-être ces dernières sont-elles favorables; c'est tout ce qu'on en peut dire de mieux.

Il reste les *extraits bacillaires*, les *sérums anti-streptococciques*.

On sait que de nombreux auteurs ont depuis longtemps constaté l'influence indéniable, favorable ou funeste de l'*érysipèle* sur le lupus. Partant de cette idée quelques-uns ont proposé l'inoculation directe du streptocoque, d'autres la seule injection de l'antitoxine streptococcique. Bien que ces deux façons d'agir soient en apparence au moins contradictoires chacune d'elles a été également favorisée ou maltraitée par les faits observés.

Au point de vue clinique on a pu observer la guérison de quelques lupus à la suite d'érysipèles spontanés. Au point de vue microbien Hallopeau et Roger (2) ont injecté au niveau même du lupus des cultures de quinze jours, stérilisées à 110 degrés, à la dose de 5 à 30 gouttes. Malgré les améliorations obtenues ces auteurs n'ont pas cru, par prudence, devoir continuer leurs recherches; les lupus qui avaient subi l'amélioration la plus nette étaient des lupus à forme fongueuse ou ulcéreuse. Ce sont malheureusement ceux qu'améliorent le mieux tous les traitements. En présence de ces résultats insuffisants il convient de se demander seulement si les améliorations obtenues ne sont pas en rapport avec l'existence d'une flore microbienne streptococcique particulière à la surface des ulcérations des lupus exubérants et ulcéreux qu'améliorent l'érysipèle et l'injection des toxines. Dans un cas où ce furent non plus des cultures stérilisées, mais des cultures vivantes et virulentes qui furent inoculées par Ciarocchio (3), l'état général fut si mauvais que jamais un praticien qui aura lu cette observation n'osera tenter pareille aventure : le lupus guérit.

(1) Broca et Charrin, Traitement des tuberculoses cutanées par le sérum de chiens tuberculeux. *Soc. de biol.*, 27 juillet 1895.

(2) Hallopeau et Roger, Action des toxines streptococciques sur le lupus. *Presse méd.*, 8 avril 1896.

(3) Ciarocchio, Cura del lupus per mezzo dello streptococco della erysipela. *Bull. della soc. lancis. degli ospedali di Roma*, 1888.

La conclusion s'impose : le streptocoque produit des toxines dont nous ne pouvons ni graduer, ni calculer à volonté la valeur. Le lupus réagit très inégalement à son action d'un cas à l'autre : il ne reste donc aucun critérium pour son emploi.

Les *poisons du bacille tuberculeux* sont en France complètement abandonnés dans la cure des tuberculoses locales. En Allemagne, au contraire, ils ont leurs partisans convaincus, mais aussi de nombreux adversaires. Nous pourrions nous en tenir à ce qu'en disait E. Besnier en 1891, après les tentatives infructueuses qui furent faites à l'hôpital Saint-Louis avec la lymphe de Koch. Cependant des esprits très éclairés se déclarent aujourd'hui encore partisans de l'emploi des tuberculines, ancienne et nouvelle, dans le traitement du lupus.

Les conclusions auxquelles on peut arriver actuellement touchant la *tuberculine nouvelle*, sont multiples : ce n'est que par hasard un moyen curatif, c'est souvent un moyen d'amélioration, c'est quelquefois un moyen dangereux. Elle ne devrait pas produire de réaction générale et souvent il en survient après son emploi. Elle devrait avoir une composition constante et elle ne l'a pas. Il la faudrait aseptique, elle est parfois septique. Au point de vue expérimental elle devrait immuniser le cobaye, les tentatives faites dans ce sens par Letulle et Péron ont prouvé son peu d'efficacité, pour ne pas dire plus (1).

Il résulte de ces constatations, faites par de nombreux auteurs allemands peu suspects de partialité, que c'est un produit incertain et infidèle dont les effets curateurs ou immunisants s'éloignent fortement de ceux qu'avait annoncés Koch. Son emploi est de plus très coûteux, ce qui en rend l'usage d'autant plus restreint qu'on ne peut guère espérer d'elle que des améliorations.

Neisser (2), qui préconise encore l'emploi de la tuberculine ancienne, le subordonne à ces conditions générales : commencer par des doses aussi petites que possible pouvant fournir une réaction locale. Augmenter ces doses peu à peu, toujours aussi lentement que possible, mais en ayant soin cependant qu'elles soient suffisantes pour causer la réaction inflammatoire. La dose du début doit être de 1/100e de milligramme. Dans les lupus ouverts par le grattage ou ulcérés largement où l'on n'a pas à craindre la diffusion des tissus nécrosés liquéfiés et des bacilles vivants vers le voisinage, ce qui est un des dangers de la tuberculine dans les foyers fermés, on peut employer rapidement de fortes doses. On retire de l'emploi judicieux de la tuberculine des résultats favorables : dans quelques cas où tout traitement local est difficile ou impossible au début, la tuberculine modifie souvent les lésions d'une façon heureuse et *permet d'intervenir par les méthodes chirurgicales ordinaires*. Ce serait même là, avec son emploi dans le diagnostic, sa véritable indication dans le lupus.

L'action de la nouvelle tuberculine paraît s'exercer plus aisément sur les lupus ulcérés que sur les formes planes sèches. Ces formes ulcérées sont

(1) Letulle et Péron, La nouvelle tuberculose de Koch, *Presse médicale*, 21 août 1897.

(2) Neisser, Einige Bemerkungen über den therapeutischen und diagnostischen Werth des Alt Tuberkulins. *Therapie der Gegenwart*, 1900.

évidemment celles qui sont le plus accessibles à tous les moyens de thérapeutique interne. Nous conclurons en disant que si l'on veut employer une tuberculine on devra le faire surtout pour assurer le diagnostic et pour préparer le terrain à un traitement consécutif et qu'il serait inutile d'en attendre davantage.

La thérapeutique interne est donc actuellement absolument incapable d'amener la guérison d'un lupus, mais elle peut en causer l'amélioration par des procédés bien divers. Nous avons vu que l'emploi de la médication hypodermique sous toutes ses formes était plus actif quant à l'action locale que l'emploi de la médication par voie digestive, mais il faut retenir que les moyens hypodermiques sont tous, sauf peut-être l'iodoforme, dangereux pour le malade quand on ne les manie pas avec la plus grande prudence. Au contraire, l'ingestion des modificateurs généraux tels que l'huile de foie de morue, l'arsenic, l'iode, et l'action des eaux minérales, peuvent, en favorisant la nutrition générale, empêcher la déchéance de l'organisme, le tonifier et le préparer à subir avec plus de chances de succès l'application des méthodes locales.

Il n'y a donc aucune thérapeutique générale spécifique, il y a des moyens multiples et efficaces d'aider la thérapeutique locale.

2° *Traitement local.* — Le traitement local du lupus comprend des actions chimiques, des actions physiques et physico-chimiques, des actions mécaniques. On a l'habitude de diviser les actes thérapeutiques du traitement local en méthode sanglante et méthode non sanglante.

A. Méthode non sanglante. — A cette méthode appartiennent quelques procédés accessoires peu employés tels que les injections interstitielles, les badigeonnages de substances non caustiques, le massage, etc. Elle comprend tous les procédés chimiques de cautérisation et tous les procédés physiques et physico-chimiques de destruction par les caustiques actuels. D'une façon générale ces méthodes, sauf celle de la galvano-cautérisation, sont impuissantes à arrêter le lupus dans sa marche et à le guérir. Cependant elles constituent d'utiles adjuvants à la cure par les méthodes sanglantes : ce sont là des méthodes mixtes dont nous aurons à nous occuper plus loin.

Les *injections hypodermiques locales* ont été faites surtout avec de la glycérine iodée, du sublimé, du naphtol camphré et du chlorure de zinc. Ces dernières ont été employées par Lannelongue au cours de ses études sur la méthode sclérogène : elles n'ont donné que des résultats partiels et momentanés. Il en est de même des injections de sublimé, employées d'abord par Tansini de Palerme. Elles sont faites dans le voisinage des placards lupiques avec des solutions variant de 1/500 à 1/100. On fait l'injection de quelques gouttes tous les trois ou quatre jours. On peut obtenir une amélioration assez rapide par ce procédé. Moty a employé dans la même intention le naphtol camphré : il injecte le naphtol dans le nodule lui-même à la dose d'une demi-goutte environ pour les plus gros nodules. Il fait trois ou quatre piqûres par séance, les nodules s'escharifient et tombent laissant une bonne cicatrice. D'après l'auteur cette méthode serait supérieure au curettage et aux cautérisations. Nous ferons remarquer seulement que ces méthodes, s'adressant nécessairement aux nodules superficiels seuls visibles, sont évidemment insuffisantes pour la thérapeutique du lupus à nodules cohérents, profonds, et qu'elles s'adressent tout au plus à une petite catégorie de lupus non exedens bien limités, à tubercules séparés, ou à des lupus non exedens de très petites dimensions qui seraient justiciables de beaucoup d'autres procédés plus rapides et même plus efficaces. De plus les injections atteignent en même temps le tissu sain.

Le *massage*, préconisé par Unna (1), équivalait dans l'esprit de cet auteur à une sorte d'*injection locale de tuberculine*; par le massage Unna pensa réaliser cette *autotuberculinisation*. Pour obtenir la résorption de la tuberculine qui serait entravée s'il y avait rupture de l'épiderme qui recouvre le lupus, Unna fait pratiquer le massage sur un emplâtre. Le massage est répété chaque jour pendant une à trois minutes dans l'étendue d'une pièce de 1 franc. Sous l'action de ces massages les taches lupiques éloignées s'affaissent, les taches les plus voisines rougissent sans avoir été touchées. Les plaques massées s'affaissent rapidement. Ici comme avec la tuberculine c'est l'infiltrat et le fibrome lupique seuls qui sont atteints, c'est encore un simple adjuvant d'une thérapeutique plus énergique qui atteindra les nodules que l'autotuberculinisation aura rendus visibles. Récemment L. Jacquet a eu recours au massage d'après lui, la malaxation ou plus exactement le *pétrissage* profond de l'hypoderme et du tissu cellulaire sous-cutané, pratiqués doucement et progressivement plusieurs fois par jour, sont un moyen excellent pour faire disparaître rapidement l'œdème induré chronique, sous-jacent aux lésions. Ce moyen a une action plus lente, mais *certaine* sur le granulome lupique. L. Jacquet, dans deux cas traités ainsi *avec suite*, après emploi antérieur du râclage, des scarifications et de la galvano-caustique, a obtenu une amélioration supérieure à celles qu'avaient données ces méthodes. Ce procédé ne paraît pas plus inoffensif que l'injection de tuberculine, et Brocq a vu la mort survenir à la suite de massages intempestifs d'un lupus faits avec des préparations résorcinées.

Les *badigeonnages* de substances diverses, de tuberculine, de gaiacol, d'huile de foie de morue, les pansements à l'huile de foie de morue ont été employés avec des succès divers. Dans deux cas de *lupus vulgaire disséminé*, chez l'enfant, Funk (2) a obtenu la guérison par simple badigeonnage des nodules avec du *gaiacol*. Mais il convient de se rappeler que le lupus disséminé est souvent une tuberculide plutôt qu'une tuberculose.

a. *Caustiques chimiques et emplâtres.* — Les caustiques chimiques ont une action que l'on peut graduer assez aisément et qui peut aller de la nécrose la plus intense à la simple desquamation. C'est surtout à l'étranger que l'on a cherché la guérison du lupus par des caustiques que l'on a tenté de rendre électifs. Le nombre des caustiques proposés est considérable; nous citerons

(1) Unna, Ueber Autotuberkulinisation beim Lupus. *Berl. klin. Woch.*, 1891, p. 609.

(2) Funk, Notiz über radicale Behandlung zweier Fälle von Lupus vulgaris mittelst Guajakolpinselungen. *Monatshefte*, 1899, p. 216.

seulement la créosote, les acides lactique, salicylique et pyrogallique, l'arsenic sous diverses formes, le permanganate de potasse, la résorcine, la chrysarobine, l'huile d'aniline, la chloroline, les chloro-phénols, l'éthylate de soude, le trichlorure d'antimoine, les préparations mercurielles, les iodiques, le nitrate d'argent, enfin les combinaisons variées de quelques-uns de ces topiques avec des agents capables d'augmenter leur action et leur puissance de pénétration. On a à peu près abandonné l'emploi des caustiques violents anciens : la pâte de Canquoin, la pâte de Vienne, le caustique de Filhos dont l'action aveugle autant que violente détruisait tissus sains et tissus malades et produisait des rétractions cicatricielles, des chéloïdes qui déformaient brutalement le visage. Il est très difficile d'assigner un rang à chacune de ces substances d'après sa valeur réelle : toutes bien maniées peuvent produire d'excellents effets, surtout si on en combine l'action à celle des méthodes sanglantes, mais la guérison ne s'obtient par ces moyens qu'en les maniant avec prudence et habileté et en en surveillant constamment l'emploi et les effets.

L'*arsenic* a l'avantage d'être un caustique électif quand on l'emploie à doses fractionnées et en répétant souvent les applications. Dans ces années dernières Brault l'a appliqué au lupus d'après le procédé recommandé par Cerny pour l'épithélioma de la peau. Brocq donne la préférence aux pâtes anciennes telles que la pâte du frère Côme ou la pâte de Hebra.

La formule de Hebra est la suivante :

Acide arsénieux	1 gramme.
Cinabre.	5 grammes.
Onguent émollient.	24 —
Vaseline ou lanoline.	15 —

on étend la pâte en une couche de l'épaisseur d'une lame de couteau sur de la toile, on laisse appliqué vingt-quatre heures en maintenant par un bandage compressif. On renouvelle l'application sans laver pendant deux, trois ou quatre jours suivant la nature du lupus et sa résistance à l'action de la pâte. Après ce temps les nodules et le tissu lupique seuls sont devenus noirâtres et escharifiés. On panse, jusqu'à ce que le tissu mortifié soit éliminé, avec de l'iodoforme, de l'aristol ou simplement avec des compresses aseptiques et l'on fait des pulvérisations dans l'intervalle des pansements. L'intoxication arsénicale est rarement la conséquence de cette thérapeutique.

Le nitrate d'argent n'est plus guère employé que comme méthode mixte, aussi ne dirons-nous rien ici de son emploi.

L'iode, très employé par les dermatologues anciens, est à peu près sorti de la pratique ; les injections de glycérine iodée même ont été abandonnées.

L'*éthylate de soude*, employé par Taylor, est projeté sur les plaques à l'aide d'une sorte de pulvérisateur pendant plusieurs jours. Au bout de quelques jours on peut aisément détacher la fine croûte qui s'est formée, la cicatrisation se fait ensuite aisément. Cette méthode n'est applicable qu'à des plaques récentes superficielles, presque érythémateuses chez des personnes pusillanimes qui redoutent la scarification ou le grattage. En dehors de ces cas, somme toute très restreints, l'éthylate de soude n'a qu'une action trop faible pour être utilisable; d'ailleurs depuis 1888 il n'a pu se créer un rang dans la thérapeutique journalière du lupus.

Les *chloro-phénols*, en particulier le mono-chloro-phénol et le para-chloro-phénol, ont été employés à la place de l'acide phénique d'abord en Allemagne. En 1893, Elsenberg (1), sur les indications de Nencki, en a fait des essais prolongés. Sa technique résumée est la suivante : laver le lupus à l'alcool-éther ou avec une solution de carbonate de potasse, frictionner ensuite les parties non ulcérées avec un pinceau imbibé de para-chloro-phénol. Sur les surfaces ulcérées mettre seulement un tampon de coton imprégné de para-chloro-phénol et recouvert de gutta-percha. Après la friction au pinceau des parties non ulcérées on applique à leur surface une pâte composée de para-chloro-phénol, lanoline, vaseline, amidon, par parties égales et additionnée d'une petite quantité de carbonate de potasse. On laisse dix à douze heures, on essuie avec de l'ouate sèche et l'on panse avec une pommade iodoformée ou salicylée. Deux jours plus tard on peut se servir de nouveau du chloro-phénol. L'action peut être ainsi longuement prolongée s'il est nécessaire; elle est assez lente, mais elle se manifeste avec netteté. Il semble en être ici comme des autres moyens : les chloro-phénols peuvent convenir dans quelques cas superficiels, mais leur action trop peu pénétrante ne permet guère d'en attendre le succès dans les lupus les plus communs. Elsenberg, après plusieurs mois de traitement, n'avait pas encore guéri complètement un seul de ses patients.

En France, Brousse et Barbe ont institué ce traitement sans que les résultats obtenus aient paru bien encourageants.

Le *permanganate de potasse*, remis récemment en honneur par Butte, puis par Hallopeau, est passible des mêmes objections que les topiques faibles : il guérira des lupus que peuvent guérir tous les traitements, mais il restera à peu près inefficace contre les lupus anciens et profondément infiltrés. Le permanganate a été employé d'abord en 1878 par Kaczanowski, de Saint-Pétersbourg. Cet auteur l'appliquait en poudre fine dont il couvrait uniformément le lupus, après avoir au préalable fait tomber les croûtes. La couche des cristaux de permanganate doit avoir 2 à 5 millimètres d'épaisseur. Il faut protéger les muqueuses avant d'appliquer le caustique. L'eschare se détache au bout de quinze jours environ. Les solutions de permanganate paraissent tout à fait insuffisantes à procurer autre chose que des améliorations sans portée. Il faut employer la méthode de Kaczanowski pour arriver à un résultat.

La *résorcine* expérimentée dès 1879 par Bertarelli peut être avantageusement appliquée en pommades ou en emplâtres quand il s'agit de modifier certains lupus ulcérés et d'en amener la cicatrisation au moins temporaire. Bertarelli recommande les pommades avec un tiers de résorcine, c'est aussi celles que préconise Ehrmann. Ce dernier auteur leur accorde même une action si intense que tout autre traitement devient superflu. Cet enthousiasme

(1) Elsenberg. Ueber die Behandlung des Lupus mittelst Parachlorophenol. *Arch. für Dermat. und Syph.*, 1894, Bd. XXVIII, p. 101.

est sans doute exagéré, mais on doit retenir que la résorcine est un bon modificateur de quelques *lupus ulcérés*; elle agit sans provoquer de douleur, elle est peu caustique, elle donne de pseudo-cicatrices de belle apparence dans lesquelles la récidive se fait d'ailleurs à merveille après un temps variable.

La *créosote* a été surtout employée en combinaison avec les méthodes sanglantes, nous y reviendrons; la même remarque s'applique à la *chrysarobine*. Quand cette dernière substance est employée seule en pommades, elle détermine une irritation violente comparable à celle que produit la tuberculine, la thiosinamine ou l'érysipèle; après que l'inflammation est disparue, on peut reconnaître l'existence de tissu lupique homogène.

L'*acide lactique* a été introduit par Doyen dans la thérapeutique du lupus. Depuis 1888 son usage s'est fort répandu. Ce n'est pas un spécifique, mais c'est un adjuvant fort utile quand on le combine aux méthodes sanglantes; il a surtout son indication dans le *lupus des muqueuses*. Dans le lupus du visage il faut redouter son action, car il produit assez facilement des cicatrices imparfaites. Quand on l'emploie seul, il n'agit que lentement et il faut environ deux mois à deux mois et demi d'attouchements réitérés pour réprimer un lupus exubérant d'évolution peu active.

L'*acide pyrogallique* a été employé depuis 1884, après les publications de Schwimmer (1) et Doutrelepont. Dans l'état actuel de la thérapeutique du lupus, E. Besnier le regarde comme utilisable seulement sur indication précisée, quand les méthodes sanglantes, électro-caustiques et autres plus récentes ne sont pas applicables, sont refusées par les malades, ou bien ont été employées sans résultat définitif, particulièrement dans certains cas de lupus invétérés, avec mutilations déjà réalisées, dans lesquels il s'agit simplement de remettre les lésions en état supportable. Les applications qui doivent toujours être fractionnées, limitées, graduées et successives, en raison de la grande toxicité de l'acide pyrogallique, sont faites par un badigeonnage léger au pinceau avec la solution éthérée, et la surface est recouverte immédiatement d'une couche de traumaticine. La douleur produite, plus ou moins vive, est tolérable quand le badigeonnage a été léger et limité à de petites surfaces, comme cela est de rigueur. Pansements appropriés, quand la suppuration a rompu ou détaché la couche de traumaticine. Si le résultat obtenu après cette cicatrisation est incomplet, le badigeonnage est renouvelé dans les points où il est nécessaire, mais toujours partiellement, et sur de petites surfaces, jusqu'à ce que tout foyer lupique ait disparu de la cicatrice.

L'*acide salicylique* était employé par Unna avant 1886 dans le traitement du lupus; ce topique jouit de propriétés électives très appréciables et on peut en rendre les applications à peu près indolores en y ajoutant de la créosote. Les emplâtres d'Unna constituent le procédé de choix, ils contiennent par 1/5e de mètre carré de 10 à 50 grammes d'acide salicylique et de 20 à 50 grammes de créosote. Le pansement doit être renouvelé chaque jour. Quand il occasionne

(1) SCHWIMMER, Zur Therapie der schweren Lupusformen. *Wiener med. Woch.*, nos 20, 21 et 22, 1884.

des douleurs trop vives, on peut les calmer par l'emploi préalable de cocaïne. Après quelques applications de l'emplâtre, les tubercules lupiques s'ulcèrent isolément et le reste de la peau est respecté partout où il n'y a pas d'infiltrat lupique homogène. Les fibromes lupiques tuberculeux s'ulcèrent peu à peu sous cette influence, tandis que la cicatrice lupique de bon aloi demeure intacte. Après un certain temps tout l'effet possible est obtenu et l'on ne fait plus guère de progrès; il faut alors rechercher avec soin les nodules qui peuvent persister et les toucher avec un caustique, avec le nitrate d'argent par exemple, puis faire des pansements cicatrisants.

Malgré les bons résultats que l'on peut obtenir avec ce topique, il est tout à fait exceptionnel qu'il permette la guérison du lupus, si ce n'est, comme nous l'avons déjà remarqué pour les autres caustiques, du lupus superficiel. Même dans ce cas on est souvent obligé de recourir à des méthodes plus énergiques dont nous parlerons bientôt.

Dans ces dernières années Unna a cherché à triompher du lupus par des topiques combinés, où il a essayé d'incorporer à la fois des substances caustiques et des substances bacillicides. C'est à l'acide salicylique qu'il a conservé la préférence comme caustique électif et c'est au trichlorure d'antimoine qu'il a demandé l'action bacillicide. La « pommade verte » d'Unna a la formule suivante :

Acide salicylique	āā 2 grammes.
Trichlorure d'antimoine	
Créosote	āā 8 —
Extrait de chanvre indien	
Lanoline	8 —

Cette pâte est étendue en couche mince sur tout le lupus et recouverte d'un emplâtre à l'oxyde de zinc ou d'une feuille de gutta-percha. On laisse en place vingt-quatre à quarante-huit heures, puis on permet la cicatrisation. Pour avoir une action profonde il faut répéter plusieurs fois cette opération. Malheureusement aucun critérium ne permet de savoir d'une façon précise quand il faut s'arrêter. Ce moyen n'agit somme toute qu'en surface. Plus tard pour atteindre les nodules profondes ou quand on a un fibrome lupique épais à détruire on doit employer la pâte suivante :

Potasse caustique	āā
Chaux vive	
Savon vert	
Eau distillée	

on en applique l'épaisseur d'une lame de couteau, on recouvre d'une mince couche d'ouate humide et d'une feuille de gutta-percha. On laisse agir pendant un temps variant d'une à plusieurs heures. Il se produit une escharre locale épaisse qui se détache rapidement et guérit vite.

On arrive alors au troisième temps de la méthode : Unna le considère comme le plus important : c'est l'attaque et la destruction des nodules lupiques résiduels. Elle se fait d'après la méthode décrite en 1888 par l'auteur, sous le nom de « spickmethod », qui consiste à introduire dans chacun des nodules de petits morceaux de bois pointus qui ont été auparavant plongés pendant un quart d'heure dans du trichlorure d'antimoine. Les petits morceaux de bois sont coupés au ras de la peau et recouverts d'emplâtre. On les laisse en place quarante-huit heures.

La méthode que nous venons de rapporter est la plus récente de celles qu'emploie Unna. Elle a été publiée en 1900. Elle vient après beaucoup d'autres dues au même auteur et elle prouve seulement, par les incessantes modifications qu'il est obligé d'apporter à la constitution de ses pâtes, que la méthode idéale n'est pas la méthode des caustiques. Que tout au plus elle peut être la méthode d'un médecin minutieux, mais craignant d'employer le fer et le feu qui donnaient en France, depuis des années, entre les mains de Vidal, Besnier, Brocq, des résultats égaux à ceux que fournissent à l'heure actuelle la méthode de Finsen et la radiothérapie dont nous parlerons plus loin.

Un des topiques les moins mauvais est l'emplâtre composé de résorcine, créosote, acide salicylique, acide pyrogallique, fréquemment employé en France.

Si nous avons passé rapidement en revue chacun de ces topiques particuliers, c'est qu'ils méritent de conserver une place dans la thérapeutique du lupus, qu'il faut les connaître pour leur demander au besoin ce dont ils sont capables; mais qu'il faut aussi les connaître pour éviter d'attendre d'eux autre chose que des améliorations momentanées, que toute autre méthode eût pu tout aussi aisément procurer. Il faut surtout les connaître pour en faire les adjuvants des méthodes sanglantes que nous étudierons plus loin.

β. *Cautères actuels. — Air chaud. — Électrolyse.* — Les caustiques physiques utilisés sont les cautères actuels, le thermo-cautère et le galvano-cautère, l'électrolyse, l'air chaud (¹).

L'*air chaud* a été dans ces dernières années appliqué, surtout d'après les indications d'Hollænder (²), au traitement du lupus. Cet agent permet, d'après son inventeur, de faire à volonté des cautérisations dont l'intensité va depuis la simple brûlure superficielle jusqu'à la carbonisation du tissu. L'air porté à la surface du tégument par l'appareil de Hollænder atteint une température de 300 à 400 degrés. La douleur est violente jusqu'à ce que l'épiderme se soulève, après l'opération elle disparaît complètement. L'opérateur suit la progression de la cautérisation à la couleur de la peau. L'épiderme se gonfle d'abord, puis la peau devient blonde et humide, à un degré plus avancé elle prend un ton jaune et un éclat brillant. A ce degré les infiltrats

(¹) Dans cette même classe d'agents physiques nous rangerons la *glace* pour signaler seulement l'effet favorable qu'elle aurait produit dans un lupus qui avait résisté au galvano-cautère et aux grattages sous le sommeil chloroformique. La cicatrice fut complète et les nodules disparurent en trois semaines; après trois mois il n'y avait pas encore de récidive. (HANSSEN, Traitement du lupus par les applications de glace. *Centralblatt für Chirurgie,* 1889, n° 36.)

(²) HOLLÆNDER, Ueber die Heisluftkauterisation in speziellen bei Lupus vulgaris, *Deutsche med. Woch.*, 1897, n° 43.

lupiques sont seuls profondément atteints, si l'on poursuit l'action on obtient la carbonisation. Le pansement consécutif se fait avec de la lanoline boriquée que l'on maintient à demeure pendant trois ou quatre jours. Quand la surface commence à bourgeonner on la traite par des badigeonnages de nitrate d'argent à 5 pour 100. Il faut éviter les pansements humides. L'auteur recommande surtout cette méthode pour le traitement des lupus du nez. Brocq, qui en a tenté l'application dans son service de l'hôpital Broca, n'en a pas obtenu de résultats suffisamment utiles pour persévérer dans cette voie. Les auteurs allemands, Lang, Lassar, Bang s'en déclarent satisfaits. Lang a même dit que les résultats étaient égaux à ceux du Paquelin ou de la curette. Il paraît cependant bien difficile que l'air chaud puisse atteindre comme le font ces deux autres agents, les nodules et le tissu lupique de la profondeur.

L'*électrolyse* a été mise en œuvre par quelques thérapeutes, soit sous forme d'électrolyse directe, soit en essayant d'utiliser les propriétés caustiques de certains sels qui se forment sous l'influence du courant électrique. Cette méthode n'a donné que de très médiocres résultats et rien n'autorise à en recommander l'emploi dans l'état actuel de l'électrothérapie.

Les méthodes de *cautérisation ignée* sont les plus importantes et les plus radicales de celles que nous avons étudiées jusqu'ici. Elles comportent plusieurs procédés; les uns sont destinés à obtenir la guérison radicale immédiate du lupus : telles la cautérisation en masse d'un lupus par les cautères actuels, les scarifications ignées profondes et rapprochées suivant la méthode de Loin; les autres, moins radicaux, comme la thermo-cautérisation et surtout la galvano-cautérisation, s'adressent avec élection aux seuls infiltrats et nodules lupiques en respectant le tissu intermédiaire. Tous ces procédés donnent d'excellents résultats à condition d'être employés avec éclectisme.

La destruction totale en masse est la méthode lyonnaise. On la pratique au moyen de l'ancien cautère à boules préféré par Horand, ou mieux avec le Paquelin. Le principe de la méthode est de détruire sans exception toute la masse lupique, sans tenir compte des travées minces de tissu non envahi qu'elle peut cacher. Le résultat est donc une escharre occupant toute l'étendue du lupus primitif. Sous cette escharre la réparation se poursuit peu à peu. Quand la croûte tombe on est obligé d'avoir recours au nitrate d'argent pour diriger le bourgeonnement et la cicatrisation. Le défaut principal de cette méthode est de causer des cicatrices très visibles, qui cependant sont bonnes au point de vue de la guérison. On doit réserver ce procédé aux lupus de petite dimension et aux cas où les malades ont besoin d'être rapidement débarrassés. Encore, ajouterons-nous que, même dans ces cas, si l'on a affaire à des lupus accessibles aux méthodes sanglantes radicales, c'est elles qu'il faut préférer.

La thermo-cautérisation fragmentée, localisée aux éléments, *aux tubercules lupiques*, instituée par F. Hébra, et pratiquée après lui par ses élèves, I. Neumann, Kaposi, etc., n'a été appliquée à Paris que tardivement, et pour la première fois d'une manière méthodique par Guibout et Péan, puis par E. Besnier qui l'a systématisée sous la désignation de « *Cautérisation galvanique ou thermique, interstitielle et fragmentée, tatouage et scarifications électro-caustiques, ou thermo-caustiques* » [1].

Les premières *galvano-cautérisations* furent pratiquées par F. Hébra, il y a plus de quarante ans; cependant elles restaient en réalité peu usitées en 1883, quand E. Besnier [2], qui avait jusque-là accordé aux scarifications et à la méthode de Vidal la plus large place dans sa pratique, fut amené, par une considération théorique, à la remplacer par les galvano-cautérisations. C'est alors qu'il imagina et qu'il fit connaître les instruments de galvano-caustique, qui sont encore aujourd'hui en usage dans la thérapeutique du lupus. Partout où le praticien pourra disposer d'une pile suffisamment énergique, d'un courant électrique modifié par des transformateurs appropriés ou d'une batterie d'accumulateurs, il aura le plus grand avantage à se servir de l'anse de platine. Dans le cas contraire, il lui restera le thermo-cautère; avec les pointes très fines de cet instrument, il pourra remplir, quoique moins parfaitement, toutes les indications de dermatothérapie ignée du lupus. Les inconvénients du thermo-cautère sont le rayonnement très grand et les escharres plus étendues qui en résultent.

Trois ou quatre anses de platine suffisent au traitement du lupus; deux anses de petit et de moyen calibre, une anse à deux dents, une anse à trois dents, enfin pour le lupus des muqueuses une anse très longue protégée par un isolateur, sauf à son extrémité. En général, il est inutile d'anesthésier les patients; quand on croit devoir le faire, il faut, autant que possible, employer la cocaïne qui, seule, ne modifie pas l'aspect des tissus sur lesquels on va agir. Le malade est couché ou assis et solidement maintenu par l'opérateur ou par ses aides. Dans son cabinet, le praticien fera appuyer contre lui la tête du patient assis, s'il s'agit d'un lupus de la face; s'il s'agit d'un lupus des membres, il étendra le membre à opérer sur un plan résistant. L'anse du cautère est portée au rouge sombre, et les téguments étant tendus au niveau du lupus au moyen de la main gauche, on cautérise progressivement, méthodiquement tous les nodules. S'il s'agit d'une surface infiltrée en masse, on la crible de pointes de feu séparées l'une de l'autre par 2 millimètres environ de tissu. La pointe doit enfoncer jusqu'à ce que l'on sente la résistance du tissu sous-jacent et dépasser cette résistance de 2 millimètres environ. Quand le lupus est très étendu et que son infiltrat est profond, on se sert, suivant les cas, de la double ou de la triple anse de platine. Il est bon de

(1) Voir NEUMANN, *Wochenbl. der Zeitschrift der k. k. Ges. der Aerzte in Wien*, 1861, nos 23 et 24; et *Jahresb. des k. k. allg. Krankenhauses*, 1866, p. 174 — F. HEBRA, *Traité des maladies de la peau*. Trad. franç. de Doyon, Paris, 1874, t. II, p. 483. — I. NEUMANN, *Traité des maladies de la peau*. Trad. franç. de Darin, Paris, 1880, p. 427. — M. KAPOSI, Trad. franç. de E. Besnier et A. Doyon, 1re édit., Paris, 1881, t. II, p. 289. — GUIBOUT et PÉAN, Musée de l'hôpital Saint-Louis, pièces 681 et 872, années 1881-1883. — E. BESNIER, Le lupus et son traitement. *Annales de dermat. et syphil.*, 2e série, t. IV, p. 402, Paris, 1883; et trad. franç. de Kaposi, 2e édit. Paris, 1891, t. II, p. 470 et suiv.

(2) E. BESNIER, Le lupus et son traitement. *Ann. de dermat. et de syphil.*, 1883, p. 402.

commencer les cautérisations par la périphérie du lupus, en dépassant un peu les limites visibles pour protéger le tissu sain par la zone de sclérose qui va résulter de l'évolution de la cicatrice des escharres. Il est important que l'anse soit portée seulement au rouge sombre, d'une part, pour empêcher l'hémorragie, point capital, de l'autre pour que l'opérateur ne soit pas aveuglé par l'intensité du rayonnement de la lumière.

Un opérateur un peu exercé arrive très rapidement à se rendre compte de la nature des tissus qu'il traverse et à discerner les diverses parties d'une masse lupique à la sensation qu'elles lui fournissent. Il va sans dire que la condition d'application varie d'une région à l'autre et qu'aux paupières, par exemple, les pointes devront être particulièrement fines et appliquées avec une délicatesse très grande de toucher. Nous y reviendrons plus loin en nous occupant du lupus suivant son siège.

Le pansement immédiat est inutile quand il n'y a eu aucune hémorragie. Dans le cas contraire, on fait très aisément l'hémostase par simple compression. Quand un point continue à saigner après la compression suffisante, on le tarit avec la pointe du galvano-cautère ramené au rouge le plus sombre.

Les pansements consécutifs sont plus difficiles à diriger ; ils dépendent de la nature de la surface lupique, surface sèche, surface plane, surface tomenteuse ou bourgeonnante, surface croûteuse et sécrétante, surface irritable ou torpide. On peut cependant schématiser ainsi : calmer l'irritation des lupus à tendances inflammatoires par des pulvérisations d'eau bouillie alternant avec des pulvérisations de solutions faibles d'antiseptiques variés, tels que sublimé à 1/5000e, oxychlorure de mercure à la même dose, résorcine à 1 ou 2 pour 1000, voire même bleu de méthylène à 1/1000e, etc. ; dans l'intervalle de ces pulvérisations, aussi rapprochées que possible, appliquer des compresses humides ou des cataplasmes de fécule. Peu à peu l'irritation se calme, les escharres tombent, les ulcérations bourgeonnent ; on doit alors les surveiller avec soin, les toucher avec des solutions de nitrate d'argent, avec le crayon, les maintenir pansées avec des emplâtres dont on gradue l'action antiseptique et détersive, emplâtres résorcinés, salicylés, créosotés, emplâtre rouge de Vidal. Il faut savoir rétrocéder à propos, ne pas persister à appliquer des topiques qui exacerbent l'irritabilité de la surface, revenir aux pulvérisations si le lupus tend à suppurer trop abondamment. Il y a là toute une série de procédés que seule l'expérience apprend à manier.

Le lupus a-t-il, au contraire, une surface indifférente, à peine intéressée par le traumatisme opératoire, on emploiera alors progressivement des emplâtres capables d'agir parallèlement aux cautérisations ; on élèvera les doses de leurs substances actives, on appliquera le Vigo, ces emplâtres résorcinés-créosotés-salycilés, dont Brocq apprécie vivement les qualités. Dans le cas où la surface du lupus a peu de tendances spontanées à la modification, on peut encore hâter la chute des croûtes et faire des cautérisations au nitrate d'argent suivi du crayon de zinc, comme le conseille Besnier.

Avons-nous affaire à un lupus qui se couvre avec rapidité de croûtes sous lesquelles s'établit une surface suppurant abondamment; il importe de remettre au jour cette surface et d'agir sur elle par les topiques modificateurs usuels et les moyens cicatrisants : iodol, dermatol, europhène, etc. Dans les formes exubérantes, on associera à tous ces moyens la compression méthodique. Peu à peu on voit se faire le nivellement des points cautérisés, et la cicatrisation se complète en un temps qui peut varier de quelques jours à deux ou trois semaines.

A ce moment on peut recommencer les cautérisations et se comporter de nouveau comme il vient d'être dit. Le nombre des séances nécessaires à la guérison d'un lupus varie dans d'extrêmes limites. Quelques petits lupus ne demandent que quatre ou cinq reprises; certains mêmes, pris à leur origine, sont guéris par la première intervention; d'autres repullulent avec une persistance remarquable, surtout quand il s'agit de formes planes. On voit alors, entre les tractus blancs de la cicatrice, reparaître des nodules jaunes sucre d'orge multiples, et il arrive même qu'il se fait, sous des cicatrices de superficie, des masses d'infiltrat lupique que le galvano-cautère n'atteint plus que manié avec énergie. Il peut se faire aussi que les nouveaux nodules soient très peu nombreux et que la scarification leur soit applicable de préférence à la cautérisation.

La cicatrisation produite par les cautérisations ignées dépend, comme beauté et comme régularité, de la nature du lupus et de l'habileté de l'opérateur. On arrive à obtenir des cicatrices lisses, peu apparentes à la face et même aux paupières. Quand il en est autrement, on les modifie aisément à la longue par les scarifications et les emplâtres.

En résumé, la cautérisation galvanique est l'un des moyens les plus pratiques, les plus faciles à employer, un de ceux qui réussissent le mieux. Entre des mains expérimentées, ses résultats ne sont inférieurs à aucun de ceux des méthodes nouvelles dont nous parlerons plus loin. Il est seulement plus rare de trouver des praticiens suffisamment habiles pour en tirer tout ce qu'elle peut donner. A la campagne comme à la ville, elle est à la portée du médecin, qui pourra toujours remplacer le galvano-cautère par le thermo-cautère s'il n'a pas à sa disposition la source électrique suffisante. Elle s'applique, comme nous le verrons, à la grande majorité des lupus.

Enfin, les récidives sont faciles à surveiller et rien n'est plus simple que d'arrêter, avec la pointe du galvano-cautère, les nodules qui reparaissent. Cette méthode d'Ernest Besnier est la première méthode de traitement pouvant s'appliquer à la majorité des cas que nous avons rencontrés jusqu'ici.

Le procédé des *scarifications ignées en masse* a été employé dans le service de Du Castel, à Saint-Louis, par son élève Loin (1). Les scarifications sont faites au moyen d'une forte anse de platine aplatie, portée au rouge vif, par un courant galvanique. Les malades sont couchés et maintenus par des aides; ils subissent, suivant les cas et suivant la longueur de l'intervention à pra-

(1) Loin, Traitement du lupus tuberculeux par les scarifications ignées méthodiques. *Thèse de Paris*, 1901.

tiquer, l'anesthésie générale par le chloroforme ou le chlorure d'éthyle. La région à opérer est désinfectée aussi minutieusement que possible et elle doit avoir été préparée avant l'opération afin d'en faire disparaître toutes les croûtes. On fait alors, en commençant par les parties déclives, pour éviter d'être gêné par le sang, une série d'incisions parallèles séparées par un demi-centimètre de tissus. Chacune des lanières lupiques ainsi découpées est, à son tour, fragmentée par de petites incisions perpendiculaires aux premières et d'une égale profondeur. Le point particulier à la méthode de Loin est qu'il ne se contente pas d'arrêter la lame incandescente dès qu'il sent la résistance du tissu de sclérose sous-lupique; il traverse tout ce tissu pénétrant à une profondeur qui peut dépasser 1 centimètre, se laissant guider précisément par ce tissu de sclérose, dur sous le couteau galvanique et facile à reconnaître à sa coloration blanchâtre. Ce tissu est traversé dans toute son épaisseur jusqu'au tissu cellulaire. Il est nécessaire de faire, dans les jours qui suivent l'opération, des pansements humides rigoureusement aseptiques. Les cicatrices fournies par ce procédé sont très visibles, mais elles sont de bonne nature. Nous ajouterons cependant que, malgré l'intensité de cette intervention, on retrouve souvent, après quelque temps, des nodules disséminés de loin en loin dans la cicatrice et que, très probablement, de semblables nodules existent dans la profondeur. C'est là le gros inconvénient de la méthode, car elle ne guérit pas toujours radicalement et il faut souvent recourir à des procédés adjuvants ou même recommencer une séance de scarifications ignées en masse. Aussi croyons-nous devoir conclure en disant que c'est une opération trop grave pour qu'un médecin l'entreprenne aisément et qu'elle devra être réservée à des lupus exceptionnels comme durée, comme résistance aux autres méthodes thérapeutiques et que leur étendue en surface et en profondeur empêchera de traiter utilement par la méthode sanglante et l'autoplastie. Dans ces cas où les patients n'ont plus rien à perdre au point de vue esthétique, ils pourront bénéficier beaucoup de cette intervention.

Aux méthodes non sanglantes se rattachent les très récentes *méthodes physiques de photo-et de radiothérapie* et d'application des *courants de haute fréquence* et de haute intensité.

Nous n'avons rien de particulier à dire des méthodes de haute fréquence et de haute intensité, dont le mode d'application et les résultats ont été indiqués par Brocq et Bissérié à l'article « Électricité » de ce traité. Il en est de même pour les rayons de Röntgen.

La *photothérapie* par la lumière solaire ou électrique, d'après la méthode de Finsen, a été également étudiée au cours des mêmes articles, page 352 et suivantes. Cependant nous devons signaler une récente simplification des appareils de Finsen, qui permettra de vulgariser ce procédé thérapeutique, jusqu'à ce jour trop dispendieux pour pouvoir être appliqué ailleurs que dans les riches cliniques dermatologiques des villes. Lortet et Genoud [1], de Lyon,

[1] Lortet et Genoud, *Comptes rendus des séances de l'Acad. des sciences,* 4 mars 1901,

[*LENGLET.*]

ont, en effet, récemment fait connaître un appareil nouveau qui supprime le condensateur de l'appareil Finsen et qui en rend l'emploi plus aisé en permettant d'utiliser, comme source de lumière, un arc électrique ordinaire qu'une source électrique d'éclairage urbain suffit à alimenter.

A l'heure actuelle, cette méthode paraît être supérieure à toutes celles qui avaient été préconisées jusqu'ici ; elle est certainement préférable à la radiothérapie et surtout au traitement par les courants de haute fréquence. Elle donne des succès plus parfaits et beaucoup plus nombreux ; elle est applicable à la grande majorité des lupus. Son inconvénient le plus grand est d'être une méthode essentiellement urbaine ; mais déjà, grâce à l'appareil simple de Foveau de Courmelles ou de Lortet et Genoud, on peut songer à traiter les lupus par cette méthode partout où existe une source industrielle d'électricité. La dépense est, pour le médecin, assez modérée. Toutes ces conditions réunies font que cette méthode est sans doute appelée à un avenir considérable si l'on en juge par ses autres avantages. Elle est, en effet, indolore pendant son application, mais les douleurs consécutives sont parfois violentes. Sa grande supériorité sur toutes les autres méthodes, est de déterminer la guérison des lupus non exedens rebelles, contre lesquels échouent presque toutes les autres thérapeutiques ; les guérisons qu'elle procure se maintiennent aussi bien que celles que peuvent fournir les méthodes caustiques et la plupart des méthodes sanglantes. Les nodules lupiques sont atteints dans la profondeur mieux que par tout autre procédé non sanglant, *à la seule condition que les tissus soient, au préalable rendus bien exsangues par la compression*. Enfin, ses cicatrices sont aussi belles que celles que l'on peut obtenir par les meilleures scarifications. Si quelques perfectionnements permettent de diminuer le nombre et la durée des séances, il faudra, semble-t-il à l'heure actuelle, lui accorder le premier rang dans la thérapeutique du lupus, au moins pour les malades de la ville.

La durée du traitement varie suivant les cas ; d'après une statistique de 100 cas faite par Finsen, le traitement principal quotidien dure en moyenne quatre mois et demi. Le traitement effectif a été, en moyenne, de six mois pour chaque malade.

Il ressort de la statistique même de Finsen que ce traitement n'est pas encore actuellement à la portée de toutes les classes de la société, car il est beaucoup de malades que leur travail ou leurs obligations mettent dans l'impossibilité de perdre chaque jour, pendant des mois, le temps nécessaire à leur cure ; aussi l'ignipuncture d'E. Besnier et les procédés que nous allons maintenant étudier ont-ils, au point de vue social au moins, une utilité incontestable.

B. Méthodes sanglantes. — Les méthodes sanglantes comprennent des procédés de cure radicale : l'exérèse avec autoplastie, le grattage chirurgical ;

t. CXXXII. p. 527. — L'appareil de Lortet et Genoud a été l'objet d'une réclamation de priorité de la part de Foveau de Courmelles qui a fait la description de son appareil à l'Académie des sciences le 24 décembre 1900. Le principe des deux appareils est identique.

et un procédé de cure progressive comparable par la durée du traitement à la galvano-cautérisation : c'est la scarification linéaire quadrillée d'E. Vidal.

1° La *cure radicale*, exécutée d'abord à l'hôpital Saint-Louis par Péan, est tombée ensuite dans un oubli immérité d'où elle n'est sortie qu'en ces dernières années, surtout sous l'influence de quelques chirurgiens français et allemands. Lang, l'un de ses plus ardents promoteurs, la considère comme le seul moyen de guérison rapide et sûr. Buschke, Urban, Popper, Köhler, Thiersch, etc., en ont précisé les indications. En France elle a été utilisée par Berger, Nélaton et Broca.

L'exérèse chirurgicale ne peut être employée que pour les lupus de petite dimension et elle est subordonnée à l'examen minutieux de l'état viscéral des patients, en particulier de leur état pulmonaire. Bien que la tuberculose pulmonaire ne soit pas une contre-indication absolue, elle est le plus souvent une raison d'abstention. L'exérèse quand il s'agit d'un tuberculeux viscéral ne saurait être recommandée que pour le lupus qu'il est facile d'extirper et chez des malades dont la résistance et l'état général semblent suffisants.

La cure radicale du lupus comprend plusieurs temps très importants. La réussite dépend exclusivement de la minutie et de l'expérience du chirurgien. La marche à suivre est la suivante : 1° préparation d'un champ aussi aseptique que possible plusieurs jours avant l'opération ; 2° extirpation avec ou sans réparation immédiate ; 3° suture ou autoplastie ; 4° soins consécutifs.

La première partie de ce programme n'a d'importance que lorsque l'on a affaire à un lupus ulcéré, plus ou moins suintant, qui expose le chirurgien à souiller son champ d'extirpation. Par des pansements appropriés, des lavages antiseptiques, des pulvérisations réitérées, et enfin par des lavages au savon, au sublimé et à l'alcool-éther, on arrive à aseptiser à peu près convenablement les surfaces ulcérées. Si les ulcérations sont trop considérables il est souvent utile de préparer le lupus par quelques séances de scarification qui favorisent la réparation et le nivellement. Ce premier résultat obtenu, il importe de s'assurer, autant que faire se peut, des limites du néoplasme. Les Allemands, Neisser, Buschke, emploient volontiers à cet effet la tuberculine et apprécient à l'intensité de la réaction les limites de l'intervention utile.

L'anesthésie à la cocaïne suffit toutes les fois qu'il s'agit d'extirper un lupus pour lequel on n'a pas à pratiquer d'autoplastie. Sinon on choisit un anesthésique général.

L'extirpation doit être pratiquée de façon à n'être jamais gênée par le sang. On commence par la partie déclive, à 1 centimètre environ en dehors du nodule le plus proche ; le bistouri est conduit assez profondément pour dépasser de plusieurs millimètres la limite inférieure de la plaque. La plaque ainsi détachée par une faible partie de son étendue est saisie et relevée par une pince érigne à mesure que le bistouri la détache de bas en haut. On évite pendant ces manœuvres de la toucher avec les doigts et de la laisser toucher par sa surface avec la plaie chirurgicale que l'on crée. Tous les chirurgiens s'accordent à recommander cette précaution. La plaque enlevée, on maintient un *tamponnement ferme* sur la plaie jusqu'au moment où toute hémorragie a cessé : point très important pour permettre la prise des greffes. Si la suture est possible, on rapproche d'emblée ; sinon on greffe.

Les greffes préconisées pour le lupus sont de toutes les variétés, greffe italienne, greffe par glissement, greffe de Thiersch, greffe sans pédicule de Krause. Cette dernière est la plus employée en Allemagne avec la greffe de Thiersch. En quelques mots on la pratique ainsi : un lambeau de la dimension des parties à couvrir est taillé à la cuisse ; on conserve le panicule adipeux, certains auteurs l'excisent avant l'application ; on suture en ayant soin de ne faire subir aucune meurtrissure au lambeau. Un grand nombre des malades de Lang ont été opérés par ce procédé (1).

Dans quelques cas Urban conseille de ne pas faire d'emblée la réparation, mais d'opérer en deux temps afin d'éviter les complications d'une récidive. Ce procédé est particulièrement recommandable pour le nez.

L'autoplastie du nez, des paupières, des lèvres, des oreilles est particulièrement délicate. Pour le nez Nélaton (2) a inventé un procédé d'autoplastie avec reconstitution du squelette qui peut rendre des services.

Pour la paupière inférieure en ectropion, on peut faire une incision parallèle au bord libre, suturer le bord libre à la paupière supérieure, ou même par des fils le suspendre à la peau du front, et combler la plaie inférieure par un petit lambeau.

Il faut avoir soin au cours des autoplasties de n'employer aucun antiseptique, mais seulement la solution physiologique de sel marin.

Les soins consécutifs sont simples : on applique un pansement aseptique à la vaseline boriquée appliquée sur du lint et on le maintient quatre jours en place. On le change ensuite tous les deux jours et du huitième au dixième jour on enlève les fils. Il arrive fréquemment que quelques points du lambeau se sont nécrosés et que le reste a pris. On peut attendre la cicatrisation progressive ou combler plus tard avec de petites greffes de Thiersch.

Il n'est pas très rare, malgré tous les soins mis à l'opération, que la greffe ne prenne pas ou qu'il se produise une récidive après un temps variable qui peut excéder un et même deux ans. La récidive se fait le plus souvent au bord du lambeau qu'elle a beaucoup de peine à entamer. Dans un cas où elle s'est faite en plein lambeau, la peau était, paraît-il, infectée avant l'opération sans qu'on ait pu s'en douter, d'où la recommandation d'essayer de la tuberculine pour éviter ces ennuis. Sur 58 cas que Lang a pu suivre longtemps après l'opération, 19 *récidivèrent*, 11 furent réopérés, les 8 autres malades se refusèrent à une nouvelle intervention.

2° Le *raclage*, le *curettage* sont des moyens rapides, moins sûrs que l'extirpation : il est à peu près certain que, malgré tout le soin apporté à l'opération, on laissera quelque part du tissu tuberculeux qui envahira dans la suite. Le *raclage chirurgical* doit s'adresser de préférence aux *lupus étendus*

(1) Barozzi, Voir pour détails l'article *Greffes* de *La Pratique dermatologique*, t. II, p. 780.
(2) Ch. Nélaton, Sur un procédé nouveau de rhinoplastie. *Soc. de chir.*, 13 juin 1900.

que l'on veut modifier rapidement dès la première intervention. Il est donc nécessaire d'anesthésier le malade au chloroforme ou à l'éther, dès lors une intervention plus radicale doit être préférée quand elle est possible. Dans les cas où l'on fait le *curettage*, il est bon de se servir de la curette de E. Vidal avec laquelle on tranche, on gratte profondément et l'on pénètre dans tous les clapiers cachés dans la sclérose lupique. Il est écrit partout que l'on doit s'arrêter quand on obtient la sensation de résistance et le cri du tissu fibreux sous-jacent. Ceci est vrai en ajoutant qu'il faut, de la pointe de la curette de Vidal, explorer toute l'étendue de la surface grattée, pénétrer dans tous les interstices où la curette guide la main dès que le point sur lequel elle repose manque de résistance. Ce n'est que par cette exploration attentive que l'on pourra espérer d'extirper la plus grande partie de la néoplasie : il est à peu près certain qu'il en subsistera encore. Le traitement consécutif consiste, quand l'hémostase est faite, en applications de pommades antiseptiques diverses, en particulier de pommades iodoformées ou en applications de caustiques *électifs*.

Dans la suite on a à lutter contre la formation de brides et de cicatrices vicieuses, parfois même de chéloïdes et l'on doit attentivement surveiller les récidives et les enrayer dès le début.

Il est souvent nécessaire de combiner le curettage à l'action de caustiques forts : le chlorure de zinc, le nitrate d'argent qui complètent l'action mécanique. Parmi les plus graves reproches que l'on peut faire à cette méthode, il y a celui d'enlever brutalement des tissus qui pourraient servir à la réparation si on les respectait en se contentant de les modifier et de les transformer par des méthodes appropriées. Il en résulte des pertes de substance irréparables, très considérables, et des cicatrices déprimées qui peuvent être bonnes quant à la guérison, mais qui sont mauvaises au point de vue esthétique.

La *scarification linéaire quadrillée d'E. Vidal* est la dernière et *la meilleure des méthodes sanglantes*, car elle s'adresse à des *lupus étendus* que l'extirpation ne saurait atteindre ; à des *lupus ulcéreux*, *vorax*, *exubérants*, *térébrants* dont la curette exagère les délabrements ; à la plus grande partie des *lupus du visage* auxquels il faut n'opposer que des moyens permettant la *conservation de la forme anatomique*. Le scarificateur dilacère le néoplasme aussi loin et aussi profondément que les caustiques peuvent le mortifier et il laisse dans les points qu'il a atteints une *substance vivante* peu favorable à la vie du bacille, favorable au maximum à la constitution d'une cicatrice de bon aloi. C'est une méthode lente, mais c'est une méthode aussi sûre qu'aucune autre, sauf l'extirpation totale. Elle est à la portée de tout médecin dans toutes les circonstances et elle n'exige ni instruments coûteux et difficiles à entretenir, ni longues séances réitérées. Aucune méthode n'est plus générale, aucune ne donne de plus beaux succès entre des mains expérimentées et habiles, aucune n'est plus inoffensive dans ses conséquences et moins exempte de complications. Elle est supérieure au thermocautère par les cicatrices plus belles. Elle l'emporte sur le galvano-cautère en dispensant d'un appareil dispendieux, délicat, souvent irrégulier dans sa marche. Elle a sur la photothérapie l'avantage de l'incomparable rapidité d'application qui permet au médecin de traiter dans le même temps de quatre à vingt fois plus de malades qu'avec les appareils les plus perfectionnés. Elle est inférieure à toutes ces méthodes thérapeutiques quand le scarificateur n'est pas manié avec la souplesse, la dextérité, la rapidité, le discernement et l'énergie qu'exige son emploi

Comme beaucoup de méthodes chirurgicales, la scarification est née d'une idée théorique fort différente de celle qui a conduit E. Vidal à en perfectionner l'emploi et à en préciser les applications.

En 1870, Volkmann traitait par le grattage des lupus qu'il soumettait ensuite à l'action de caustiques énergiques. Son assistant Veiel, voulant augmenter le pouvoir pénétrant des topiques eut l'idée de diviser la peau grattée par une scarification préalable et d'y appliquer ensuite le caustique. Puis le caustique fut supprimé par Volkmann qui garda l'acupuncture de la plaie.

Balmano Squire reprend ce traitement en même temps que E. Vidal, mais c'est ce dernier et E. Besnier qui modifient profondément la méthode et qui la portent à un point de perfection qu'elle a pu dépasser à peine entre les mains de Brocq.

Nous ne décrirons pas le *scarificateur à double tranchant de E. Vidal.* Il est connu de tous. Essentiellement c'est une lame plate, tranchante sur ses deux arêtes, terminée par une pointe triangulaire courte également tranchante. Le manche est analogue à celui des aiguilles à cataracte. Tel est l'unique instrument de scarification. Il doit être en acier bien trempé et ses tranchants doivent être parfaits.

Le malade à scarifier est assis, l'opérateur se tient debout un peu en arrière de lui s'il s'agit, cas le plus commun, d'un lupus de la face. La tête du malade est fixée par le bras gauche contre la poitrine de l'opérateur, la main gauche tend les téguments à scarifier et dès que la scarification est commencée et que le sang coule, elle fait en même temps l'hémostase progressive du champ opératoire en maintenant les tampons d'ouate non roulée que l'opérateur doit avoir en abondance à sa disposition avant de commencer à scarifier.

L'aiguille tranchante est tenue comme une plume à écrire, elle sera mue comme si l'on avait à ombrer un dessin par des traits parallèles se superposant par séries.

L'instrument manié rapidement divise de traits serrés et parallèles la périphérie de la plaque lupique. A chaque coup de scarificateur la lame enfonce, la main *la guide et la suit* jusqu'au plan résistant, chaque coup porte ainsi à une profondeur variable avec l'épaisseur du tissu mou et dans une longueur de 5 à 10 millimètres. Rapidement on reprend la même zone par une seconde série d'incisions perpendiculaires ou obliques aux premières, aussi rapprochées que possible et pénétrant toujours à la même profondeur *subordonnée à l'épaisseur de l'infiltrat.* Une troisième série de sections peut croiser les deux premières si le tissu ne paraît pas suffisamment dilacéré. Pendant tout ce temps la lame doit marcher dans le plan perpendiculaire au plan cutané, non dans un plan oblique. A mesure que le lupus ainsi dilacéré saigne on tamponne à l'ouate pour maintenir le champ à opérer en pleine observation.

Dans les points où le scarificateur pénètre beaucoup, on multiplie le nombre et la direction des coups de scarificateur ; on s'arrête quand on a la sensation d'avoir réduit en bouillie le tissu d'infiltration.

On ne dilacère jamais trop la masse molle, mais il faut se garder d'atteindre avec elle le tissu hypodermique, qui en est d'ailleurs séparé par des lames fibreuses d'épaisseur variable, dans lesquelles on peut tailler, sans crainte de complications, des sillons de 1 à 2 millimètres de profondeur. La main qui va vite est en général assez légère pour qu'il soit prudent de ne pas craindre de lui demander d'agir en profondeur. La résistance qu'elle éprouve dès que le tissu fibreux est sérieusement entamé la fait pour ainsi dire reculer automatiquement devant l'effort. Il faut scarifier par coups rapides, car ce qu'on gagne en vitesse on le perd en force, mais on le gagne encore en délicatesse de sensations tactiles et l'opérateur qui va vite ne coupe pas les brides fibreuses, son instrument glisse sur elles, il dilacère au maximum tout ce qui est mou et c'est là le but qu'il faut se proposer d'atteindre.

Tout cela se fait quand on en a l'habitude, mieux qu'on ne l'écrit.

A mesure que le scarificateur avance, l'œil voit, par les degrés de transparence des tissus, en quels points doivent surtout porter les efforts. A la fin de la séance on ne reconnaît plus rien du tissu primitif qui est remplacé par une sorte de hachis saignant peu.

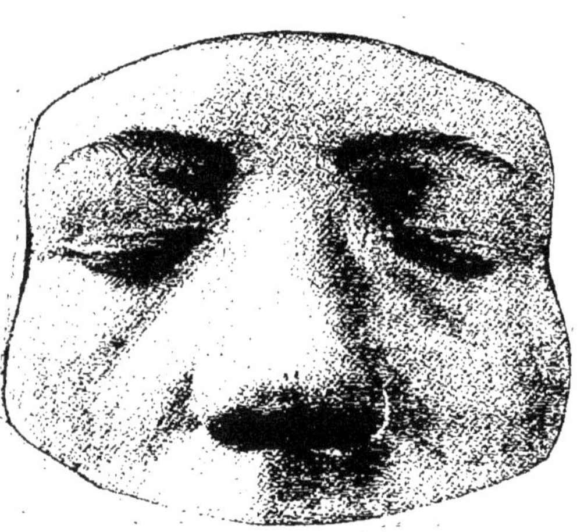

Fig. 85. — Cette gravure représente la même malade que la figure 69, guérie par E. Vidal au moyen de la scarification linéaire quadrillée. Le résultat esthétique est, on le voit, parfait. (Musée de l'hôpital Saint-Louis, n° 568.)

L'antisepsie est inutile, l'asepsie des mains et des instruments suffit. L'anesthésie complique l'opération et l'on peut s'en passer ; nous dirions même volontiers qu'il faut s'en passer, elle supprime mal les douleurs et gêne beaucoup l'opérateur, sauf quand on emploie la cocaïne ; mais dans les lupus étendus ou très disséminés, les patients ne sauraient subir sans danger le nombre des injections de cocaïne que nécessiterait l'anesthésie de leur lupus.

Quant aux hémorragies, elles sont taries aisément par la simple compression.

Telle est dans son essence la méthode des scarifications linéaires quadrillées d'E. Vidal. Elle s'applique à un grand nombre de lupus de la face, des membres, des muqueuses, et elle est la *méthode de choix chez la femme.*

Après une première période de cinq à dix scarifications, on voit le lupus épidermiser progressivement sa surface, les ulcérations se comblent et se nivellent, les parties exubérantes fondent et s'aplatissent, un réseau de fins tractus blancs apparaît sous l'épiderme lisse de la surface. Les infiltrats sucre d'orge cessent de former des nappes confluentes; ils se disposent en îlots isolés inclus dans le tissu réticulaire. On arrive, comme le disent Vidal et Brocq, à la seconde phase du traitement, à la *période des tubercules isolés.* On agira contre ces tubercules comme on avait agi contre la masse primitive et peu à peu, après un temps variable, on les verra régresser ou devenir de plus en plus petits. Au lieu de les dilacérer par sections successives, on peut suivre l'excellente méthode de Brocq, qui consiste à les bouleverser en tournant comme une vrille, d'un mouvement rapide, le scarificateur entre les doigts. Si les modifications ne se produisent pas assez vite, on peut s'aider du crayon de nitrate d'argent et du crayon de zinc, recommandé par Besnier. A cette période, il faut se défier beaucoup de l'existence de foyers lupiques cachés par la cicatrice superficielle. En traversant celle-ci, on tombe dans un tissu mou formant des nappes souvent fort étendues, que le scarificateur ne saurait atteindre facilement à cause de la résistance de la cicatrice qui les couvre. On est, dans ce cas, obligé de recourir à la curette et aux caustiques. Quand on s'est rendu maître de tous les nodules on passe à la *période dite de perfectionnement*, pendant laquelle on poursuit les derniers tubercules et l'on parfait la cicatrice. Enfin il reste plus tard, quand on a posé le scarificateur, une période très longue de surveillance pendant laquelle on enraye les récidives en les traitant de la même façon quand elles surviennent.

Dans certains lupus vorax, la cicatrice se fait avec une remarquable rapidité, mais elle conserve une certaine mollesse et une grande friabilité après sa formation. On est souvent étonné en scarifiant dans son entourage de sentir qu'elle ne résiste pas à la pointe de l'instrument, bien qu'aucun tubercule n'y soit visible : il est bon de la scarifier de nouveau, on la voit prendre peu à peu une consistance meilleure.

La répétition des séances varie avec l'étendue du lupus. Quand on a affaire à un malade courageux, on peut scarifier en deux séances les plus grands lupus. Quand il n'est besoin que d'une séance pour scarifier tout le lupus, il est suffisant de ne la répéter qu'*une fois chaque semaine.*

Quels sont les soins à prendre entre deux séances de scarification? Pendant les vingt-quatre heures qui suivent l'opération, on fait des lotions très chaudes boriquées ou au sublimé faible; si l'on dispose d'un pulvérisateur, on pourra s'en servir utilement et pulvériser des solutions d'acide borique de 1/50 à 1/500, de sublimé à 1/5000, d'oxycyanure de mercure à 1/5000, de permanganate de potasse à 1/2000. On peut aussi se contenter d'appliquer de la vaseline pendant ces vingt-quatre heures. Dans la suite on emploie les emplâtres en en graduant progressivement l'effet, emplâtres salicylés, créosotés, emplâtres à la résorcine, et surtout, d'après les conseils de Brocq, l'emplâtre rouge de Vidal et l'emplâtre de Vigo. Ce dernier peut déterminer d'abondantes suppurations, contre lesquelles on luttera par des pulvérisations, des lotions antiseptiques faibles, et, s'il est nécessaire, on le remplacera par un emplâtre plus faible. On cesse l'emploi de l'emplâtre vingt-quatre heures avant chaque scarification si l'irritation est trop accentuée. Dans le cas contraire on peut le maintenir jusqu'au dernier moment. Avant de faire la scarification, on enlève l'emplâtre, qui reste adhérent à la surface, par des frictions légères et répétées avec de l'ouate imprégnée de cold-cream ou de vaseline.

Il nous reste, avant d'en finir avec les scarifications, à faire remarquer combien ce mode de traitement diffère des autres : il conserve les tissus, il dilacère des nodules tuberculeux, fend des cellules géantes, ouvre les voies lymphatiques et les vaisseaux. Il réalise donc une sorte d'autoplastie avec du tissu malade, et il semble, en ouvrant les vaisseaux sanguins et lymphatiques en plein tissu malade, favoriser l'infection générale [1].

Nous en avons fini avec l'exposé des procédés qui ont été le plus souvent utilisés dans la thérapeutique du lupus. Avant d'exposer les procédés spéciaux qui peuvent convenir à une variété de lupus mieux qu'à une autre, nous devons dire un mot du traitement du lupus en général.

[1] Ce dernier reproche lui a surtout été fait par E. Besnier.

En 1885, E. Besnier rejetait la scarification pour lui préférer la méthode d'ignipuncture dans tous les cas où celle-ci était applicable, dans la crainte de favoriser l'infection générale.

Depuis lors les avis sont demeurés partagés : Brocq croyant à l'innocuité parfaite des scarifications et déclarant même que les seuls accidents qu'il avait observés étaient survenus à la suite de l'ignipuncture, Besnier ayant cru remarquer que des malades scarifiés par lui étaient dans la suite devenus tuberculeux généraux. Il nous semble d'autant plus facile de parler ici de coïncidences fâcheuses que les statistiques des élèves de Besnier n'ont que trop prouvé la banalité grande de cette fin des lupiques *quel que fût le traitement employé*. Nous ajouterons quelques autres arguments qui peut-être ont aussi leur valeur : la scarification si elle infecte l'organisme doit le faire par voie lymphatique, aussi bien, mieux même que par la voie sanguine ; or on ne constate pas d'adénopathies après les scarifications. Les lupiques scarifiés n'ont aucun phénomène appréciable de réaction générale, l'autotuberculisation qui se produit par la scarification ne suffisant pas à lancer dans la circulation la quantité de virus nécessaire à cet effet. Ils ont même, probablement à cause de l'hémorragie assez abondante, des réactions infiniment plus faibles et moins dangereuses localement que celles qui surviennent après le massage, et l'un des seuls accidents de généralisation vu par Brocq chez un lupique scarifié s'était produit à la suite de massages exagérés, réitérés et intempestifs. L'exsudation constante de sérosité qui se fait à travers les hachures du lupus favorise encore la *sortie* des toxines et des virus et *non leur résorption* et il y a là une action comparable à celles des saignées locales et des vésicatoires employés autrefois comme dérivatifs. Enfin, il est une autre considération, celle-ci d'ordre général peu favorable à l'idée de tuberculisation consécutive aux scarifications : c'est que tout lupique qui a des tendances à devenir tuberculeux viscéral n'a pas besoin de son lupus pour le devenir, qu'il est dans un état très favorable au noso-parasitisme dont parle Liebreich et qu'inversement beaucoup de lupiques, beaucoup de sujets atteints de tuberculoses locales semblent n'être pas aptes à la tuberculose viscérale. On ne naît pas tuberculeux, on le devient, a-t-on dit, la preuve de ce théorème n'est pas faite. On naît tuberculisable ou réfractaire aimerions-nous mieux dire. Or les lupiques paraissent être à la limite de ces deux conditions : les uns deviendront fatalement des tuberculeux, quel que soit le traitement mis en œuvre, les autres résisteront dans les mêmes conditions d'intervention.

[LENGLET.]

Combinaison des diverses méthodes entre elles. — Méthode mixte de Brocq. — Indications thérapeutiques. — On doit toujours avoir présent à l'esprit, quand on entreprend de guérir un lupus, que, quel que soit le procédé employé tout d'abord, scarification, galvano ou thermocautère, emplâtres ou caustiques chimiques, radiothérapie ou photothérapie, on devra subordonner son traitement aux accidents qui surviendront et aux effets obtenus. L'intervention chirurgicale ou physico-chimique étant accomplie, on traitera le lupus comme on traite les plaies difficiles à cicatriser, en employant les topiques les plus divers et en sachant les manier à propos; le permanganate, l'iode, l'iodoforme, le naphtol camphré, l'aristol, le bichlorure et l'oxychlorure de mercure, la résorcine, l'acide phénique, la créosote, le nitrate d'argent, l'arsenic, le chlorure de zinc donnent des résultats avantageux si on les emploie judicieusement. Les cautérisations qui conviennent au lupus non exedens, sans réaction à la scarification, cessent bientôt de donner de bons résultats; la scarification qui les remplace alors donne une nouvelle impulsion à la marche vers la guérison. Les scarifications merveilleuses au début du traitement d'un lupus vorax cessent-elles d'agir énergiquement quand on arrive à la période des tubercules isolés, elles sont alors avantageusement remplacées par le galvano-cautère. Nous en dirons autant du curettage et de l'action des caustiques.

Il n'y a pas une méthode pour le traitement du lupus en général, il y a des procédés thérapeutiques que l'on combine diversement et dont est faite la méthode mixte de Brocq.

Bien que la guérison soit le but final de la thérapeutique de tout lupus, il n'est nullement indifférent de savoir comment et pourquoi il faut la rechercher dans chaque cas déterminé par un procédé plutôt que par un autre. C'est ce que nous allons expliquer maintenant.

Le *résultat esthétique* a une importance variable. Il est de peu d'intérêt qu'un lupus du bras ou de la jambe ait une belle cicatrice, mais il faut qu'il guérisse vite et bien. Il est d'un haut intérêt qu'il ne reste que des traces insignifiantes d'un lupus du visage chez une jeune fille et souvent même chez un jeune homme. Une cicatrice qui rétracte la peau des régions non soumises à des mouvements délicats et réitérés est sans inconvénient, la même cicatrice atrésique est déplorable au nez, à la bouche, aux oreilles, aux paupières, aux orifices en un mot.

La *durée du traitement* a la même importance : sans grand intérêt pour l'oisif sans relations, elle doit être aussi abrégée que possible pour l'homme occupé ou pour le travailleur obligés de se négliger davantage et de vivre en contact avec leurs semblables. Il faut donc appliquer au premier une méthode lente dont les résultats esthétiques seront plus satisfaisants, telle que la galvano-cautérisation, ou la scarification, ou la méthode de Finsen; au second, des méthodes rapides, d'extirpation, de raclage, de cautérisation en masse.

La *forme clinique* du lupus commande pour chaque cas une thérapeutique particulière : certains lupus très superficiels peuvent guérir par l'application d'emplâtres, le lupus profond exige des méthodes de pénétration plus actives, telles que la cautérisation ignée, la scarification, la photothérapie, etc., d'autres encore demandent à être touchés avec le plus grand ménagement et menacent sans cesse de s'étendre sous l'influence de la thérapeutique la plus inoffensive en apparence.

L'*âge* avancé nécessite des ménagements que permet de ne pas conserver l'âge adulte : les méthodes lentes non sanglantes sont donc préférables chez le vieillard.

La combinaison de toutes ces conditions, d'étendue, de forme clinique, de réaction du lupus, de profession des malades, d'âge et de sexe impose le choix de la méthode.

Voici quant à la forme clinique du lupus les principales méthodes que l'on peut appliquer :

I. Le *lupus non exedens* à nodules plans, *de petite dimension*, situé à la joue, au menton, au front, dans quelques cas au voisinage des lèvres, sera extirpé et la suture consécutive sera pratiquée. Le lupus de même forme clinique, mais de la dimension d'une pièce de 5 francs, ou même du diamètre de 5 à 6 centimètres, pourra encore être extirpé, mais on devra recourir à la méthode italienne ou à la greffe sans pédicule pour parer à une perte de substance qui laisserait de trop considérables cicatrices si l'on s'adressait pour la combler à l'autoplastie par glissement. Déjà des lupus plans de cette dimension deviennent difficiles à traiter par autoplastie. Si l'on adopte une autre méthode, on se souviendra que le lupus plan très torpide, sans tendances à l'ulcération, supporte souvent mal la scarification, et que c'est à lui qu'appartiennent les véritables formes du *lupus intractabilis*, on aura recours aux séances journalières de photothérapie, et si l'on ne dispose pas de ce moyen, à la galvano-cautérisation ou même à la thermo-cautérisation. Le raclage, excellent comme moyen de cure, n'est pas toujours recommandable à cause des cicatrices vicieuses qu'il laisse.

Le *lupus plan très superficiel*, variété de lupus érythématoïde, pourra être soumis à l'action de la photothérapie, du tatouage galvano-caustique ou des emplâtres caustiques ; le traitement de Cerny trouve ici son application. Il en sera de même des diverses formes du lupus plan non exedens, telles que le *lupus en corymbe*, *circiné*, *marginé*, *linéaire*, *serpigineux plan de la face*, *du cou*.

Toutes ces formes sont d'évolution lente et d'une étonnante résistance au traitement. Il est quelquefois nécessaire de les soumettre à l'action des topiques modificateurs, tels que l'éther iodoformé, la teinture d'iode, le nitrate d'argent en solution étendue, les pommades iodo-hydrargyriques, les emplâtres résorcinés, créosotés, pyrogallés, salicylés, le Vigo, qui modifient la nutrition de ces tissus sans réaction. La méthode de Finsen trouve ici ses plus belles applications.

En règle générale, le lupus non exedens à nodules sucre d'orge est difficile à traiter, les scarifications n'ont pas toujours d'action sur lui [1].

[1] Dans un cas où la couche épithéliale qui couvrait les nodules était réduite à quelques assises cornées, nous avons vu la scarification amener la transformation de surfaces non ulcérées en surfaces vives qui résistèrent ensuite à la cicatrisation. Ce fait est exceptionnel.

Le *lupus plan du nez* permet peu l'extirpation; il en est de même du *lupus plan des paupières;* le *lupus médian du visage*, quelle que soit d'ailleurs sa forme, s'accommode mieux de l'intervention par l'électro-cautère ou le scarificateur que de l'exérèse chirurgicale. Il y a des exceptions à cette règle, nous le verrons.

Le *lupus plan non exedens des membres et du tronc* permet de ne pas tenir aussi grand compte de la plastique, s'accommode bien de l'exérèse ou même, quand il est un peu considérable, du raclage et du curettage suivis de l'emploi des caustiques.

Le *lupus nodulaire disséminé,* comme on l'observe parfois chez les enfants à la suite de la rougeole, se prête parfois à la thérapeutique la plus simple : on l'a vu céder à des badigeonnages de gaïacol, à des curettages uniques suivis de cautérisation au nitrate d'argent. L'indication est donc, dans ce cas, d'essayer de l'action de traumaticines à l'acide pyrogallique ou salicylique, à la créosote; de faire des badigeonnages à l'acide lactique, au gaïacol, avant de recourir aux méthodes plus actives.

Dans la forme voisine, *lupus nodulaire disséminé de T. Fox,* acné télangiectode de Kaposi, c'est la galvano-cautérisation qui semble le traitement de choix.

Quand on a à traiter des *lupus des orifices* la scarification devient la méthode préférable. Elle donne aisément des cicatrices fines, souples et la rapidité de son action est souvent dans ce cas plus grande que celle d'aucun autre moyen.

II. Dans les *formes ulcéreuses du lupus,* que ces formes soient planes ou élevées, la scarification donne souvent les résultats les meilleurs; si son action paraît se ralentir ou s'affaiblir on peut avantageusement lui substituer le galvano-cautère pendant quelques séances. Il est rare que le lupus ne soit pas très heureusement influencé par cette combinaison. Dans quelques cas les ulcérations résistent ou se modifient peu, c'est alors aux emplâtres, au nitrate d'argent, à la teinture d'iode, à l'acide lactique, etc., qu'il faut demander de préparer la surface ulcérée, à l'intervention par le fer ou par le feu. Ces formes ulcéreuses peuvent aussi s'accommoder de la photothérapie quand le tissu qui les constitue a quelque résistance et que le compresseur peut lui être aisément appliqué : le *lupus exubérant*, le *lupus frambœsoïde* ont les mêmes indications.

Dans le *lupus vorax* la meilleure de toutes les thérapeutiques est la scarification. Bien des fois ces formes rapidement destructives s'arrêtent pour ainsi dire instantanément sous son influence et leur réparation se poursuit rapidement aux dépens même du tissu scarifié qui semble contribuer pour une large part à la restauration.

Dans les *lupus ulcéreux du nez* on peut toujours intervenir chirurgicalement à condition seulement de se souvenir que l'on n'obtient de bon résultat plastique que quand une seule narine est prise. Quand les deux narines ou la sous-cloison sont détruites la restauration se fait médiocrement. Les choses s'arrangent d'ailleurs à mesure que l'on s'éloigne de l'époque de l'opération.

Ces soucis de conservation et de restauration n'existent pas quand il s'agit du *lupus des membres*. Dans ce cas le raclage joue un rôle capital dans toutes les variétés d'allures torpides et peu infectantes que l'on peut ensuite modifier aisément par l'iodoforme. Le raclage doit être fait sous le chloroforme en poursuivant avec vigueur tout ce qui paraît mou et infiltré. On panse à plat. Ce traitement convient bien aux *variétés serpigineuses étendues*.

Les *variétés scléreuses et papillomateuses des extrémités*, le *tubercule anatomique* dont le pouvoir infectieux est très grand doivent être traités d'emblée par les moyens les plus actifs : le curettage chirurgical, mais mieux encore l'exérèse, leur sont particulièrement applicables. Si l'on a affaire à un tubercule anatomique petit on l'enlève en dépassant ses limites de quelques millimètres, et on suture. Si le tubercule est devenu lupus scléreux étendu et qu'on veuille l'extirper il faudra se résoudre à ne faire qu'un rapprochement partiel des bords de la plaie et il sera utile d'en surveiller, d'en régler et d'en modifier la cicatrisation. Ces tubercules ne sont pas en général justiciables de réunion par première intention sous peine de récidive. Il y a d'ailleurs une autre raison de prudence : c'est l'infection commune de ces surfaces qui suppurent quelquefois abondamment. On panse à l'iodoforme. Dans les cas où la plaque scléro-papillomateuse est trop large on l'aseptise aussi bien que possible, on enlève à la curette toute la partie rugueuse superficielle et tout le tissu fongueux, on touche ou au chlorure de zinc ou bien encore on achève la destruction avec le galvano ou le thermo-cautère. C'est ici surtout qu'il faut suivre avec attention les progrès de la réparation.

Certains *lupus des phalanges* sont remarquables par leurs allures mutilantes, il faut leur opposer des grattages attentifs et complets, quelquefois on est obligé d'aller jusqu'au squelette : il ne faut pas hésiter à obéir aux indications du moment. Si tout n'est pas enlevé la marche du lupus n'en devient que plus rapide et l'on est alors obligé de recourir à l'amputation du doigt.

Dans le *lupus périunguéal* le raclage sera précédé de l'extirpation de l'ongle.

Dans ces lupus des extrémités l'exérèse et le raclage énergique sont donc les procédés de choix.

Il faut prévenir le patient quand on se sert du galvano-cautère pour le traiter que le jeu de ses doigts peut être rendu difficile : les adhérences qui se font entre les tendons et la peau sont fréquentes et se produisent aisément. Dans les lupus profonds le galvano-cautère est peu recommandable.

III. Les indications particulières du *lupus des muqueuses* sont à la fois plus simples comme thérapeutique générale et plus délicates quand il s'agit de combattre certaines formes de lupus des fosses nasales ou du larynx.

Dans le *lupus des fosses nasales* on est réduit à des grattages souvent aveugles pour lesquels la seule habileté manuelle de l'opérateur entre en ligne de compte, le chirurgien n'étant guidé que par la sensation de mou et de dur. Ces grattages sont suivis de cautérisations avec des solutions argentiques ou avec de l'acide lactique étendu. Les grattages doivent être faits largement, sans s'occuper de l'hémorragie que l'on réprime d'ailleurs assez facilement par la cautérisation. Il faut avoir soin d'anesthésier au préalable à la cocaïne ou de faire l'anesthésie générale. Il faut que l'instrument *énergiquement et prudemment* manié enlève *tout ce qui ne résiste pas à son tranchant*. Les soins consécutifs consistent en aspirations de vaseline boriquée, salolée ou iodoformée, en pulvérisations résorcinées ou boriquées, en lavages des fosses nasales.

Dans le cas de *lupus polypoïde*, on enlève les tumeurs à l'anse galvanique, on cautérise le point d'implantation à l'acide lactique. Il convient de surveiller la cicatrisation.

Dans un certain nombre de cas où la curette ne saurait agir utilement sur la masse lupique, soit que l'on ait affaire à une *pseudo-tumeur tuberculeuse des fosses nasales*, soit que l'étendue du *lupus en surface* soit trop considérable, on pourra pratiquer l'opération de Rouge. On sait qu'elle consiste essentiellement à décoller la lèvre supérieure du maxillaire par une incision faite au fond du sillon gingivo-labial, à poursuivre le décollement jusqu'à l'épine nasale antérieure que l'on sectionne avec les cartilages de la cloison et des narines. On rabat le volet labio-nasal vers le front et la cavité nasale s'offre béante. Les suites opératoires sont en général bonnes et simples.

Le *lupus de la conjonctive* peut être scarifié, en quelques séances les fongosités s'affaissent, pâlissent, disparaissent. C'était la thérapeutique ordinaire d'E. Vidal. E. Besnier recommande les galvano-cautérisations fines et menées avec ménagement. Ce lupus guérit également bien par les deux procédés.

Le *lupus de la langue* dans ses formes mamelonnées dures, demi-scléreuses, que l'on pourrait considérer comme une sorte de lupus scléreux papillomateux des muqueuses diminue et guérit par l'ignipuncture, les attouchements avec le stérésol, le naphtol camphré, l'éther iodoformé, le nitrate d'argent, l'acide lactique.

Le *lupus du voile du palais, du pharynx, de la face interne des joues, des gencives* s'améliore rapidement par les mêmes procédés.

Le *lupus du larynx* doit d'après Brondgeest [1] et Honsell [2] être traité chirurgicalement aux *périodes avancées*, Brondgeest recommande alors la pharyngotomie sous-hyoïdienne avec ablation consécutive de l'épiglotte et de toute la région atteinte. Cette opération a été pratiquée avec succès par von Bruns, mais il y a eu récidive consécutive.

Dans les *premières périodes* on pratique avec des instruments appropriés des grattages, des scarifications, des galvano-cautérisations. Les résultats immédiats sont bons, mais la récidive et l'envahissement des cavités du larynx se font assez fréquemment et peuvent nécessiter la trachéotomie d'urgence ou l'intubation. Les caustiques chimiques que l'on peut employer sont les mêmes que pour les muqueuses. L'acide lactique aura la préférence.

Nous n'avons rien de particulier à dire du traitement des complications du lupus. Le lupus avec *suppuration, eczéma, érysipèle*, sera mis tout d'abord au traitement spécial de ces affections et l'on n'interviendra contre lui que quand on aura obtenu la disparition des processus surajoutés.

Quant au traitement de l'*éléphantiasis lupique* ce sera celui des états éléphan-

(1) BRONDGEEST, Traitement du lupus et de la tuberculose du larynx aux périodes avancées. *Soc. néerl. de laryngol., de rhinol. et d'otol.*, Arnheim, 9 juin 1895.

(2) HONSELL, De la pharyngotomie sous-hyoïdienne. *Beitr. zur klin. Chir.*, XXV, 1.

tiasiques en général déjà étudié dans le tome II de cet ouvrage, p. 385. La tuberculine employée avec soin rendra ici quelques services.

Le traitement des *atrésies orificielles* est une question d'autoplastie dans laquelle nous ne pouvons entrer.

L'*épithélioma* développé sur le lupus n'est justiciable que des méthodes ordinaires de traitement du cancer.

Les *gommes scrofuleuses*, les *lymphangites développées* sur le trajet des lymphatiques afférents d'un lupus seront cautérisées profondément, raclées, extirpées même, si la région le permet, mais il faudra agir ici avec une prudence très grande, car ces interventions donnent souvent à la tuberculose un regain d'activité et de virulence.

PROPHYLAXIE

La prophylaxie du lupus comporte plusieurs termes : 1° Comment peut-on éviter de devenir lupique? 2° Que doit faire le lupique pour éviter de contaminer ses semblables et d'être pour eux le vecteur de la tuberculose viscérale ou cutanée?

L'inoculation paraît être la voie la plus ordinaire de l'introduction du bacille tuberculeux dans la peau et elle se produit avec un maximum de fréquence au niveau des régions découvertes et des muqueuses.

Les régions découvertes ne sont justiciables à l'état sain que d'une rigoureuse propreté et il apparaît bien souvent que le lupus, en particulier le lupus scléreux papillomateux des mains, est la conséquence de l'existence d'excoriations de l'épiderme souillées par des produits tuberculeux chez des individus qui prennent peu de soin de leur propreté. C'est ainsi que la tuberculose verruqueuse est commune chez les mineurs, les bouchers, tandis qu'elle est relativement rare chez les étudiants en médecine qui pratiquent des autopsies au cours desquelles ils subissent fréquemment des traumatismes épidermiques légers. La seule asepsie rigoureuse et rapide met les seconds à l'abri de la pénétration du bacille.

Il est beaucoup plus difficile de protéger les muqueuses; cependant il faut prendre le plus grand souci de leurs affections inflammatoires chroniques qui sont l'origine et l'occasion de multiples infections graves et qui soignées avec sollicitude diminueront beaucoup les chances de ces infections secondaires, en particulier des inoculations tuberculeuses. C'est surtout aux sujets qui vivent au contact des tuberculeux qu'il convient de prescrire ces soins attentifs : les lavages aseptiques de la muqueuse nasale répétés de temps en temps, les fumigations thymolées auront bien souvent une efficacité suffisante. L'hygiène de la bouche ne sera pas moins scrupuleuse.

Quant aux lupiques ils ont eux-mêmes quelques devoirs envers leurs semblables : les pansements rigoureux, faits avec soin, la destruction par le feu de tout ce qui a servi aux pansements antérieurs, la destruction des linges souillés par les sécrétions des muqueuses malades ou tout au moins leur rigoureuse stérilisation sont nécessaires. Ces précautions peuvent être illusoires ou inutiles, car on ne sait rien de précis touchant le pouvoir contagieux d'un lupus sécrétant des muqueuses, mais elles s'imposent néanmoins par le seul fait que jamais la prudence n'est trop grande en semblable matière.

Parmi les questions les plus intéressantes de la prophylaxie du lupus se pose celle de la grossesse et de l'allaitement. Nous avons étudié plus haut l'influence de la parturition. Quant à l'allaitement il peut exercer une action fâcheuse sur la mère et sur l'enfant : il convient de remarquer, cependant, qu'aucune observation suffisante n'est encore venue éclairer ce point obscur de l'histoire du lupus. On peut admettre toutefois, en ce qui concerne la mère, que la fatigue physiologique causée par la sécrétion lactée peut être l'occasion de l'apparition ou de l'aggravation de la tuberculose viscérale. Quant à l'enfant, la prudence commande de lui éviter tous les risques de la contagion et de le soustraire à l'alimentation par le lait maternel. Si les conditions sociales obligent la mère à le nourrir, les précautions d'asepsie des seins devront être aussi rigoureuses que possible. Quand on le pourra on confiera l'allaitement à une nourrice.

LUPUS ÉRYTHÉMATEUX

DÉFINITION — CLASSIFICATION

On donne le nom de lupus érythémateux à une dermatose caractérisée par trois ordres de phénomènes qui sont : 1° des phénomènes vasculo-conjonctifs; 2° des phénomènes épithéliaux; 3° des phénomènes de régression cicatricielle consécutifs.

Les phénomènes vasculo-conjonctifs sont les plus importants, les plus constants et les plus nécessaires à la constitution de la lésion élémentaire du lupus érythémateux : ils se traduisent par l'érythème qui est le substratum commun des lésions et par l'œdème plus rare, moins apparent, moins important dans le tableau clinique. L'érythème, quelquefois uniforme, est le plus souvent nuancé par l'existence de dilatations vasculaires qui en débordent la limite vers les parties saines.

Les phénomènes épithéliaux se surajoutent en proportion variable aux précédents; ils sont dus à l'hyperkératose constante des orifices glandulaires ou des prolongements interpapillaires et même à l'hyperkératose de toute la couche épithéliale qui couvre la tache érythémateuse sans jamais la déborder, mais qui est au contraire toujours dépassée par elle de quelques millimètres. Parfois très discrète l'hyperkératose ne se traduit que par une fine ponctuation blanche très serrée; tandis que d'autres fois elle se manifeste par l'existence d'une carapace rugueuse, sèche et plâtreuse, uniforme, épaisse et adhérente que limite à la périphérie une étroite bordure d'érythème.

La cicatrice est centrale et unique, ou disséminée par îlots multiples à toute l'étendue de la tache ou des nappes lupiques. Très accentuée ou à peine visible, elle contribue, en se combinant en proportion et en disposition variables avec l'élément conjonctif et l'élément épithélial, à augmenter le polymorphisme du lupus érythémateux.

Tels sont les éléments qui entrent dans la constitution de toutes les variétés de cette dermatose : leur présence simultanée permet d'en reconnaître à coup sûr l'existence, mais l'un d'eux peut manquer totalement, à l'exception toutefois de l'érythème qui demeure le fait fondamental. Ces variétés anormales, qui n'ont pas de cicatrice et peu, ou presque pas, de lésion épithéliale, sont à la limite des faits que la clinique et la pathogénie permettent de considérer comme appartenant au lupus érythémateux.

D'autre part l'existence simultanée du lupus de Cazenave et du lupus de Willan chez le même sujet, et aussi la coexistence de cette dermatose avec les diverses variétés des lésions considérées actuellement comme des toxituberculides ont attiré récemment l'attention des cliniciens et ont fait penser à beaucoup d'entre eux que ces dermatoses avaient leur origine en des processus pathogéniques communs. Le fait n'est pas encore suffisamment établi pour être accepté sans contestation, et l'existence de formes de passage entre le lupus érythémateux et ces diverses lésions, supposées d'origine toxi-tuberculeuse, ne suffit pas à démontrer l'identité de leur nature. Il y a, en outre une telle disproportion entre la gravité et la fréquence du lupus érythémateux et celles des autres tuberculides, qu'il ne faut pas s'étonner de l'importance qu'il a prise le premier à leur exclusion presque complète. Ces motifs suffiraient à lui faire réserver la place qu'il a jusqu'ici occupée depuis Cazenave, près du lupus tuberculeux, à l'exclusion des autres tuberculides, si des raisons plus puissantes, tirées de leur parenté étiologique probable, ne la lui avaient assurée.

HISTORIQUE

Les auteurs étrangers, Kaposi en particulier, accordent d'ordinaire à Hebra le mérite d'avoir décrit le premier le lupus érythémateux sous le nom de « seborrhœa congestiva ». Hebra cependant reconnaît lui-même que la séborrhée congestive avait été étudiée, superficiellement, dit-il, par Rayer, par Fuchs sous le nom de « seborrhœa adultorum » et par John Erichsen en 1845.

On trouve en effet, dans les éditions de Rayer (¹) de 1827 et de 1835, décrite sous le nom de « flux sébacé » une « maladie spéciale des follicules sébacés » qui est évidemment la même que la séborrhée congestive de Hebra.

(¹) RAYER, *Traité théorique et pratique des maladies de la peau*; 1re éd., Paris, 1827; 2e éd., Paris, 1835.

A la même époque Biett [1] avait distingué les deux grandes variétés du lupus érythémateux qu'il sépare l'une de l'autre sous les noms d' « érythème centrifuge » et de « dartre rongeante qui détruit en surface ».

Ces deux formes furent rapprochées plus tard, car dans l'édition de 1847 Cazenave et Schedel écrivent en parlant de la dartre rongeante qui détruit en surface : « C'est cette forme que Biett signalait sous le nom d'*érythème centrifuge* ». En rapprochant les textes on peut se convaincre que Biett avait distingué et séparé sous ces deux noms les deux formes principales du lupus érythémateux, et qu'il avait ébauché l'œuvre continuée depuis par Brocq dans sa division du lupus érythémateux en deux formes distinctes, l'érythème centrifuge symétrique et le lupus érythémateux fixe [2].

Bateman, dans l'édition de son *Atlas* en 1830, figure sous le nom d'ichthyosis un lupus érythémateux probable, selon l'opinion de Besnier [3].

Gibert [4] connut l'érythème centrifuge de Biett, car il le décrit dans son édition de 1834 d'après deux cas qu'il avait observés le 6 juillet 1830 à la consultation de Saint-Louis. Cependant il ne paraît pas avoir tiré grand parti de cette connaissance nouvelle.

D'après la description que donne Alibert [5] de l'*esthiomène ambulant serpigineux* il semble évident que cet auteur a confondu le lupus érythémateux et le lupus vulgaire superficiel non « exedens » et qu'il en a fondu les caractères dans une même description. Beaucoup de lupus érythémateux s'accordent très bien avec les caractères un peu vagues qu'il attribue à l'esthiomène superficiel.

Nous en pourrions dire autant de Baumès [6] à propos de sa variété rare de lupus sans tubercules ni hypertrophie.

En 1851 Cazenave faisait le premier remarquer que l'érythème centrifuge

(1) Biett, *Abrégé pratique des mal. de la peau*. Paris, 1828.

(2) Voici le texte primitif de Biett : « Le lupus étendu sur une surface plus ou moins large offre quelques variétés qui méritent d'être décrites. Ainsi dans quelques cas bien rares la maladie semble n'affecter que les couches les plus superficielles du derme. On observe cette variété à la face et aux joues en particulier : il ne se développe pas de tubercules, il ne se forme pas de croûtes, mais la peau prend une teinte rouge; des exfoliations épidermiques ont lieu sur la surface malade, la peau s'amincit graduellement, elle est lisse, luisante, et offre ainsi l'apparence d'une cicatrice qui se serait formée après une brûlure superficielle : la rougeur disparaît sous la pression du doigt; le malade n'éprouve aucune douleur, mais le toucher en développe. La surface devient sensible après un violent exercice et des excès de boisson. Lorsque la maladie cesse de faire des progrès, la rougeur disparaît, il ne se forme plus de légères exfoliations épidermiques, mais la peau reste mince et luisante, elle est lisse au toucher et paraît avoir perdu son épaisseur. » (Biett, *Abrégé prat. des mal. de la peau*. Paris, 1828, p. 386.) — Cazenave et Schedel ajoutent dans l'édition de 1847 : « C'est cette forme que Biett signalait sous le nom d'*érythème centrifuge*. »

(3) La légende de la gravure est peu significative : « Dans le cas qui a servi de modèle au dessin de cette édition, la maladie était limitée exclusivement aux joues et après un certain temps les deux taches s'étaient réunies sur le nez. La tête est dessinée d'après une gravure sur cuivre d'Alibert. » (Bateman, *Abbildungen von Hautkrankheiten*. Weimar, 1830, Ichthyosis, Pl. IX, fig. 5.)

(4) Gibert, *Manuel des maladies spéciales de la peau*. Paris, 1834, p. 92.

(5) Alibert, *Monographie des dermatoses*. Paris, 1835, p. 418.

(6) Baumès, *Nouvelle Dermatologie*. Paris, 1842.

est une variété de lupus et il lui donnait le nom de lupus érythémateux, appelé à supplanter les deux dénominations primitives de Biett : dartre qui détruit en surface et érythème centrifuge [1].

Devergie [2] crut décrire en 1854 une maladie nouvelle qu'il dénomma *herpès crétacé* et qui n'était en somme qu'une variété assez spéciale du lupus érythémateux.

C'est encore Cazenave qui a le premier reconnu et décrit en 1856 le lupus érythémateux du cuir chevelu.

Les premières observations précises de lupus érythémateux des muqueuses paraissent avoir été publiées par Vidal et Feulard en 1888 et 1889.

Avant cette époque aucune description précise ne se rapporte à cette dermatose : les divers auteurs se contentent d'indiquer l'existence du lupus érythémateux des muqueuses sans en fixer les caractères, Bazin, Hebra, Duhring le signalent sans s'attacher à le décrire. Les quelques phrases que lui consacrent Renouard, Ziemsen, Hutchinson sont insuffisantes.

Dans ces derniers mois Capelle [3] a réuni dans sa thèse inaugurale les diverses observations de lupus érythémateux publiées jusqu'ici. Quelques-unes laissent prise au doute quant à l'exactitude du diagnostic; en revanche, beaucoup d'autres ont trait à n'en pas douter à cette affection et leur étude permet d'en fixer d'une façon assez précise la symptomatologie.

En 1872 Kaposi décrivit une forme nouvelle du lupus érythémateux aigu, dans laquelle l'éruption abondante et souvent généralisée est d'une importance secondaire, à côté de l'intensité que revêtent les phénomènes généraux assez fréquemment mortels.

Malheureusement, depuis la description de Kaposi jusqu'à ce jour, il a été à peu près impossible aux divers observateurs de se mettre d'accord sur ce qu'il convenait d'entendre par lupus érythémateux aigu disséminé et des

(1) L'observation qui sert de thème à Cazenave dans sa leçon clinique sur le lupus érythémateux en est un type absolu. (Cazenave, Lupus érythémateux (érythème centrifuge). *Ann. des mal. de la peau et de la syphilis*, 1851, p. 297.)

Le texte de la leçon prouve que l'auteur connaissait dès cette époque une bonne partie des variétés de cette affection. Voici en effet quelques extraits : « Cette maladie que Biett avait signalée le premier sous le nom d'érythème centrifuge est une variété de lupus....

« ... Caractérisé par une rougeur qui disparait sous la pression du doigt, par une tendance à l'amincissement graduel et continu de la peau sur les points affectés, par des cicatrices enfin, le lupus érythémateux présente, quant au diagnostic, trois points importants : la rougeur, l'usure de la peau sans ulcération, l'identité de nature sous différents aspects. Ainsi on l'observe mais très rarement sous la forme d'urticaire... Développé sous l'influence accidentelle d'une cause externe, il apparaît comme une sorte d'engelure... On prend souvent le lupus pour une engelure et cette erreur est d'autant plus facile dans quelques cas, que l'un succède quelquefois à l'autre, que le second peut compliquer le premier.

« ... Sur différents points il y a des enfoncements comme pointillés. Enfin, le point affecté devient le siège d'une exfoliation caractérisée par des écailles minces, larges, semblables à des pelures d'oignon, fortement appliquées. »

(2) Devergie, *Traité pratique des maladies de la peau.* Paris, 1854, p. 278.

(3) Capelle, *Contribution à l'étude du lupus érythémateux des muqueuses.* Thèse de Lille, 1901.

observations disparates et peu concluantes ont été publiées sous ce titre. Bœck, malgré sa longue pratique, croit ne l'avoir observé qu'une fois. En France nous ne paraissons pas le connaître, tout au moins sous cette dénomination, car on trouve, sous le titre d'exanthèmes d'origine tuberculeuse, des observations qui s'y rapportent.

Dans la période des vingt dernières années, les études pathogéniques et anatomo-pathologiques se sont multipliées. Elles ont été poursuivies surtout par Vidal, Leloir, E. Besnier, Brocq, Bœck, Darier, Unna, Leredde, Hallopeau, Audry.

Les études de tous ces auteurs n'ont pas permis de trancher d'une façon définitive la question de la nature du lupus érythémateux, mais elles ont modifié le concept de cette dermatose dans ses rapports avec des lésions multiples et mal classées que beaucoup de dermatologues regardent maintenant comme les proches parentes du lupus érythémateux.

Bœck (¹), en particulier, montre l'un des premiers, dans un travail sur les exanthèmes de la tuberculose, que la folliclis, qu'il avait en 1880 décrite sous le nom de lupus érythémateux disséminé, se rapproche aussi bien des formes discoïdes du lupus érythémateux que du lupus érythémateux aigu disséminé de Kaposi, avec lequel il l'avait tout d'abord confondue.

En France, depuis 1894, apparaissent de nombreuses observations où le nom de lupus érythémateux est uni à celui de folliclis, puis un peu plus tard à celui de tuberculides. Des examens histologiques répétés, dus le plus souvent à Darier, montrent qu'il n'y a pas de différence essentielle entre les divers processus encore indéterminés qui surviennent au cours du lupus érythémateux discoïde et l'efflorescence typique de cette dernière dermatose. Darier crée pour l'ensemble de ces processus qu'il suppose d'origine toxi-tuberculeuse le nom de tuberculides. Cette classe nouvelle de dermatoses n'est pas admise sans contestation. Neisser, Jadosshn, Audry se refusent à l'accepter.

Les auteurs qui admettent l'identité de nature d'après l'identité de structure ou d'étiologie probable : Darier, Bœck, Hallopeau, Leredde (²), regardent au contraire comme très voisins ces divers processus qui sont assez fréquemment combinés entre eux; et la classe des tuberculides comprend pour eux, à côté du lupus érythémateux, la folliculite disséminée des parties glabres à tendances cicatricielles de Brocq, folliclis de Barthélemy, acné cachecticorum des Allemands; le lichen scrofulosorum, l'érythème induré de Bazin, l'acné télangiectodes de Kaposi, l'angio-kératome de Mibelli, quelques formes de lupus nodulaire disséminé, le lupus pernio.

Le rapprochement de ces dermatoses si disparates par leur aspect objectif n'est cependant encore fondé sur aucun argument indiscutable; et il est possible que le poison tuberculeux ne soit pas toujours la cause médiate ou immédiate de leur apparition. Brocq croit même qu'il convient, en ce qui con-

(¹) Bœck, Die Exantheme der Tuberculose. *Arch. f. Dermat. u. Syph.*, 1898.
(²) Leredde, Les tuberculides. *Sem. méd.*, 1900.

cerne le lupus érythémateux, de distinguer deux formes principales que leur aspect objectif rapproche, mais que différencient leur évolution, leur pathogénie probable et leur pronostic. Ces formes qu'il dénomme *lupus érythémateux fixe* et *érythème centrifuge* sont analogues à celles que Biett avait primitivement séparées et qu'il avait aussi regardées comme distinctes par leur origine, avant de les avoir rapprochées pour la similitude de leurs lésions élémentaires.

Tel est au point de vue de la dermatologie générale l'état actuel des positions du lupus érythémateux. Il est donc logique que la clinique continue à le différencier d'une façon absolue des processus que l'étiologie encore hypothétique et l'histologie rapprochent de lui.

ANATOMIE PATHOLOGIQUE

Les lésions du lupus érythémateux fixe portent en premier lieu sur les *vaisseaux*. Plus tard survient l'infiltration du derme superficiel et profond, en même temps que s'accentuent progressivement les lésions épithéliales qui commencent à se manifester dès le début de l'affection. Quant aux lésions glandulaires elles occupent certainement dans le processus une place particulière, mais on s'accorde assez généralement aujourd'hui à leur dénier l'influence primordiale et capitale que leur ont accordée les histologistes qui se sont occupés les premiers de la question.

L'un des premiers phénomènes cliniques, quelquefois le premier et le seul, est la dilatation vasculaire d'un point ou d'une zone entière de la face, précédant l'évolution du lupus érythémateux. L'examen fait à cette période ou, ce qui revient au même, l'examen de la bordure d'extension d'une plaque ancienne en voie de progression montre l'énorme dilatation et la très grande irrégularité du contour des capillaires. Leurs parois sont à ce stade peu modifiées encore, quelque prolifération et quelque épaississement de l'endothélium sont seuls perceptibles. Autour d'eux existe déjà un manchon cellulaire, ordinairement beaucoup plus développé dans la région du réseau sous-papillaire que le long des capillaires papillaires. Les anses terminales de ceux-ci au niveau de l'épithélium, restent souvent extrêmement élargies jusqu'à une période avancée de la maladie, sans être entourées de cellules d'infiltration secondaire, c'est ce qui permet à l'analyse clinique de les discerner si aisément à travers l'épiderme transparent. A cette période le contenu des vaisseaux ne présente rien de bien spécial : il est formé surtout de globules rouges, de leucocytes et de cellules lymphoïdes fort analogues à celles que l'on trouve plus tard dans l'infiltrat. Cette lésion primitive des vaisseaux se poursuit pendant toute l'évolution du lupus. Leredde, qui lui accorde l'importance capitale, regarde le lupus érythémateux comme une *angiodermite*.

Dès le début il existe un fort *œdème* du chorion, irrégulièrement réparti. Cet œdème est surtout accentué dans les travées conjonctives les plus proches de l'épithélium et il joue sans doute un rôle important sur la disposition ectasique des vaisseaux qu'il favorise par les tiraillements qu'il leur fait subir. Il agit en même temps sur l'épithélium et y détermine des transformations que nous étudierons plus loin.

Dans tous les cas où il s'agit de lupus érythémateux vrai les lésions se constituent rapidement autour des vaisseaux par l'*infiltration* qui les enveloppe et qui les étouffe progressivement en même temps que se produisent les modifications épithéliales. Au premier stade de congestion pure les lésions ne sont pas assez précises pour permettre le diagnostic histologique. Des observateurs très savants se sont mépris en présence de ces lésions du début que l'on peut rencontrer dans tout état d'inflammation banale de la peau. Ce stade peut persister pendant longtemps, certains érythèmes persistants n'ont pas d'autres lésions qu'une infiltration superficielle, légère, périvasculaire du derme, sans diffusion d'éléments anormaux, ni altération des cellules connectives et du réseau élastique. L'épiderme peut demeurer longtemps intact, les

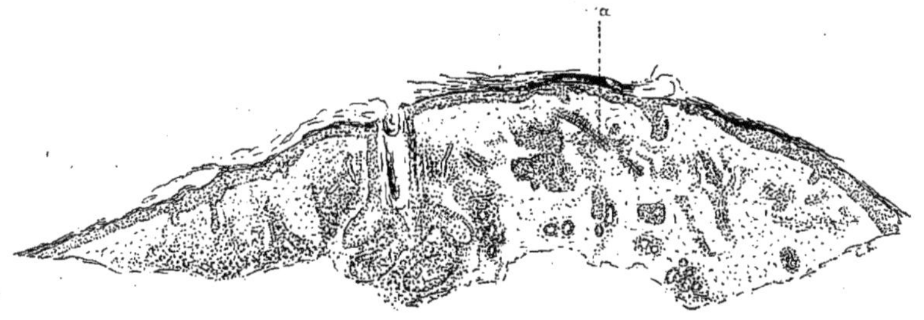

Fig. 86. — Lupus érythémateux fixe du nez. Période de début. Les lésions histologiques siègent surtout autour des vaisseaux qui, tous, sont engainés de cellules, comme il est facile de le voir dans la partie droite de la figure. Çà et là existent des amas plus confluents assez nettement limités. Les sudoripares sont, par places, dilatées. Elles sont, ainsi que les sébacées, entourées de cellules inflammatoires. — *a*, un capillaire dessiné à un plus fort grossissement dans la figure suivante.

glandes sébacées et sudoripares n'ont qu'un léger manteau de cellules nouvelles, dû à la présence de leur riche réseau vasculaire. L'existence de quelques plasmazellen et de nombreuses cellules pigmentaires indique l'ancienneté et la chronicité du processus qui ne peut être, par l'histologie seule, défini lupus érythémateux. L'évolution peut juger la question dans de semblables cas.

A cette période Unna déclare que les infiltrats péri-vasculaires sont entièrement composés de plasmazellen. Il conseille pour s'en assurer de n'étudier que de très jeunes nodules de 2 millimètres environ de diamètre. Cette constatation n'a pas été faite par nombre d'auteurs et nous verrons en décrivant l'infiltrat ancien de plus grandes divergences encore entre l'opinion des divers histologistes. Cette divergence tient sans doute à ce que l'on a regardé les plasmazellen comme des cellules affectant toujours et nécessairement la même forme histologique : grand protoplasma basophile oblong et noyau excentrique à nucléoles régulièrement distribués. En réalité, on désigne aussi sous ce même nom les variétés cellulaires jadis appelées cellules lymphoïdes et cellules embryonnaires.

Dans ces formes très chroniques d'érythèmes perstants qui évoluent plus tard vers le lupus érythémateux, et dans le lupus érythémateux au début, on trouve parfois, à l'examen histologique, un certain degré d'élargissement des fentes intercellulaires de l'épithélium, mais surtout une hyperkératose des

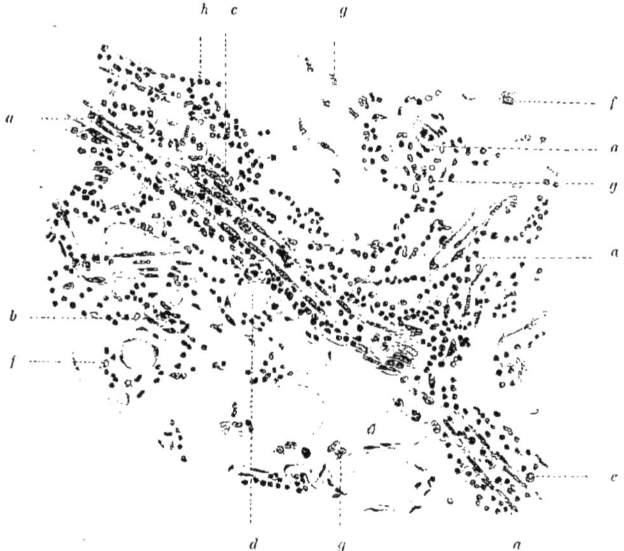

Fig 87. — Le point *a* de la coupe précédente vu à un fort grossissement.

a, capillaires coupés parallèlement ou obliquement : l'un d'eux, qui traverse toute la coupe, est bourré de leucocytes et de lymphocytes que l'on reconnaît nettement dans sa lumière; en *c* son endothélium est proliféré. — *b*, vestiges d'un capillaire rempli de cellules lymphoïdes ou de débris d'origine indéterminée. — *d*, espace conjonctif distendu par l'œdème. — *e*, une grande plasmazelle à noyau excentrique, la seule qui fût reconnaissable dans cette coupe. — *f*, quelques mastzellen. — *g*, restes des cellules fixes du tissu conjonctif normal encore nettement distincts. — *h*, les cellules lymphoïdes, petites plasmazellen d'Unna, qui forment l'ensemble de l'infiltration. On remarquera que les cellules infiltrées sont disposées en rangs parallèles aux lumières vasculaires et qu'elles s'écartent peu de ces lumières.

orifices des sébacées et des sudoripares. Il existe aussi une hyperkératose superficielle légère, et l'on constate la multiplication des assises cornées et parfois un peu de parakératose.

Nous pouvons donc résumer ainsi cette forme de début. Infiltration locale périvasculaire siégeant surtout autour du réseau sous-papillaire et du réseau périglandulaire, moins abondante le long des vaisseaux des papilles. Dilatations considérables et irrégulières des capillaires avec œdème papillaire léger. Hyperkératose folliculaire très peu accentuée.

Dans le plus grand nombre des cas, on ne peut constater l'état que nous venons de décrire qu'à la périphérie de la plaque et le diagnostic se fait alors par les lésions du voisinage. Nous allons successivement passer en revue les altérations épithéliales, dermo-vasculaires et glandulaires dans la plaque à la période d'état.

[*LENGLET.*]

Les *lésions épidermiques* sont multiples. On peut les définir ainsi : atrophie généralisée de toutes les couches non cornées ; hyperkératose généralisée avec prédominance à l'embouchure des sébacées et des sudoripares ; œdème épidermique avec ou sans corpuscules migrateurs interstitiels.

L'hyperkératose est ici, au point de vue histologique comme au point de vue clinique, la lésion importante : elle se manifeste par la stratification de lames cornées passant en pont sur toute la surface, se repliant pour s'enfoncer dans les orifices glandulaires et en quelques points intermédiaires où l'on ne peut distinguer aucun orifice sébacé ou sudoripare. L'engainement des lames forme les cônes que l'on arrache avec la face profonde de la lame hyperkératosée superficielle. La lame cornée est abondamment imprégnée de graisse ; entre ses assises, on remarque çà et là l'existence de cellules ayant conservé un noyau rond colorable et que la rapidité de la transformation du protoplasma cellulaire semble avoir saisies avant que le noyau ait eu le temps d'évoluer lui-même. Ce caractère de vitalité inférieure du protoplasma se retrouve dans toute l'assise épidermique et s'y marque de façons diverses.

En de nombreux points, en particulier dans les orifices glandulaires, des cocci divers et des bacilles-bouteille se développent abondamment entre les lames cornées.

L'adhérence des lames cornées entre elles est très inégale d'un point à l'autre ; soudées fortement en quelques endroits, elles sont au contraire feuilletées en d'autres points où elles se brisent aisément pendant la confection et la préparation des coupes.

La couche granuleuse manque à peu près complètement partout ; à peine constate-t-on l'existence de quelques granulations d'éléidine dans les cellules attenantes à la couche cornée.

La couche de Malpighi est le siège de nombreuses et intenses altérations cellulaires. Tantôt épaissie, elle est le plus souvent réduite à quelques assises faites d'éléments irréguliers, tendant à l'aplatissement et à la disparition du protoplasma. Les altérations des éléments épithéliaux qui nous ont paru les plus communes et les plus intéressantes en ce qu'elles prouvent la modification intense de la vie cellulaire sont les suivantes : disparition du contour cellulaire, état grenu et trouble du protoplasma, disparition des épines intercellulaires, et, à mesure que l'on s'éloigne de la couche génératrice, quelquefois même immédiatement au-dessus de celle-ci, disparition presque complète du protoplasma : la cellule se trouve réduite à un cercle mince enveloppant une vésicule volumineuse contenant un noyau ratatiné. Les cellules de la couche génératrice sont très allongées, leur protoplasma est très réduit. Entre ces cellules épidermiques les fentes du sac sont dilatées, et, çà et là, quelquefois dans toute l'étendue de l'épiderme, il existe une sorte de dissociation des assises par les éléments migrateurs ; il nous a paru que ce fait était très variable d'un cas à l'autre, d'un point à l'autre d'une même préparation. Ces énormes modifications cellulaires font aisément comprendre l'importance des phénomènes cliniques fournis par l'épithélium dans le lupus érythémateux.

Les *phénomènes dermo-vasculaires* sont extrêmement variables en intensité d'un cas à l'autre. Nous supposerons, pour les mieux schématiser, que nous avons affaire à un cas d'intensité moyenne où la néoplasie a réservé quelques parties du derme.

L'infiltrat se fait en deux points principaux : dans le quart ou la moitié supérieure du derme avec prédominance autour du réseau vasculaire sous-papillaire, et dans toute la hauteur du derme jusqu'au voisinage de l'hypoderme en suivant les vaisseaux des glandes sébacées et des sudoripares et en se disposant en amas cellulaires dans le chorion. Dans les cas intenses, le derme entier est envahi jusqu'à l'épiderme. Dans ces cas, il n'existe plus aucun des prolongements interpapillaires qui sont détruits par le plasmôme. Dans les cas moins intenses, ils sont élargis et raccourcis, et leur centre contient fréquemment un cône hyperkératosique ou une dilatation kystique.

La distribution topographique de l'infiltrat est souvent assez régulière, il se répand dans le derme sous forme de lobules assez nettement limités par les

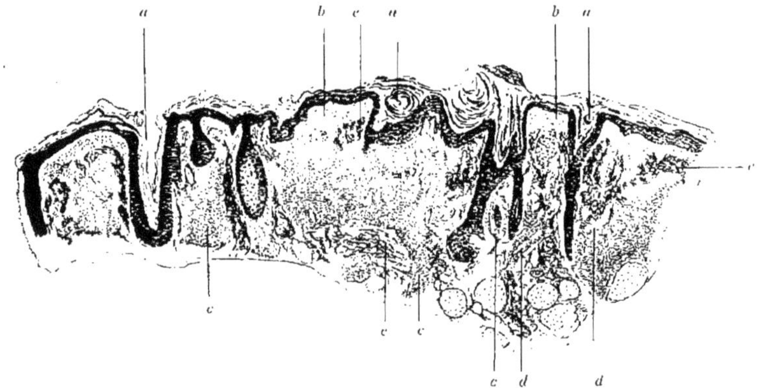

Fig. 88. — Lupus érythémateux fixe du visage. Topographie générale des lésions.

a, couche cornée hyperkératosique. — *b*, région des espaces interpapillaires; les papilles ont disparu, l'infiltration est peu accentuée dans cette partie de la peau. — *c*, tissu lupique : il forme des amas réguliers distribués dans toute l'étendue du derme, séparés les uns des autres par les annexes de l'épiderme, par les restes du tissu élastique. — *d*, vaisseaux entourés par l'infiltrat, l'un d'eux possède une gaine de cellules lupiques régulièrement disposées. — *e*, amas de tissu élastique disséminés çà et là autour des infiltrats des cellules lupiques.

travées dermiques et qui peuvent, par pression excentrique, prendre une disposition arrondie, au moins dans leur partie profonde. Du côté de l'épiderme, la compression du tissu papillaire étant considérable, l'infiltration des cellules pathologiques se produit beaucoup plus difficilement. Cette compression semble être le résultat de l'action de plusieurs facteurs : 1° de la constitution d'une néoplasie périvasculaire dense dont les assises concentriques s'appuient les unes aux autres pour constituer les nodules élémentaires; 2° de la destruction du réseau élastique dans la plasmôme; les fibres élastiques voisines non touchées, en particulier les fibres élastiques de la zone interpapillaire se rétractent et augmentent la densité de cette zone déjà comprimée; 3° sous l'influence de cette rétention et de cette compression, certains capillaires se trouvent presque oblitérés, tandis que d'autres subissent des déformations variées qui en amènent l'ectasie. Dans ces derniers s'accumulent assez souvent de nombreuses cellules lymphatiques.

Quel que soit le processus initial qui préside à sa distribution, l'infiltrat cellulaire ne pénètre pas tout d'abord dans les assises du chorion les plus superficielles, et le réseau élastique est au début préservé de la destruction dans cette partie de la région pathologique. Au contraire, au centre même des amas cellulaires, il n'est plus représenté que par quelques fibrilles, ou même il est totalement détruit. On ne saurait trop étudier la disposition des fibres élastiques au début de la maladie, car le réseau élastique est le guide le plus sûr de l'histologiste, et ses modifications sont plus caractéristiques et plus faciles à interpréter qu'aucune des autres lésions. La disposition du squelette élastique des petits vaisseaux rend évidentes les proliférations endothéliales, la multiplication et la dissociation des couches cellulaires périvasculaires et permet bien souvent de reconnaître l'existence de vaisseaux ectasiés, thrombosés, ou, au contraire, rétrécis et presque oblitérés en des points où les préparations ordinaires, sans coloration des fibres élastiques, ne laissent reconnaître aucun de ces détails d'une façon précise.

Partout où se produit l'infiltrat lupique le tissu conjonctif fondamental disparaît plus ou moins rapidement : ainsi se prépare l'atrophie terminale.

Il y a toujours des vaisseaux dans le plasmôme; les modifications rapides que subissent les cellules qui le constituent, expliquent la divergence des opinions touchant leur nature.

L'*infiltrat* est constitué au début de cellules fixes du tissu conjonctif, de lymphocytes ou de plasmazellen, de mastzellen, de leucocytes. On peut reconnaître tous ces types cellulaires à la périphérie des masses infiltrées. On y trouve aussi des cellules pigmentaires remarquables.

Presque tous les auteurs s'accordent pour admettre la disparition rapide des cellules conjonctives du tissu dermique. Quelques-unes persistent cependant très longtemps et subissent même une hypertrophie relative de leur noyau. Il s'agit là, sans doute, de phénomènes analogues à ceux qu'a signalés Grawitz dans la genèse des cellules inflammatoires aux dépens des éléments conjonctifs préexistants. Les mastzellen disparaissent en partie ou subissent une transformation telle qu'elles perdent tous leurs prolongements, deviennent rondes, presque sans granulations, mais conservent leur coloration caractéristique métachromatique.

Pour Unna, les plasmazellen composent la presque totalité du plasmôme. Cela n'est vrai qu'à condition d'étendre le sens du mot plasmazellen aux petites cellules qui constituent la plus grande partie de l'infiltrat lymphoïde embryonnaire. Les grandes plasmazellen sont, au contraire, rares. Si l'on examine avec attention la périphérie de l'infiltrat, en particulier du côté de l'épithélium où il est plus disséminé, on reconnaît l'existence de quelques cellules de cet ordre mêlées de cellules hypertrophiées du tissu conjonctif, tiraillées par l'œdème, et de cellules à pigment dont la signification est, à l'heure actuelle, encore à peu près inconnue.

Peut-on trouver des cellules géantes dans le lupus érythémateux? Le fait que quelques auteurs considèrent le lupus érythémateux comme le résultat d'une embolie de bacilles atténués peut faire résoudre, *a priori*, ce problème par l'affirmative. Il faut, en réalité, reconnaître avec tous les histologistes qu'il n'y a pas, d'ordinaire, de cellules géantes dans le lupus érythémateux. La raison en est peut-être, comme le dit Darier (1), que les bacilles embolisés peuvent « provoquer tantôt une réaction sous forme de tissu tuberculeux classique avec dégénérescence caséeuse des cellules et formation de cellules géantes, tantôt une réaction périvasculaire de caractère moins spécifique » : ceci serait le cas ordinaire du lupus érythémateux.

Audry (2) a publié trois examens histologiques de lupus érythémateux avec existence de cellules géantes. L'auteur pense que l'étude suffisamment approfondie des tissus atteints de lupus érythémateux aurait toujours ce résultat. Rien ne s'oppose théoriquement à ce qu'il en soit ainsi; la présence de très rares cellules géantes n'a rien qui puisse porter atteinte à la conception clinique du lupus érythémateux et elle justifie, en une certaine mesure, l'idée qu'il est d'origine bacillaire. La parenté étroite du lupus érythémateux et du lupus vulgaire par l'intermédiaire du lupus érythémato-tuberculeux de Vidal et Leloir, justifie encore cette opinion. Mais nous devons conclure néanmoins qu'il n'y a pas d'ordinaire de cellules géantes dans le lupus érythémateux vrai.

Pour Unna et pour quelques-uns de ses élèves, Buri (3), Mietke (4), une des particularités les plus importantes du lupus érythémateux, celle qui en fait une lésion spécifique toujours reconnaissable, c'est la canaliculisation de l'infiltrat. Cet aspect canaliculé n'a été vu que par un petit nombre d'observateurs, et quelques-uns l'ont attribué aux accidents de préparation. Il ne peut être mis en évidence que par une bonne inclusion à la celloïdine. D'après Unna, les canaux ne sont ni régulièrement cylindriques, ni revêtus d'un endothélium continu; ici ce sont des fentes aplaties, là des espaces sphériques, et leur bordure est constituée le plus souvent par les cellules du plasmôme elles-mêmes. La cause de cette irrégularité serait pour Unna la fonte du tissu collagène intercalaire. Les cellules mises en liberté par la destruction des travées qui bordent les fentes lymphatiques tombent dans ces fentes (5).

(1) Darier, Les tuberculides. Rapport lu au IVe Congrès internat. de dermat. et de syphil., Paris, 1900.

(2) Audry, Sur une troisième observation de lupus érythémateux avec cellule géante. Soc. de dermat., 1901.

(3) Buri, Ueber den Lupus erythematosus (ulerythema centrifugum). *Monatshefte*, 1894, Bd XIX, n° 7.

(4) Mietke, Ein Beitrag zur histologie des Lupus erythematosus. *Ibid.*, 1889, t. IX, p. 348.

(5) La théorie des fentes interstitielles ainsi présentée par Unna semble rationnelle et nous avons quelquefois observé des images histologiques qui nous ont paru concorder avec sa description. Quoi de plus compréhensible, d'ailleurs? Les fibres du tissu collogène fondamental forment une sorte de reticulum sur lequel s'appuient les cellules du

Dans le plus grand nombre des tissus pathologiques, la force de résistance du tissu élastique est plus considérable que celle du tissu collagène. C'est ce qui arrive en particulier dans les syphilides tertiaires, le lichen ruber, le lupus, et dans le lupus érythémateux. Ce n'est qu'après une longue durée de la néoplasie et dans ses formes intenses que le tissu élastique disparaît complètement. Mais, dès le début du lupus érythémateux, il disparaît complètement dans l'infiltrat lui-même et s'amasse en pelotons à la périphérie des granulômes. Dans quelques cas, la conservation d'un grand nombre de fibres élastiques permet la constitution des cicatrices fines et souples, moins apparentes et plus régulières que celles du lupus vulgaire.

Il convient d'accorder à la thrombose une place spéciale dans l'histologie des lésions vesculaires du lupus érythémateux. Un certain nombre d'auteurs, parmi lesquels Holder, Fordyce (1), Haury, la regardent comme la lésion primitive de cette dermatose et des tuberculides. Il est donc de haut intérêt de préciser ce point de l'anatomie pathologique, car de l'existence de la thrombose primitive dépend la justification de la théorie pathogénique du lupus érythémateux par embolie. La constatation de thromboses vasculaires dans quelques coupes de lupus érythémateux et de toxi-tuberculides paraît apporter un appui à cette théorie, et l'embolie pourrait expliquer les réactions inflammatoires conjonctivo-vasculaires du lupus érythémateux; mais il resterait à prouver que ces embolies sont constantes et que la thrombose est primitive.

Les *glandes cutanées* subissent, dans le lupus érythémateux, des altérations très variables. L'existence des prolongements cornés très longs, qui s'enfoncent profondément dans leurs orifices, avait fait penser à Hebra qu'elles étaient le siège primitif et le point de départ de l'affection. Les recherches de Kaposi, Neumann, Gedding, semblèrent d'abord confirmer cette hypothèse. Depuis lors, on a reconnu que leur participation au processus est secondaire et variable et qu'elle peut être diversement interprétée.

L'oblitération permanente des sébacées pendant une très longue période, surajoutée aux lésions inflammatoires de leur appareil vasculaire, doit amener d'abord un certain degré de dilatation glandulaire par rétention. Cette hypertrophie a été notée par un grand nombre d'histologistes, Miethke, Leloir, Schütz. Dans beaucoup de cas, en effet, les acini paraissent gonflés, leurs voies d'excrétion sont élargies et les cellules sébacées sont toutes arrivées au degré le plus avancé de leur évolution normale. Les cellules de la couche

plasmôme. Sous l'influence de l'œdème, les fentes qui les séparent s'élargissent, augmentant encore la compression des cellules infiltrées. Celles-ci apparaissent alors disposées en rangées qui sont d'autant mieux ordonnées que le tissu sur lequel elles s'appuient est lui-même mieux conservé. Or, il n'est guère de lupus érythémateux qui ne permette de constater, dans quelques amas, la conservation de cellules du tissu conjonctif fondamental. Quand ces cellules ont complètement disparu, l'amas cesse de trouver un soutien et l'apparence canaliculaire disparaît.

(1) HOLDER, The pathology of Lupus erythematosus. *Journal of cut. and gen.-urin. diseases*, mai 1897, p. 207. — FORDYCE, *ibid.*, 1899, p. 115.

génératrice se distinguent à peine des cellules centrales. Toutes sont très volumineuses, gonflées de matière sébacée; leur noyau est petit, ratatiné, peu colorable. Sous l'influence de la stase prolongée que subit le sébum, et peut-être aussi par suite des transformations périphériques du tissu conjonctif, le collet et le tube excréteur des glandes s'élargissent et l'atrophie par arrêt de fonction peut être la conséquence éloignée de cet état prolongé. Cette atrophie progressive se manifeste dans le lupus érythémateux ancien et très accentué, par l'existence de dilatations épithéliales kystiques, communiquant encore avec la surface par un goulot rempli de squames. Ces cavités pleines de détritus épithéliaux contiennent aussi quelquefois des poils rudimentaires. Dans d'autres cas, il n'existe, à la place des glandes sébacées, qu'un cordon épithélial, plein dans une partie de son étendue, contenant encore dans sa partie inférieure quelques cellules qui rappellent la présence antérieure d'éléments sébacés et qui, de toutes parts, sont limités par un derme cicatriciel. Des poils lanugineux peuvent continuer à exister dans quelques points du lupus érythémateux; dans les processus anciens, il est impossible d'en retrouver de moindre vestige. Il n'est pas nécessaire que le processus soit très accentué pour que se produisent ces atrophies glandulaires. Nous les avons trouvées dans des cas où le lupus érythémateux était réduit à l'apparence de petites taches très superficielles. Au nez même, cet état atrophique peut être très accentué dans des lupus érythémateux peu développés en surface et en profondeur.

Les *sudoripares* peuvent demeurer longtemps intactes, mais le fait contraire est le plus commun. Sous l'influence de l'infiltrat qui les entoure, leurs glomérules s'atrophient progressivement; cette atrophie est souvent précédée de dilatation du canal excréteur portant, d'une façon à peu près égale, sur toute son étendue. Les épithéliums sont bas, troubles, et, quand les glomérules n'ont pas subi une atrophie complète, on trouve souvent dans les cellules sécrétantes des granulations qui se colorent avec élection par les bleus polychromes. Nous notons leur existence, parce qu'on les a regardées à tort comme démontrant la nature non tuberculeuse des processus qui les présentent.

Parmi les lésions accessoires que l'on rencontre dans le lupus, nous signalerons seulement la dégénérescence colloïde ou hyaline de certaines cellules conjonctives ou épithéliales et la pigmentation intense de la peau dans les régions cicatricielles de quelques lupus érythémateux. Cette pigmentation est rare et elle n'a pas encore, que nous sachions, été étudiée d'une façon suffisante.

Telles sont les lésions du lupus érythémateux à la période d'état. Plus tard, à mesure qu'augmente la densité des infiltrats, le tissu élastique de leur centre et les cellules elles-mêmes du plasmôme dégénèrent, subissent une fragmentation progressive et deviennent bientôt complètement méconnaissables. A cette période, l'action phagocytaire vient aider à la résolution des masses lupiques et la peau s'affaisse peu à peu au centre des taches érythémateuses, en même temps que l'épiderme cesse de produire rapidement des lames et des masses cornées à la surface. A la période ultime du processus, les caractères de la lésion sont ceux des cicatrices consécutives aux inflammations chroniques avec conservation d'une partie du réseau élastique.

Lupus érythémateux des muqueuses. — L'histologie du lupus érythémateux des muqueuses n'a été jusqu'ici, faute de matériel, que l'occasion d'un petit nombre de recherches histologiques. Ce que l'on en sait permet cependant de dire que les lésions essentielles sont analogues à celles qui se rencontrent dans la peau. Les lésions péri vasculaires sont très accentuées autour du réseau sous-papillaire et papillaire. L'épithélium est inégal et hypertrophié, et la couche granuleuse, qui manque à l'état normal, apparaît çà et là, ce qui explique la tendance à la kératinisation, et même la kératinisation vraie que peuvent subir les cellules épithéliales. Quant au processus cicatriciel, il ne diffère pas notablement de ce qu'il est dans la peau et il s'accomplit de la même façon.

Ici encore les lésions épithéliales paraissent n'être que la conséquence des lésions vasculaires et conjonctives. C'est l'infiltrat qui les régit par son abondance, par sa tendance plus ou moins accentuée à la désintégration, à la dégénérescence et à la résorption.

En résumé, le lupus érythémateux est caractérisé : 1° par l'atrophie hyperkératosante de l'épiderme avec cônes cornés intra-épidermiques; 2° par des lésions multiples endo et périvasculaires avec thromboses, dilatations, hémorragies; 3° par des transsudations œdémateuses surtout marquées au niveau de la couche papillaire et de l'épiderme; 4° par des infiltrats de cellules rondes occupant le plus souvent la partie supérieure du derme, et la zone du réseau vasculaire, mais pouvant envahir toute l'épaisseur du chorion; 5° par des transformations pilo-sébacées et sudoripares dues à la tendance atrophique consécutive à la dilatation par stase des appareils sécréteurs. Ces dernières lésions sont inconstantes.

Y a-t-il là de quoi caractériser le lupus érythémateux? Oui et non, car ces lésions sont communes à presque toutes les tuberculides, en particulier à la variété des folliculites disséminées des parties glabres à tendances cicatricielles. La lésion caractéristique, spécifique du lupus érythémateux n'a pas encore été fournie par l'histologie. La clinique est, à ce point de vue du diagnostic, mieux placée.

Anatomie pathologique de quelques formes anormales du lupus érythémateux.

Il nous reste à décrire en quelques mots les altérations anatomiques rencontrées dans les formes rares ou anormales du lupus érythémateux.

Bien que la place du *lupus érythémateux aigu* disséminé de Kaposi ne soit pas encore fixée d'une façon définitive et qu'il puisse être un jour distrait du lupus érythémateux, nous résumerons ainsi ses lésions, fort voisines de celles des tuberculides en général.

D'après les examens histologiques publiés par Koch [1] et Petrini [2], la maladie cutanée commence par une infiltration énorme du réseau sous-papillaire. Cette infiltration est telle que, d'après Petrini, il y aurait dans les vaisseaux de véritables thromboses leucocytaires. Le phénomène principal, consécutif à ces oblitérations vasculaires, est l'abondante infiltration séreuse de la peau. Sous son influence, les mailles du derme papillaire et de l'épiderme subissent une distension telle, que, çà et là, la couche réticulaire se sépare de la couche cornée et qu'il se fait une vésicule ou même une bulle séreuse. Le processus gagne peu à peu le long des vaisseaux profonds qui sont oblitérés partiellement. La couche cornée cède à la pression et se mortifie par place; en certains points, il y a exfoliation de l'épiderme jusqu'à la couche basale. Il en résulte des exulcérations ou des ulcérations suintantes qui se couvrent de croûtes. Sous l'influence de la thrombose vasculaire, les lésions de nécrose peuvent, aux doigts en particulier, s'étendre jusqu'aux tendons. La dilatation du réseau veineux, la gêne de la circulation en retour, expliquent les fréquentes hémorragies qui accompagnent ce processus.

Les glandes sont intactes le plus souvent.

A l'intensité près, il y a, on le voit, dans ces lésions des termes communs avec le lupus érythémateux discoïde.

L'analogie devient de la similitude, quand il s'agit de formes à évolution rapide et à exanthème très généralisé sans phénomènes généraux graves : Darier, qui a eu l'occasion d'examiner des faits de ce genre, y a relevé les altérations conjonctivo-vasculaires et l'infiltration embryonnaire caractéristiques du lupus érythémateux. Les lésions épithéliales seules font presque totalement défaut, ce qui s'explique aisément par l'allure aiguë du processus.

Les formes de *lupus érythémateux acnéique*, folliculaire, de la joue, du front, du cuir chevelu, ont été rarement étudiées au point de vue histologique. Leloir se contente de dire qu'il y a hypertrophie et enkystement des sébacées avec prolifération embryonnaire autour d'elles. La lésion décrite par Unna sous

[1] Franz Koch, Beitrage zur Lehre dem acuten erythematosen Lupus. *Arch. f. Dermat. und Syphil.*, Bd XXXVII, p. 39.

[2] Petrini, Lupus érythémateux généralisé. *IIe Congrès internat. de dermatol. et de syphil.* Vienne, 1892.

Nous avons rapidement décrit le *lupus pernio* parmi les formes cliniques du lupus vulgaire, parce qu'on y peut trouver des nodules lupiques caractéristiques. Nous avons fait remarquer qu'en d'autres circonstances ces nodules manquent complètement : il se rapproche alors par l'érythème, l'œdème, la symétrie des lésions du lupus érythémateux Il appartient en réalité au groupe des tuberculides et nous ne l'avons décrit rapidement que pour respecter sa dénomination. Les lésions histologiques qu'il présente sont des infiltrations vasculaires et périvasculaires avec œdème du derme, ectasies, thromboses et hémorragies, mais c'est aussi assez fréquemment l'obstruction par des amas de plasmome des troncs lymphatiques du derme. Cette lésion dominait dans un cas de Danlos. (Danlos, Lupus pernio. *Soc. de dermat. et de syphil.*, juin 1901.)

[LENGLET.]

le nom d'*ulérythème acnéiforme* correspond probablement à cette variété. Essentiellement on note dans ces cas : une hypertrophie de la couche cornée avec formation de comédons et hypertrophie de la couche épineuse surtout accentuée au voisinage des orifices sébacés et sudoripares avec forte hyperacanthose. Les vaisseaux sont dilatés et le derme est infiltré de masses nodulaires assez bien limitées. L'hyperacanthose que nous venons de signaler est bientôt remplacée par une hyperkératose énorme, avec atrophie des assises épidermiques profondes et formations cornées globuleuses insérées dans les orifices des sébacées et des sudoripares. La kératinisation atteint fort loin dans la profondeur les prolongements interpapillaires. L'infiltration à ce moment a envahi la totalité du derme, mais elle respecte encore en certains points la région épithéliale. Quand la régression des infiltrats se produit, l'hyperkératose qui en était la conséquence disparaît à son tour; il reste des cicatrices déprimées, irrégulières, pauvres en tissu élastique [1].

SYMPTOMATOLOGIE GÉNÉRALE ET FORMES CLINIQUES

La description du lupus érythémateux peut être faite dans un ordre fort variable, suivant que l'on se fonde pour établir les subdivisions sur l'analyse élémentaire seule, ou que l'on considère, au contraire, l'évolution des formes morbides.

La classification purement dermatologique conduit à établir des genres analogues à ceux qu'admettent, dans les notes de Kaposi, Besnier et Doyon qui reconnaissent deux types principaux : 1° le type vasculaire; 2° le type folliculaire, avec un type intermédiaire aux deux premiers. Cette division rend la description claire et précise, mais elle n'a pas comme celle de Brocq l'avantage de correspondre à l'évolution clinique du lupus érythémateux. Celle-ci se rapproche davantage des besoins de la dermatologie pratique et elle correspond à la manière dont on a l'habitude de faire les classifications en médecine générale. Brocq, en effet, se fondant sur l'évolution, divise les lupus érythémateux en deux catégories : 1° le lupus érythémateux fixe; 2° l'érythème centrifuge.

Il est difficile de choisir l'une de ces divisions, à l'exclusion de l'autre, sans remarquer qu'elles ont toutes deux des avantages, et sans regretter d'en abandonner une. Il n'est pas moins difficile de les fondre en une seule ou de les subordonner l'une à l'autre. Il est cependant aisé de les accorder dans une large mesure, car les variétés qui appartiennent à l'érythème centrifuge sont celles qui s'accompagnent d'un minimum de lésions épidermiques et vasculo-conjonctives. De telles variétés peuvent, en effet, comme on le comprend, se modifier plus aisément dans leur forme et dans leur aspect que celles qui lèsent profondément le derme et l'épithélium. Aussi le lupus érythème centri-

(1) UNNA, Ulérythème acnéiforme. *Monatshefte f. Dermat.*, 1890, Bd XI.

fuge de Brocq correspond-il aux aspects érythémateux purs, ou télangiectasiques simulant la couperose variqueuse, au lupus pernio, qui rentrent dans la forme vasculaire de Besnier. Il correspond aussi à des variétés épithéliales légères ou à la forme intermédiaire d'E. Besnier quand l'érythème centrifuge prend l'apparence séborrhéique, pityriasiforme ou psoriasiforme.

Quant au type érythémateux fixe de Brocq, il englobe les variétés vasculo-conjonctives et épithéliales les plus intenses, celles dont les lésions élémentaires sont les plus étendues et les plus profondes : l'herpès crétacé de Devergie, le lupus érythémato-folliculaire de Besnier et Doyon, les variétés discoïde, agminée, de ces mêmes auteurs.

En dehors de l'érythème centrifuge et du lupus érythémateux fixe de Brocq, il existe encore quelques variétés très rares de lupus érythémateux à évolution aiguë souvent mortelle et quelques variétés d'allures moins rapides et moins sévères, mais dans lesquelles l'éruption s'étend à toute la surface du corps. Dans ces dernières variétés l'évolution donne à l'affection son caractère dominant au point de vue clinique, et le médecin est d'ordinaire préoccupé davantage par l'état général, dont l'éruption n'est que la signature, que par l'éruption elle-même.

De ce qui vient d'être dit il résulte que nous diviserons le lupus érythémateux en :

A. Lupus érythémateux fixe comprenant :

a. *Des formes épithéliales.* — 1° Herpès crétacé; scrofulide acnéique; lupus érythémato-acnéique; ulérythème acnéiforme d'Unna

b. *Des formes vasculaires et épithéliales mixtes.* — 1° Lupus érythématoïde; 2° lupus exanthématique profond de Brocq; 3° séborrhée congestive; 4° lupus érythémato-folliculaire d'E. Besnier; 5° formes voisines de l'angio-kératome.

B. Lupus érythème centrifuge de Brocq comprenant :

a. *Des formes congestives pures.* — 1° Érythème centrifuge proprement dit; 2° quelques érythèmes dits perstans; 3° certains lupus à forme de couperose; 4° le lupus pernio.

b. *Des formes épithéliales et vasculaires mixtes.* — 1° Pityriasiforme; 2° psoriasiforme; séborrhéique, peut-être l'ancienne séborrhée congestive, quelques formes rares voisines de l'angiokératome.

C. Le lupus exanthématique généralisé :

a. *Aigu.* — Forme Kaposi avec phénomènes généraux graves;

b. *Subaigu* avec ou sans phénomènes généraux.

D. Les variétés du lupus érythémateux d'après le siège :

a. Régions externes;

b. Muqueuses.

E. Les formes anormales par l'aspect de l'éruption ou par les associations.

Avant d'entreprendre de fixer ces types multipliés, il nous semble utile de dire, en quelques mots, l'aspect ordinaire du lupus érythémateux. Partant de la connaissance de cet aspect, nous décrirons avec plus de soin et en les analysant aussi minutieusement que possible des lésions élémentaires de cette dermatose. Enfin, nous terminerons par une synthèse où nous essayerons de réaliser et de schématiser la description des différentes formes, en suivant la division que nous avons plus haut adoptée.

1° Schéma symptomatique du lupus érythémateux. — Le lupus érythémateux a pour symptôme fondamental et constant un érythème rouge, rose ou livide, disposé très souvent symétriquement, mais pouvant aussi être disséminé en taches de distribution irrégulière parsemées sur le visage. La rougeur est uniforme ou variée par l'existence de fines arborisations capillaires irrégulièrement réparties. L'aspect complètement rouge est très rare et le lupus érythémateux réduit à ce symptôme est exceptionnel; le plus souvent, un fin piqueté blanc se détache sur le fond rouge qui encadre les ponctuations d'un réseau de grande finesse. A la surface, des squames fines, fortement adhérentes, se détachent, en entraînant avec elles, quand on les arrache, de fins prolongements inclus dans la peau. Souvent la rougeur n'est visible qu'à la périphérie des plaques; le centre de celles-ci est couvert d'un épiderme sec, rugueux, squameux, blanchâtre, plâtreux, irrégulier, adhérent; en essayant de l'arracher, on fait par places saigner la peau et l'on entraîne des prolongements cornés qui y sont inclus; aux points où ils étaient insérés se voient autant de petits puits coniques. Cette carapace plâtreuse, adhérente, est d'autres fois remplacée par une croûte molle, grasse, épaisse, beaucoup moins adhérente, que l'on enlève aisément et sous laquelle se voient les mêmes cônes et les mêmes dépressions. Enfin, la croûte peut manquer et la surface rouge découverte peut n'être que rugueuse, irrégulière, par places exulcérée, par places couverte de quelques débris épithéliaux ou séborrhéiques; ce qui domine alors dans le tableau morbide, c'est l'épaississement du derme, son infiltration uniforme, analogue pour la densité à celle que l'on trouve dans le lupus vulgaire. A tous ces symptômes se joignent ceux que fournit la cicatrice, presque toujours possible à discerner aussi bien dans les lésions simplement érythémateuses que dans les lésions très infiltrées ou largement squameuses. Fréquemment centrale et unique, elle peut aussi être représentée par des îlots multipliés, irrégulièrement répartis à toute l'étendue du lupus.

Ce rapide exposé de l'ensemble des symptômes du lupus érythémateux ne donne qu'une idée très imparfaite de cette dermatose, dont les caractères varient avec la disposition et la proportion de chacun des éléments qui la constituent. Un seul phénomène existe toujours et avant tout autre, c'est la lésion vasculaire. De son intensité, de sa forme, de sa qualité peut-être, dépendent, sans doute, les réactions épithéliales dans leurs divers aspects. C'est à analyser successivement chacun de ces éléments constituants, lésions épithéliales, lésions vasculo-conjonctives, cicatrices, que nous allons maintenant nous attacher.

2° Analyse des lésions élémentaires du lupus érythémateux. — a. *L'épithélium dans la série des lupus érythémateux.* — Il n'est, pour ainsi dire, aucun lupus érythémateux qui ne présente, à un degré plus ou moins accentué, des lésions épithéliales. Elles peuvent s'expliquer presque toutes par des anomalies de kératinisation et par l'atrophie des assises diverses du corps muqueux.

Comme l'épithélium n'a plus de couche granuleuse et que sa production d'éléidine fait partiellement défaut, il perd de sa cohésion, il craque, se soulève, forme des squames minces ou plus ou moins épaisses, adhérentes par leur face profonde. Dans quelques cas, où l'hyperkératose est très légère, l'exfoliation rappelle celle du psoriasis, et l'on ne trouve que très peu de prolongements cornés à la face inférieure des squames. Dans d'autres circonstances, plus fréquentes, l'hyperkératose est irrégulièrement disséminée, accentuée surtout au niveau des orifices folliculaires, mais l'épiderme, dans son ensemble, est fort peu squameux ou ne l'est nullement. Il faut analyser avec beaucoup de soin; un œil très exercé arrive à reconnaître de petits points blanchâtres extrêmement fins piquetant un épiderme lisse. L'importance de ce fait est énorme; il n'y a pas de squame décelable, mais, s'il y en avait une, elle aurait déjà des prolongements cornés. Il faut donc tenir compte de cette apparence des surfaces, et, quand on est habitué à étudier de près les transformations épithéliales, on arrive à y reconnaître des détails de structure dont le microscope donne à peine la réelle valeur proportionnelle. A un degré plus avancé, il n'y a pas encore d'hyperkératoses folliculaires très intenses; les orifices sébacés, sudoripares, élargis, ont le bord légèrement surélevé et ils forment comme autant de petits cratères, à la surface de la peau, dans la région atteinte. Le fond du cratère est tout entier formé de cônes épidermiques emboîtés. Si on essaye de les arracher avec une pointe d'aiguille, on remarque qu'ils adhèrent fortement et qu'ils ont une consistance très dure.

Dans la majorité des cas, lorsqu'il n'y a pas hyperkératose de toute la surface épidermique, c'est à l'orifice des glandes sébacéo-pilaires et sudoripares que se manifeste ce symptôme.

Quand l'épiderme se kératinise dans son ensemble, il fournit des lames stratifiées, irrégulièrement fendues ou fendillées, sèches ou grasses, rugueuses ou à peu près lisses, assez faciles à détacher, ou, cas plus commun, extrêmement adhérentes. Plus l'épiderme est sec, dur, rugueux au toucher, plus son apparence est grise, sèche, sale, plâtreuse, plus aussi il faut s'attendre à ne pouvoir l'arracher. Dans le cas où on peut enlever les squames, ce qui se produit facilement dans les formes grasses, séborrhéiques, on constate, à la face inférieure, une série de prolongements coniques, d'épaisseur et de longueur très variable. Tantôt courts, trapus et pointus, ils sont d'autres fois longs, larges, arrondis à l'extrémité. A l'extrême limite, ils semblent confluer entre eux et ils donnent à la croûte une épaisseur considérable. Quand ils sont très courts ou absents, la face inférieure de la croûte paraît extrêmement irrégulière, comme un minuscule relief d'une carte hypsométrique.

Lorsque la kératinisation superficielle produit une couche dure très sèche et très adhérente, il est fréquent, en l'arrachant, de faire saigner le tissu sous-jacent.

Ces croûtes grasses à prolongements profonds, ces squames et ces agglomérats de squames dures adhérentes, ne sont qu'un pas vers les transformations extrêmes de la couche épithéliale, soit qu'elles dominent par leur importance l'ensemble des lésions, soit que, arrivée au terme ultime de l'évolution, cette assise ait subi le maximum d'atrophie dont elle est capable.

Dans les cas d'hyperkératose extrême, l'épiderme épaissi, rugueux, forme une couche à surface très irrégulière blanc sale, plâtreuse; sa transformation s'arrête d'ordinaire brusquement et, sans transition, l'épiderme sain fait suite à l'épiderme malade. On ne peut pas d'ordinaire séparer, dans ces cas, l'épiderme ainsi transformé de la couche sous-jacente. L'épaisseur de la couche cornée atteint alors parfois jusqu'à 2 et 3 millimètres; tel est le cas dans la forme herpès crétacé de Devergie.

Dans un autre cas d'hyperkératose extrême, les conduits sébacés et sudoripares sont remplis par une masse hyperkératosée globuleuse, comme une volumineuse perle cornée très adhérente. Les orifices du voisinage sont, à mesure que l'on approche de la peau saine, simplement élargis et cornés; c'est ce qui arrive dans le lupus acnéique.

Ces modifications ne sont pas les seules que puisse subir l'épithélium. Dans certains lupus, l'infiltrat sous-épithélial prend une importance considérable et entrave la vie épithéliale ou la transforme plus encore que dans les formes avec hyperkératose pure. Dans ces nouvelles variétés, l'épithélium de la surface, très aminci par places, desquame finement et supporte des squames adhérentes. En d'autres points il subit une nécrose locale, et une petite ulcération laisse à nu le tissu dermique. Ailleurs encore existent des croûtes larges de quelques millimètres, stratifiées, grasses ou sèches, assez fortement adhérentes, sans prolongements. C'est en vain que l'on cherche dans ces formes la kératose des orifices glandulaires et sudoripares; les remaniements de l'épithélium, dont les transformations sont subordonnées à la vie de l'infiltrat, sont tellement considérables, qu'il n'existe plus ni sudoripares, ni sébacées, ni poils, dans de grandes étendues du tégument et que l'épithélium général seul continue à vivre difficilement à la surface de la néoplasie. Cet état peut se produire d'emblée ou, au contraire, fort lentement, mais il n'est pas la conséquence fatale de l'évolution du lupus. Rares sont les cas où les ulcérations sont très étendues et où l'épithélium manque sur une large surface. Le tissu qui constitue la masse de l'infiltrat est défavorable à la vie de l'épithélium, mais il ne lui est pas fatal.

b. *Les lésions conjonctives et vasculaires dans la série des lupus érythémateux.* — Les lésions dermo-vasculaires ne contribuent pas moins que les lésions épithéliales à assurer le polymorphisme du lupus érythémateux. Elles sont constantes et leur importance est telle qu'il n'est pas possible de regarder comme lupus érythémateux les dermatoses atrophiques en placards, avec lésions cicatricielles et épithéliales, desquelles elles sont absentes. Quelles que soient l'épaisseur et l'étendue des lésions de l'épithélium, elles ne masquent jamais entièrement l'érythème qui les déborde toujours dans une certaine étendue.

En quelques cas la *congestion diffuse* constitue presque seule les placards morbides. Il en est ainsi dans un grand nombre d'érythèmes centrifuges ou d'érythèmes perstans qui se traduisent par la coloration rose, rose violacé, rouge ou pourpre de la peau, s'atténuant brusquement ou progressivement aux bords des taches morbides. Dans ces érythèmes la teinte rose ou rouge est uniforme; il n'existe parfois aucune dilatation capillaire perceptible à l'œil nu, malgré l'étendue souvent très considérable qu'ils atteignent. On les voit, en effet, occuper tout le front, le nez et les deux joues.

Dans d'autres cas plus accentués, la congestion est accompagnée de l'existence de *fins lacis capillaires* disposés irrégulièrement dans toute l'étendue de la plaque, ou formant çà et là des étoiles à rayons sinueux. Dans les plaques légèrement squameuses, mais surtout dans les placards de lupus érythémateux que recouvre un épithélium fortement épaissi et transformé, sous lequel disparaît la congestion, on retrouve la zone hyperémique constante, à la bordure des plaques, où elle marque la progression des lésions. C'est là qu'il convient d'étudier ses caractères propres et de rechercher le lacis vasculaire que nous décrivons. Dans cette bordure infiltrée et déjà transformée courent de très fins tractus vasculaires rayonnant souvent autour d'un point central; leurs branches vont se perdre du côté de la néoplasie et progressivement aussi s'atténuent dans le tissu sain. Que l'on suive dans toute son étendue, avec une minutieuse attention, la bordure du lupus érythémateux, que l'on examine cette zone limitante qui paraît appartenir encore au tissu sain, on y verra des caps rosés sans dilatation vasculaire visible, des capillaires ectasiés sinueux, marqués d'un trait rouge fin, souvent perpendiculaires à la direction générale de la bordure du lupus érythémateux. Çà et là enfin, on remarquera des ectasies punctiformes, des hémorragies fines et limitées, dont le microscope nous a déjà fait connaître l'existence, mais que nous pouvons apercevoir sans son aide. Un peu plus en dehors de la plaque, cette fois en plein tissu sain, nous pouvons voir, si nous avons affaire à une forme en extension, des taches légèrement papuleuses, rouges, avec ou sans squames au sommet, dont la surface est parcourue par les mêmes arborisations vasculaires. Ces taches représentent des lésions nouvelles et sont, pour ainsi dire, le semis du lupus érythémateux.

L'élément vasculaire l'emporte parfois par son abondance sur l'élément épithélial et sur l'infiltrat. Ces cas se rapprochent de l'angiokératome de Mibelli. Brocq en a publié un remarquable exemple. Les lésions élémentaires sont constituées par des maculo-papules de 1 à 2 millimètres de diamètre, ayant çà et là une petite squame au centre. Leur teinte est rouge sang, hémorragique; elles se relient les unes aux autres par des traînées vasculaires ecchymotiques.

La pression du doigt dissipe la rougeur de l'érythème centrifuge et des lésions congestives en général, mais le sang afflue instantanément quand on la cesse. Cette pression cause souvent de la douleur. La palpation permet de reconnaître que les plaques érythémateuses ou les bordures congestives sont légèrement surélevées, qu'elles ont perdu la souplesse de la peau normale. En les saisissant entre les doigts, la peau y paraît plus épaisse et les plis qui s'y forment sont plus larges. Ces phénomènes sont accentués surtout dans le lupus vespertilio.

L'élément vasculaire et la congestion sont donc à eux seuls capables de créer des types bien tranchés.

Dans un autre groupe l'*infiltration* domine et se manifeste elle aussi de la manière la plus variable dans sa quantité et sa disposition ; il en est ainsi dans des variétés voisines de l'érythématoïde, et dans le lupus érythémateux profond.

Dans le premier cas, nous avons un minimum de réaction épithéliale, un minimum de réaction vasculaire, l'infiltration elle-même est peu abondante et transparaît sous l'épithélium comme une sorte de marbrure fauve de la peau existant dans toute l'étendue de la plaque ou disséminée en îlots de grandeur variable dans toute la plaque. Malgré la symétrie des lésions et l'absence de nodules de lupus vulgaire, cette variété est, en réalité, plus proche de l'érythématoïde que de l'érythémateux. A un degré plus avancé dans des formes répondant aux variétés érythémato-tuberculeuses d'E. Besnier, le derme s'infiltre profondément ; ce n'est plus la lésion vasculaire, mais l'intensité de la prolifération embryonnaire qui donne au lupus son aspect particulier. Ce caractère s'exagère encore dans le lupus érythémateux profond.

Dans ces formes la peau est rouge violacé, tuméfiée, irrégulièrement bossuée, dure, cartonneuse, infiltrée profondément, le contour des plaques est marqué pas une saillie très accentuée au-dessus des téguments sains, leur limite est plus ou moins nettement arrêtée et quand, dans le voisinage, se présente un élément jeune distinct, c'est à une véritable papule que l'on a affaire et la squame qui la recouvre est souvent peu épaisse, peu adhérente. De telles formes se différencient entre elles, comme nous le verrons par leur marche, leur étendue, leur cicatrice, leurs bords, leur action destructive. La lésion élémentaire qui les constitue est des plus simples à analyser.

Nous devons enfin, comme dernier élément pouvant donner au lupus érythémateux une physionomie spéciale, signaler l'*œdème*.

Il est toujours masqué par les autres phénomènes locaux, sauf en quelques cas où il s'associe à la congestion et aux dilatations vasculaires et où il produit des lésions dont la tuméfaction est l'un des caractères essentiels : tel est le cas dans le lupus pernio. Dans le plus grand nombre des autres variétés du lupus érythémateux, il est masqué par l'accentuation des autres symptômes, mais il existe toujours à un degré variable, si difficile qu'il soit de le déceler.

c. *La cicatrice*. — La cicatrice se produit par la résorption d'une partie des éléments du derme et du tissu embryonnaire. Aucun lupus érythémateux n'y échappe, si légères qu'en soient les lésions inflammatoires.

Quand elle est consécutive à des infiltrations lupeuses très superficielles dans des régions à peau fine comme le visage, elle apparaît comme un très délicat réseau blanc dans lequel les orifices folliculaires font saillie légère. On peut même voir des cicatrices d'une grande minceur, souples, blanches et fines, sans aucun réseau distinct. Cet aspect se rencontre quelquefois dans les formes très superficielles de lupus érythémateux du cuir chevelu

A un degré plus marqué qui est le degré commun des cicatrices du lupus érythémateux à dominante congestive, la dépression cicatricielle est plus accentuée, la teinte nacrée plus visible. La plaque est remarquable par la finesse et la régularité des tractus fibreux blancs qui courent sous l'épithélium transparent et y dessinent une sorte de mosaïque microscopique. Dans chacune des mailles de la mosaïque scléreuse apparaît un point rouge de la grosseur d'une pointe d'épingle, vaisseau de néoformation qui remplace les anses papillaires disparues ou qui n'est que l'une d'elles ayant conservé sa perméabilité à la fonte de l'infiltrat.

Dans les degrés extrêmes de résorption dermique on trouve une cicatrice beaucoup moins fine, irrégulière de fond, avec un épithélium mal nourri qui continue à desquamer et à faire des croûtes. Le fond de la cicatrice lui-même est dans son ensemble le plus souvent plan, déprimé de 1 à 2 et 3 millimètres au-dessous du niveau de la peau du voisinage, comme si on avait creusé une fosse, une rigole dans le derme et que l'épiderme ne serve qu'à en mouler le fond et les bords : ceux-ci sont dans ce cas, dans les points où la guérison est totale, nettement taillés à pic.

La cicatrice du lupus érythémateux peut, comme celle du lupus vulgaire, mais à la vérité beaucoup plus rarement, présenter disséminés irrégulièrement des grains de milium de grosseur diverse. Elle s'accompagne aussi dans des conditions indéterminées d'accumulations de pigment qui forment à sa surface des taches irrégulières. Parfois ces taches ont une teinte grisâtre due sans doute à une pigmentation régulière et de faible intensité. Cette pigmentation nous a paru se produire de préférence dans les lupus à infiltrat abondant et à congestion vive.

Elle survient assez souvent au cours de l'évolution du lupus érythémateux. Nous avons vu que de nombreuses cellules pigmentaires existent dans les infiltrats du lupus érythémateux. La mélanodermie locale qui en résulte se manifeste parfois par un liséré étroit disposé dans la peau saine à la limite du tissu malade. Ce liséré brunâtre large de 2 à 3 millimètres avance vers la peau saine en même temps que le lupus qu'il précède. D'autres fois de vastes étendues de la cicatrice sont brunies par ce pigment tandis que les zones voisines restent blanches et décolorées, donnant à la peau un aspect vitiligineux. Enfin la pigmentation se dispose encore irrégulièrement çà et là dans la cicatrice ou dans les lésions en évolution.

L'atrophie cutanée consécutive à l'évolution d'un lupus érythémateux peut se produire d'emblée et la résorption progressive des éléments du derme et des annexes de la peau suivre de très près la progression de la zone érythémateuse. Il en résulte qu'on se trouve en présence de taches de forme variable à centre blanchâtre et déprimé entourées d'une bordure érythémateuse étroite.

Tels sont les principaux caractères que nous fait connaître l'analyse élémentaire du lupus érythémateux; leur combinaison multiplie en de très grandes proportions l'aspect objectif du lupus de Cazenave et rend difficile toute classification fondée sur l'apparence objective seule. Aussi voulons-nous essayer de faire une description fondée à la fois sur l'évolution et sur l'analyse des lésions élémentaires. Nous ne ferons d'ailleurs en cela que suivre l'exemple de Brocq.

A. — Lupus érythémateux fixe.

Le lupus érythémateux fixe de Brocq comprend les variétés de cette affection qui se présentent avec un maximum de lésions épithéliales et de lésions conjonctivo-vasculaires. La profondeur et l'importance des lésions expliquent qu'il évolue lentement, qu'il demeure longtemps localisé, qu'il affecte dans ses allures des caractères qui le rapprochent du lupus vulgaire. Comme ce dernier il n'est pas nécessairement symétrique et il frappe indistinctement tous les points de la face.

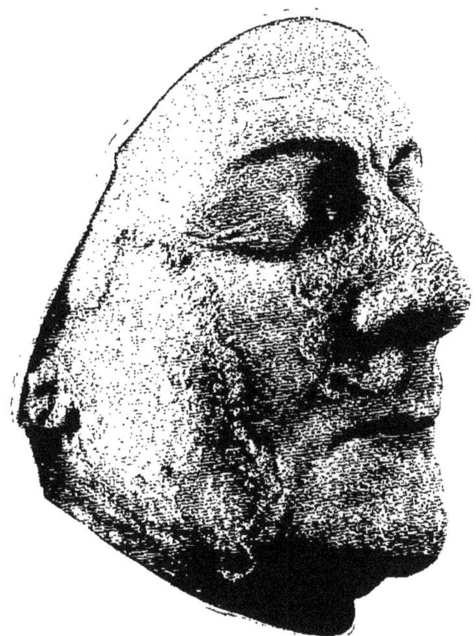

Fig. 89. — Lupus érythémateux fixe. — Variété épithéliale. — Herpès crétacé de Devergie. (Besnier, 1877.) — (Musée de l'hôpital Saint-Louis, n° 535.)

1° Variétés épithéliales. — De toutes les *formes épithéliales* du lupus érythémateux fixe, la plus pure est celle que Devergie avait dénommée *herpès crétacé*. Voici la description qu'il en donne : « Cette maladie ne se montre qu'à la figure sur les joues et sur le nez. Elle avait débuté dans les trois cas avec une forme chronique et s'était ainsi maintenue sous cet état pendant des mois et des années. Dans ces trois cas, l'herpès que j'appelle crétacé s'est montré par une petite tache arrondie très limitée, qui, au lieu de sécréter un liquide, se recouvre de petites écailles blanches, à reflet opaque, à forme presque pulvérulente, adhérentes d'ailleurs toutes entre elles, de manière à former une couche assez semblable à la craie, un peu teintée de jaune et de gris sale. La maladie suit une marche très lente. »

Hardy a repris cette description sous le nom de *scrofulide acnéique*. Cette forme envahit la face le plus souvent avec symétrie, elle est extraordinairement atrophiante, les cicatrices qui la suivent sont déprimées de 1 à 2 millimètres et plus; elle est aussi peu congestive que possible et les squames adhèrent au maximum. Le plus souvent il est totalement impossible, quoi qu'en ait dit Hardy, de reconnaître à la surface les orifices sébacés, ce qui s'explique aisément puisqu'ils sont complètement détruits dans les formes intenses.

A côté de l'herpès crétacé on a décrit des variétés dont le début se fait beaucoup plus nettement par les orifices sébacéo-pilaires, bien qu'il y ait en même temps hyperkératose de la surface épidermique intermédiaire. A ces formes correspondrait mieux le nom de *lupus érythémato-acnéique* et elles paraissent se rapprocher beaucoup de l'*ulérythème acnéiforme* d'Unna (¹). Il se fait une ou plusieurs plaques symétriques formées de petites papules péri-pilaires sans congestion, avec induration simple et hyperkératose énorme du follicule. L'évolution laisse de très profondes cicatrices. Autour de la lésion les orifices sébacés contiennent des cônes cornés. Dans un cas de Hallopeau (²) il y eut suppuration folliculaire, mais c'était là un cas d'attente qui paraissait faire la transition vers certaines formes de tuberculides papulo-nécrotiques.

En résumé l'on doit réserver le nom de *lupus acnéique* à des formes dont le début est nettement folliculaire. Celui d'*herpès crétacé* à des formes hyper-kératosantes en masse.

A ces formes folliculo-épithéliales appartiennent certains lupus érythémateux du cuir chevelu.

2° Variétés vasculaires et épithéliales mixtes. — A la limite de ces formes épithéliales faisant la transition clinique entre elles et les *formes congestives*, existent une série d'espèces cliniquement différentes les unes des autres et qui sont constituées par l'intrication de l'élément congestif et de l'élément épithélial. Telles sont les formes de la *séborrhée congestive* et le *lupus érythémato-folliculaire* d'E. Besnier, certaines variétés voisines de l'angiokératome.

Dans la forme de *séborrhée congestive*, des placards d'étendue très variable, pouvant couvrir une partie de la face, n'occupant d'autres fois qu'une superficie de quelques centimètres, se présentent recouverts d'une croûte jaunâtre, grasse, molle ou semi-molle, adhérant peu, se fractionnant aisément quand on cherche à l'arracher, quelquefois même découpée en une série de petites plaques séparées par des sillons au fond desquels on aperçoit le derme rouge vif. Arrachées, ce qui est aisé, ces croûtes paraissent pourvues de longs prolongements sans rigidité qui laissent à leur place autant de dépressions pro-

(¹) Unna, Ulérythème acnéiforme. *Atlas internat. des mal. rares de la peau.*
(²) Hallopeau, Sur un cas de lupus érythémato-acnéique. *Société de dermatologie*, 11 juillet 1895.

fondes plus ou moins larges. La peau sous-jacente est peu infiltrée, mais elle est d'un rouge vif.

La forme *érythémato-folliculaire* est l'une des plus communes, elle ne diffère de l'herpès crétacé de Devergie que par une quantité de squames moins grande, par leur adhérence plus faible, par l'existence d'une congestion plus vive qui déborde les plaques épithéliales, enfin par un aspect moins régulièrement plâtreux de la surface, des espaces rouges et des espaces cicatriciels s'intercalant d'ordinaire dans son étendue. Cette variété peut-être regardée comme la transition vers celles où la congestion et l'infiltration jouent le rôle prépondérant. C'est à ces dernières qu'appartiennent les lésions les plus limitées, souvent les plus symétriques et les plus régulières dans leur forme.

Nous ne pouvons insister sur les variétés vasculaires qui se rapprochent de l'*angiokeratome*. La coïncidence de cette dernière affection avec le lupus pernio et avec le lupus érythémateux, le cas récent publié par Brocq [1] prouvent bien qu'il s'agit de processus ayant entre eux quelques analogies s'ils ne sont identiques. L'angiokératome ayant été traité dans le premier volume nous ne pouvons qu'y renvoyer.

Dans les variétés mixtes que nous allons décrire, l'élément vasculaire et les lésions épithéliales, tout en conservant une certaine importance, sont cependant repoussés au second plan par l'intensité ou la profondeur du processus d'infiltration embryonnaire. Ces variétés du lupus érythémateux fixe sont par leur évolution les plus comparables au lupus vulgaire avec lequel elles peuvent établir la transition. Quelques-uns des lupus décrits par E. Besnier sous le nom de *lupus érythémato-tuberculeux* leur appartiennent et elles comprennent le *lupus érythémateux profond* de Brocq.

Certains lupus érythémateux superficiels, peu vasculaires, à lésions épithéliales minimes ont les plus grandes analogies avec le lupus érythématoïde de Leloir, et la difficulté de les séparer de ce dernier est telle que nous avons vu des médecins également expérimentés regarder les uns comme du lupus érythémateux, les autres comme du lupus érythématoïde la même lésion chez le même malade. Il n'y a là qu'une question de nuances qu'il appartient au diagnostic de faire ressortir.

Le *lupus érythémateux profond* à infiltrat considérable se rapproche beaucoup par son aspect du lupus vulgaire. Il est en général moins symétrique que les formes précédentes, il ne permet pas comme elles l'hyperkératose épithéliale. Ses bords sont beaucoup plus irréguliers, il découpe des caps, des presqu'îles dans la peau saine, la limite de ses bords est d'une netteté souvent très grande et la néoformation lupique épaisse de 2 à 3 millimètres, irrégulière dans sa distribution forme une nappe de surface inégale, recouverte d'un épithélium sec, rare et pauvre par places, formant en d'autres points des croûtes squameuses qui laissent à nu une surface rouge et saignante quand on les arrache. Les prolongements de la face inférieure des squames sont courts et

[1] L. Brocq et Laubry. Deux cas de lupus érythémateux à forme insolite. *Bull. de la Soc. de dermat. et de syphil.*, 1900, p. 129.

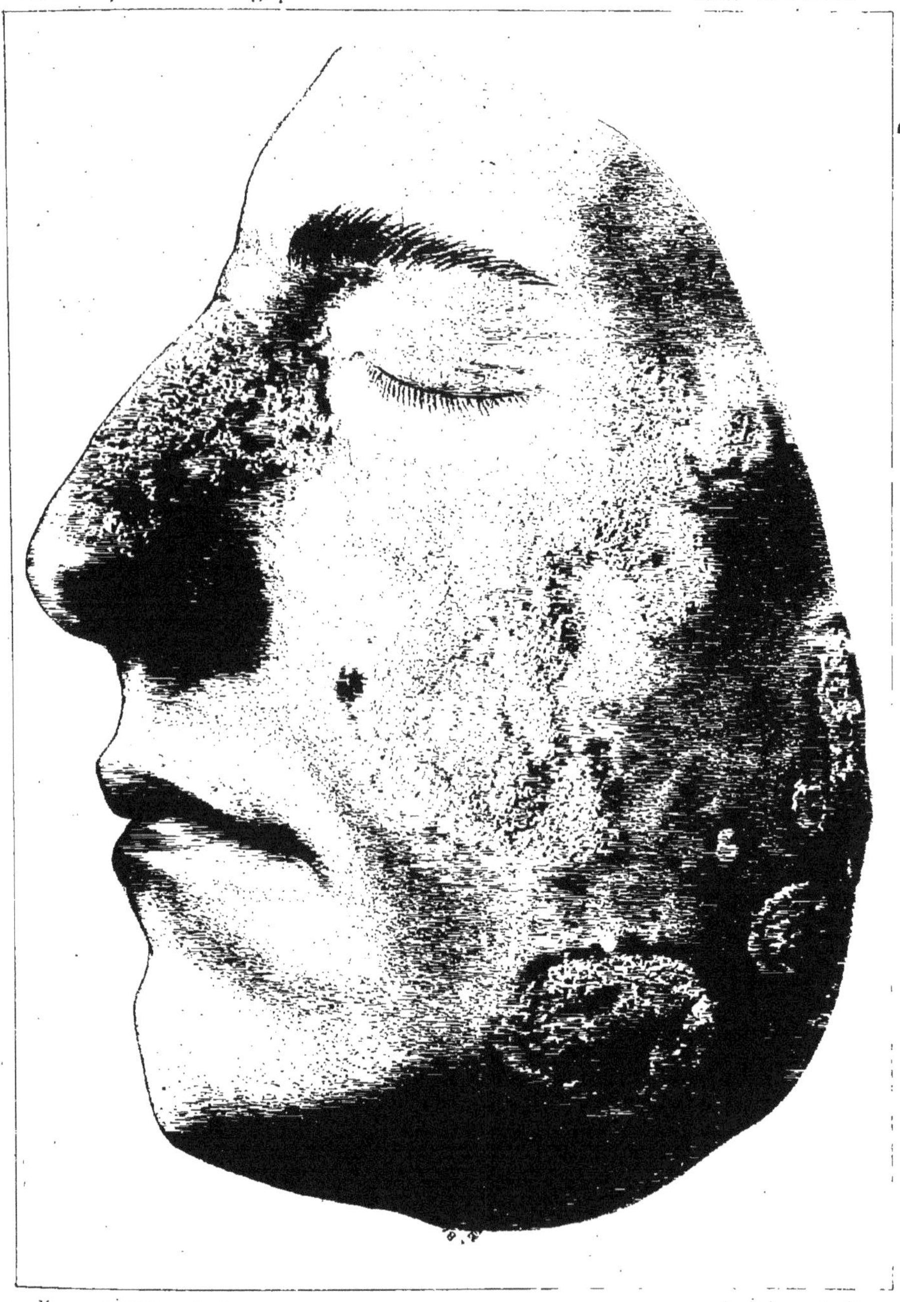

Masson et Cie Editeurs, Paris. Impie Lemercier, Paris.

Lupus érythémateux.

Musée St Louis — d'après le moulage Baretta, No 1014. Ernest Besnier.

rares, ce qu'explique bien la très grande atrophie épithéliale. Il n'y a plus aucun orifice glandulaire ou pilaire, car, dès l'abord, l'intensité du processus d'infiltration les a fait disparaître; aussi la surface irrégulière ne présente-t-elle partout qu'un état raboteux, squamelleux ou squamo-croûteux sans aucune de ces ponctuations par élargissement du collet glandulaire si communes aux autres variétés du lupus érythémateux.

Dans cette variété il n'y a pas de vaisseaux visibles, les manchons cellulaires qui les étouffent ne permettent que la congestion diffuse du tissu, sans que l'on puisse retrouver les arborisations des formes vasculaires pures. Ce tissu infiltré rouge violacé donne une apparence de sécheresse, de rugosité générale que l'on ne trouve pas dans les infiltrats du lupus vulgaire et sa consistance est en effet assez ferme quand on essaie d'y enfoncer et d'y faire manœuvrer la pointe du scarificateur. Le doigt qui le palpe éprouve la sensation de raideur cartonneuse et de sécheresse. Ces formes ont souvent une évolution remarquablement lente; aussi est-il extrêmement commun de voir la lésion cicatrisée là où elle a frappé d'abord. Souvent aussi on reconnaît dans les plaques quelques cicatrices centrales dont l'aspect rappelle tantôt les fines cicatrices du lupus érythémateux congestif, tantôt se rapproche davantage des cicatrices profondes, dures et plus irrégulières de l'herpès crétacé. Les limites de ces variétés infiltrées et sèches sont assez souvent marquées par un liséré pigmenté.

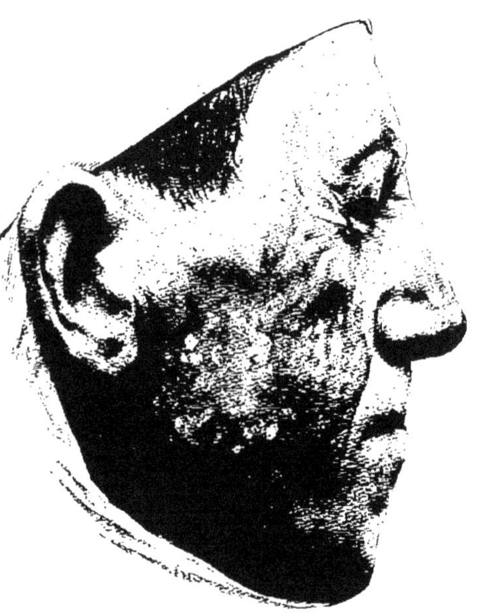

FIG. 90. — Lupus érythémateux profond. — Lésion de l'oreille. (Hallopeau.) — (Musée de l'hôpital Saint-Louis, n° 1561.)

En opposition avec cette forme à évolution lente à bords découpés, irréguliers, comme des contours géographiques, on peut décrire une *forme circinée en cocarde*, sorte de *lupus iris* à évolution beaucoup plus rapide, à forme beaucoup plus régulière. Elle se présente avec l'aspect de disques surélevés avec quelques squames grises adhérentes à la surface. Quand la plaque a évolué pendant quelques mois, elle a la forme d'une tache composée de trois zones concentriques, la zone centrale est déprimée, irrégulière, violacée, souvent piquetée de points blancs minuscules qui marquent l'hyperkératose ordinaire du lupus érythémateux. A la palpation on sent que le tissu sous-jacent a perdu son élasticité. La zone intermédiaire est un anneau de largeur variable, descendant en pente douce vers le centre et vers la périphérie, sa teinte est blanc jaunâtre, gris blanc. L'épiderme présente la même ponctuation fine. Le doigt éprouve de la résistance, l'infiltration et l'œdème sont très accentués. A la périphérie la zone de progression est marquée par le lacis vasculaire et le piqueté blanc dont nous avons plus haut signalé l'existence dans les zones d'infiltration périphérique. Sous la plaque existe souvent une sorte de coussinet œdémateux qui contribue à l'élever au-dessus du plan commun.

Voilà donc une série de variétés où la congestion, bien que très accentuée, est moins importante que l'infiltration dans la constitution des placards de lupus érythémateux. On ne saurait s'en étonner, car rien ne s'oppose, comme nous l'avons vu, à la prépondérance absolue de l'une des lésions anatomiques sur toutes les autres, avec cette réserve que les *formes mixtes sont les plus communes* et les plus caractéristiques.

B. — **Érythème centrifuge.**

Les formes fixes que nous venons d'étudier ont des transitions insensibles avec les formes à évolution plus rapide dont il reste à parler. Celles-ci sont remarquables surtout par leur superficialité, par leur symétrie, la prédominance des symptômes érythémateux et œdémateux sur les symptômes épithéliaux et d'infiltration embryonnaire. Enfin elles sont passibles de régression presque totale suivie de récidive. Quelques-unes de ces variétés disparaissent sans laisser de traces, mais c'est là un fait exceptionnel, l'atrophie cicatricielle superficielle est au contraire le fait régulier.

« Les plaques d'*érythème centrifuge typique*, dit Brocq [1], ont, comme le nom de la dermatose l'indique, une tendance marquée à l'extension centrifuge; elles s'étalent par leurs bords avec une rapidité très variable, souvent assez grande, surtout au moment du printemps. A mesure qu'elles s'agrandissent leur centre se déprime dans la grande majorité des cas, mais pas toujours; souvent même elles guérissent sans laisser aucune trace de leur évolution dans les formes typiques; dans les formes d'un diagnostic difficile qui constituent des faits de passage avec les lupus érythémateux fixes, il peut persister une légère modification cicatricielle du derme. » La symétrie est l'un des plus remarquables caractères de l'érythème centrifuge.

Il est plus difficile de conserver pour les érythèmes centrifuges la subdivision en formes congestives, formes épithéliales et formes mixtes, que nous avons adoptée pour le lupus érythémateux fixe. Les variétés, en effet, sont ici moins tranchées, leurs limites respectives sont moins nettes, parce que l'évolution plus rapide et le caractère extensif des plaques semblent ne pas donner aux lésions le temps de se manifester dans toute leur intensité et d'acquérir les

[1] Brocq, *Traitement des maladies de la peau*. Paris, 1892, p. 517.

caractères extrêmes qui sont le propre du lupus érythémateux fixe. Il est cependant possible d'y reconnaître, au moins à l'état d'ébauche, les mêmes réactions épithéliales ou vasculo-conjonctives qui justifient ces subdivisions.

1° VARIÉTÉS ÉRYTHÉMATEUSES. — A la limite du lupus érythémateux fixe et de l'érythème centrifuge existe une variété d'érythèmes qui sont le trait d'union de ces deux groupes principaux. Il s'agit de ces *érythèmes persistants* que l'on rencontre aux joues, au front, disposés souvent d'une façon symétrique, de couleur rose, rouge ou violacée, développés dans une peau épaissie qui se plisse plus difficilement que la peau normale. L'analyse de ces taches n'y fait reconnaître qu'une congestion diffuse disparaissant sous le doigt et quelquefois de fines dilatations vasculaires irrégulièrement disséminées dans l'ensemble des taches.

Il existe encore une autre variété assez commune où la couleur de l'ensemble des taches est moins accentuée et possède des tons jaunâtres. En y regardant de très près il est aisé d'y apercevoir une multitude de très petits points blancs encadrés dans un très fin réseau rose ou rouge. Avec beaucoup de peine on distingue un poil follet sortant de la peau au centre de chacun des petits points jaunâtres. C'est à un très faible degré le phénomène d'hyperkératose folliculaire qui doit être considéré comme l'un des plus caractéristiques du lupus érythémateux. Il y a d'ordinaire, mais non constamment dans cette variété, une légère desquamation superficielle.

La *variété érythémateuse pure*, que l'on doit considérer comme la plus parfaite du groupe quant à son évolution, est aussi la plus simple dans ses lésions élémentaires. Elle se présente sous l'aspect de rougeurs superficielles, à bords circinés, envahissant la face de manière symétrique, évoluant avec rapidité sans laisser de cicatrices apparentes. La desquamation manque complètement. Assez souvent l'on voit alternativement les plaques rétrocéder et se reproduire.

La variété érythémateuse pure peut être moins fugace ou s'accompagner de dilatations capillaires persistantes qui la rendent analogue par son aspect à la couperose télangiectasique. Certains auteurs ont pensé que cette *variété télangiectasique de l'érythème centrifuge* s'accompagne à un degré plus avancé de la production de croûtes séborrhéiques adhérentes avec prolongements cornés; au début il s'agit nettement de couperose pure; ce n'est que par l'apparition des croûtes qu'est constitué le lupus érythémateux.

Parmi ces variétés érythémateuses, il convient de signaler le *vespertilio* qui peut offrir toutes les transitions entre l'érythème centrifuge le plus superficiel et le lupus érythémateux fixe le mieux caractérisé. Le vespertilio est surtout remarquable, comme l'indique son nom, par sa forme et par sa localisation symétrique au nez et aux joues. Il est très proche parent du lupus pernio et les sujets chez lesquels il se produit souffrent fréquemment d'engelures[1].

[1] A côté de ces formes congestives il convient de dire un mot du *lupus pernio*. La description que nous en avons faite dans les formes du lupus vulgaire était justifiée par

Entre les variétés fugaces du lupus érythémateux congestif et les érythèmes de la tuberculose, il n'y a que des différences de degré. Les faits ont prouvé que nombre de ces placards exanthématiques, que l'analyse ne permettait pas de classer dès leur origine, évoluaient plus tard comme un lupus érythémateux. E. Besnier[1] a le premier insisté sur ces faits. Ces taches érythémateuses procèdent suivant le type de l'érythème centrifuge de Biett, le bord centrifuge des lésions de celui-ci est assimilable à la marge centrifuge des érythèmes tuberculeux à foyers multiples qui constituent les formes de *lupus exanthématique généralisé de E. Besnier*. Enfin ces plaques desquament finement comme le font les érythèmes centrifuges.

« Remettant en mémoire, dit E. Besnier, toutes les formes que j'ai pu observer en vingt années, il ne m'a pas été très difficile de reconstituer une série complète en commençant par les éruptions érythémateuses résolutives qui précèdent ou accompagnent si fréquemment le lupus érythémateux ultérieurement le plus incontestable; en continuant par les érythèmes lupiques disséminés graves et qui ont été sans hésiter rattachés au lupus érythémateux par Hebra et par Kaposi, et par la série des lupus érythémateux exanthématiques, lupus iris, lupus engelure, etc. »

Les érythèmes centrifuges et les formes voisines constituent l'un des groupes les plus importants du lupus érythémateux. Un grand nombre des formes disséminées s'y rattachent et l'on arrive par des transitions insensibles dans la dissémination des éruptions et dans les réactions générales du sujet jusqu'au lupus érythémateux disséminé ou agrégé à marche aiguë de Kaposi.

C'est en effet à ces formes congestives, ou kérato-vasculaires avec prédominance du phénomène vasculaire, qu'il faut rattacher la description des diverses formes anormales disséminées du lupus érythémateux.

2° Variétés épithéliales et mixtes. — Les transformations de l'épithélium sont toujours de médiocre intensité dans les formes centrifuges. Elles donnent lieu à la formation de petites squames sèches, écailleuses, adhérentes, pourvues de petits prolongements cornés. Leur disposition rappelle parfois celle des séborrhéides.

Dans cette variété on note des lésions du nez si voisines de la séborrhée

l'existence de nodules lupiques dans ses lésions; mais par ses analogies d'aspect, sa symétrie, la vive congestion qui l'accompagne, par les dilatations de ses orifices glandulaires, par l'absence de tubercules enfin, il est d'autres cas où il faut le regarder comme l'une des variétés du lupus érythémateux. Nous voici donc amenés par une contradiction apparente à décrire la même affection en deux chapitres différents. C'est que le moment approche où il n'y aura plus que des formes cliniques de la tuberculose de la peau ou des lésions toxiniennes qu'elle produit. Le lupus vulgaire, le lupus pernio, le lupus érythémateux apparaissent déjà comme les termes cliniques d'une unique série. Ceci d'ailleurs ne touche en rien à leur différenciation objective — et il n'en existe pas moins des espèces symptomatiques tranchées.

(1) E. Besnier, Note sur une érythrodermie inconnue et sur les raisons qui semblent la rattacher au lupus érythémateux. *Soc. de dermat. et de syphil.*, 21 avril 1892.

vraie qu'aucun critérium ne les en différencie : rougeur du nez, exsudat graisseux suintant des orifices sébacés élargis; mais il existe fréquemment d'autres lésions plus caractéristiques, des taches lenticulaires de quelques millimètres à 1 ou 2 centimètres de diamètre recouvertes d'une croûte grisâtre, grasse, friable, irrégulière, reposant sur une peau rouge dont les couches superficielles sont friables et qui saigne facilement quand on essaie d'enlever la squame. Cette *variété séborrhéique de l'érythème centrifuge* est très proche parente du lupus érythémateux fixe, elle ne s'en distingue que par son évolution. Elle est analogue à l'ancienne séborrhée congestive et il existe sans doute des variétés de cette séborrhée congestive qui appartiennent au lupus érythémateux fixe, tandis que d'autres se rapportent à l'érythème centrifuge.

La *variété pityriasiforme* se caractérise par l'abondance de petites squames minces sèches, adhérentes, disséminées à toute l'étendue des lésions. Ces petites squames souvent difficiles à détacher apparaissent nombreuses, serrées sous l'influence du grattage. Un grand nombre d'entre elles ont de très petits prolongements à peine visibles. L'infiltration et la congestion des plaques sont d'intensité modérée.

On peut encore distinguer d'après l'apparence des squames une *variété psoriasiforme.* Les squames y sont épaissies, stratifiées, sèches, leur surface inférieure est rugueuse et leur nappe est débordée par la zone érythémateuse qui marque la progression des taches. Le grattage les détache difficilement et provoque un saignement souvent abondant.

Si rapide que soit l'évolution de ces érythèmes centrifuges, ils constituent encore des formes nettement distinctes de celles que nous allons maintenant étudier, car ils n'ont ni la gravité immédiate, ni la dissémination à toute la surface du corps qui caractérisent le lupus exanthématique généralisé.

C. — Lupus exanthématique généralisé.

Le lupus exanthématique généralisé se manifeste sous forme d'éruptions à marche aiguë ou subaiguë, se faisant en une ou plusieurs poussées, disséminées à tout le corps, accompagnées parfois de phénomènes généraux graves. Il n'est pas certain que leur pathogénie soit analogue à celle du lupus érythémateux fixe et cependant la forme de l'élément, la coïncidence avec la tuberculose viscérale osseuse ou ganglionnaire, l'existence fréquente de plaques de lupus érythémateux chez les malades, nous obligent à regarder ces exanthèmes comme proches parents du lupus érythémateux vrai et à les décrire ici.

1° *Forme aiguë. — Le lupus érythémateux, disséminé et généralisé*, évolue avec ou sans symptômes généraux et leur présence ou leur absence justifie, semble-t-il, sa division en un type aigu et en un type subaigu.

Le *type aigu* correspond à celui qu'a le premier décrit Kaposi en 1872.

Il se produit d'ordinaire chez des femmes ou des jeunes filles déjà atteintes

[LENGLET.]

auparavant de lupus érythémateux de la face; dans quelques cas, le vespertilio se manifeste en même temps que l'éruption du corps. L'éruption se produit au cours d'un état général grave, la fièvre atteignant et dépassant 39 et 40 degrés. Les premiers éléments apparaissent d'abord au visage sous forme de petites papules rouges ou violacées de la grosseur d'une tête d'épingle qui bientôt présentent à leur sommet une squame modérément adhérente, cachant une dépression, dans laquelle elle s'enfonce parfois sous forme de prolongement conique. Dans d'autres cas, la squame est mince, peu adhérente, sans prolongement. Koch signale l'existence d'efflorescences érythémateuses annulaires, stables, se couvrant de squames grasses. Kaposi, Bœck et Koch ont vu en même temps des nodules érythémateux sous-cutanés de la grosseur d'une noisette, douloureux spontanément ou à la pression, se développant de préférence aux membres, ces nodules peuvent porter à la surface un point purulent(1).

Pendant l'évolution de cette éruption, les phénomènes généraux et locaux subissent des alternatives d'aggravation et de rémission qui peuvent conduire le malade à la mort. D'après les observations publiées, cette terminaison survient, lorsque le tableau général est sévère, une fois sur deux ou trois.

Les phénomènes qui accompagnent l'éruption sont comme elle-même variables d'un cas à l'autre. Parmi ceux que signalent le plus fréquemment les observations est la périarthrite polyarticulaire avec gonflement œdémateux noueux, douloureux de la peau et des tissus tendineux et conjonctif.

Ces arthropathies méritent une mention spéciale, car elles ont été vues assez souvent au cours du lupus érythémateux, même dans les formes subaiguës ou chroniques. Kaposi, Stern, Philippson, Besnier ont signalé de la douleur spontanée ou à la pression, du gonflement articulaire; dans le cas de Philippson (2), soit qu'il y eût coïncidence, soit relation de cause à effet, les deux premiers phénomènes furent la rougeur de la matrice unguéale et une attaque de rhumatisme articulaire généralisé. Au cours même de cette poussée qui dura six semaines apparurent les efflorescences du lupus érythémateux.

Dans la description de Kaposi, on trouve 4 cas sur 11 où existaient des arthropathies. On peut donc les considérer comme faisant partie de l'ensemble du tableau morbide, au même titre que l'on peut rencontrer des érythèmes scarlatiniformes dans le rhumatisme articulaire aigu franc. A côté de toutes ces arthropathies il faut noter la fréquence des douleurs osseuses térébrantes. Tous les appareils et tous les viscères sont intéressés à un degré variable: la broncho-pneumonie mortelle a été notée; la pleurésie n'est pas rare. Les accidents méningés ou de méningisme dominent d'autres fois le tableau, ils se traduisent par la céphalalgie violente, les vomissements, le délire, le coma et

(1) Il est probable que certaines des éruptions de tuberculides, qui accompagnent le lupus érythémateux aigu, ont été regardées au début comme faisant partie de son cortège symptomatique.

(2) L. PHILIPPSON, *Ein Fall von L. erythematosus disseminatus mit Gelenkaffection.*

la mort est leur conséquence. Des hémorragies se produisent dans les viscères, dans la peau, en particulier dans les taches éruptives.

Il est un accident remarquable noté par les trois observateurs cités, c'est une forme particulière d'érysipèle de la face désignée par Kaposi sous le nom d'*erysipelas perstans faciei*. La partie médiane du visage est le siège d'un œdème vif, souvent symétrique, avec congestion et production de croûtes graisseuses, plus ou moins incrustées dans la peau, s'enlevant d'ordinaire facilement. Sous cette couche la peau est tuméfiée, les orifices sébacéo-pilaires sont élargis et leur suintement est tel qu'il peut en quelques heures former une couche graisseuse qui couvre la peau.

Cet érysipèle est évidemment une poussée exanthématique appartenant en propre à la tuberculose et se produisant comme celles que peut causer la tuberculine. C'est à un degré très exagéré l'équivalent des poussées congestives et œdémateuses qui surviennent de temps à autre chez les lupiques de tout ordre.

Dans cette forme aiguë les phénomènes de transsudation œdémateuse sont tels et la friabilité des vaisseaux est si grande qu'il y a, çà et là, des vésicules, des bulles, des phlyctènes, des suffusions hémorragiques.

Quand la mort ne survient pas à la première poussée la rémission se fait en même temps que disparaît l'éruption, mais il faut s'attendre à des récidives de gravité extrême.

2° *Forme subaiguë*. — Dans la *seconde variété* de lupus exanthématique généralisé, l'évolution locale peut être encore très rapide, mais les phénomènes généraux manquent ou sont très effacés.

L'éruption commence par le visage, elle y peut rester localisée et ne se distinguer que par la brusquerie de l'apparition, mais plus souvent elle envahit les membres dont elle frappe avec prédilection les extrémités; le tronc n'est pas épargné.

Dans quelques cas il paraît bien qu'un traitement intempestif et mal dirigé n'a pas été sans influence sur la généralisation de l'éruption.

La lésion élémentaire est, dans ces cas, assez variable au début de l'évolution : c'est tantôt une tache érythémateuse, d'autres fois une vésicule, une bulle analogue à celle de l'impétigo, une vésico-pustule. Ces éléments varient d'un point à l'autre du tégument. Ils évoluent rapidement vers l'efflorescence typique du lupus érythémateux aigu. Les vésicules, les vésico-pustules, s'étalent et se dessèchent; la base rouge et tuméfiée, sur laquelle elles reposent, s'élargit. Le grattage détache aisément la squame demi-molle qui les recouvre et le centre de l'élément sous-jacent apparaît déprimé. Dans un cas de Kaposi [1] l'éruption succéda de près à l'évolution d'un purpura des jambes. Elle commença brusquement par l'apparition sur le front, le nez, de grandes taches rouge livide; sur les doigts et les orteils de plaques rouge bleuâtre squamelleuses, pernioïdes; sur les avant-bras, la poitrine, les lèvres, par de petites

[1] Kaposi, Lupus érythémateux aigu, *Soc. vien. de dermat.*, 11 juin 1890.

taches rouge rose. Aux oreilles la poussée aiguë détermina le suintement et l'apparition de croûtes impétigineuses.

Brocq[1] a rapporté un fait où le lupus érythémateux commença par une éruption typique d'*hydroa vacciniforme* de Bazin. L'éruption apparut en l'espace d'une nuit, symétriquement sur les deux joues, il se produisit sur un fond rouge de petites élevures circonscrites du diamètre d'un pois, portant à leur centre un soulèvement de l'épiderme par de la sérosité louche. Ces éléments confluèrent et devinrent croûteux. En même temps se développait une énorme adénopathie. Ce dernier phénomène est commun à un grand nombre de lupus érythémateux aigus. Aux mains et aux phalanges il y eut en même temps des nodules qui évoluèrent vers le lupus érythémateux typique comme les éléments de la face. Le malade mourut quelques mois après avec une tuberculose généralisée, surtout ganglionnaire.

Un autre exemple très typique nous a été fourni par Du Castel[2] : l'éruption envahit en deux poussées, à quelques mois de distance, le visage, le cou, les mains, la muqueuse des joues, du palais, des gencives et de la langue. Au visage le lupus érythémateux avait l'aspect classique, il s'étendait à toute la face. Aux mains des placards érythémateux larges, diffus, couvraient toute la face palmaire des doigts, les éminences thénar et le bord externe de chaque main. Il existait à la face dorsale des vésico-pustules devenant bientôt squameuses au sommet et présentant au-dessous de la squame une surface déprimée. Aux pieds même éruption.

Enfin on peut considérer comme vraisemblable que le cas d'exanthème généralisé publié par Besnier en 1892 et dont nous avons parlé plus haut se rapporte à ces formes de lupus érythémateux disséminé subaigu.

D. — Variétés du lupus érythémateux d'après le siège.

La *face* est le siège de prédilection du lupus érythémateux : toutes les formes sans exception s'y rencontrent, toutes presque sans exception commencent par la face, même les plus aiguës. Il faut parcourir toute la littérature médicale pour trouver quelques cas où la face resta indemne alors que des placards lupiques frappaient les membres ou le tronc.

La face est encore le siège de prédilection des poussées œdémateuses fugaces ou persistantes qui accompagnent l'évolution de l'érythème de Cazenave. Dans certains cas cet œdème est la principale manifestation du lupus, les lésions élémentaires du lupus érythémateux restant à la période initiale sans poursuivre leur évolution. On peut ainsi assister à la genèse de l'*éléphantiasis* facial dans le lupus érythémateux comme dans le lupus vulgaire, mais

(1) Brocq et Laubry, Deux cas de lupus érythémateux à forme un peu insolite. *Bull. de la Soc. de dermat. et de syphil.*, 1900, p. 129.

(2) Du Castel, Lupus érythémateux généralisé avec maxima au niveau de la face, des mains et des pieds. *Soc. de dermat. et de syphil.*, 1899.

c'est ici la très grande exception. La simple infiltration œdémateuse profonde persistante est beaucoup plus commune.

L'un des caractères dominants du lupus érythémateux de la face est la symétrie, d'où la disposition bien connue en papillon ou en chauve-souris et la dénomination *vespertilio* ou *bat's wing disease*. Son évolution commune se fait du nez vers les oreilles en abandonnant progressivement les régions prises les premières, de telle sorte qu'il est fréquent de trouver un espace cicatriciel comprenant le nez et la partie voisine des deux joues entre les plaques en évolution qui s'avancent vers les oreilles. Bien que les cicatrices soient ici plus régulières que dans le lupus vulgaire, il n'en résulte pas moins un amincissement remarquable des narines et de l'ensemble des parties molles, l'épiderme repose directement sur les cartilages et les os propres sur lesquels il paraît collé. La face perd une partie de sa mobilité, la physionomie prend un peu l'aspect qu'on lui connaît dans la sclérodermie : ceci du moins dans les formes anciennes, très étendues avec grandes cicatrices.

Les oreilles subissent une transformation analogue, l'épiderme collé au cartilage donne à l'oreille l'apparence d'une feuille de parchemin rigide. Il existe des variétés qui demeurent localisées et qui se manifestent par l'usure progressive des pavillons. Ces lupus primitifs de l'oreille sont rares.

Dans les régions velues, à la moustache et à la barbe, la progression détermine la chute irrémédiable du poil par atrophie du follicule. Le processus primitif peut être nettement folliculaire, mais ces formes primitives de lupus érythémateux de la barbe ne sont pas encore nettement séparées de certaines atrophies cicatricielles dues à des processus inflammatoires chroniques. Nous y reviendrons au diagnostic.

Au cuir chevelu, le lupus érythémateux peut être la propagation de la lésion du visage ou du cou, mais il est plus fréquemment disposé par taches isolées de grandeur et de forme très variables. Il se présente avec des aspects objectifs très différents d'un cas à l'autre. Les principales variétés sont érythémateuses, érythémato-folliculaires ou folliculaires. Toutes n'entraînent pas l'alopécie permanente, mais l'alopécie est la règle.

Dans la *forme érythémateuse* on note au début une rougeur limitée du cuir chevelu à la base de quelques poils; ceux-ci ne paraissent pas atteints, une série de squames fines pityriasiformes, sèches, adhérentes, se détachent par le grattage qui est souvent douloureux. A mesure que la plaque rouge gagne dans le cuir chevelu, le centre rétrocède, devient pâle et cicatriciel. Dans les formes légères, l'érythème centrifuge n'amène pas la chute du cheveu. Quand l'infiltration embryonnaire est au contraire profonde le cheveu tombe, le derme fond, l'épiderme se déprime, il se fait dans le cuir chevelu des sillons, des fosses glabres nacrées, avec des encoches marginales irrégulières. Dans nombre de cas des squames petites, dures et serrées adhèrent à la bordure d'extension qui paraît rouge vif ou rouge violacé dans une largeur de quelques millimètres. Dans cette zone on aperçoit quelquefois des traînées vasculaires analogues à celles du lupus érythémateux des régions glabres.

Dans d'autres cas les taches ont un aspect bien différent. La lésion dominante, ou tout au moins celle qui attire l'attention est la *kératose folliculaire*. Les plaques ont alors quand elles sont anciennes trois zones bien nettes. A la partie centrale elles sont blanc rosé ou blanc d'ivoire, on y aperçoit un piqueté léger régulier, grisâtre ou jaunâtre, dont chaque point correspond à un bulbe pileux atrophié paraissant complètement oblitéré, sans trace de squame. A mesure que l'on approche de la périphérie la ponctuation s'accentue, les orifices folliculaires apparaissent et se meublent d'une squame cornée de dimensions de plus en plus volumineuses à mesure que l'on approche du bord. Les bords de l'orifice pilosébacé sont durs, rugueux au toucher, aucun poil n'existe plus dans cette zone moyenne d'hyperkératose folliculaire. A mesure que l'on marche vers le bord, les cheveux, d'abord rares, augmentent de nombre, ils sont dans cette zone engainés dans le bouchon corné, l'épiderme réagit peu dans ces variétés pures et l'on ne peut noter que cette simple hyperkératose locale. Ces formes imposent l'idée d'un processus presque exclusivement sébacéo-pilaire. A mesure que l'on gagne vers les cheveux sains, le nombre des cônes folliculaires diminue et, à 2 ou 3 centimètres en dehors de la zone totalement dégelabrée, la peau reprend son aspect normal.

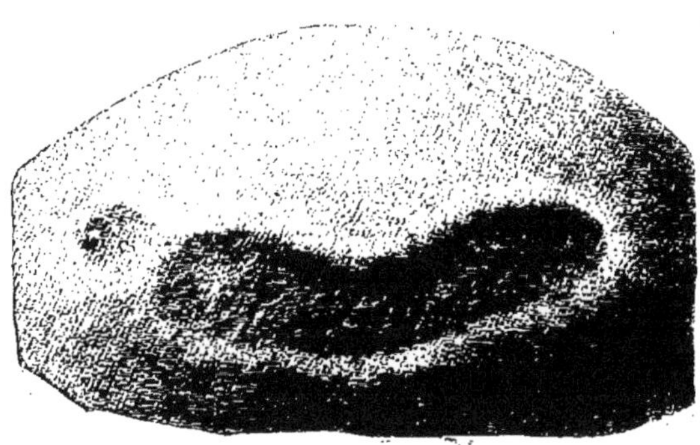

FIG. 91. — Lupus érythémateux du cuir chevelu chez un jeune homme de dix-sept ans. — Forme érythémateuse profonde. (Fournier.) — (Musée de l'hôpital Saint-Louis, n° 1601.)

Dans quelques formes mixtes érythémato-folliculaires on se rend aisément compte de l'intensité du processus de destruction du poil en examinant avec attention la bordure des plaques. On voit alors dans une peau rouge, finement squameuse, une série de dépressions cratériformes dont chacune est centrée par un poil. Si l'on tire le poil il vient engainé, sans difficulté. Ces dépressions cratériformes témoignent d'une sorte d'atrophie élective portant tout d'abord sur le territoire pilo-sébacé, n'exerçant que secondairement son action sur le derme voisin.

A côté de ces faits que la cicatrice centrale, les bords érythémateux, la squame pityriasiforme ou séborrhéique adhérente, la kératose folliculaire rattachent avec la plus grande évidence au lupus érythémateux, il est toute une série de faits intermédiaires au lupus érythémateux, à la pseudo-pelade de Brocq et aux diverses variétés de folliculites et de périfolliculites décalvantes et il est difficile d'établir les limites précises de l'érythème, centrifuge et de la pseudo-pelade. Il en est de même pour certaines variétés de kératose pilaire.

Le *lupus érythémateux des mains et des pieds* revêt une forme différente suivant qu'il frappe la face dorsale, la face palmaire ou l'ongle.

Aux doigts, l'une des formes les plus communes est la variété de lupus pernio qui a été décrite à l'étranger sous le nom de *lupus engelure, lupus chilblain*. Le doigt œdématié tuméfié dans son ensemble prend la forme d'un fuseau. La peau est violacée, froide et humide, tendue et douloureuse à la pression. Il se produit parfois, sous l'influence de la tension à laquelle sont soumis les téguments et des thrombo-phlébites oblitérantes, une nécrose localisée et l'ulcération qui lui est consécutive a fort peu de tendances au bourgeonnement et à la guérison. Dans le lupus érythémateux de la face dorsale des doigts on note quelquefois un épaississement scléreux de la peau avec une série de ponctuations de la face dorsale des phalanges par hyperkératose folliculaire rappelant celles qui ont été signalées dans l'*angiokératome* des mains.

L'*ongle* subit aussi les atteintes du lupus de Cazenave, tantôt il est pris dans son entier, d'autres fois à la sertissure seulement. Dans le second cas l'infiltration périphérique de l'ongle lui forme une couronne surélevée, avec quelques squames adhérentes il peut demeurer complètement intact ; mais si l'infiltration atteint la matrice elle la frappe de mort comme elle tue les poils. La croissance unguéale cesse et l'ongle reste adhérent, à son lit, il devient jaunâtre, dépoli, terne, râpeux, sa dureté augmente beaucoup, il peut aussi devenir très friable.

A la face palmaire de la main, le lupus érythémateux, s'il existe, est à peu près inconnu. Quelques observateurs en ont publié des cas isolés. D'après eux il serait parfois précédé de phénomènes vaso-moteurs qui se traduisent par l'anémie ou la congestion ou par des éruptions papuleuses fugitives se produisant sous l'influence du froid ou de l'action de l'eau. Dans d'autres circonstances ces éruptions transitoires sont saisonnières et le printemps ou l'automne les rappellent. A la période d'état il se manifesterait sous l'apparence d'érythrodermies à bords serpigineux, disposées par macules irrégulières qui confluent plus tard, ou qui affectent d'emblée une disposition uniforme et s'étendent à toute la paume de la main. Dans les formes plus accentuées la peau infiltrée desquame irrégulièrement, les squames ont une remarquable adhérence. Dans un cas publié par Hallopeau, il y avait hyperkératose des orifices sudoripares avec dépression de la peau autour de ces orifices. Le prurit était intense.

A la face dorsale de la main, l'apparence est variable, mais diffère peu de celle que nous avons indiquée pour les autres régions du corps ; nous rappellerons seulement les hyperkératoses folliculaires, l'extrême adhérence des squames, la tendance à la sclérose intense, et, dans les formes aiguës, la possibilité d'éruptions papulo-vésiculeuses avec squame centrale, couvrant une dépression de l'élément éruptif, enfin des hyperkératoses folliculaires analogues à celles de l'angiokératome.

Chez les tuberculeux on rencontre parfois pendant l'hiver des taches congestives localisées aux doigts ou pouvant envahir toute la face dorsale de la main. Leur couleur est rouge violet, elles sont purpuriques, légèrement surélevées et œdémateuses, peu ou pas douloureuses à la pression, la peau à leur niveau est froide et sèche; l'épiderme est fendillé et squamelleux. Il s'agit d'une variété particulière d'exanthème voisine du lupus chilblain et qui établit la transition entre le lupus érythémateux et les toxituberculides.

Au tronc, le lupus érythémateux est rare, le plus souvent il accompagne les formes exanthématiques généralisées. Il s'y présente parfois sous forme de grands placards occupant une partie des parois thoraciques. Leur teinte rouge diffuse, leurs squames irrégulières, petites, peu adhérentes, leurs bords nets mais sans caractères particuliers ne suffiraient pas toujours à les différencier si d'ordinaire ils n'accompagnaient d'autres lésions typiques du visage. Les plaques *psoriasiformes* sont plus communes ici qu'en tout autre point du corps.

Le *lupus érythémateux des muqueuses* est rare. Il est même exceptionnel quand il s'agit du lupus primitif, il devient plus commun sous forme de lupus par propagation, comme il arrive pour les lèvres. Sur 25 cas réunis par Capelle, le lupus érythémateux des muqueuses avait été neuf fois primitif et y était resté cinq fois localisé [1].

Le type clinique du lupus érythémateux de la bouche et de la langue est fortement modifié par l'absence de follicules pilo-sébacés dans ces régions. La transformation particulière que subissent avant de desquamer les cellules buccales, l'absence de couche granuleuse, de couche cornée et la proportion très réduite des papilles dans une partie de la muqueuse buccale expliquent que les caractères de la desquamation soient ici beaucoup moins caractéristiques que sur le tégument externe, ou même qu'ils manquent complètement.

On peut, au moins schématiquement, distinguer dans le *lupus érythémateux buccal* deux formes principales, quel que soit du reste le siège, à la face interne des lèvres, aux joues, au voile du palais ou à la luette.

Dans l'une des formes l'infiltration est très accentuée, l'étendue des plaques est variable, elle peut aller de 1 à 10 centimètres dans tous les sens. Leur couleur est rouge vif ou rouge violacé; fréquemment déprimées au centre, elles présentent en ce point une cicatrice blanche, grisâtre ou nacrée. La palpation permet de sentir une induration profonde avec empâtement et rigidité de la muqueuse. Çà et là peuvent exister des exulcérations douloureuses au toucher ou pendant la mastication. Le bord de ces plaques est marqué tantôt par un cercle blanc, en relief, large de plusieurs millimètres, paraissant leucoplasique et parcouru de stries rayonnées assez régulières. Tantôt la rougeur diffuse peu à peu vers les régions voisines.

Dans une seconde forme la plaque ne fait aucune saillie au-dessus de la surface générale de la muqueuse, elle ne donne pas de sensation de rigidité ou d'infiltration à la palpation, elle a pour élément principal la congestion avec

(1) Capelle, Contribution à l'étude du lupus érythémateux des muqueuses. *Thèse de Lille*, 1901.

ou sans dilatations vasculaires visibles. Dans le cas où les dilatations vasculaires sont très accentuées, elles forment à la périphérie de fins réseaux qui marquent la limite d'extension. Ces formes sont cicatricielles au centre ou semées de cicatrices disséminées. Parfois elles sont symétriques comme les taches du visage. Cette variété pourrait, par opposition à la précédente, être dénommée lupus érythémateux congestif.

Les transformations épithéliales de la surface n'aboutissent pas à la formation de prolongements cornés, cependant des squames blanchâtres, adhérentes, peuvent se former, et la totalité même des plaques peut revêtir un aspect leucoplasique qui masque la congestion et l'infiltration sous-jacente. Dans ce cas, les plaques sont blanches, nacrées, opalines, avec de fines striations à la surface. La bordure seule peut présenter cet aspect, le centre étant devenu cicatriciel. L'œdème n'a été que rarement noté au cours du lupus érythémateux des muqueuses ; il paraît cependant exister fréquemment ; on ne le constate aisément qu'à la luette, qui devient turgide et raide sous son influence.

Aux lèvres, dans la partie cutanéo-muqueuse, le lupus érythémateux participe à la fois des caractères du lupus du visage et de celui de la face interne des joues. Il y a souvent ici une tuméfaction, une rougeur considérable ; les lèvres sont dures, œdémateuses, elles sont fissurées d'avant en arrière, leur surface est dépolie et pelucheuse, les squames adhèrent, et l'épiderme se déchire et saigne quand on les arrache. Les exulcérations superficielles sont communes, elles rendent difficile la préhension des aliments et tout contact extérieur devient douloureux. Le bord des plaques est marqué par un liséré rouge très vasculaire qui est recouvert d'un épithélium encore sain.

Le *lupus érythémateux de la langue* est fort peu connu. Dans les observations qui en ont été publiées et dont il ne faut accepter l'authenticité que sous toutes réserves, on a noté l'existence de plaques congestives surélevées dépapillées, de taches de la grandeur d'une tête d'épingle à celle d'un centime, avec épithélium épaissi et villeux au bord, et dépression légère du centre. Il serait nécessaire, pour des cas aussi douteux et aussi nouveaux, d'asseoir toujours l'argumentation clinique sur une étude histologique soignée.

Ces caractères se retrouvent probablement avec quelques variantes pour les autres muqueuses, mais on ne saurait trop appeler l'attention sur l'absence de caractères précis de ces lésions, qui ne sont le plus souvent reconnues que par élimination et par la coexistence de lésions caractéristiques du tégument externe.

E. — **Formes anormales du lupus érythémateux.**

Ce que nous avons dit de l'éruption dans les formes aiguës et subaiguës, nous permettra d'être bref dans la description des *formes éruptives anormales du lupus érythémateux.*

Ces formes simulent le plus souvent une autre dermatose. A la face antérieure de la poitrine l'éruption revêtait, dans un cas de R. Crocker (1), l'*aspect de psoriasis guttata.*

L'*aspect lichénoïde* avait été signalé déjà par L. Brocq (2); il y a le plus souvent dans ces cas coexistence, avec un lupus érythémateux mieux caractérisé de papules simulant le lichen, mais que l'on en peut cependant différencier.

Nous savons déjà que le lupus érythémateux peut revêtir le masque d'érythèmes fugaces, *se larver* sous l'aspect de l'impétigo, de l'hydroa vacciniforme de Bazin, de télangiectasies disséminées en petits éléments, analogues à l'angiokératome, ou en plaques considérables analogues à celles de l'acné rosacée.

Dans d'autres cas encore, il commence par des éléments sans signification particulière, des papules, des papulo-vésicules à squame grasse peu adhérente, des bulles, des taches purpuriques. La multiplicité de ses formes cliniques est donc très grande. Bien souvent l'évolution seule permet de juger de la nature du processus; dans les cas aigus, au contraire, elle peut induire en erreur.

Les *associations* du lupus érythémateux sont d'ordre très varié. Tantôt il s'agit d'une lésion secondaire surajoutée qui n'a ou ne paraît avoir avec le lupus érythémateux que des rapports de coïncidence, qui n'en est qu'une complication en un mot. Dans d'autres cas il s'agit au contraire de l'intrication de processus identiques. La tuberculose, qui est sans doute au fond de la pathogénie du lupus érythémateux, cause souvent l'association de cette dermatose aux diverses autres formes de ses lésions toxiniennes ou bacillaires. Ainsi se crée le *lupus érythémato-tuberculeux* où le nodule du lupus vulgaire existe à côté des lésions cliniques les plus indiscutables du lupus érythémateux.

Les *tuberculides* de toutes les formes, la tuberculose de la peau, coexistent quelquefois avec le lupus érythémateux et peuvent même s'intriquer à ses lésions. C'est ainsi qu'on l'a vu s'accompagner d'érythème induré, de tuberculides papulo-nécrotiques, de lichen scrofulorosum, d'exanthèmes fugaces de la tuberculose, de lupus vrai. Enfin les diverses variétés du lupus érythémateux peuvent coïncider chez le même individu.

Des affections de pathogénie inconnue ont été vues en coïncidence avec lui : telle la sclérodermie dans un cas de Hallopeau. Il convient de faire remarquer ici que nous ne connaissons rien de la pathogénie de cette maladie et que cette association n'était peut-être qu'une coïncidence.

(1) R. Crocker, Lupus erythematosus as an imitator of various form of dermatites. *Journal of cut. and gen.-urin. diseases*, janvier 1894.

(2) L. Brocq, *Lupus érythémateux disséminé à aspect un peu insolite.* Soc. de dermat. et de syphil., 16 nov. 1893.

On ne connaît pas l'influence réciproque de la syphilis et du lupus érythémateux l'un sur l'autre.

La maladie de Raynaud s'associe parfois au lupus érythémateux. On peut en conclure que la vaso-motricité des membres, comme celle de la face, est modifiée chez ces malades; il y a lieu de se demander si d'autres accidents inaccessibles à l'investigation ne se poursuivent pas du côté des organes internes : il n'est pas très rare de constater des hémoptysies chez des malades souffrant de lupus érythémateux sans que l'on puisse déceler chez eux des signes nets de bacillose. Il est probable que certains viscères sont en cause d'une façon passagère ou continue, dans quelques variétés au moins de cette dermatose; mais les cas les plus graves ont cependant l'autopsie le plus négative comme nous l'avons vu.

ÉVOLUTION

L'évolution du lupus érythémateux ne saurait être modifiée par l'âge, puisqu'il se produit d'ordinaire chez l'adulte et que les malades qui en sont affectés meurent avant la vieillesse. En dehors des cas qui guérissent par l'intervention thérapeutique ou spontanément, il en est d'autres plus rares que le médecin peut suivre jusqu'à la mort. Dans ces cas, la terminaison par la tuberculose pulmonaire est assez fréquente, et Dubois-Havenith a dit avec quelque apparence de vraisemblance que les malades qui en étaient atteints évoluaient plus aisément vers cette tuberculose viscérale que ceux qui souffrent de lupus vulgaire. La tuberculose pulmonaire paraît avoir chez les premiers une marche plus irrémissible. Dans d'autres cas, il s'établit une cachexie résultant des lésions viscérales combinées à la néphrite.

La multiplicité des formes, le polymorphisme des éléments primitifs, l'extrême variabilité dans l'intensité des lésions, qui peuvent aller de la simple congestion aux infiltrations dermiques les plus profondes et les plus étendues, nous permet de comprendre que son évolution est d'un cas à l'autre très différente.

Nous pouvons, d'après la seule évolution, distinguer dans le lupus érythémateux les deux grandes variétés qu'y reconnaît Brocq, l'*érythème centrifuge* et le *lupus érythémateux fixe*, mais nous devons, d'après la description symptomatique que nous avons faite, ajouter d'autres formes évolutives aiguës et subaiguës.

Les *formes aiguës* sont caractérisées par l'adjonction au processus cutané d'accidents généraux violents d'arthropathies, d'accidents pulmonaires, de purpura, de poussées érysipélateuses, d'albuminurie, la température atteignant 39 et 40 degrés. Nous avons donc ici le tableau complet d'une infection générale d'ailleurs souvent mortelle. Dans les cas où cette première poussée épargne le malade, il s'en produit assez souvent d'autres à intervalle variable de quinze jours à un ou deux mois et le malade finit par succomber. Quand il résiste, une partie de l'éruption peut disparaître, le lupus érythémateux demeurant localisé au visage. Il y a là, comme nous l'avons vu, des phénomènes locaux en relation étroite avec les exanthèmes de la tuberculose et avec l'infection par la tuberculine. Il est remarquable en revanche que la tuberculose n'a pu être décelée à l'autopsie de la plupart des cas de lupus érythémateux aigu. Aussi convient-il de se demander s'il n'y a pas eu de simples analogies d'éruption au cours de processus de pathogénie diverse.

Dans les *formes subaiguës*, l'éruption se fait très souvent en deux temps. Dans une première phase se manifeste la dermatose faciale suivie après un temps souvent fort long de phénomènes éruptifs des membres, du tronc. Ceux-ci, moins tenaces, rétrocèdent après un temps variable; la dermatose faciale persiste. Les phénomènes généraux manquent dans ces cas. Ces formes subaiguës du lupus exanthématique généralisé sont assez souvent accompagnées d'*albuminurie* transitoire ou constante. Dans un cas de Brocq, elle atteignait 4 à 5 grammes par jour et variait beaucoup d'un jour à l'autre. Il y avait en même temps de la pollakiurie, mais aucun œdème, sauf au niveau des lésions de la peau. La pathogénie de ces néphrites subaiguës est encore très obscure. Elles sont à rapprocher de la néphrite terminale aiguë de la tuberculose viscérale.

Les *formes communes* sont les unes remarquables par la fugacité et la mobilité des érythèmes qui en sont le symptôme dominant, elles peuvent disparaître sans laisser aucune cicatrice. Elles correspondent alors au type le plus pur de l'*érythème centrifuge*; elles peuvent aussi, après une série de récidives et de rémissions saisonnières, ou subordonnées à des états physiologiques tels que la grossesse, la menstruation, évoluer vers la forme de *lupus érythémateux fixe*. Dans d'autres cas, au contraire, elles subissent une atténuation sous l'influence de ces états physiologiques, et même on a vu les flux hémorroïdaires avoir un retentissement sur les érythèmes centrifuges et les décongestionner. Dans ce cas, la variabilité dans la marche est subordonnée surtout à la forme clinique des lésions, mais elles sont, d'ordinaire, extrêmement tenaces.

Au début, le lupus érythémateux ne se manifeste souvent pendant des mois, quelquefois des années, que sous l'apparence de petites lésions très localisées qu'il faut analyser avec soin pour le reconnaître, puis il envahit avec rapidité les régions voisines et ses caractères s'accentuent. Par intermittences successives d'exacerbations et de repos, les taches labourent peu à peu devant elles tous les téguments du visage, et l'on voit de ces lupus érythémateux très étendus, dont le centre est cicatriciel, qui durent depuis quinze, vingt et même trente ans.

Les formes fixes peuvent guérir spontanément comme les formes centrifuges, mais c'est un fait exceptionnel; elles laissent derrière elles des cicatrices de profondeur très différente : les plus accentuées sont dues à la forme herpès crétacé de Devergie, ou au lupus érythémateux profond de Brocq.

COMPLICATIONS

Les principales complications du lupus érythémateux sont les poussées fluxionnaires érysipélatoïdes, les adénopathies, l'épithélioma.

Les *poussées inflammatoires* érysipélateuses sont précédées de fièvre, mais peuvent aussi être toutes locales et se manifester à l'occasion d'irritations chimiques ou mécaniques d'ordre thérapeutique. Elles sont très fugaces, mais se reproduisent avec la plus grande facilité et sont à la longue suivies d'un œdème persistant. Dans un cas de Danlos (1), il se produisait au cours d'un lupus érythémateux des poussées inflammatoires sans cause appréciable, qui ne modifiaient en aucune façon la marche du lupus. Elles étaient précédées de symptômes généraux, malaise, fièvre, inappétence, et localement de cuisson douloureuse. Leur apparence était celle d'une dermatite impétigineuse.

Il faut considérer ces poussées comme un accident redoutable, car elles sont souvent l'occasion de l'extension des lésions. Dans le plus grand nombre des cas il ne s'agit pas à proprement parler de complications, mais de phénomènes particuliers à l'évolution, subordonnés sans doute à l'action des décharges toxiniennes.

Les *adénopathies* sont beaucoup plus rares dans le lupus érythémateux que dans le lupus vulgaire. Quelques cas ont été publiés avec existence de bacilles tuberculeux dans les ganglions ramollis : on ne saurait trop conseiller dans des cas de ce genre l'examen réitéré et soigneux du placard lupique, car il y a toujours lieu de craindre qu'on soit en présence d'une combinaison du lupus érythémateux avec le lupus vulgaire, et ces cas sont certainement restés souvent méconnus.

Nous ferons les mêmes remarques à propos de l'*épithélioma*, il est extrêmement rare qu'il vienne compliquer le lupus érythémateux. Nous avons eu l'occasion d'examiner un cas de ce genre et nous avons pu nous convaincre qu'il s'agissait d'un cas de lupus érythémato-tuberculeux. Il n'est cependant nullement impossible que cette complication se produise exceptionnellement. Ici comme dans le lupus vulgaire, on a noté l'apparition de la néoplasie dans des points déjà cicatrisés du lupus érythémateux : il en était ainsi dans un cas de Pringle (2). Il semble que les formes d'épithélioma compliquant le lupus érythémateux n'aient que peu de tendances à la propagation et que le traitement en ait assez facilement raison.

ÉTIOLOGIE

Les conditions climatériques paraissent avoir une influence sur le développement du lupus érythémateux. Les populations des pays septentrionaux, où la

(1) Danlos, Lupus érythémateux avec poussées de dermatite impétigineuse. *Soc. de dermat. et de syphil.*, 13 juillet 1899.

(2) Pringle, Multiple epithelioma developing upon Lupus erythematosus. *British Journal of Dermat.*, janvier 1900.

température descend fréquemment au-dessous de 15 degrés, où l'air est constamment saturé d'humidité, en sont atteints dans une porportion beaucoup plus grande que celle des pays méridionaux. Il y a là quelque chose d'analogue à ce qui se passe pour le lupus vulgaire, dont la fréquence diminue à mesure que l'on s'approche de l'Équateur. L'Allemagne, le nord de la France, l'Angleterre, la Russie riveraine de la Baltique, la Suède et la Norvège sont les pays les plus frappés.

Avant 17 ans, l'érythème centrifuge est rare : le fait est utile à noter en opposition avec la fréquence du lupus vulgaire dans la première jeunesse et aussi en opposition avec la banalité des engelures dans l'enfance. La maladie atteint sa fréquence la plus grande à 32 ans. A partir de 50 ans elle devient rare. On trouve encore quelques cas à 60 et même jusqu'à 70 ans.

Le sexe n'a pas une moindre influence. Les femmes paient le plus lourd tribut. Dans sa statistique, Bœck compte 35 femmes sur 45 cas. Les raisons de cette infériorité sont multiples ; on a invoqué la chlorose, l'anémie, mais il faut incriminer surtout l'influence sur les circulations locales des troubles physiologiques de la vie génitale de la femme et aussi les diverses modifications pathologiques de l'appareil génital : la dysménorrhée, l'aménorrhée, les métrorragies, les métrites, la grossesse, sont relatées dans de nombreuses observations comme ayant été l'occasion de poussées ou même de l'apparition d'un lupus érythémateux (1).

Ces faits sont à rapprocher de ceux sur lesquels insiste fréquemment Brocq dans son enseignement : la congestion de la face, l'acné du menton, les poussées de pustulettes miliaires acnéiformes du visage chez les femmes subissant une infection utérine ou des troubles de menstruation.

Un grand nombre d'auteurs ont publié des faits analogues, Neumann, Buri, Kaposi, etc. Ce dernier regarde comme particulièrement prédisposées au lupus érythémateux aigu disséminé les femmes stériles atteintes de maladies consumptives.

Chez la femme, les états gastro-intestinaux ont également un retentissement considérable sur la face, soit qu'il s'agisse de phénomènes vaso-moteurs produits à distance par l'irritation des terminaisons nerveuses de la muqueuse chez des dyspeptiques, ou soit qu'il s'agisse de phénomènes d'intoxication alimentaire. L'exagération des bouffées congestives après le repas semble plutôt en faveur de la première hypothèse. C'est là encore, d'ailleurs, une des théories de Brocq.

Si l'on joint à cela l'émotivité naturelle de la femme, sa disposition à la

(1) L'une des observations les plus typiques à cet égard est celle de L. Perrin : chez une jeune fille dont les règles furent supprimées par l'émotion violente que lui causa un tremblement de terre, il apparut des plaques de lupus érythémateux dont le nombre augmentait à chaque époque menstruelle avortée. Les lésions cutanées rétrocédèrent quand les règles redevinrent normales. (L. Perrin, Lupus érythémateux disséminé sur la face, le cuir chevelu, le tronc, les membres, survenu à la suite d'un violent choc moral. *Comptes rendus du Congrès international de dermatologie et de syphil.*, Paris, 1889.)

congestion faciale, on comprendra que la zone du visage frappée de lupus érythémateux soit la zone particulièrement favorable à la manifestation des congestions. Hutchinson (¹) s'est attaché à l'étude des modifications de cette zone congestive du visage : il fait remarquer que les capillaires y sont très richement développés, qu'ils sont situés immédiatement à la surface et soumis d'une façon tout exceptionnelle aux variations physiologiques. Cette zone, dit-il, indique l'état de santé du sujet par la transition lente et insensible du centre rose à la peau mate du voisinage. Les malades, qui souffrent d'ulcère stomacal ont cette zone très hyperémiée et il n'est pas rare de constater le lupus érythémateux chez de proches parents de sujets atteints de ce mal. Chez les génito-urinaires, chez les tuberculeux pulmonaires la même zone de congestion faciale existe, qu'ils soient ou non affectés par la suite de lupus érythémateux.

Cette disposition à la congestion, suivant le terrain sur lequel elle s'exerce, peut être l'occasion d'acné télangiectasique avec ou sans hypertrophie des sébacées, de séborrhée congestive, de lupus érythémateux à forme congestive ou à forme sébacée. C'est donc la constitution particulière de la peau qui règle la marche des événements quand la congestion primitive s'est produite sous l'influence de troubles organiques variés. Cette opinion d'Hutchinson s'accorde trop bien avec ce qu'enseignent depuis longtemps les maîtres de la dermatologie française pour que nous ayons à y insister plus longuement. Nous devons cependant ajouter qu'il n'y faut voir que l'une des causes des transformations morbides consécutives, que ce qui fait la différence clinique des maladies entées sur cet état, ce n'est pas seulement la différence de réaction cutanée, c'est surtout la différence profonde dans la cause de cette réaction.

Aussi est-il permis de penser avec Brocq qu'il n'y a pas seulement, dans les variétés du lupus érythémateux tel qu'on le comprend aujourd'hui, une simple question d'intensité du processus morbide, mais une question de différence du processus pathogénique.

Les auteurs qui ont pris en considération surtout les troubles congestifs, l'œdème, la dilatation vasculaire, les hémorragies punctiformes, les thromboses dans les plaques de lupus érythémateux, et qui leur ont accordé le rôle capital dans l'évolution du lupus érythémateux, ont regardé cette affection comme une angionévrose périphérique ou centrale. Rien ne permet à l'heure actuelle de dire en quel point du trajet nerveux agissent les actions vaso-motrices, mais il est certain que ces érythèmes infectieux ou autotoxiques sont, comme le disait Besnier, en 1889, déterminés par la condition individuelle qui joue le rôle prépondérant dans leur pathogénie. Or, par une sorte de cercle vicieux trop facile à comprendre, les moindres lésions séborrhéiques ou épithéliales deviennent chez les sujets à visage congestif l'occasion de congestions violentes;

(¹) Jonathan Hutchinson, Ueber die Disposition zum Erröten als eine Ursache krankhafter Veränderungen. *Monatsh. f. Dermat.*, 1891, XII.

et celles-ci entretiennent à leur tour, par les modifications de nutrition qu'elles impriment aux épithéliums, les altérations pathologiques qui ont favorisé leur apparition. Qu'un état pulmonaire, gastrique, génital, vienne exagérer à son tour la congestion locale, que l'influence des variations de température et d'état hygrométrique agisse dans le même sens, et nous aurons le terrain le mieux préparé qui puisse être à l'évolution d'une dermatose telle que le lupus érythémateux.

Le terrain peut encore être préparé localement par une dermatose préexistante, telle que l'eczéma, l'acné rosacée et même le psoriasis si l'on en croit l'observation d'Hutchinson (1).

Cette opinion de Besnier, Brocq, Hutchinson, touchant l'influence de l'état général et local de la condition individuelle sur le développement du lupus érythémateux, est loin d'être acceptée par tous les auteurs. Malcolm Morris (2) regarde le lupus érythémateux comme une inflammation chronique de la peau, locale dans son origine et locale surtout dans son évolution, sans relations, autant que nos connaissances actuelles permettent de le saisir, avec aucune maladie constitutionnelle. Il le croit subordonné à des influences physiologiques ou pathologiques d'ordre vaso-moteur et à l'action des agents physiques.

Cette théorie de la cause locale fait la transition vers celle des auteurs qui croient à l'origine infectieuse du lupus érythémateux. La *théorie infectieuse* est d'ailleurs celle qui a le plus de partisans, les uns admettant l'action locale d'une infection générale et s'accordant presque tous à regarder la tuberculose comme l'agent infectieux, les autres n'ayant aucune idée précise sur le germe infectieux, mais croyant qu'il n'est pas tuberculeux.

Après ce que nous avons dit des influences congestives locales et générales, il paraît très rationnel d'admettre, comme le veut Brocq, que des infections d'origine diverse puissent causer l'apparition de lésions du type de l'érythème centrifuge ou du type du lupus érythémateux fixe.

L'idée d'une infection générale grave s'accorde parfaitement avec les cas de lupus érythémateux aigu disséminé ou agrégé de Kaposi ; la fièvre violente, les douleurs rhumatoïdes, les accidents pleuro-pulmonaires, les poussées érysipélatoïdes de la face sont autant d'accidents qu'explique seule une infection générale. Cependant l'autopsie n'a rien révélé à Kaposi et il n'a constaté que dans un cas non suivi de mort l'existence de la tuberculose. Dans l'observation suivie d'autopsie qu'a publiée Franz Koch, il fut impossible de trouver l'agent infectieux, qui paraît avoir eu un point de départ utérin. Tout aussi embarras-

(1) De toutes les dermatoses, celle qui a été le plus incriminée, par Kaposi en particulier, est la séborrhée congestive. Cette dermatose est actuellement un peu oubliée et elle paraît sortie du cadre nosologique. Il existe cependant un certain nombre de lupus érythémateux qui peuvent dériver d'elle. Peut-être ne font-ils que la simuler au début de leur évolution ou se compliquer d'elle. Cette question, qui semblait complètement élucidée après les travaux d'Hébra, pourrait, semble-t-il, être reprise avec profit.

(2) M. MORRIS, Lupus erythematosus. *The British Journal of Dermat.*, nov. 1892.

sant est un cas de Blaschko où la maladie se développa immédiatement après une attaque de grippe. Les autres auteurs ne sont pas plus heureux dans la détermination de l'agent infectieux. Robinson (1) écrit qu'il s'agit probablement d'une maladie infectieuse chronique due à un agent microbien unique et local, mais il ne précise pas davantage.

Cette théorie infectieuse locale par des agents spécifiques est aussi celle à laquelle tend à se rallier Jadassohn en se fondant sur les raisons cliniques : la limitation des foyers, leur localisation aux parties découvertes, l'origine quelquefois en coïncidence avec l'existence d'une plaie, l'extension périphérique, la guérison centrale.

Et malgré tout l'agent infectieux continue à demeurer introuvable pour ces auteurs, qui admettent qu'il ne saurait s'agir de tuberculose sous quelque forme que ce soit.

Au contraire, l'infection tuberculeuse a trouvé en France et commence à trouver à l'étranger d'éminents défenseurs. Cette théorie étiologique depuis longtemps soutenue par E. Besnier est fondée sur l'observation clinique, et pour quelques-uns de ses partisans sur la nature histologique des processus du lupus érythémateux, qui paraît maintenant pouvoir constituer un argument sérieux, alors qu'elle servait autrefois au contraire à infirmer l'idée d'une origine bacillaire.

La clinique nous apprend qu'il est rare qu'on ne trouve pas dans les antécédents héréditaires ou chez les collatéraux les plus proches de la tuberculose viscérale ; que les malades ont été atteints dans l'enfance d'affections que nous considérons encore comme dépendant d'une constitution strumeuse, telles que bronchites fréquentes, blépharite ciliaire rebelle, engelures à répétition, adénites cervicales, acroasphyxie.

Mais l'influence de la tuberculose devient beaucoup plus évidente quand on consulte les statistiques de Bœck (2). Cet auteur a trouvé dans 83 pour 100 des cas la tuberculose du patient, de l'un de ses ascendants, ou de ses frères et sœurs. Il ajoute : « La circonstance que le lupus érythémateux survient dans 16 à 17 pour 100 des cas chez des gens qui n'ont jamais souffert de bacillose et dont les parents n'en présentent pas ne peut être acceptée comme un argument décisif contre la dépendance de cette affection et de la tuberculose, car la tuberculose est fréquemment latente. Il arrive souvent que la tuberculose se manifeste chez des érythémato-lupiques qui n'avaient présenté auparavant aucune trace de son existence. »

Dans une récente statistique, Roth (3) relève environ 250 cas de lupus érythémateux et trouve 185 cas de tuberculose d'ordre et de localisation variables. Il admet la théorie de l'action des toxines tuberculeuses sur les

(1) Robinson, *Étiologie et anatomie pathologique du lupus erythémateux*. Amer. Dermat. Assoc. Réunion annuelle de 1898.

(2) Bœck, Die Exantheme der Tuberkulose. *Arch. f. Dermat. u. Syphil.*, 1898, XLII, p. 71.

(3) Roth, Ueber die Beziehungen des Lupus erythematosus zur Tuberkulose. *Arch. f. Dermat. u. Syphil.*, 1900, t. LI, p. 3.

vaisseaux d'un point de la peau soumis à des perturbations physiologiques ou pathologiques antérieures.

Toutes les preuves de la nature tuberculeuse du lupus érythémateux nous sont donc jusqu'ici exclusivement fournies, par la clinique et par la constatation fréquente à l'autopsie de lésions tuberculeuses du poumon, de l'intestin ou d'autres viscères. Il existe cependant quelques faits particuliers qui, d'après les observateurs qui les ont publiés, ont la valeur de preuves absolues.

Hallopeau et Jeanselme, Leredde, ont publié deux observations de lupus érythémateux accompagnés d'adénopathies cervicales. Dans les deux cas, les ganglions caséeux contenaient le bacille de Koch ; il était si abondant dans le cas de Leredde qu'il crut pouvoir se dispenser de faire l'inoculation. Le cas de Hallopeau et Jeanselme a un autre intérêt : malgré l'existence de bacilles dans les adénopathies, l'inoculation de fragments du lupus érythémateux ne rendit pas les cobayes tuberculeux.

Les observations histologiques d'Audry (1) sont également très intéressantes, mais elles sont passibles de quelques objections qui leur ont été faites depuis longtemps. Audry a trouvé en effet dans trois cas de lupus érythémateux des lésions histologiques tuberculeuses avec cellules géantes. Il a fallu de nombreuses coupes étendues pour arriver à ce résultat. La présence des bacilles n'a pas été reconnue. On a objecté à Audry la non-spécificité de la cellule géante, la possibilité qu'il se fût trouvé en présence non plus du lupus érythémateux vrai, mais bien du lupus érythémato-tuberculeux de Leloir. Enfin l'impossibilité où l'on s'est trouvé jusqu'ici d'inoculer aux animaux la tuberculose en se servant de lupus érythémateux.

Ces faits sont d'autant plus importants que de divers côtés on a communiqué des observations d'autres variétés de tuberculides contenant des cellules géantes; tel est le cas pour le lichen scrofulosorum, pour le lupus pernio, pour l'érythème induré de Bazin.

Bien que l'on puisse toujours dire que la cellule géante est, dans ces cas, caractéristique d'un lupus mixte, il nous semble qu'il y a là une pétition de principes de la part de ceux qui admettent *a priori* qu'il ne peut jamais y avoir de lupus érythémateux à lésions tuberculeuses. Les lupus érythémateux devront être examinés de plus près et plus largement qu'on l'a fait jusqu'ici si l'on veut résoudre ce problème.

L'expérimentation, comme l'histologie, a fourni des armes aux partisans de l'origine bacillaire du lupus érythémateux et à leurs adversaires. L'injection de tuberculine a causé la réaction de certains lupus érythémateux, alors que d'autres sont restés complètement indifférents. Il ne faut pas oublier toutefois que nous avons affaire ici à un tissu d'un caractère un peu particulier et qui ne présente qu'exceptionnellement des lésions histologiques de tuberculose ; il ne saurait donc être fait état de sa non-réaction à la tuberculine pour juger de

(1) AUDRY, Lésions histologiques tuberculeuses dans un lupus érythémateux. *Soc. de dermat. et de syphil.*, 26 avril 1897, et *Comptes rendus de la Clinique d'Audry*, 1899, fasc. 4.

sa nature. Au contraire, les cas où la tuberculine a causé une réaction locale, sans être entièrement probants, sont cependant favorables à l'idée d'une tuberculose locale, car c'est avant tout avec le tissu tuberculeux que l'on obtient la réaction.

L'expérimentation sur les animaux n'a pas pu davantage jeter le jour sur l'étiologie du lupus érythémateux; les nombreuses tentatives faites par divers auteurs sont restées sans succès, ce qui n'a pas lieu d'étonner, si l'on se souvient que le lupus vulgaire, dont la nature ne fait plus de doute actuellement, est difficilement inoculable.

Les théories de l'origine tuberculeuse du lupus érythémateux sont aujourd'hui multiples. Aucune ne satisfait complètement l'esprit.

La première en date appartient à Brocq, qui admet l'influence des toxines tuberculeuses agissant comme angiomotrices sur les centres nerveux trophiques ou sur les nerfs de certains territoires cutanés. Boeck et Hallopeau défendent une théorie analogue.

Jacquet, se fondant sur de récentes observations anatomo-pathologiques, croit pouvoir regarder les ganglions du sympathique comme le siège central des lésions, dont le lupus érythémateux n'est, pour ainsi dire, que la répercussion périphérique. La lésion centrale du lupus érythémateux, écrit Jacquet dans une note inédite qu'il nous a remise, est la sclérose et la destruction à évolution lente du ganglion cervical inférieur (1).

Une seconde théorie de l'origine tuberculeuse du lupus érythémateux explique la genèse des accidents par des embolies de bacilles atténués, qui disparaissent rapidement des tissus où ils ont été portés par le sang. Cette hypothèse semble justifiée par un cas de Philippson où l'on trouva, en effet, un embolus bacillaire comme noyau d'une tuberculide. Mais, jusqu'à preuve histologique, elle s'applique d'autant moins au lupus érythémateux fixe, que la constance même des lésions au cours de cette dermatose et leur durée indéfinie ne sont pas d'accord avec l'existence temporaire d'un em-

(1) Jacquet s'appuie : sur l'hyperémie érysipélatoïde, de même localisation, observée par lui à diverses reprises, avec lésions massives des ganglions sympathiques cervicaux inférieurs; sur l'observation clinique précise de deux cas de lupus érythémateux, où la dermatose est survenue au cours d'une sclérose pleurale des deux sommets, datant de l'enfance. Enfin, dans un cas d'hémiatrophie faciale droite avec éphidrose faciale gauche et début de lupus érythémateux, L. Jacquet a annoncé et trouvé à l'autopsie la sclérose pleuro-pulmonaire des sommets, très épaisse et très ancienne à droite, beaucoup moindre à gauche. Pour cet auteur, il serait donc certain et facile à comprendre, que le lupus érythémateux est d'origine, mais non de nature tuberculeuse : ce qui expliquerait à la fois et la fréquence de l'ambiance tuberculeuse chez ces malades et l'échec des inoculations sauf les cas de lésions mixtes.

Nous avons très récemment eu l'occasion de faire l'autopsie d'un tuberculeux chronique affecté de lupus érythémateux disséminé du visage. Le sommet des deux poumons était transformé en une vaste caverne dont la paroi adhérait intimement à la plèvre costale extrêmement épaissie. Les ganglions supérieurs du sympathique thoracique ne pouvaient être détachés de la coque pleuro-pulmonaire. Le ganglion cervical inférieur paraissait cependant relativement indemne et put être isolé. Cette autopsie paraît d'accord avec la théorie de L. Jacquet.

bolus dont l'action devrait, semble-t-il, cesser après la disparition du bacille atténué.

Il paraît plus conforme à l'observation clinique d'admettre que l'érythème centrifuge et le lupus érythémateux fixe procèdent le plus souvent, toujours peut-être, de la tuberculose par des mécanismes divers. Dans le cas d'érythèmes centrifuges, on peut trouver tous les termes de passage entre une rougeur vive se manifestant avec des intensités variables d'un jour l'autre, mais sans jamais disparaître complètement, et des taches congestives durant quelques jours seulement et laissant derrière elles l'atrophie de la peau. Ces cas semblent pouvoir s'expliquer, comme ceux des divers exanthèmes fugaces de la tuberculose, par des décharges subintrantes ou espacées de toxines agissant sur une région dont la peau est, comme nous l'avons vu, naturellement prédisposée aux congestions et aux atteintes de la séborrhée. Dans le cas d'érythèmes fixes, nous ne serions pas étonnés que l'on pût de nouveau trouver, soit de rares follicules tuberculeux, soit des agents pathogènes microbiens superficiels, agissant par leurs toxines sur une peau subissant des décharges tuberculo-toxiniennes répétées, ou même directement envahie par de très rares bacilles. La localisation est peut-être, dans certains cas, favorisée encore par des processus angioneurotiques.

Quant aux formes aiguës disséminées avec ou sans terminaison mortelle, peut-être relèvent-elles d'embolies de bacilles atténuées, de virulence variable suivant les cas. La rapidité ordinaire de leur évolution s'accorde assez bien avec cette hypothèse.

Enfin, il faut se souvenir que le lupus érythémateux n'est peut-être, en quelques circonstances, qu'un syndrome produit par d'autres causes morbides locales ou générales.

En résumé, la clinique, l'anatomie pathologique, quelques faits d'expérimentation, la connaissance de lésions d'origine probablement semblable constituant aujourd'hui le groupe des tuberculides, nous incitent à considérer le lupus érythémateux comme un exanthème ou comme une lésion ordinairement, peut-être toujours, tuberculeuse, et nous permettent de croire que la preuve de cette nature sera scientifiquement fournie.

Il nous semble que l'on pourrait utilement dès aujourd'hui essayer de mettre à profit les indications fournies par la séro-réaction de Courmont, bien que la technique en soit encore un peu délicate et que les résultats que peut fournir la méthode soient subordonnés à la sagacité et au sens critique des observateurs. Nous ne pouvons ni ne voulons faire aucune hypothèse sur ce qui se produirait dans le cas où des malades atteints de tuberculides de diverses formes seraient soumis à cette épreuve; mais nous pensons qu'il y aurait grand intérêt à savoir quelle serait la proportion des sérums agglutinants chez ces malades et à quelle forme objective correspondrait la séro-réaction positive. Il y aurait, croyons-nous, intérêt à faire parallèlement l'épreuve de la tuberculine et à éliminer auparavant, aussi soigneusement que possible, les malades qui paraîtraient en puissance de tuberculose viscérale.

DIAGNOSTIC

Ce que nous avons dit en exposant la symptomatologie nous permettra de revenir en quelques lignes rapides sur l'ensemble des caractères qu'il conviendra de rechercher et d'analyser quand on voudra poser le diagnostic du lupus érythémateux. Le tableau morbide n'est facile à reconnaître que dans les cas bien caractérisés. Toutes les difficultés de diagnostic ont trait aux cas que l'évolution, l'apparence insuffisamment pathognomonique des lésions élémentaires placent, pour ainsi dire, à la limite du lupus érythémateux et des lésions diverses qui peuvent avoir l'évolution et l'aspect objectif de la dermatose qui nous occupe.

Ce n'est donc qu'à éclaircir autant que nous le pourrons les difficultés de ce dernier ordre que nous nous appliquerons. Nous verrons qu'il est quelquefois impossible d'y réussir d'emblée et que l'évolution des lésions seule permet, dans certains cas ambigus, de se faire une juste idée de l'identité des processus.

L'analyse minutieuse du lupus érythémateux, ou mieux d'une série de lupus érythémateux, nous fournit les principaux caractères suivants, applicables au diagnostic.

a. Des lésions érythémateuses, avec congestion plus vive du bord, dilatations vasculaires fines du réseau capillaire périphérique, un fin réseau rouge vif encadrant un pointillé blanc extrêmement fin, quelquefois de petites hémorragies marginales.

b. Un épiderme rarement lisse, presque toujours squameux à des degrés divers, allant de la desquamation pityriasique simple à la croûte cornée épaisse, plâtreuse. Des points blancs d'hyperkératose très petits s'enfoncent dans l'érythème rouge, ou de véritables petites cornes partant de la face inférieure de la squame adhérente. Çà et là des dilatations sébacées, des hyperkératoses péripilaires, des globes cornés infundibulaires.

c. Une ou des cicatrices, centrales ou disséminées, un fin réseau blanc scléreux avec points rouges interstitiels ou une nappe blanchâtre scléreuse, uniforme, très déprimée, avec un bord nettement arrêté.

d. Tout cela fréquemment symétrique, développé ches des adultes, chez des femmes, évoluant vite ou lentement suivant la variété d'érythème que l'on rencontre et s'accompagnant de phénomènes subjectifs variables et de douleurs à la pression et au contact.

Certains lupus érythémateux se présentent avec un grand nombre des symptômes que nous venons d'énumérer; ce n'est pas sur eux que porte l'effort du diagnostic, mais sur les cas où les lésions sont au minimum, du côté des vaisseaux comme de l'épithélium, et sur les cas où l'une des lésions prédomine à l'exclusion presque complète de toutes les autres, telles les formes atrophiques, les formes congestives fugaces, les formes œdémato-congestives

[*LENGLET.*]

sans lésion épithéliale, les formes aiguës, celles où les éléments marient leurs caractères pour simuler d'autres dermatoses, telles que le psoriasis, l'eczéma séborrhéique, l'herpès iris, les érythrodermies, les télangiectasies couperosiques, les exanthèmes bromiques, etc.

A la face, les diverses affections qui accompagnent des productions sébacées ou épithéliales abondantes simulent le lupus érythémateux. Nous laisserons de côté la séborrhée congestive, telle que la comprenait Hebra; on la range aujourd'hui dans le lupus érythémateux, et nous l'avons décrite plus haut. Mais les formes d'*acné sébacée concrète des vieillards* et l'*épithéliomatose* qui leur est consécutive doivent être distinguées; cette distinction souvent très difficile est fondée sur l'âge du malade, l'époque du début, les petites ulcérations, la facilité avec laquelle elles se produisent et prennent l'aspect cancroïdal quand on les néglige. C'est avec les formes d'herpès crétacé qu'on les confondrait le plus aisément, mais la dépression atrophique de celui-ci est beaucoup plus profonde, ses squames sont plus dures, plus sèches, plus plâtreuses. Quant aux formes congestives, elles s'accompagnent de phénomènes vasculaires beaucoup plus marqués. Les *formes serpigineuses de l'épithélioma* se reconnaissent sans difficultés au mince liséré ulcéré du bord et aux perles épithéliales qu'on y distingue de place en place.

Plus grande est la difficulté quand il faut distinguer les formes congestives du lupus érythémateux de la couperose en évolution sans lésions acnéiques ou de certains érythèmes passagers. Dans l *acné télangiectasique* sans suppurations folliculaires, on devra analyser l'état épidermique; on n'y trouvera aucune lésion d'hyperkératose, pas ou à peine de desquamation; l'état du fond, très congestif, peu infiltré, les follicules très dilatés non hyperkératosiques, l'absence de cicatrice, l'absence de lésions aux oreilles; mais on retiendra que si l'on est au début de l'évolution, une certaine réserve s'impose dans ces cas où la suppuration folliculaire n'existe pas : la couperose télangiectasique pouvant marquer le début du lupus érythémateux.

Parmi les dermatoses de la face, les plus difficiles à distinguer du lupus érythémateux, il faut citer quelques formes anormales de *séborrhéides* ou de *psoriasis*. Le diagnostic se fonde surtout sur la superficialité plus grande des lésions dans ces deux derniers cas et sur l'influence favorable et beaucoup plus rapide du traitement.

Dans les régions pileuses de la face et au cuir chevelu, la pseudo-pelade de Brocq, la kératose pilaire, l'ulérythème sycosiforme, le favus, quelques atrophies indéterminées simulent le lupus érythémateux.

Au cuir chevelu, à moins que l'on soit en présence d'atrophies cicatricielles complètement arrêtées, l'examen des plaques donne facilement la solution du problème; cependant la *pseudo-pelade* de Brocq, si aisée qu'elle soit à différencier quand on la connaît, rappelle, par bien des points, le lupus érythémateux; atrophiante et excentrique, elle se développe sans érythème, mais seulement avec de légères teintes rosées péripilaires. Elle s'accompagne de démangeaisons. Elle envahit le cuir chevelu par îlots disséminés et le laisse complètement cicatriciel et déprimé. Les cheveux tombent enveloppés d'une gaine pulpeuse ; elle diffère surtout du lupus érythémateux par l'absence des lésions épithéliales et d'érythème. Certaines pseudo-pelades n'entraînent la chute du cheveu que temporairement, bien qu'elles fassent de très superficielles cicatrices. Certains lupus érythémateux, eux aussi, ont un minimum de lésions de tout ordre. Il est donc des cas impossibles à diagnostiquer avec sécurité.

Le *sycosis lupoïde*, l'*ulérythème sycosiforme*, les *alopécies cicatricielles innominées* d'E. Besnier sont cliniquement faciles à distinguer ; il en est de même des diverses variétés d'alopécie cicatricielle du cuir chevelu et de la barbe, causées par le *lichen ruber*, la *sclérodermie*, les *affections bulleuses*; nous renvoyons, pour l'étude de leurs caractères, à l'article « Alopécies » de Brocq, dans le tome premier.

La *kératose pilaire de la face* ne saurait être confondue avec le lupus érythémateux ; son atrophie se produit en bandes : cornes frontales, atrophie externe du sourcil, atrophie des joues suivant deux bandes, angulo-maxillo-malaire, angulo-maxillo-temporale. Les caractères de l'atrophie alopécique du cuir chevelu ne diffèrent pas toujours essentiellement de ceux de l'alopécie due au lupus érythémateux. Dans quelques cas, s'il n'existe pas de lésion faciale typique, le diagnostic sera difficile. Ces cas sont ceux où le lupus, très superficiel et disséminé, évolue très lentement en faisant de petites plaques cicatricielles, et ceux dans lesquels la kératose pilaire atteint au degré intense d'atrophie de l'*ulérythème ophriogène* de *Tænzer*. Cependant le début dans le jeune âge, les saillies pilaires sans hyperkératose très accentuée du follicule, la moins grande rapidité du processus, des zones concentriques moins tranchées que dans le lupus érythémateux, la fin du processus à un âge où le lupus est le plus souvent en pleine évolution ; une série de petits caractères qui n'échappent pas au clinicien, différencient presque toujours suffisamment ces processus.

L'*atrophie du favus*, le *favus en évolution*, se reconnaîtront aisément s'il y a encore une bordure avec quelques poils malades.

Aux mains et aux pieds, le lupus érythémateux peut être confondu avec l'asphyxie locale des extrémités, avec les engelures, certaines variétés d'érythèmes multiformes. Il est beaucoup plus difficile que l'eczéma ou le psoriasis palmaire soient une cause d'erreur, car il n'y a pas de lupus érythémateux de la paume des mains qui ne s'accompagne de quelque autre lésion du reste du corps.

L'*asphyxie locale*, dans ses formes accentuées, se manifeste avec un cortège de phénomènes paresthésiques locaux qui manquent, ou qui sont beaucoup moins développés dans le lupus érythémateux. Sa localisation, presque toujours exclusive aux doigts et aux orteils, la prépondérance des réactions vasomotrices et nerveuses dans les cas légers, l'intensité même des troubles trophiques dans les cas graves, empêchent qu'on la confonde avec le lupus érythémateux. L'asphyxie locale est surtout d'ordre tropho-neurotique, le lupus érythémateux d'ordre inflammatoire, subaigu ou chronique.

L'*engelure* est saisonnière, mal limitée; c'est, le plus souvent, une tache non déprimée, de couleur violacée ou rougeâtre non cicatricielle, douloureuse à la pression et sous l'influence des variations brusques de température ; elle n'a pas de lésions épithéliales. On doit cependant se souvenir que le lupus érythémateux peut lui succéder, et, dès que des engelures persistantes se manifestent et prennent au visage l'apparence de l'érythème pernio avec lésions des orifices glandulaires et petites squames superficielles, il faut poser le diagnostic de lupus érythémateux à forme pernio.

C'est surtout dans les formes aiguës ou subaiguës que l'érythème polymorphe peut, dans sa forme d'*herpès iris*, simuler le lupus; mais c'est une erreur aisée à éviter, car il est facile de constater, par une analyse attentive, que le centre de l'érythème iris n'est pas cicatriciel, qu'il n'y a pas de squames adhérentes et de lésions même très légères d'hyperkératose. Seul un examen trop rapide permettrait la méprise, bientôt reconnue d'ailleurs à l'évolution de lésions très fugaces.

Dans les autres segments des membres, c'est avec la *folliculis* et les diverses variétés de *tuberculides* que l'on a le plus fréquemment confondu le lupus érythémateux. L'erreur s'explique d'autant plus aisément qu'il y a coïncidence plusieurs fois reconnue de ces diverses lésions et du lupus érythémateux. Il suffit d'être prévenu pour ne pas confondre les éléments papulo-vésiculeux du lupus érythémateux aigu dont le sommet se dessèche, forme une squame non adhérente couvrant un centre déprimé, avec les éléments papuleux à centre nécrotique de la *tuberculide disséminée*. C'est cependant à ces formes de tuberculides que Bœck donnait autrefois le nom de lupus érythémateux disséminé. Il en est de même pour les nodosités du lupus érythémateux aigu ou subaigu : outre qu'elles accompagnent une éruption polymorphe chez un individu atteint de lupus érythémateux de la face, elles ont à leur centre des squames cachant souvent une dépression.

Il n'y a pas jusqu'ici d'exemple que ces lésions se soient produites hors de la présence du lupus érythémateux de la face. Si elles apparaissaient primitivement, leur diagnostic serait difficile, à moins que d'être étayé d'une étude anatomo-pathologique.

En dehors de ces diverses lésions qui simulent ou masquent la nature véritable du lupus érythémateux, il en est quelques autres, qui, plus rarement, peuvent le simuler ou être simulés par lui en un point quelconque du corps.

Il en est ainsi du *psoriasis*. Comme le fait remarquer E. Besnier, il ne peut s'agir là que d'une erreur de diagnostic objectif extemporané. Elle ne saurait se produire si le malade est suivi quelque temps. Les cas les plus favorables à la confusion sont ceux où le lupus érythémateux simule le psoriasis à lésions disséminées, le psoriasis guttata par exemple. Mais un examen attentif de la squame, de l'adhérence, de l'absence ou de l'existence de prolongements, de la congestion, de la vascularisation spéciale au psoriasis quand on gratte les squames, de l'état lisse et brillant de la peau au-dessous d'elles, de la faible infiltration, permet le plus souvent d'éviter l'erreur. Nous en dirons autant de l'*eczéma séborrhéique*.

Le lupus érythémateux des membres peut être confondu quelquefois avec le *lichen plan*. Brocq, R. Crocker, ont vu des lésions de lupus érythémateux caractérisées par des nodules aplatis d'un rouge pâle, légèrement surélevés, pouvant atteindre le volume d'un très petit pois. L'agrégation de ces éléments constituait dans ces cas des plaques semblables à celles du lichen plan, mais qui étaient couvertes de très fines squames. L'analyse attentive de ces plaques montre qu'elles manquent d'une partie des caractères les plus importants du lichen plan : on n'y peut trouver le brillant de la surface, les facettes polygonales qui réfléchissent la lumière, les stries du plateau, son ombilication centrale. Les squames n'existent pas dans la lésion élémentaire du lichen plan, et la cicatrice centrale de ces variétés de lupus érythémateux achève, quand on la trouve, d'en permettre le diagnostic. Il n'y a aucune raison pour que l'on confonde les érythrodermies qui peuvent compliquer le lichen plan avec le lupus érythémateux à forme exanthématique.

Les *érythèmes prémycosiques*, les *érythèmes infectieux*, peuvent être très difficiles à différencier des exanthèmes du lupus érythémateux disséminé aigu ou subaigu ou même de certains érythèmes perstans qui évoluent plus tard franchement vers le lupus érythémateux.

Les *érythèmes prémycosiques* sont plus prurigineux, ils s'accompagnent souvent d'adénopathies, ils se produisent chez des sujets jeunes, ils commencent fréquemment sous forme d'îlots isolés; mais ce qui paraît le plus caractéristique c'est l'existence du réticulum sous-épithélial que décèle le microscope dès la première période de ces érythrodermies mycosiques. Il importe de faire la biopsie dans les cas douteux.

Les *érythèmes scarlatiniformes* ne pourraient être confondus qu'avec des érythrodermies étendues se produisant au cours d'un lupus érythémateux ou chez un tuberculeux. Cela serait en tout cas absolument exceptionnel, et la forme même de la desquamation, sa rapidité d'apparition dans les trois premiers jours, suffisent à écarter l'idée d'érythèmes se produisant dans le lupus érythémateux aigu. La confusion consisterait d'ailleurs à prendre au début un de ces érythèmes de la tuberculose pour un érythème scarlatiniforme.

Certains *exanthèmes médicamenteux* peuvent simuler le lupus érythémateux : nous ne ferons que signaler les érythèmes fixes de l'antipyrine, les érythèmes avec hyperkératose de l'arsenic développés à la paume des mains et à la plante des pieds, les lésions iodo et bromo-potassiques à la période de régression, quand le centre est devenu cicatriciel et que le bord est rouge et livide. On a même signalé des cas d'exanthème bromique papuleux avec dilatations des orifices glandulaires et cônes cornés s'enfonçant dans l'épiderme.

En présence d'une lésion un peu difficile à déterminer, l'étude attentive de l'élément et l'enquête appropriée mettent rapidement sur la voie du diagnostic, s'il s'agit d'éruption médicamenteuse.

Il est toute une classe de lésions qu'il est impossible de rattacher au lupus érythémateux, parce qu'elles manquent de caractères précis le permettant, mais qu'il est également difficile d'en séparer complètement, ce sont les *atrophies cutanées* analogues à celles que nous signalions plus haut à propos de la pseudo-pelade. Ces atrophies cutanées ne sont pas encore classées à l'heure actuelle, nous nous contentons de les signaler. L'étude histologique en donnera probablement la clef et permettra de les rattacher au lupus érythémateux ou de les en éloigner sans retour.

La difficulté du diagnostic du *lupus érythémateux des muqueuses* est très grande quand il s'agit de plaques primitives et qu'aucun phénomène cutané ne vient en préciser la nature. Les *syphilides*, le *lichen plan*, sont particulièrement embarrassants. En ce qui concerne les syphilides, le diagnostic n'est souvent possible que par l'examen très attentif du centre des plaques, qui montre une cicatrice légèrement déprimée et ponctuée dans le lupus érythémateux, quelques exulcérations au bord des plaques dans la zone d'extension marquée par un liséré large de quelques millimètres, un peu surélevé et de couleur blanchâtre ou grisâtre dans quelques cas, rouge vif au contraire dans d'autres. Les syphilides tertiaires peuvent présenter des aspects analogues; aux lèvres, en particulier, les syphilides tertiaires peuvent former un infiltrat blanchâtre, sous-muqueux, que l'on désigne sous le nom de *syphilome tertiaire en nappes* et qui s'accompagne de lésions pouvant induire en erreur. Les antécédents, l'épreuve du traitement, ne sont pas toujours suffisants à trancher la question. La distinction de la syphilis et du lupus érythémateux des muqueuses est si difficile que l'on a vu des dermatologistes éminents soigner pendant longtemps pour du lupus érythémateux des syphilides des muqueuses. Quand il s'agit de syphilides à forme tertiaire chez l'homme, le diagnostic peut assez souvent se faire, comme l'a indiqué Brocq, par la coïncidence de lésions de la muqueuse *linguale*.

Le *lichen plan* des joues donne à la muqueuse un aspect tout à fait spécial, avec stries blanchâtres à renflements moniliformes. Dans quelques cas où ces stries sont peu visibles, où le centre de la plaque est déprimé, cicatriciel, et ses bords légèrement érythémateux, il n'y a véritablement pour ainsi dire aucun autre moyen de s'assurer de la nature des lésions que d'en faire la biopsie.

Les *léprides* des muqueuses sont très rares et accompagnées de phénomènes cutanés qui en assurent le diagnostic.

Tout ce que nous avons vu jusqu'ici nous permet de conclure qu'autant est facile le diagnostic commun du lupus érythémateux, autant les cas limite sont presque toujours d'une haute difficulté. Il n'est pour ainsi dire pas de dermatose qui puisse dans de telles proportions varier dans son évolution et dans son aspect. Il n'en est pas qui ait autant de points de ressemblance et de contact avec les processus les plus divers qui ont pour siège le derme, l'épiderme et les glandes. Il serait facile d'établir une gradation insensible entre le lupus érythémateux, les érythèmes divers d'origine infectieuse, mais en particulier d'origine tuberculeuse, les diverses formes de tuberculides, de l'acne cachecticorum au lichen scrofulosorum et à l'angiokératome, le lupus vulgaire, les érythrodermies et les kératodermies palmaires et plantaires, les atrophies cutanées, les lésions séborrhéiques. Il est certain cependant que ces rapprochements ne sont établis que sur des apparences objectives qui peuvent rendre fort difficile la séparation clinique des processus, mais qui n'impliquent en rien leur identité pathogénique.

PRONOSTIC

Le pronostic local du lupus érythémateux est d'une très médiocre gravité : le pire mal qu'il fasse est de causer des cicatrices déprimées bordées par une saillie nette qui en accentue la profondeur; mais si le lupus érythémateux n'a localement que ces inconvénients d'ordre esthétique, il a cependant sur la vie sociale des malades une fâcheuse influence en leur interdisant ou en leur rendant difficiles les rapports normaux de la vie quotidienne. Nous ne pouvons d'ailleurs à propos de la lésion elle-même que répéter ce que nous avons dit du lupus tuberculeux, toutes réserves de gravité locale et des complications étant faites.

Quant au pronostic général, il est beaucoup plus sombre, non que ce soit le lupus érythémateux qui paraisse influer sur la santé générale, mais bien plutôt parce que cette dermatose ne survient que chez des sujets particulièrement aptes à la tuberculose ou déjà tuberculeux. Le lupus érythémateux n'est en lui-même qu'un témoignage de défaillance générale au moins autant que de défaillance locale. La vie courte des sujets qui en sont atteints est la meilleure preuve de leur déchéance anticipée. Y a-t-il à ce point de vue des lupus érythémateux dont la valeur pronostique soit moins grave ? Doit-on considérer les érythèmes centrifuges comme appartenant à cette catégorie? Le fait est probable. Nous croyons, après Brocq, qu'il n'est nullement démontré que ces érythèmes se produisent toujours chez un tuberculeux, ou que le sujet chez lequel ils apparaissent soit fatalement condamné à mourir de tuberculose. La fugacité, la rapidité d'évolution d'un grand nombre d'érythèmes centrifuges qui disparaissent sans retour sous l'influence de la thérapeutique ou même spontanément, ne sont guère favorables à l'idée d'une lésion subordonnée à un état général grave.

Il en va tout autrement des formes fixes, encore que certaines d'entre elles puissent guérir. Nous manquons aujourd'hui d'un critérium certain, nous permettant de préjuger de l'évolution ultérieure de la maladie. Les appréciations de ce genre ne peuvent se fonder que sur l'examen attentif des viscères, du poumon en particulier, mais aussi du rein, car on se rappelle qu'il est assez fréquemment atteint de néphrite, que l'albuminurie existe parfois chez ces malades. On fondera encore le pronostic sur les antécédents héréditaires ou personnels, il n'est pas rare de trouver des hémoptysies chez les sujets atteints de lupus érythémateux, mais la tuberculose pulmonaire semble avoir chez eux des allures un peu spéciales qu'il conviendrait d'étudier de plus près.

Quant aux formes aiguës de l'affection, nous avons vu quelle était la gravité ordinaire de leur évolution, et combien fréquemment la mort en était la terminaison à échéance rapide ou plus ou moins éloignée. Ici encore il y a des questions d'infection, qui dominent le pronostic, mais ces questions ne sont nullement résolues, non plus que la pathogénie de ces dermatoses aiguës, car si l'on a vu mourir de tuberculose quelques-uns de ces malades, d'autres n'ont rien montré à l'autopsie qui pût être incriminé comme cause de leur mort.

En résumé, le pronostic du lupus érythémateux est d'autant plus sombre qu'il s'agit de formes à début plus violent; qu'il y ait ou non association de phénomènes généraux à l'éruption primitive. Il doit être très réservé dans toutes les formes fixes communes, car l'observation a montré que la vie des malades était le plus souvent abrégée. Il peut être moins sévère sans cesser d'être prudent dans les formes saisonnières et dans l'érythème centrifuge en général.

TRAITEMENT

En nous occupant du traitement du lupus érythémateux, nous n'insisterons que sur les détails thérapeutiques qui lui sont particuliers, car une partie des méthodes et des moyens de guérison sont communs au lupus vulgaire et au lupus érythémateux. Les remarques générales que nous avons faites à propos de la thérapeutique du lupus vulgaire s'appliquent parfaitement au lupus érythémateux.

α. ***Médication générale. Traitement interne.*** — La médication générale a, dans le lupus érythémateux, une importance d'autant plus grande qu'il s'agit de formes plus superficielles, où domine l'élément vaso-moteur et où l'élément conjonctif et épithélial sont, au contraire, réduits à leur minimum. Il est aisé de le comprendre, si l'on veut bien se souvenir que la congestion du visage se produit avec une fréquence et une intensité d'autant plus grandes, chez un individu quelconque, qu'il a un équilibre plus instable des différents viscères thoraciques et abdominaux. Chez les femmes en particulier, cette congestion de la face est, à un degré variable, un phénomène constant subordonné à leurs habitudes hygiéniques, à leurs fonctions utérines et digestives.

La première préoccupation du praticien qui doit soigner un lupus érythémateux, de quelque variété qu'il soit, mais surtout s'il s'agit d'un érythème centrifuge type Brocq, sera donc l'interrogatoire minutieux du patient touchant son état général : rechercher si la tendance aux congestions est antérieure à l'existence du lupus érythémateux, si elle s'accompagne, comme cela est fréquent, de refroidissement des extrémités, d'acroasphyxie permanente, d'engelures pendant l'hiver. Rechercher si cette tendance aux congestions n'est pas liée à un état viscéral antérieur : la menstruation, la dysménorrhée, l'aménorrhée, la métrorrhagie, la métrite, les diverses inflammations annexielles, l'infection gonococcique actuelle. Si l'on ne trouve rien de ce côté, l'estomac, l'intestin, fourniront quelques symptômes de dyspepsie avec congestion après le repas ou d'entérite. Enfin l'examen du poumon apprendra qu'il y a eu quelques atteintes bacillaires, où qu'il y a tuberculose actuelle, et l'on sait quelle est la fréquence des actions réflexes vaso-motrices qui se marquent chez les tuberculeux pulmonaires par la congestion parfois unilatérale du visage.

Chacun de ces états viscéraux recevra, dans la mesure du possible, les soins nécessaires, nous n'avons pas à nous occuper ici de ce côté de la thérapeutique générale.

Seule la tendance à la congestion faciale, l'excès d'irritabilité réflexe et de réaction vaso-motrice, la parésie vasculaire que nous avons constatée histologiquement dans le lupus érythémateux, sollicitent notre attention. Le retard des circulations locales, l'acroasphyxie, le refroidissement des extrémités, auront pour principales médications les agents vaso-moteurs externes ou internes.

A l'intérieur on a administré, dans les formes fixes, l'huile de foie de morue, l'iode, l'arsenic, leurs composés ; nous n'avons rien à ajouter, pour ces médicaments, à ce que nous en avons dit à propos du lupus vulgaire. Nous voyons apparaître dans la thérapeutique générale du lupus érythémateux quelques médicaments spéciaux : le salicylate de soude, la salicine, la quinine, le phosphore.

La salicine, le salicylate de soude ont été proposés par R. Crocker. D'après cet observateur, c'est dans les formes superficielles, hyperémiques qu'ils donneraient les meilleurs résultats.

La quinine a donné dans des cas analogues de bons résultats à Reichel.

Le phosphore a été préconisé par Duncan-Bulkley [1], et appliqué par lui à toutes les formes de lupus érythémateux à l'exception du lupus érythémateux disséminé de Kaposi. Dans tous les cas il y aurait eu influence rapide du phosphore sur l'extension et l'évolution des lésions.

Essayé par Brocq, ce traitement ne lui a donné que des résultats peu satisfaisants, et ses applications sont remarquablement restreintes, son emploi commande, en outre, la plus grande prudence.

[1] L. Duncan-Bulkley, The internal treatment of lup. eryth. with phosphorus. *The American Journal of the med. sciences*, avril 1893, p. 393. Analysé in *Annales de Dermatologie*, 1893, p. 990.

[LENGLET.]

L'*ergotine* employée seule n'est pas un médicament très utile, mais elle a donné quelques résultats entre les mains de Brocq, associée à la quinine et à la belladone ou à la digitale. On peut formuler ainsi :

Sulfate de quinine	àâ 5 à 10 centigrammes.
Ergotine d'Yvon.	
Extrait de belladone.	1 à 3 milligramme.
Excipient et glycérine	Q. S. pour une pilule.

L. Brocq.

Brocq administre de 4 à 8 de ces pilules chaque jour. On peut en obtenir, en variant les doses, en faisant alterner l'ergotine avec l'hamamelis et la digitale, des effets vaso-moteurs prolongés et très utiles comme adjuvants de l'action locale.

On a préconisé, en outre, la médication hydro-minérale; on peut employer ici, comme dans le lupus vulgaire, des eaux chlorurées sodiques, arsenicales, bromurées sodiques, ou même sulfureuses. Entre toutes les eaux minérales, la Bourboule paraît ici mériter la préférence : on l'emploie à la fois en applications locales et en boisson. Chaque sujet commande, d'après son état local et viscéral, l'emploi particulier de chacune de ces stations.

Ici pas plus que dans le lupus vulgaire la médication interne n'est une médication spécifique; mais, plus que dans le lupus vulgaire, on en peut attendre des effets précis, puisqu'il convient de la diriger surtout contre les influences vaso-motrices, dont nous pouvons déterminer parfois le point de départ, pulmonaire, utérin, stomacal, intestinal, nasal ou buccal, et dont nous pouvons toujours atténuer l'effet, même quand nous ne leur trouvons aucune cause précise, par l'administration des médicaments vaso-moteurs, diversement combinés.

Il faut se souvenir aussi que le lupus érythémateux peut guérir spontanément, quand on modifie les conditions de milieu. C'est ainsi qu'il faut tenir compte des émotions, des chagrins, des préoccupations de la vie familiale, et que le séjour dans les stations d'eaux minérales agit par les modifications qu'il impose dans les habitudes et dans la manière d'être, autant et quelquefois plus que par l'action propre aux eaux médicamenteuses.

La médication hypodermique a été préconisée comme dans le lupus vulgaire, et les substances injectées ont été les mêmes : thiosinamine, tuberculine, iodoforme, sérum d'animaux. De la thiosinamine, nous ne dirons rien.

La tuberculine n'a guéri qu'exceptionnellement le lupus érythémateux, encore n'est-il pas certain qu'il s'agissait réellement dans ces cas de lupus érythémateux vrai. Son action locale est souvent nulle; d'autres fois, elle se traduit par de la rougeur, une certaine tuméfaction survenant peu après; puis, quand l'action favorable se manifeste, les squames tombent, l'infiltration diminue; mais les phénomènes modificateurs cessent bientôt de se produire.

Le sérum d'agneau a été essayé par Legrain ([1]), comme d'autres expérimentateurs avaient essayé le sérum de chien contre le lupus vulgaire. Mais dans l'unique observation publiée et qui d'ailleurs est un cas suivi de guérison, il s'agit d'un érythème centrifuge symétrique. Bien que cette lésion eût résisté pendant deux ans aux traitements les plus divers, on sait que c'est là la forme la plus facile à modifier par le traitement interne; aussi ce cas est-il insuffisant pour établir la valeur de ces injections.

On a vu dans quelques cas l'érysipèle guérir le lupus éyrthémateux, mais aucune méthode ne peut sortir de cette action variable d'un cas à l'autre, et impossible à régler.

B. ***Traitement local.*** — La thérapeutique locale comprend les mêmes moyens d'action que la thérapeutique locale du lupus vulgaire, aussi n'avons-nous à y revenir que pour indiquer quelques méthodes nouvelles ou préciser quelques points particuliers.

1° Caustiques chimiques. — Parmi les agents chimiques employés, nous retrouvons ici, comme pour le lupus vulgaire, les acides, salicylique, lactique, pyrogallique, phénique, nitrique, et les emplâtres dans la constitution desquels ils entrent. Mais nous trouvons en plus quelques méthodes spéciales d'application de l'acide acétique, de l'arsenic et des topiques nouveaux : le baume du Pérou, l'alcool.

La méthode de l'*acide acétique* a été étudiée par Brocq, d'après une pratique ancienne de l'Hôpital Saint-Louis, tombée dans l'oubli. Elle est fort simple, et se recommande par là aux praticiens, qui peuvent l'employer partout; elle a, comme toutes les méthodes, ses succès et ses insuccès, mais elle réussit parfois là où beaucoup de traitements plus compliqués ont échoué. Elle peut s'appliquer à toutes les formes de lupus érythémateux ([2]).

Le *savon noir* est l'un des moyens les plus efficaces, et c'est de tous le plus simple. Il suffit parfois à faire disparaître presque totalement, en

([1]) Legrain, Note sur un cas de lupus érythémateux traité par le sérum d'agneau. *Ann. de dermat. et de syphil.*, 9 janvier 1896.

([2]) Voici comment Brocq recommande de la mettre en usage (L. Brocq, *Note sur le traitement du lupus érythémateux par le mélange de jaune d'œuf et de vinaigre*, 1886) :

« Le procédé consiste à faire durcir des œufs, à en prendre le jaune, à le triturer avec du vinaigre ordinaire de façon à en faire une pâte assez molle pour se laisser étendre avec facilité sur de la flanelle; on peut laisser macérer cette pâte pendant quelques heures en ajoutant de temps en temps de l'acide acétique au mélange. On étale le mélange sur des morceaux de flanelle ayant la forme des plaques à traiter, mais en dépassant les bords de plusieurs millimètres. On laisse les emplâtres à poste fixe pendant toute la nuit, le lendemain on savonne avec du savon noir. On réitère les applications si ce n'est pas trop enflammé et si les occupations du malade le permettent.... Dans certains cas l'action peut être comparée avec avantage à celle du savon noir.... Ces mélanges de jaune d'œuf et de vinaigre ne sont pas très douloureux, ils ne causent pas d'inflammation trop vive. »

Ce procédé est si simple qu'il se recommandera de lui-même, et la durée du lupus érythémateux est si longue, que, fût-il inefficace, son emploi n'aurait aucun effet nuisible sur le résultat définitif.

quelques applications, des érythèmes centrifuges très étendus, indifférents aux pommades communes. Le savon noir a encore un autre avantage : on peut l'incorporer à des pâtes, ou lui ajouter directement des médicaments actifs, comme le soufre, la résorcine, le naphtol, l'acide pyrogallique; son action est renforcée et renouvelée, pour ainsi dire, par ces substances, dont la proportion peut varier au gré du thérapeute, suivant les indications que lui fournit la lésion.

On le délaie dans un peu d'alcool pour le rendre maniable et on l'étale en couche de 2 à 3 millimètres d'épaisseur sur de la flanelle taillée sur le patron des points malades. On le maintient appliqué pendant un temps qui varie avec la susceptibilité cutanée du malade d'une à douze heures, pendant un ou plusieurs jours successifs. Le pansement consécutif est fait *ad libitum*, suivant l'intensité de l'inflammation, soit avec des cataplasmes de fécule, soit avec des pommades à l'oxyde de zinc, simple, salicylé, boriqué ou boro-boraté. Les applications sont subordonnées à l'état local. Quand la région devient rouge, tuméfiée, douloureuse, il faut interrompre et panser avec des topiques calmants, faire des pulvérisations, des lotions très chaudes qui décongestionnent, des lavages très légèrement antiseptiques. C'est au médecin à savoir acquérir par un peu de pratique raisonnée la notion de la conduite à suivre, et qui varie d'un cas à l'autre.

L'*acide pyrogallique* et l'*acide salicylique* employés séparément ou combinés en collodions ou en traumaticines, dont on gradue à volonté la concentration, agissent aussi très favorablement sur les surfaces lupiques. On peut se servir de collodion contenant de 1/10e à 1/30e de l'un de ces deux acides ou de ces deux acides associés. Ces collodions pyrogallés ont l'inconvénient de colorer en brun ou en noir les téguments, et d'être douloureux. Il en faut surveiller l'effet attentivement, car il n'est pas rare qu'ils causent une réaction inflammatoire très vive.

L'*acide phénique* en solution saturée dans la glycérine, qui le dissout pour ainsi dire en toutes proportions, est aussi un excellent topique. Il devra être manié exclusivement par le médecin. Les escarres superficielles qu'il produit seront prudemment surveillées. Les applications seront répétées plusieurs fois par semaine en des points différents pour les lupus très étendus. Une ou deux fois seulement pour ceux dont la surface pourra être badigeonnée complètement en une seule fois. L'acide chromique peut être utilisé d'une façon analogue.

L'*arsenic* employé sous forme de badigeonnages de liqueur de Fowler étendue a donné à Schutz des résultats favorables. La solution usitée a la formule suivante :

Liqueur de Fowler.	4 grammes.
Eau distillée . . . . 20 à	30 —
Chloroforme.	II gouttes.

Matin et soir on badigeonne les parties malades. On cesse les badigeonnages du 4e au 6e jour, quand on commence à reconnaître l'inflammation. On fait ainsi une série de badigeonnages. L'auteur prétend obtenir la guérison en 10 à 11 semaines. Ce résultat paraît bien difficile à admettre comme un résultat ordinaire et général.

Parmi les topiques que nous venons de signaler : le savon noir, pur ou associé, les acides pyrogallique, phénique, l'arsenic, sont les plus recommandables par leur efficacité. C'est à eux qu'il importe de s'adresser tout d'abord, en se souvenant que la variété dans la thérapeutique est souvent le moyen le plus certain d'obtenir la modification et la rétrocession du mal. Quand un topique cesse d'agir, ou que son action faiblit, il faut ou l'associer à un ou plusieurs autres, ou le remplacer momentanément. Plus tard, on pourra l'utiliser de nouveau avec succès. La règle générale qui doit guider le médecin est fort simple ; elle peut se résumer en trois mots : *irriter*, *calmer*, *varier*. L'irritation est utile tant qu'elle n'est l'occasion d'aucune poussée inflammatoire, qui favorise l'extension périphérique du mal. Le repos consécutif ne doit pas excéder le temps nécessaire à la défervescence. Le changement de topique enfin n'est commandé que par le désir d'une action plus rapide et plus énergique, ou par l'insuffisance de l'effet produit. Il y a donc dans la direction de ce traitement une question de tact et d'opportunité. La prudence, l'expérience, l'appréciation exacte de l'effet produit, sont les seuls guides utiles en cette matière.

Nous signalerons encore quelques autres topiques utilisés en Allemagne.

Le *baume du Pérou* pur ou associé à l'huile de ricin a été employé par quelques médecins anglais, par Hébra, Kaposi ; il réussit dans quelques cas, échoue complètement d'autres fois.

L'*alcool absolu* additionné d'éther, de chloroforme ou d'essence de menthe a donné à Hébra des succès dans des lupus érythémateux étendus à marche rapide. Le mode d'application consiste à promener sur les parties atteintes, sans exercer de pression, un tampon de coton imbibé d'alcool absolu ou mieux du mélange suivant :

Alcool absolu	àà 30 grammes.
Éther sulfurique	
Alcool de menthe.	

On fait plusieurs lotions successives en laissant sécher entre chaque lotion. Ces lotions sont répétées dans le cours de la journée aussi souvent que possible.

Neisser et Unna emploient volontiers les topiques chimiques dans le traitement du lupus érythémateux ; tous deux divisent cette dermatose d'après ses caractères réactionnels en *lupus érythémateux irritables* et *lupus érythémateux non irritables*. Pour Neisser, les lupus érythémateux qui évoluent d'une manière torpide, sans phénomènes inflammatoires d'irritation évidente, notamment sur les bords, ne doivent pas être traités par les caustiques. Il leur faut appliquer les pommades les plus indifférentes. Unna (1) a imaginé ici comme pour le lupus vulgaire toute une méthode thérapeutique établie sur la constitution du lupus : il y a, dit-il, infiltration œdémateuse et hyperkératose. Contre l'infiltration œdémateuse il faut agir par voie interne au moyen d'agents vaso-moteurs, et par des agents locaux desséchants : poudres, pâtes ou lavages ; il préconise à cet effet des pâtes au sulfure de zinc. La compression agit parallèlement, on l'obtient par les traumaticines, les collodions, les colles. Dans la même intention, il emploie encore les topiques décongestionnants : les pansements humides et froids. Contre l'hyperkératose, il lutte par la résorcine, l'acide salicylique. Les caustiques et le galvano-cautère font la dernière partie du traitement. Quelles que soient les idées hypothétiques qui gouvernent le traitement, celui-ci se résume, on le voit, dans l'emploi des caustiques chimiques.

2° *Agents physiques. — Lumière. — Électricité. — Chaleur.* — Le traitement par les topiques, malgré son efficacité remarquable, a perdu un peu de son importance depuis que des méthodes nouvelles de photothérapie et d'électrothérapie ont été utilisées contre le lupus érythémateux.

La *photothérapie* paraît cependant moins favorable ici que pour le lupus vulgaire, les cas auxquels elle est applicable sont relativement peu nombreux. Parmi les formes superficielles, on ne doit traiter que celles qui résistent à l'action des caustiques et des courants de haute fréquence. Leredde (2), qui se rallie à la distinction faite par Brocq entre le lupus érythémateux fixe et le lupus érythémateux aberrant, croit ainsi que Brocq que les formes fixes surtout sont justiciables de la photothérapie.

Ces formes sont en effet très profondes et très comparables au lupus vulgaire dans leur évolution, ainsi que l'a dit Brocq. Elles sont longues à modifier, reparaissent fréquemment après la guérison apparente. Leredde insiste sur la nécessité d'obtenir la formation de cicatrices avant d'interrompre le traitement photothérapique.

L'*électricité* a été employée tout d'abord dans le traitement du lupus érythémateux en 1897, à l'hôpital Broca dans le service de Brocq sous la forme de *courants de haute fréquence et de haute intensité*. Les applications faites par Bissérie (3) ont donné de très importants résultats. Elles doivent être répétées une ou deux fois par semaine. Elles sont suivies d'une irritation qui augmente à mesure que se multiplient les séances. La peau se couvre de croûtelles qui laissent après leur chute une surface rouge, luisante. Après un certain nombre d'électrisations, la formation de ces croûtes superficielles cesse, il se produit une sorte de dessiccation de la zone traitée. En réglant l'intensité des effluves sur l'effet obtenu et sur le résultat à acquérir, on voit

(1) Unna, Traitement du lupus érythémateux. *Journ. of cutan. and genit.-urin. diseases*, oct. 1898.

(2) Leredde, *Les indications de la photothérapie dans le traitement du lupus*, C. Naud, 1901.

(3) Bissérié, Traitement du lupus érythémateux par les courants de haute fréquence. *Journal de méd. et de chir. prat.*, fév. 1901.

la peau devenir progressivement lisse et souple. Le résultat définitif ne s'obtient guère qu'en 25 à 70 applications du courant, dont chacune doit durer de deux à cinq minutes, suivant l'intensité des réactions observées.

Cette méthode a de nombreux avantages : elle est indolore, les modifications qu'elle produit sont aussi rapides et aussi stables que celles que donnent les caustiques chimiques et les méthodes sanglantes non radicales. Elle évite l'application de pansements désagréables; enfin les cicatrices qu'elle laisse sont régulières et peu visibles.

D'après Jacquot(1), le traitement appliqué et suspendu définitivement à 56 malades du service de Brocq, avait en 1901 donné 39 guérisons et 17 échecs. Parmi ces derniers malades, cinq avaient abandonné le traitement sans raisons. Pour les autres, la statistique démontre l'efficacité beaucoup plus grande du traitement dans les formes érythème centrifuge.

Ces deux méthodes, la photothérapie et l'électrothérapie se complètent donc l'une l'autre, puisque la première convient particulièrement aux formes fixes, la seconde aux érythèmes centrifuges (2).

La *méthode électrolytique* n'a pas donné jusqu'ici de résultats appréciables. Les cas où elle pourrait être utilisée avec le plus de chances de succès sont ceux où l'élément télangiectasique domine et qui simulent la couperose. En enfonçant l'aiguille négative dans la lumière des capillaires visibles et en faisant passer de faibles courants variant de deux à quatre milliampères, pendant dix à vingt secondes, on peut obtenir des modifications appréciables. Ce traitement doit nécessairement être combiné à une autre méthode, en particulier à celle des scarifications; ses applications sont très restreintes.

La *cautérisation ignée* au thermo-cautère, au galvano-cautère ou la cautérisation à l'air chaud sont d'une efficacité moindre que celle de la lumière et de l'électricité.

L'*air surchauffé* a permis la guérison de quelques rares lupus érythémateux. Mais cette méthode n'a pas été utilisée assez souvent pour que l'on puisse en tirer de précises indications. Elle paraît destinée à tomber dans l'oubli.

La *galvano* et la *thermo-cautérisation* ne doivent jamais être employées contre les formes superficielles. Il ne faut les utiliser dans les formes fixes quand on n'a obtenu aucun résultat satisfaisant par les topiques ou par les scarifications et quand il est impossible de faire bénéficier le patient des méthodes récentes. Elles donnent souvent dans ces conditions d'excellents résultats. Quand on y a recours pour le lupus érythémateux fixe, il faut, comme dans le lupus vulgaire, dépasser en surface et en profondeur les limites de la

(1) JACQUOT, *Du traitement du lupus érythémateux par les courants de haute fréquence.* Thèse de Paris, 1901.

(2) Tout récemment Danlos a essayé l'action photothérapique des sels de radium. Il s'est adressé dans ses tentatives encore très incomplètes au chlorure de radium mélangé à la dose de un dix millième au chlorure de baryum. Le mélange contenu dans une enveloppe mince de caoutchouc est appliqué directement sur le lupus érythémateux pendant un temps qui varie de deux à vingt-quatre heures. L'action produite va de l'irritation simple jusqu'à la brûlure superficielle. Les résultats ont paru encourageants à l'auteur.

néoplasie et s'efforcer d'obtenir un maximum d'action sclérosante et un minimum de délabrement. Nous renvoyons pour plus de détails et pour les pansements au lupus vulgaire, p. 243 et suivantes.

3° *Méthodes sanglantes.* — Les *méthodes sanglantes* trouvent leur application dans le lupus de Cazenave, comme dans le lupus de Willan. Elles y sont toutefois moins efficaces.

L'*extirpation totale* est à la rigueur applicable ici. Il faut la réserver aux lupus érythémateux fixes de petites dimensions, paraissant infiltrer la peau profondément. Il faut que cette exérèse soit large, qu'elle déborde les plaques de plusieurs millimètres et qu'elle les dépasse profondément vers l'hypoderme. Il n'est aucun succès possible hors de ces conditions. La technique opératoire et les soins consécutifs sont les mêmes que pour le lupus vulgaire.

Quant au *curettage* et à la *rugination*, leur emploi est encore plus délicat, leurs applications sont encore plus restreintes. C'est, comme le dit E. Besnier, un moyen à utiliser, une fois, comme traitement préalable, dans certaines formes, fortement crétacées, et dans le lupus érythémateux du cuir chevelu. On a recours ensuite aux cautérisations à l'acide lactique, au nitrate d'argent, aux scarifications. Le curettage a donc surtout pour effet d'enlever une partie du tissu malade et de permettre une action plus immédiate, plus complète, des moyens que l'on emploie ensuite, sur le reste de la néoplasie. La forme herpès crétacé de Devergie est, d'après Brocq, celle qui peut bénéficier le plus de ce procédé.

Les *scarifications* sont utiles, encore qu'elles soient beaucoup plus délicates à faire que dans le lupus vulgaire et moins efficaces. Une recommandation générale s'appliquant à toutes les formes est de les faire parallèles et très serrées pour diviser en tronçons aussi courts que possible les capillaires de la plaque. Les préceptes généraux de scarification que nous avons donnés à propos du lupus vulgaire sont applicables ici avec quelques modifications. Voici la technique recommandée par E. Vidal et Brocq (¹) : « Dans le lupus érythémato-acnéique, dans l'herpès crétacé, dans l'érythème fixe, pour avoir quelque chance de succès, il faut pratiquer des incisions parallèles, profondes, courtes et serrées, hachant menu et assez régulièrement la néoplasie.... Dans l'érythème centrifuge, au contraire, les incisions doivent être quadrillées, superficielles et un peu espacées sous peine de laisser des cicatrices vicieuses.

« Il arrive souvent que chaque opération est la cause occasionnelle d'une nouvelle poussée lupique ; les plaques, au lieu de s'affaisser et de rétrocéder, rougissent et s'étendent ; et cependant, dans ces formes superficielles, à l'inverse de ce qui se passe pour les formes fixes et profondes, la scarification est bien préférable à la cautérisation, car, lorsqu'elle est bien faite, superficielle, elle ne laisse pas après elle de cicatrices, et elle provoque bien moins de poussées inflammatoires extensives. »

Les pansements consécutifs sont les mêmes que pour le lupus vulgaire.

(¹) L. Brocq, *Traitement des dermatoses par la petite chirurgie et les agents physiques*, Paris, 1898.

Traitement des formes principales du lupus érythémateux. — Ce que nous avons dit jusqu'ici à propos de l'application des divers procédés passés en revue nous fait pressentir que deux facteurs principaux commandent la thérapeutique des variétés du lupus érythémateux : leur degré d'infiltration et la manière dont elles évoluent. Or, nous pouvons dire qu'en général l'une peut se ramener à l'autre : le plus grand nombre des variétés objectives profondes étant fixes dans leur évolution, tandis qu'un grand nombre de variétés superficielles sont aberrantes.

Nous examinerons donc rapidement le traitement des formes centrifuges, des formes fixes, des formes aiguës et généralisées.

1° A la *forme centrifuge*, nous devons opposer à la fois la médication générale et la médication locale. C'est à elle que s'applique surtout ce que nous avons dit de l'influence de la santé générale et de l'état particulier des viscères sur la marche de l'érythème. Les malades seront donc soumis à l'administration de toniques, mais surtout de médicaments vaso-moteurs donnés à très faible doses longtemps prolongées. Les affections utérines et gastro-intestinales seront traitées avec le plus grand soin. On ne négligera pas, s'il est possible, l'administration des arsenicaux, en particulier d'eau de la Bourboule. C'est dans ces mêmes formes qu'il convient de s'enquérir de l'état moral des malades, de les soustraire dans la mesure possible au milieu extérieur, quelquefois même de leur imposer un séjour à la campagne. Les modifications que l'on obtient par ces divers procédés combinés ne sont pas toujours très appréciables, parfois elles paraissent nulles, mais on peut se trouver aussi en présence de ces érythèmes centrifuges dont la tendance plus grande à la guérison n'attend, pour se manifester, que d'être favorisée par une de ces interventions thérapeutiques en apparence sans portée.

Quant au traitement local de l'érythème centrifuge, il varie essentiellement d'un cas à l'autre, et il est impossible de savoir *a priori*, en présence d'un cas donné, ce qui réussira à l'améliorer ou à le guérir. Si l'on dispose d'une installation électrique permettant l'emploi des courants de haute fréquence, on pourra s'adresser d'abord à eux. Bien souvent cette thérapeutique sera suivie de succès. Si les applications de l'effluve demeurent sans effet et que ce soit possible, on essayera de l'action de la photothérapie. Nous avons vu qu'elle pouvait réussir là où avait échoué l'électrothérapie. Dans les cas très nombreux où l'on ne pourra pas disposer des appareils nécessaires à ces traitements, on aura recours à la gamme des divers caustiques en commençant par le savon noir, en en graduant l'action et en l'accentuant par l'addition de soufre, d'acide pyrogallique, d'acide salicylique, de résorcine, etc. On pourra aussi employer, seuls ou combinés, ces divers topiques incorporés à des pâtes, à des collodions ou à des traumaticines. On pourra terminer par des applications d'acide phénique pur, de solutions ou de pâtes arsenicales.

Le nombre des modificateurs locaux est très grand, et dans les formes rebelles on arrive à les employer tous successivement : il y a d'ailleurs, comme nous l'avons dit, un intérêt majeur à en varier la nature et à passer successivement de l'un à l'autre si le besoin s'en fait sentir. Nous ne pouvons indiquer ici tous ceux que l'on peut utilement employer : nous devons citer cependant la teinture d'iode, l'alcool chloroformé, ou l'alcool-éther-menthe, suivant la formule d'Hebra.

Quand l'action des caustiques chimiques paraît s'épuiser, on peut recourir aux scarifications, qui ont à la fois l'avantage d'agir sur l'infiltrat et de préparer le terrain à une nouvelle action de ces caustiques. Les scarifications sont répétées tous les huit jours.

Il faut éviter dans ces formes superficielles d'employer la galvano-cautérisation. Bien souvent l'extension très rapide du mal la rendrait illusoire et elle pourrait elle-même être l'occasion de nouvelles poussées. La cicatrice serait en outre beaucoup moins belle qu'avec les autres procédés.

Voici comment on peut prescrire le traitement quand on ne peut surveiller le malade étroitement et qu'il s'agit d'un érythème centrifuge étendu : appliquer chaque soir pendant un à quatre jours, suivant l'effet produit, une couche de savon noir ; le matin, laver à l'eau très chaude additionnée d'une cuillerée à café à une cuillerée à soupe de coaltar saponiné. Si l'irritation est trop forte, faire des applications de cataplasmes de fécule, des lotions à l'eau bouillie tiède, des pansements avec de l'axonge fraîche jusqu'à ce que l'irritation soit tombée. Appliquer alors chaque soir de nouveau du savon noir comme précédemment.

Si le savon noir est mal toléré, calmer puis appliquer une pommade pour la nuit ainsi composée :

Acide salicylique. . . . . }	àà 50 centigrammes.
Acide lactique. . . . . }	
Résorcine.	75 centigrammes.
Axonge ou vaseline.	20 grammes.

Le matin, faire des lavages avec du savon à l'ichtyol ou au coaltar ; pendant la journée, protéger par une pâte ou une poudre, ou, si l'effet de la pommade pour la nuit ne paraît pas assez accentué, appliquer une nouvelle pommade avec :

Savon noir.	1	à	3	grammes.
Extrait d'hamamelis.	0gr,50	à	2	—
Excipient.			20	—

L. Brocq.

2° Dans les variétés du *lupus érythémateux fixe*, le traitement se rapproche beaucoup de celui du lupus vulgaire ; mais ici, comme dans l'érythème centrifuge, la thérapeutique est dominée par le précepte de ne jamais s'arrêter à des moyens qui ne produisent pas l'effet qu'on en attend. Au contraire de ce qui arrive dans l'érythème centrifuge, c'est ici à la photothérapie qu'il faut s'adresser tout d'abord, non que les courants de haute fréquence ne puissent convenir, mais parce qu'il semble que les succès sont plus rares par cette méthode que par la photothérapie, ainsi que le prouvent les résultats obtenus dans le service de L. Brocq.

Si le médecin ne dispose pas des appareils nécessaires, il devra recourir aux méthodes mixtes, analogues à celles que l'on applique au lupus vulgaire. S'il a affaire à un petit lupus érythémateux discoïde unique, l'exérèse avec réunion par première intention ou greffe sera la méthode de choix.

Dans les variétés étendues ou à placards multiples, les méthodes sanglantes seront avantageusement combinées aux méthodes caustiques. L'herpès crétacé de Devergie, certaines variétés de scrofulides acnéiques et érythémato-folliculaires de E. Besnier, seront décapées par un raclage soigneux puis soumises à des cautérisations à l'acide phénique, à l'acide lactique, à des applications d'emplâtres salicylés, créosotés. Plus tard, on scarifiera les surfaces et l'on variera les caustiques en employant tour à tour l'acide pyrogallique, l'arsenic, la cautérisation ignée.

C'est aux formes à infiltration profonde, étendue et confluente, correspondant à la variété du lupus érythémateux profond, que s'appliquent le mieux les galvano-cautérisations par la méthode d'E. Besnier.

Le même éclectisme s'impose donc dans le traitement du lupus érythémateux fixe et dans le traitement de l'érythème centrifuge. La différence principale porte sur le fait qu'il faut dans les formes fixes employer d'emblée des moyens plus énergiques.

Quant au traitement général, il est subordonné aux constatations cliniques fournies par l'examen des viscères et du poumon en particulier.

3° Dans les *variétés généralisées du lupus érythémateux*, la thérapeutique est bien souvent très difficile; cependant peut-être pourrait-on obtenir la guérison de ces formes très étendues en soumettant le malade aux courants de haute fréquence. Si l'on est réduit aux topiques locaux, on fera des applications de pommades salicylées, résorcinées ou pyrogallées, d'emplâtres créosotés salicylés. Mais l'étendue même des lésions rend souvent ces moyens illusoires.

Dans les formes aiguës avec fièvre, phénomènes articulaires, pulmonaires, cérébraux, hémorragiques, la thérapeutique locale passe au second plan. Les indications d'ordre général communes à toutes les infections sont applicables ici : les antithermiques, les médications cardiaques et vasculaires, les excitants diffusibles ou les médicaments sédatifs trouvent leurs applications communes. Le bain froid, les injections de sérum artificiel, pourraient peut-être rendre quelques services. On sait d'ailleurs combien ces formes graves sont fréquemment mortelles malgré tous les efforts.

4° Le *lupus érythémateux des muqueuses* n'est que difficilement justiciable des méthodes électro et photothérapiques, sauf quelques lupus des muqueuses labiales ou des organes génitaux. La scarification n'est elle-même que très difficilement applicable aux autres régions; aussi convient-il de donner la préférence aux cautérisations ponctuées et à certains caustiques chimiques. L'acide lactique convient le mieux à cet effet. Il faut répéter les badigeonnages chaque semaine une ou deux fois. Son application est douloureuse, mais il a l'avantage d'être assez électif; on peut le rendre plus tolérable en l'additionnant d'un ou deux volumes de glycérine. Si son action faiblit, on le remplace par l'acide phénique, par le nitrate acide de mercure. Ce dernier topique doit être manié avec prudence, sa causticité est très grande.

De tout ce qui précède, il résulte qu'il n'y a pas de méthode générale dans le traitement du lupus érythémateux, que chaque cas comporte des indications particulières, variables elles-mêmes d'un moment à l'autre de son évolution.

LYMPHADÉNIE CUTANÉE.

Par **LEREDDE.**

LYMPHADÉNIE CUTANÉE

Étym. : *lympha*, eau, et ἀδὴν, glande

Le nom de lymphadénie cutanée a été appliqué au mycosis fongoïde (voir ce mot), mais on ne peut l'employer dans ce sens, sans considérer comme résolu un problème qui ne l'est pas; d'autre part, nous connaissons depuis quelques années des lésions de la peau associées à la lymphadénie ganglionnaire; ce sont celles que nous étudierons dans ce chapitre.

Symptômes. — Ces lésions ont été décrites par Nekam (1), Hallopeau et Laffitte (2), Kreibich (3), Pinkus (4). Elles se développent de préférence à la face chez les malades atteints de lymphadénie ganglionnaire, avec manifestations cervicales, axillaires, inguinales, intra-abdominales et intra-thoraciques. Aucun symptôme ne différencie cette lymphadénie des types que l'on rencontre habituellement. La peau peut être atteinte de très bonne heure. On voit paraître sur les régions médianes de la figure, ou sur les régions latérales, d'une manière symétrique, des saillies de couleur violacée ou rouge, qui se prononcent peu à peu; en même temps survient une tuméfaction diffuse; les tumeurs nombreuses et coalescentes ont le volume d'un pois, d'un œuf de pigeon; exceptionnellement elles atteignent celui d'un œuf, celui du poing. La couleur devient de plus en plus foncée; elles pénètrent profondément dans l'hypoderme et respectent l'épiderme, qui est brillant, tendu et aminci; les

(1) Nekam, Derm. Gesellschaft. Budapest. In *Monatsh. f. prakt. Dermat.*, 1897, p. 625.

(2) Hallopeau et Laffitte, Sur un cas de lymphadénie médiane de la face. Soc. franç. de dermat., 1898.

(3) Kreibich, Ein Fall von leukœmischen Tumoren der Haut. *Arch. f. Derm.*, XLVI, p. 185.

(4) Pinkus, Ueber die Hautveränderungen bei lymph. Leukœmie. *Arch. für Dermat.*, 1899, p. 57, 4.

capillaires du réseau sous-papillaire se distendent et forment des arborisations superficielles. En général indolentes, les lésions sont quelquefois sensibles au palper. Elles sont presque toujours molles. Pinkus compare leur résistance à celle des tubercules lupiques. Dans le cas d'Hallopeau et Laffitte, les tumeurs étaient au contraire ligneuses. Au visage, les tuméfactions et les tumeurs occupent les paupières, le nez et la partie voisine des joues, les lèvres, le menton, les oreilles.

Les coudes à leur face postérieure, les mains à leur face dorsale, les phalanges peuvent offrir des tuméfactions de couleur rouge. Hallopeau et Laffitte ont constaté chez leur malade la présence de saillies papuleuses, planes, polygonales, luisantes, rouges ou pâles, disposées en séries linéaires au niveau du menton, du pli du coude et sur l'hypocondre; ailleurs l'aspect était érythémateux, avec surface squameuse et croûtelleuse.

L'affection cutanée s'accompagne parfois d'un prurit intense universel [1].

Le *diagnostic* est facile, car, dans tous les cas publiés jusqu'ici, on a constaté des tumeurs actives, considérables des ganglions. L'examen du sang permet d'affirmer l'existence d'une leucémie du type lymphatique.

Anatomie pathologique. — Les tissus malades présentent une structure tout à fait caractéristique; on constate une infiltration cellulaire étendue, disposée sur un réticulum délicat, constituée par des *lymphocytes*. Ces lymphocytes envahissent le derme de la profondeur vers la surface; simultanément l'infiltration se développe dans l'hypoderme; l'épiderme à la surface est aminci, refoulé, les papilles s'effacent; entre les couches épithéliales et la zone d'infiltration lymphatique existe une couche connective, analogue à celle qu'on trouve dans les tumeurs mycosiques. Il n'existe pas de *myélocytes* dans le tissu.

L'existence de figures de karyokinèse, vues par Justus, Pinkus, démontre une prolifération locale; cependant un grand nombre d'éléments ont dû être apportés par la voie sanguine et lymphatique.

Les lésions du sang sont très simples. La lymphocytose est constante; elle varie de 60 à 92 pour 100. La leucocytose peut manquer; mais on s'accorde aujourd'hui, après Ehrlich, à admettre qu'une leucémie lymphatique peut exister sans augmentation du nombre des globules blancs en circulation sanguine. En général, ce nombre est considérablement élevé; Kreibich a constaté le chiffre de 120000, Pinkus 240000, Nekam 580000, Hallopeau et Laffitte 250 000. Le sang ne contient pas de formes anormales d'origine médullaire telles qu'on les constate dans la myélémie.

Le *traitement arsenical* est le seul qui ait paru donner des améliorations passagères.

[1] Ce prurit généralisé peut être observé, associé à des papules analogues à celles du prurigo dans la lymphadénie ganglionnaire accompagnée ou non de lymphocythémie. (Hallopeau et Prieur, Deux cas de lymphadénie avec éruptions prurigineuses. *Soc. franç. de dermat.*, 1896.)

LYMPHANGIECTASIE CUTANÉE. — Étym. : *Lympha*, eau et ἔκτασις, extension.

Dilatation des vaisseaux lymphatiques.

Sous le nom de lymphangiectasies *des pieds et des mains*, Colcott Fox a décrit une éruption localisée aux extrémités et caractérisée au point de vue objectif, par de petites élevures rouge sombre, ressemblant à des verrues compliquées de télangiectasies.

Ce sont probablement des lésions identiques à celles que V. Mibelli, puis Pringle, ont décrites sous le nom d'*angiokératome*, et Brocq sous celui de *télangiectasie verruqueuse*.

Voir les articles : *Angiokératome*, t. I, p. 423 et *Lymphangiome*, t. III, p. ci-après.

LYMPHANGIECTODE. — Étym. : *Lympha*, eau et ἔκτασις, extension.

Nom donné par Tilbury et Colcott Fox à certaine variété de Lymphangiome.

Voir l'article : *Lymphangiome*, t. III, p. ci-après.

LYMPHANGIOMA TUBEROSUM MULTIPLEX. — Nom donné par Kaposi à une dermatose caractérisée par de très petites nodosités multiples, rouge brun, lisses, brillantes, disséminées sur la partie antérieure de la poitrine.

D'après Kaposi elles sont formées de tissu conjonctif fibreux, traversé par de nombreuses dilatations lymphatiques.

Jacquet les a considérées comme de nature épithéliale, et identique à la dermatose que Darier et lui ont décrite sous le nom d'Hydradénomes éruptifs ou épithéliomes kystiques bénins.

Voir les articles : *Adénomes*, t. I, p. 288 et *Lymphangiome*, t. III, p. ci-après.

LYMPHANGIOMES. — Voir l'article ci-après.

LYMPHANGIOMES.

Par **E. RIST.**

LYMPHANGIOMES

Étym. de λύμφα, eau, et ἀγγεῖον, vaisseau.

I

HISTORIQUE

L'histoire des angiomes lymphatiques de la peau est récente et relativement compliquée. Le petit nombre de cas publiés, l'interprétation difficile des préparations anatomiques, la nécessité de séparer plus ou moins nettement les lymphangiomes d'affections très voisines, comme les lymphangiectasies et les hémangiomes, toutes ces raisons ont conduit à multiplier, d'une manière peut-être exagérée, les variétés de cette affection et à lui faire donner, dans la littérature dermatologique, une importance que ne semblent, au premier abord, justifier ni sa fréquence, ni sa gravité, car c'est une maladie rare et bénigne.

Ce sont des chirurgiens, Wegner en Allemagne, Chipault en France, qui ont essayé, les premiers, d'introduire quelque ordre dans ce groupe des angiomes lymphatiques, dont l'existence était admise un peu théoriquement par les anatomo-pathologistes comme une sorte de pendant logique aux angiomes vasculaires sanguins, beaucoup mieux connus. Tandis que Wegner, réduisant à trois le nombre des formes typiques, divisait les lymphangiomes en simples, caverneux et cystoïdes, Chipault décrivait l'adéno-lymphocèle ou dilatation des ganglions, par opposition à la dilatation (cylindroïde ou ampullaire) des troncs superficiels et profonds, et à la dilatation des réseaux dermiques ou profonds; celle-ci pouvait être, quant à son extension, diffuse ou localisée, et, quant à sa forme anatomique, caverneuse, monokystique ou polykystique.

Cependant les dermatologistes étudiaient des cas isolés, sans beaucoup se soucier au début de les loger dans une classification quelconque. Ce fut d'abord en Angleterre que l'on publia des observations détaillées; la première en date est celle de Tilbury Fox et Colcott Fox; elle remonte à 1879. Il s'agissait, chez un jeune homme de vingt et un ans, d'une éruption de vésicules claires localisée aux cuisses et à la région périnéale. Les deux auteurs reconnurent la nature de l'affection et lui donnèrent le nom de lymphangiectodes.

L'année suivante, Jonathan Hutchinson publia deux observations analogues, concernant toutes deux de jeunes garçons. Sur l'un de ces cas — une éruption de vésicules remplies d'un liquide clair, survenue au menton — il s'exprime comme suit : « Beaucoup des éléments étaient réellement vésiculeux, ou, en tout cas, contenaient du liquide, ce dont on pouvait facilement s'assurer à l'aide d'une loupe ou d'une aiguille. En perçant ces vésicules, on obtenait aisément un liquide clair, où le microscope décelait l'existence de cellules pareilles à celles de la lymphe. Il n'y avait pas d'hypertrophies papillaires. Dans plusieurs vésicules il s'était produit de petites hémorragies, et l'on pouvait voir, à leur fond, des bouquets vasculaires, dans la plupart desquels toutefois le sang paraissait coagulé. La peau, autour et entre les papules, était saine ; il y avait seulement un peu de congestion à leur base. L'éruption était d'un caractère remarquablement uniforme sur toute son étendue, et les vésicules ne différaient entre elles que par la présence ou l'absence de bouquets capillaires. » A cette affection, Hutchinson donna le nom singulier de lupus *lymphaticus*; il pensait que le processus lupique avait pu se développer sur un nævus.

Un nouveau cas fut publié en 1883 par Köbner en Allemagne, puis encore un en 1889 par Colcott Fox, sous le nom de *lymphangiectasie*. Vient enfin, la même année, l'observation de Malcolm Morris, qui, le premier, donna à la lésion le nom, qu'elle a conservé, de *lymphangiome circonscrit*.

Cette dénomination s'opposait au *lymphangiome tubéreux multiple*, décrit, quelques années auparavant, par Hebra, Kaposi et Biesiadecki. C'était le seul lymphangiome cutané reconnu par l'école de Vienne. Il était caractérisé par la présence d'un grand nombre (plusieurs centaines) de petites nodosités à surface lisse, de la grosseur d'une lentille, ou plus petites, les unes arrondies, les autres allongées, brun rougeâtre, assez denses, siégeant dans la peau elle-même, et que l'on ne pouvait déplacer qu'avec elle, ne déterminant aucune démangeaison, — et offrant la plus grande ressemblance avec des papules syphilitiques, sans présenter cependant aucune trace de régression, de desquamation ou de dépression. Il suffit de comparer cette description de Kaposi à celle de Hutchinson, que nous avons reproduite plus haut, pour voir qu'il s'agit ici d'une lésion tout à fait différente. L'affection décrite par les auteurs viennois était d'ailleurs tout aussi rare que celle qu'on étudiait en Angleterre. Au cas observé par lui, Kaposi ne voyait à ajouter qu'un fait de Pospelow publié en 1879.

Cependant le lymphangiome circonscrit prenait droit de cité sur le continent, et cela grâce surtout à l'important mémoire de Finch Noyes et Török. Ces deux auteurs montrèrent, en 1890, que le processus morbide se développe aux dépens des vaisseaux lymphatiques, et qu'il consiste en une véritable néoplasie de l'endothélium lymphatique avec néoformation de cavités lymphatiques qui se dilatent. Dans les années suivantes, les observations de Schmidt, de Jamieson, d'Elliot, de Hartzell, viennent s'ajouter aux leurs.

On se trouvait donc en présence de deux formes morbides, portant le nom de lymphangiome, et répondant, l'une au type de Tilbury et Colcott Fox, l'autre à celui de Kaposi, — sans parler des lymphangiomes chirurgicaux. Besnier, en 1891, reprit la question de haut, dans ses notes et additions à la traduction du traité de Kaposi; il commença par écarter définitivement le lymphangiome *tubéreux multiple*, en montrant que l'observation sur laquelle s'étaient fondés les auteurs viennois pour établir ce groupe, représentait simplement un cas de la difformité décrite par Besnier, d'abord sous le nom d'*idradénomes éruptifs*, puis sous celui de *cystadénomes épithéliaux bénins*. Ce démembrement, que justifiaient aussi bien que des raisons cliniques des arguments histologiques développés par Darier et Jacquet, fut accepté presque généralement. Nous verrons cependant tout à l'heure qu'Unna, tout en souscrivant à l'opinion de Besnier pour ce qui est du cas de Kaposi, croit cependant devoir conserver l'appellation de lymphangiomes *tubéreux multiples* au cas de Pospelow que l'on aurait confondu par erreur avec l'affection décrite par Kaposi.

Une grosse cause de confusion était donc écartée. Mais un nouveau débat ne devait pas tarder à surgir. Besnier, en effet, pensa que, parmi les observations de lymphangiomes circonscrits publiées jusque-là, une revision s'imposait aussi. S'appuyant sur un fait personnel où l'élément vasculaire sanguin paraissait très prédominant, il proposa de distraire du groupe le cas de Colcott Fox, ceux de Schmidt et celui de Török et Noyes, — pseudo-lymphangiomes, qui, selon lui, devaient être regardés comme des *hématangiomes* lymphangiomatoïdes, ou, mieux, comme des angiomes lacunaires de la couche papillaire du derme, et rapprochés, par conséquent, des verrues télangiectasiques et des angiokératomes décrits par Mibelli et Dubreuilh. Le contenu clair de certaines vésicules semblait pouvoir s'expliquer, d'après les recherches histologiques de Jacquet, par une transformation du sang extravasé, dont cet auteur pense avoir suivi les étapes. Thibierge appuya cette opinion, et, vers la même époque, Schmidt et de Bock, de Bruxelles, présentant au Congrès de Berlin de 1890 une observation de lymphangiome circonscrit, mirent en doute la nature lymphatique de la néoplasie, qui, selon eux, se serait développée aux dépens du système sanguin, et pour laquelle ils proposèrent le nom d'angiome *kystique* de la peau, appellation qui, selon eux, convenait à tous les cas antérieurs décrits comme lymphangiomes circonscrits.

Mais les observations publiées depuis, en particulier celles d'Adams, de Robinson, de Leslie Roberts, de Meisser, de Gilchrist, se rapportent toutes, par leurs caractères cliniques et histologiques, à la description de Noyes et de Török. Dans un travail ultérieur fait au laboratoire d'Unna, Török reprit, du reste, la discussion de tous les cas en litige, répondit aux critiques et confirma, par des arguments histologiques, la nature lymphangiomateuse des lésions. Plus récemment encore Freudweiler est arrivé aux mêmes conclusions. Enfin, en 1899, Brocq et Bernard, dans un remarquable mémoire auquel nous ferons de nombreux emprunts au cours de cet article, revinrent sur la structure anatomique de ces néoplasies, à propos d'un cas fort intéressant de lymphangiome circonscrit de la muqueuse buccale, et montrèrent que, si le système sanguin joue une part constante dans sa constitution, cette part n'en est pas moins accessoire, et que la maladie est essentiellement d'origine lymphatique.

Il n'en est pas moins vrai que Besnier faisait une distinction amplement justifiée en séparant de l'affection qu'il appelait hématangiome lymphangiomatoïde, et que les auteurs s'accordent aujourd'hui à regarder comme le lymphangiome circonscrit et à ranger parmi les nævi, un autre syndrome morbide, « paraissant propre aux sujets de certaines races, ou du moins plus particulier à eux, dans lequel la lésion de surface... est bien un angiome lymphatique, un lymphangiome, mais où cette lésion de surface est sous-tendue par une base de pachydermie sous-lymphangiomateuse, et qui évolue par poussées successives fébriles, exactement à la manière de l'éléphantiasis, — lymphangiome pachydermique ou pachydermie lymphangiomateuse ». Il s'agit, en effet, de lymphangiectasies secondaires, consécutives à des infections et à des traumatismes, et qu'il faut différencier des lymphangiomes næviques.

II

DÉFINITION, PATHOGÉNIE ET ÉTIOLOGIE

« Le terme *lymphangiome*, dit E. Besnier, n'a pas de signification anatomique absolue ; il ne peut être dissocié que théoriquement et didactiquement du terme de lymphangiectasie. » La faute en est au caractère tout spécial de l'appareil lymphatique. Tandis qu'en effet l'arbre vasculaire sanguin est un système de canaux parfaitement clos, pourvus, sur tout leur développement, de parois propres, l'arbre lymphatique a pour racines des « espaces » dépourvus de parois propres. L'hypertrophie pariétale, qui constitue le critérium nécessaire de l'hypertrophie de tout système canaliculaire, ne peut donc être constatée pour une partie importante des voies lymphatiques. Et Unna se demande ironiquement s'il faut chercher l'hypertrophie des origines lymphatiques dans une ectasie des fentes lymphatiques, c'est-à-dire dans l'augmentation de quelque chose de négatif. Mais il ajoute : « Il est plus sage de tenir compte à priori de cette imperfection des parois lymphatiques et de se contenter, pour diagnostiquer l'hypertrophie du système, d'une prolifération des éléments pariétaux ou d'une apparition de ces éléments en des points où ils faisaient défaut. Une varice des troncs lymphatiques tomberait donc sous la définition du lymphangiome, tout aussi bien que la néoformation endothéliale en des points où, normalement, il n'y a que des fentes lymphatiques sans revêtement endothélial. » Pourtant, en se plaçant ainsi sur le terrain purement anatomique, la question de savoir si l'on a affaire à une néoformation de vaisseaux lymphatiques ou seulement à leur dilatation, ne paraît pas pouvoir être toujours facilement tranchée.

Le problème se complique encore beaucoup si l'on fait intervenir des facteurs pathogéniques. La stase lymphatique à elle seule peut-elle causer la formation de lymphangiomes ou de lymphangiectasies, ou bien est-ce, au contraire, la prolifération des parois lymphatiques qui joue le rôle principal? Autrement dit, la stase lymphatique est-elle le phénomène primitif, suffisant pour déterminer et entretenir la prolifération pariétale, ou bien, comme le veut Török, cette prolifération de l'endothélium lymphatique est-elle la cause première, autonome, suffisante, et la stase ne vient-elle s'ajouter qu'à titre d'élément favorisant, d'une manière tout à fait contingente?

Pour ce qui est de la stase lymphatique, il faut se rappeler que la ligature expérimentale du canal thoracique ou d'un gros tronc lymphatique ne donne même pas lieu à de l'œdème, et que l'on a pu observer cliniquement des oblitérations chroniques du canal thoracique sans œdèmes ni lymphangiectasies. Ainsi une stase lymphatique à siège central, à supposer qu'on la constatât jamais dans un cas de lymphangiome, ne saurait expliquer le mécanisme de la lésion. Esmarch, Kulenkampff, Nasse surtout, ont cherché, sans les trouver, des causes de stase au niveau des lymphangiomes. Pourtant, Darier pense que l'origine de certaines lymphangiectasies ou varices lymphatiques secondaires, devrait être cherchée dans une stase due à des obstacles ganglionnaires. Il a attribué en particulier aux ganglions engorgés de l'érysipèle chez une strumeuse porteuse de varices lymphatiques une part dans la stase.

Au contraire, Török rejette délibérément la stase comme interprétation pathogénique, au moins pour ce qu'il appelle les lymphangiomes capillaires variqueux de la peau, et il considère la prolifération pariétale comme le phénomène primitif. Il constate la présence de nouvelles formations vasculaires, de vaisseaux lymphatiques cheminant dans les papilles pour y constituer des lacunes, alors que son opinion, contestable d'ailleurs, est que les lymphatiques s'arrêtent normalement à la base des papilles. Freudweiler, s'aventurant en pleine hypothèse, pense même que la prolifération endothéliale est un obstacle au passage dans les vaisseaux lymphatiques de la lymphe, qui baigne les espaces et que, par conséquent, la stase ainsi produite dilate les espaces pour les transformer en cavités kystiques que vient revêtir l'endothélium proliférant.

Unna, sans nier la prolifération, la croit insuffisante à elle seule. Au lieu de chercher les causes de stase exclusivement dans le système lymphatique, il les cherche aussi dans les veines, dont celui-ci n'est, après tout, qu'un collaborateur. Mais la simple accumulation de lymphe dans les tissus par stagnation veineuse, ne produit que de l'œdème interstitiel avec dilatation des espaces lymphatiques et dilatation simple des troncs; en un mot, il y a saturation centripète des tissus, et la lymphe s'écoule librement par les vaisseaux lymphatiques. Or, les conditions anatomiques et physiologiques du lymphangiome sont très différentes. Il n'y a pas d'œdème du tissu environnant; ce sont les canaux lymphatiques préexistants qui se dilatent et bourgeonnent. Un pareil processus implique nécessairement une pression d'avant en arrière dans les lymphatiques. Il doit donc y avoir aussi un obstacle sur leur trajet. Unna conclut donc, — comme l'avait déjà fait Darier pour l'éléphantiasis, —

que toute lymphangiectasie suppose un double obstacle siégeant sur la voie veineuse et sur la voie lymphatique, et que tout lymphangiome est déterminé par un troisième facteur pathogénique venant s'ajouter aux deux premiers, à savoir une faculté anormale de prolifération endo- et périthéliale.

On peut se demander si ce n'est pas là pousser trop loin l'analyse sans fondement anatomique réel suffisant. Il nous semble, à considérer les choses au point de vue clinique et étiologique, qu'il y a lieu de distinguer, dans les faits décrits jusqu'ici sous le nom de lymphangiomes cutanés, deux variétés d'affection. Il en est une, — et nous la prendrons comme type de notre description, parce qu'elle répond le mieux au sens du terme lymphangiome, — le lymphangiome circonscrit, que l'on doit considérer comme une difformité cutanée circonscrite, comme une anomalie de développement, ou, plus brièvement, comme un nævus. Affection congénitale, ou débutant dans les premières années de la vie, les causes réelles de son existence participent de l'obscurité qui enveloppe l'étiologie des nævi. Ici la prolifération endothéliale paraît jouer le principal rôle.

D'autres lymphangiomes superficiels sont manifestement secondaires, et peuvent être rapportés soit à un traumatisme ayant amené des obstacles locaux dans la circulation veineuse et lymphatique d'une région limitée de la peau, soit surtout à des processus infectieux chroniques; c'est dans ce cadre que rentrent les lymphangiectasies circonscrites développées chez des sujets ayant habité les pays chauds; la filariose, la malaria jouent évidemment un rôle encore mal connu dans la genèse de ces lésions. Mais on peut les voir se développer dans nos pays à la suite d'érysipèles à répétition ou d'autres infections ayant un retentissement ganglionnaire; ce serait surtout le cas d'infections procédant d'une manière chronique ou subaiguë. Il nous paraît probable que, dans les cas publiés jusqu'à ce jour, il n'a pas toujours été tenu un compte suffisant de cet élément étiologique et que de là vient l'impression quelque peu confuse qui se dégage de leur lecture et de leur comparaison.

Enfin, parmi les lymphangiomes sous-cutanés, le seul qui intéresse les dermatologistes, le lymphangioma *tuberosum multiplex* de Pospelow paraît, lui aussi, être une affection congénitale et se rattache sans doute aux nævi.

III

SYMPTOMATOLOGIE ET ANATOMIE PATHOLOGIQUE

A. — LYMPHANGIOME CIRCONSCRIT (LYMPHANGIOMA SUPERFICIALE SIMPLEX D'UNNA)

Description clinique. — La lésion constituée, telle que, presque toujours, elle se présente pour la première fois à l'observation du médecin, offre les caractères suivants : sur une région limitée de la peau, existe un placard composé de petites vésicules ; les unes sont plus ou moins isolées, tandis que les autres forment des groupes secondaires, dont les éléments peuvent se rapprocher les uns des autres au point de se confondre et de se conglomérer. Les dimensions du placard varient entre celles d'une pièce de 1 franc et celles d'une paume de main. Ses limites sont nettes. Les vésicules claires, transparentes, grisâtres, comparables à des perles, sont légèrement élevées au-dessus du niveau de la peau environnante, qui est d'aspect normal ou légèrement érythémateux. Elles sont grosses comme une tête d'épingle, plus rarement comme un pois. Elles sont assez régulièrement arrondies, globuleuses, parfois un peu ovalaires ou piriformes, ou encore aplaties latéralement par compression réciproque. L'épiderme qui les recouvre est souvent épaissi et d'apparence verruqueuse. Parfois au contraire il est aminci et semble n'exister qu'à l'état de fine pellicule transparente. Cette pellicule est presque toujours lisse et comme régulièrement tendue; parfois elle est sillonnée d'une sorte de fin carrelage, résultat de la conglomération de plusieurs vésicules voisines qui ont constitué une vésicule plus grosse et cloisonnée.

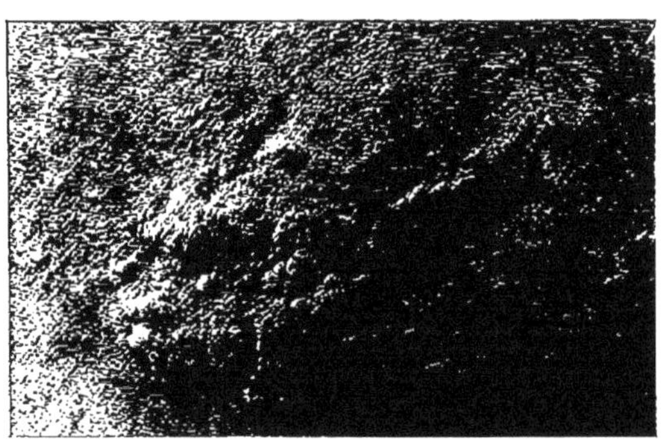

Fig. 92. — Lymphangiome pachydermique (thorax). (Musée de l'hôpital Saint-Louis, n° 1466.) (Besnier.)

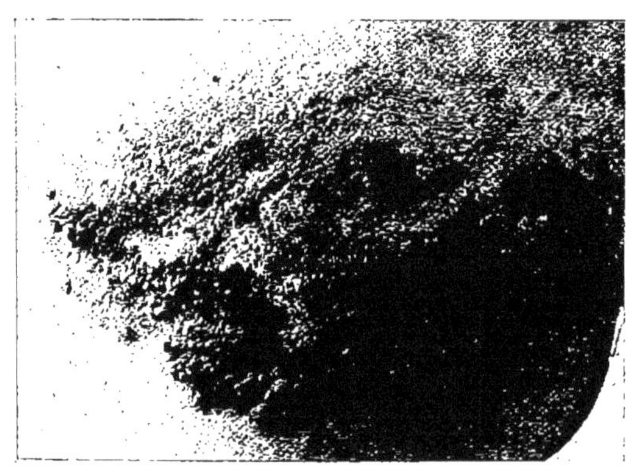

Fig. 93. — Lymphangiome pachydermique (thorax). Même malade que la figure précédente. (Musée de l'hôpital Saint-Louis, n° 1532.) (Besnier.)

Si un grand nombre d'éléments répondent assez exactement à cette esquisse, il en est d'autres au contraire dont l'aspect est modifié par la part que prend l'élément vasculaire sanguin à la constitution de la lésion. Cette part est plus ou moins considérable selon les cas, et les variations de son importance rendent compte de quelques-unes des divergences qui ont séparé les auteurs, lors de l'admission dans le cadre nosologique de cette nouvelle entité morbide. A la surface des vésicules on peut voir courir des capillaires sanguins, isolés ou groupés en bouquets; on les trouve aussi entre les vésicules, ce qui donne à tout le placard un aspect marbré. Plus fréquemment encore on n'observe ces télangiectasies qu'à la base même des vésicules, sous leur plancher: on les aperçoit alors par transparence, sous la forme de points rouges, bleus ou violacés, situés d'ordinaire à la partie médiane du fond de la vésicule.

Les vésicules sont peu compressibles; lorsqu'on vient à les piquer, il s'en écoule un liquide clair, alcalin, albumineux, contenant des globules blancs, et qui paraît plus abondant que ne le faisait prévoir la capacité approximative de la vésicule ponctionnée. L'écoulement s'arrête de lui-même, et ses dernières portions sont mélangées de sang. La rupture des télangiectasies sanguines dans les vésicules peut même se produire spontanément et l'on voit alors, parmi les éléments clairs et transparents, des vésicules nettement hématiques, rouges, rouge brun ou bleuâtres.

Évolution et marche. — L'affection se développe avec une extrême lenteur, sans donner lieu à aucun trouble subjectif. Les vésicules, selon Brocq et Bernard, présentent des alternatives d'accroissement et de diminution, pour aboutir en définitive à l'affaissement graduel et à la résorption presque complète. Mais de nouveaux groupes viennent éclore auprès des anciens, et c'est ainsi que le domaine de la néoplasie s'étend progressivement.

Ce sont les stades de début que l'on connaît le moins bien, les malades ne venant d'ordinaire se présenter au médecin qu'avec une lésion bien établie, vers l'âge de quinze ou vingt ans. Freudweiler, qui a eu la bonne fortune de suivre pendant très longtemps l'évolution d'un cas de lymphangiome circonscrit, en donne une description que nous ne pouvons mieux faire que de reproduire ici textuellement. « Le premier symptôme, dit-il, paraît être une coloration jaunâtre de la peau; d'abord indistincte, puis plus nette, elle se présente sous la forme de taches plus ou moins grandes, qui donnent au toucher la sensation d'épaississements situés dans la profondeur du derme. Ces taches finissent par faire saillie sur la peau environnante, et l'on voit luire dans la profondeur de petits grains grisâtres dont le centre brillant s'entoure d'anneaux concentriques à l'éclat plus mat. A ce stade succède celui des kystes transparents : tantôt ils surgissent de la peau, isolés, pareils à des perles; tantôt au contraire ils apparaissent en groupes, confluent, et finalement s'unissent par rupture des cloisons qui les séparaient. Avant même que ce terme ait été atteint, les télangiectasies sanguines peuvent avoir apparu dans le fond des vésicules, ou même s'y être rompues, leur donnant une couleur bleuâtre ou noirâtre. Pendant que les groupes se succèdent lentement ainsi, on voit se produire aussi des phénomènes régressifs, particulièrement notables au niveau des grosses vésicules, mais souvent déjà visibles au niveau des éléments tout jeunes. Leur consistance élastique se perd, leur contenu se trouble, les grandes bulles se recroquevillent, les petites rétrocèdent parfois complètement, s'affaissent de plus en plus au-dessous du niveau de l'épiderme, et la seule trace qui reste de leur existence est une petite tache jaunâtre irrégulière. Les télangiectasies qui coïncident avec les vésicules prennent part, elles aussi, à ce processus régressif; elles deviennent plus foncées, plus petites, et bien qu'on ne les voie pas disparaître entièrement, il est évident que leur contenu n'est plus que du sang coagulé. »

On peut comprendre un peu différemment la pathogénie de cette régression. Selon Darier, il se ferait, par obstruction des voies efférentes, une tension exagérée dans certaines vésicules, et, par suite, le liquide transsudant dans le tissu épithélial qui les recouvre, en provoquerait l'œdème, et la coloration blanche, opaque, caractéristique. Une petite infection locale par les microbes de la peau intervient finalement pour provoquer la suppuration et la dessiccation de la vésicule.

Variétés de siège (*Lymphangiome des muqueuses*). — La néoplasie que nous étudions se développe le plus volontiers au cou, à la racine des membres, à la partie supérieure du thorax, aux épaules. Mais elle peut aussi prendre naissance au niveau de la muqueuse buccale, soit à la langue, soit au voile du palais, ou au pharynx, ou encore à la face interne des joues et des lèvres. Du mémoire de Brocq et Bernard, qui ont fait de cette variété une étude approfondie, il ressort que lorsqu'il siège sur la muqueuse, le lymphangiome circonscrit ne diffère guère de celui de la peau, ni comme aspect, ni comme évolution. Peut-être la part du système vasculaire sanguin est-elle plus importante dans la constitution du lymphangiome cutané, et il se peut faire que les productions hématiques soient à ce point prédominantes, comme dans un cas de Bryant, que les tumeurs lymphatiques passent inaperçues. Un caractère un peu spécial aussi semble être le développement du tissu fibreux. Il en résulte que les vésicules sont situées sur un plan surélevé par rapport au niveau des parties saines, et que l'ensemble des lésions forme tumeur à proprement parler. Cette tumeur, dans le cas de Brocq et Bernard, comme aussi dans celui de Samter, devenait de temps à autre turgescente et se gorgeait de sang pour s'affaisser ensuite.

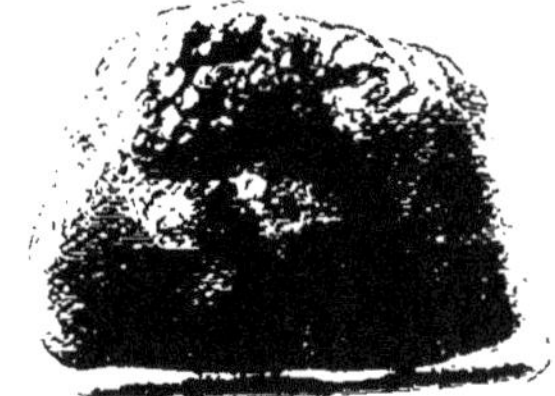

Fig. 91. — Lymphangiome de la langue (Balzer). (Musée de l'hôpital Saint-Louis, n° 2040.)

Diagnostic. — L'aspect de la lésion, son caractère superficiel, l'absence de toute infiltration, de tout phénomène inflammatoire, de tout trouble du côté de la sensibilité, empêcheront qu'on ne la confonde avec l'éléphantiasis, le zona, etc. Il faut tenir compte aussi que la piqûre des vésicules, contrairement à ce qui se passe dans les lymphangiectasies ou l'éléphantiasis, ne donne pas lieu à de la lymphorrhée. La congénitalité de la lésion, son développement lent et graduel, sa coïncidence fréquente avec d'autres nævi aideront encore à fixer les idées et à poser un diagnostic ferme. Du reste, on a pu voir, par la description qu'on vient de lire, que le lymphangiome s'associe le plus souvent *in situ* avec l'angiome vasculaire sanguin, d'où le nom d'hémolymphangiome qui a été proposé par Brocq et Bernard.

Anatomie pathologique. — L'étude histologique du lymphangiome circonscrit a été faite pour la première fois par Török, et les descriptions qui ont suivi la sienne confirment dans l'ensemble les résultats de ses recherches. D'après cet auteur les lésions sont limitées presque exclusivement au corps papillaire et à la couche sous-papillaire du derme. L'épithélium subit un processus passif d'amincissement, si bien que la couche épineuse est réduite à une ou deux rangées de cellules. En général, les travées épithéliales sont diminuées en épaisseur et en longueur; quelquefois cependant la couche cornée est épaissie.

Le corps papillaire est occupé et distendu par de grandes cavités et par des canaux contournés, dont la forme est irrégulièrement circulaire ou ovale, et qui, à la base d'une papille, s'amincissent en forme d'entonnoir pour s'aboucher dans un capillaire lymphatique; plus rarement il y a deux de ces capillaires. Les cavités situées dans la couche sous-papillaire sont plus petites, et communiquent nettement en deux points diamétralement opposés avec un capillaire lymphatique. On voit ces derniers s'élever en formant plusieurs circonvolutions superposées jusqu'à l'épithélium; ils sont uniformément dilatés et variqueux. L'usure progressive et l'exagération de la dilatation de ces vaisseaux produisent des cavernes plus ou moins irrégulières, que tapisse un revêtement endothélial continu. On peut y rencontrer des cellules géantes possédant jusqu'à douze noyaux vésiculeux; elles font corps avec la paroi; mais il arrive aussi qu'elles semblent appartenir au contenu du kyste. Ce contenu consiste en lymphe ou en sang coagulé, ou encore en un mélange de ces deux humeurs. Les dilatations variqueuses contenant du sang sont en rapport avec des capillaires sanguins. Du reste, les vaisseaux sanguins, et en particulier les veines superficielles et les capillaires, sont, eux aussi, dilatés, entourés d'amas cellulaires et ils prennent à tout le processus une part évidente. Le mélange hémato-lymphatique que l'on trouve dans plusieurs cavités doit être rapporté à l'usure des parois séparant les varices lymphatiques des capillaires sanguins voisins.

Le tissu conjonctif de la couche moyenne et inférieure du derme est normal; celui du corps papillaire au contraire est plus riche en cellules rondes et fusiformes, et, dans le voisinage des grandes cavités, il est souvent trouble, vitreux et contient des amas de substance colloïde. Parfois l'endothélium des grandes cavités est recouvert directement par l'épithélium épidermique; les cellules profondes de la couche épineuse sont alors en partie vacuolisées.

Les amas de cellules endothéliales dans les petites cavités, leur forme ventrue, l'existence de mitoses, peut-être aussi celle des cellules géantes, accentuent pour Török le caractère hyperplasique de la lésion. Il insiste aussi sur l'existence de fentes lymphatiques à revêtement endothélial dans les parties supérieures des papilles, où normalement les vaisseaux lymphatiques feraient défaut; beaucoup de papilles contiennent plusieurs de ces fentes, qui sont partiellement en relation avec des capillaires lymphatiques. Enfin, il attribue une grande valeur à la présence de prolongements dentelés qu'envoient à l'entour certaines cavités. Il les considère comme des bourgeons endothéliaux. On trouverait de même, selon lui, au centre des gros amas cellulaires du tissu conjonctif environnant, de fines fentes à revêtement endothélial commençant; ces dernières représenteraient une néoformation hétéroplasique de lymphatiques, tandis que les prolongements anguleux des cavités seraient l'indice d'une néoformation homéoplasique.

Unna admet la prolifération endothéliale, que prouvent surabondamment l'existence des mitoses et celle d'un revêtement endothélial continu dans les cavités, et, telle qu'elle est, cette prolifération lui paraît suffisante pour caractériser le lymphangiome comme néoplasie. Mais il rejette absolument l'interprétation donnée par Török à ses préparations, et ne croit ni à un bourgeonnement actif de vaisseaux lymphatiques comparable aux angioblastes des hémangiomes ni à une néoformation hétéroplasique.

B. — LYMPHANGIOMES ET LYMPHANGIECTASIÉS SECONDAIRES

Il faut ici mettre à part d'abord les lymphangiectasies se développant consécutivement à des difformités congénitales siégeant dans le tissu sous-cutané. Il s'agit alors de cas très voisins de l'éléphantiasis congénital lymphangiectodes; mais les lésions se développent lentement, les tumeurs ne deviennent apparentes qu'à l'âge adulte et n'atteignent ni le volume ni l'importance des cas strictement congénitaux, comme l'hygroma cysticum de Wernher, les hygromas kystiques des fentes branchiales, la macrochilie et la macroglossie, affections que nous n'avons pas à traiter ici. Plusieurs auteurs, en particulier Gjorgiewicz, Petters Klebs, zur Nieden, Eger et Kast, ont publié des observations où des processus développés dans le tissu sous-cutané des membres inférieurs ou des grandes lèvres, par exemple, avaient gagné progressivement la peau, pour produire à sa surface des poussées vésiculeuses périodiques. Au point de vue de leur nature, ces faits se rapprochent évidemment de ceux que nous avons étudiés dans le paragraphe précédent.

D'autre part, des traumatismes peuvent faire naître en des régions limitées du derme les conditions de gêne circulatoire veineuse et lymphatique nécessaires à la production de lymphangiectasies secondaires. Unna a vu et décrit un cas de cette espèce; il s'agissait, chez un garçon de quatorze ans, d'un lymphangiome qui avait apparu au tiers inférieur de la région postérieure de la cuisse au niveau d'une cicatrice consécutive à une blessure accidentelle profonde survenue douze ans auparavant.

Enfin, les faits les plus importants et les plus intéressants rangés sous cette

[E. RIST.]

rubrique concernent les lymphangiectasies développées sur une base infectieuse, éléphantiasis tropical ou nostras, filariose, lymphangiome scrotal de Manson, et surtout, celles qui sont provoquées par l'érysipèle récidivant. Nous avons vu déjà que certains cas décrits sous le nom de lymphangiome circonscrit appartiennent probablement à cette classe.

Une des observations les plus complètes et les plus instructives à ce sujet est due à Tenneson et Darier. Il s'agissait d'une jeune fille strumeuse sujette à des érysipèles récidivants de la face depuis son enfance, ayant produit de l'œdème chronique unilatéral surtout marqué à la paupière et à la joue, et qui présenta à l'âge de dix-sept ans, à la suite d'une nouvelle poussée érysipélateuse, une éruption vésiculeuse à la lèvre inférieure et à la lèvre supérieure sur leur face muqueuse, ainsi que sur la face muqueuse des joues. La portion interne des lèvres, plus pâle que normalement et bleuâtre, était semée de vésicules de volume variable, allant de celui d'une pointe à celui d'une tête d'épingle; quelques-unes étaient plus considérables, formées par la confluence d'éléments voisins. Elles étaient transparentes, enchâssées dans la muqueuse à une profondeur assez considérable; quelques-unes étaient plus opaques, par œdème épithélial; une à une elles crevaient spontanément, et il en résultait une légère exulcération qui disparaissait, sans faire éprouver la moindre douleur à la malade.

Une biopsie pratiquée par Darier fit voir que les cavités pathologiques siégeaient dans la portion sous-papillaire du derme; et que l'épithélium soulevé au-dessus d'elles n'était nullement altéré. Les cavités les plus grandes correspondaient à la base de 4 à 5 papilles, les plus petites à 2 papilles, ou même étaient manifestement développées dans une seule papille, dès lors plus ou moins élargie. C'étaient, non pas des kystes, mais des cavités ampullaires, communiquant entre elles, et formant par places un tissu caverneux, tapissé d'un endothélium continu et très mince. Il s'agissait manifestement de cavités vasculaires lymphatiques dilatées, variqueuses et anastomosées, remplies de lymphe mêlée à des traces de sang.

C'est là un cas type de varices lymphatiques d'origine mécanique, dues probablement à une oblitération ou plutôt à un rétrécissement des voies d'écoulement de la lymphe, à un nœud de lymphangite oblitérante, ou, plus vraisemblablement à une sclérose des ganglions lymphatiques sous l'influence d'érysipèles répétés.

De semblables faits ne sont certainement pas isolés, et il est même à supposer que les lymphangiectasies secondaires de cet ordre sont plus fréquentes que les lymphangiomes vrais. L'érysipèle n'est du reste pas la seule affection qui puisse les produire, et d'autres infections subaiguës atteignant les ganglions doivent être recherchées dans leur étiologie. C'est ainsi que je dois à l'obligeance de Darier la communication d'un cas de varices lymphatiques de la bouche, des lèvres et des joues chez une syphilitique porteuse de plaques muqueuses, et où les deux variétés de lésions cédèrent au traitement spécifique.

C. — LYMPHANGIOMES TUBÉREUX MULTIPLES DE POSPELOW

Cette affection rare, qu'il ne faut pas confondre avec le lymphangiome tubéreux multiple de Kaposi — rangé aujourd'hui, comme nous l'avons vu, parmi les idradénomes éruptifs — a été décrite comme suit par Pospelow : Une jeune fille de vingt-trois ans portait sur le sein gauche une tuméfaction grosse comme un œuf de pigeon, constituée par de petits éléments de couleur rosée, de surface lisse, d'aspect papuleux, gros en moyenne comme un haricot. On rencontrait aussi de petites productions isolées sur le cou et sur la face. Malgré leur consistance ferme, on pouvait, en comprimant leur centre, les réenfoncer dans la profondeur du derme, à peu près comme une hernie ombilicale réductible. A la coupe, il s'écoulait avec un peu de sang, un liquide légèrement trouble, contenant une substance nacrée. La lésion était congénitale.

L'examen microscopique montrait le tissu cutané criblé de cavités en forme de canaux et de fentes; les plus grandes cavités siégeaient dans l'hypoderme; les plus petites s'étendaient jusqu'au niveau du corps papillaire atrophié. Elles étaient tapissées d'endothélium et contenaient une masse de globules blancs.

Von Harlingen a publié un cas d'une affection probablement identique à celle-là.

IV

TRAITEMENT

C'est à la chirurgie ou à la petite chirurgie qu'il faut s'adresser pour traiter les lymphangiomes circonscrits, dont la thérapeutique se confond avec celle des angiomes vasculaires sanguins. L'excision est un procédé héroïque, auquel on préférera les cautérisations ignées au galvano-cautère ou l'électrolyse. L'article *Électricité*, de cet ouvrage, contient à ce sujet tous les renseignements désirables.

Quant aux lymphangiectasies secondaires, il va sans dire qu'il faudra s'adresser d'abord à la maladie causale. Mais le traitement local, par la cautérisation ou l'électrolyse, et aussi dans les cas où la localisation de l'affection le rendra possible, les méthodes de compressions devront être également employées.

LYMPHODERMIE PERNICIEUSE. — Étym. : *Lympha* et Δερμα, peau.

Dermatose décrite par Kaposi comme un type de *lymphadénie cutanée*, et semblant constituer une variété de *mycosis fongoïde*.

Voir les articles : *Lymphadénie cutanée*, p. 452, et *Mycosis fongoïde*, p. 527.

[E. RIST.]

LYMPHOMATOSE CUTANÉE. — Étym. : *Lympha*, eau.

Nom donné par E. Besnier à une dermatose qu'il rapproche de la *Lymphodermie pernicieuse* de Kaposi.

Voir les articles : *Lymphadénie cutanée*, p. 432 et *Mycosis fongoïde*, p. 527.

LYMPHOME. — Étym. : *Lympha*, eau, et le suffixe *ome*, qui dans la terminologie médicale sert à désigner les tumeurs.

Le lymphome est une petite tumeur formée de tissu lymphatique.

Voir les articles : *Lymphadénie cutanée*, p. 432, *Lymphangiome*, p. 435, et *Mycosis fongoïde*, t. III, p. 527.

MACULE. — Étym. : *Macula*, tache.

La *macule* est une des lésions élémentaires de la peau.

Voir l'article : *Lésions élémentaires*, t. I, p. 140.

MADURA FOOT (PIED DE MADURA).

Par **L. RAYNAUD** (d'Alger).

PIED DE MADURA OU MYCÉTOME

Synonymie. — *Madura foot*, pied de Madura ou de Maduré, pied de Cochin, mycétome ou fongus de l'Inde, dégénérescence endémique des os du pied, maladie tuberculeuse du pied, tubercule de Godefrey et d'Eyre, maladie entophytique du pied, ulcère grave du pied, ulcus grave, pied fongueux, carie des os du pied, hypertrophie du pied avec carie. — Pérical, Anaycal, Podelkoma, Kirudeo. — Kirinagrah (demeure des vers). — Goutlou Mandi (pied à œufs) (Inde). — Tabaoucht (petit ver, Kabylie).

Géographie. — Le terme pied de Madura, sous lequel on désigne le plus communément l'affection, est impropre; car, si elle siège en général au pied, on l'observe aussi en d'autres parties du corps : au mollet, à la main, à l'épaule, au cou, à la paroi abdominale; d'un autre côté, la région de Madura, non plus que l'Inde, n'ont le monopole de cette maladie, qui a été successivement signalée en Cochinchine, en Afrique, en Amérique et en Europe [1]. Le mot *Mycétome* a l'avantage de n'indiquer ni le point géographique, ni le siège de la lésion, c'est donc celui que nous adopterions le plus volontiers.

[1] Algérie (Gemy et H. Vincent), Sénégal (Ledantec), États-Unis Amérique (Kemper, Hyde et Senn), Réunion (Corre et Collas), Guyane (Grall, Maurel), Chili (Layet), Italie (Bassini), Constantinople (Libouroux), Cochinchine (Chedan), Djibouti (Chabaneix et Bouffard).

Le mycétome est connu depuis peu d'années (1842); Carter, Kanthack, Hirsch en ont donné de bonnes descriptions, mais c'est à Gemy et H. Vincent (d'Alger) que l'on doit la meilleure étude anatomo-pathologique et la découverte du parasite.

Symptômes. — Le pied se trouvant plus souvent atteint que les autres régions du corps, et les symptômes étant en somme les mêmes partout, nous allons plus spécialement décrire les lésions du membre inférieur.

La maladie débute, en général, par la plante du pied; une petite tumeur vésiculeuse de la dimension d'un pois survient, et laisse, en s'ouvrant, suinter

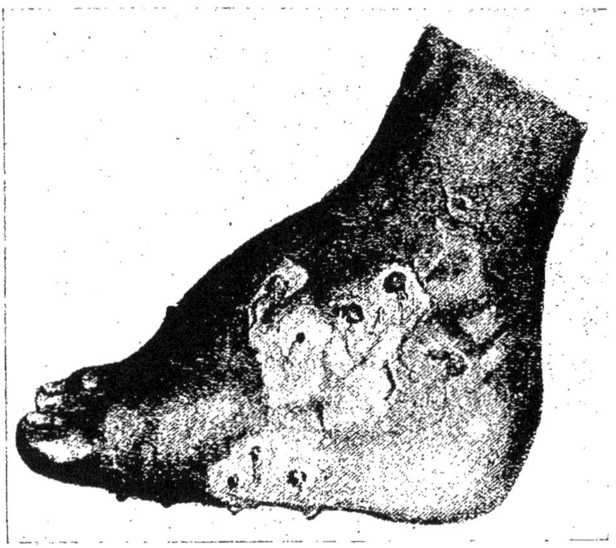

FIG. 95. — Pied de Madura. — D'après une peinture de la Clinique dermatologique de Gemy (d'Alger).

un liquide sanieux, contenant des corps granuleux, analogues à des grains de semoule, puis d'autres tumeurs semblables surgissent sur le membre, qui se déforme, s'hypertrophie, pouvant devenir trois et quatre fois plus gros qu'à l'état normal, tandis que la jambe reste indemne ou que ses muscles s'atrophient. Le pied prend un aspect globuleux; toutes les saillies osseuses disparaissent, la voûte plantaire n'existe plus et son épaississement empêche parfois les orteils de reposer à terre; la peau présente une élasticité, une rénitence spéciales; tantôt elle se décolore au niveau des tubérosités, tandis que la région saine est normale, tantôt l'intervalle entre deux tumeurs est hyperchromique; on constate en outre une hyperhydrose intense.

Sur un pied depuis longtemps atteint, on peut voir les tumeurs à tous les degrés de leur développement, depuis la petite saillie vésiculeuse, jusqu'à la bulle qui sécrète une sérosité assez fétide, et au tubercule recouvert de bourgeons charnus. Si l'on presse une de ces tubérosités, on fait sourdre des grains, qui peuvent être blancs, noirs ou rougeâtres, donnant lieu à trois variétés de mycétome : *blanche*, *noire* ou *truffoïde*, et *rouge* ou *poivre de Cayenne*. On a comparé ces corpuscules aux graines de pavot, aux grains de poudre ou à la laitance de poisson. Le stylet, introduit dans une de ces vésicules, pénètre dans des trajets fistuleux, très sinueux et anastomosés, qui saignent facilement.

La douleur est variable; pendant longtemps la marche est à peine gênée; elle devient pénible et même impossible à mesure que les tumeurs augmentent et que le pied s'hypertrophie; au repos, les souffrances sont rarement vives; on ne constate pas de réaction générale; la température, même locale, reste normale. Les infections secondaires, qui surviennent parfois, provoquent une légère pléiade ganglionnaire crurale.

Le mycétome n'est jamais symétrique, qu'il siège au pied ou en tout autre point.

Étiologie. — Aux Indes la maladie sévit exclusivement sur les Hindous ou les métis d'hindous et portugais; en Algérie elle n'a été signalée que chez des indigènes kabyles. Les régions découvertes (pieds, mains) sont, à part de très rares exceptions, les seules primitivement atteintes. Le germe spécial du mycétome, qui vit sans doute en saprophyte dans le sol ou sur certaines plantes, trouve dans les traumatismes, écorchures ou érosions, une porte d'entrée qui facilite sa pénétration dans les tissus. On ne connaît pas d'exemple probant de contagion.

D'après Carter, l'affection se rencontre plus fréquemment chez l'homme que chez la femme (10 hommes pour 1 femme), sans doute à cause du genre de vie de chacun.

Durée. — Pronostic. — Le mycétome peut durer de nombreuses années : Legrain en a vu un cas existant depuis quarante-cinq ans, mais Harvey en cite un autre ayant évolué en neuf mois. Le malade s'affaiblit peu à peu, et meurt dans la cachexie et l'épuisement, ou emporté par une complication. L'affection, d'ordinaire purement locale, peut aussi remonter le long du membre et déterminer des foyers secondaires; l'amputation n'arrive pas alors à enrayer la marche du parasite.

Anatomie pathologique. — Les lésions constatées par les médecins anglais ont été confirmées par Gemy et H. Vincent sur le pied d'un indigène atteint de mycétome à grains blancs, que nous avions découvert en Kabylie et amené à l'hôpital d'Alger. Voici, d'après eux, les altérations des tissus.

Les saillies pustuleuses de la peau font suite à des trajets fistuleux très profonds aboutissant sur le périoste dénudé, sur les os ramollis ou dans un tissu mou et fongueux. Toutes ces cavités, de dimensions variées, renferment en abondance les grains caractéristiques de 2 à 3 millimètres de diamètre, libres ou agglomérés, et formant alors des amas gros comme des noisettes. Du sang pur ou décomposé donne au pus ou à la sanie, contenue dans la cavité, une teinte rouge ou noirâtre, mais les grains n'en sont pas colorés. Autour du parasite se forme un nodule de défense, qui peu à peu se désagrège et suppure. Entre deux trajets ou deux cavités, les tissus s'hypertrophient, deviennent blancs, lardacés, comme dans l'éléphantiasis. Il n'est plus possible de distinguer les muscles, tendons, nerfs, tissu cellulaire, etc., qui sont confondus en une masse fibreuse; les veines ressemblent aux artères par leurs parois dures et épaissies et leur lumière béante (Fig. 96).

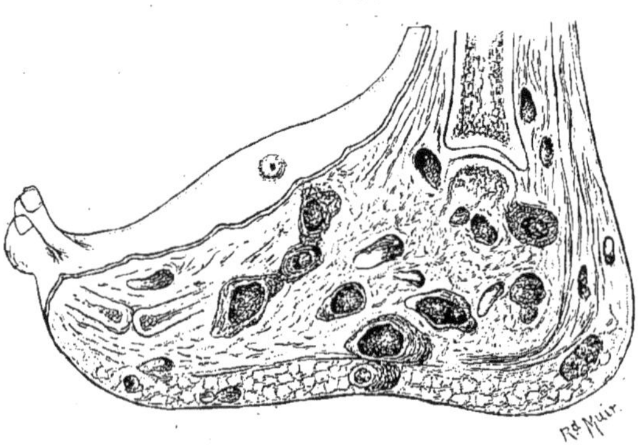

Fig. 96. — Mycétome ou *Madura foot*. (Figure extraite de *Tropical Diseases by Patrick Manson W. Wood*, New-York.)

Les articulations sont disséquées et envahies par le parasite, qui se développe sur le périoste et sur la surface des os; très rarement les grains se retrouvent à l'intérieur du tissu osseux, friable et atteint de dégénérescence graisseuse. Souvent, tandis que le périoste se boursoufle ou s'hypertrophie, formant une coque d'épaisseur et de résistance variables, la partie spongieuse se raréfie, donnant à l'os « l'aspect du spina ventosa ».

Bactériologie. — Bidie avait pensé que le parasite du pied de Madura était un oïdium. Carter décrivit en 1859 un champignon que Berkeley nomma *Chionyphe Carterii*, et qui ne serait qu'une moisissure vulgaire; en 1881, Bristowe à son tour constata que la matière noire (variété noire) était formée de tubes mycéliens analogues à ceux de la truffe. Enfin H. Vincent découvrit à Alger, en 1891, dans les vésicules d'un pied de Madura à variété blanche un microbe à l'état pur, qu'il nomma *Streptothrix Maduræ* (1).

(1) On trouvera t. I, p. 750 de *La Pratique dermatologique* une étude de ce champignon; nous passerons donc rapidement sur sa morphologie et ses réactions, nous contentant de donner, d'après H. Vincent, le tableau suivant qui permet de distinguer les cultures du streptothrix maduræ de celles de l'actinomycose.

Cultures ou inoculations.	*Actinomyces.*	*Pied de Madura.*
1. Bouillon de bœuf peptonisé. .	Culture abondante.	Culture médiocre.
2. Infusion stérilisée de foin ou de paille, 15 pour 1000.	Développement nul	Milieu d'élection, culture précoce au 4e jour, abondante.

[L. RAYNAUD.]

D'après lui les grains sont composés de tubes mycéliens intriqués; ces filaments se colorent par tous les dérivés basiques d'aniline. Le parasite se présente en masses, d'où partent des filaments rayonnés et ramifiés de 1 μ à 1 μ 1/2 d'épaisseur; on distingue parfois des « boutons » de 2 μ dans la continuité ou l'extrémité des rameaux, mais ceux-ci ne se terminent ni en massue ni en crosse comme dans l'actinomycose. Le streptothrix n'a pas de gaine ou cloison transversale, il n'est pas inoculable aux animaux (Fig. 97).

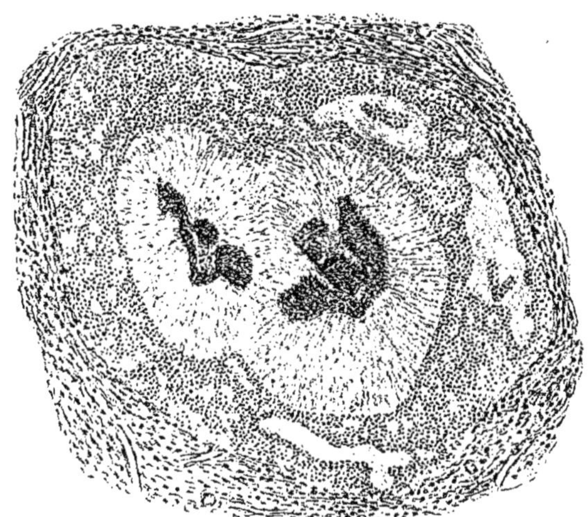

FIG. 97. — Coupe d'un grain de *Discomyces Maduræ*. (D'après Scheube. *Die Krankheiten der warmen Lander*, p. 623-58. Gust. Fischer, 1900). — Au centre masses mycéliennes et filaments rayonnés.

Vincent a obtenu des cultures très rapides dans l'infusion de foin ou de paille et le bouillon de légumes. Legrain n'a pas eu de résultats avec l'infusion de foin, mais le parasite qu'il a constaté se cultive fort bien sur gélose additionnée de maltose et peptone. La morphologie du champignon l'engage à appeler le parasite du mycétome à grains blancs *Discomyces Maduræ*, désignation que Blanchard et Nocard s'accordent à reconnaître comme définitive (1).

Nous avons vu que les auteurs admettent trois variétés de mycétome sui-

Cultures ou inoculations.	*Actinomyces.*	*Pied de Madura.*
3. Gélatine peptone ordinaire. . .	Liquéfie	Non.
4. Gélatine à l'infusion de foin. .	Culture blanchâtre, très faible.	Développement plus rapide, devient rose ou rouge à la surface.
5. Gélose glycérinée	Taches, d'abord blanches, puis grisâtres, plissées.	D'abord blanches, puis roses ou rouges, ombiliquées.
6. Pomme de terre	Cultures denses, mamelonnées, jaunes et blanches, cerclées de noir. Pomme de terre brunit.	Belle culture rose, rouge vif ou rouge noir, ne brunit pas la pomme de terre.
7. Choux, navet, carotte	Pas de culture.	Culture.
8. Sérum.	S'y développe	Non.
9. Œuf.	S'y développe	Non.
10. Culture dans le vide.	Anaérobie facultatif.	Non.
11. Inoculations.	Inoculable au lapin, cobaye, veau, génisse	A aucun animal.

(1) BLANCHARD et NOCARD, *Acad. de méd.*, 1896.

vant la couleur des grains. Baimbridge pense qu'elles ne représentent qu'une même forme : les grains sont toujours blancs, mais les malades disent avoir eu à un certain moment de la matière noire; pour d'autres la matière noire et les grains rougeâtres seraient du pigment ou des concrétions sanguines. Cependant Ledantec (1894) a étudié le parasite d'un pied de Madura du Sénégal (variété truffoïde); il a trouvé dans les grains noirs, de la dimension d'un grain de poudre à un pois, des amas de bacilles colorables par le ziehl, mais aucun streptothrix rayonné ou en massue. Ce bacille ne cultive pas dans le bouillon de foin, ni sur pomme de terre, carotte, choux, etc., et semble une bactériacée différente de celles décrites en Algérie.

Il est donc fort probable que le mycétome soit le résultat d'un parasite présentant plusieurs variétés.

Diagnostic. — Le mycétome est souvent confondu avec la tuberculose, la carie des os, l'éléphantiasis. Cependant, quand on a vu un cas de pied de Madura, il n'est plus guère possible de faire erreur; il suffit de se rappeler les symptômes primordiaux de l'affection : pied déformé, terminant une jambe saine, recouvert de bulles et tubercules à peu près indolents, et donnant issue à des grains blancs ou noirs. C'est à la tumeur blanche, surtout à la période fistuleuse, et à la tuberculose cutanée que le pied de Madura ressemble le plus; mais l'examen de la sécrétion et les recherches bactériologiques établiront facilement le diagnostic. Il en sera de même pour la carie osseuse, dont les débuts, les symptômes, les lésions cutanées, sont totalement différents. Dans l'éléphantiasis il n'y a pas de tumeur avec fistules de la peau, et la jambe tout entière est hypertrophiée, tandis que le pied conserve ses proportions.

L'actinomycose cutanée et les différentes mycoses récemment signalées pourraient être susceptibles de confusion avec le mycétome; là encore l'examen bactériologique et les cultures permettront de classer définitivement l'affection.

Traitement. — La thérapeutique interne a toujours été inactive. L'iodure de potassium, qui réussit dans l'actinomycose, ne produit aucune amélioration dans le mycétome; l'arsenic, le mercure sont sans effets.

Prise au début, la maladie peut être enrayée par le raclage, l'ablation au bistouri ou la cautérisation au thermocautère de la vésicule et des tissus environnants : Moore, Harvey, Spencer, Eddowes ont ainsi guéri des malades. Malheureusement les gens atteints de mycétome ne se présentent guère que lorsque les lésions sont très étendues et ont déjà formé des foyers secondaires; les moyens que nous venons de signaler, ainsi que les caustiques ou les injections de substances antiseptiques (iode, chlorure de zinc), n'ont plus aucune action.

L'amputation reste alors le seul traitement; encore doit-elle être pratiquée très haut, c'est-à-dire au-dessus de toute infiltration parasitaire, pour éviter la récidive.

[*L. RAYNAUD.*]

Legrain [1], observant que les cultures du discomyces cessent de se développer à 39 degrés et supposant, par le fait de la localisation du mycétome aux extrémités, que la température élevée des parties centrales « était peut-être une des conditions s'opposant au développement du parasite dans les organes abdomino-thoraciques » eut l'idée de traiter ces malades par l'eau très chaude. Il constata que, par des bains de pieds quotidiens à 45 degrés, les bulles s'affaissaient, les tubercules ulcérés se cicatrisaient, tandis que le jeu des articulations devenait plus normal. Cette méthode est à recommander dans les cas récents où les surfaces seules sont atteintes.

Bibliographie :

CARTER, *The fungus disease of India*. Bombay, 1861. — HIRSCH, *Arch. d'anat. et de phys. pathol. de Berlin*, 1863, et *Arch. de méd. navale*, 1864. — ROCHARD, *Arch. de méd. nav.*, 1871. — CARTER, Du mycétome ou fongus de l'Inde. *Arch. de méd. nav.*, 1875. — NIELLY, *Éléments de pathologie exotique*, 1881. — ROUX, *Traité des mal. des pays chauds*, 1888. — KANTHACK, *Pathol. Soc. of London*, 1892. — GEMY et VINCENT, *Ann. de dermat.*, 1892 et 1896. — DE BRUN, *Mal. des pays chauds*, 1893. — RUELLE, *Thèse de Bordeaux*, 1893. — H. VINCENT, *Ann. de l'Inst. Pasteur*, 1894. — LEDANTEC, *Arch. de méd. nav.*, 1894. — HYDE et SENN, *Reprint. Trans. of the Assoc. of Amer. phys.*, 1895. — LEGRAIN, *Bull. de l'Acad. de méd.*, 1896. — UNNA et DELBANCO, *Deutsche med. Zeitung*, 1897 et *Monat. für prakt. Dermat.*, 1901. — J. SMYTH, *Mycétome du cou.* — MAITLAND, Mycétome de la paroi abdominale. *Indian med. Gaz.*, fév. 1898, et *Ann. de dermat.*, 1898. — *Encyclop. internat. de chir.* — MACÉ, *Atlas de microbiologie.*

MAL DE SURINAM. — C'est une des dénominations de la « jambe des Barbades ».

Voir l'article : *Éléphantiasis*, t. II, p. 356.

MALADIE D'ADDISON. — On décrit sous ce nom une maladie caractérisée par quatre grands symptômes : la coloration spéciale de la peau, la mélanodermie de teinte brun foncé ou sépia, les troubles gastriques, l'asthénie progressive et les douleurs lombo-abdominales.

Cette affection est liée dans la majorité des cas à une lésion des capsules surrénales ou des plexus nerveux péri-surrénaux.

Voir l'article : *Mélanodermie*, p. 470.

MALADIE DE BEIGEL. — On a nommé ainsi une affection microbienne des cheveux artificiels, caractérisée de manière objective, par des nodosités brunâtres situées sur les poils.

Ces nodosités sont constituées par des amas de parasites, encore mal connus et que l'on a désignés sous le nom de *champignon des chignons*.

D'après Behrend cette maladie devrait être rapprochée de la *Piédra*.

Voir l'article : *Poils (Maladies des)*.

[1] LEGRAIN, *Arch. de parasitologie*, 1898, n° 1.

MALADIE DE DARIER. — On a donné ce nom à la psorospermose cutanée.
Voir l'article : *Psorospermose.*

MALADIE DE PAGET. — Variété spéciale d'épithéliomatose surtout observée au sein.
Voir l'article : *Paget (Maladie de)*, p. 627.

MALADIE DE RAYNAUD. — Nom donné à l'*asphyxie locale des extrémités.*
Voir l'article : *Asphyxie locale des extrémités*, t. I, p. 436.

MALADIE DE RECKLINGHAUSEN. — Nom donné à une variété généralisée de fibro-lipomatose.
Voir l'article : *Nævi*, p. 469 et 569.

MALADIE DES VAGABONDS. — Nom donné en Angleterre à certaines formes chroniques et invétérées de *phtiriase.*
Voir l'article : *Phtiriase.*

MALADIE DE WHERLOFF. — Nom donné au *purpura.*
Voir l'article : *Purpura.*

MASQUE. — Nom populaire de certaines dyschromies faciales.
Voir l'article : *Mélanodermie*, p. 472.

MÉDICAMENTEUSES (ÉRUPTIONS). — Voir l'article : *Éruptions artificielles*, t. II, p. 425 et 455.

MÉDINE (FILAIRE DE). — Voir l'article : *Dermatozoaires*, t. I, p. 842 et 865.

MÉLANODERMIES. — Voir l'article ci-après.

[L. JACQUET.]

MÉLANODERMIES.

Par J. DARIER.

MÉLANODERMIES

Étym. : μελας, noir, et δερμα, peau.

Les mélanodermies sont des colorations pathologiques noires ou foncées de la peau ; sauf exception (argyrie), elles sont dues à un excès de pigment dans le derme et dans l'épiderme.

On devrait réserver le nom de *mélanodermies* aux colorations étendues et diffuses, et appeler *taches pigmentaires* les hyperchromies circonscrites et limitées.

Mais le plan du présent ouvrage nous impose de parler ici, non seulement des unes et des autres, mais encore des anomalies par défaut de pigment, ou *achromies*.

C'est donc le titre de DYSCHROMIES qui conviendrait plus exactement à cet article.

Dans les dyschromies par excès de pigment, le changement de couleur de la peau est la seule et unique modification qu'elle présente ; la gamme des colorations possibles comprend depuis le jaune brun, le gris sale, le fauve ou le bistre, jusqu'au brun rouge, au gris ardoisé et au noir le plus sombre. Quelle que soit l'intensité de la teinte, elle résiste à tous les lavages, ce qui distingue les pigmentations des dépôts de matières colorantes sur l'épiderme ; elle ne s'efface pas par la pression du doigt ou la vitropression, contrairement à la nuance sombre qui peut résulter d'une stase veineuse ou des angiectasies d'un nævus vasculaire.

Il n'est pas d'usage de ranger dans les mélanodermies l'*ictère noir*, ni les colorations foncées dues exclusivement à la teinte de l'épiderme corné, comme c'est le cas dans les ichtyoses noires, la psorospermose folliculaire, le pityriasis versicolor, les caratés et certaines séborrhées nigricantes.

Les achromies sont plus souvent relatives qu'absolues ; le pigment peut toutefois faire complètement défaut dans les téguments (albinisme). Le *vitiligo*, maladie dyschromique dans laquelle il y a à la fois décoloration et surpigmentation, fera l'objet d'un article spécial.

DU PIGMENT EN GÉNÉRAL

Toutes les dyschromies cutanées, à l'unique exception de l'argyrie, étant dues à une modification quantitative du pigment, c'est ici le lieu de rapporter ce que l'on sait sur la nature, la morphologie et la physiologie du pigment, en nous limitant, bien entendu, à ce qui a trait à la peau humaine.

Historique. — Les premiers dermatologistes ont dû nécessairement être frappés d'un symptôme aussi apparent que l'est un changement de couleur de la peau, et l'on trouve en effet, mentionnés dans leurs ouvrages, sous le nom de pityriasis *nigra* ou *versicolor*, de taches *hépatiques*, *éphélides*, teinte *bronzée*, etc., de nombreux faits très disparates.

Mais l'histoire du pigment lui-même ne commence qu'avec le mémoire « sur les pigments pathologiques » de Virchow (1847), qui a découvert l'hématoïdine, pigment jaune cristallisé. Perls (1867) décrivit le pigment granulaire, qui donne la réaction du fer. Les recherches successives de Nencki, Riehl, Neumann, Kelsch et Kiener, Ehrmann, Schmidt, Jarisch, Audry et bien d'autres, ont fait progresser nos connaissances sur le pigment et la pigmentation. Il faut surtout citer, parmi les travaux récents, ceux de Lapicque [1] et de P. Carnot [2], dont les expériences ont fait entrer la question dans une voie nouvelle.

Les trois pigments. — On sait actuellement, d'une façon positive, que l'on peut rencontrer dans la peau, pour ne parler que de cet organe, trois espèces distinctes de pigment, le pigment ocre, la mélanine et le pigment paludique. Mais sur leur origine réelle, leur évolution, leurs relations réciproques et avec l'hémoglobine du sang, ainsi que sur leur rôle, nos connaissances sont très vagues, lacunaires ou hypothétiques. Voyons d'abord les caractères de ces trois pigments :

1° Le *pigment ocre* de Kelsch et Kiener, *hémosidérine* de Neumann ou *rubigine* de Lapicque, se présente sous forme de granulations inégales, souvent assez grosses ou groupées en blocs, d'une couleur variant du jaune d'or au rouge brun. Chimiquement il se comporte de la façon suivante : insoluble dans l'eau, l'alcool et les essences, il résiste aux alcalis étendus même à chaud et aux acides organiques ; il présente les *réactions du fer*, en ce qu'il est soluble, quoique difficilement, dans les acides minéraux étendus, qu'il noircit par le sulfhydrate d'ammoniaque, qu'il bleuit par le ferrocyanure de potassium en présence de HCl. Ce pigment est donc d'après Kunkel, de l'hydrate ferrique à l'état de combinaison avec des albuminoïdes, selon Neumann, Schmidt, Nasse, etc., pur, mais dans un état moléculaire particulier, pour Auscher et Lapicque. Ces auteurs ont indiqué avec soin les caractères qui distinguent la rubigine de l'hydrate de fer ordinaire, et notamment le fait qu'elle ne noircit qu'en plusieurs minutes par le sulfhydrate d'ammoniaque et ne bleuit que lentement par le ferrocyanure.

Le pigment ocre se rencontre avec une grande fréquence dans l'organisme. C'est lui qui se forme dans les extravasats sanguins et toutes les fois que des

[1] AUSCHER et LAPICQUE, *Arch. de physiol.*, 1896, p. 390. — L. LAPICQUE, Sur les mutations du fer. *Thèse de la Faculté des sciences.* Paris, 1897.

[2] CARNOT et DEFLANDRE, Greffes pigmentaires. *Société de biol.*, 1896. — P. CARNOT, Recherches sur le mécanisme de la pigmentation. *Thèse de la Faculté des sciences*, décembre 1896, avec index bibliographique.

globules rouges sont détruits en entier [1]. On peut le produire expérimentalement en injectant, à l'exemple de Quincke et de Lapicque, du sang de chien dans le péritoine ou dans le tissu cellulaire d'un autre chien; il se dépose de la rubigine dans les ganglions, dans la rate et dans la moelle osseuse, dans le foie également si l'injection a été massive. C'est ce pigment qui est celui du diabète bronzé, des cirrhoses pigmentaires et des taches pigmentaires post-hémorragiques. Quand on le trouve dans la peau, ce n'est jamais dans l'épiderme, mais toujours dans le derme; ses granulations sont intra-cellulaires; mais Neumann et d'autres pensent qu'on peut en trouver à l'état dissous et diffus. En fait, le pigment dermique n'est pas toujours et exclusivement du pigment ocre ; mais, dans beaucoup de dermatoses pigmentées et dans la plupart des circonstances, il est habituel de voir, quelques-unes au moins, des granulations pigmentaires dermiques donner les réactions du fer.

2° Le *pigment noir* ou *mélanine* forme des granulations petites et rondes d'un brun plus ou moins foncé. Il ne donne pas les réactions du fer; mais d'après Nencki il contient du soufre en proportion variable, quelquefois élevée. Sur des coupes microscopiques on parvient, quoique avec difficulté, à le décolorer par l'eau oxygénée, par l'eau chlorée, par le chlorhydrate d'aniline et l'alcool, par la potasse ou l'ammoniaque. Chimiquement, il est tout à fait insoluble dans l'eau, l'alcool, les acides même concentrés; il est soluble dans les alcalis concentrés et quelquefois, suivant sa provenance, dans le sulfhydrate d'ammoniaque, qui d'autres fois le laisse intact. La lenteur, l'irrégularité de ses propriétés chimiques tiennent à ce que, dans ce pigment, la matière colorante est liée à un élément organique qui entre indubitablement dans la constitution des granules. Une réaction, peu connue mais importante pour les histologistes, est celle qui ressort d'un travail de R. Barlow [2]. Reprenant l'observation de Ledermann, qui avait noté la présence de grains noirs dans la couche basale de l'épiderme après l'action de l'acide osmique, Barlow démontre que ce sont les grains pigmentaires de l'épiderme qui exercent cette action réductrice, et, de ce fait, deviennent uniformément noirs et plus nets; la précipitation de l'osmium fait défaut en présence, ou à la suite de l'action de l'acide chromique ou des chromates (liquide de Flemming, liquide de Muller, etc.), lesquels n'empêchent cependant pas la coloration noire de la graisse.

La mélanine est le pigment normal de l'épiderme et des poils, celui de la choroïde de l'œil, celui aussi de la maladie d'Addison, des tumeurs mélaniques et de bon nombre de taches pigmentaires. Selon Nencki, les mélanines de ces diverses provenances diffèrent entre elles et notamment par leur contenance en soufre.

3° Le *pigment palustre* est spécial à la malaria, puisqu'il résulte d'une élaboration de l'hémoglobine dans le corps même des parasites de Laveran; il se forme dans le sang, où on le trouve (mélanémie) dans toutes les variétés

(1) Dans le cas d'hémolyse intra-vasculaire, au contraire, le pigment produit est de l'hématoïdine de Virchow, laquelle est identique avec la bilirubine.

(2) R. Barlow, *Bibliotheca Medica, Abth. Dermat. und Syphil.*, D. II, Heft 6. Cassel, 1895.

et à toutes les périodes de la maladie. Il est déposé par les capillaires, principalement dans la rate, dans le foie et le cerveau, assez souvent dans la peau, mais non dans les épithéliums sécréteurs. Il se présente sous l'aspect de grains arrondis ou irréguliers, à contours mousses, conglomérés quand il est abondant. Sa couleur varie de la teinte sépia au noir foncé. Il ne donne pas la réaction du fer par le ferrocyanure ou le sulfhydrate d'ammoniaque; ce fait a son importance, car il prouve qu'un pigment indubitablement hématogène peut ne pas contenir de fer, ou tout au moins du fer sous une forme décelable par les réactifs; il résiste aux acides forts, même à chaud; la potasse le fait pâlir sans le dissoudre; le sulfure ammonique le dissout rapidement.

Malgré de grandes analogies, le pigment palustre diffère chimiquement de la mélanine, notamment par sa teneur en sels minéraux.

Leur nature. — On a toujours eu une tendance à admettre que ces trois pigments sont de même nature, de même origine tout au moins, et à ne voir dans l'hémosidérine et la mélanine, par exemple, que des stades successifs de transformation de l'hémoglobine. Schmidt [1] affirme même qu'il y aurait toute une série de formes de passages entre l'hémosidérine à gros grains et les pigments non ferrugineux, dits autochtones. Il s'agit probablement d'une illusion, car des faits bien constatés d'embryologie comparée et de chimie, démontrent que, si le pigment ocre est hématogène, la mélanine résulte certainement d'une activité cellulaire propre et qu'il y a entre eux de profondes différences de constitution chimique [2].

Distribution et siège. — La peau humaine est normalement pigmentée partout, et, à cet égard, il n'y a qu'une différence de degré entre la race blanche et les races de couleur. L'abondance du pigment est très variable, suivant les régions; l'aréole et le mamelon, les organes génitaux, les aisselles, sont hyperchromiques. Il y a aussi, dans une même race, de notables dissemblances individuelles suivant le sexe, l'âge, le genre de vie, etc.

Le pigment cutané siège dans l'épiderme et dans le derme. Dans l'épiderme les granulations de mélanine occupent les cellules de la couche basale et s'accumulent autour du noyau; volontiers elles se groupent en coupole dans la partie supérieure de ces cellules. Quand le pigment est abondant, on peut rencontrer des granulations isolées dans tout le corps muqueux. Lorsque

(1) MARTIN B. SCHMIDT, *Arch. de Virchow*, 1889, vol. CXV, p. 397.

(2) G. BOHN (L'évolution au pigment. *Scientia*, fasc. 11, février 1901) a développé avec talent une hypothèse émise par P. Carnot, selon laquelle le *granule pigmentaire*, quel qu'il soit, aurait une individualité biologique et serait formé d'une matière fondamentale vivante et d'un chromogène qui y serait dissous ou combiné. Pour lui, les granules pigmentaires sont les analogues des plastidules nucléaires; composés de chromatine ils s'échapperaient des noyaux pour devenir chromogènes dans le protoplasma, et cela sous des influences variées, physiques, chimiques ou toxiques, lesquelles seraient en même temps capables de les faire émigrer dans l'organisme, et d'exalter ou d'atténuer leur fonction chromogène. La production du pigment pourrait être ramenée à un mécanisme de défense, c'est-à-dire de conservation de la constance chimique de la matière vivante.

l'épiderme corné a une teinte foncée, comme il arrive pathologiquement, cela tient, pour Unna, plus ordinairement à une coloration diffuse de la kératine qu'à la présence du pigment dans cette couche. Les poils et cheveux renferment, surtout dans leur couche corticale, des granulations mélaniques intracellulaires ; c'est de leur proportion seulement que dépend la nuance blonde, châtaine, rousse ou noire du système pileux.

Dans le derme, pour peu que la pigmentation soit un peu marquée, on trouve toujours, au niveau des papilles et du plexus sous-papillaire, des éléments allongés, fusiformes ou rameux chargés de granules pigmentaires. Unna avait nié que ce fussent des cellules et les interprétait comme de simples interstices; tous les auteurs admettent aujourd'hui qu'il s'agit de cellules mélaniques, et l'on ne discute plus que sur leur nature réelle, conjonctive, migratrice ou spéciale. Ces cellules semblent souvent entrer en contact, par leurs prolongements, avec les cellules épidermiques; on les voit même pénétrer entièrement dans le corps muqueux. Simon (1841) et Riehl (1884) avaient remarqué le fait dans la matrice des poils; Remak, Ehrmann, Kölliker et Karg l'ont observé dans l'épiderme de revêtement. La présence de pigment libre est contestable. Il s'agit donc certainement de cellules migratrices ou leucocytes chargés de pigment. Audry et Lacroix les comparent aux clasmatocytes, cellules migratrices devenues fixes et à prolongements fragmentés. C'est sans raison valable, et par une assimilation non justifiée, qu'on les a rapprochées des chromatoblastes des céphalopodes, batraciens, reptiles et poissons. Raymond avait même tenté d'expliquer par leur paralysie la pigmentation addisonienne.

Le rôle des cellules pigmentaires ramifiées a été diversement interprété. Toujours préoccupés de faire dériver du sang le pigment épidermique, Aeby, Kölliker, Karg, ont pensé que les cellules migratrices apportaient et déversaient dans les cellules basales le pigment élaboré par elles au voisinage des vaisseaux sanguins. — Pour Ehrmann, que de longues et patientes recherches sur la pigmentation dans la série animale ont conduit à une théorie originale, ces éléments, qu'il appelle *mélanoblastes*, sont des cellules mésodermiques spéciales, très tôt différenciées, qui élaborent le pigment aux dépens de l'hémoglobine diffusée ; elles n'auraient pas de mobilité propre, mais les granulations se meuvent dans leurs prolongements. C'est dans le cours du développement qu'elles se trouveraient englobées dans l'épiderme ou dans les poils. — On tend aujourd'hui à admettre que les cellules pigmentaires ramifiées ne sont pas chargées de l'apport du pigment mélanique, lequel paraît sécrété par les cellules épithéliales elles-mêmes ; en revanche, elles pourraient contribuer à l'emporter dans les voies lymphatiques, quand il est en excès ou qu'il y a dépigmentation.

Dans les nævi pigmentaires, les cellules dermiques mélanophores sont des cellules næviques épithélioïdes, et réellement épithéliales d'origine selon Unna. Dans la mélanose progressive et autour des nævo-carcinomes, les cellules conjonctives elles-mêmes sont chargées de pigment.

On peut rencontrer une hyperpigmentation surtout épidermique, ou surtout dermique; mais, dans la majorité des cas, je les ai vues coexister en proportion variable, d'accord en cela avec la plupart des observateurs.

ÉTIOLOGIE ET PHYSIOLOGIE GÉNÉRALE DE LA PIGMENTATION

Nous touchons ici au côté le plus intéressant de la question des mélanodermies. Pourquoi et comment telle région ou la peau dans son ensemble deviennent-elles le siège d'une accumulation de pigment? On va voir que nos notions dans cet ordre d'idées sont des plus lacunaires.

On sait que la pigmentation, ou plutôt la surpigmentation est soumise à des influences multiples, les unes externes, les autres internes.

Toute région cutanée, fortement ou chroniquement irritée, se pigmente, que l'*irritant local* soit de nature physique (chaleur, lumière, radiations électriques), ou chimique (caustiques, rubéfiants), ou mécanique (frottements, grattages, excoriations), ou pathologique (dermites diverses, furoncles, etc.). Cette règle générale comporte cependant de nombreuses variations, ou exceptions, tenant à l'agent causal, à l'individu, à de multiples circonstances accessoires.

Parmi les influences internes, la première à considérer, est l'*hyperémie*. La congestion active intervient certainement, mais pour une part difficile à apprécier, dans les hyperchromies de la catégorie précédente. Le rôle de la stase vasculaire est mis en évidence par exemple dans la pigmentation fréquemment exagérée des membres variqueux, et expérimentalement dans la coloration brunâtre que prennent les oreilles du lapin après section du sympathique au cou (¹).

L'action du *système nerveux cérébro-spinal* paraît faible; sa réalité ressort cependant des dyschromies qui accompagnent les troubles trophiques.

Mais il est un appareil et des organes dont l'influence sur la pigmentation est si apparente dans certaines conditions, qu'invinciblement on est tenté d'invoquer son intervention dans presque toutes les mélanodermies. Addison eu le mérite de rattacher la maladie bronzée à une lésion des *capsules surrénales*; les travaux modernes ont permis de reconnaître que dans le syndrome dit *maladie d'Addison*, il y a lieu de faire deux parts; l'une qui revient à l'insuffisance capsulaire, ou cachexie surrénale, l'autre qui dépend de la lésion ou de l'irritation des *plexus nerveux péricapsulaires* ou plus vaguement du *grand sympathique abdominal*. Or, la mélanodermie addisonienne appartient certainement à ce second groupe. Sans vouloir entrer dans le vif de cette discussion, qu'il me soit permis de rappeler que dans 21 autopsies Jurgens a trouvé constamment les nerfs altérés et quelquefois les capsules intactes; que cette intégrité absolue des capsules, mais avec lésion ganglionnaire et nerveuse, est expressément notée dans les trois observations de Semmola, Raymond,

(¹) CIECANOWITSCH, *Thèse de Saint-Pétersbourg*, 1897.

Brault; qu'enfin les cas de Martini et de Spender prouvent que la maladie bronzée peut exister malgré l'absence congénitale des capsules.

Par quel mécanisme agissent les lésions ou irritations péricapsulaires pour produire la pigmentation, c'est ce que la physiologie expérimentale, incapable de provoquer une mélanodermie chez les animaux, n'a pas pu encore expliquer. L'hypothèse ancienne de Brown-Séquard, selon laquelle les capsules détruisent le pigment ou une substance qui a la faculté de se transformer en pigment, tombe d'elle-même devant les faits d'absence congénitale ou de destruction des capsules sans mélanodermie, rapportés par Rokitansky, Mattei, Buhl; si Carnot a pu voir le pigment qu'il injectait à des animaux, s'accumuler quelquefois dans les capsules, cela est curieux mais ne suffit pas pour ressusciter la théorie. Charrin [1] a vu survenir des taches pigmentaires sur des chiens injectés avec de grandes quantités d'extrait surrénal, ce qui est actuellement inexplicable. Quant à dire que l'excitation du sympathique produit une suractivité du travail des cellules qui sécrètent le pigment, ou une répartition différente du pigment ou de ses éléments constituants qui circulent dans le sang, ce sont des hypothèses d'un vague absolu et non des explications. Les expériences cliniques de Jacquet et Trémolières, qui font apparaître par des irritations locales la pigmentation « latente » chez des addisoniens, sont des plus suggestives mais ne permettent pas une conclusion actuelle [2].

Notons que dans la maladie bronzée on a trouvé parfois du pigment dans le sang; la *mélanémie* est habituelle dans le paludisme quoique plus ou moins marquée suivant les conditions, et a été notée dans quelques cas de sarcome mélanique généralisé. La *mélanurie*, présence de mélanine ou d'un dérivé dans les urines, est propre au sarcome mélanique et à la mélanose généralisée; les urines deviennent noires quand on les laisse à l'air ou qu'on les traite par un agent oxydant. T. Carbone a constaté, en 1896, chez deux addisoniens une mélanurie identique à celle des mélano-sarcomes.

Si obscur qu'il soit dans son mécanisme, le rôle des irritations nerveuses péricapsulaires peut être invoqué par analogie, avec une sérieuse apparence de fondement, dans les pigmentations de l'acanthosis nigricans, du chloasma utérin et quelques autres.

Les innombrables recherches entreprises dans le but de saisir sur le fait le *processus de la pigmentation* de la peau, n'ont pas fourni de résultat net et définitif. Ce que l'on sait de la cause des changements de couleur chez les animaux à chromatophores (céphalopodes, poissons, batraciens, reptiles, etc.), n'est pas applicable à l'homme. L'étude faite par Schwalbe sur les variations saisonnières du pelage de l'hermine, l'a conduit à admettre l'origine autochtone du pigment. Les travaux faits pour analyser les pigmentations provoquées chez l'homme par des irritants divers, n'ont abouti qu'à des constatations difficiles à interpréter.

(1) Charrin, *Soc. de biol.*, 24 juillet 1896.

(2) Voir page 471, la note relative à ces expériences.

Plus intéressantes sont les expériences sur les *greffes pigmentées* que Carnot a reprises, avec Deflandre, après Maurel et Karg; d'après ces derniers auteurs les greffes de blanc sur nègre et vice versa, prennent finalement la couleur du porteur. En se servant du cobaye, Carnot a vu sur l'albinos les greffes colorées se résorber en effet; mais sur l'animal bigarré les greffes noires sur fond blanc s'étendent rapidement et persistent; dans le cas de greffe blanche sur fond noir la greffe prend difficilement et noircit rapidement. Des influences variées, l'âge, l'espèce et l'état général des animaux, interviennent et modifient les résultats. Cependant il ressort de ces expériences que la vitalité des cellules pigmentées l'emporte sur celle des cellules non pigmentées et que, dans les circonstances anormales qui ont été créées, il s'établit, sur les bords de la greffe, une lutte où les premières sont généralement victorieuses. Ces recherches demandent à être poursuivies.

Quant au sort ultime des pigments cutanés, on n'en sait rien de certain. La chute et la taille des cheveux en emporte beaucoup, la desquamation épidermique au contraire fort peu. Comme on n'en trouve qu'exceptionnellement et en petite quantité dans les ganglions, il faut bien admettre qu'il est en grande partie détruit, résorbé, consommé, par les éléments cellulaires qui l'ont eux-même produit, ou plutôt par des « pigmentophages amiboïdes » (1).

Si les causes et le mécanisme de la pigmentation sont mal connus, sa *signification* et son *but*, si l'on peut ainsi parler, ne sont pas plus clairs.

La pigmentation pourrait être une réaction de défense de l'organisme? à ce point de vue elle paraît souvent inexplicable et inutile, vis-à-vis par exemple des irritants chimiques ou mécaniques. Elle peut même être nuisible dans le cas de pigmentation calorique, une surface noire absorbant plus de chaleur qu'une blanche; il est vrai qu'elle rayonne aussi davantage. Comme défense contre la lumière on peut considérer que le pigment apporte un obstacle à la pénétration des rayons chimiques.

La production du pigment par les cellules attaquées serait-elle au contraire un indice de défaillance, une dégénérescence? Mais l'albinos est moins résistant que l'animal pigmenté de même race, le cheveu blanchi l'est moins que le cheveu noir, les greffes colorées de Carnot ont montré plus de vitalité que les greffes blanches.

S'agirait-il d'un dépôt ou d'une réserve nutritive comme Aeby et Karg l'ont supposé? Les exemples de disparition rapide de pigment mélanique prouvent que ce pigment est plus digestible par les cellules vivantes que ne le ferait penser sa résistance aux réactifs chimiques. Cependant la pigmentation des addisoniens, des cachectiques, celle des régions chroniquement traumatisées ne paraissent pas en rapport avec une force de résistance accrue de l'organisme ou de ses éléments pigmentés.

Il y a donc lieu de conclure sur cette question, comme sur tant d'autres, par un point d'interrogation.

(1) METCHNIKOFF, Sur le blanchiment des cheveux et des poils. *Annales de l'Institut Pasteur*, décembre 1901, p. 865

[J. DARIER.]

DES DYSCHROMIES EN PARTICULIER

Il est bien difficile de classer les troubles pigmentaires d'une façon satisfaisante. L'étendue, l'intensité, le caractère de limitation ou de diffusion, ne pouvant être utilisés, il faudrait pouvoir se baser sur l'étiologie et la pathogénie. Malheureusement les données certaines à cet égard font défaut pour la plupart, sinon pour toutes les dyschromies. Où ranger, pour ne prendre qu'un exemple, la mélanodermie des phtiriasiques? Peut-on dire qu'elle est traumatique, ou toxique, ou nerveuse? ou cachectique, c'est-à-dire de nature plus complexe encore?

Cependant, comme un groupement s'impose, j'ai établi, sans prétention aucune à l'infaillibilité, les cinq catégories suivantes :

I. *Dyschromies congénitales*, ou plus exactement *d'origine évolutive* (difformités cutanées);

II. *Dyschromies d'origine nerveuse* probable;

III. *Dyschromies d'origine hématique*;

IV. *Dyschromies de cause médicamenteuse interne*;

V. *Dyschromies de cause locale*, où se rangent des faits bien disparates à la vérité.

I

DYSCHROMIES D'ORIGINE ÉVOLUTIVE

L'apparition du pigment dans la peau humaine est relativement assez tardive. On en trouve dans les poils du fœtus de cinq mois, je m'en suis assuré. Mais le pigment dermo-épithélial ne se forme qu'après la naissance; l'enfant nègre ne commence à se pigmenter qu'au bout de plusieurs jours.

Certaines dyschromies dépendent d'un trouble de l'évolution première du pigment; sa production peut pécher par excès ou par défaut, et cela d'une façon généralisée ou partielle.

Sans parler des races colorées, je rappelle qu'un enfant peut parfois présenter un tégument et un système pileux sensiblement plus foncés que ceux de ses géniteurs (*nigritie*?)

Inversement le pigment peut manquer presque complètement dans la peau et les phanères. L'*albinisme*, rare dans l'espèce humaine, moins rare dit-on chez les nègres que dans notre race, se rencontre accidentellement chez les animaux de toutes les classes; dans les espèces très sélectionnées on est arrivé à le rendre héréditaire (lapins, rats, pigeons). C'est en réalité une dégénérescence qui souvent s'accompagne de surdité, intelligence moindre, faible résistance et vitalité courte. Les unions consanguines très répétées paraissent favoriser la production d'albinos.

L'albinos complet a la peau cireuse, le système pileux blanc, l'iris rose et la pupille rouge, d'où une certaine héliophobie. Les albinos incomplets, moins rares, ont les cheveux d'un blond paille et les iris bleu pâle. On parle d'un albinisme partiel qui, dans les races noires, donnerait lieu à des *nègres pies*; il est délicat de faire, dans les cas de ce genre, la part qui revient au vitiligo et aux léprides achromateuses.

Les hyperchromies partielles d'origine évolutive constituent les *nævi pigmentaires*. Très communs, souvent multiples, les nævi sont ou punctiformes, ou lenticulaires (*lentigo*), ou en nappes plus ou moins étendues; ces dernières peuvent, ainsi que je l'ai observé dans un cas, occuper la presque totalité du tronc et une portion des membres. Généralement la pigmentation exagérée de l'épiderme et du derme s'accompagne dans les nævi circonscrits de malformations de tissu plus importantes, présence de cellules épithélioïdes, fibrome, adénome, hyperkératose, etc.

Plusieurs de ces hyperchromies næviques constituent par elles-mêmes, ou par leur association avec d'autres malformations, des types cliniques bien définis. Il en est ainsi des éphélides, des lentigines, des mélanoses cutanées, du xeroderma pigmentosum et de la neurofibromatose.

Éphélides. — On appelle éphélides ou « taches de rousseur » des taches pigmentaires petites, de l'étendue d'une tête d'épingle à celle d'une lentille au maximum, de coloration jaune, fauve, ou brunâtre, tout à fait planes et lisses, à contour arrondi souvent dentelé, qui se rencontrent très fréquemment et de préférence sur les sujets à système pileux blond ou roux.

Leur siège de prédilection est la face, qui peut en être toute couverte, ainsi que le dos des mains; parfois elles occupent aussi les avant-bras et les jambes; on peut les voir consteller même les bras, les épaules, les fesses et la verge. Leur distribution est toujours symétrique.

Les éphélides ne sont jamais congénitales, mais apparaissent vers l'âge de quatre à six ans; elles sont toujours plus marquées au printemps et en été et s'effacent plus ou moins complètement en automne et en hiver. Il est de règle qu'elles disparaissent vers la quarantaine et rarement on en constate encore chez les vieillards.

L'histologie ne montre dans les taches de rousseur qu'une quantité anormale de pigment dans les cellules épidermiques basales, avec présence de cellules pigmentaires dans le corps papillaire. Il s'agit donc d'une simple hyperchromie cutanée.

On a accusé la lumière solaire d'en provoquer l'éclosion, ce qu'indique d'ailleurs leur nom même d'éphélides (ἐπὶ ἥλιος); la lumière intervient très évidemment pour en hâter l'apparition et en accentuer la couleur. Mais la cause véritable de cette affection, qui est une simple difformité déplaisante, est manifestement évolutive; les éphélides sont nettement héréditaires ou ataviques. A tous égards donc, on doit les rapprocher des nævi.

Lentigo. — Les lentigines sont des taches pigmentaires rondes ou ova-

[J. DARIER.]

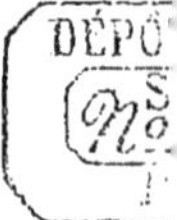

laires, des dimensions d'une lentille environ, brunes ou noires, à contours arrêtés, qui se rencontrent isolées ou disséminées en des points quelconques du corps, sur un très grand nombre, on pourrait même dire sur la majorité des sujets.

On les désigne dans le monde sous le nom de « signes » ou, plus galamment, sous celui de « grains de beauté »; les « mouches » que se mettaient autrefois les coquettes n'étaient que des taches de lentigo postiches.

Ces taches pigmentaires sont des nævi véritables; elles peuvent être planes et lisses, mais souvent sont indurées de base, font une légère saillie, et présentent des poils anormalement développés. Il y a toutes les formes de passage entre le lentigo simple et les nævi verruqueux, pileux, kératodermiques, molluscifornes, etc.

Quoiqu'on puisse en rencontrer partout, sans symétrie aucune, il faut reconnaître cependant que la face, le cou, les épaules et le pourtour des régions génitales en sont le siège le plus fréquent. Besnier insiste sur leur multiplicité habituelle et sur leur fréquence dans certaines familles.

Les lentigines n'apparaissent souvent que pendant la seconde enfance et aux environs de la puberté, et persistent pendant toute la vie. Elles peuvent foncer en couleur, s'accroître en dimensions et en nombre, sous diverses influences, radiations lumineuses, grossesse, ménopause, âge avancé.

On voit qu'il y a des différences cliniques considérables entre les lentigines et les éphélides, que beaucoup d'auteurs ont cependant confondues dans une même description : nombre infiniment moins considérable des éléments, distribution asymétrique, comme au hasard, et coloration plus foncée. La distinction entre ces deux groupes de taches pigmentaires n'est pas moins nette au point de vue histologique.

Dans le lentigo on trouve habituellement, mais non toujours, de la surpigmentation de la couche basale de l'épiderme. En outre, et constamment, on y rencontre soit dans l'épiderme, soit dans le derme, des groupes ou amas de cellules à caractère épithélial, mais dépourvues de filaments d'union, qui contiennent du pigment foncé en granulations abondantes ou même en blocs volumineux. Lors même que ces amas ou « thèques » cellulaires siègent isolés dans le derme, ils sont de provenance épithéliale, ainsi que Unna l'a montré. Il faut rappeler ici que c'est dans ces nævi que se trouve le point de départ de certaines tumeurs malignes, les sarcomes mélaniques, mieux dénommés *nævocarcinomes* (1).

Lentiginose profuse. — Dans certains cas assez rares, mais curieux, et capables d'embarrasser beaucoup le dermatologiste qui les ignore, le lentigo peut se présenter sous forme d'une éruption étonnamment abondante qui constelle littéralement la peau et particulièrement celle des membres (Fig. 98 et 99). Le nombre, l'intensité de coloration et la saillie des taches augmentent un peu avec l'adolescence, pour diminuer dans l'âge adulte. Cette affection

(1) Voir l'article *Nævi*.

des plus disgracieuses mériterait strictement le nom de « mélanose lenticulaire progressive » si Pick n'avait déjà employé ce terme pour le *xeroderma pigmentosum* de Kaposi. La lentiginose profuse diffère de cette dernière maladie, cliniquement par l'absence de toute modification de la peau entre les taches, et histologiquement par la structure de celles-ci.

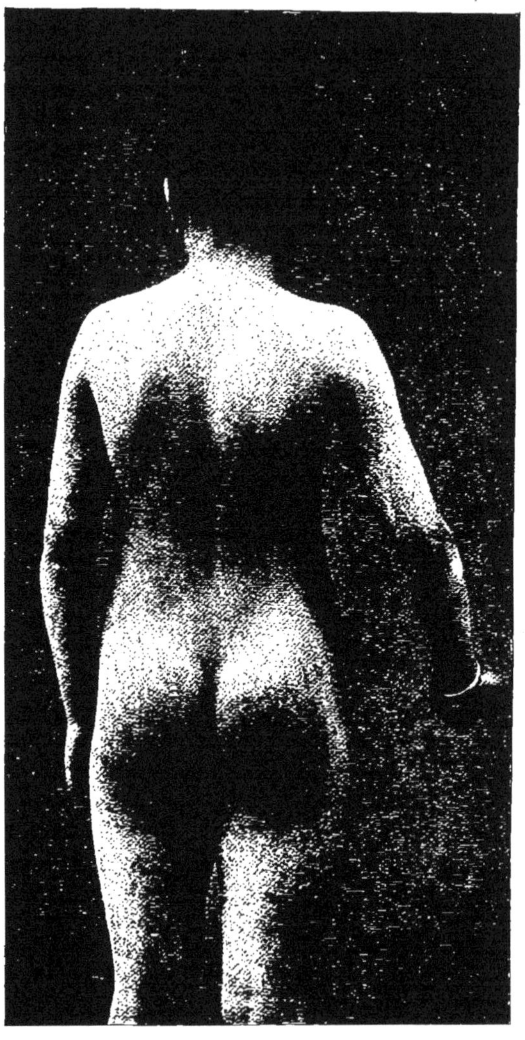

FIG. 98. — *Lentigo profus des membres.* — Jeune fille de dix ans, présentée au Congrès de dermatologie de Paris de 1889. — Chevelure brune. Peau normale jusqu'à six ans. A ce moment, à la suite d'une roséole (?) apparition d'innombrables taches jaunes, puis brunes et noires. — Muqueuses intactes. Santé parfaite. Biopsie sur la fesse et sur la cuisse gauches (dont on voit les traces récentes sur le photogramme) : structure typique de lentigo. — Malade revue en octobre 1901 par mon ami Audry (de Toulouse) : « la maladie a diminué progressivement : presque tous les points noirs ont disparu, d'autres, sur un des avant-bras notamment, n'ont laissé que de petites macules peu apparentes. »

[J. DARIER.]

LENTIGO MALIN. — On a décrit sous ce nom des cas, observés surtout sur des vieillards, mais non exclusivement, où une tache de lentigo, dont l'existence pouvait remonter à quinze ou vingt ans, a pris tout à coup un accroissement rapide, irrégulier, largement extensif en surface, et donné naissance à une tumeur maligne.

Le lentigo malin[1] se présente sous forme d'une tache cou-

[1] G. HUTCHINSON, *Arch. of Surgery*, t. III, p. 319; t. V, p. 253. — W. DUBREUILH, Lentigo malin des vieillards. *Ann. de dermat.*, 1894, p. 1092. — BAYET, *Ibid.*, 1895, p. 495.

leur de sépia, marron ou ardoisée, superficielle, sans infiltration du derme, de contour irrégulier; elle peut rétrocéder par places, ou au contraire s'entourer de taches nouvelles peu à peu confluentes. En un ou plusieurs points de cette tache, se développe une néoplasie qui devient végétante ou térébrante, infecte les ganglions et se généralise, qui n'est autre qu'un sarcome mélanique ou nævocarcinome.

Mélanose cutanée progressive. — Chez des sujets jeunes ou adultes, on a pu observer une tache ardoisée et même franchement bleue, tache lisse, lentement progressive, couvrant en quelques années une surface de plusieurs décimètres carrés. Ultérieurement elle devient verruqueuse, les ganglions se tuméfient, et il se produit de la mélanose viscérale à laquelle les malades succombent.

A l'examen histologique on ne trouve de pigment que dans le chorion, presque exclusivement contenu dans des cellules anastomosées en un réseau continu et qui sont indubitablement des cellules conjonctives. Aucune n'a un corps cellulaire assez développé pour qu'on puisse parler d'infiltration sarcomateuse : il s'agit donc ici de véritable mélanose des cellules connectives (1).

Xeroderma pigmentosum. — Les taches pigmentaires qui font partie intégrante des lésions de la « maladie de Kaposi » sont lenticulaires, inégalement fon-

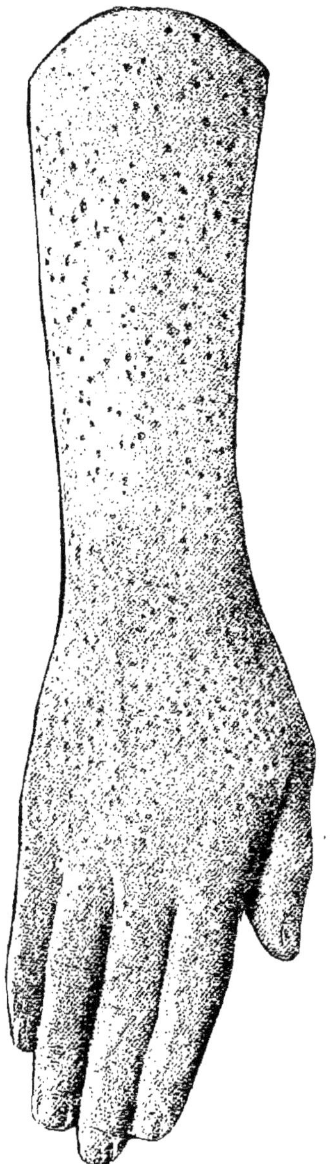

Fig. 99. — *Lentigo profus.* — Infirmière rhumatisante et eczémateuse — Éruption de taches mélaniques à l'âge de vingt-neuf ans, peu après une fièvre typhoïde, sur la face, le cou et les extrémités supérieures. Aucune tache sur les muqueuses. Biopsie : hyperpigmentation notable de l'épiderme et peu abondante du derme par de la mélanine. (Musée de l'hôpital Saint-Louis, n° 1933. Obs. de Balzer, Gaucher et Milian, *Ann. de dermat.*, 1897, p. 1106.)

(1) Achard a pu constater, dans un cas de mélanose généralisée, la présence de pigment jusque dans les cellules encapsulées du cartilage hyalin des côtes. *Bulletin de la Soc. anat.*, 1888, p. 1011.

cées, constellent les parties découvertes. Elles ressemblent aux éphélides, si ce n'est qu'elles sont associées à de l'atrophie cutanée et à des télangiectasies. Le xeroderma donne lieu tôt ou tard à des tumeurs malignes, souvent multiples, de type varié (1). J'ai constaté dans les taches pigmentaires l'abondance du pigment dans le derme et dans l'épiderme, en même temps que des lésions vasculaires et périvasculaires importantes.

Neurofibromatose de Recklinghausen. — Les pigmentations cutanées, qui font partie de la triade symptomatique de cette maladie, sont assez caractéristiques par elles-mêmes pour qu'il soit possible de reconnaître presque à coup sûr les cas frustes ou initiaux où elles existent à l'état isolé.

Elles se présentent sous trois formes : 1° taches lenticulaires disséminées sans ordre; 2° taches nummulaires ou allongées, parfois grandes comme la main, à contours nets et sinueux, de couleur café au lait, à direction et disposition souvent nettement zoniformes; 3° mélanodermies diffuses.

Malgré les observations et recherches récentes de P. Marie, Landovski, Feindel, Chauffard, Thibierge, on n'est pas au clair sur la pathogénie de cette maladie. On a pu être conduit à soupçonner que des lésions capsulaires y jouaient un rôle, en raison de la pigmentation diffuse ou de signes d'insuffisance capsulaire (2) qu'on a pu constater dans certains cas, où l'autopsie a en effet démontré l'existence de ces lésions. D'autre part, la distribution et la forme des grandes taches pigmentées éveillent l'idée de l'intervention d'une influence nerveuse dans leur production. Mais le caractère héréditaire ou familial, toujours congénital, de la neurofibromatose doit la faire rattacher à une malformation primitive de l'ectoderme et du système nerveux qui en dérive. Il y avait donc lieu de la faire figurer parmi les dyschromies d'origine évolutive.

II

DYSCHROMIES NERVEUSES

On a vu plus haut qu'il y a deux ordres de cas bien différents dans lesquels la pigmentation dépend d'une influence nerveuse, ou tout au moins paraît en dépendre.

Dans le premier, la pigmentation diffuse ou régionale se rattache à une lésion ou à un trouble fonctionnel d'un ensemble de plexus et de ganglions sympathiques, que j'ai désigné, pour rester suffisamment dans le vague, sous le nom d'*appareil nerveux péricapsulaire*, lequel jouerait le rôle d'un véritable centre pigmentaire; à ce groupe appartiennent la mélanodermie addisonienne, l'acanthosis, le chloasma.

(1) Voir l'article *Xeroderma pigmentosum*.

(2) H. Revilliod, De la neurofibromatose généralisée. *Thèse de Genève*, 1900. — Voir aussi l'article *Nœvi*, dans le même volume de la *Pratique dermatologique*, p. 567.

Dans le second, la dyschromie, le plus souvent maculeuse, est attribuée à la lésion d'un *nerf tégumentaire cérébro-spinal*; il en est ainsi pour les taches leuco-mélanodermiques de la lèpre, par exemple.

A vrai dire, on ignore si dans les dyschromies considérées comme nerveuses il n'intervient pas un autre facteur inconnu et peut-être prépondérant.

Les troubles pigmentaires de ce chapitre sont ou mélanodermiques ou leucodermiques, et souvent les deux à la fois; c'est dire que le *vitiligo* aurait ici sa place, s'il ne devait pas faire l'objet d'un article spécial.

Maladie d'Addison. — La mélanodermie addisonienne, souvent tardive, peut quelquefois précéder l'apparition des autres symptômes cardinaux, asthénie, troubles digestifs, douleurs lombo-abdominales, et cela, non pas de douze à quinze mois seulement, mais de sept années (1). Il faut donc savoir la reconnaître à ses caractères propres.

La couleur des téguments est d'un brun plus ou moins foncé, tirant plus sur le brun rouge que sur le gris; le terme de bronzé en caractérise bien la nuance. Elle est presque toujours plus accentuée dans certaines régions, qui sont précisément celles où elle se montre au début. Organes génitaux et leur pourtour, mamelons et leur aréole, aisselles; c'est-à-dire les territoires normalement plus chargés en pigment; d'autre part la face et le dos des mains, parties habituellement découvertes; enfin la ligne blanche, le cou, la ceinture et, d'une façon très remarquable, toutes les cicatrices anciennes ou récentes : tels sont les sièges de l'hyperchromie initiale et maximale. Quelquefois la mélanodermie est réellement généralisée. On note fréquemment chez les addisoniens une coloration du système pileux plus foncée que précédemment, et une nuance jaunâtre des ongles.

Particulièrement frappante est la pigmentation qui très habituellement se développe sur la muqueuse buccale; on voit alors sur les joues, sur la face postérieure des lèvres, sur la langue, les gencives et le palais, des taches brunes ou ardoisées qu'on a comparées très justement à celles qui existent dans la bouche des chiens de certaines races; elles sont plus ou moins nettement limitées, parfois à bords diffus. On a noté des taches semblables sur la vulve ou sur le prépuce et le gland, et plus rarement une teinte jaune ou brune des conjonctives oculaires et palpébrales.

Il n'est pas très exceptionnel, et Addison avait parfaitement noté le fait, que certaines régions des téguments soient réservées par l'hyperpigmentation et se détachent par contraste sur les parties voisines comme des taches claires à bords bien limités; il se peut même que ces régions ou ces taches soient leucodermiques, c'est-à-dire privées de leur pigment normal. Il y a là un trait de rapprochement entre la mélanodermie surrénale et d'autres hyperpigmentations d'origine nerveuse, le vitiligo notamment. Dans un cas (2) j'ai observé

(1) J. Darier, Mélanodermie addisonienne. *Ann. de dermat.*, 1895, p. 464.
(2) J. Darier, *loc. cit.*

que le masque bronzé d'un addisonien était nettement limité sur le front, à quelque distance de la lisière du cuir chevelu, et bordé par une zone incolore, comme il est habituel dans le chloasma de la grossesse.

L'histologie de la peau bronzée des addisoniens montre, comme unique lésion, une surcharge pigmentaire considérable des cellules de la couche germinatrice de l'épiderme, et, dans le corps papillaire, ainsi que dans l'étage supérieur du chorion, des cellules pigmentées en nombre variable, parfois considérable. On a pu dire avec raison, qu'anatomiquement la peau de l'addisonien ne diffère pas de celle du nègre. Examinée au spectroscope elle ne donne pas la raie du fer.

A côté de la maladie bronzée véritable il faut faire une place à la MÉLANODERMIE DES TUBERCULEUX. Depuis longtemps Bouchut, Bazin, Jeannin avaient noté que, dans la phtisie pulmonaire et plus encore dans la péritonite tuberculeuse, la peau des malades offre parfois une teinte bistre ou brunâtre, débutant soit sur les parties découvertes, soit sur les organes génitaux, soit sur les parois abdominales (1). Si à ce signe se joignent de l'affaiblissement marqué, de l'amaigrissement, des douleurs lombo-abdominales et quelques vomissements, comme il n'est que trop fréquent, le diagnostic clinique d'avec la maladie d'Addison peut paraître des plus embarrassants; en réalité la question est vraisemblablement fort simple, attendu qu'en pareil cas il est plus que probable que la mélanodermie est imputable à une irritation du grand sympathique abdominal qu'à maintes reprises l'autopsie a permis de vérifier. La coloration bronzée d'un tuberculeux peut donc être donnée comme un indice d'une localisation capsulaire ou péri-capsulaire du processus morbide (2).

Acanthosis nigricans. — L'affection ainsi dénommée est caractérisée par la coexistence d'une dystrophie papillaire et d'une mélanodermie dans certaines régions déterminées. La pigmentation grise ou noirâtre apparaît symétriquement, et prédomine dans la suite, au cou, autour de l'anus, des organes génitaux et de l'ombilic et dans les grands plis articulaires. Elle peut exister seule au début et n'affecter que quelques-unes de ses localisations habituelles; mais l'état verruqueux des téguments et les papillomes ne tardent généralement pas à faire leur apparition. L'acanthosis, dans au moins 26 sur 30 des observations connues, paraît avoir été en relation avec le développement primitif ou secondaire d'une tumeur maligne intra-abdominale, qui a pu irriter les plexus du grand sympathique.

(1) A. Fournier, Thibierge et Laurent ont observé sur des tuberculeux non syphilitiques une pigmentation aréolaire du cou tout à fait semblable au collier de Vénus. Bien que très exceptionnel, le fait n'en a pas moins un grand intérêt.

(2) Jacquet et Trémolières ont montré récemment (*Soc. méd. des hôp.*, 1901, p. 662 et 945) que chez certains tuberculeux asthéniques qui sont des addisoniens frustes, on peut faire apparaître et, selon leur expression, « extérioriser » la mélanodermie latente au moyen d'applications locales irritantes, telles que des cataplasmes sinapisés. Leurs observations et expériences pourront sans doute conduire à serrer de plus près la question de la pigmentation cutanée.

[*J. DARIER.*]

Ayant donné ailleurs [1] une description suffisante de cette dermatose, je ne la rappelle ici que pour marquer sa place parmi les mélanodermies.

Chloasma. — Étendre, avec Kaposi, le terme de chloasma à toutes les pigmentations partielles secondaires (traumatique, hâle solaire, etc.), c'est préparer la confusion ; je ne parlerai ici que du *chloasma utérin*, dit vulgairement « masque de grossesse ».

Il consiste en taches bien circonscrites, de couleur jaune, brune ou verdâtre, occupant toujours symétriquement le front et les tempes, quelquefois les joues, les paupières et le menton. Tantôt il s'agit d'une nappe continue d'hyperchromie, tantôt de taches séparées à contours irréguliers. Habituellement le masque est limité à quelques millimètres de la bordure des cheveux par une ligne nette et sinueuse, ce qui permet, à première vue, de le distinguer du hâle.

En même temps que le chloasma, et même en son absence, il se produit pendant la grossesse une surcharge pigmentaire de la ligne blanche, de l'aréole des seins, du périnée et de la vulve; cette hyperchromie est plus marquée chez les brunes. Masque et pigmentation peuvent apparaître dès le second ou même dès le premier mois de la grossesse, durer jusqu'après la délivrance ou jusqu'au retour de la menstruation, mais quelquefois aussi persister jusqu'à la ménopause ou toute la vie.

Exceptionnellement on a noté une pigmentation diffuse, ou sous forme de taches nummulaires [2] sur le ventre, la poitrine et les cuisses.

Mais le chloasma utérin n'est pas spécial à l'état de grossesse. Sans parler de la coloration brunâtre que tant de femmes présentent autour des yeux aux époques menstruelles et que P. Müller considère comme de même ordre, on sait que toutes les maladies utérines ou péri-utérines sont capables de provoquer des pigmentations identiques à celles de la gravidité, et notamment le masque. Ces hyperchromies ont donc pour le médecin une valeur indicatrice qui n'est pas négligeable.

L'anatomie pathologique du chloasma ne comporte qu'un accroissement en quantité du pigment normal de la peau, variable suivant les points.

Il est difficile de se défendre de l'idée que ces hyperchromies d'origine utérine dépendent d'une irritation des rameaux capsulaires du sympathique [3].

Syphilides pigmentaires. — La syphilis donne lieu à deux sortes de mélanodermies : à des *macules*, vestiges posthumes de papules, tubercules ou ulcères, pigmentations de cause locale dont j'aurai à parler plus loin ; d'autre

[1] Voir la *Pratique dermatologique*, t. I, p. 183.

[2] Tarnier, Acad. de méd., 25 mars 1890.

[3] Je rappellerai, sans y attacher une importance excessive, que Langlois a remarqué que les capsules surrénales des femelles pleines de cobaye sont sensiblement plus grosses; Guiesse a découvert qu'elles ont aussi une structure différente, vraisemblablement en rapport avec un fonctionnement modifié. (A. Guiesse, *Journal de l'Anat.*, 1901, nos 3 et 4.)

part, à des *manifestations pigmentaires primitives*, d'emblée et uniquement pigmentaires, apparaissant en peau saine au cours de la période secondaire.

La forme la plus commune de ces dernières est la *syphilide pigmentaire aréolaire* du cou. Pour A. Fournier, elle représente le prototype des affections parasyphilitiques. Elle apparaît au cours des deux premières années de l'infection et a une durée indéterminée, souvent très prolongée.

Elle consiste en une hyperchromie grise, jaune sale ou brune, à bords diffus et effacés, s'étendant dès le début à toute la région qui doit être atteinte, ou figurant des traînées, des marbrures et des taches qui ne tardent guère à confluer en une nappe. Sur la zone pigmentée on remarque des îlots ou taches

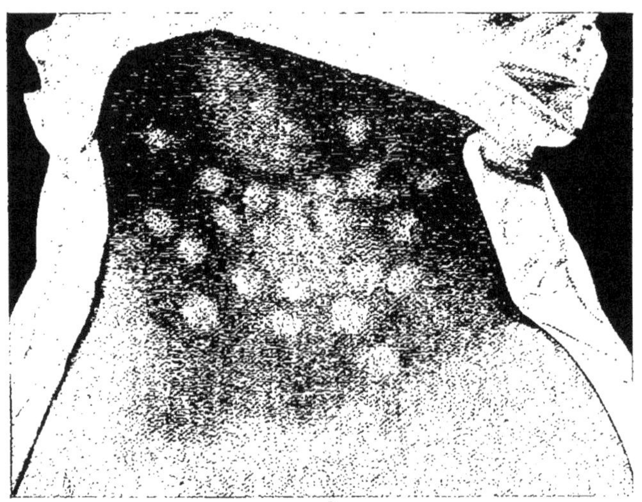

Fig. 100. — Syphilide pigmentaire du cou. (Musée de l'hôpital Saint-Louis, n° 559.)

blanches, de forme ronde ou ovalaire, des dimensions d'une lentille à celle d'un noyau d'abricot, plus ou moins nombreuses; rarement il n'existe que quelques taches blanches, peu nombreuses et larges de 3 à 5 millimètres seulement, sur une nappe hyperchromique (*Syphilide pigmentaire à lunules* de Fournier); d'autres fois on rencontre des îlots larges, confluents et irréguliers. Le plus ordinairement la mélanodermie dessine un réseau à larges travées et à mailles de la grandeur d'une pièce de 50 centimes (Fig. 100).

Plus fréquente chez la femme que chez l'homme, la syphilide pigmentaire affecte, avec une extrême prédilection, la région cervicale et s'y cantonne presque toujours sous forme de cravate ou collerette (collier de Vénus); souvent elle est plus accentuée sur les parties latérales. D'autres fois elle s'étend à la poitrine, aux flancs, à l'abdomen, au dos et aux membres et tend à se généraliser en conservant son caractère aréolaire; A. Fournier l'a constatée une seule fois sur la face.

[J. DARIER.]

Quelle est la signification des îlots blancs? Pour Fournier et son école, ils représentent des réserves de peau saine, et leur décoloration apparente résulte d'un effet de contraste. Selon l'opinion des auteurs allemands, qui commence à compter des adeptes en France, il s'agit d'une véritable *leucodermie syphilitique*, d'une décoloration liée à des lésions éruptives, appréciables ou non cliniquement, avec pigmentation secondaire à leur pourtour. On fait valoir, en faveur de cette interprétation, que les îlots sont souvent légèrement déprimés, quelquefois nettement atrophiques à la façon des vergetures; qu'on peut trouver à leur centre, et cela très nettement dans certains cas, une macule colorée, vestige d'une papule; qu'il y a enfin analogie de forme et de grandeur et quelquefois coïncidence entre les taches blanches de la syphilide pigmentaire et les éléments de la roséole ou les aires de l'alopécie en clairière.

Les examens histologiques pratiqués par de Maïeff, Unna, Ehrmann et surtout par Hjelman (1897) ont démontré l'abondance du pigment dans les travées colorées, et au contraire sa disparition ou sa diminution dans le derme et l'épiderme des îlots; en outre, dans ces derniers, un amincissement de l'épiderme et une atrophie marquée des vaisseaux, lesquels sont entourés souvent d'une infiltration cellulaire.

D'autres examens, plus anciens à la vérité, dus à Tanturri, à Riehl et d'autres, n'ont décelé qu'une modification de la distribution du pigment dans les zones pigmentées et les îlots décolorés.

De toutes ces observations cliniques et anatomiques, il découle que vraisemblablement il existe deux formes de syphilide pigmentaire aréolaire : l'une primitive et directe pour ainsi dire; l'autre secondaire à des manifestations éruptives souvent peu apparentes (1).

En dehors de la syphilide pigmentaire commune, la syphilis peut réaliser un autre type de dyschromies, que Fournier appelle *leuco-mélanodermies*. Des taches, les unes jaunes, brunes ou absolument noires, les autres franchement blanches, se disposent en nappes étendues, en bandes ou rubans, ou en plaques circonscrites plus ou moins groupées. Le trouble de la pigmentation, rare sous cette forme, est ici nettement primitif et indépendant de toute manifestation éruptive (2).

(1) La forme aréolaire de la syphilide pigmentaire trouve son explication dans la disposition topographique des vaisseaux de la peau (voir la *Pratique dermatol.*, t. I, p. 25). Les îlots blancs correspondent manifestement aux territoires vasculaires « d'irrigation directe » et la pigmentation se cantonne dans les espaces anastomotiques intermédiaires. On sait que les syphilides maculeuses et papuleuses se développent au centre des territoires vasculaires; si elles laissent après elles une macule colorée et qu'il y ait en même temps syphilide pigmentaire, il en résultera un aspect singulier : une nappe hyperchromique, parsemée de macules brunes, lesquelles sont entourées d'un halo blanc, reste de l'îlot décoloré. Il en était ainsi dans les cas observés par Fournier et Haury (*Ann. de dermat.*, 1898, p. 458) et par Balzer et Brancat (*Soc. méd. des hôp.*, **1901**, et thèse de Brancat, 1901).

(2) Dans les observations de Gémy, Legrain, Marcou (Leuco-mélanodermie syphilitique, lèpre kabyle) la confusion entre ces dyschromies primitives et les cicatrices dyschromiques n'a pas toujours été évitée.

Les dyschromies post-éruptives étant mises à part, la pathogénie des pigmentations syphilitiques, et notamment de celle du type aréolaire, est obscure. Ce dernier n'appartient pas absolument en propre à la vérole, puisqu'on l'a observé exceptionnellement dans la tuberculose et Chauffard dans la chlorose vraie. Bien des analogies le rapprochent du chloasma utérin, et de la maladie d'Addison. On est donc conduit à envisager une hypothèse surprenante à première vue, et à se demander si cette pigmentation ne serait pas sous la dépendance d'une lésion éventuelle ou d'un trouble fonctionnel de l'appareil nerveux péri-capsulaire, lésion ou trouble provoqués par le virus syphilitique.

Dyschromies lépreuses. — La lèpre donne naissance à des dyschromies très variées.

Les taches pigmentaires ne représentent le plus ordinairement que le reliquat de *taches érythémato-pigmentées* qui, avec le temps, se sont décongestionnées; souvent ces macules de forme ovalaire ou polycyclique sont zonées, ont un centre normal ou décoloré et une bordure brune ou fumée. Mais on observe en outre, et j'ai pu constater le fait, des éruptions de *taches pigmentées* d'emblée, sans érythème, de couleur fauve, bronzée ou noire, à contours sinueux, analogues à des éphélides ou à du pityriasis versicolor. Parfois des nappes hyperchromiques sont parsemées d'aréoles blanches, comme dans la syphilide pigmentaire.

Des *taches achromiques* étendues peuvent apparaître sur le tronc et les membres et cela notamment dans les races de couleur, constituant une des variétés du *vitiligo gravior* des anciens, et de ce que l'on a appelé les « nègres pies ».

Ces dyschromies peuvent affecter aussi une configuration rubannée, annelée, segmentaire, etc.

Toutes ces taches apparaissent insidieusement, ou par poussées avec phénomènes généraux, affectent presque indifféremment n'importe quelle région du corps, ont une surface souvent granitée, dépourvue de poils quand elles sont anciennes, et dans la règle sont le siège de troubles sensitifs d'une haute importance pour le diagnostic; elles peuvent être hyperesthésiques, mais communément elles sont le siège d'une anesthésie totale et complète, ou dissociée et incomplète.

En dehors de ces dyschromies maculeuses, les lépreux présentent fréquemment une teinte terreuse et grisâtre répandue sur tout le tégument ou plus spécialement sur la face et les extrémités et s'accompagnant d'une légère infiltration de la peau (*œdème bronzé*).

Les plaques dites *morphées* sont de véritables cicatrices de lésions tuberculeuses ou ulcéreuses de la lèpre; elles sont ou noires ou blanches (*morphœa nigra*, *morphœa alba*) et fortement scléreuses.

Dans les taches pigmentaires de la lèpre, l'histologie montre du pigment en abondance dans l'épiderme et dans le derme; l'infiltration lépreuse y est plus ou moins marquée; j'y ai constamment rencontré des bacilles de Hansen, contrairement à ce qui avait été avancé, mais en petit nombre il est vrai.

On admet avec toute apparence de raison que les dyschromies lépreuses, au moins celles qui ont un certain caractère de fixité, sont en relation avec l'infiltration bacillaire des filets ou troncs nerveux correspondants, et dépendent de cette névrite lépreuse : c'est ce que Unna traduit en rangeant ces manifestations dans les *neurò-léprides*. D'après ce qu'on a vu au début de cet article cette conception n'explique en rien le processus de la pigmentation et ne fait que reculer la difficulté.

Dyschromies des maladies nerveuses. — Un bon nombre de maladies organiques du système nerveux et certaines névroses peuvent s'accompagner de troubles de la pigmentation, soit en plus soit en moins, à topographie locale, régionale ou diffuse.

Ces diverses dyschromies sont cependant difficilement comparables entre elles. Les unes, comme celles de l'*hémiplégie*, de la *paralysie infantile*, des *névrites périphériques*, sont de simples modifications de la nuance générale de la peau associées à d'autres troubles trophiques et sont d'interprétation très complexe.

Dans lé *goitre exophtalmique*, en dehors du vitiligo qui y est assez commun, Möbius a pu recueillir bon nombre d'observations relatives à des cas de pigmentation anormale maculeuse, ou de mélanodermie addisonienne avec taches brunes de la muqueuse buccale. Mais la maladie de Basedow est thyroïdienne en même temps que nerveuse, et donne lieu à bien d'autres troubles cutanés.

Certaines maladies trophiques, telles que la *maladie de Raynaud* et plus encore l'*hémiatrophie faciale*, comptent les troubles pigmentaires au nombre de leurs symptômes fréquents, cette dernière débute même parfois par des taches de décoloration, ou plus rarement d'hyperchromie. Cependant, malgré l'évidence de leurs relations avec le système nerveux, on sait combien leur pathogénie est complexe et encore obscure.

Il en est de même de la *sclérodermie*. Dans les différentes formes, progressives chroniques ou localisées, de cette maladie on voit souvent se produire une pigmentation plus ou moins foncée, soit des parties scléreuses, soit plus habituellement des régions avoisinantes ou même d'une grande étendue des téguments; la mélanodermie dans ce cas peut être maculeuse, aréolaire, ou diffuse.

III

DYSCHROMIES D'ORIGINE HÉMATIQUE

Si le pigment cutané dérivait directement de l'hémoglobine, on pourrait s'attendre à rencontrer des dyschromies fréquentes et importantes au cours des maladies du sang, ou plus exactement des maladies infectieuses ou dyscrasiques qui altèrent spécialement le milieu sanguin. Or nous n'avons dans ce chapitre que bien peu de faits intéressants à signaler, en dehors de ce qui concerne la malaria et le diabète bronzé.

Dans la *chlorose* vraie, la peau a une blancheur cireuse ou verdâtre sur laquelle vient trancher quelquefois une pigmentation grise des articulations des phalanges, notée par Bouchard et Pouzet. Chauffard a signalé chez une chlorotique une pigmentation aréolaire du cou tout à fait syphiloïde.

Pour les *chloro-anémies*, et notamment celle de la tuberculose, je n'ai qu'à renvoyer à ce que j'ai dit des pigmentations des tuberculeux (p. 471).

On a observé des colorations bronzées addisoniennes dans l'*anémie pernicieuse* et les diverses *lymphadénies* et *leucémies*, ainsi que dans le *mycosis fongoïde*; dans cette dernière maladie les causes hyperchromisantes sont très complexes à la vérité (cachexie, prurit et grattage, arsenic).

Mélanodermie palustre. — Dans l'*impaludisme*, infection sanguine par le parasite de Laveran, lequel forme du pigment aux dépens des globules rouges qu'il détruit, la mélanodermie fait partie du tableau symptomatique; rare dans les formes aiguës, elle est commune dans les formes chroniques et dans la *cachexie paludéenne*. La coloration de la peau est assez particulière, à la fois pâle et terreuse, uniformément répandue et diffuse; la teinte est cendrée, gris sale, terre glaise ou même brun jaune. Le pigment palustre spécial, dont j'ai indiqué les caractères, est apporté en nature par le courant sanguin (mélanémie) et déposé dans le derme et les papilles au voisinage des vaisseaux. Le pigment ocre, dont la présence dans les viscères des paludéens a si bien été mise en lumière par Kelsch et Kiener, se rencontre aussi dans la peau et contribue à sa coloration. En cas d'amélioration sérieuse ou de guérison, la mélanodermie persiste longtemps, mais peut cependant disparaître à la longue.

Diabète bronzé. — Il est enfin une forme de mélanodermie qui est en rapport avec la *cirrhose hypertrophique pigmentaire* du *diabète bronzé* découverte par Hanot et Chauffard. Il s'agit en pareil cas d'une coloration ardoisée ou bronzée, généralisée à tout le tégument, qui épargne les muqueuses, sauf exception, et qui est due au dépôt de *pigment ocre* dans le derme. Quoiqu'on ignore si ce pigment a été formé dans le foie, dans le sang, ou dans les organes même où on le rencontre, son origine hémoglobique est assez certaine, pour que le classement de ce syndrome à cette place m'ait paru justifié.

Selon Murri, la coloration bronzée pourrait exister dans le diabète sans cirrhose.

IV

DYSCHROMIES TOXIQUES

La seule mélanodermie toxique dont l'existence soit bien établie, qui survienne indépendamment de toute congestion ou inflammation locale, est celle qui est due à l'absorption médicamenteuse, professionnelle ou accidentelle de l'arsenic. Je rangerai aussi dans ce groupe l'argyrie, quoiqu'il s'agisse dans ce cas d'une dyschromie non pigmentaire.

Mélanodermie arsenicale. — Mentionnée sous sa forme maculeuse chez les psoriasiques par Devergie (1857), par Thomas Hunt sous sa forme généralisée, la pigmentation arsenicale a surtout été étudiée à propos des épidémies de Brighton, par Power et Prince Morrow, de celle d'Hyères (1887), par Vidal et Barthélemy. Depuis lors on en a rapporté des observations nombreuses et variées (1).

L'âge, le sexe, le mode d'introduction et le genre de la préparation arsenicale n'influent pas sur son action hyperchromisante. Les cacodylates, si en faveur en ce moment, ne peuvent pas être considérés comme innocents au point de vue qui nous occupe. Chose curieuse, il n'est pas indispensable que la dose soit élevée et l'administration du toxique prolongée ; on cite des cas de mélanodermie pour 18 gouttes de liqueur de Fowler prises en deux ou trois jours. D'ordinaire cependant, c'est l'absorption prolongée qui est en cause.

Le début est insidieux, et se fait tantôt par hyperchromie diffuse des régions normalement colorées ou soumises à des pressions, tantôt par des taches qui ultérieurement grandissent et confluent. La teinte est gris de fer, crasseuse et plus tard bronzée ou même noire ; quelquefois la surface est farineuse. Contrairement à ce qui a lieu dans la maladie d'Addison, les parties découvertes sont relativement épargnées, ainsi que les régions palmaires et plantaires où peut exister de l'hyperkératose. Cependant la face était prise dans les cas de Haffter, Audry et Hirschgasser. Les muqueuses ont toujours été trouvées intactes, à deux exceptions près, notées par Audry (gencives) et Smetana (gorge et larynx). Les affections cutanées préexistantes, notamment les lichens et névrodermites, traitées par l'arsenic, laissent souvent des macules remarquablement foncées et persistantes.

Les biopsies de Wyss et de H. Müller ont montré du pigment épidermique et surtout dermique sans caractères chimiques spéciaux.

Auguste Voisin (1870) et Gonzalès Echeverria (1872) ont signalé des mélanoses diffuses de la face et du cou chez les épileptiques traités par les *bromures* ; on n'en a pas observé depuis leur époque.

(1) G. Brouardel, De l'arsenicisme. *Thèse de Paris*, 1897. — Ed. Richard, Les pigmentations cutanées d'origine médicamenteuse. *Thèse de Paris*, 1898.

L'***antipyrine*** aux doses habituelles provoque chez certains sujets des éruptions variées, parmi lesquelles des taches érythémato-pigmentaires fixes étudiées par Brocq. Rondes ou ovalaires elles surviennent brusquement en un point quelconque des téguments. Quand leur teinte congestive a pâli, elles restent jaune rouge, brun rouge ou même noires, et persistent pendant plusieurs semaines. A chaque ingestion nouvelle, elles se congestionnent et il peut en apparaître d'autres. La connaissance de ces macules, dues à l'antipyrine, devrait être plus répandue et éviterait aux médecins bien des hésitations et erreurs de diagnostic.

Argyrie. — L'*argyrie* occupe une place tout à fait à part parmi les mélanodermies. On dénomme ainsi une coloration gris sale, gris bleuté, ou ardoisée qui se développe chez les malades soumis pendant bien des mois à la médication par le nitrate d'argent; cette coloration peut occuper toute l'étendue des téguments, mais est surtout marquée sur le visage, sur les mains et sur les faces de flexion des membres; elle atteint aussi les muqueuses.

Par une exception unique la coloration n'est pas ici causée par du pigment, mais par un dépôt d'argent réduit et peut-être combiné, qui se fait en bande au-dessous de l'épiderme et ne pénètre jamais dans ce dernier. La membrane vitrée, les fibres élastiques et les capillaires sont imprégnés d'argent. Les éléments cellulaires et notamment les épithéliums sont indemnes.

On observe aussi des taches d'argyrie locale chez les argentiers comme l'ont vu Lewin, Blaschko, et sur les muqueuses qui ont été cautérisées fortement à la pierre infernale.

V

DYSCHROMIES DE CAUSE LOCALE

Toute irritation cutanée un peu forte ou prolongée peut donner lieu à de la pigmentation. Ce principe étant posé, nous pourrons nous dispenser d'entrer dans le détail et d'énumérer les causes innombrables et les circonstances infiniment variées de la production des macules pigmentées artificielles.

Il y a lieu cependant d'en énumérer quelques-unes, soit en raison du pouvoir particulièrement hyperchromisant de certains agents, soit pour mettre le lecteur en garde contre les imprévus de la clinique.

Avant tout il importe de hautement proclamer que les pigmentations qui vont nous occuper ont pour la plupart le caractère d'une *réaction vitale* contre l'irritant, que par conséquent leur manifestation et leur intensité dépendront souvent moins de la nature de l'agent causal que de la *tendance réactionnelle* du sujet; celle-ci est liée à sa race, à sa pigmentation cutanée préalable, à sa constitution (pigmentation des cachectiques) et à des conditions en somme individuelles et difficiles à apprécier. On pourrait sur ce sujet introduire des hypothèses et des dissertations sur l'activité relative du « centre des réactions pigmentaires » des divers sujets; les données positives manquent pour le faire avec fruit.

Agents physiques. — Le *hâle* est la coloration brune de la face et des parties découvertes qui se produit à la suite de l'exposition au soleil, ou simplement à l'air vif. La modification du teint, qui constitue le hâle, se voit plus nettement chez les citadins qui momentanément sont appelés à vivre au grand air, écoliers en vacances, touristes, canotiers, chasseurs, que chez les campagnards. La congestion due à la chaleur ou au froid peut intervenir, mais le rôle principal revient à la *lumière* et particulièrement aux rayons chimiques du spectre. Aussi voit-on le hâle se produire très nettement chez les personnes qui travaillent à la lumière électrique vive. Le terme de pigmentation actinique est donc justifié. La dermite par rayons X est, elle aussi, fortement pigmentée.

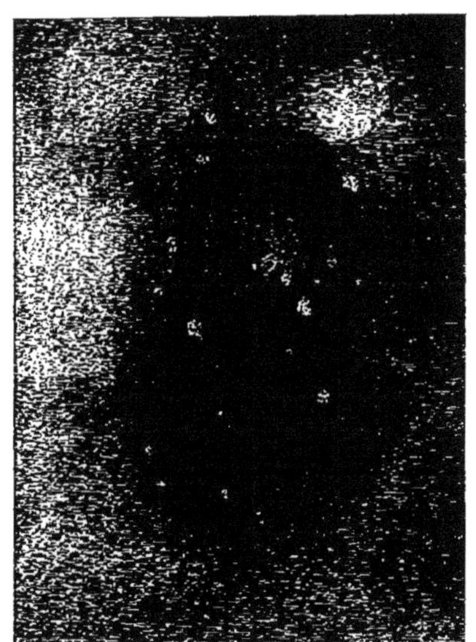

Fig. 101. — Tache pigmentaire *a calore*. — Cette tache a été observée sur la poitrine d'un ouvrier raffineur et produite par l'action répétée sur la peau des pains de sucre chauds qu'il transportait. (Les taches et stries blanches que l'on remarque sur la figure correspondent à une desquamation légère). (Musée de l'hôpital Saint-Louis, n° 1585, Quinquaud, 1891.)

Que la *chaleur* à elle seule puisse provoquer des pigmentations, même sans avoir causé de brûlure apparente, cela est prouvé, par exemple, par la pigmentation des mains et avant-bras chez les forgerons, boulangers, etc., et celle des membres inférieurs chez les marchandes en plein air qui s'assoient au-dessus de leur chaufferette. On verra sur la figure ci-jointe (Fig. 101) une tache pigmentaire dont le siège est singulier et dont l'origine est vraiment imprévue.

Agents chimiques. — Toute la série des révulsifs, rubéfiants et caustiques, peut causer des pigmentations, parfois persistantes, et dont le médecin ne devra pas oublier l'éventualité. Sinapismes, vésicatoires, teinture d'iode sont à signaler ici, plus encore le chlorure de méthyle employé en siphonnage ou stypage, dont une seule application peut laisser des traces extrêmement prolongées; le chloroforme exerce aussi sur la peau une action remarquablement chromogène. La forme, l'étendue, l'intensité et la durée des dyschromies de cet ordre échappent à toute description.

Dans l'emploi de la chysarobine ou de l'*acide chrysophanique*, si précieux dans le traitement du psoriasis entre autres, il est fréquent de voir survenir plus ou moins rapidement un érythème bronzé, bientôt remplacé par une pigmentation brun rouge. La coloration s'étend souvent en nappe assez loin de l'endroit précis de l'application; elle tient à la solubilisation du médicament sous l'influence des alcalis de la sueur; les plaques psoriasiques guéries se détachent en blanc sur le fond mélanodermique. Bien des semaines peuvent se passer avant le retour à l'état normal.

Agents mécaniques. — Ici encore il est impossible, et d'ailleurs inutile, de faire une énumération complète. Rappelons les pigmentations dues au frottement des corsets, ceintures, bandages herniaires, colliers, jarretières, chaussures, et des innombrables instruments professionnels; elles se produisent même en l'absence de toute excoriation.

Il faut seulement une mention spéciale aux *grattages* répétés, qu'ils soient pratiqués avec les ongles ou avec des brosses, linges rudes, etc. Le grattage est d'autant plus efficace, pour hyperchromiser, qu'il est chronique pour ainsi dire; aussi l'urticaire, la gale, les prurits accidentels, en tant que maladies à pigmentation mécanique secondaire, cèdent-ils le pas au prurigo chronique, aux névrodermites ou lichens simplex, et surtout à la phthiriase.

Agents parasitaires. — La *mélanodermie phthiriasique* mérite de faire l'objet d'une description spéciale par son intensité, son étendue, et les erreurs de diagnostic auxquelles elle peut donner lieu malgré ses caractères spéciaux; elle offre un intérêt réel par les questions complexes de pathogénie qu'elle soulève.

On l'observe chez les miséreux, les sans-foyers, les chiffonniers, qui vivent dans une incurie sordide, sont en proie à toutes les vermines, et dont les vêtements recèlent des *pediculi corporis* ou *vestimenti*, en nombre parfois invraisemblable; son nom de *vagabund's disease* est d'ordinaire pleinement justifié. La pigmentation prédomine à la nuque, sur les épaules, à la ceinture et dans la région lombo-sacrée, mais peut s'étendre au tronc tout entier, aux membres et à la face. On doit aux observations de Thibierge, confirmées par plusieurs, la notion que la muqueuse buccale peut être le siège de taches pigmentées, en tout comparables à celles de la maladie d'Addison.

Les surfaces hyperchromiques sont jaune brun, brun sale ou noires, mais inégalement teintées, marbrées d'excoriations disséminées ou linéaires, dues aux coups d'ongles, ou de taches blanches qui sont les cicatrices d'excoriations anciennes. Il y a souvent des pyodermites secondaires et une lichénisation diffuse de la peau. C'est dans les vêtements où ils se réfugient, et non sur la peau, qu'il faut chercher les parasites.

L'histologie montre que dans le corps papillaire les vaisseaux sanguins et lymphatiques sont entourés de cellules d'infiltration, dont un bon nombre sont chargées de pigment. L'épiderme malpighien est hypertrophié et parsemé de granulations pigmentaires. Les lésions sont donc assez différentes de celles de la peau des addisoniens.

Pour expliquer la pigmentation on peut invoquer l'action banalement irritante de la morsure des acariens, celle du grattage, auquel s'ajoute le hâle sur les parties découvertes; mais le fait seul de la présence possible de la pigmentation des muqueuses indique qu'il y a autre chose, et autorise à supposer que le venin des pediculi a une action excitante sur l'appareil pigmentaire. On pourrait faire valoir en faveur de cette hypothèse, qu'il n'est pas rare de voir les mélanodermiques par phthiriase présenter une cachexie marquée avec asthénie véritable.

En tout cas, il n'y a qu'une analogie, suggestive mais incomplète, entre la mélanodermie produite par les pediculi et les *taches bleues* de la phthiriase inguinale : le *phthirius inguinalis* secrète un venin qui localement produit la tache, comme l'ont prouvé les expériences de Duguet, lequel a réussi à en provoquer en inoculant le suc de ces acariens préalablement écrasés.

Le *demodex folliculorum*, quand il est exceptionnellement abondant, est capable aussi de provoquer une pigmentation locale [1].

Dyschromies secondaires des dermatoses. — J'ai indiqué plus haut que les excoriations et plaies de toute nature, brûlures, etc., peuvent chez certains sujets laisser des *macules pigmentaires*. On peut en dire autant des dermites artificielles ou infectieuses et des dermatoses surtout chroniques; quelques-unes s'accompagnent d'une pigmentation précoce qui survit à la disparition des éléments.

Parmi les *érythèmes* méritent une mention spéciale, au point de vue qui m'occupe, les érythèmes solaires et caloriques; l'origine solaire de l'érythème pigmenté de la pellagre a été démontrée par Bouchard.

L'*urticaire pigmentée* est constituée par des élevures jaunâtres ou brunâtres généralement nombreuses et disséminées, promptes à se congestionner, qui sont dues à une infiltration locale de « mastzellen » ; le pigment n'y joue qu'un rôle effacé de même que dans le *xanthome*. L'*urticaire* dite *hémorragique* est au contraire une urticaire vraie dans laquelle il y a extravasation de globules rouges et consécutivement dépôt de pigment ferrugineux. A cet égard elle est à rapprocher des ecchymoses et des taches des *purpuras*, lesquelles laissent quelquefois des pigmentations assez prolongées dues à l'hémosidérine. Tout à fait analogue et relevant du même mécanisme est la pigmentation en nappe des membres inférieurs chez les sujets ayant souffert d'*eczéma variqueux*. Les ulcères de toute nature et notamment les *ulcères de jambe*, gommeux ou non, laissent une cicatrice souvent blanche avec un hâle brun indélébile.

On a depuis longtemps relevé la tendance hyperchromisante des *syphilides*. Les papules secondaires, malignes précoces ou sans caractère spécial, peuvent

(1) W. Dubreuilh, *Journal de méd. de Bordeaux*, 1901, n° 4. — De Amicis et Majocchi avaient rapporté des faits semblables.

chez certains sujets, plus souvent chez ceux du sexe féminin, laisser des macules brunâtres ou même noires qui font leur désespoir.

D'autres fois ce sont au contraire des macules blanches ou leuco-atrophiques que l'on observe. Les syphilides tertiaires, tuberculeuses ou gommeuses, laissent des cicatrices qui peuvent avoir une véritable valeur diagnostique rétrospective par leur forme, leur groupement et le halo pigmentaire qui entoure leur centre décoloré.

Les bulles des *pemphigus* et de la *dermatite polymorphe* de Duhring, l'*herpès* et le *zona*, l'*impétigo* et l'*ecthyma*, les *folliculites* et les *furoncles*, les *tuberculides papulo-nécrotiques* (folliclis), sont aussi l'origine de stigmates dyschromiques, décolorés ou plus souvent surpigmentés, qu'il suffit de mentionner.

Dans le *lichen simplex chronique* ou névrodermite, dans le prurigo, et dans le *lichen plan* de Wilson, on observe souvent plus que des reliquats pigmentaires; pendant l'évolution même de ces dermatoses et dès leur début il y a fréquemment une pigmentation périphérique, avec ou sans décoloration centrale, indice d'une véritable tendance à l' « ataxie pigmentaire ».

En dehors des affections où, soit l'hémorragie, soit la diapédèse des globules rouges, expliquent pleinement la formation locale de pigment hématique, la pathogénie des dyschromies propres à certaines dermatoses n'est pas élucidée. L'action surajoutée de la médication arsenicale peut être parfois invoquée, mais non dans tous les cas, notamment dans beaucoup de lichens.

On voit donc que sur la question des dyschromies secondaires, non moins que sur celles d'ordre primitif, la science est loin d'être complètement fixée et que bien des recherches sont encore à faire.

TRAITEMENT DES PIGMENTATIONS PATHOLOGIQUES

Il est bien difficile de résumer en quelques lignes le traitement des dyschromies et mélanodermies.

Dans un bon nombre de cas le traitement du symptôme hyperchromie se confond avec celui de la maladie générale dont il dépend : maladie d'Addison, mélanodermies des tuberculeux, des lépreux, des syphilitiques, des paludéens, des diabétiques, etc.; d'autres fois, c'est la cause même des pigmentations que l'on peut supprimer : hâle, phthiriase, arsenicisme, argyrie.

Ce n'est donc qu'exceptionnellement que l'on sera appelé à prescrire une médication locale dirigée directement contre l'accumulation de pigment : éphélides, lentigo, chloasma, macules pigmentaires.

Les agents décolorants que l'on peut utiliser sont l'eau oxygénée, en lotions ou crèmes; les mercuriaux, en emplâtres, lotions ou pommades, et notamment le sublimé et le calomel; les sulfureux; les acides organiques : acétique, citrique, tartrique, lactique, salicylique, ou minéraux, dilués. C'est à des substances de l'un de ces groupes que les « lotions virginales », les « laits antéphéliques » et autres préparations complexes empruntent leur vertu, si tant est qu'elles en aient une. Le traitement médicamenteux des hyperchromies est en effet des plus décevants. S'il y a lieu de débarrasser à tout prix un malade de pigmentations par trop déplaisantes, on pourra avoir recours à des moyens plus énergiques.

Contre les éphélides et le chloasma, Unna a proposé un *traitement exfoliant* qui consiste en applications d'une pâte à l'oxyde de zinc contenant 50 pour 100 de résorcine, qu'on remplace au bout de trois ou quatre jours par une couche de colle de zinc. Pour ma part, j'ai eu maintes fois l'occasion de provoquer l'exfoliation de la peau de la face, soit pour pigmentations, soit pour acné ou séborrhée intense avec épiderme épaissi et coloré. Je fais, trois soirs de suite, badigeonner la figure, en forme de masque bien symétrique, en ménageant le pourtour des orifices, avec un mélange composé comme suit : teinture de savon de potasse au 1/5e, 40 grammes; résorcine et soufre précipité, ââ 10 grammes. On laisse sécher; le matin on calme l'inflammation à l'aide de pulvérisations, lotions ou crèmes rafraîchissantes. La douleur est assez vive le premier soir pendant quelques heures; la desquamation commence le quatrième jour et est achevée le huitième. Le résultat est très satisfaisant, mais le pigment tend à reparaître au bout de quelques mois.

Les nævi pigmentaires, dans lesquels le pigment est plus profondément situé, pourraient exceptionnellement être soumis au traitement préconisé par Variot [1] pour la destruction des tatouages. On verse sur la tache une solution concentrée de tannin ; à l'aide d'un jeu d'aiguilles à tatouer, on fait des piqûres serrées sur la surface à décolorer; on passe sur la surface ponctuée un crayon de nitrate d'argent; la croûte se détache au bout de quinze à dix-huit jours. Il s'agit, en somme, d'un procédé d'escharrification par le tannate d'argent, qui peut être utile à connaître; cependant, avec un peu d'expérience, on arrive à limiter en profondeur à son gré l'action des caustiques ou du thermocautère, et à atteindre ainsi le but par des moyens plus simples et plus expéditifs.

MÉLANOSE LENTICULAIRE. — Nom donné au *xeroderma pigmentosum*.

Voir l'article : *Xeroderma pigmentosum*.

MENTAGRE. — Étym. : *mentagra*; de mentum, menton, et ἄγρα, prise.

Pline appelle ainsi une maladie de la face qui affligea Rome dans les premiers temps de l'empire et dont la nature est absolument inconnue.

[1] Variot, *Soc. de biol.*, juillet 1888.

Beaucoup plus tard ce nom fut donné à une variété de sycosis parasitaire du menton.

Voir l'article : *Trichophytie.*

MERCURE. — Ce médicament, *intus et extra*, peut causer des éruptions diverses.

Voir l'article : *Éruptions artificielles*, t. II, p. 423 et 453.

MILIAIRE. — Étym. : *miliarius*, de *milium*, millet.

Au sens étymologique du mot, le nom de *miliaire* devrait être réservé aux éruptions dont les lésions élémentaires ne dépassent pas le volume d'un grain de mil.

En réalité on désigne ainsi des affections de deux ordres distincts :

1° Une fièvre exanthématique spéciale caractérisée par une éruption de petites papulo-vésicules rouges. Cette affection épidémique est du domaine de la pathologie générale.

2° Une série d'éruptions à fins éléments vésiculeux ou papulo-vésiculeux, incolores ou roses, qui semblent liées à un trouble fonctionnel des glandes sudoripares.

Voir l'article : *Sudoripares (Glandes)*.

MILIUM COLLOÏDE. — Sous ce nom, et sous celui de *Pseudo-milium colloïde*, on désigne la dégénérescence colloïde du derme.

Voir l'article : *Colloïde (Dégénérescence)*, t. I, p. 629.

MILIUM ET PSEUDO-MILIUM.

Par **BALZER**.

MILIUM ET PSEUDO-MILIUM

Étym. : *milium*, mil.

Syn. : *Milium sebaceum seu Grutum*; *acne miliaria seu albida*; *strophulus albidus*. Granulation perlée; Molluscum granuleux.

Définition. — On donne le nom de *milium* (grain de millet) à de petits corpuscules d'un aspect perlé, durs, saillants, siégeant au visage, et constitués par des petits kystes cornés, fermés, distincts des kystes sébacés.

Description. — Les corpuscules de milium se voient principalement sur le visage. Ils se détachent nettement en saillie sur la peau saine, sous la forme de petits grains blanchâtres ou blanc-jaunâtres, d'une apparence perlée. Ils sont durs et ne se laissent guère déformer par la pression. Leur surface est lisse, recouverte par un épiderme transparent, sans ouverture visible, sans point noir. Leur forme est globuleuse, tantôt sphérique, tantôt irrégulière, ou un peu allongée. Souvent disséminés, ils sont quelquefois disposés en groupes. Leur volume est celui d'un grain de millet ou d'une tête d'épingle; les plus volumineux peuvent atteindre le volume d'un grain de poivre.

Le milium siège de préférence à la face, aux paupières, sur les joues, les tempes, le front, le nez, plus rarement les lèvres et les parties inférieures de la face. Celle-ci est le véritable siège du milium; on l'a signalé encore chez l'homme sur le pénis et le scrotum, chez la femme sur les petites lèvres. Mais ces dernières localisations sont rares, ont été moins étudiées, et inspirent même assez de doutes pour que des examens spéciaux soient jugés nécessaires.

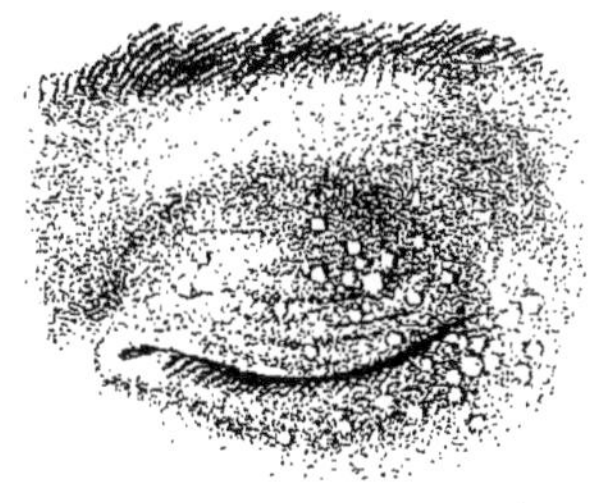

Fig. 102. — Granulations perlées. (Rayer, *Traité des Maladies de la peau*, Pl. VIII, Fig. 10.)

Tant qu'ils sont rares et disséminés sur le visage, les malades ne s'en préoccupent guère; il n'en est pas de même quand ils deviennent très nombreux, au point d'enlaidir le visage qui les porte. Ils préoccupent surtout les jeunes sujets, chez lesquels ils se développent fréquemment. Pourtant ils ne s'accompagnent d'aucune rougeur, d'aucune irritation de la peau, à moins qu'ils ne soient compliqués d'acné; leur évolution se fait lentement, d'une manière insensible. Au bout d'un temps plus ou moins long, ils peuvent disparaître spontanément en s'énucléant, ou bien ils durent indéfiniment, sans modification appréciable.

Bazin considérait le milium comme très fréquent chez les jeunes filles, au moment de la puberté, mais il n'est pas rare non plus chez les jeunes gens. En fait, on l'observe souvent aussi pendant tout l'âge moyen de la vie, et certaines personnes doivent présenter pour cette petite affection une prédisposition particulière.

Pour examiner de près un corpuscule de milium, on peut procéder de deux façons: 1° inciser le derme à sa surface avec un petit bistouri, saisir le milium avec une fine pince et l'exciser; 2° le racler avec une petite curette tranchante. Au moment de l'ablation, on peut parfois reconnaître qu'il tient à la peau par un petit pédicule qu'il faut arracher.

Cette petite opération montre que le milium est constitué par une petite masse dure, blanchâtre, arrondie plus ou moins régulièrement. Elle montre aussi que le milium devient superficiel en se développant; il refoule le derme qui s'est aminci à sa surface et tend à s'énucléer spontanément.

Anatomie pathologique. — L'étude des corpuscules de milium a été faite par plusieurs auteurs et les a conduits à des interprétations différentes:

1° L'ancienne école de l'hôpital Saint-Louis a annexé l'histoire du milium à celle de l'acné. Rayer avait noté son aspect perlé spécial et l'absence d'ouverture visible.

2° Pour d'autres, le milium est tout simplement un petit kyste sébacé. C'était l'opinion de Hebra, de Kaposi, de Veiel, etc. ; pour eux le milium est constitué par un lobule de glande sébacée ou même par une petite glande entière; par suite de son développement ce lobule se sépare, à son point d'insertion, du bulbe pileux et se fixe en s'élevant dans le lit de la peau.

Un argument de réelle valeur contre cette opinion est la facilité de l'énucléation des corpuscules de milium, facilité qui lui est spéciale et n'appartient pas aux kystes sébacés.

3° Virchow a attribué le premier le milium à un groupement de cellules cornées *situé dans le follicule pileux.* Les couches de cellules sont disposées comme des écailles d'oignon, autour d'un point dont la situation varie et qui peut être à la périphérie du corpuscule. Virchow a le premier observé le vrai siège du milium, mais trompé par certaines analogies il n'a pas évité tout à fait la confusion entre le milium et d'autres altérations des glandes sébacées.

En effet, Virchow remarqua de plus la présence d'amas de graisse sébacée et de cristaux de cholestérine et il expliqua les variations qui peuvent sur ce point exister entre plusieurs corpuscules de milium par les différences de siège occupé par le follicule pileux et par les relations qui unissent le follicule à la glande sébacée. Les produits graisseux manquent lorsque le milium se développe au fond du follicule pileux; ils sont abondants, au contraire, lorsque le milium se développe dans les glandes sébacées volumineuses. Ici Virchow abandonne la description du véritable milium et, comme le fait remarquer Unna, il la mêle avec celle du comédon.

4° Après Virchow, les idées au sujet du milium se sont progressivement modifiées avant d'aboutir à la notion actuellement acceptée.

Rindfleisch considère comme Virchow le milium comme un kyste profond du follicule pileux.

Vidal et Leloir admettent que le milium a son siège à la superficie du derme qui l'entoure; il est constitué par des couches concentriques de cellules sèches et se développe dans le follicule sébacé.

Robinson admet deux formes de milium : l'une, le milium vrai, sans graisse, sans orifice visible, serait produit par un germe embryonnaire détaché de la couche des cellules épineuses et provenant soit de l'épiderme, soit de la gaine du follicule; l'autre est un comédon avec sebum et cholestérine, situé profondément, et présentant une ouverture.

Philippson émet une opinion qui se rapproche de celle de Robinson; le milium est constitué par des perles d'épithélium corné qui restent libres dans la peau, sans connexion avec l'épiderme, ni avec les follicules pileux, ni avec les glandes sébacées, bien qu'elles dérivent de groupes de cellules épithéliales d'origine embryonnaire.

Unna reconnaît l'exactitude de la description de Virchow. Le milium est constitué par une petite perle de cellules cornées en couches concentriques, parfois encore en connexion avec des cellules malpighiennes. On peut distinguer ordinairement un noyau plus compact; point de cellules graisseuses ni de graisse libre, parfois seulement quelques granulations graisseuses colorées par l'osmium dans les couches extérieures du noyau. Pas de micro-organismes. Le milium vrai apparaît donc comme un kyste corné.

Unna a toujours trouvé le milium en rapport avec le follicule du poil follet. Autour de chaque corpuscule corné se retrouvent même des restes de follicule pileux attenant aux cellules malpighiennes en contact avec le corpuscule, généralement à la hauteur de sa partie médiane. Le kyste corné semble donc se développer vers sa partie médiane aux dépens du follicule pileux et s'accroître de ce côté seulement en prenant une forme globuleuse.

La position des kystes cornés peut faire penser qu'ils se forment dans les glandes sébacées, mais pourtant celles-ci sont situées plus profondément que les kystes, à la hauteur du fond des follicules pileux. Le kyste miliaire s'agrandit sur le côté du follicule pileux, et tend à s'élever vers la surface libre de l'épiderme en repoussant le follicule pileux dont il dépend et quelquefois aussi les follicules voisins. Autour de lui les cellules conjonctives sont un peu en prolifération et le tissu fibrillaire est condensé. Le début de l'affection, encore mal connu, se reconnaîtrait à une petite formation cornée, claire, homogène, qui distend le follicule.

En résumé, pour Unna, le milium résulte d'une hyperkératose du follicule pileux; elle descend jusqu'à son tiers moyen sans atteindre le fond et arrive à constituer un corpuscule corné sur le côté du follicule ainsi tuméfié.

L'aspect clinique du milium vrai, son absence d'ouverture, sa disparition spontanée, son énucléation facile se trouvent ainsi expliqués par la situation superficielle de ce kyste corné.

Nous ne sommes pas encore fixés sur la durée du milium. Il est probable qu'il dure longtemps dans les cas où il se développe surtout du côté de la couche papillaire du derme, et que son élimination est moins tardive lorsqu'il progresse du côté de l'orifice de la glande sébacée.

Étiologie. — Nature. — Classification. — Les causes du milium, tel qu'on le comprend aujourd'hui, sont inconnues. Il ne faut pas les chercher dans une affection spéciale des conduits excréteurs des glandes sébacées, car ils paraissent libres. Il y a quelquefois de l'acné ou des comédons, mais c'est là une simple coïncidence, qui n'est pas rare, il est vrai. Tout ce qu'on a écrit concernant les troubles de l'évolution de l'épithélium des glandes sébacées, ou l'inflammation du canal excréteur de ces glandes avec ou sans rétraction cicatricielle oblitérante, s'applique aux kystes sébacés, aux comédons, mais non au milium. Celui-ci semble bien être une affection spéciale distincte des affections des glandes sébacées avec lesquelles on l'a confondu.

Les recherches bactériologiques sont demeurées, jusqu'à présent, sans résultat.

Virchow a classé le milium dans les *Tumeurs de rétention*, dues à l'occlusion passagère ou persistante des conduits excréteurs des follicules cutanés. Unna en fait une *hyperkératose* limitée et globuleuse de la gaine épithéliale du follicule pileux aboutissant à la formation d'un petit *kyste corné*. Il semble bien, en effet, qu'il s'agisse d'une déviation dans l'évolution normale de l'épithélium du follicule.

Bien que le siège, la constitution et la marche diffèrent complètement, l'affection est à rapprocher, dans une certaine mesure, du *Molluscum contagiosum*. Jarisch voit des analogies encore plus étroites d'autre part entre le milium corné et les kystes cornés que l'on trouve dans les tractus épithéliaux de l'épithélioma adénoïde kystique.

Il convient donc de classer le milium, comme l'a fait Jadassohn, dans les *néoplasies épithéliales*, dont le point de départ est dans les *annexes de la peau*. Cette néoplasie serait-elle, comme on l'a dit, le résultat d'une malformation? Cette opinion est peut-être en contradiction avec la dissémination parfois étendue et progressive du milium, avec sa marche et sa disparition spontanée dans certains cas. Jarisch admet que le milium peut se développer dans les excroissances que l'on observe dans la gaine externe des poils au stade bulbaire. Il paraît rationnel de chercher dans un défaut du développement et de l'évolution du poil la cause d'une affection qui s'observe avec un siège si constant, mais on peut se demander aussi si cette petite néoplasie épithéliale n'est pas simplement le résultat d'un acte pathologique spécial, dont la raison jusqu'à présent nous échappe. Il faut ajouter encore que, dans l'épithélioma adénoïde, les kystes que l'on trouve dans les tractus sont mous, constitués par des couches de cellules peu serrées, tandis que la néoplasie épithéliale miliaire est caractérisée par sa consistance élastique et ferme, comparable à celle de certaines hyperkératoses. L'opinion de Unna paraît se rapprocher le plus de la vérité.

Affections confondues avec le milium et variétés diverses de pseudo-milium. — Le milium corné de la face nous apparaît donc actuellement comme une néoplasie épithéliale assez bien définie pour pouvoir être séparée désormais des diverses affections que l'on décrivait avec elle sous le nom de milium.

1° Le milium de l'enfance présente une coloration jaunâtre et une petite ouverture que l'on peut reconnaître. Il est considéré par Unna comme un kyste sébacé. Le contenu de ces productions est constitué par des cellules cornées, des cellules graisseuses, de la graisse en gouttelettes et des cristaux gras.

2° Kyste sébacé également, le milium qui se développe parfois sur la poitrine et le dos, en coïncidence avec l'acné.

3° Il faut sans doute aussi considérer comme pseudo-milium les corpuscules miliaires qui ont été décrits aux petites lèvres chez la femme, et au niveau de la couronne du gland chez l'homme.

4° Un pseudo-milium à grains multiples se développe aussi souvent à la suite des bulles des pemphigus en voie de guérison, principalement dans la variété dite pemphigus à kystes épidermiques. Cette variété, signalée d'abord par Bärensprung, Hebra, Kaposi, a une évolution rapide. Elle est constituée par une production cornée assez analogue au milium en apparence, mais qui doit être attribuée à la prolifération de l'épithélium des canaux des glandes sudoripares (1).

Il en est de même sans doute des corpuscules de milium observés à la suite de l'érysipèle par Kaposi. C'est à ces cas divers que convient la dénomination de pseudo-milium ; ils ont entre autres caractères cliniques celui de s'exfolier plus facilement que le milium primitif et de disparaître assez rapidement.

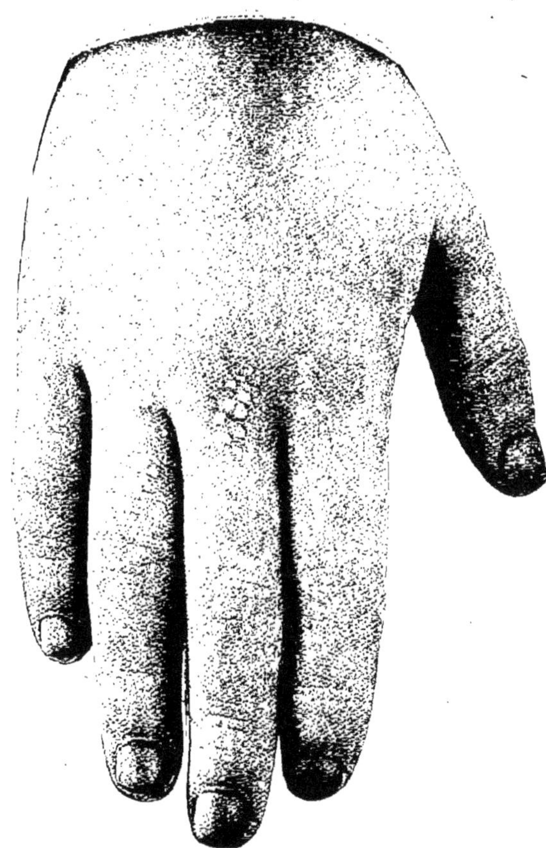

FIG. 103. — Pseudo-milium de la face dorsale de la main. (Musée de l'hôpital Saint-Louis, n° 2010).

Il faut peut-être rattacher à cette série le cas observé par Veiel et dans lequel cet auteur a vu se développer une formation de milium en cinq ou six semaines à la suite d'un traumatisme qui avait excorié les joues. On ne considère pas non plus comme du milium vrai les productions cornées d'apparence miliaire et kystique que l'on observe quelquefois à la suite des brûlures, à la suite du lupus et des syphilides tertiaires. Il y a seulement analogie, mais non identité entre ces productions et le milium vrai.

En somme, toutes ces variétés de pseudo-milium diffèrent déjà notablement du milium vrai par le seul fait d'être secondaires et comme un reliquat de dermatoses définies, tandis que le milium vrai se développe primitivement et d'emblée dans la peau saine. L'identité pourtant ne serait peut-être pas toujours impossible pour certains miliums placés en d'autres régions que la face,

(1) Voir article *Pemphigus*.

mais il faudrait au moins qu'elle fût constatée par des vérifications nouvelles.

Quant au pseudo-milium colloïde, aussi bien par sa constitution que par ses caractères cliniques, il s'éloigne du milium vrai plus encore que les variétés de pseudo-milium que nous venons de passer en revue[1].

Diagnostic. — Le diagnostic du milium vrai, perlé, petit, dur, saillant sur la peau saine des joues, des tempes ou des paupières, sans orifice, ne présente pas de difficultés réelles. Pourtant quelques affections méritent de lui être comparées au point de vue du diagnostic.

Le *molluscum contagiosum* est constitué par une petite tumeur arrondie, globuleuse, lisse, saillante, mais moins bien délimitée à la périphérie que le molluscum. A son centre se voit une petite ouverture d'où la pression fait sortir un peu de substance blanchâtre dans laquelle le microscope montre des cellules avec des corpuscules hyalins caractéristiques. Le doute ne peut donc pas exister. De plus, le molluscum est fréquent à la face, mais plus disséminé et sans siège constant comme le milium dans le voisinage des yeux. Comme le milium, le molluscum est une néoplasie épithéliale bénigne, mais qui a toujours son point de départ dans la portion plane de l'épiderme, tandis que le milium prend naissance dans les annexes de l'épiderme, dans le follicule pileux, et est intra-dermique lorsqu'il a atteint son plein développement.

Le *comédon* se distingue du milium par sa coloration souvent noirâtre, par son siège au goulot dilaté d'une glande sébacée, et enfin par sa constitution élémentaire.

La confusion serait plus facile entre le milium et les *petits kystes sébacés*, d'autant plus qu'ils peuvent siéger dans la région péri-orbitaire comme le milium. Mais les kystes sébacés, qui constituent vraiment une tumeur de rétention, avec oblitération plus ou moins complète du conduit de la glande, sont munis d'un orifice habituellement reconnaissable. Dans le cas contraire, on peut voir encore qu'ils ne sont pas saillants comme le milium ; ils sont situés plus profondément dans l'épaisseur de la peau et ne peuvent être énucléés. Enfin si l'on examine leur contenu obtenu par pression, on voit qu'il est constitué par des cellules épidermiques grasses, par de la graisse libre, par des cristaux gras, etc. Il faut reconnaître que certains cas sont embarrassants et justifient les confusions faites par les auteurs.

Quant au *xanthome*, malgré quelques analogies d'ailleurs peu évidentes de coloration et de siège à la paupière, son infiltration plus ou moins étendue dans l'épaisseur de la peau ne permet pas de le confondre avec une tumeur petite et superficielle comme le milium.

Traitement. — Le milium fait parfois à la surface de la peau une saillie telle que certains malades arrivent à le détacher avec l'ongle.

On peut recourir aux procédés que nous avons indiqués plus haut pour son extraction : simplement après une bonne désinfection de la peau, raclage à la

[1] Voir t. I, p. 629.

curette sur la peau bien tendue, ou bien incision de la peau avec un fin bistouri au niveau des corpuscules, suivie de l'extraction de ceux-ci, par simple pression ou bien avec la pince et la pointe du bistouri. Lorsque les miliums ne sont pas nombreux, on peut se contenter d'appliquer ensuite une petite couche de collodion ou même se dispenser d'appliquer un pansement; la petite plaie guérit promptement sans laisser de trace visible.

Ce traitement expéditif et sûr nous semble préférable aux savonnages et à l'emploi de l'électrolyse qui a été proposé par Hardaway.

Récemment K. Gerson a employé le procédé suivant : après avoir soigneusement dégraissé la peau au moyen de l'éther, en ayant soin de protéger les yeux, l'auteur prend un petit pinceau de coton conique et ferme, il l'imbibe d'acide phénique pur liquide et l'applique sur le milium pendant quinze secondes environ en le faisant tournoyer. Le pinceau doit être imbibé pour chaque milium. Le plus souvent une seule cautérisation suffit. Les miliums, ainsi cautérisés, s'éliminent en cinq ou six jours, sans laisser de trace.

K. Gerson a employé aussi ce même procédé avec succès dans le lichen plan.

Les pseudo-miliums disparaissent souvent spontanément. Dans un cas où de nombreux corpuscules s'étaient produits à la suite d'un pemphigus, Kaposi obtint leur rapide exfoliation à l'aide du savon noir.

Bibliographie.

RAYER, BAZIN, VIRCHOW, RINDFLEISCH, NEUMANN, KAPOSI (Trad. Besnier et Doyon). — LELOIR, *Atlas des maladies de la peau*, 1889-93. — ROBINSON, *Handbook of Dermatology, Milium*, p. 37. — PHILIPSON, *Die Beziehungen des Kolloïd-Milium, der Kolloïden Degeneration des Cutis, und des Hydradenom zu einander* (Monat., 1890. Bd. XI, s. 1). — UNNA. Histopathologie des maladies de la peau. Art. *Milium*. — JARISCH. *Die Hautkrankheiten*. Wien, 1900. — K. GERSON, Zur Behandlung der Milien. *Dermat. Zeitschrift*, Bd. VIII, Heft 6.

MOLLUSCUM.

— Étym. : *molluscum*, nœud de l'érable, ressemblant vaguement à cette tumeur. Ou mieux, peut-être, *mollusca*, noix dont l'écorce est fort tendre, d'où le rapprochement avec des tumeurs *molles*.

Sous le nom de *molluscum*, on désigne deux genres dermatologiques : 1° le *molluscum* non contagieux, ou *fibroma molluscum*, décrit à l'article *Nævi* (voir p. 559) et le *molluscum contagiosum* décrit à ce mot.

MOLLUSCUM CONTAGIOSUM.

— Voir l'article ci-après.

MOLLUSCUM CONTAGIOSUM.

Par **E. BODIN**.

MOLLUSCUM CONTAGIOSUM

Étym. : *Molluscum*, nœud de l'érable, ressemblant vaguement à une tumeur, ou mieux peut-être d'après Littré, *mollusca*, noix dont l'écorce est fort tendre, d'où la dénomination de certains animaux à corps mou, les *mollusques*, et de certaines tumeurs *molles*.

Syn. : Tumeurs folliculaires. Élevures folliculeuses. Molluscum athéromateux. Ecdermoptosis. Acné molluscoïde. Acné molluscum. Acné tuberculoïde. Acné tuberculeuse ombiliquée. Verrues sébacées. Molluscum sébacé. Acné varioliforme. Molluscum épithélial. Épithélioma contagiosum.

I

SYMPTOMES

A cette affection cutanée dont la nature est encore discutable et incertaine, comme suffirait à le montrer la riche synonymie que je viens de rappeler, le nom de *molluscum contagiosum* doit être conservé, car, comme le fait remarquer E. Besnier, si ce terme est en réalité impropre, il offre au moins l'avantage d'être compris de tous.

Essentiellement, la dermatose se caractérise par la présence de petites tumeurs, tantôt isolées, tantôt plus ou moins nombreuses, qui peuvent naître partout où se trouvent des follicules sébacés nombreux, c'est-à-dire en des régions très diverses de la surface cutanée. Certaines parties sont toutefois plus spécialement affectées, par exemple la face, surtout au niveau du front et des paupières (Fig. 104), la zone génitale : scrotum, fourreau de la verge, pourtour de la vulve, régions péri-anales et inguino-crurales, où la localisation de l'affection est fréquente, comme l'a fait remarquer Barthélemy, enfin le cou et la région mammaire.

Quant au nombre des éléments qui constituent l'éruption, il est éminemment variable : quelquefois isolés, ces éléments sont d'habitude disposés par petits groupes de trois ou quatre, mais tout en restant discrets ; d'autres fois ils sont confluents, particulièrement dans l'une des régions que je citais tout à l'heure et qui sont les sièges de prédilection de la maladie, enfin en certains cas, très rares il est vrai, l'éruption peut être vraiment généralisée.

Que l'on prenne maintenant une petite tumeur de molluscum contagiosum et que l'on suive son évolution, voici ce que l'on verra.

A l'origine, il s'agit d'une petite élevure, d'une minuscule saillie, marquée d'un point central, presque imperceptible et qui est absolument indolente. Pendant des semaines, quelquefois pendant des mois, cette petite saillie s'accroîtra avec lenteur et, parvenue à son stade adulte, elle formera une petite tumeur de la dimension d'un grain de millet ou d'un pois dans la plupart des cas, de la grosseur d'une noisette en quelques rares circonstances (*molluscum contagiosum giganteum*) et dont la forme est ordinairement celle d'une sphère ou d'une demi-sphère, faisant saillie à la surface de la peau sur laquelle elle paraît comme appliquée. On peut aussi rencontrer des éléments qui sont pédiculés plus ou moins nettement à leur base et qui ressemblent, suivant la comparaison de Leloir et Vidal, à des champignons dont le pied court et gros est surmonté par une tête globuleuse.

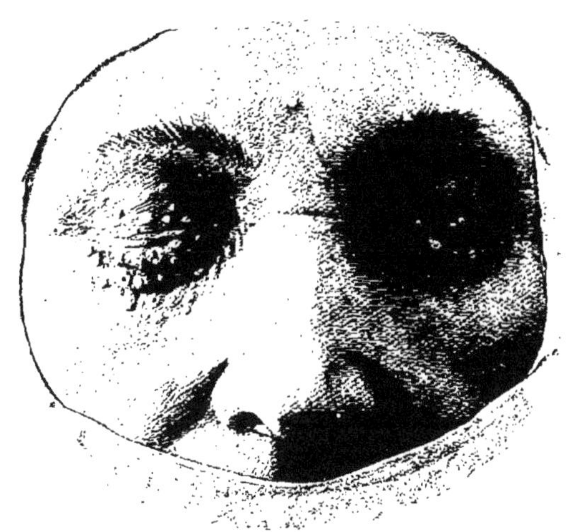

Fig. 104. — Molluscum contagiosum des paupières. (Musée de l'hôpital Saint-Louis, n° 1672. Thibierge, 1892.)

De couleur blanche ou blanc rosé, quelquefois légèrement translucide ou jaunâtre, la tumeur de molluscum est absolument lisse et prend l'aspect d'une petite poche distendue par son contenu, de telle sorte que les petits sillons de la peau qui la recouvre ont complètement disparu; à la palpation d'ailleurs on constate qu'elle est dure, tendue et résistante.

En complétant l'examen clinique, on voit que l'élément éruptif présente un caractère constant et précieux pour le clinicien, c'est d'être marqué, en sa partie centrale, par un ombilic qui explique la dénomination d'acné varioliforme donnée par Bazin à la dermatose. Cet ombilic, siégeant au centre de la tumeur, correspond à une dépression communiquant avec l'intérieur de cette tumeur; les dimensions de l'ombilic sont proportionnelles à la grosseur de l'élément éruptif et peuvent être si minimes qu'il faut une recherche attentive pour le découvrir; le plus souvent il est rempli par un petit bouchon dur, friable et de couleur grisâtre ou noirâtre parce qu'il est teinté par les poussières extérieures comme l'orifice des comédons ou des tannes. Enfin une pression un peu forte sur les parois latérales d'une tumeur de molluscum amène habituellement l'issue en dehors et par l'ombilic central du contenu de la poche sous la forme d'une substance blanche demi-solide, constituée, ainsi que cela est aisé de le constater au microscope, par des cellules épidermiques, par des globules et des cristaux de graisse et par des corps arrondis ou ovoïdes, sans noyaux, que l'on désigne sous le nom de *corpuscules de mol-*

luscum. Il est bon de savoir cependant qu'il n'est pas toujours possible, par une pression même énergique, de faire sortir le contenu de la tumeur par l'ombilic, l'expression n'aboutit alors à un résultat positif qu'après agrandissement préalable du pertuis central à l'aide d'un instrument quelconque.

Ordinairement l'éruption de molluscum contagiosum est absolument indolente; dans le cas cependant de localisation à la zone génitale et quand le nombre des tumeurs est assez grand, on observera des sensations de prurit qui sont l'origine de grattages, lesquels déterminent des excoriations et contribuent à la dissémination des éléments éruptifs; lorsque les tumeurs sont confluentes, ces phénomènes de prurit peuvent également être notés.

Ajoutons maintenant que ces petites tumeurs ne s'accompagnent d'aucune réaction inflammatoire, que la peau avoisinante semble parfaitement et absolument normale, et nous aurons donné un tableau des caractères du molluscum contagiosum classique.

Parvenue à sa phase adulte, l'éruption reste ordinairement stationnaire et la durée de ses éléments peut être indéfinie, sauf en certains cas où la guérison spontanée survient par suite de l'issue au dehors du contenu de la poche et aussi en quelques circonstances où une complication d'ordre inflammatoire intervient. On voit alors la base de la petite sphère rougir et un écoulement latescent, puis purulent, se faire par la dépression centrale en ombilic, une croûte ne tarde pas à se former qui masque l'élément et qui, après sa chute, laissera une ulcération toujours assez longue à guérir.

Soumis à un traitement rationnel, le molluscum contagiosum guérit facilement sans laisser de cicatrices, si toutefois ses éléments n'ont pas de grandes dimensions : celles d'une noisette par exemple.

A côté de cette forme classique du molluscum contagiosum, il importe de signaler quelques cas, très rares, et qui méritent le nom de forme généralisée de l'affection. C'est à cette forme généralisée qu'il faut rattacher les observations de Geber [1], de Vidal [2], de Kaposi [3], dans lesquelles toute la surface cutanée était atteinte mais d'une façon inégale : en certains points les éléments de molluscum étaient abondants et classiques, en d'autres parties telles que le front, les régions inguino-scrotales et mammaires, les éléments éruptifs, très rapprochés et confluents, avaient déterminé la formation de véritables tumeurs de consistance mollasse, d'aspect irrégulier et dont l'allure générale ne rappelait en rien le molluscum.

II

DIAGNOSTIC

Dans la majorité des cas, le diagnostic du molluscum contagiosum est aisé

(1) GEBER, *Vierteljähr. für Dermat. und Syph.*, 1882, p. 403.
(2) VIDAL, *France méd.*, juin 1889.
(3) KAPOSI, *Société vien. de dermat.*, 29 avril 1896.

[E. BODIN.]

et ne peut prêter à l'erreur dans les formes classiques de la maladie : aussi n'insisterai-je pas sur ce point et ne m'arrêterai-je pas à le différencier des verrues et du molluscum simple, ainsi que le font certains auteurs. Où la difficulté commence, c'est quand l'éruption confluente de molluscum a déterminé la production de masses conglomérées, irrégulières où les caractères de l'élément ombiliqué ne se perçoivent plus aisément et qui peuvent simuler par exemple des nævi frambæsioïdes, comme le fait remarquer Hallopeau (1) (Pl. VIII, Molluscum contagiosum du mollet).

A la zone génitale également, si l'éruption est abondante et tant soit peu altérée par des excoriations plus ou moins infectées, les végétations, les papules syphilitiques, les simples folliculites pourraient donner lieu à l'erreur. En ce cas, il est bon de se souvenir que la constatation de la tumeur ombiliquée, dont on peut extraire le contenu par pression, est le signe qui lèvera tous les doutes et que, dans le cas de confluence, il est rare qu'on ne rencontre pas, à la périphérie de l'éruption, quelques éléments isolés offrant les caractères classiques suffisant pour lever tous les doutes.

III

ANATOMIE PATHOLOGIQUE ET PATHOGÉNIE

L'étude anatomo-pathologique du molluscum contagiosum est délicate, car il existe à ce sujet un nombre considérable de travaux et les divers auteurs émettent sur ces lésions des opinions diverses en les interprétant en des sens différents. Afin de donner à cet exposé plus de clarté, je commencerai par résumer les caractères et l'aspect des altérations anatomiques sur lesquelles tous sont en somme à peu près d'accord, puis j'indiquerai les théories qui ont été invoquées pour expliquer leur production. J'emprunterai ici largement aux auteurs français qui, comme Renaut (2), Leloir (3) et Vidal (4), Audry (5), ont contribué pour une grande part à l'histoire anatomo-pathologique de la dermatose.

Une tumeur de molluscum contagiosum est constituée par un nodule de forme plus ou moins nettement arrondie et qui est composé de lobules irréguliers, se divisant parfois eux-mêmes en lobules secondaires; d'une manière générale et comme l'indique très nettement Renaut, ces lobules

(1) Hallopeau, *Société de dermat.*, 9 février 1899.

(2) Renaut, *Comptes rendus de la Soc. de biol.*, 1877, et *Ann. de dermat.*, 1888.

(3) Leloir, *Bull. de la Soc. anat.*, 1883. *Ann. de dermat.*, 1883. — Leloir et Vidal, *Traité des maladies de la peau*, 1889-1894, p. 34.

(4) Vidal, *Comptes rendus de la Soc. de biol.*, 1877.

(5) Audry, *Annales de dermatol.*, 1899, p. 621.

Planche VIII. — Molluscum contagiosum du crâne. (Musée de l'hôpital Saint-Louis, n° 2150.) — Molluscum contagiosum du mollet. (Musée de l'hôpital Saint-Louis, n° 2030.)

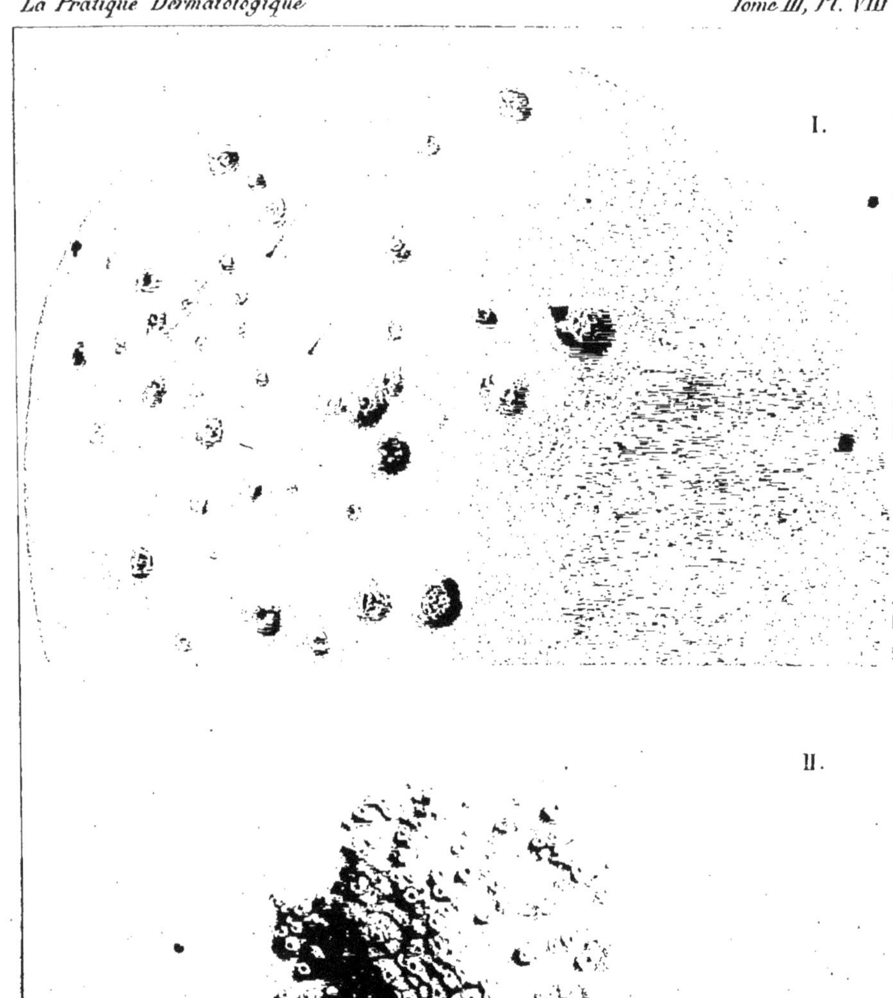

Masson et Cie Éditeurs, Paris. Impie Firmin Didot et Cie Paris.

Molluscum contagiosum

I. Vertex crânien. Musée St Louis No 2150 (Balzer et Alquier).
II. Pli du Coude. Musée St Louis No 2030 (Hallopeau).

sont en forme de poire, leurs grosses extrémités tournées vers la périphérie, tandis que leurs petites extrémités ou pointes se groupent autour de l'ombilic de la tumeur (Fig. 105).

Le siège de ce nodule est sous-épidermique, au milieu du tissu conjonctif du derme, lequel envoie de petits prolongements plus ou moins vascularisés entre les lobules et qui se présente avec ses caractères normaux, n'offrant, dans les cas ordinaires, ni prolifération de ses cellules, ni infiltration par des éléments leucocytaires.

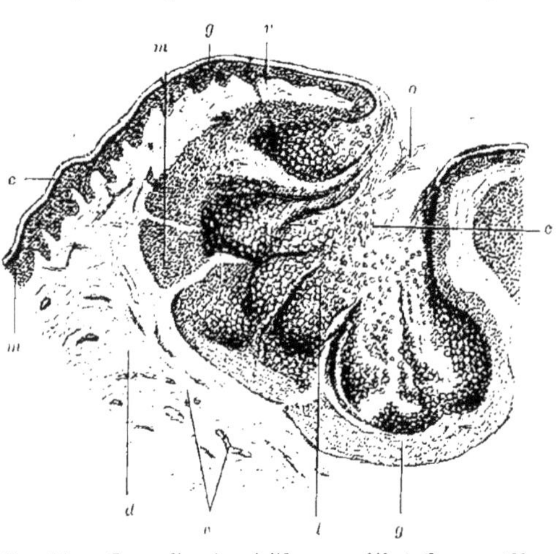

Fig. 105. — Coupe d'acné varioliforme au début. (Leloir et Vidal, *Traité des maladies de la peau*. Atlas, pl. V, fig. 1.)

o, orifice ou goulot de la glande sébacée. — *c*, couche cornée. *m*, corps de Malpighi. — *r*, repli dermique entourant le lobule de la glande sébacée. — *d*, derme. — *v*, vaisseaux du derme. — *g*, lobules glandulaires altérés. — *l*, cônes demi-cornés des lobules glandulaires altérés.

Envisageons maintenant la structure des lobules, nous trouverons que chacun d'entre eux est composé de cellules épithéliales qui forment un véritable corps muqueux et que ce corps muqueux des lobules se continue, au niveau de l'ombilic, avec les couches malpighiennes de la peau dont la structure n'a du reste subi aucune modification. Chaque lobule nous offre donc une série de couches correspondant à celles de l'épiderme : couche basale, couche filamenteuse, couche granuleuse et couches supérieures ou cornées, dans lesquelles les cellules sont parvenues au terme de leur évolution (Fig. 106).

De la couche basale il n'y a que peu de chose à dire; elle est, comme dans la peau, composée d'une rangée de cellules plus ou moins cylindriques, dont la base repose sur le tissu conjonctif formant la capsule de la tumeur et qui ressemblent absolument aux cellules du *stratum germinativum* normal. Audry fait toutefois remarquer que leurs noyaux offrent plus fréquemment des figures karyokinétiques que dans ce dernier cas.

La couche filamenteuse comprend des cellules polygonales, à noyau ovalaire, munies de filaments d'union et qui sont disposées en rangées dont le nombre est variable. Sur les bords des lobules et vers leurs pointes, il peut n'y avoir que deux rangées de ces cellules, mais vers le fond du lobule on en compte 5, 6 et quelquefois davantage.

En somme, l'allure générale de cette couche est celle du *stratum filamentosum* ordinaire, mais on y note des altérations cellulaires qui sont le prélude de la formation des corpuscules de molluscum que nous retrouverons à l'état de complet développement dans les couches supérieures. En outre de certaines modifications telles que l'agrandissement de l'espace périnucléaire et telles que la condensation de la chromatine du noyau en 3 ou 4 globes arrondis qui représentent des altérations non spéciales, on verra, quelquefois dès la deuxième rangée des cellules, se produire, en un point quelconque de leur protoplasma d'après Leloir et Vidal, dans l'espace périnucléaire d'après Renaut, des blocs irréguliers mais de forme générale arrondie et qui possèdent déjà les caractères histo-chimiques de la corne jeune, se colorant vivement par l'acide picrique et prenant une teinte violette sous l'influence du bleu poly-

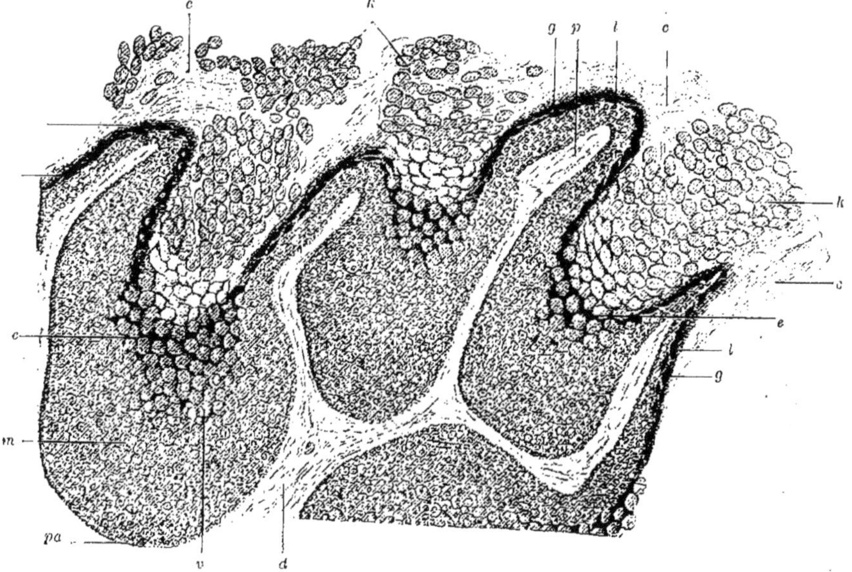

FIG. 106. — Lobules de molluscum contagiosum vus à un fort grossissement. (LELOIR et VIDAL, *Traité des maladies de la peau*. Atlas, pl. V, fig. 3.)

d, prolongements dermiques interlobulaires hypertrophiés. — *p*, *a*, couche des lobules correspondant aux cellules perpendiculaires, *normale*. — *m*, couche correspondant au corps de Malpighi. — *v*, cellules de cette couche devenues globuleuses. — *g*, cellules granuleuses chargées d'éléidine constituant en *e* une sorte de réticulum. — *l*, couche correspondant au stratum lucidum; à ce niveau les cellules globuleuses *k* deviennent les corps oviformes. — Les cellules à éléidine ont subi la transformation cornée et en *c* englobent les cellules ovoïdes.

chrome. A mesure que l'on gagne les couches plus élevées du corps muqueux, ces blocs deviennent plus nombreux en même temps que les cellules perdent leurs filaments d'union, et, à la fin, leur abondance est telle qu'ils remplissent tout le corps cellulaire, refoulant le noyau que l'on perçoit encore aplati contre la membrane d'enveloppe de l'élément.

Au-dessus de la couche filamenteuse se trouve, comme je l'ai indiqué, un *stratum granulosum* sur lequel insiste Renaut, précisant qu'il fait ici exactement suite à la couche granuleuse du corps muqueux normal, et dans lequel les cellules se montrent chargées d'éléidine parfaitement nette comme dans l'épiderme ordinaire.

Enfin on rencontre les couches correspondant aux strates cornées et dans lesquelles les cellules épithéliales, arrivées au stade ultime de leur évolution, forment les *corpuscules de molluscum* appelés aussi par certains auteurs *cellules paradoxales*. Ce sont de petits blocs de forme plus ou moins nettement ovoïde ou arrondie, entourés d'une membrane d'enveloppe, ne présentant plus trace de noyau et constitués par une masse dont les réactions sont à peu de chose près celles de la corne jeune.

A partir de la couche granuleuse et dans le voisinage de l'ombilic de la tumeur, presque toutes les cellules épidermiques ont subi cette transformation, de sorte qu'elles se montrent en ces points tantôt tassées les unes contre les autres, tantôt laissant entre elles et de-ci de-là de petits intervalles, mais qui ne sont pas vides. On trouve, en effet, ces intervalles remplis par des cellules épithéliales ayant subi l'évolution épidermique normale et qui forment ainsi entre les corpuscules de molluscum un réseau à mailles incomplètes et plus ou moins irrégulières.

Tel est le résumé des lésions histologiques que l'on observe dans le molluscum contagiosum et sur lesquelles les divers auteurs sont d'accord.

Mais, lorsqu'il s'agit d'interpréter ces lésions et de préciser leur origine, les divergences d'opinion commencent et aboutissent à des théories diverses. Et d'abord quel est le siège anatomique de ces lésions? A cette question deux réponses ont été données : pour les uns, comme Hebra, C. Fox, Startin, Kaposi, Renaut, Ranvier, Torok, Gaucher et Sergent, la lésion est localisée bien nettement dans les glandes sébacées; pour les autres, parmi lesquels je citerai Neisser, Bœck, Klebs, Unna, Stanziale, Audry, Bitsch, le molluscum contagiosum n'offre aucun rapport avec les glandes sébacées et doit être considéré comme prenant son origine dans l'épithélium de recouvrement.

Passe-t-on à l'interprétation des lésions, les opinions sont tout aussi différentes mais peuvent se ramener aussi, je crois, à deux principales :

1° Le molluscum contagiosum est dû à une modification dans l'évolution des cellules glandulaires sébacées, à une dégénérescence de ces éléments, et c'est l'opinion de Kaposi [1], de Leloir et Vidal [2], de Ranvier, de Renaut [3], de Gaucher et Sergent [4] qui toutefois ne sont pas d'accord sur la nature de cette métaplasie.

Ainsi, pour Kaposi, il s'agirait d'une dégénérescence amyloïde, pour Leloir et Vidal d'une transformation à type colloïde, pour Renaut, Gaucher et Sergent, d'une transformation cornée.

[1] Kaposi, *Pathol. et trait. des maladies de la peau*, t. I, 1891, p. 215.

[2] Leloir et Vidal, *Traité descriptif des maladies de la peau*, 1889-1894, p. 33. (Masson, éditeur.)

[3] Renaut, *loc. cit.*

[4] Gaucher et Sergent, *Arch. de méd. expér.*, sept. 1898.

Sans m'arrêter à l'opinion de Kaposi et à celle de Leloir et Vidal qui doivent être définitivement abandonnées, j'insisterai sur la manière de voir de Renaut adoptée d'ailleurs par bon nombre d'auteurs et qui donne une interprétation parfaitement rationnelle des faits.

On doit à ce sujet se souvenir d'abord qu'il existe dans toute glande sébacée normale, ainsi que l'a montré Ranvier, des bandes de cellules épidermiques, cloisonnant ces glandes, de sorte qu'en ces organes se trouvent des cellules épithéliales de deux sortes : celles qui subissent l'évolution sébacée et celles qui suivent l'évolution épidermique normale. Or, sous l'influence d'une cause, dont la nature est encore hypothétique, ces cellules des glandes sébacées subissent une altération dans leur mode évolutif. Les cellules à type sébacé offrent une dégénérescence que Renaut considère comme une dégénérescence cornée, en faisant remarquer toutefois que cette transformation étant pathologique, elle n'aboutit pas à la production de corne normale, ce qui explique pourquoi les corpuscules de molluscum n'ont pas *toutes* les réactions de la corne normale, fait que l'on retrouve d'ailleurs en certains épithéliomas où la dégénérescence cornée est très analogue à celle que l'on observe dans les cellules de molluscum contagiosum. Quant aux cellules épidermiques ordinaires qui cloisonnent la sébacée, elles continuent leur évolution pour former le réseau à mailles irrégulières et incomplètes qui existe entre les cellules paradoxales. Les réactions colorantes sont du reste très nettes à ce sujet : le globe corné du corpuscule de molluscum se colore d'abord en rouge brun par le picro-carmin, exactement comme les cellules onychogènes de la matrice unguéale, puis en jaune lorsqu'il est parvenu à son stade de développement complet, tandis que les cellules du réseau entourant les corpuscules se teintent par le même réactif en rouge comme les cellules du perionyx de l'ongle.

Par le violet de méthyle et l'éosine, les globes cornés se colorent en bleu comme l'épiderme, et le réseau qui les enserre incomplètement, en rouge; enfin, sous l'influence de l'hématoxyline et de l'éosine, les corpuscules de molluscum deviennent violets et le réseau reste rouge comme l'épiderme.

A cette théorie, soutenue par Renaut et qui donne une explication très acceptable des faits, il manque toutefois d'indiquer la cause de la déviation évolutive des cellules sébacées et c'est précisément cette cause qu'il importerait le plus de connaître. Ici, comme pour les tumeurs épithéliales, on saisit bien le mécanisme des lésions et les altérations dues à des dégénérescences cellulaires, mais on ne va pas plus loin et on laisse, sans y répondre, cette question primordiale de la cause première et véritable de l'affection.

2° A côté de cette théorie, à laquelle doit être attaché le nom de Renaut, s'en trouve une autre dont Neisser est le père et qui, à l'inverse de la première, envisage surtout la cause essentielle de la dermatose. Virchow considérait déjà l'acné varioliforme comme un épithélioma, Neisser [1], puis Bollinger,

[1] NEISSER, *Vierteljahr. für Dermatol. und Syph.*, 1888, et *Monatsh. für prakt. Dermat.*, 1882, p. 17.

confirmant cette opinion, précisent qu'il s'agit bien ici d'un épithélioma pur, provenant des couches profondes du réseau de Malpighi, épithélioma causé, pour ces auteurs, par des parasites de l'ordre des grégarines, et les corpuscules de molluscum ne sont autres que ces grégarines.

En France, Quinquaud [1] adopte cette opinion, et Darier, sans se prononcer définitivement, penche pour l'avis de Neisser, considérant comme probable la nature parasitaire des cellules paradoxales.

A cette théorie parasitaire du molluscum contagiosum s'attache un intérêt très grand, car elle a joué un rôle capital non seulement en dermatologie mais aussi en pathologie générale, et c'est elle qui a été le point de départ de la théorie coccidienne des cancers. Mais, sans m'arrêter à ces considérations d'ordre historique, il me faut envisager la valeur de l'opinion de Neisser et voir quel crédit lui doit être accordé.

On doit, je crois, ici, pour garder une juste appréciation des choses, disjoindre la question et répondre aux deux suivantes qu'il ne faut pas confondre :

1° Les cellules paradoxales du molluscum contagiosum sont-elles, comme le veut Neisser, des grégarines, et ces grégarines sont-elles la cause de la dermatose?

2° Le molluscum contagiosum est-il de nature parasitaire, ce terme étant pris dans son acception la plus large et sans préjuger en rien de la nature du parasite?

Je crois que la plupart des histologistes s'entendent actuellement pour juger comme erronée l'opinion de Neisser, considérant les corpuscules de molluscum comme des sporozoaires de l'ordre des grégarines.

En outre de ce fait que la production, l'aspect et les réactions de ces cellules, sont parfaitement expliqués par des phénomènes de dégénérescence cellulaire, ne sait-on pas, en effet, qu'il n'existe aucune expérience positive de culture de ces prétendus sporozoaires, lesquels ne se retrouvent d'ailleurs jamais entre les cellules et ne présentent pas, dans les coupes, de formes d'évolution telles que des corps falciformes dont la présence lèverait tous les doutes ainsi que le fait remarquer Darier.

Il en est de ces parasites comme il en est des figures de coccidies rencontrées par divers savants dans les tumeurs épithéliales et dont la nature non coccidienne est actuellement admise sans conteste par la majorité des histopathologistes.

Mais, parce que les corpuscules de molluscum ne sont pas des grégarines, comme le veulent Neisser, Bollinger et Quinquaud, est-ce à dire pour cela que le molluscum contagiosum ne soit pas de nature parasitaire? Je ne le pense pas et je crois, au contraire, que certains faits établissent solidement l'hypothèse de l'origine parasitaire de cette dermatose.

Sans parler du processus histologique, qui offre dans cette affection une

(1) Quinquaud, *La Tribune méd.*, 1889.

allure tout à fait spéciale, il est très certain et prouvé par des faits positifs que le molluscum contagiosum est contagieux et qu'il peut être inoculé expérimentalement à l'homme (1), ainsi que le démontrent les expériences de Retzius (2), de Haab (3), de Vidal (4) et d'autres plus récentes.

Stanziale (5) inocule des fragments de molluscum à 21 personnes et obtient 1 cas positif et typique au bout de trois mois; Nobel (6) insère dans les couches cutanées de l'avant-bras un fragment provenant d'une tumeur de molluscum, prélevée sur la verge d'un autre sujet et au bout de deux mois il constate, au niveau de la région inoculée, une éruption classique de molluscum; Diliberto (7) a également obtenu un résultat positif en inoculant le molluscum chez l'enfant dans la région faciale, et Nobl (8) rapporte une expérience analogue à celle de Nobel et dans laquelle l'éruption expérimentale est survenue cinq semaines après l'inoculation au bras d'une tumeur de molluscum provenant de la zone génitale (9).

Tous ces faits suffisent, je crois, pour permettre *d'affirmer* l'origine parasitaire de l'affection, sans toutefois nous renseigner sur la nature du parasite; appartient-il au règne animal, aux sporozoaires, est-ce un champignon, ou ne serait-ce pas plutôt une bactérie? Jusqu'ici nous n'en savons rien et, pour le moment, la question est aussi peu dénouée que celle de l'origine des cancers. Ces deux problèmes ne sont-ils pas d'ailleurs connexes et n'est-il pas permis de supposer que la solution de l'un facilitera singulièrement celle de l'autre?

En résumé et pour conclure, que l'on adopte l'opinion que l'on voudra au sujet de la localisation des lésions du molluscum contagiosum, on doit considérer cette dermatose comme due essentiellement à un processus de dégénérescence du type corné des cellules épithéliales, évolution anormale, se produisant sous l'influence d'un agent extérieur, d'ordre parasitaire, sur la nature duquel nous ne possédons actuellement aucun renseignement précis, mais dont l'existence est démontrée par des faits positifs.

(1) Des tentatives d'inoculation ont été faites, mais sans résultat, par Torok et Tommasoli (*La Riforma medica*, 12-13 août 1889) sur le lapin et sur la poule. On sait d'ailleurs que les analogies que l'on avait pensé exister entre le molluscum contagiosum et la variole des oiseaux sont actuellement controuvées. (*Cf.* Kaposi, *Maladies de la peau*, 1891, t. I, p. 214, note 1.)

(2) Retzius, *Nord. med. Arch.*, 11, et *Deutsche Klin.*, 1872.

(3) Haab, *Correspondenzblatt für Schw.*, 1888, p. 254.

(4) Vidal, *Ann. de dermat. et de syph.*, 1re série, t. IX, 1877-1878, p. 329.

(5) Stanziale, *Giornale intern. del. science med.*, 15 mai 1890, p. 321.

(6) Nobel, *Soc. vien. de dermat.*, 17 mai 1893.

(7) Diliberto, *Giornale ital. del. malat. ven. e del. pel.*, 1896, fasc. 3, p. 375.

(8) Nobl, *Arch. für Dermat. und Syph.*, 1895, XXXI, p. 251.

(9) Dans toutes ces inoculations, un fait est frappant, c'est la longue période qui s'écoule entre l'inoculation et l'apparition des lésions expérimentales; notons aussi qu'il a fallu presque toujours faire un assez grand nombre d'expériences pour obtenir un résultat positif; ceci suffirait à montrer qu'il y a, dans l'inoculation du molluscum, des conditions qui nous sont encore inconnues.

IV

ÉTIOLOGIE

Les faits rapportés au paragraphe précédent et relatifs à l'inoculation du molluscum contagiosum permettent d'affirmer que la transmission de cette affection peut se faire de personne malade à un individu sain, et c'est là un fait capital dans l'étiologie de la dermatose.

L'observation clinique est d'ailleurs très probante sur ce point et a enregistré, depuis de longues années, des cas de contagion indiscutable. Ainsi je rappellerai une véritable épidémie de molluscum étudiée par Caillault (¹) à l'hôpital des Enfants-Malades où, dans une même salle, 14 enfants sur 30 furent contaminés en trois mois, après admission dans cette salle d'une fillette atteinte d'acné varioliforme. Torok et Tommasoli (²) ont observé un fait analogue et noté la propagation de la dermatose à 56 individus dans un asile d'enfants; d'autres fois, il s'agit de contaminations plus restreintes, de propagation du molluscum dans une famille, comme l'ont noté Mittendorf et Wallen, de transmission de l'enfant à sa nourrice signalée par Hardy et par Dubois-Hawenith, ou de l'enfant à sa mère ainsi que l'ont vu Hardy et Maurau. Enfin, Barthélemy (³), observant à Saint-Lazare un nombre élevé de cas de molluscum contagiosum à localisations génitales et périgénitales (17 cas sur 300 malades), n'insiste-t-il pas sur la propagation de la maladie dans les actes sexuels en demandant qu'elle soit considérée comme affection vénérienne contagieuse.

Actuellement donc la contagion ne peut être niée, mais il s'en faut de beaucoup que nous connaissions les diverses conditions de cette contagion et, par suite, que l'étiologie de la dermatose soit complètement élucidée. Tout ce que l'on peut dire, c'est que le molluscum contagiosum, qui se rencontre à tout âge, est certainement plus fréquent dans l'enfance et dans la jeunesse; ajoutons aussi que d'après certains auteurs, tels que Kaposi, l'eczéma, le prurigo, les sueurs abondantes, la macération de la peau, constituent des conditions favorables à l'éclosion du molluscum et que, si l'éruption est abondante et prurigineuse, les grattages, déterminant de petits traumatismes cutanés, jouent un certain rôle dans la dissémination des éléments éruptifs, ainsi que cela est surtout évident dans le cas de localisations génitales.

V

TRAITEMENT

Le molluscum contagiosum n'exige aucun traitement général, et sa théra-

(¹) CAILLAULT, *Arch. gén. de méd.*, 1851, t. XXXII, p. 46-316.

(²) TOROK et TOMMASOLI, *La Riforma medica*, avril 1889, et *Ann. de dermat.*, 1890, p. 458. *Cf.* BIGNON, *Thèse de Paris*, 1880.

(³) BARTHÉLEMY, *Soc. de dermat.*, 1895.

peutique locale est fort simple ; elle peut se résumer en un mot : extirpation de l'élément éruptif.

Quelques dermatologistes ont préconisé l'expression de la tumeur de molluscum, expression énergique faite avec les doigts ou entre les mors d'une pince de façon à vider complètement la poche que l'on cautérise ensuite avec la pointe d'un crayon de nitrate d'argent. Mais le procédé de choix consiste à énucléer la tumeur, à l'extirper avec un instrument tel que la curette.

On se servira pour cela d'une petite curette tranchante à lupus et, la peau étant bien tendue au niveau de la petite tumeur, un seul coup de curette à la base de l'élément suffit habituellement pour l'enlever en totalité.

Cela fait, on appliquera un pansement ouaté qui arrêtera en quelques minutes la petite hémorragie causée par le traumatisme, ou, si l'on craint d'avoir laissé un fragment de la tumeur ou de voir la petite hémorragie persister, on fera une légère cautérisation au nitrate d'argent, ou mieux avec la pointe fine du thermocautère.

Ultérieurement, les petites plaies résultant de ce curettage se guérissent bien et sans laisser de cicatrices pour peu que les tumeurs ne soient pas trop volumineuses; il faudra toutefois veiller à ce qu'elles ne s'infectent pas et, pour cela, on prescrira des lotions antiseptiques faibles (eau boriquée, sublimé à 1/2000e), ou encore on aura recours à l'application d'emplâtres adhésifs, tels que l'emplâtre à l'oxyde de zinc ou l'emplâtre rouge de Vidal.

Lorsque l'éruption est discrète, rien n'est plus facile que ce curettage, mais, si le nombre des tumeurs est considérable, il faudra procéder par séances successives, dans chacune desquelles on enlèvera un certain nombre d'éléments éruptifs.

Enfin, si l'éruption est constituée par des éléments petits et extrêmement nombreux, on peut, en quelques cas, obtenir de bons résultats en déterminant l'exfoliation de la peau par des applications de savon mou de potasse, de teinture d'iode, d'emplâtres salicylés ; applications qui, chez les sujets jeunes et à peau délicate, devront toujours être faites par *lots* successifs, comme le fait remarquer E. Besnier.

MONILETHRIX. — Étym. : *monile*, collier, et θρίξ, τριχός, cheveu.

Le *monilethrix* ou *nodose-hair* est une maladie du poil caractérisée par de nombreux rétrécissements, réguliers, qui lui donnent un aspect moniliforme.

Voir l'article : *Poils* (*Maladies des*).

MORPHÉE. — Étymologie inconnue.

C'est une des désignations des sclérodermies en *plaques*, due à Erasmus Wilson.

Voir l'article : *Sclérodermie*.

MORPION. — Étym. : d'après Littré, elle serait la suivante : *mor*, qui mord, et *pion*, de l'italien *pedione*, et du latin *pedis*, pou : pou qui mord.

Le morpion est le pou du pubis.

Voir l'article : *Phtiriase*.

MORVE.

Par E. BODIN.

MORVE

DÉFINITION — HISTORIQUE [1]

Étym. : *Morbus*, maladie.

La morve est une maladie microbienne, causée par une bactérie spéciale, atteignant le plus souvent les solipèdes mais pouvant aussi se rencontrer chez l'homme.

Connue des anciens, car on retrouve des descriptions s'appliquant à la morve de l'âne dans Aristote et dans Hippocrate, on voit ensuite cette maladie signalée et étudiée dans les ouvrages d'hippiatrie et de médecine vétérinaire; toutefois, ce n'est qu'au siècle dernier que son existence chez l'homme a été nettement établie. Pendant une longue période, l'histoire de la morve est donc restée exclusivement sur le terrain vétérinaire; aussi ne m'arrêterai-je pas sur cette phase historique de la maladie. Je dois cependant, à ce sujet, faire remarquer combien, jusqu'à la dernière partie du XVIIIe siècle, les notions étiologiques sur l'affection ont comporté une justesse et une précision remarquables.

Ainsi Solleysel, en 1682, proclame hautement la contagiosité de la morve; Gaspard de Saulnier, en 1734, soutient la même opinion et, en 1746, Garsault préconise l'isolement et l'abatage des animaux morveux.

Dans la fin du XVIIIe siècle et au commencement du XIXe, sous l'influence de conceptions théoriques et doctrinales, l'histoire de la morve semble au contraire faire un pas en arrière et nous voyons des auteurs comme Godine, Renaud, Delafond, Bouley, défendre la non-contagiosité de la maladie; et n'est-ce pas même en 1861 que l'Académie de médecine fut le théâtre d'une discussion où la spontanéité de la morve trouva encore des défenseurs? A Saint-Cyr revient l'honneur d'avoir rétabli la vérité sur ce point par ses belles expériences qui datent de 1863 et après lesquelles l'inoculabilité de la morve est définitivement prouvée et universellement reconnue.

En pathologie humaine la possibilité de la transmissibilité de la morve de l'animal à l'homme avait été signalée par Osiander en 1783, puis par Delabère Blaine en 1803 et par Sidow en 1817, mais la première observation de morve humaine date de 1821, elle est due à Schilling et fut suivie rapidement de la publication de faits analogues : 1 observation de Weisses, 2 cas de Muscroff, 11 cas de Tarozzi, en 1821; 1 cas de Seidler, en 1823; 2 cas de Grub et Krieg, en 1829; 4 observations d'Ellioston avec autopsie et 1 cas d'ino-

[1] Pour tous les détails de l'historique, je renvoie aux monographies suivantes : Bouley et Brouardel, art. *Morve* du *Dict. encycl. des sc. méd.* — Laboulbène, Histoire de la morve. *Gaz. des hôp.*, septembre 1893.

culation du pus à l'âne. D'autres preuves de la transmissibilité de la maladie à l'homme ne tardèrent pas à être données par Numan en 1830, par Hertwig en 1834, par Vogeli en 1835, par Wolf en 1835, par Brera en 1836, par Graves en 1836, par Hardwicke en 1839 et par Albin Gras la même année.

Réunissant ces documents et y ajoutant l'étude détaillée d'un cas de morve aiguë humaine avec inoculation positive au cheval, Rayer, en 1837, publia un important mémoire où se trouve la première description clinique minutieuse de la maladie chez l'homme, puis d'autres observations et d'autres travaux parurent qui contribuèrent à compléter l'histoire de l'affection, en sa partie symptomatique du moins. Qu'il me suffise, en ce rapide aperçu historique, de citer les noms de Vigla, de Tardieu, de Monneret, de Sédillot, de Gubler, de Bollinger, de Bouley et Brouardel, de Tardieu et Martineau, auxquels nous devons de nombreux et d'importants documents.

Enfin l'année 1882 apportait un fait capital avec la découverte de l'agent spécifique, du bacille de la morve, découverte réalisée en même temps en France par Bouchard, Capitan et Charrin (1), et en Allemagne par Loeffler et Schutz (2); puis neuf ans plus tard Helman, Kalning, Nocard et Roux, faisaient connaître la malléine dont on sait tout l'intérêt.

Dès lors, les principaux traits de l'histoire de la morve sont fixés; l'agent causal spécifique est isolé, la symptomatologie est connue, le diagnostic devient aisé, grâce aux perfectionnements de la microbiologie, mais il y a une partie importante en laquelle les progrès sont plus lents, c'est le problème de la thérapeutique dont la solution, comme pour la tuberculose, reste à donner.

ÉTIOLOGIE

La cause de la morve est une et spécifique, c'est le bacille découvert par Bouchard, Capitan et Charrin : il importe donc ici de donner tout d'abord une étude sommaire de cette bactérie avec l'indication de ses principaux caractères et de ses propriétés biologiques; puis, cela fait, il me faudra envisager la provenance du microbe, les conditions dans lesquelles il s'inocule habituellement à l'homme, par quelles voies il pénètre dans l'organisme, et quelles sont les circonstances susceptibles de favoriser cette inoculation. Ce sera la deuxième partie de ce paragraphe d'étiologie.

1° Le bacille de la morve.

A. *Morphologie. Coloration.* — Le bacille de la morve se présente sous la forme d'un petit bâtonnet (Fig. 107) très analogue à celui de la tuberculose et

(1) Bouchard, Capitan et Charrin, Sur la culture du microbe de la morve et la transmission de cette maladie à l'aide des liquides de culture. *Bull. de l'Acad. de médecine*, 1882-1883.

(2) Loeffler et Schutz, Ueber den Rotzpilz. *Deutsche med. Woch.*, 1882.

offrant des dimensions à peu près identiques ($0^{\mu},5 \times 3$ à $5\ \mu$). Tantôt rectiligne, tantôt un peu incurvé, il est légèrement mobile dans les cultures artificielles et possède cette particularité de ne pas fixer les matières tinctoriales d'une façon uniforme; aussi verra-t-on, dans la continuité de ce bacille, des espaces incolores à côté de parties vivement colorées, ce qui a conduit certains auteurs, comme Weischelbaum et Baumgarten, à considérer cette bactérie comme sporulée, opinion qui doit être abandonnée, ainsi que nous le verrons ultérieurement.

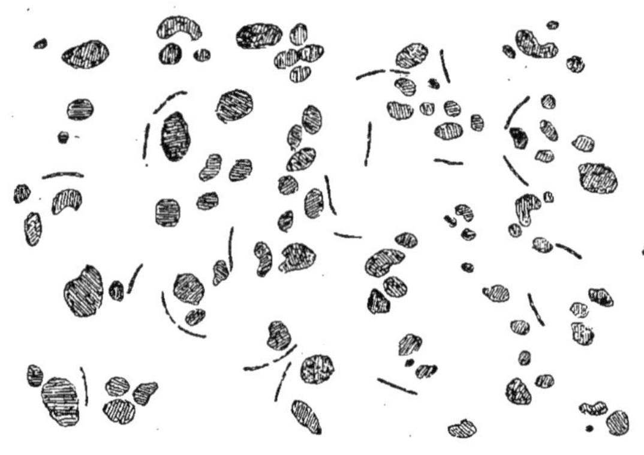

Fig. 107. — Bacilles de la morve dans une coupe de testicule de cobaye morveux. (Oc. 1, immersion 1/12. Leitz, Ch.-Cl. Verick.)

Si l'on veut colorer le bacille de la morve dans les cultures ou dans les produits pathologiques, on ne peut user de la méthode de Gram qui le décolore, mais on peut employer toutes les couleurs basiques d'aniline surtout dans ces solutions qui, comme celles de Kuhne et de Loeffler, sont additionnées de substances destinées à renforcer le pouvoir tinctorial.

Le microbe se colore ainsi très bien, mais il se décolore avec une égale facilité, surtout sous l'influence de l'alcool, et cette particularité rend la préparation des coupes de tissus morveux assez délicate.

Pour obtenir en ce cas de bons résultats, deux méthodes peuvent être mises en emploi :

1° La méthode de Weiggert, qui consiste à colorer avec un bain aniliné de violet ou de bleu, ou mieux avec le bleu de Kuhne, puis à laver et à sécher avec du papier buvard les coupes, qui seront éclaircies à l'huile d'aniline, lavées au xylol et enfin montées au baume.

2° Les méthodes qui consistent à colorer les coupes par une couleur que l'on fixe par un réactif approprié, permettant la deshydratation par l'alcool. On peut alors se servir du procédé de Nicolle au tanin [1], ou mieux du procédé au molybdate d'ammoniaque, qui est, à mon avis, le meilleur et que j'utilise de la façon suivante :

1° Coloration des coupes au bleu de Kuhne ou à la thionine phéniquée (formule de Nicolle) pendant dix minutes.

2° Lavage à l'eau distillée.

3° Action du molybdate d'ammoniaque en solution aqueuse à 1/10, en

[1] C. Nicolle, Recherches sur le chancre mou. *Thèse de Paris*, 1893.

chauffant légèrement et pendant huit à dix minutes, ayant pour but de fixer la couleur avec laquelle le molybdate forme un composé défini et insoluble.

4° Lavage soigneux à l'eau distillée.

5° Deshydratation à l'alcool absolu.

6° Éclaircissement au xylol et montage au baume.

Avec ce procédé on peut même obtenir des doubles colorations en faisant agir, avant de deshydrater par l'alcool, une solution aqueuse d'éosine. Le fond de la coupe est alors coloré en rose, les noyaux et les microbes en bleu.

B. *Cultures.* — La plupart des milieux usuels des laboratoires peuvent servir pour la culture du bacille de la morve qui est un aérobie poussant facilement à la température de + 37°. Au-dessous de + 25° et au-dessus de + 42°, les cultures ne se développent pas; la gélatine ordinaire est donc à rejeter comme substratum nutritif, puisque ce milieu ne peut être exposé qu'à une température ne dépassant pas + 22°.

Sur bouillon de bœuf, le développement du bacille est rapide à + 37° et donne un trouble général; puis, quand la culture vieillit, il se dépose au fond du vase un flocon visqueux et le liquide s'éclaircit.

Sur gélose ordinaire, en vingt-quatre heures on voit se produire, le long de la strie d'ensemencement, une traînée grisâtre, transparente, qui s'épaissit ensuite et qui n'a rien de spécial.

Sur sérum de cheval, des colonies demi-transparentes et jaunâtres prennent naissance, puis deviennent opaques quand la culture avance en âge.

Avec tous ces milieux, la culture ne présente rien de caractéristique; il n'en est plus de même, si l'on emploie la pomme de terre, sur laquelle le bacille de la morve revêt des caractères particuliers et spéciaux, précieux par conséquent pour le diagnostic de la bactérie.

Le long de la strie d'ensemencement, à la surface d'une tranche de pomme de terre stérilisée, on voit, à l'étuve à + 37°, se produire, dès le deuxième jour, une bande formée par un enduit humide, visqueux et de couleur jaunâtre; puis cette culture se fonce en progressant, de telle sorte qu'au bout de quatre ou cinq jours elle est constituée par une large bande surélevée, visqueuse, de couleur brun chocolat, tranchant nettement sur la teinte claire du substratum nutritif. Cette culture est assez spéciale pour faire reconnaître immédiatement le bacille morveux; toutefois, je ferai remarquer que le bacille pyocyanique donne quelquefois, sur le même milieu, une apparence analogue; mais, dans ce cas, une expérience bien simple lève tous les doutes : il suffit d'arroser la pomme de terre avec de l'eau ammoniacale pour voir apparaître la réaction bleue de la pyocyanine, qui fait évidemment défaut quand il s'agit de morve.

C. *Propriétés biologiques.* — La chaleur détruit facilement le bacille de la morve qui périt à + 55° au bout de dix minutes, ou à + 60° au bout de trois ou quatre minutes. C'est donc un microbe peu résistant et ce seul fait permet de conclure qu'il ne produit pas de spores dans ses cultures.

Aux antiseptiques, il ne résiste pas mieux qu'à la chaleur, par exemple l'eau phéniquée à 3 pour 100, le crésyl à la même dose, le tuent en cinq minutes, le sublimé à 1/1000, le permanganate de potasse à 1/100, le détruisent en une minute, et, s'il subit la dessiccation lente, il peut périr en trois jours.

Dans les cultures artificielles, il meurt au bout d'un mois et sa virulence tombe dès le huitième jour. Vient-on à faire des passages successifs sur ces milieux artificiels, cette virulence diminue rapidement et devient presque nulle dès le cinquième passage.

Pour faire récupérer au bacille la virulence ainsi perdue, il faudra alors avoir recours aux passages en série par le milieu vivant. Ainsi Protopopoff a exalté la virulence par passages successifs sur le lapin; cette exaltation s'observe aussi, comme l'a montré Gamaleia (1), par passage sur le spermophile et aussi par passage sur le lion, ainsi que Trasbot a pu le noter. Zakharoff, au contraire, a relevé que l'organisme du chat possède un pouvoir atténuateur vis-à-vis du virus.

D. *Produits solubles. — Malléine.* — Le bacille de la morve élabore des produits toxiques dont Finger a démontré l'existence en tuant les animaux sensibles par injection de cultures chauffées à 100 degrés et dans lesquelles, par conséquent, tous les bacilles étaient détruits. Kalning (2), Helman, Protopopoff, Nocard (3) et Roux, ont étudié les produits solubles de ces cultures; mais il faut bien reconnaître que l'isolement de ces substances chimiques n'a pas encore été réalisé et que le nom de *malléine*, sous lequel on désigne l'extrait de culture de morve, ne s'applique pas à une substance chimique définie et unique, mais bien à un ensemble de substances diverses sur la nature desquelles nous sommes loin d'être fixés (4).

Nous verrons que, contrairement à ce qu'on aurait pu penser au premier abord, la malléine n'a donné jusqu'ici aucun résultat dans les essais d'immunisation contre la morve; elle offre cependant un grand intérêt car elle possède une propriété qui rend les plus grands services en médecine vétérinaire.

Injectée à un animal morveux à petite dose, même alors que les lésions sont tout à fait au début et cliniquement non reconnaissables, elle détermine chez lui une réaction dont on conçoit la valeur au point de vue du diagnostic, car cette réaction ne se produit pas chez l'animal non morveux.

Sur un sujet morveux, après injection de malléine, on constate, au point d'inoculation et au bout de quelques heures, une tuméfaction œdémateuse, douloureuse et chaude (réaction locale) qui disparaîtra ensuite sans passer à

(1) GAMALEIA, *Annales de l'Inst. Pasteur*, 1890.

(2) KALNING, Diagnostic de la morve. *Arch. des sc. vétér.* Saint-Pétersbourg, 1891.

(3) NOCARD, Application de la malléine au diagnostic de la morve latente. *Rec. de méd. vétér.*, 1892. — Sur la malléine. *Médecine mod.*, 5 sept. 1894.

(4) Nocard a indiqué le procédé de la préparation de la malléine de la façon suivante : On fait, sur bouillon glycériné, une culture de bacille morveux exalté par passage sur le lapin, puis, au bout d'un mois, on stérilise la culture par chauffage à 100 degrés pendant trente minutes; ensuite on évapore au bain-marie jusqu'à réduction du liquide à 1/10e de son volume primitif, et enfin on filtre sur papier. Le produit ainsi obtenu, de couleur brune et de consistance sirupeuse, constitue la *malléine brute* dont 1 centimètre cube tue le lapin en injection sous-cutanée.

la suppuration ; en outre, l'animal présente une réaction organique, il est abattu, anxieux, le tronc est le siège de tremblements, et la respiration est accélérée ; enfin il se produit une réaction thermique accusée consistant en une élévation de 1°,5 à 2°,5, commençant dès la huitième heure après l'injection et atteignant son maximum à la douzième ou quinzième heure.

Ainsi que Nocard l'a établi, cette réaction à la malléine est un signe d'une précision très grande, mais il importe, afin de ne pas commettre d'erreur, de n'affirmer la morve qu'après avoir constaté les trois réactions réunies : locale, organique et thermique.

E. *Inoculations expérimentales.* — Parmi les animaux sensibles à la morve, il faut placer les solipèdes : âne, cheval, mulet, puis vient le cobaye qui offre une réceptivité très marquée ainsi que la souris des champs ; le chat est également sensible mais moins que le cobaye. Le chien, le lapin, la souris blanche, sont très peu réceptifs, enfin les bovidés et les oiseaux sont réfractaires au virus.

Sans m'arrêter à la description de la morve expérimentale chez les diverses espèces sensibles, j'indiquerai ici ce que l'on observe chez le cobaye après inoculation du virus, car c'est souvent à cette expérience qu'il faut avoir recours pour trancher un diagnostic douteux.

On peut procéder de façons différentes : inocule-t-on le virus par frottis sur une région préalablement scarifiée, on voit se produire une plaie ulcéreuse, véritable chancre morveux avec lymphangite et adénite, puis l'animal, au bout d'un mois ou deux, maigrit et succombe, et, à l'autopsie, on trouvera le poumon, le foie, la rate, plus ou moins envahis par de petits tubercules miliaires à centre caséifié ou non.

On peut inoculer aussi par injection sous-cutanée, à la base de la cuisse par exemple, il se produit alors un abcès avec lymphangite et adénite et l'évolution de la maladie se fait comme dans le cas précédent.

Plus intéressante est l'inoculation intra-péritonéale faite au cobaye mâle, car elle est suivie, dès le deuxième ou troisième jour, de la production d'une orchite volumineuse (Fig. 108) aboutissant, quand l'animal survit assez longtemps, à la production d'abcès caséeux et de fistules au niveau des testicules. La mort survient au bout de trois semaines environ, sauf dans le cas où le virus est très actif et peut tuer en sept à huit jours.

C'est Strauss (1), en indiquant cette orchite morveuse rapide, volumineuse avec vaginalite caséo-suppurée, qui a fait ressortir son intérêt au point de vue du diagnostic de la morve. Il est vrai de dire que ce n'est pas un fait absolument spécial à la morve comme l'ont montré Hallopeau (2) et Kutscher (3), mais l'orchite expérimentale déterminée chez le cobaye par les bactéries dont parlent ces auteurs n'est pas identique au sarcocèle morveux, elle est moins

(1) Strauss, Sur un moyen de diagnostic rapide de la morve. *Archives de médecine expérimentale*, 1889.

(2) Hallopeau, Un cas de mycosis fongoïde. *Soc. de dermat.*, 1896.

(3) Kutscher, *Zeitschrift für Hyg.*, t. I, p. 156.

rapide, moins volumineuse et, de plus, la rétroculture ne donne pas l'aspect caractéristique de la morve sur pomme de terre, de sorte que la valeur diagnostique du sarcocèle morveux chez le cobaye ne saurait être contestée.

F. *Essais de vaccination et de sérothérapie.* — Jusqu'à présent les essais faits par divers savants pour conférer l'immunité artificielle aux animaux sensibles à la morve, par les procédés actuellement connus, n'ont donné que des

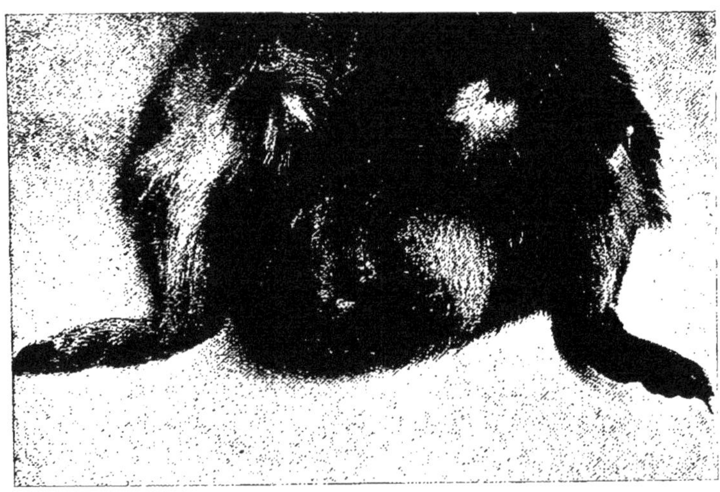

Fig. 108. — Orchite morveuse chez le cobaye au cinquième jour.

résultats négatifs ou dont la valeur est contestable et, sous ce rapport, nous ne sommes pas plus avancés que pour la tuberculose.

D'ailleurs, ne sait-on pas que, comme pour la tuberculose, une première atteinte de morve ne confère pas l'immunité et que les lésions morveuses sont même auto-inoculables à un animal atteint de cette affection?

Strauss [1], Finger [2], Zakharoff [3] ont essayé, par des inoculations répétées de virus atténué chez le cheval, le lapin, le chien, de produire l'immunité, mais leurs tentatives ont échoué; il en a été de même avec les inoculations de malléine qui se sont montrées sans action immunisante.

Quant à la sérothérapie, tentée par Malzeff avec le sang des bovidés, et par Chénot et Picq [4] avec le sérum du sang de bovidés, que l'on sait être natu-

(1) Strauss, Essai de vaccination contre la morve. *Arch. de méd. expér.*, 1889.

(2) Finger, Zur Frage der Immunit. und Phagocyt. beim Rotz. *Beiträge zur path. Anat. und zur allg. Pathol.*, VI, 4, 1889.

(3) Zakharoff, Sur la production de l'immunité chez les chevaux contre la morve. *Comptes rendus des travaux spéciaux de l'Institut vétér. de Charkoff*, II, 1889.

(4) Chénot et Picq, Action bactéricide du sérum de sang de bovidés sur le virus morveux et action curative de ce sérum dans la morve expérimentale du cobaye. *Société de biol.*, 1892.

rellement immuns contre la morve, elle semble avoir donné quelques résultats, mais qui appellent de nouvelles expériences et qui demandent à être confirmés.

2° Provenance du bacille et conditions de son inoculation à l'homme.

De tous les animaux, celui chez lequel la morve est la plus fréquente est certainement le cheval ; on peut donc penser dès l'abord que la presque totalité des cas de morve humaine ont une origine équine, et c'est ce que l'observation confirme ; il importe de remarquer toutefois qu'un petit nombre de cas reconnaissent une provenance différente. Ainsi, il peut y avoir transmission de la maladie de l'homme à l'homme, tel le cas de Girard, qui prit la morve en faisant l'autopsie d'un individu morveux ; tels les cas de Keldisch (1), où deux hommes, en ayant soigné un autre atteint de morve, furent contaminés par lui ; tel enfin ce fait curieux rapporté par Ellioston et dans lequel une blanchisseuse contracta la maladie en lavant le linge d'un cocher morveux.

La contamination peut aussi avoir lieu au cours de manipulations ou d'expériences de laboratoire portant sur le virus cultivé artificiellement et les annales de la science ont malheureusement à enregister déjà la perte de plusieurs savants qui ont ainsi succombé.

Dans la grande majorité des cas, la morve humaine étant d'origine équine, il s'ensuit qu'elle se rencontre plus fréquemment chez l'homme que chez la femme qui, par ses conditions de vie, a moins de contact avec le cheval : ainsi Bollinger sur 120 cas de morve n'en a trouvé que 6 chez la femme ; de plus, il est évident que certains individus seront, du fait de leur profession, plus exposés que d'autres à contracter la maladie : ce sont les palefreniers, les cochers, les cultivateurs, les vétérinaires, les cavaliers, les équarrisseurs, les bouchers, qui vendent de la viande de cheval.

Si l'on examine maintenant le mode de pénétration du virus dans l'économie, on voit que le plus souvent la contamination a lieu par inoculation du microbe, contenu dans les sécrétions pathologiques, au niveau d'un traumatisme cutané quelconque. Par exemple, un palefrenier, en bouchonnant un animal morveux, se blesse avec un de ces piquants qui se trouvent souvent dans la paille et le bacille peut ainsi pénétrer à travers l'épiderme. D'autres fois, c'est un vétérinaire qui se coupe en faisant l'autopsie d'un cheval morveux ou qui reçoit du jetage sur une région au niveau de laquelle existe une excoriation si minime qu'elle soit.

On a bien pensé que le virus pouvait pénétrer à travers la peau saine et certaines expériences de Babes, donnant la morve à des cobayes par simple friction de la peau normale avec une pommade renfermant des bacilles morveux semblent confirmer cette opinion ; mais ne sait-on pas que pour la pénétration d'une bactérie qui mesure 0μ,5 de largeur un traumatisme impercep-

(1) KELDISCH, *Arch. de méd. mil.*, 1887, p. 84.

tible est suffisant pour constituer une large porte d'entrée et qui peut affirmer qu'un semblable trauma n'existe pas, surtout après une friction de la peau?

En dehors de la voie cutanée, la transmission de la maladie peut se faire par les muqueuses : on trouve des cas de contamination chez des palefreniers ayant bu dans le même seau qu'un cheval morveux ou s'étant mouchés avec un linge ayant servi à essuyer le jetage s'écoulant des naseaux.

Quant à l'ingestion de viandes morveuses, elle peut aussi communiquer la maladie ainsi que cela résulte d'observations faites par Gerlach sur le chat et par Trasbot sur le lion et l'ours dans les ménageries.

On sait cependant, à ce sujet, que Decroix, soutenant l'innocuité de la viande morveuse, osa en ingérer lui-même et qu'il n'en éprouva aucun accident, mais ce fait négatif ne saurait diminuer en rien le danger de la viande provenant d'animaux morveux dont la proscription doit être absolue.

Reste enfin la possibilité de la transmission du virus par l'appareil respiratoire. D'après Bollinger, ce serait un mode d'inoculation fréquent et pour Kelsch la morve aiguë résulterait de l'inoculation microbienne par cette voie. Aujourd'hui cependant cette opinion n'est plus généralement admise, surtout depuis que Cadéac et Mallet [1] ont publié une série d'expériences desquelles il ressort nettement : que l'air expiré par un animal morveux ne contient pas de bacilles, que le bacille contenu dans le jetage et dans le pus ne peut être entraîné hors de ces liquides et que, s'il passe dans l'air avec les poussières, ce n'est qu'après dessiccation qui amène la chute de la virulence.

En résumé, c'est surtout par le contact avec un animal morveux ou un objet souillé par cet animal et par inoculation de la bactérie spécifique au niveau d'une lésion quelconque de la peau que la morve humaine prend naissance, notion qu'il importe de ne point perdre de vue, car c'est elle qui dictera les mesures prophylactiques.

La virulence du bacille morveux joue-t-elle un rôle important dans l'étiologie de la maladie chez l'homme et n'y a-t-il pas un rapport entre les formes généralisées ou localisées, aiguës ou chroniques de la maladie et cette virulence?

A cette question les auteurs les plus compétents répondent par la négative, en faisant observer que les formes chroniques chez l'animal, où la virulence de la bactérie semble amoindrie, peuvent tout aussi bien chez l'homme donner lieu à une forme aiguë qu'à une forme chronique. Il y aurait plutôt à tenir compte sur ce point de la quantité de virus inoculé.

A ce propos, il est bon de faire remarquer que les cas chroniques chez l'animal sont plus dangereux que les cas aigus; ici en effet le diagnostic est rapidement fait et entraîne l'abatage de l'animal, tandis que certaines manifestations chroniques peuvent prêter à l'erreur, laisser le diagnostic en suspens pendant une période plus ou moins longue, au cours de laquelle l'animal peut contaminer ceux qui l'approchent et cela d'autant plus facilement qu'ils sont sans méfiance, la nature de l'affection étant incertaine.

(1) Cadéac et Mallet, *Revue de méd.*, 1887.

Une dernière condition entre en jeu dans l'inoculation du bacille morveux à l'homme c'est l'état du *terrain*, mais ici je ne pourrais que reproduire les notions classiques à ce sujet; aussi ne m'arrêterai-je pas autrement.

Il me reste maintenant à indiquer quelle est la fréquence de la morve chez l'homme; à ce propos, je n'ai pas trouvé de statistiques récentes, et les seuls chiffres que je puisse citer sont ceux de Felisch qui, de 1876 à 1886, a noté en Prusse 17 047 cas de morve équine avec 20 contaminations humaines. Aujourd'hui que la morve est activement recherchée et combattue chez le cheval, le danger devient certainement peu fréquent et l'on peut dire que la maladie est heureusement un fait rare chez l'homme.

ANATOMIE PATHOLOGIQUE

Essentiellement, les lésions morveuses sont constituées par des granulations que Virchow [1] a rangées à côté du tubercule et dont Renaut [2] a repris ensuite l'étude, montrant qu'elles se rapprochent plutôt des lésions pyohémiques que du tubercule véritable, opinion confirmée depuis par divers auteurs et notamment par Leredde [3].

La granulation morveuse étant la même dans toute la série des animaux sensibles au virus, on peut prendre comme type de sa description le tubercule expérimental du foie ou le tubercule pulmonaire du cheval. Par l'étude de ces lésions, on verra que l'élément débute par une agglomération de leucocytes polynucléaires s'entourant souvent d'une zone de cellules à noyau unique et qui sont, d'après Leredde, des mononucléaires; de plus, tout autour de cette granulation, il est fréquent de noter des zones inflammatoires, caractérisées par l'abondance des exsudats fibrineux, donnant à ces altérations une allure un peu spéciale et qui se rapproche de celle des inflammations pneumococciques.

Une fois constituée, la granulation morveuse évolue rapidement vers la caséification qui s'opère ici, comme dans la tuberculose par nécrose du protoplasma et fragmentation du noyau, se distinguant cependant pour Leredde par la persistance presque indéfinie des fragments nucléaires, lesquels disparaissent au contraire assez vite dans le cas de tubercule vrai.

Les bacilles morveux existent bien entendu en ces lésions mais ils sont difficiles à déceler et se voient surtout dans les zones caséifiées.

Ainsi donc, comme le tubercule, la lésion morveuse élémentaire est une granulation mais différant, au point de vue de sa structure anatomique, du tubercule par sa constitution presque exclusivement leucocytaire, par l'abondance des exsudats fibrineux périphériques et par l'absence des cellules géantes et épithélioïdes qui ne se rencontrent pas dans la morve aiguë. Notons toutefois que, dans certains cas de morve chronique, on peut voir, dans la

(1) VIRCHOW, *Pathologie des tumeurs*, trad. Aronsohn, 1869, t. II. p. 541.

(2) RENAUT, Lésions anat. de la morve équine. *Comptes rendus de l'Acad. des sc.*, 1875.

(3) LEREDDE, Étude sur l'anatomie pathologique de la morve. *Thèse de Paris*, 1893.

région des mononucléaires entourant l'amas de leucocytes polynucléaires, se former des cellules à type épithélioïde et même des cellules géantes provenant des mononucléaires ; en ce cas l'analogie avec le tubercule vrai est très grande.

Je ne puis m'arrêter ici à décrire ces lésions morveuses dans les divers organes qu'elles atteignent et je renvoie sur ce point aux monographies où la question peut être traitée complètement, par exemple, au travail de Leredde.

Au point de vue dermatologique, j'indiquerai seulement que les pustules morveuses sont, ainsi que l'a montré Cornil, semblables aux pustules varioliques dont elles se distinguent seulement, d'après Leredde, par une tendance gangreneuse qui est probablement sous la dépendance du bacille morveux.

SYMPTOMES

Les manifestations symptomatiques de la morve sont multiples et variées : aussi, pour la commodité de la description clinique, a-t-on établi à ce sujet des divisions que j'adopterai ici, me conformant à la tradition classique, en faisant toutefois remarquer que les choses ne sont pas, en réalité, aussi nettement tranchées, qu'il existe des formes hybrides et que ces divisions n'ont rien d'absolu. C'est ainsi que, suivant que les premières voies respiratoires sont frappées ou non, on distingue deux types cliniques de la maladie : la morve et le farcin, chacun de ces types comprenant lui-même deux formes, l'une aiguë, l'autre chronique.

1° Morve aiguë.

La morve aiguë peut se montrer d'emblée ou, au contraire, succéder à une forme chronique de l'affection ; elle débute de deux façons différentes : tantôt faisant suite à une infection interne, ce sont des manifestations générales qui ouvrent la scène, tantôt prenant naissance à la suite d'une lésion cutanée d'inoculation. En tout cas, il existe toujours une période d'incubation, mais qui varie suivant les circonstances : s'agit-il par exemple d'infection interne, cette phase peut durer douze à quinze jours, tandis qu'après une inoculation cutanée elle n'excède pas généralement quatre ou cinq jours.

Dans ce dernier cas, on trouvera au point inoculé, siégeant d'habitude en une région découverte, une plaie qui, comme dans une observation de Duval, Gasne et Guillemot (1), peut s'être cicatrisée pendant que le virus s'installe à l'intérieur et qui, le plus souvent, revêt l'aspect d'une plaie inflammatoire, chancriforme, avec tendances extensives, ressemblant parfois à certaines piqûres anatomiques, s'accompagnant de traînées de lymphangite

(1) Duval, Gasne et Guillemot, *Arch. de méd. expér.*, mai 1896.

et déterminant l'engorgement des ganglions tributaires de la région malade.

Quoi qu'il en soit, qu'il existe ou non des lésions cutanées, le début se fait par des phénomènes généraux qui n'ont en eux-mêmes rien de caractéristique et qui peuvent aisément donner lieu à l'erreur.

On note de la céphalalgie, de l'anorexie, des nausées, une faiblesse très grande et souvent des manifestations articulaires qui en imposeraient facilement pour une poussée rhumatismale. Ces phénomènes revêtent habituellement le type douloureux sans lésions des jointures, ce qui n'est pas toutefois la règle car, dans 1/10e des cas, d'après Morel (1), on trouve de véritables arthrites purulentes.

Au bout de quelques jours, apparaissent les manifestations caractéristiques de la morve, ce sont des lésions cutanées et des troubles de l'appareil respiratoire atteint en toutes ses parties, mais particulièrement au niveau des premières voies.

Symptômes cutanés. — Deux manifestations doivent attirer ici notre attention : le gonflement érysipélatoïde de la face et l'éruption pustuleuse.

Ordinairement, l'érysipèle morveux débute par la face et se traduit par un œdème dur, mal délimité et ne présentant pas ce bourrelet périphérique que l'on sait être un des signes de l'érysipèle vrai. Le nez, le front, les paupières, le cuir chevelu sont le plus souvent envahis et l'on voit, sur ce gonflement, des vésicules et des phlyctènes prendre naissance puis se rompre en laissant couler une sérosité sanguinolente. En d'autres points de l'œdème, on observera des plaques violacées de sphacèle qui donnent lieu à des escarres et à des pertes de substances gangreneuses, à tendances extensives, déformant le visage et lui donnant un aspect hideux.

En même temps que cet érysipèle morveux, vers le sixième jour de la maladie, on voit survenir une éruption plus ou moins étendue et quelquefois généralisée, mais dont les sièges de prédilection sont la face, les membres, les muqueuses oculaire et bucco-pharyngée.

Caractérisée au début par de petites taches rosées qui ne tardent pas à devenir papuleuses, puis à se transformer en pustules en moins de vingt-quatre heures, l'éruption est, à ce moment, composée de pustules arrondies mais non ombiliquées, isolées ou confluentes, pouvant en cette occurrence donner lieu à un soulèvement plus ou moins considérable de l'épiderme par le pus.

Par la suite, ces pustules se rompent en donnant issue au liquide purulent qu'elles contiennent et laissent après elles des ulcérations à tendances extensives qui peuvent se transformer parfois en plaques gangreneuses.

Symptômes dus aux lésions des voies respiratoires. — En même temps qu'apparaît l'éruption pustuleuse et quelquefois même un peu auparavant, on note chez le malade une gêne marquée au niveau du nez, la voix est nasonnée, l'expiration nasale pénible et sifflante, et, à tout instant, le malade fait un

(1) MOREL, Des déterminations articulaires de la morve chez l'homme. *Th. de Lyon*, 1897.

effort pour chasser les mucosités qui obstruent les cavités nasales et qui s'écoulent sous forme d'un liquide visqueux.

A cette période, il est aussi fréquent de noter des épistaxis répétées et abondantes. Rapidement l'écoulement nasal augmente, il ne tarde pas à devenir persistant et n'est plus seulement constitué par de simples mucosités, mais bien par un liquide purulent, strié de sang, visqueux, qui coule en déterminant sur les lèvres et sur les joues des excoriations; c'est le jetage morveux, analogue à celui que l'on observe chez le cheval, mais ordinairement moins abondant que chez cet animal (1) et pouvant, lorsque le malade est dans le décubitus dorsal, manquer totalement, car les mucosités s'écoulent alors par la cavité pharyngée.

Vient-on à examiner la muqueuse nasale, on la trouve rougie, excoriée, avec des ulcérations recouvertes de muco-pus et qui peuvent amener, lorsqu'elles gagnent en profondeur, la perforation de la cloison ou du vomer.

On trouvera enfin un gonflement marqué de la racine du nez avec œdème des paupières entre lesquelles s'écoule un liquide muco-purulent analogue au jetage.

La muqueuse bucco-pharyngée est également atteinte, et, au niveau des gencives, des amygdales, du pharynx, il existe des pustules dont la rupture laisse des ulcérations recouvertes de pus et exhalant une odeur fétide.

Ces lésions se trouvent, en outre, probablement au larynx, car, dans les quelques cas où il a été examiné, à l'autopsie, elles s'y sont rencontrées plus ou moins nombreuses.

Mais ce n'est pas tout : le poumon, lui aussi, ne tarde pas à être envahi; au bout d'un temps variable, des symptômes annoncent que l'organe est atteint. Quelquefois il se produit un violent point de côté, comme chez un malade observé par Joubert (2); d'autres fois, les choses se passent moins bruyamment, et c'est à l'auscultation et à la percussion qu'elles se révèlent : submatité aux bases, gros râles disséminés ou foyers de râles fins, enfin dyspnée de plus en plus marquée, qui constituent des phénomènes de la plus haute gravité, avant-coureurs de la terminaison fatale.

État général. — En même temps que ces divers symptômes évoluent, l'état général devient de plus en plus grave : de rémittente et de peu élevée qu'elle était au début, la fièvre ne tarde pas à augmenter, se traduisant par une élévation de température atteignant 40 degrés environ, sans rémission, ou avec de faibles rémissions matutinales; le pouls est petit, faible, rapide; le délire, d'abord nocturne, s'installe pendant le jour; puis surviennent des vomissements, de la diarrhée avec selles fétides et involontaires, des hémorragies, particulièrement des épistaxis.

(1) Pour la description de la morve équine, nous renvoyons aux ouvrages de médecine vétérinaire et à la monographie suivante : PRIEUR, De la morve chez l'homme et chez le cheval. *Thèse de Paris*, janvier 1898.

(2) JOUBERT, Contribution à l'étude clinique et thérapeutique de la morve humaine. *Thèse de Paris*, 1897.

Enfin la mort arrive dans le coma, la maladie ayant duré de cinq à six jours à trois semaines, suivant qu'elle est survenue d'emblée ou qu'elle s'est déclarée à la suite de manifestations chroniques morveuses.

C'est cette terminaison qui est la règle dans la morve aiguë ; certains auteurs ont bien cité des cas de guérison, mais, comme le fait remarquer Roger (1), la plupart de ces observations manquent de contrôle et une seule d'entre elles mérite d'être retenue, elle est due à Hertwig.

2° Farcin aigu.

Ces cas sont rares et encore assez mal connus ; ils débutent par des manifestations générales et articulaires, ne différant pas de celles que j'ai indiquées au paragraphe précédent ; puis, vers le sixième jour, se montrent, en diverses régions, des abcès plus ou moins nombreux. Ce sont tantôt de petites tumeurs fluctuantes, tantôt des collections plus vastes situées dans le tissu sous-cutané ou en plein muscle, tantôt de véritables phlegmons érysipélateux. La plupart du temps, des traînées de lymphangite partent de ces abcès, dont l'ouverture peut donner lieu à des ulcérations gangreneuses profondes. Au bout d'un temps variable, mais qui n'excède pas trois semaines généralement, une éruption pustuleuse survient, qui ne diffère pas de celle de la morve aiguë, la durée de l'affection étant, en général, un peu plus longue que dans ce dernier cas et pouvant atteindre un mois à un mois et demi.

Cette forme clinique se rapproche donc beaucoup de la morve aiguë avec laquelle Bollinger l'avait d'ailleurs confondue. Notons, toutefois, que le jetage et les altérations des premières voies respiratoires manquent dans le farcin aigu, ainsi que l'on pourra s'en convaincre en reprenant les quelques observations qui existent à ce sujet, telles que celles de Villemin (2), de Kelsch (3), de Forestier (4), de Bucquoy (5).

3° Farcin chronique.

Plus fréquent que la forme aiguë du farcin, le type chronique débute, lui aussi, comme la morve aiguë, soit par inoculation cutanée, soit par infection interne, donnant lieu aux manifestations générales que j'ai signalées pour la morve aiguë, puis, au bout de quinze jours à trois semaines, apparaissent les lésions caractéristiques du farcin qui consistent en abcès.

Localisées habituellement aux membres et à la face, ces collections purulentes, dont le volume est très variable, sont habituellement mal circonscrites

(1) Roger, art. *Morve* du *Traité de méd. de Charcot-Bouchard*, t. I.
(2) Villemin, Farcin aigu. *Gaz. des hôp.*, 1846.
(3) Kelsch, *Arch. de phys.*, 1875.
(4) Forestier, Farcin aigu. *Thèse de Morel.* Lyon, 1897.
(5) Bucquoy, Farcin aigu chez l'homme. *Bull. de l'Acad. de méd.*, 1884.

et recouvertes d'une peau violacée; elles n'occasionnent que peu de douleur et ne revêtent que rarement l'allure d'un phlegmon à évolution rapide. Quant à leur terminaison, elle est variable. Tantôt on les voit disparaître brusquement, c'est le cas le plus rare; tantôt, c'est ce qui arrive le plus souvent, elles s'ouvrent à l'extérieur après un temps plus ou moins long, quelquefois après plusieurs mois et, à la suite de cette ouverture, deux solutions sont possibles : la cicatrisation ou la persistance de fistules qui ne tardent pas à se transformer en ulcérations à bords calleux et saillants, ayant tendance à s'étendre et à creuser et dont la profondeur est telle que parfois les tendons et même les os sont mis à nu.

Ajoutons que les angioleucites sont fréquentes au voisinage de ces abcès et que les ganglions sont souvent mais non constamment engorgés.

Les abcès peuvent se guérir et l'on peut voir, au bout de deux ou trois mois, le malade présenter une amélioration qui laisse espérer la guérison, mais ce n'est là qu'une amélioration passagère (dont la durée cependant peut être longue puisque dans un cas d'Hallopeau elle a persisté trois ans) et après laquelle les accidents reparaissent et continuent leur évolution.

On voit alors, en même temps que les abcès, le malade présenter des manifestations articulaires ou plutôt périarticulaires douloureuses, du gonflement du testicule (sarcocèle morveux), des troubles digestifs avec anorexie, vomissements, diarrhée rebelle, puis la fièvre, qui est très irrégulière pendant toute la durée de la maladie, revêt le type de la fièvre hectique, et le sujet tombe dans un état d'amaigrissement et de cachexie auquel il ne tarde pas à succomber.

L'évolution totale dure plusieurs mois, généralement douze à quinze, exceptionnellement plusieurs années; d'autres fois, c'est la morve aiguë qui termine la scène après une période plus ou moins longue d'accidents chroniques ainsi que nous le voyons dans l'observation de Vidal [1].

La guérison est un fait rare dans le farcin chronique mais elle s'observe néanmoins quelquefois. Ainsi Tardieu en a cité 6 cas, Rémy [2] a publié l'histoire d'un malade dont la guérison semble bien définitive, Jakowski a rapporté un fait analogue et Holmes [3] a donné l'observation d'un farcin terminé favorablement.

Il est bon toutefois de se tenir sur la réserve au sujet de ces guérisons du farcin chronique, en raison des périodes d'amélioration dont je parlais tout à l'heure et qui pourraient laisser croire à la disparition définitive de la maladie alors que les accidents reparaîtront ultérieurement; une très longue période d'observation est donc nécessaire avant de pouvoir affirmer l'heureuse issue de l'affection.

Telle est la forme habituelle du farcin chronique, mais il en existe deux

(1) VIDAL, *Arch. de méd. et de pharm. milit.*, 1890, p. 468.
(2) REMY, Un cas de morve chronique de l'homme. *Arch. de méd. expér.*, 1897.
(3) HOLMES, *Journal amer. med. Assoc.*, 12 août 1894.

autres plus difficiles à reconnaître, ce sont : l'angioleucite farcineuse et la farcinose mutilante de la face.

Angioleucite farcineuse. — Décrite par Tardieu, cette variété du farcin chronique se caractérise par la localisation des accidents au voisinage du point d'inoculation. Il s'agit par exemple d'une piqûre à la main ou aux doigts suivie de gonflement œdémateux du membre avec traînées de lymphangite et engorgement ganglionnaire, s'accompagnant de fièvre plus ou moins élevée. Puis l'orage s'apaise et, au bout d'un certain temps, on voit se produire, le long des lymphatiques atteints au début, des abcès qui prennent le caractère des collections purulentes du farcin chronique, aboutissant à la résorption ou plutôt à l'ouverture, laissant alors des fistules ulcéreuses, à tendances extensives ou non.

En ce cas, la guérison survient plus souvent qu'en toute autre forme de l'infection morveuse, mais ce n'est pas la règle et l'on peut observer des récidives à longue échéance ou la transformation de ce farcin localisé en farcin généralisé qui aboutit à la mort comme je l'ai indiqué, tel par exemple un cas rapporté par Joubert.

Farcinose mutilante de la face. — C'est une forme rare, si l'on en juge par les observations publiées, car je n'en ai rencontré que deux dans la littérature médicale, l'une de Hallopeau et Jeanselme (1), et l'autre de E. Besnier (2) ; mais, en raison de la connaissance relativement récente de cette forme de morve, on peut se demander si elle n'a pas été, en certains cas, méconnue et prise pour des accidents syphilitiques ou tuberculeux d'allures mutilantes.

J'ajouterai que, parmi les divers types cliniques que peut revêtir la morve, celui-ci est certainement l'un des plus intéressants au point de vue dermatologique. Dans les deux cas que je viens de citer, la farcinose mutilante de la face n'est apparue que longtemps après le début de la maladie dont le premier acte a été, pour le cas de E. Besnier, la morve chronique pulmonaire et, pour le cas de Hallopeau et Jeanselme, des manifestations de farcin chronique, puis, après une période de rémission assez longue, puisqu'elle a duré trois ans dans l'un des cas (celui de Hallopeau), les lésions mutilantes de la face sont apparues.

Essentiellement, ces lésions sont constituées par une infiltration tuberculo-gommeuse des tissus, aboutissant à la production d'ulcères à tendances destructives par suite de la fonte de ces gommes farcineuses.

Les muqueuses pituitaire et buccale sont d'abord atteintes, puis le processus destructif gagne l'extérieur, déterminant des pertes de substance, des ulcères qui se continuent avec ceux des cavités nasale et buccale et qui mutilent les lèvres, le nez, les joues. Tel est le schéma des deux observations de morve mutilante de Hallopeau et Jeanselme et de E. Besnier ; quant au

(1) Hallopeau et Jeanselme, Étude clinique et expérimentale sur un cas d'infection farcino-morveuse chronique. *Ann. de dermat.*, 1891, p. 273.

(2) E. Besnier, Farcinose mutilante de la face survenue au cours d'un équinia chronique. *Ann. de dermat.*, 1891, p. 296.

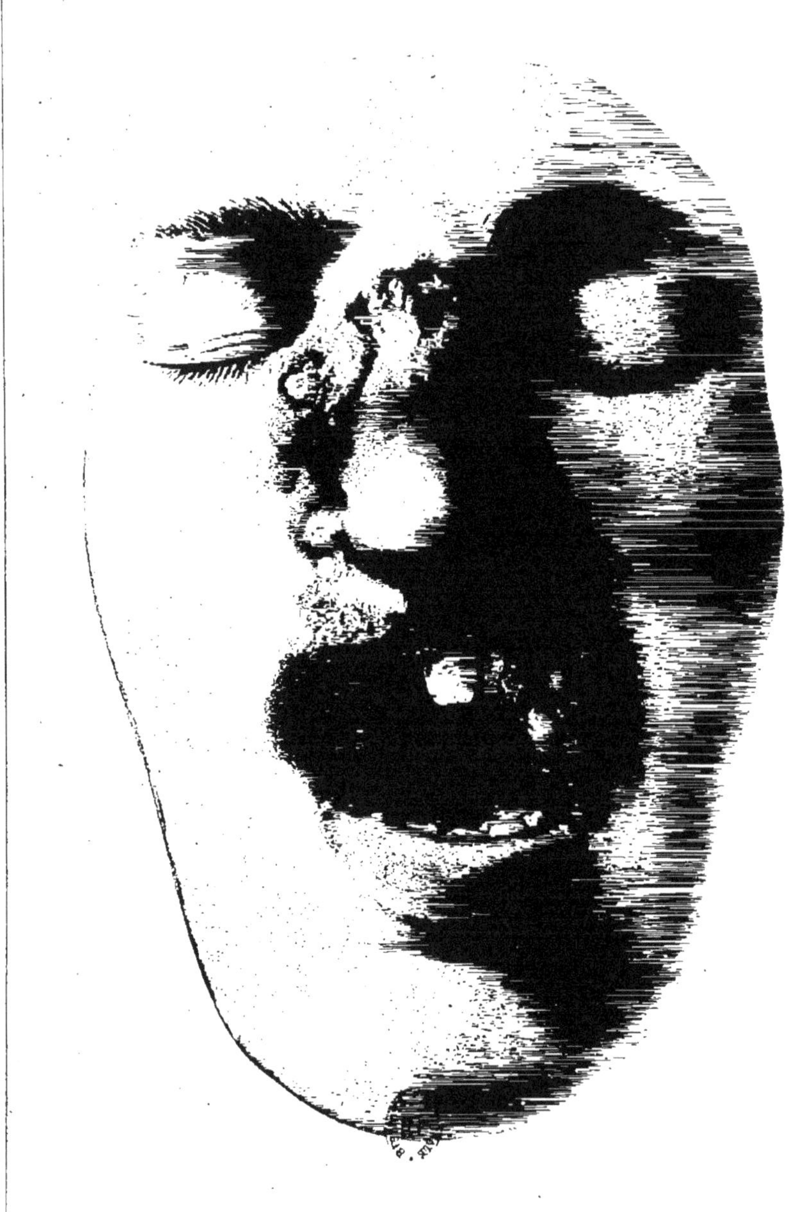

Masson et Cie Éditeurs, Paris. Imp^ie Firmin Didot et Cie Paris.

Farcinôme cutané

Musée St Louis, d'après moulage Baretta N° 1571 (Besnier)

détail évolutif de ces lésions, on voit qu'elles se présentent au début avec une base infiltrée, rouge, livide, pâteuse, sur laquelle se développent ultérieurement de petites saillies ou boutons farcineux dont le centre se perfore en laissant échapper un liquide puriforme. Rapidement la perforation s'agrandit en se dentelant irrégulièrement sur ses bords et, en même temps, l'ulcération se continue en la profondeur, décollant les tissus et formant un ulcère à fond plus large que l'ouverture et c'est par coalescence de ces ulcères que l'on arrive à ces vastes pertes de substance dont le malade de E. Besnier offre un exemple si remarquable (Pl. IX); pertes de substances à bords déchiquetés, irréguliers, décollés en dessous, à fond anfractueux, mamelonné, donnant pendant toute la durée de l'évolution un pus jaunâtre et abondant.

Enfin, caractère important, ces ulcérations sont douées d'une puissance destructive intense et peuvent aboutir en peu de jours à la mutilation totale de la partie atteinte.

Je noterai ici que Hallopeau et Jeanselme ont relevé chez leur malade des douleurs à type névralgique occupant toute la face, tandis que E. Besnier signale l'indolence des lésions.

Après une durée de plusieurs mois, la mort est survenue, chez le malade de Hallopeau et Jeanselme, par une poussée de morve aiguë et, chez le sujet de E. Besnier, par des complications rénales à évolution rapide.

Il est certain que de pareilles lésions, lorsqu'on n'est pas prévenu, peuvent faire penser tout d'abord à toute autre chose qu'à la morve, par exemple à certaines syphilides ulcéreuses. On se rappellera en ce cas que les syphilides sont moins irrégulières, à bords moins déchiquetés, qu'elles sont moins suintantes et qu'elles déterminent, par destruction des os du nez, des déformations spéciales avec affaissement de l'organe; de plus, le traitement antisyphilitique produit ici des effets qu'il ne saurait amener dans le cas de morve. Moins facile est la confusion avec la tuberculose ou avec l'épithéliomatose malignes, car on ne retrouve aucun tubercule vrai dans ces lésions morveuses, qui suppurent bien plus que dans la tuberculose et qui sont molles et indolentes, ce qui ne s'observe pas généralement dans l'épithélioma.

4° Morve chronique.

Dans la majorité des cas, ce type clinique succède au farcin chronique; on voit alors survenir des symptômes dus à des lésions des premières voies respiratoires et qui sont, en somme, ceux de la morve aiguë mais atténués. A ces symptômes ne tardent pas à se joindre tous ceux qui traduisent l'affaiblissement de l'organisme et la gravité de l'état général, comme dans le farcin chronique à l'étude duquel je renvoie afin d'éviter des répétitions.

La mort survient comme dans le farcin chronique, mais elle est tardive et peut n'arriver qu'au bout de cinq ou six ans dans cette forme qui est certainement le type clinique le plus prolongé de la maladie. Quant à la guérison, on n'en connaît pas de cas authentique.

DIAGNOSTIC

De l'aperçu symptomatique précédent, on peut conclure sans peine qu'une maladie aussi protéiforme que la morve doit fréquemment prêter à l'erreur ; il est certain, en effet, qu'elle présente des symptômes qui se retrouvent en bon nombre d'autres affections : par exemple la fièvre typhoïde au début, le rhumatisme articulaire aigu, l'infection purulente, certaines formes de grippe, l'érysipèle, l'œdème charbonneux, peuvent être confondus avec les types aigus de l'infection farcino-morveuse ; les inoculations septiques, les piqûres anatomiques, les lymphangites tuberculeuses ou autres, sont susceptibles de simuler des accidents morveux localisés d'abord à la peau et à une section du système lymphatique ; la tuberculose, la syphilis, le cancer, dans leurs formes ulcéreuses, ressemblent par certains caractères à ces accidents morveux mutilant la face comme chez les malades de Hallopeau et Jeanselme et de E. Besnier.

Ce n'est pas le lieu de reprendre ici l'une après l'autre ces diverses affections dont la symptomatologie se trouve en détail dans les ouvrages classiques de pathologie générale ou spéciale auxquels je renvoie sur ce point [1].

Il est évident que le diagnostic correct repose sur une analyse minutieuse des manifestations internes et externes présentées par le malade, il faut bien reconnaître toutefois que ce diagnostic ne peut être, en bien des cas, posé d'une façon définitive par la seule étude clinique et que c'est à l'examen bactériologique qu'il faut avoir recours pour obtenir la solution du problème d'une façon rapide et certaine.

Aussi n'hésiterai-je pas à insister ici sur la *nécessité* de cet examen, toutes les fois que l'on peut suspecter la nature morveuse d'une affection. Ce qu'il importe surtout, c'est de penser à cette maladie en se souvenant qu'elle ne se présente pas toujours avec ses caractères classiques, s'accompagnant du jetage caractéristique.

Chaque fois donc que l'idée de morve pourra entrer en ligne de compte du fait de l'étiologie, de la succession et de la nature des accidents, de leur résistance au traitement, il faut, sans attendre, pratiquer l'examen microbien des sécrétions pathologiques et du pus s'il y a des abcès. Trois méthodes s'offrent alors à nous : l'examen microscopique, la culture et l'inoculation expérimentale.

De la première je ne dirai que peu de chose, car elle n'est pas, à mon sens, susceptible de trancher la question en dernier ressort. En outre de ce fait que les bactéries banales ou autres sont la plupart du temps associées en nombre considérable au bacille morveux, celui-ci ne possède en effet aucun caractère morphologique ni aucune réaction histo-chimique permettant d'en poser la diagnose avec certitude.

(1) Pour la différenciation clinique de la morve, voir : NOYON, *Diagnostic clinique et bactériologique de la morve.* Thèse de Montpellier, 1897.

Sans perdre de temps à ces recherches microscopiques, il vaut mieux s'adresser à la culture sur pomme de terre qui, dans le cas de morve, donne l'aspect spécial que j'ai indiqué précédemment. Encore faut-il faire remarquer que cette méthode, qui donne des résultats parfaits quand il s'agit du bacille morveux à l'état de pureté, ne rendra que de rares services en raison des associations microbiennes.

Reste l'inoculation expérimentale dont la valeur est très grande. On sait que l'inoculation intra-péritonéale au cobaye mâle donne, dès le deuxième ou troisième jour, une orchite volumineuse dont il est facile d'obtenir la rétroculture du bacille à l'état de pureté. C'est donc un sûr moyen d'arriver au diagnostic de la nature morveuse d'un liquide pathologique et cela en quelques jours.

Une seule précaution doit être prise ici : si l'on se trouve en présence de sécrétions ou de produits riches en bactéries de toutes sortes, il se peut que l'animal présente des phénomènes de péritonite aiguë entraînant rapidement la mort avant que l'orchite ait pu être nettement constatée.

En ce cas, on devra commencer par faire une inoculation sous-cutanée d'une petite quantité du produit suspect. On verra alors, s'il s'agit de morve, se former une lésion locale avec engorgement des ganglions lymphatiques tributaires de la région inoculée ; on sacrifie l'animal et on prélève un de ces ganglions enflammés dont on inocule un fragment dans le péritoine d'un cobaye mâle et, si le bacille morveux est en cause, on constatera l'orchite dans les délais réglementaires.

D'autres méthodes ont été préconisées pour le diagnostic de la morve, tels le séro-diagnostic et l'emploi de la malléine, mais elles ne peuvent être mises en ligne de compte ici. L'injection de malléine, qui rend de grands services en médecine vétérinaire, ne saurait en effet être pratiquée chez l'homme, car la réaction fébrile et générale qu'elle détermine est susceptible de causer des accidents auxquels le médecin ne doit en aucun cas exposer son malade.

Quant au séro-diagnostic de la morve, basé sur le pouvoir agglutinant du sérum de cheval morveux vis-à-vis du bacille spécifique, pouvoir constaté par Wladimiroff [1], Mac Fadyean [2], Bourges et Méry [3], on ne peut lui concéder une valeur absolue, le sérum du cheval sain pouvant aussi, à certaines doses, déterminer l'agglutination du bacille morveux.

C'est donc l'inoculation intra-péritonéale au cobaye mâle, pratiquée dans les conditions que j'ai précisées, qui demeure la méthode de diagnostic la plus sûre et la plus rapide en pareil cas.

(1) Wladimiroff, Sur le phénomène d'agglutination dans la morve. *Rec. de médecine vétér.*, 1897.

(2) Mac Fadyean, Preliminary note on the sero-diagnosis of glanders. *The Journal of comp. pathol. and therap.*, IX, 1896.

(3) Bourges et Méry, Sur le séro-diagnostic de la morve. *Comptes rendus de la Soc. de biol.*, 1898.

[E. BODIN.]

PRONOSTIC

Il suffit de se reporter aux indications données aux paragraphes précédents pour se rendre compte de l'extrême gravité de la morve, dont la terminaison habituelle est fatale après une période plus ou moins longue, suivant les formes cliniques. Le pronostic est donc très sévère en cette affection contre laquelle nous ne possédons pas de traitement véritablement efficace.

TRAITEMENT

1° Prophylaxie. — En l'absence d'un traitement curatif spécifique, les mesures prophylactiques constituent notre moyen d'action le plus énergique contre la morve et l'expérience a consacré l'efficacité de ces mesures, qui ont fait rapidement diminuer le nombre de cas de la maladie depuis qu'elles sont appliquées correctement.

La morve humaine provenant dans la majorité des cas de la morve équine, c'est surtout contre les animaux morveux que l'attention des hygiénistes doit se porter. Nous possédons d'ailleurs à ce sujet une législation sanitaire qui ne laisse rien à désirer, prescrivant l'abatage immédiat des animaux morveux, l'isolement avec surveillance des suspects. L'emploi de la malléine, devenu obligatoire dans l'armée depuis les instructions et règlements du 20 septembre 1895 et permettant le diagnostic rapide et certain de la maladie, est venu rendre ces mesures encore plus efficaces. Il suffit d'ajouter que tout individu approchant un animal morveux doit être prévenu du danger de la contagion et qu'en semblable cas des mesures d'antisepsie et de désinfection que l'on conçoit sans peine sont de rigueur absolue.

Ces mêmes précautions d'antisepsie et de désinfection avec l'isolement sont évidemment nécessaires en cas de morve humaine, mais ces notions sont actuellement trop répandues pour qu'il soit utile d'insister ici et d'entrer dans le détail de leur application.

2° Traitement curatif. — Contre l'infection farcino-morveuse, nous ne possédons pas de remède spécifique tel que le mercure pour la syphilis ou le sérum antidiphtérique pour la diphtérie; nous sommes donc réduits, jusqu'à la découverte de ce remède, à mettre en œuvre contre la maladie une thérapeutique purement symptomatique, visant la destruction des bacilles en leurs foyers faciles à atteindre et l'amélioration de l'état général de l'organisme afin de favoriser la lutte contre le parasite.

A. *Traitement local.* — Lorsque l'on se trouve en présence d'une inoculation récente et certainement morveuse, il importe de procéder immédiatement à une désinfection soigneuse de la plaie qui sera débridée au besoin, lavée avec des solutions antiseptiques et mieux cautérisée énergiquement au thermocautère; on peut ainsi, pourvu que l'action ait été assez hâtive, détruire le virus avant que l'organisme soit infecté.

Mais ces cas sont rares et, le plus souvent, c'est en présence de lésions farcino-morveuses confirmées que se trouve le médecin. Contre ces lésions, il devra agir par les antiseptiques et par les moyens de désinfection puissants. La cautérisation au fer rouge trouvera donc, en certains cas, son indication et nous voyons, grâce à elle, des lésions morveuses s'arrêter pour une période quelquefois assez longue, comme dans le cas de farcinose mutilante rapporté par Hallopeau et Jeanselme.

Parmi les antiseptiques pouvant modifier utilement des ulcérations morveuses, signalons l'iodoforme et le naphtol camphré vantés par E. Besnier.

S'agit-il de collections purulentes, l'indication formelle est de les ouvrir largement et de les curetter, puis de modifier profondément leurs parois à l'aide de caustiques parmi lesquels le chlorure de zinc se place au premier rang.

Signalons aussi les bons résultats obtenus par Rémy avec une solution iodée (iode 1 gramme, iodure de potassium 20 grammes, eau 5 litres) employée en bains prolongés ou en lotions.

Enfin, lorsqu'il existe du jetage et des altérations naso-pharyngiennes, les lavages fréquents de ces régions sont nécessaires; on les fera avec des solutions antiseptiques phéniquées, d'eau créosotée ou avec la solution iodo-iodurée de Rémy.

B. *Traitement général.* — Diverses médications ont été préconisées contre la morve, produisant des effets incertains et variés; parmi elles ce sont les médications mercurielle, sulfureuse, iodée, qui méritent surtout d'être retenues.

La médication mercurielle, qui semble n'avoir abouti d'abord qu'à des mécomptes, a été reprise en 1889 par Gold et, employée sous forme de frictions avec de l'onguent napolitain, elle aurait donné à cet auteur deux cas de guérison. Kondorski et Gralewski en auraient également constaté les bons effets et récemment Noyon [1] a préconisé hautement cette méthode.

Il faut bien reconnaître cependant que ce sont les médications sulfureuse et iodée qui ont rallié le plus de suffrages dans le traitement de la morve. Dans les formes chroniques, les eaux sulfureuses ou le soufre en nature sont surtout indiqués d'après Tardieu et, dernièrement, Bolli (de Milan) a préconisé les hyposulfites qui lui auraient permis de guérir la morve du chien en deux cas.

En toutes les formes de la maladie, les auteurs sont d'accord pour reconnaître l'utilité de l'iode qui peut être employé sous forme d'iodure de potassium, comme le recommandent Andral et Monneret, et surtout sous forme de teinture d'iode donnée à des doses progressivement croissantes, commençant à 2 gouttes par jour et pouvant aller à 20 gouttes dans la journée.

Notons aussi qu'en présence d'accidents toxhémiques Brault a usé du

[1] Noyon, *loc. cit.*

lavage du sang pratiqué d'après les règles modernes et que ce procédé peut trouver son application en certaines circonstances.

Il va sans dire enfin que tout cas de morve nécessite, quelle que soit la médication que l'on adopte, un traitement général tonique comprenant le régime alimentaire tonifiant, les préparations alcooliques et de quinquina.

MOUSTIQUES. — Étym. : tiré par inversion de lettres, de l'espagnol *mosquito*, diminutif de *musca*, mouche.

Le moustique est un insecte *diptère*.

Voir l'article : *Dermatozoaires*, t. I, p. 842 et 850.

MYASIS. — Étym. : μυῖα, mouche.

On a décrit sous ce nom des accidents dus au dépôt sur des plaies mal tenues, ou dans des orifices naturels, de larves de certaines espèces de mouches.

Voir l'article : *Dermatozoaires*, t. I, p. 842 et 856.

MYCÉTOME. — Étym. : μύκης, μύκητος, champignon, et la désinence *ome*, qui, à titre général, désigne une néoplasie.

Le mycétome est une des désignations du pied de madura.

Voir l'article : *Madura (Pied de)*, p. 448.

MYCOSIS. — Voir l'article ci-après.

MYCOSIS FONGOÏDE.

Par **LEREDDE.**

MYCOSIS FONGOÏDE

Étym. : μυκής, champignon et σπογγος, éponge, tumeur fongueuse.

La notion du mycosis fongoïde est due à l'école de Saint-Louis; son existence fut indiquée par Alibert (1); le nom qu'il lui donna a été adopté d'une manière définitive. Alibert décrivit les caractères propres aux tumeurs et signala l'existence d'une période antérieure à leur apparition. L'étude symptomatique la plus importante est due à Bazin (2), qui décrivit trois phases successives et indiqua de la manière la plus précise les caractères cliniques essentiels.

En 1869, Ranvier (3) étudia l'histologie des tumeurs mycosiques et leur reconnut une structure analogue à celle des ganglions lymphatiques. De son travail et des études consécutives de Gillot, Demange, Landouzy, Debove, Galliard, date la théorie lymphadénique (4), qui est restée jusqu'à nos jours classique en France et à laquelle se rallièrent les auteurs italiens, entre autres De Amicis, Tanturri.

En Allemagne et dans les pays anglo-saxons, les cas de mycosis furent longtemps méconnus, rattachés au sarcome ou considérés comme appartenant à une maladie inflammatoire spéciale.

Parmi les travaux qui font époque dans l'histoire de la maladie, nous devons encore citer celui de Vidal et Brocq (5) sur la forme néoplasique d'emblée, celui de Besnier et Hallopeau (6) qui, en décrivant la forme érythrodermique, ont singulièrement étendu le cadre de la maladie et lui ont rattaché des dermatoses généralisées dont la place nosologique était restée indéterminée.

Le mycosis apparaît aujourd'hui comme une affection diffuse de la peau qui se révèle tantôt par une érythrodermie universelle, tantôt par des manifestations circonscrites épidermodermiques, d'abord superficielles, plus tard plus profondes et épaisses, plus tard largement végétantes et néoplasiques, maladie d'évolution extrêmement irrégulière — présentant des poussées éruptives et des phases de guérison apparente — et de la plus haute gravité, presque toujours, sinon toujours mortelle. Les recherches cliniques et histologiques ont révélé des faits précis qui seront énumérés dans cet article; les

(1) Alibert, *Clinique de l'hôpital Saint-Louis*. Paris, 1833.
(2) Bazin, *Dict. encycl. des sc. méd.*, t. XI, 2e série.
(3) Ranvier, in thèse Gillot. *Thèse de Paris*, 1869.
(4) Cornil et Ranvier, *Man. d'hist. path.*, t. I.
(5) Vidal et Brocq, *France méd.*, 1885.
(6) Besnier et Hallopeau, Des érythrodermies prémycosiques. *Congrès de dermatologie*. Vienne, 1892.

recherches expérimentales, microbiologiques et autres, n'ont pas éclairé le problème des origines lointaines et des causes immédiates de cette dermatose mystérieuse.

Étiologie. — L'étiologie du mycosis est aussi mal connue qu'elle l'était au temps de Bazin. La maladie n'est ni héréditaire, ni contagieuse; ses causes occasionnelles sont ignorées; elle se développe lentement chez des sujets en parfait état de santé. Elle paraît plus fréquente chez l'homme que chez la femme; sur 10 cas, Bazin n'en signale que 3 chez celle-ci; les mêmes constatations ont été faites par Hyde et Montgomery [1].

Le mycosis apparaît de préférence après quarante ans, mais peut débuter à un âge beaucoup plus précoce; Gastou et Sabareanu [2] ont publié un cas survenu chez une jeune fille à l'âge de quinze ans. L'âge moyen fixé par Hyde et Montgomery est de quarante-cinq ans.

Étude clinique. — Sans nous préoccuper au début de notre description des détails d'une évolution qui n'a rien de régulier, et qui sera étudiée plus tard, nous diviserons, comme nous l'avons indiqué déjà, les formes du mycosis en deux groupes : forme circonscrite, forme érythrodermique, et nous nous attacherons d'abord à montrer sous quel aspect un malade atteint de mycosis fongoïde peut se présenter à l'observation du médecin. Dans tous les modes de la maladie, on peut toutefois observer, avant les symptômes caractéristiques, certaines manifestations cutanées mal définies; cette période initiale, latente, mérite d'être étudiée isolément, si incomplète qu'en puisse être la description actuelle [3].

Période initiale. — Un grand nombre de malades présentent, pendant un temps variable, du prurit diffus ou généralisé. La durée de ce prurit a atteint trois ans dans un cas de Hyde et Montgomery, quatre ans dans un cas de Leredde, dix ans chez un malade de Besnier. Déjà le prurit est intense et rebelle comme il le sera au cours de la maladie.

D'autre part, dès cette période, les mycosiques peuvent offrir des manifestations variées, analogues à celles des toxidermies, érythèmes, urticaire surtout. On a observé des bulles; certaines sont peut-être d'origine parasitaire et représentent une forme d'ecthyma due au grattage. Un cas de Lailler débuta sous l'aspect d'un lichen ruber avec érythème. Le corps était couvert de taches irrégulières légèrement saillantes, de couleur fauve, jaunâtre, vaguement rosée, confluentes, laissant quelques îlots de peau saine [4]. Besnier en reconnut plus tard la nature mycosique [5]. Wickham dit avoir observé des

[1] Hyde et Montgomery, *Journal of cut. and gen.-urin. diseases*, juin 1899.

[2] Gastou et Sabareanu, *Soc. de dermat.*, avril 1900.

[3] On pourrait donner à cette période le nom de prémycosique si, par un malentendu de langage, le mot n'était appliqué habituellement aux périodes qui précèdent l'apparition des tumeurs.

[4] Dans ce cas, la présence de petites végétations signalées au niveau des mamelons permettrait aujourd'hui de soupçonner le mycosis dès le début.

[5] Kaposi, *Leçons sur les maladies de la peau*. Trad. Besnier et Doyon, 2e édit.

taches érythémateuses, petites, très pâles, quelques-unes légèrement squameuses, sans prurit et admet l'existence d'une roséole prémycosique.

Aucun de ces phénomènes n'a rien qui soit spécial à l'affection et permette d'en affirmer l'existence, et cependant on peut être conduit à la soupçonner dans quelques cas; peut-être l'examen histologique et hématologique donnerait-il, à cette période précoce, des renseignements précieux?

Si l'on en juge d'après les symptômes qui viennent d'être énumérés, la maladie semble constituer dès son début une affection générale de l'organisme. Ce n'est pas l'avis de Hallopeau ([1]). Dans presque tous les cas qu'il a rencontrés, il aurait observé une localisation initiale, comparable au chancre syphilitique ou à la plaque initiale de pityriasis rosé, pouvant rester isolée pendant une ou deux années. Parfois c'est une simple tache rouge persistante, érythémateuse, ou furfuracée, ou croûteuse, ou ulcéreuse; chez d'autres malades, on trouve des lésions plus différentes des lésions habituelles du mycosis et distinctes de toutes autres lésions cutanées : des plaques arrondies ou ovalaires, de consistance parfois mollasse, plus souvent fermes, indurées, ordinairement saillantes, parfois déprimées, comme enchâssées dans l'épaisseur du derme et de couleur rouge.

Ces faits très importants peuvent être interprétés autrement que ne le fait Hallopeau; cependant ils méritent la plus sérieuse attention, et pourraient conduire, une fois confirmés, à des découvertes importantes dans la pathogénie du mycosis fongoïde.

Quoi qu'il en soit, la maladie, une fois constituée, est, dans les formes circonscrites mêmes, une affection générale de la peau; je l'ai démontré en décrivant des lésions importantes de la peau *saine en apparence*, lésions représentées dans la Figure 109 ([2]).

Forme circonscrite. — *Taches et efflorescences mycosiques. — Lésions érythémateuses, eczématiformes, bulleuses, lichénoïdes. — Infiltrations diffuses.* — La période des lésions véritablement spécifiques peut débuter par les manifestations de la période initiale. Ce sont des *plaques érythémateuses* dont certaines disparaissent, tandis que de nouvelles se développent, figurées, annulaires, serpigineuses parfois. Un cas de Hallopeau ([3]) montre au niveau des membres inférieurs des taches parfaitement arrondies, isolées ou coalescentes, en nappes à contours polycycliques, avec limite nettement marquée, hypercolorée. Simultanément, sur la face dorsale d'une main, existe une large tache érythémateuse, empiétant sur trois doigts, et se continuant de l'un à l'autre, en dessinant des arcs de cercle exactement comme dans l'érythème polymorphe. Parmi les lésions des membres inférieurs, certaines prennent, d'autre part, un caractère eczématique.

Presque toujours, l'état érythémateux est, en effet, de durée courte; peu à peu chaque tache, chaque plaque étendue, offre des altérations épidermiques;

([1]) Hallopeau et Leredde, *Traité pratique de dermatologie*. J.-B. Baillière. Paris, 1900.
([2]) Leredde, Contrib. à l'étude histologique du mycosis fongoïde. *Soc. de derm.*, 1894.
([3]) Hallopeau, *Musée de l'hôpital Saint-Louis*, moulages 1462 et 1463.

à l'œil nu et même à la loupe la parenté est étroite avec celle de l'eczéma. Cependant l'état vésiculeux n'est jamais qu'un accident. On observe surtout des squames fines, sèches, parfois de fines croûtelles. La disposition parakératosique peut être analogue à celle de l'eczéma séborrhéique [1]. La ressemblance devient extrême lorsque les lésions prennent un caractère figuré.

A la pression du doigt, on constate souvent un état légèrement collant; de

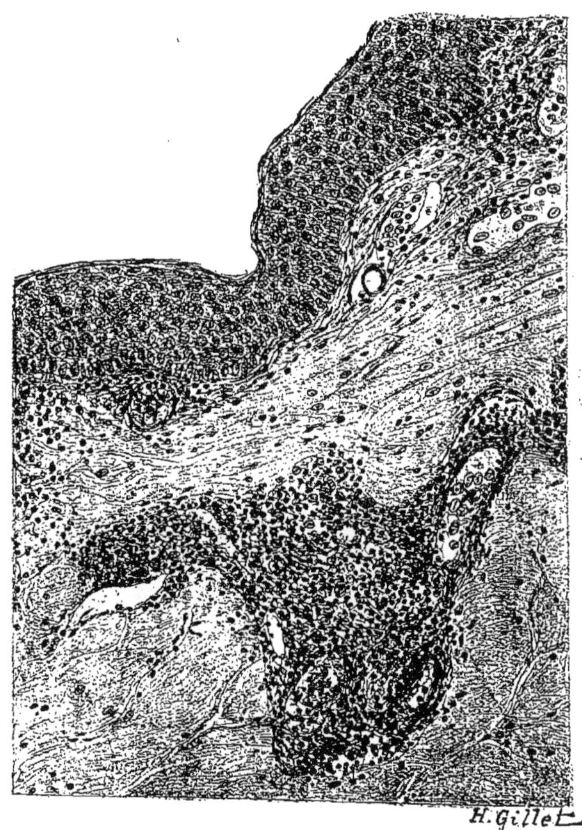

Fig. 109. — Mycosis fongoïde forme circonscrite (obs. Leredde, *Ann. de dermat.*, 1894). — Peau macroscopiquement saine. Amas cellulaire formé de cellules fixes et de lymphocytes dans le derme. Dilatation légère des vaisseaux sanguins.

temps à autre il se produit sur certaines plaques ou sur toutes du suintement analogue à celui de l'eczéma vulgaire, séreux, opalin, gommeux [2]. Il est

(1) D'où l'hypothèse émise par Unna d'une infection séborrhéique associée.

(2) Ce suintement, attribué à tort au grattage, comme celui de la forme érythrodermique, reconnait la même cause histologique essentielle que celui de l'eczéma aigu, la spongiose du corps muqueux. Il ne faut cependant pas conclure à une identité réelle, peut-être relèvera-t-on un jour ou l'autre des différences au point de vue histochimique ou cytologique, par exemple la présence de lymphocytes (?).

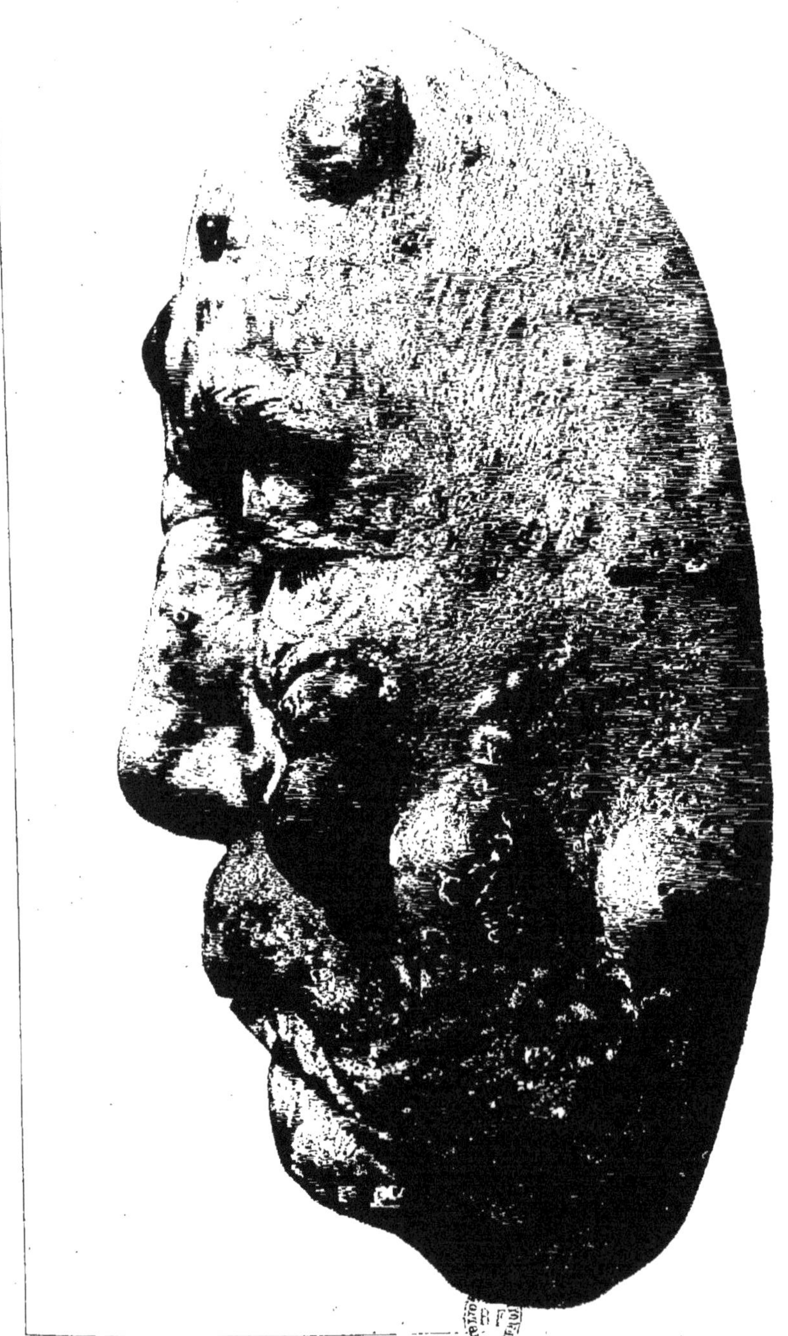

Masson et Cie Éditeurs, Paris.

Impie Firmin Didot et Cie Paris.

Mycosis fongoïde

Musée St Louis, d'après moulage Baretta No 1706 (Hallopeau)

surtout marqué dans les lésions des plis. En certaines régions seulement, à la paume des mains et à la plante des pieds de préférence, les squames peuvent s'accumuler et l'aspect rappelle assez grossièrement celui du psoriasis vulgaire.

Il existe des lésions à la fois eczématoïdes et érythémateuses, les nappes eczématiques étant serties par une zone étroite offrant de la congestion et de l'œdème, sans lésions des couches épidermiques superficielles.

Les *lésions eczématoïdes* forment des taches et des efflorescences de toutes les dimensions, certaines à peine visibles, d'autres dépassant le diamètre de la paume de la main; souvent elles arrivent à se confondre : de vastes surfaces cutanées sont revêtues de nappes à contours plus ou moins bien définis, légèrement saillantes et surtout en leur centre. Au doigt, la peau est moins souple que d'habitude : il existe, d'une manière évidente, un œdème cutané prononcé. Dans les nappes confluentes, on peut trouver des îlots bien limités de peau saine, au moins en apparence, et c'est là déjà un caractère hautement spécifique.

Les lésions semblent débuter de préférence sur les parties supérieures du tronc, la face, mais bientôt toutes les régions du corps sont envahies indifféremment. La couleur est tantôt d'un rose tendre, tantôt sombre, rouge ou même violacée. On peut voir, comme le fait se constate chez un malade que j'observe actuellement, les poils tombés au niveau de ces zones eczématiques. Un caractère important est la variabilité des lésions d'un jour à l'autre; alors que, sur certains points, l'œdème et la congestion sont assez intenses, s'accompagnent déjà d'épaississement de la peau, et restent fixes, en d'autres où les altérations sont plus superficielles, on voit d'un jour à l'autre les taches disparaître, laisser une légère desquamation, pour reparaître quelques heures après. C'est là encore un caractère qui n'appartient pas à l'eczéma vulgaire.

L'existence de *lésions bulleuses* est commune, mais elles sont éphémères et ne constituent qu'un épiphénomène; en général elles ne se développent que sur quelques points; il est rare qu'elles soient assez nombreuses pour simuler un pemphigus, cependant le fait a été relevé par Neumann et Kaposi. Dans certains cas, il peut s'agir d'un impétigo streptogène, isolé des lésions spécifiques, consécutif au prurit; mais, dans d'autres, il peut en être autrement : les bulles se développent sur des lésions déjà existantes, taches érythémateuses, lésions lichénoïdes. Secondairement, elles sont volontiers infectées par des agents pyogènes et s'emplissent de pus; après ouverture, elles laissent une collerette circulaire, un décollement superficiel annulaire de la couche cornée, lequel s'étend excentriquement, tandis qu'au centre se forme ou s'agrandit une exulcération.

L'expression de *lésions lichénoïdes*, sous laquelle on désigne depuis Bazin les plaques et les nappes mycosiques, dues à l'infiltration plus dense et plus profonde des lésions eczématoïdes, est devenue impropre; en particulier les caractères anatomiques sont assez différents de ceux des lichénifications vraies. Au niveau des régions squameuses, rouges, la peau est difficile à plisser entre les doigts, et les plis sont épais. La saillie au-dessus du niveau de la peau devient des plus nettes.

La tuméfaction acquiert souvent son maximum dans les régions centrales des nappes mycosiques ; les bords sont diffus, se confondent peu à peu avec la peau saine. Ces plaques à limites vagues peuvent atteindre de grandes dimensions, recouvrir une partie d'un membre, par exemple les deux tiers de la face externe de la cuisse, comme dans un cas de Quinquaud et Leredde [1]. L'épiderme étant sain, au moins en apparence, prend un aspect lisse, paraît tendu par l'infiltration sous-jacente. Sur certains points, au contraire, il peut s'affaisser, se plisser, se chagriner, l'œdème profond ayant diminué. La tuméfaction, l'aspect tendu de la surface, la couleur, parfois d'un rouge franc, parfois violacée, donnent fréquemment à ces altérations un aspect érysipélatoïde. Il en est ainsi dans un cas d'Hillairet, représenté par deux moulages du musée de Saint-Louis, où l'on constate une infiltration diffuse de la face, prédominant sur le front, la région intersourcilière, les joues, au voisinage du nez, accompagnée d'un œdème des paupières ; simultanément existe une large nappe érysipélatoïde occupant les deux tiers de l'avant-bras.

A côté de ces lésions, on peut placer des œdèmes qui existent souvent aux extrémités et à la verge et qui ont quelquefois le caractère d'œdèmes brightiques, sans albuminurie cependant.

La surface des lésions lichénoïdes s'altère habituellement ; elle devient suintante, squameuse, humide, d'une manière persistante. On peut y voir des grains arrondis, cohérents, d'où un aspect mamelonné, grains souvent disposés régulièrement à une certaine distance les uns des autres. L'aspect peut alors se rapprocher de celui d'une peau d'orange. Il est rare que les plis de la peau soient exagérés entre ces saillies, et que l'aspect soit strictement lichénoïde. Assez souvent des nodosités isolées ou agglomérées, de consistance ferme, correspondant au stade initial des tumeurs, se développent en plein derme, et forment des saillies irrégulières, bosselant la surface.

Outre les nappes à limite vague, diffuse, on peut en observer qui sont surtout remarquables par leur limite précise, la netteté avec laquelle elles sont séparées de la peau saine. Leurs bords sont polycycliques, ou dessinent des lignes courbes irrégulières. Parfois il y a une guérison centrale presque complète et on peut observer des figures annulaires. Au doigt, les bords sont résistants, dessinant un bourrelet peu élevé ; parfois ce bourrelet n'existe que sur une partie des plaques qui, sur d'autres régions, n'ont pas de limites précises. La nappe, ainsi limitée, est parfois sans épaisseur, et ses caractères sont ceux de la période eczématoïde. Parfois enfin, le bourrelet persiste seul, les lésions qu'il circonscrivait ayant disparu, d'où la formation de figures étranges. L'aspect se rapproche souvent de celui des lésions d'érythème polymorphe, mais les lésions mycosiques sont franchement saillantes, et surtout résistent au doigt.

[1] Quinquaud et Leredde, *Ann. de dermat. et de syphil.*, 1893.

Enfin, le tableau se complète par la présence de régions de peau, d'apparence saine, comprises dans les nappes mycosiques, nettement séparées du tissu infiltré.

Les lésions lichénoïdes, comme les tumeurs, peuvent s'ulcérer, leur ulcération reste superficielle, mais offre les mêmes caractères que celle des tumeurs; elle laisse souvent un bourrelet d'extension qui a une évolution indépendante et peut persister pendant un long temps à l'état isolé; elles guérissent sans laisser de traces, parfois avec une macule, parfois avec une cicatrice superficielle. Dans quelques cas, les surfaces ulcérées végètent, l'aspect rappelle celui du pemphigus de Neumann, dit E. Besnier.

Nodosités. — Tumeurs. — A toutes les périodes de la maladie, on observe, comme l'ont vu Darier, Hallopeau, la tuméfaction des nævi préexistants et de petites excroissances en forme de condylomes, qui paraissent dues à l'émergence de nævi, non apparents jusqu'au début du processus pathologique.

Nous avons déjà signalé, à l'occasion de l'étude des lésions lichénoïdes, des saillies mamelonnées superficielles; elles peuvent être isolées, presque indépendantes des plaques lichénoïdes. Elles ne paraissent pas donner lieu à des tumeurs.

Les véritables tumeurs, qui ont du reste la même structure fondamentale que les lésions mycosiques déjà décrites, eczématoïdes et lichénoïdes, peuvent être extrêmement petites et ne se révéler qu'à la palpation ou à un examen attentif de la surface cutanée. Wickham a insisté sur la présence de petits nodules durs, profonds, indolores, qu'il compare à des grains de plomb hémisphériques à base superficielle; à leur niveau, l'épiderme est tendu, légèrement rosé; ces grains auraient une importance au point de vue du diagnostic précoce [1].

Plus volumineux, les nodules restent rarement inclus dans le derme, et tendent à faire une saillie, parfois dépourvue de coloration propre, lorsque les couches superficielles du derme sont respectées et soulevées par les plans profonds. Presque toujours elles sont envahies : la surface des nodosités est rose ou rouge terne, ou violacée, parfois brunâtre et d'aspect pigmenté. Au doigt, les nodules sont fermes, sans dureté, élastiques. Cette consistance sera celle d'un grand nombre de tumeurs adultes. Lorsque les nodosités s'étalent, se confondent avec une infiltration périphérique, les tissus deviennent moins résistants au doigt.

Le développement des nodules, leur confluence, déterminent la formation de masses où on peut encore reconnaître les nodules primitifs, même à la vue, se révélant par des saillies arrondies, contiguës, inégales de hauteur et de diamètre. Nous avons déjà fait observer qu'elles peuvent être comprises dans des zones d'infiltration diffuse de la peau.

Régulièrement, chez les malades arrivés à une période avancée de l'évolution mycosique, certaines nodosités se développent dans tous les sens, sauf

(1) WICKHAM, *Ann. de dermat. et de syphil.*, 1896, p. 1425.

vers l'hypoderme, et prennent peu à peu des dimensions considérables; la masse qui en résulte, et qui mérite au point de vue clinique le nom de tumeur, peut atteindre, dépasser même le volume d'une grosse orange; la plupart ont les dimensions d'une noix. La forme est très régulière, d'abord hémisphériques, les tumeurs tendent à s'aplatir en se développant. La couleur, avant toute ulcération, est tantôt d'un rouge foncé, comparable à celui du minium, tantôt violacée, plus ou moins brunâtre, parfois d'un rouge ardent, érysipélatoïde. Après l'ulcération, la coloration persiste au niveau de l'anneau périphérique épidermisé; tout autour la peau est normale, plus rarement infiltrée et de coloration anormale.

La surface présente des caractères très remarquables; l'épiderme semble, pendant une période plus ou moins longue, tendu par la pression des parties profondes : cet état paraît être de règle dans les tumeurs qui sont destinées à la formation d'érosions et d'ulcérations. Au moment où la tumeur cesse de s'accroître, la tension diminue et l'aspect de la surface devient irrégulier, squameux, eczématiforme, souvent elle offre des saillies, des dépressions assez profondes; l'aspect est comparable à celui d'un gâteau aplati, d'un macaron, d'une tomate : ces lésions sont mollasses, et tout à fait caractéristiques du mycosis fongoïde.

Dans les cas où, au contraire, les dimensions de la tumeur augmentent continuellement, ce qui se traduit par une tension de plus en plus grande de l'épiderme, il est bien rare qu'une érosion n'apparaisse pas d'assez bonne heure. Très petite d'abord, et exclusivement centrale, elle s'étend à toute la surface aplatie de la tumeur. Bientôt celle-ci offre un aspect très particulier spécial encore au mycosis : celui d'une demi-sphère insérée dans le derme, et qui aurait été largement abrasée à sa partie supérieure, parallèlement à la surface de la peau, à peu de distance de celle-ci, de sorte que la hauteur ne dépasse pas 2, 3 centimètres, alors que le diamètre à la base est de 6, 8 centimètres et plus. Il s'agit d'abord d'une érosion, et non d'une ulcération, érosion tout à fait régulière et circulaire.

Au moment où cette érosion se produit, l'épiderme persiste sur les faces latérales de la tumeur; il constitue un anneau parfaitement régulier, inséré sur la peau saine et qui présente au plus haut degré le caractère de tension sur lequel nous avons déjà insisté. Cet anneau sera encore l'origine d'un bourrelet, qui se dessine de mieux en mieux autour de la région centrale aplatie et qui peut même faire saillie au-dessus de celle-ci; il est alors érodé sur son versant interne, la crête et le versant externe étant recouverts d'épiderme, ou bien il est entièrement épidermisé et d'aspect ortié.

Les caractères cliniques ultérieurs sont dus à l'infection de la région centrale, infection qui respecte en général le bourrelet, du moins pendant une longue période. Au début, l'érosion est couverte de croûtes aplaties, sanguinolentes; ces croûtes enlevées, on constate un aspect granuleux comme si la surface était formée par des bourgeons charnus, et une coloration rouge vif. L'aspect bourgeonnant s'exagère, du pus apparaît, qui se concrète en croûtes irrégulières. Peu à peu, une ulcération profonde se produit, et on peut voir la tumeur transformée en une cavité purulente, une véritable caverne, limitée par le bourrelet épais, ferme, dur au toucher, qui a persisté et surplombe l'ulcération. Jusque-là indolentes, les tumeurs mycosiques deviennent dès lors douloureuses spontanément et à la pression.

On a signalé le début de l'ulcération par les régions centrales qui se ramollissent. Plus tard paraissent des fistules.

La profondeur de l'ulcération ne dépasse guère le niveau de la peau voisine, et la guérison peut se produire sans complications; cependant cette

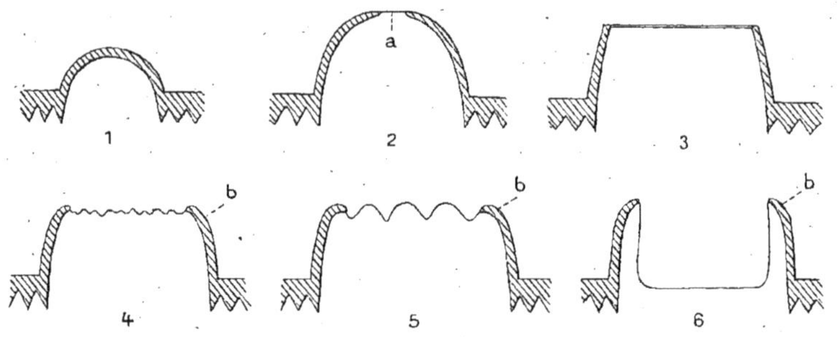

Fig. 110. — Schéma du développement des tumeurs mycosiques.

1. Tumeur hémisphérique en voie de développement. Tension et amincissement de l'épiderme. — 2. Tumeur adulte. Apparition d'une érosion centrale en *a*. Aplatissement du centre. — 3. Érosion centrale complète couverte d'une croûte mince. — 4. État granuleux. Bourrelet en *b*. — 5. État végétant. Bourrelet en *b*. — 6. Caverne. Bourrelet en *b*.

bénignité locale n'est pas constante : l'infection peut s'étendre à distance au-dessous de la peau, et déterminer la formation de fusées purulentes, superficielles ou profondes, vers les muscles et les os qui sont dénudés. Kübel a observé l'ouverture de l'articulation scapulo-humérale [1]. On peut observer également des accidents de gangrène. Ces accidents s'accompagnent de phénomènes généraux, de fièvre, de symptômes infectieux et d'inflammations septiques dans différents organes, par exemple d'endopéricardite, dans une observation de Hallopeau et Bureau.

Dans d'autres formes, l'ulcération des tumeurs est suivie d'une prolifération intense de la surface, d'un état végétant; parfois l'exubérance est telle que la base de la tumeur est complètement débordée et ne forme plus qu'un pédicule sur lequel s'insèrent des masses irrégulières, divisées par des sillons étroits et profonds, sécrétant un liquide purulent, ichoreux, fétide, mêlé de sang.

La guérison des tumeurs, comme celle de tous les autres accidents mycosiques, peut se faire par résorption simple. Parfois elle est extrêmement rapide. Elle se produit d'abord dans les parties centrales, ou bien elle est consécutive aux phénomènes d'ulcération. Le bourrelet peut persister pendant un temps fort long à la suite, au moins sur une partie de la limite; il en est ainsi surtout

(1) Kübel, *Ein Fall von Mykosis fungoïdes*. Tübingen, 1883.

lorsque des tumeurs au contact se sont partiellement confondues par ulcération; on voit alors des saillies d'aspect chéloïdien, de couleur violacée ou pigmentée, disposées en arcs de cercle plus ou moins étendus, parfois en courbes irrégulières; la peau, dans la concavité, est normale, ou d'aspect cicatriciel, souvent pigmentée. Parfois le bourrelet se déplace et progresse par son bord externe, tandis que sur son bord interne peu à peu la guérison se produit; la saillie garde ainsi une épaisseur constante.

Lorsque le bourrelet disparaît, il peut laisser une macule, d'aspect différent de la partie centrale. On peut voir par exemple, à la suite de la guérison d'une tumeur, une large tache ovale, blanchâtre, entourée d'un anneau pigmenté, ou une tache pigmentée entourée d'un anneau blanchâtre (1).

Tumeurs conglomérées. — La coalescence des nodosités, des tumeurs, de lésions d'infiltration diffuse, donne lieu à la formation de masses irrégulières, parfois extrêmement étendues, pouvant constituer une sorte de cuirasse qui entourait un côté de la poitrine chez un malade de Besnier, couvrir une partie du dos comme dans un cas où Hallopeau a vu une énorme masse de 47 centimètres de long, 38 de large, 5 d'épaisseur (2), forçant par son poids le malade à se tenir plié. On trouve, à côté les unes des autres, des lésions à tous les stades que nous avons décrits, tumeurs sans ulcérations, tumeurs avec cavernes centrales, lésions végétantes. Les tumeurs conglomérées sont susceptibles de guérison comme les tumeurs isolées, cependant elles se développent de préférence au dernier stade de la maladie, et leur régression est souvent un signe grave, qui peut s'associer aux troubles profonds de l'organisme et précéder de peu la mort.

Mentionnons ici qu'Hallopeau a observé dans un cas (3) l'existence de tumeurs profondes des membres, adhérentes aux muscles, indépendantes de la peau elle-même (4).

(1) Hallopeau insiste sur la différence entre ces cicatrices et celles des syphilides: celles-ci se confondant entre elles lorsqu'elles sont dues à des ulcérations multiples; au contraire, à chaque ulcération mycosique correspond une cicatrice, qui conserve ses limites au milieu des autres.

(2) HALLOPEAU, *Soc. de dermat. et de syphil.*, 1897.

(3) HALLOPEAU, BUREAU et WEIL, *Ann. de dermat.*, 1897, p. 571.

(4) *Forme pigmentaire.* — Une observation de Quinquaud, inédite, dont nous avons retrouvé le résumé au Musée de Saint-Louis, et qui a trait à un malade que nous avons vu et dont le moulage est déposé dans le même musée, permet d'établir l'existence d'une forme pigmentaire du mycosis fongoïde.

Elle concerne un homme âgé de cinquante ans qui, en 1890, présenta sur l'avant-bras une tumeur d'abord de coloration rouge, puis noirâtre; en 1891 une nouvelle tumeur apparut sur le sternum, puis survinrent des tumeurs multiples sur le corps, sans prurit. Au mois de juillet, les lésions disparaissent en totalité, mais reparaissent en août. En octobre, il existe une hypertrophie universelle de la face avec exagération des plis, des sillons, de l'œdème des paupières, une tuméfaction intense des lèvres; la couleur générale est d'un violet sombre, les poils tombent, il existe sur le cuir chevelu, le cou, le tronc, les membres, des tumeurs de même coloration qu'à la face, en général isolées, quelques-unes agglomérées. Le malade meurt peu après.

L'examen histologique montra la structure du mycosis absolument caractéristique, sans hémorragies, mais avec une pigmentation considérable.

Localisations du mycosis fongoïde. — État de la peau en dehors des lésions congestives. — État des phanères. — Lésions des muqueuses. — Aucune région de la peau n'offre d'immunité à l'égard des accidents mycosiques, et partout on peut observer des manifestations eczématiques, lichénoïdes, néoplasiques. Certaines parties du corps, cependant, sont atteintes avec prédilection ; je veux parler des régions où la peau est fine (régions de flexion) et surtout de celles où le système lymphatique est développé : face, racine des membres, régions mammaires.

Les lésions de la face, souvent étendues et saillantes, modifient l'aspect du masque. Elle peut offrir une infiltration diffuse, envahissant surtout les régions centrales. Elle peut être couverte de tumeurs. Dans un fait de Hallopeau et Roché [1], il existait une énorme masse occupant la région droite du front, la moitié droite du visage, s'étendant vers la paupière gauche et la joue gauche. A la fin, l'invasion des paupières fut complète et amena la perte de la vue.

Telle est la variété des combinaisons éruptives du mycosis fongoïde, qu'il n'existait pas chez ce malade de manifestations autres, en dehors de l'une des mains. Il existe, d'autre part, des cas où les lésions du corps sont très importantes et où la face reste entièrement indemne.

L'invasion du mamelon est extrêmement commune ; à une période précoce, on peut observer autour de lui un état végétant qui doit attirer l'attention. Parfois, d'après Hillairet, le sein entier est envahi chez la femme.

Le rôle du système lymphatique dans la distribution des lésions de la peau est mis en évidence dans un cas de Hallopeau où les tumeurs se distribuaient le long des lymphatiques de l'avant-bras.

En dehors des régions occupées par les manifestations déjà étudiées, la peau semble saine à première vue : or, il n'est pas rare qu'à un examen attentif on constate des altérations réelles. C'est ainsi que j'ai noté chez une malade l'épaississement universel, également observé par Hallopeau et Salmon [2]. Ces auteurs ont vu de vastes régions offrant l'aspect de la chair de poule avec dilatation des orifices sébacés [3].

Ces cas, où une congestion diffuse peut apparaître à un moment donné, constituent des formes de transition entre le mycosis à lésions circonscrites et le mycosis érythrodermique. Je rappelle que dans le premier type la peau est altérée histologiquement dans les points où elle paraît tout à fait saine, et je reviendrai plus loin encore sur ce fait.

Le cuir chevelu, habituellement respecté par les tumeurs mycosiques, offre souvent un état pityriasique avec ou sans rougeur. Souvent on observe de l'alopécie incomplète ou très étendue. Les poils du corps tombent, surtout

(1) HALLOPEAU et ROCHÉ, *Ann. de dermat. et de syphil.*, 1900.
(2) HALLOPEAU et SALMON, *Ann. de dermat. et de syphil.*, 1895.
(3) Dans le même cas, il existait des zones décolorées, gaufrées, avec orifices pilo-sébacés dilatés, pouvant être entourées d'une aréole érythémateuse, simulant la morphée.

à une période avancée de la maladie. Les ongles sont normaux ou épaissis, parfois striés transversalement.

Philippson a signalé la tuméfaction des amygdales, Kübel le gonflement de la langue; de nombreux auteurs ont vu des nodules sur le palais, le pharynx, la base de la langue, l'épiglotte et les régions supérieures du larynx. Hallopeau et Jeanselme ont vu des tumeurs au niveau du palais.

Les ulcérations qui ont été observées sur les diverses régions de la muqueuse buccale et pharyngée sont, en général, superficielles, sans gravité.

Signes subjectifs. — Après avoir énuméré les modifications anatomiques de la peau, il nous reste à insister sur un phénomène subjectif fondamental, le prurit. A toutes ses périodes, sauf de rares exceptions, le mycosis fongoïde est une affection prurigineuse. Rarement léger, sans gravité, sans exacerbations, le prurit est, en général, intense, parfois atroce; il peut, pendant des mois, amener une insomnie totale. Il s'exagère au moment des poussées éruptives. Dans tous les cas, il résiste aux moyens thérapeutiques, parfois d'une manière complète. Il est l'origine d'accidents qui complètent le tableau clinique que nous avons dessiné : pustules périfolliculaires, ecthyma, furoncles, etc.

Certains malades accusent en même temps un état douloureux de la peau, des sensations de brûlure, des picotements extrêmement pénibles.

Lésions des ganglions et des viscères. — La tuméfaction des ganglions accessibles au toucher, même dans les périodes précoces de la maladie, constitue encore un des signes essentiels. Il est bien rare qu'elle ne soit pas notée dans les observations récentes. Elle suit l'évolution du mycosis, augmente lors des poussées cutanées, diminue avec elles et par l'action de l'arsenic [1].

La rate et le foie sont souvent augmentés de volume.

Bruchet [2], Quinquaud ont signalé des accidents testiculaires.

Durée. — Évolution de la forme circonscrite. — Terminaison. — La durée du mycosis à forme circonscrite est des plus variables; Dubreuilh [3] a observé un cas de trente ans; dans un fait de Malherbe [4], les tumeurs parurent au bout de six mois, la durée moyenne est de quatre à cinq ans, d'après Tilden, Hammer, Wolters.

L'évolution des lésions cutanées du mycosis obéit à certaines lois, que Bazin [5] a précisées en admettant l'existence d'une période eczématoïde, d'une période lichénoïde et d'une période de tumeurs. Ces périodes sont interrompues par des phases de guérison apparente, complètes ou presque complètes, survenant entre les périodes eczématiques, lichénoïdes, néoplasiques ou indifféremment durant leur cours.

(1) Wolters, Mycosis fungoides. *Bibliotheca medica.* Stuttgart, 1899.
(2) Bruchet, *Ann. de dermat. et de syphil.*, 1889.
(3) Dubreuilh, *Ann. de policlinique de Bordeaux*, 1893.
(4) Malherbe, *Thèse de Paris*, 1895.
(5) Bazin, art. *Mycosis fongoïde* du *Dict. encycl. des sc. méd.*

La succession des phénomènes cliniques, dans l'ordre indiqué par Bazin, est habituelle sans être nécessaire. Il faut, du reste, noter que des nodosités, qui sont déjà des tumeurs de petit volume, existent souvent dès les premières périodes de la maladie. D'autre part, il est de règle d'observer, chez les malades atteints de tumeurs volumineuses, des manifestations eczématiformes et lichénoïdes; on peut également observer chez eux celles plus superficielles encore de la période de début, érythèmes, urticaires, purpura, œdèmes.

Les caractères importants de l'évolution des phénomènes éruptifs peuvent être résumés de la manière suivante :

1° Dans la grande majorité des cas, les accidents cutanés superficiels précèdent les accidents profonds;

2° La maladie devenant plus ancienne, la polymorphie des accidents augmente, puisque, à chaque stade, on observe, d'une manière commune, ceux des stades précédents;

3° Cependant l'étendue des lésions apparentes ne dépend à aucun point du stade de la maladie, et tel malade qui aura offert des manifestations eczématiques presque généralisées, n'offrira pas, à la période de tumeurs, des accidents d'une étendue considérable. D'où cette conclusion que, sur chaque point de la peau ayant été atteint d'une manifestation mycosique, la guérison définitive peut se faire au moins en apparence;

4° Les périodes de guérison apparente sont de moins en moins nombreuses et de plus en plus courtes avec les progrès de la maladie. La période qui précède les tumeurs a une durée très longue relativement à la période néoplasique.

La maladie progresse par poussées; en quelques jours, on voit des manifestations nouvelles apparaître, les manifestations anciennes s'accroître. Les ganglions se tuméfient, le prurit augmente, la leucocytose survient ou s'exagère, il existe de la fièvre. Ces poussées se développent sans causes connues. De même, sans raisons apparentes, en quelques jours, toutes les éruptions se flétrissent, s'affaissent, disparaissent; une plaque eczématiforme, quelques nodosités, ou simplement un prurit persistant, des papules urticariennes révèlent seuls la persistance de l'affection.

La forme à tumeurs d'emblée de Vidal et Brocq paraît avoir une durée beaucoup plus courte que la forme complète et ne guère dépasser trois ou quatre ans.

Il existe une observation de Hallopeau où la maladie débuta par des tumeurs; dans la suite seulement survinrent des manifestations eczématiformes et lichénoïdes.

L'état général des malades reste longtemps assez satisfaisant. J'ai observé des poussées sudorales analogues à celles de la forme érythrodermique, parfois limitées à certaines régions. En dehors des poussées éruptives, la santé est surtout troublée par le prurit, l'insomnie qu'il détermine. A la période des tumeurs, et surtout lorsque les ulcérations sont apparues en grand nombre et ont persisté longtemps, l'état général s'altère, le malade arrive à la période cachectique.

La cachexie des mycosiques s'accompagne d'un amaigrissement intense, de décoloration des muqueuses et de la peau, de troubles intestinaux et surtout de diarrhée profuse et presque incoercible, de phénomènes fébriles. Des sueurs intenses apparaissent, des œdèmes se développent.

Le malade meurt d'affaiblissement progressif et de diarrhée, ou succombe à des complications infectieuses, pleurésie, broncho-pneumonie, néphrite, érysipèle.

Il semble qu'une infection streptococcique soit fréquemment l'origine de la mort; parfois l'origine cutanée en est évidente; c'est ainsi que Hallopeau a vu chez un malade des phénomènes d'ecthyma aigu avec signes d'infection extrêmement grave. La mort n'est pas absolument constante; mais il n'existe que deux ou trois cas de guérison de mycosis fongoïde.

Formes érythrodermiques. — L'éruption se présente à son origine sous forme de taches rouges, isolées, accompagnées d'un prurit violent, qui s'étendent et finissent par confluer peu à peu. Balzer et Mercier [1] l'ont vue apparaître sous forme d'œdème diffus avec taches purpuriques et ecchymotiques. Parfois, disent Besnier et Hallopeau, elle paraît provoquée ou exaspérée par des causes accidentelles : bain trop chaud, ingestion de médicaments actifs (atropine). En général, le tégument entier est envahi, quelquefois certaines régions conservent une apparence normale; elles ont des limites nettes; l'existence du prurit à leur niveau prouve qu'elles sont en réalité altérées [2]. Parfois, enfin, le tégument est couvert de plaques qui ne sont pas tout à fait confluentes.

La rougeur de la peau est foncée, rappelle même celle de la scarlatine; parfois elle prend une nuance violacée. Elle augmente dans les plis et les régions de pression. La congestion varie dans son intensité d'un jour à l'autre et d'un moment de la journée à l'autre. Chez un malade, que j'ai observé avec Brocq, j'ai vu sur les membres, à des heures où la rougeur diffuse était peu marquée, des taches rouge foncé disséminées ou confluentes, inégales. Parfois on voit, au contraire, des centres de décoloration et de régression, en forme de disques, légèrement déprimés au-dessus des parties voisines, de couleur blanchâtre.

L'épaississement de la peau est un phénomène constant; en outre, elle devient trop large pour les parties sous-jacentes, en raison de l'amaigrissement et des lésions du réseau élastique; elle peut former dans les aines, les aisselles, sur le bas-ventre, des bourrelets volumineux qui disparaissent lorsqu'on l'étend, séparés par des plis profonds. Besnier et Hallopeau ont signalé

(1) Balzer et Mercier, *Ann. de dermat. et de syphil.*, 1898.
(2) Hallopeau et Tostivint, *Ann. de dermat. et de syphil.*, 1899.

l'augmentation de la consistance normale. L'œdème, c'est-à-dire l'imbibition séreuse permettant, par la pression, de créer des godets dans la peau, est rare, mais a été signalé au niveau des membres inférieurs et même sur toute l'étendue de la peau.

Le cuir chevelu est habituellement squameux, même un peu rouge.

La face prend, dans quelques cas, un aspect étrange dû au gonflement et à la disparition des plis normaux de la peau, ou bien, dit Hallopeau, la peau est tuméfiée, indurée sans rougeur, les oreilles sont tuméfiées, presque toujours les paupières sont gonflées, la muqueuse rouge et hypertrophiée. On a souvent noté un véritable ectropion. La conjonctive offre des sécrétions séreuses identiques à celles de la peau.

La peau sur le tronc est sèche; on peut observer l'aspect brillant de la surface, la saillie des follicules pileux, parfois l'élargissement des orifices sudoraux, l'exagération du quadrillage rappelant une lichénification. De nombreux malades présentent des accès de sueurs profuses, quelques-uns un suintement limité ou généralisé, analogue à celui des eczémateux, déterminant la formation de croûtelles. Parfois la surface est lisse, parfois elle offre une fine desquamation; enfin Besnier et Hallopeau ont vu, chez un de leurs malades, des poussées de rougeur intense, suivies d'une exfoliation complète prolongée, simulant la dermatite exfoliatrice. L'exfoliation peut être partielle, se limiter à la plante des pieds. Du Castel et Leredde (1) ont observé, sur le dos des mains, un état pellagroïde caractérisé par une sécheresse intense avec tendance à l'atrophie. Cet état peut également se manifester à la face tactile des extrémités, accompagné d'une desquamation de l'épiderme en couches minces, pelure d'oignon.

Le prurit constitue un des symptômes fondamentaux. Apparaissant dès le début et même avant l'érythrodermie, il est remarquable par sa généralisation, sa continuité, son intensité habituelle, sa résistance à tout traitement. Souvent il est inconscient, le malade se gratte sans s'en rendre compte; un malade de Besnier et Hallopeau n'éprouvait de soulagement qu'à la condition de se déshabiller et de se frotter le corps avec une brosse. Ce prurit est l'origine d'une série de complications cutanées, ulcérations, ecchymoses, périfolliculites, furoncles, ecthyma. Il n'y a pas, en général, de prurigo consécutif; il a cependant été observé par Hallopeau et Lemierre (2).

Les ongles sont intacts ou usés par le grattage; ils peuvent offrir des saillies et des dépressions transversales. Parfois ils sont striés longitudinalement, semblables à la moelle de jonc. L'alopécie, au niveau du cuir chevelu, des aisselles, du pubis, est de règle.

Parmi les lésions accessoires et éventuelles de la peau, signalons la présence d'excoriations dues au grattage, — de lésions végétantes au niveau des différents plis, et surtout dans les aisselles, — de petites nodules miliaires blanc

(1) Du Castel et Leredde, *Ann. de dermat. et de syphil.*, 1898.
(2) Hallopeau et Lemierre, *Ann. de dermat. et de syphil.*, 1900.

jaunâtre, dus à l'oblitération des orifices sudoripares, suivant Hallopeau, — de condylomes, ayant une surface identique à celle des téguments voisins et que l'on peut considérer comme des nævi tuméfiés, — de nodules de volume variable, un peu pâteux, inclus dans l'épaisseur de la peau, qui sont peut-être des tumeurs mycosiques restant profondes, peut-être d'origine inflammatoire banal, — de taches pigmentaires, disséminées, plates ou saillantes, claires ou foncées; Besnier et Hallopeau, Du Castel et Leredde ont observé des nappes pigmentaires et des nappes claires avec pigmentation périphérique donnant l'aspect du vitiligo, — de bulles : Hallopeau a même observé une forme bulleuse de l'érythrodermie se rapprochant de la dermatite herpétiforme. Parfois il existe des bulles limitées, entre les orteils par exemple.

Au bout de plusieurs années, l'érythrodermie peut disparaître.

Parmi les symptômes constants, il faut signaler au premier plan l'adénopathie qui se traduit par des saillies nombreuses conglomérées dans les aisselles, dans les oreilles, à la nuque; certains ganglions peuvent atteindre les dimensions d'un œuf de poule. La rate, le foie sont habituellement volumineux.

La fièvre est fréquente; pendant plusieurs jours, et même plusieurs semaines, on observe des températures de 38°, 38°,5; elle accompagne les poussées cutanées, l'exagération de l'érythrodermie, l'apparition d'un suintement étendu.

L'amaigrissement est constant, parfois excessif; certains malades ont perdu 20, 30 kilogrammes en plusieurs mois. Il peut s'accompagner, lorsque l'affection est déjà ancienne, d'une asthénie excessive. La mort survient avec des phénomènes de cachexie analogues à ceux de la forme vulgaire.

Lymphodermie pernicieuse de Kaposi. — A côté du mycosis à forme érythrodermique, on peut classer, suivant l'opinion émise par Besnier [1] et Vidal, l'affection décrite par Kaposi sous le nom de lymphodermie pernicieuse; entre elle et la forme érythrodermique, il n'y a de différence importante que celle due à l'existence d'une leucocytose plus considérable.

Le cas sur lequel Kaposi a fondé sa description était caractérisé par des lésions eczématiques diffuses et en foyers, de distribution irrégulière, squameuses en certains points, humides en d'autres, très prurigineuses. La peau peu à peu se tuméfia, s'épaissit, enfin survinrent des tumeurs peu volumineuses, dures, pâteuses; certaines présentèrent des ulcérations. La tuméfaction était considérable au niveau de la face, couverte de nodosités, ainsi que sur le thorax et les bras. Les ganglions lymphatiques étaient universellement augmentés de volume ainsi que la rate. L'examen hématologique, fait par Paltauf, montra une leucocytose intense (125 000 globules blancs).

Une observation publiée par Besnier, en 1889, à la réunion clinique des médecins de l'hôpital Saint-Louis et intitulée « Lymphodermie pernicieuse de Kaposi », rentre complètement dans le cadre de l'érythrodermie mycosique.

(1) KAPOSI, *Leçons sur les maladies de la peau*, trad. de Besnier et Doyon, 2e éd., p. 641.

Il s'agit « d'un vieillard de soixante-seize ans, offrant une des variétés de l'espèce, caractérisée par une dermatose absolument universelle, à plis épais, et à peau trop large pour les parties sous-jacentes, avec alopécie, prurit inextinguible, exfoliations épithéliale et eczématique modérées et partielles, hyperadénie, anémie avec leucocytose peu accentuée, pseudo-furoncles ou anthrax précoces et successifs, nappes infiltrées rouge bleu, tumeurs en macaron ».

J'ai publié avec Danlos ([1]) l'histoire d'un malade chez lequel existait une érythrodermie générale, exfoliante, très prurigineuse; la peau était trop large pour les parties sous-jacentes, les cheveux et les poils étaient tombés en grand nombre, les ganglions étaient tuméfiés. Dans la suite survint un suintement abondant; la peau prit une coloration rouge violacée, le visage devint d'un brun foncé, en certains points existaient des zones de dépigmentation. Enfin, il existait à la face interne des cuisses des nodosités indolores du volume d'une lentille ou d'une groseille.

L'examen du sang montra en janvier 1896 une leucocytose de 17 000 (éosinophilie 27 pour 100, mononucléose 50 pour 100), en novembre une leucocytose intense de 112 500 (éosinophilie 37 pour 100). L'étude histologique de la peau montra toutes les lésions essentielles du mycosis fongoïde; la seule différence était due à l'accumulation d'éosinophiles dans le derme, évidemment en rapport avec l'éosinophilie sanguine, d'une intensité extraordinaire, les éosinophiles étant devenus 270 fois plus nombreux que chez un sujet sain.

Anatomie pathologique ([2]). — 1° Lésions cutanées. — A. *Lésions érythémateuses, érythrodermiques, eczématiformes, lichénoïdes.* — L'étude des lésions éphémères qui surviennent dans la période de début n'est pas faite; nous ne savons si les érythèmes, les urticaires qui lui appartiennent, ont une structure particulière au mycosis fongoïde.

Les altérations eczématiformes et érythrodermiques, *dont la structure est identique*, apparaissent dans les plans superficiels du derme, où l'on voit, à un faible grossissement, les vaisseaux sanguins et lymphatiques dilatés, le tissu conjonctif œdématié, des cellules, plus nombreuses qu'à l'état normal, formant en certains points de petits amas autour du réseau sous-papillaire. Les papilles sont volumineuses et déjà on constate l'épaississement plus ou moins marqué du corps muqueux.

Lorsque les lésions ont pris leurs caractères complets, les amas dermiques deviennent plus nombreux et plus volumineux; les papilles hypertrophiées, larges et hautes, atteignent presque la surface de la peau; simultanément les cônes épidermiques se développent en profondeur. Cette acanthose initiale s'accompagne à un fort grossissement de figures de karyokinèse; les fentes

([1]) Danlos et Leredde, *Soc. franç. de dermat. et de syphil.*, janv. et nov. 1896.

([2]) Philippson, Histologie du mycosis fongoïde. *Ann. de dermat.*, 1892. — Leredde, Contribution à l'étude hist. du mycosis fongoïde. *Soc. de dermat.*, 1894 et 1895. — Unna, *Histopathologie der Hautkrankheiten.* — Wolters, *loc. cit.*

épithéliales sont accentuées; il n'est pas rare d'y trouver des éléments cellulaires immigrés du derme, sous forme de noyaux très colorables, allongés, étirés, déformés par la compression des cellules voisines; j'ai indiqué qu'il existe souvent alors des lymphocytes assez nombreux dans les vaisseaux sanguins. La couche granuleuse et la couche cornée sont normales ou hypertrophiées.

Les éléments constituants des amas dermiques sont des cellules conjonc-

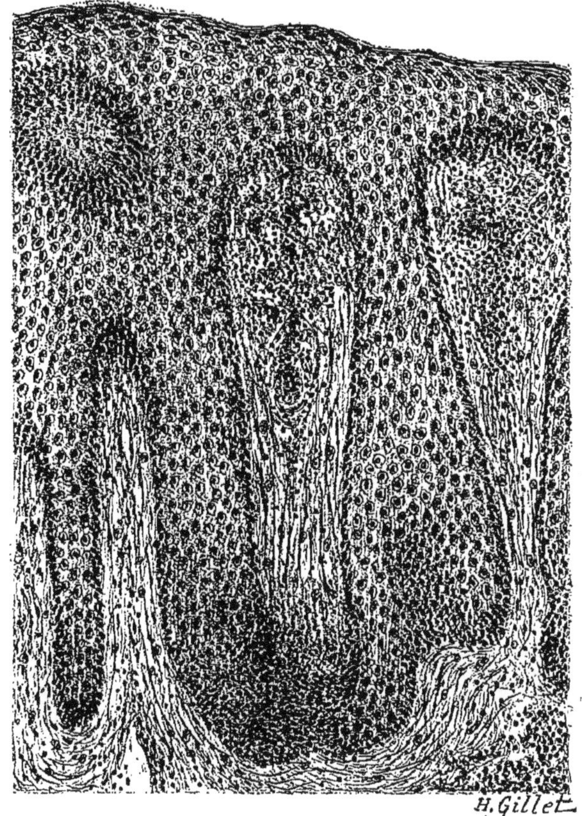

Fig. 111. — Mycosis fongoïde. — Lésions initiales. Acanthose. — Œdème des papilles avec infiltration cellulaire. Sclérose légère du derme au niveau du réseau vasculaire superficiel.

tives, à noyaux clairs, ovales, à longs prolongements anastomosés avec ceux des cellules voisines, recouvrant les fibres qu'on trouve à la périphérie des amas ou dans leur épaisseur, et des cellules sans prolongements, à noyaux arrondis, plus colorables que ceux des précédentes, pourvus de grains chromatiques distincts, à protoplasma très peu abondant. Suivant Unna, ce sont des plasmazellen imparfaites, et on constate des formes de transition entre

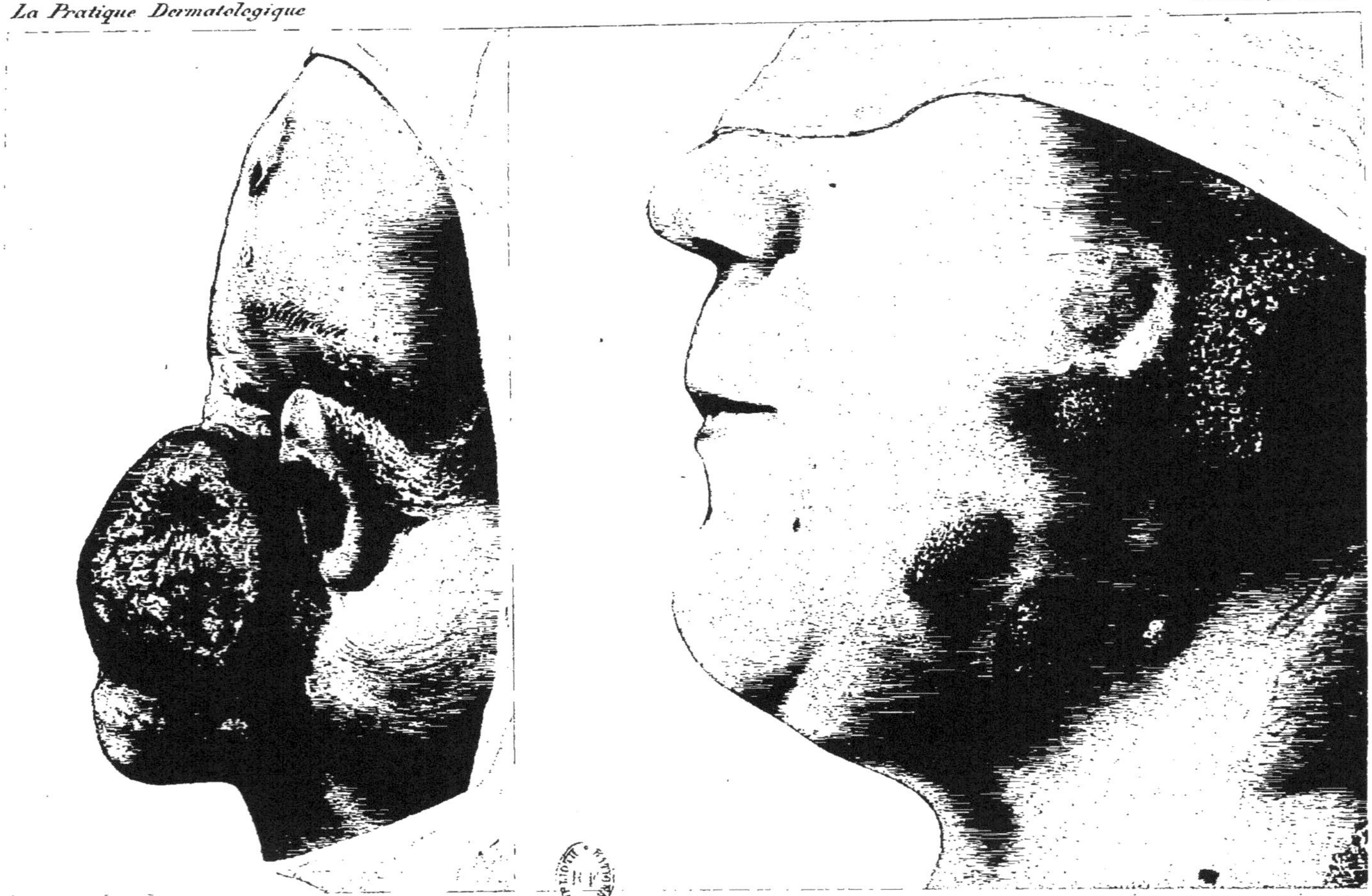

Masson et Cie Éditeurs, Paris.

Imp^ie Firmin Didot et Cie Paris.

elles et les cellules fixes. Toutes les cellules qui forment essentiellement l'infiltration mycosique auraient ainsi une origine locale, étant dues à l'évolution de cellules fixes vers le type plasmazelle. L'absence de plasmomes bien caractérisés, identiques à ceux de la syphilis ou de la tuberculose, serait due à ce que la plupart des plasmazellen sont de formation récente et, d'autre part, à un processus de désintégration qui a une importance majeure dans l'histologie du mycosis et qui a été démontré par Unna.

Unna a constaté, et tout le monde a vu après lui, dans les amas dermiques, des grains arrondis, inégaux, légèrement colorables par les couleurs basiques; on les trouve encore en abondance dans les régions où ils peuvent être entraînés par un courant liquide, dans les fentes lymphatiques et interépithéliales. Ce phénomène cytolytique s'observe à toutes les périodes de la maladie; nous l'avons retrouvé récemment dans un cas d'érythrodermie.

La plupart des auteurs, avec Darier et nous-même, admet que les cellules ainsi décrites comme des plasmazellen doivent être considérées comme des lymphocytes, ce seraient donc des cellules lymphatiques et non des cellules dérivant des cellules fixes comme le pensent Philippson et Unna. Nous avons récemment repris l'étude de la question et nous sommes arrivé à cette conclusion que la plupart de ces éléments n'ont pas de protoplasma nettement apparent et qu'on doit bien les considérer comme des lymphocytes; il faut ajouter que la présence de petits mononucléaires et de lymphocytes dans les vaisseaux dilatés est de règle. Parfois ils emplissent la lumière. La discussion peut du reste être portée sur un autre terrain : elle perd beaucoup d'intérêt si l'on admet, contrairement à Unna, que la plasmazelle elle-même a une origine lymphatique et ne naît pas sur place. Le fait paraît établi aujourd'hui [1].

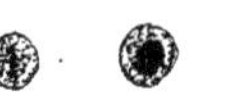
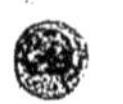

Fig. 112. — Petites plasmazellen en voie d'accroissement. (D'après Dominici, *Arch. d'anat. path. et de méd. expér.*, janvier 1901.)

En dehors de ces cellules conjonctives et lymphatiques, qui depuis le début jusqu'à la fin du mycosis domineront dans les lésions, on constate : *a.* des plasmazellen adultes, groupées en petits amas ou isolées; — *b.* des mastzellen, sur l'abon-

[1] Les recherches de Marschalko, Jadassohn n'ont pas entièrement résolu le débat; Menahem Hodara (*Ann. de dermat. et de syphil.*, 1895) n'a pu le trancher; pour lui la plasmazelle est un produit uniquement pathologique.

Mais, d'après Dominici, l'origine des plasmazellen se trouve dans un lymphocyte très petit, à noyau extrêmement condensé, à protoplasma extrêmement basophile. Il est facile de voir dans les ganglions ou la rate des formes de passage entre ce lymphocyte et une plasmazelle typique comme le démontrent les planches ci-jointes provenant de la rate d'un lapin saigné. Ce protoplasma se développe en restant très basophile; le spongioplasma devient évident; une aréole claire paraît près du noyau. La plasmazelle n'est pas d'après cela exclusive à l'organisme humain, qui ne présente du reste aucune forme cellulaire étrangère aux animaux mammifères. Cellule d'origine lymphatique, elle peut se rencontrer en circulation sanguine dans la vaccine, la variole, certaines anémies, certaines dermatoses.

Dans le tissu mycosique la présence même de formes qu'on ne peut rattacher d'une manière certaine au type lymphocyte ou au type plasmazelle est un argument en faveur de la filiation de ces deux éléments.

[LEREDDE]

dance desquelles j'ai attiré l'attention; elles sont souvent en très grand nombre, allongées, cubiques, ne se groupant pas en amas; on les trouve de préférence sur le bord des vaisseaux dans le sens desquels elles s'orientent; — *c.* des noyaux très petits, irréguliers, excessivement colorables; il est impossible de les rattacher à un type cellulaire classé; pour Dominici [1], il s'agit d'éléments propres aux tissus lymphoïdes, car on les trouve régulièrement dans la rate et les ganglions; — *d.* des cellules éosinophiles en nombre très variable [2]; — *e.* d'une manière commune des cellules pigmentaires : je rappelle qu'il existe une forme pigmentaire du mycosis fongoïde, — *f.* dès la période initiale des cellules géantes qui offrent dix, quinze, vingt noyaux; elles sont comparées par Unna aux mégacaryocytes de la moelle osseuse, en raison de la dissémination des noyaux dans le protoplasma et viennent des plasmazellen; mais il existe aussi des cellules analogues à celles de la tuberculose, avec noyaux rangés à la périphérie, sans traces de caséification toutefois; — *g.* enfin, de grandes cellules contenant, dans leur protoplasma, des granulations basophiles irrégulières : *tingible Körper* de Flemming.

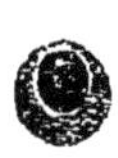
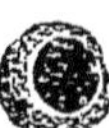
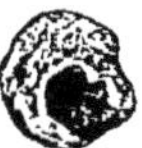
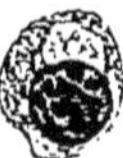
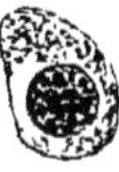
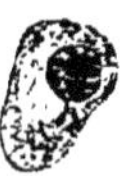

FIG. 113. — Évolution des plasmazellen dans la rate du lapin saigné.

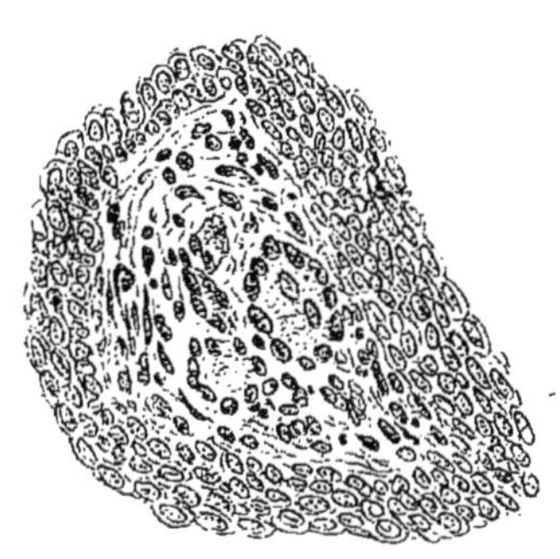

FIG. 114. — Section d'une papille. Cellules géantes. (D'après Wolters.)

L'état du tissu conjonctif doit maintenant attirer notre attention; on sait combien les auteurs français, après Ranvier, ont insisté sur la présence d'un tissu réticulé de nouvelle formation dans les lésions du mycosis. A la période de tumeurs, surtout étudiée par Ranvier, le réticulum est constant; il se rencontre presque toujours à la période prénéoplasique, comme je l'ai constaté dans les examens que j'ai faits. Mais il ne s'agit pas, le plus souvent, à cette période, d'un réticulum fin, délicat, tel qu'on l'observe dans les follicules des ganglions lymphatiques; d'autre part, à étudier ce stade où le réticulum apparaît en même temps que les autres lésions de la maladie, il est facile de se rendre compte qu'il n'est pas dû à une néoformation; on voit, en effet, les fibres du tissu conjonctif, assez épaisses, s'écarter, se dissocier, s'émietter pour comprendre dans leur intervalle les

(1) DOMINICI, *Communication orale.*

(2) La présence de ces éléments est sans doute en rapport avec l'éosinophilie sanguine assez commune et l'accumulation possible d'éosinophiles dans certains organes.

éléments cellulaires en plus ou moins grand nombre, de telle sorte que l'existence d'un réticulum au sens strict du mot est parfois douteuse.

L'opinion classique exprimée par Unna est en outre que le tissu conjonctif est passif dans le mycosis. Ayant été frappé de l'importance de ses lésions dans les viscères, j'ai voulu étudier de près l'état où il se présente dans la peau, autour des amas mycosiques. Dans leur épaisseur, on ne trouve pas de condensation de tissu conjonctif; il est cependant facile de constater à la période initiale, dans le derme superficiel, la présence de fibres plus nombreuses que dans la peau saine et plus denses, surtout à la partie profonde des cônes interpapillaires; parfois il s'agit d'une véritable formation de tissu scléreux qui se prononcera à la période néoplasique et séparera l'épiderme de l'infiltration dermique.

Dans le derme profond, de structure normale serrée, la réaction du tissu conjonctif ne se traduit, si elle existe, par aucun phénomène visible. L'invasion cellulaire qui survient à une période plus avancée tend même à faire disparaître ce tissu.

Les vaisseaux sanguins, dilatés, du réseau sous-papillaire et leurs branches papillaires offrent des parois épaisses, même en dégénérescence hyaline, comme l'a montré Philippson; les fentes lymphatiques sont dilatées, le tissu élastique tend à disparaître ainsi que les filets nerveux dans les amas cellulaires importants du derme.

Avec les progrès de la maladie, l'épiderme peut offrir des lésions que nous n'avons pas encore signalées : le corps muqueux devient très succulent, les cellules sont larges, œdématiées, les fentes sont dilatées (*spongiose*) et à la suite de ces altérations, la couche granuleuse perd ses grains de kératohyaline, tandis qu'on trouve des noyaux plats dans la couche cornée souvent épaisse (*parakératose*).

Des formations cavitaires apparaissent fréquemment; les plus importantes et les plus originales, signalées par Darier, se forment entre les cellules du corps muqueux; elles sont remplies de lymphocytes ou de plasmazellen, tassés les uns à côté des autres. Elles ont, suivant Darier, une grande valeur au point de vue du diagnostic histologique de l'affection. Unna, Leredde, Wolters ont vu des vésicules et des bulles d'une autre espèce à l'union du derme et du corps muqueux ou sous la couche cornée; l'étude de ces formations est encore incomplète.

Telles sont les lésions de la peau jusqu'à la période néoplasique; les lésions lichénoïdes ne diffèrent des lésions eczématoïdes que par leur intensité et l'invasion plus profonde du derme; les unes et les autres se compliquent souvent d'infections superficielles, consécutives à la pénétration par des fissures, apparentes ou non, de cocci venus de la surface et qu'on peut même colorer assez souvent dans les coupes; la réaction phagocytaire qui en est la conséquence se traduit par la présence de polynucléaires disséminés dans le derme, l'épiderme, les vaisseaux sanguins; parfois ils formeront les pustules péripilaires qui se voient à l'œil nu.

[LEREDDE.]

B. *Lésions néoplasiques.* — Les tumeurs mycosiques sont dues principalement à l'accumulation de cellules, qui devient considérable dans le derme cutané. Dans un grand nombre de cas l'épiderme ne prend pas part à leur formation; on le voit s'aplatir et former une couche légèrement onduleuse, d'épaisseur régulière sur toute son étendue, envoyant à de longs intervalles des prolongements épidermiques, longs, minces, semblant comprimés par la pression des tissus dermiques. Sous cette couche épithéliale existe une couche conjonctive non vasculaire, modérément dense, homogène, à fibres parallèles à la surface de la peau. Ce type répond aux tumeurs en voie d'extension, s'érodant en plateau à leur partie centrale; dans d'autres cas, l'épiderme végète irrégulièrement (*acanthose secondaire* de Unna). On peut retrouver toutes les formations cavitaires de la première période, plus importantes, plus étendues, ainsi que tous les accidents histologiques qui résultent de l'invasion des cocci superficiels, staphylocoques et streptocoques.

Les lésions du derme sont devenues universelles, les faisceaux conjonctifs ont disparu; on observe une infiltration cellulaire diffuse, assez peu serrée en général, disposée sur le réseau décrit par Ranvier. A sa limite on trouve des foyers isolés. L'infiltration peut s'étendre jusque dans le tissu cellulaire souscutané, plus loin sans doute dans certains cas; elle est souvent cloisonnée par des travées conjonctives, denses, où se groupent volontiers des cellules pigmentaires.

Les cellules fixes et les lymphocytes qui forment l'infiltration offrent des indices de division active et des figures de karyokinèse[1]. Les mastzellen nous ont paru moins nombreuses qu'au début; elles se groupent surtout autour des vaisseaux et dans les cloisons conjonctives. On trouve enfin, à titre accessoire, des cellules géantes comme à la première période.

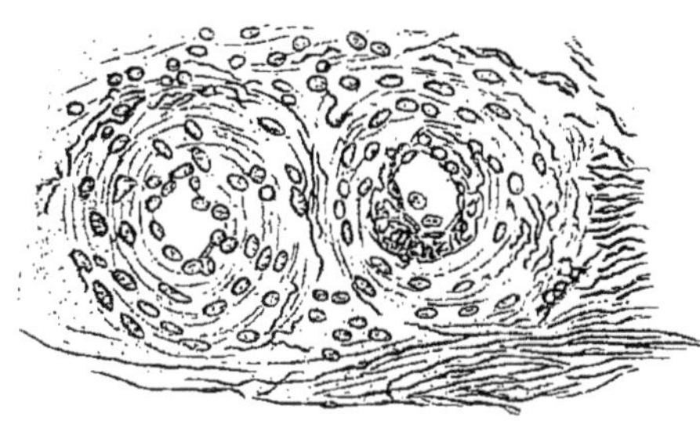

Fig 115. — Mycosis fongoïde. — Lésions vasculaires. (D'après Wolters.)

En dehors de cette infiltration cellulaire excessive, la période néoplasique est caractérisée par des lésions considérables des vaisseaux. Un grand nombre d'entre eux disparaissent; des artérioles oblitérées ne se reconnaissent plus qu'à la présence de fibres élastiques disposées en cercle; on voit des veines thrombosées. Les vaisseaux qui persistent sont dilatés, ampullaires, leur endothélium prolifère. La circulation est assurée par des capillaires à parois hyalines, mais elle est difficile sur certains points; certains se dilatent, d'autres sont oblitérés et la nécrose peut être, d'après Hallopeau et Jeanselme,

[1] Leredde, *Soc. de dermat.*, 1895.

la suite de l'ischémie habituelle. Certaines régions, surtout à la surface, peuvent offrir un œdème intense, les voies lymphatiques sont dilatées, forment de véritables ampoules, comme le prouve la Figure 115 que nous empruntons à Wolters.

Dans les tissus ainsi altérés on ne trouve plus en général trace de follicules pileux ou de glandes sébacées; les glandes sudoripares persistent par contre, à moins de lésions anormales dans leur intensité et leur extension. Le tissu élastique ne se rencontre plus qu'à l'état épars, autour de quelques vaisseaux sanguins dans les tumeurs récentes; il peut former des amas profonds comme si tout le réseau avait été refoulé par l'infiltrat de dehors en dedans [1]. Tous les éléments nerveux ont disparu.

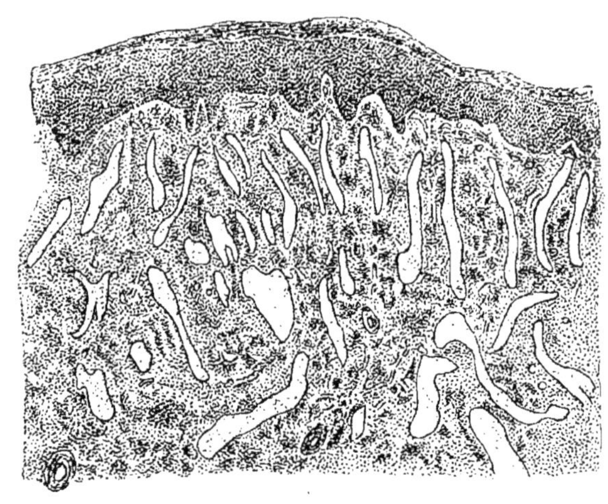

Fig. 116. — Mycosis fongoïde. — Dilatation des vaisseaux lymphatiques. (D'après Wolters.)

L'infection, la gêne de circulation d'autre part, expliquent les accidents qui se manifestent dans les tumeurs, gangrène, suppuration.

L'étude histologique des tumeurs guéries n'a pas donné la raison de leur disparition; Wolters a vu à la suite de guérison par l'arsenic l'épiderme épais, des cônes petits, des papilles larges et basses, des cellules pigmentaires dans le corps papillaire. Paltauf a constaté la nécrose des cellules de l'infiltrat, de petits amas cellulaires persistant autour des vaisseaux dilatés et un grand nombre de petites granulations très colorées par les couleurs basiques, sans cellules géantes.

Lésions du sang. — Leur étude est assez incomplète. Le nombre des globules rouges semble peu diminué, même dans des cas avancés : ainsi Philippson a trouvé 4 185 000 hématies dans une forme néoplasique, Gastou 3 940 000 dans une forme érythrodermique.

Le nombre des leucocytes est normal dans un grand nombre de cas, selon Doutrelepont, Leredde ; mais on peut observer une leucocytose marquée dans des formes circonscrites : 23 000, 39 000, 53 000. Elle est surtout fréquente

[1] Wolters, *loc. cit.*

sinon constante chez les érythrodermiques, on a compté : 16 800, 22 000, 24 880; dans la forme lymphodermique elle devient considérable puisque Kaposi a observé le chiffre de 110 000, Leredde celui de 112 000.

L'équilibre leucocytaire est fréquemment modifié. Bensaude a observé la lymphocytose dans un cas et je l'ai plusieurs fois rencontrée, mais il est aujourd'hui certain qu'il peut exister de l'éosinophilie, vue par Köbner (10 pour 100), Lafitte (10 pour 100), Gastou (10 pour 100); dans trois cas d'érythrodermie, je l'ai également constatée; dans le cas de forme lymphodermique que j'ai observé avec Danlos, il existait une éosinophilie de 30 pour 100.

Lésions viscérales[1]. — *Lésions macroscopiques.* — Les lésions viscérales sont encore mal connues, la plupart des autopsies qui ont été faites étant incomplètes, même au point de vue macroscopique. Il faut du reste éliminer une série d'altérations consécutives à l'infection à laquelle les malades peuvent succomber et qui occupent le poumon, la rate, les reins, etc.

Quelques documents nous donnent déjà des renseignements utiles sur l'état du *système lymphatique.* Celui-ci est *toujours* intéressé par le mycosis fongoïde; la tuméfaction ne se borne pas aux ganglions auxquels aboutissent les lymphatiques cutanés, mais atteint fréquemment les ganglions lombaires, mésentériques et médiastinaux. Certains ganglions sont-ils indemnes au point de vue microscopique comme ils peuvent l'être par exception à l'œil nu? Aucune autopsie ne permet encore de résoudre cette question importante, et qui intéresse la conception générale de la maladie.

Les ganglions sont gros, blanchâtres, un peu mous; à la coupe, l'aspect est homogène, sans traces de caséification. Ajoutons que l'amygdale, les follicules lymphatiques du rhino-pharynx et du larynx et surtout ceux de l'épiglotte peuvent être intéressés. Köbner a signalé la tuméfaction des plaques de Peyer.

Le *foie* est en général augmenté de volume et de poids et peut dépasser celui de 3 kilogrammes. L'aspect de la surface et de la coupe indique dans la plupart des cas un état de dégénérescence graisseuse avancé; la congestion, l'aspect muscade fréquents résultent peut-être simplement des infections terminales. L'épaississement de la capsule, la résistance à la coupe indiquent un certain degré de sclérose. La *rate*, même dans des cas où l'infection ne paraît pas avoir joué un rôle important, est grosse; à la coupe, le tissu est résistant, les trabécules sont épaissis; en général l'organe offre une congestion intense, parfois il est pâle; Kübel a noté dans ces conditions la mise en évidence des follicules. Les *reins* sont souvent volumineux; on a noté l'épaississement de la capsule, l'état granuleux de la surface. Une néphrite terminale peut modifier leur aspect.

Outre les altérations diffuses des organes abdominaux, plusieurs autopsies signalent des lésions localisées; par exemple, Kaposi a vu dans le foie, le rein, le poumon, le pancréas, la moëlle fémorale, des nodules miliaires durs, blan-

[1] Leredde et Weil, *Arch. de méd. expérim. et d'anat. pathol.*, 1898, p. 124.

châtres, homogènes à la coupe, quelques-uns atteignant le volume d'un haricot et même d'un œuf de pigeon. Hallopeau a constaté un nodule rénal sous-capsulaire des dimensions d'un pois, mou, pâle, succulent à la coupe. Falk [1] a vu sous la plèvre une masse très volumineuse donnant à la coupe l'aspect d'un ganglion lymphatique; des tumeurs blanchâtres existaient dans le poumon. Kübel a constaté des nodules néoplasiques à la surface et dans la profondeur des lobes pulmonaires, et une tumeur de 10 centimètres de large au niveau de la plèvre se continuant avec une tumeur de la peau, adhérente aux côtes.

Lésions microscopiques. — Les lésions histologiques des ganglions, du foie et du rein sont assez comparables dans tous les cas; celles de la rate sont beaucoup plus complexes.

Dans un cas nous avons vu au niveau d'un ganglion inguinal une sclérose diffuse, surtout marquée à la périphérie où elle formait une coque fibreuse à fibres parallèles; le réseau ganglionnaire était épais et les capillaires offraient des parois denses. Les lésions artérielles étaient peu prononcées, mais il existait une périphlébite et une endophlébite intenses, les veines dilatées contenaient de nombreux lymphocytes; des plasmazellen se trouvaient en grand nombre à la périphérie, certaines comprises dans les fentes lymphatiques. La masse du ganglion était formée de lymphocytes; on trouvait moins de mononucléaires qu'à l'état normal et en grand nombre des cellules fixes. Les plasmazellen étaient rares dans le tissu du ganglion. Dans un autre cas, les lésions étaient, à très peu de chose près, semblables : sclérose périganglionnaire, sclérose diffuse de la masse ganglionnaire avec épaississement du réticulum, épaississement des parois capillaires, disparition des follicules. Il n'existait pas de phlébite; au point de vue cytologique, le ganglion était formé, comme le précédent, de lymphocytes surtout, mais contenait des plasmazellen en plus grand nombre.

Les lésions histologiques du foie peuvent se résumer de la manière suivante : sclérose biveineuse et capsulaire; présence d'amas cellulaires, parfois réticulés au niveau des espaces portes et autour des veines sus-hépatiques; dégénérescence graisseuse.

Nous représentons ici (Fig. 117) une coupe de cet organe provenant du malade de Quinquaud atteint de mycosis fongoïde à forme pigmentaire. On peut constater l'existence d'amas cellulaires importants formés de cellules tassées les unes sur les autres. A un fort grossissement, les unes sont des cellules fixes, d'autres de petites plasmazellen, quelques-unes des éosinophiles; les polynucléaires sont rares; enfin on constate un réticulum délicat, isolant les éléments les uns des autres.

Dans les autres cas que j'ai étudiés, la formation de ces amas cellulaires était moins importante; cependant j'ai toujours constaté la prolifération des cellules fixes, la présence de plasmazellen et la sclérose.

(1) Falk, *Ein Fall von Myk. fung.* Rostock, 1899.

La dégénérescence graisseuse que présente l'organe n'offre rien de particulier que son intensité parfois considérable; on peut observer la pigmentation ocre des cellules hépatiques. La sclérose des espaces portes se présente sous forme d'îlots limités sans prolongements importants en général. On peut y trouver des néocanalicules biliaires. Enfin, sous la capsule, toujours épaissie, et dans l'intervalle des fibres conjonctives, on peut trouver de petits plasmomes.

J'ai publié avec E. Weil (¹) l'observation histologique d'un cas de Hallopeau dans lequel on trouva à l'autopsie un lymphadénome rénal, ayant la forme et

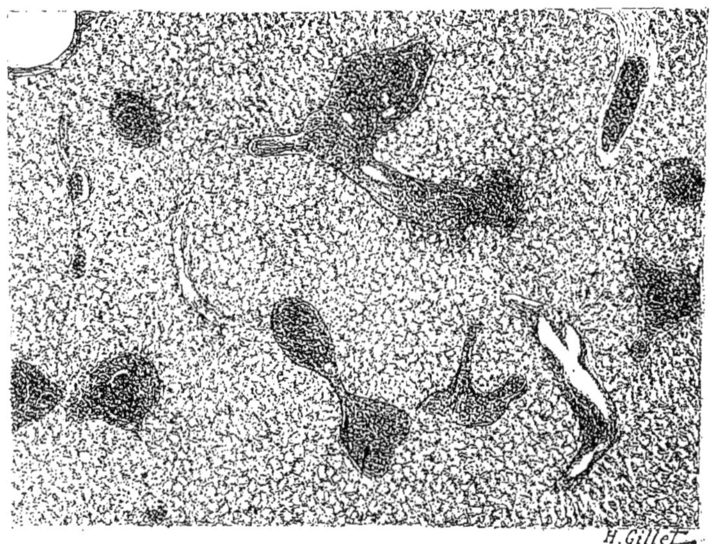

FIG. 117. — Mycosis fongoïde à forme pigmentaire (obs. de Quinquaud). — Foie. Les espaces portes et sus-hépatiques sont occupés par des amas cellulaires qui ont la structure de lymphomes. Légère sclérose biveineuse. Dégénérescence graisseuse du foie.

les dimensions d'un petit pois, légèrement proéminent sous la capsule. De couleur blanchâtre, la tumeur non enkystée était constituée d'un amas de cellules éosinophiles, de cellules fixes en moins grand nombre et de quelques plasmazellen, enfin d'un réticulum à fibres très fines, très nettes en quelques endroits. Les éléments du rein étaient refoulés à la périphérie où on voyait peu à peu reparaître les tubes contournés et les glomérules, dissociés par les éléments de la tumeur.

En dehors de cette lésion exceptionnelle, en général les reins sont altérés. Au niveau des glomérules et des tubes contournés, les lésions se rattachent à un certain degré de néphrite. La sclérose des glomérules et du tissu conjonctif, les lésions vasculaires sont peut-être le résultat d'une néphrite interstitielle

(¹) LEREDDE et WEIL, *loc. cit.*

banale, mais on les observe trop fréquemment pour qu'on ne soit pas conduit à les attribuer plutôt au mycosis fongoïde lui-même.

Quant à la rate, elle peut offrir des lésions assez analogues à celles des ganglions : sclérose périsplénique et intrasplénique, épaississement du réticulum dans les follicules et la pulpe, périphlébite et endophlébite, lésions artérielles, présence de plasmazellen en grand nombre.

Pathogénie. — *Nature de la maladie.* — Les recherches multipliées qui ont été consacrées au mycosis fongoïde n'ont encore permis d'éclaircir à aucun degré les problèmes pathogéniques que soulève cette étrange maladie. S'adresse-t-on à la bactériologie, elle montre simplement dans l'épiderme, parfois dans le derme, des cocci dont la présence est évidemment le résultat d'infections secondaires locales (¹).

Aucun fait expérimental ne démontre encore que le mycosis soit une affection microbienne. S'adresse-t-on à l'anatomie pathologique, elle met en évidence des détails de structure qui peuvent permettre de rapprocher le mycosis d'autres maladies, mais l'origine même de celles-ci est également loin d'être déterminée. Il n'est même pas certain que le mycosis puisse rentrer dans un groupe morbide déjà établi et être classé à côté d'affections ayant avec lui une affinité naturelle.

Les théories anatomo-pathologiques du mycosis peuvent être classées sous trois chefs :

1° Le mycosis est une forme de sarcomatose;

2° Le mycosis est une forme de lymphadénie;

3° Le mycosis ne peut être rapproché ni du sarcome ni de la lymphadénie et constitue une espèce pathologique indépendante.

Toutes ces théories ne peuvent être jugées que sur des faits histologiques.

La théorie sarcomateuse a été soutenue par un grand nombre d'auteurs allemands, Kaposi, Funk, en France par Siredey.

La théorie lymphadénique, émise par Ranvier, a été adoptée par les observateurs français; après Darier nous nous y sommes rallié et nous croyons qu'elle peut être encore admise, mais sous une forme différente de celle donnée par Ranvier.

Il n'est peut-être pas certain que le mycosis soit une forme de lymphadénie; ce qui nous paraît démontré, c'est qu'il n'a aucune parenté avec les sarcomes de tout ordre. Après Brault (²) il convient de réserver la désignation de sarcome à la série des néoplasmes développés aux dépens des formes les plus

(¹) Un grand nombre d'auteurs ont trouvé des staphylocoques. Rindfleisch (1885) a trouvé un « streptocoque » dans les lésions de l'épiderme et du derme, Hochsinger et Schiff ont vu un microcoque en chapelets et en groupes, Vidal et Perrin des streptocoques. Kübel (1893) a trouvé dans les tissus des éléments en bâtonnets dont il obtint une culture; il lui fut impossible d'obtenir les cultures suivantes. La bactériologie de la peau mycosique est complètement étudiée dans la monographie de Wolters (Stuttgart, 1899).

(²) In CORNIL et RANVIER, *Man. d'hist. pathol.*, 3ᵉ édit. Paris, 1900.

simples des tissus conjonctifs et vasculo-conjonctifs, régulièrement ordonnés par rapport aux aires vasculaires qui les traversent. Dans la plupart des cas, ils sont formés de cellules appartenant à une seule variété.

Cependant il existe des sarcomes à cellules géantes, comprenant plusieurs formes cellulaires. Encore est-il que, dans ce cas même, toutes les cellules ont une origine conjonctive. On ne peut ranger le mycosis dans les sarcomes, si on admet que la plupart des éléments de l'infiltration mycosique sont des cellules d'origine lymphatique.

Il est vrai que pour Unna et Philippson les éléments du mycosis sont d'origine conjonctive. Mais si l'on admet cette théorie, on est forcé de renoncer à tout argument histologique, aucun sarcome n'ayant la structure exacte du mycosis. Il apparaît alors que le sarcome est une maladie locale à début local, à évolution progressive, et se propageant par métastases. Ces caractères n'appartiennent pas au mycosis fongoïde qui apparaît plutôt comme une maladie diffuse d'emblée donnant lieu à des lésions locales toujours mobiles et susceptibles de régression, quoique de plus en plus graves.

La théorie lymphadénique a été fondée sur l'examen des tumeurs mycosiques et sur leur identité de structure avec les ganglions lymphatiques. Or il n'est pas exact que cette analogie de structure soit complète, même s'il s'agit de tumeurs à l'état adulte; la distribution des formes cellulaires n'est pas dans celles-ci ce qu'elle est dans un ganglion; d'autre part, à l'état initial des lésions, on voit le réticulum naître par dissociation, émiettement des fibres préexistantes. La théorie lymphadénique n'a donc pas de base histologique absolue : on peut cependant admettre dans le cadre de la lymphadénie des lésions formées essentiellement de cellules lymphatiques, ne se disposant pas au point de vue topographique comme dans un ganglion et sans réticulum néoformé.

Qu'est-ce donc aujourd'hui que la lymphadénie? C'est une maladie, peut-être un groupe de maladies qui ont pour caractère commun la tendance à la prolifération du tissu lymphoïde dans tout l'organisme. Sa forme la plus commune est la forme ganglionnaire; cependant rien n'oblige à considérer qu'elle en soit la forme unique, et on peut admettre que dans certains types de lymphadénie la prolifération du tissu lymphoïde prédomine, par exemple, au niveau de la peau.

Dans la lymphadénie ganglionnaire même, l'affection présente de très bonne heure un caractère de généralisation, dans des cas même où l'hypertrophie ganglionnaire est encore peu marquée.

Si la lymphadénie apparaît comme un syndrome morbide, si l'on admet même qu'elle peut se développer dans des points différents de l'appareil lymphatique, et, suivant les cas, dans telle ou telle région de cet appareil, la peau par exemple, le mycosis fongoïde devra rentrer dans le cadre où rentrent déjà des polyadénopathies peut-être essentiellement différentes les unes des autres, mais dont l'origine directe est inconnue et qui offrent une tendance à la diffusion sans caséification, sans suppuration, avec association assez fréquente de lésions sanguines. Les lésions mycosiques sont formées également surtout de cellules d'origine lymphatique. Elles ne suppurent que par suite d'accidents locaux dus à leur exposition aux germes de la surface cutanée; elles envahissent la peau d'une manière diffuse, formant des lésions susceptibles de régression, caractère qui appartient également à certains types de lymphadénie. Les lésions viscérales dont elles s'accompagnent rappellent par leur structure les lésions lymphadéniques plus que toutes autres; on peut même, et c'est là un argument essentiel, constater la présence de tumeurs qui ne peuvent rentrer absolument dans aucun autre groupe anatomique que celui des lymphomes.

Cette théorie lymphadénique sous la forme que nous venons de lui donner n'explique, du reste, en aucune manière le mycosis fongoïde et la cause réelle nous échappe entièrement. L'origine infectieuse d'une telle maladie paraît bien probable; elle se rapproche de la lèpre et de la syphilis par ses manifestations diffuses, comparables aux lésions secondaires et par des lésions tardives plus graves, plus importantes que les lésions initiales.

Cependant, la maladie n'est pas contagieuse. Les lésions seraient-elles dues à des parasites habituels de l'organisme acquérant une virulence élevée en raison de modifications du milieu de culture organique? Dès lors, comme dans les maladies infectieuses dues à des saprophytes, la notion du parasitisme n'éclaircirait qu'un côté de la question.

Diagnostic. — Le diagnostic du *mycosis fongoïde à forme circonscrite*, facile à la période de tumeurs et même dès le moment des infiltrations diffuses et des lésions lichénoïdes, l'est infiniment moins au début de la maladie. Chez des sujets qui vers quarante ou cinquante ans présentent un prurit prolongé, rebelle, on pourra soupçonner le mycosis; plus encore si des accidents érythémateux, de l'urticaire, du purpura se développent de temps à autre, mais il est impossible d'*affirmer* l'existence de la maladie en se fondant sur les faits cliniques; les caractères histologiques, à cette période, n'ont pas, rappelons-le, été déterminés.

Des lésions érythémateuses, disséminées et persistantes, occupant une grande étendue de la surface du corps, un prurit prolongé fourniront déjà des indications précises; le diagnostic deviendra indiscutable, s'il existe en même temps des adénopathies et surtout si on trouve à la palpation, ici ou là, des nodosités agminées.

A la période de lésions eczématoïdes, la difficulté dépend des détails particuliers à chaque cas. On peut observer tel sujet qui depuis cinq, dix ans, a eu de temps à autre des accidents éruptifs disséminés, passagers, qualifiés d'eczéma. Un jour ou l'autre, des placards eczématiques envahissent des régions étendues; en même temps survient un prurit intense. Éruption et prurit sont rebelles à tout moyen thérapeutique; l'idée d'un mycosis s'impose, mais comment la vérifier?

Les placards eczématiques n'offrent aucun caractère pathognomonique; on ne trouve aucune nodosité sur le corps; les ganglions, un peu tuméfiés, ne le sont pas d'une manière considérable. Seul, l'examen histologique peut résoudre la difficulté; s'il montre des lésions d'acanthose et de spongiose de l'épiderme, des vésicules contenant des lymphocytes ou des plasmazellen accumulées, des amas réticulés dans le derme, comprenant des cellules fixes et des lymphocytes, des phénomènes de cytolyse, le diagnostic deviendra certain, l'eczéma devra être éliminé.

A une période plus avancée, le diagnostic devra simplement éliminer telles lésions de la peau qui peuvent à la rigueur simuler certaines tumeurs mycosiques, en particulier la sarcomatose à distribution irrégulière. Les tumeurs sarcomateuses peuvent simuler celles du mycosis, surtout tant que celles-ci ne sont ni ulcérées, ni végétantes. Il est exceptionnel que toutes celles qu'on observe chez un mycosique se trouvent dans ce cas, et qu'on ne voie ni lésions eczématoïdes, ni lésions d'infiltration. Cependant il en est ainsi dans le type Vidal-Brocq. Les sarcomes ont une évolution lente. Leur aspect n'est pas framboesiforme, l'ulcération est exceptionnelle et n'a pas les mêmes caractères que dans les tumeurs mycosiques. Si certaines néoplasies sarcomateuses peuvent entrer en régression, la sarcomatose de la peau a toujours une évolution progressive, sans phases de guérison apparente. Le microscope enfin permet toujours de lever tous les doutes.

Les grandes érythrodermies exfoliantes, primitives et secondaires, le pityriasis rubra type Hebra (1) peuvent simuler le *mycosis sous ses formes érythrodermique et lymphodermique*; une erreur est toujours possible à un moment donné durant le cours d'une de ces maladies, mais les détails d'une observation régulière et poursuivis pendant un temps suffisant permettront de rectifier le diagnostic à un moment donné. Du reste, tant que des signes décisifs ne sont pas apparus, on ne devra parler que d'une érythrodermie subaiguë ou chronique, sauf à préciser dès qu'un symptôme nouveau permet de le faire. La gravité du pronostic du mycosis fongoïde justifie, à cet égard, les plus grandes réserves.

Les *érythrodermies exfoliantes primitives* s'accompagnent d'une exfoliation abondante qui est rare chez les mycosiques et ne demeure pas continue. Il n'y a pas de prurit, pas d'hypertrophie ganglionnaire importante. La fièvre, les troubles de l'état général sont des phénomènes communs aux deux maladies, l'examen des urines fournit un élément de valeur pour le diagnostic, l'hypoazoturie paraît constante dans ces érythrodermies et y est excessivement prononcée.

Les *érythrodermies exfoliantes secondaires* s'accompagnent d'une exfoliation encore plus marquée que les affections précédentes, le prurit est inconstant, il n'y a pas d'adénopathies importantes, l'urée est diminuée.

Le *pityriasis rubra* ne s'accompagne ni d'épaississement du derme, ni de suintement, et aboutit à une période d'atrophie cutanée.

(1) Voir Brocq, art. *Érythrodermies*. In *La Pratique dermatologique*, t. II, p. 548.

Il semble certain que l'examen microscopique peut toujours servir à trancher le diagnostic entre ces maladies et le mycosis fongoïde.

Traitement. — De tous les traitements dirigés contre cette maladie incurable et qui ont seulement pour but d'en atténuer les manifestations et d'en prolonger la durée, le traitement arsenical est celui qui a rencontré le plus de faveur; malgré les échecs dont il peut être suivi fréquemment, il mérite d'être appliqué d'une manière systématique; il a à son actif des améliorations indéniables, ce qui n'est par malheur le cas d'aucun autre agent; on ne devra y renoncer qu'après insuccès constaté. L'injection d'arséniate de soude à doses croissantes, jusqu'à 30 milligrammes par jour, peut amener la résorption des infiltrats des tumeurs et des ganglions, suivant Wolters. Tous les composés arsenicaux peuvent également être utilisés.

Sous la forme cacodylique, l'arsenic paraît être un agent thérapeutique encore plus précieux. Dans un cas récent d'érythrodermie où le cacodylate de soude avait été prescrit par Brocq, à des doses progressives de 20 à 60 centigrammes par jour, nous avons observé des effets remarquables [1].

Dans un autre cas (forme néoplasique), chez un malade qui avait perdu une vingtaine de livres, les injections de cacodylate produisirent, en un mois, une augmentation de poids de 4 kilogrammes.

Le cacodylate peut du reste échouer comme l'arséniate de soude, et l'un et l'autre peuvent amener des troubles intestinaux et des phénomènes de dépression générale.

Les résultats de la thyroïdine sont nuls ou mauvais, ceux dus à l'iodure de potassium et au mercure incertains.

Dans un cas de Hallopeau (forme néoplasique grave), le chlorate de potasse à la dose de 3 grammes par jour amena une amélioration passagère.

Le but du traitement local est de maintenir les téguments en état d'asepsie suffisante, de réduire les lésions dans la mesure du possible et surtout de calmer le prurit.

Le malade sera pansé, dans la forme érythrodermique et les formes étendues, au moyen de corps gras, axonge *fraîche*, vaseline, cérat frais sans eau, cold-cream, huiles stérilisées. L'emploi des pâtes épaisses ne m'a pas jusqu'ici donné d'effets favorables.

Les préparations pyrogalliques semblent produire, mieux que toutes autres, l'affaissement des infiltrats et des tumeurs; Brocq emploie des pommades contenant de 2 à 5 pour 100 d'acide pyrogallique, associé à l'ichtyol.

Köbner, Wolters font des badigeonnages sur les tumeurs avec l'acide pyrogallique à 10 ou 20 pour 100.

[1] Le malade avait maigri d'une vingtaine de kilogrammes depuis le début de l'érythrodermie, et continuait à maigrir. La peau était le siège d'un suintement habituel. Il existait des poussées fébriles fréquentes. Dès l'administration du cacodylate, l'amaigrissement s'arrêta, le poids remonta graduellement de 3 kilogrammes, le suintement disparut d'une manière presque complète ainsi que les poussées fébriles.

Rappelons que lorsqu'on emploie les préparations pyrogalliques à doses fortes ou sur des régions un peu étendues, l'état des urines doit être exactement surveillé.

Les préparations phéniquées, salicylées, l'application de poudres à l'aristol, à l'iodol, au sous-nitrate de bismuth peuvent être faites sur les tumeurs avant l'ulcération profonde. Il est surtout important de nettoyer quotidiennement et exactement la surface, par des pulvérisations, des lotions, puis d'appliquer des poudres absorbantes, non irritantes.

Lorsque l'ulcération d'une tumeur est suivie de suppuration abondante, à plus forte raison si celle-ci s'étend en profondeur, s'il y a des phénomènes de gangrène locale, d'infection générale, il est indiqué d'intervenir chirurgicalement et de pratiquer l'ablation au bistouri ou au thermocautère. Les résultats favorables obtenus par les dermatologistes qui ont suivi cette ligne de conduite permettent d'en faire une règle générale.

Les phénomènes prurigineux sont parfois tellement rebelles qu'on ne peut les apaiser par aucun moyen et que la série entière des antiprurigineux doit être essayée. Les pommades au salicylate de méthyle à 5, 10 pour 100, renouvelées deux fois par jour, les pommades phéniquées, mentholées, ichtyolées, au goudron, les lotions chaudes contenant du coaltar saponifié (5 pour 100), paraissent applicables dans la plupart des cas. Les effets des douches statiques, de l'hydrothérapie tiède sont bons, mais non constants.

J'ai essayé à plusieurs reprises de faire des injections sous-cutanées de sérum artificiel hypertonique.

Chlorure de sodium	12	grammes
Eau	1000	—

Ce traitement qui chez tous les prurigineux, mycosiques ou non, amène la sédation du prurit, offre l'inconvénient de produire facilement un état lipothymique, lorsque les doses dépassent 200 grammes. On ne pourra donc l'essayer que dans des cas de prurit extrêmement violent et avec une très grande surveillance; du reste la sédation qu'il détermine est passagère.

MYOMES. — Étym. : μῦς, μύος, muscle, et le suffixe *ome*, qui en composition, de manière générale, désigne *tumeur*.

Les *myomes* sont des tumeurs formées de tissu musculaire.

Voir l'article : *Tumeurs de la peau.*

NÆVI. — Voir l'article ci-après.

NÆVI.
Par E. RIST

NÆVI

Étym. : *Nævus*, en latin, a le sens de marque, signe. La dérivation de *nativus*, à laquelle font allusion certains auteurs, est erronée.

I

DÉFINITION ET CLASSIFICATION

Le mot *nævus maternus* ou tout simplement *nævus* a servi d'abord à désigner les taches diversement colorées que l'on observe sur la peau d'un grand nombre de nouveau-nés, et qui persistent généralement toute la vie sans guère se modifier. La croyance populaire attribuait et attribue encore leur origine aux émotions éprouvées par la mère pendant la grossesse, les rattachant particulièrement aux perversions de l'appétit si fréquentes au cours de la gestation, d'où le nom vulgaire d'*envies* qu'on leur donne en France.

L'étude scientifique des nævi a été inaugurée par Willan et Bateman, qui ont séparé nettement des autres affections cutanées les taches pigmentaires congénitales. Beaucoup d'auteurs appartenant à l'école allemande ou à l'école de Vienne réservent encore le nom de nævi aux seules taches pigmentaires développées pendant la vie intra-utérine ou dans les premiers mois qui suivent la naissance, tandis que les dermatologistes anglais l'appliquent de préférence aux seuls angiomes cutanés congénitaux.

C'est à Rayer que nous devons la conception actuelle de cette famille nosologique. Il a en effet étendu le sens du mot nævus à « toutes les altérations congénitales de la couleur ou de la texture de la peau, ordinairement permanentes et limitées à une région du corps ». Et il a distingué : 1° les nævi pigmentaires; 2° les nævi verruqueux et 3° les nævi vasculaires. Il embrassait ainsi dans cette classe une série d'affections très dissemblables au point de vue anatomique, puisqu'on y voit côte à côte de simples infiltrations locales de pigment dans les cellules profondes de l'épiderme, des hypertrophies du corps papillaire et du chorion, des fibromes cutanés et des angiomes. Pourtant la définition de Rayer était amplement justifiée, et celles qu'on adopte aujourd'hui ne diffèrent de la sienne que par une exactitude un peu plus rigoureuse.

Le lien qui pour lui unissait entre eux les divers nævi était leur caractère congénital, et la distinction qu'il a établie entre les nævi et des affections plus ou moins analogues anatomiquement, mais acquises, conserve toute sa valeur. Mais, comme le font remarquer Besnier et Doyon, « tous les nævi ne sont pas nécessairement constatables au moment de la naissance; ils peuvent être minuscules, imperceptibles, latents, ou même n'avoir pas encore fait efflorescence à la surface. Il arrive, sans cesse, que l'on rencontre des lésions que leurs caractères cliniques, aussi bien que leurs caractères histologiques, démontrent être des nævi (vasculaires ou autres) que les parents ou les sujets déclarent n'exister que depuis un temps remontant plus ou moins loin après la naissance. » Hallopeau, dans une leçon restée classique, a fait voir, lui aussi, que « les nævi ne sont pas nécessairement congénitaux, dans le sens étroit et littéral de ce mot ». La statistique qu'il donne, et qui provient d'un service d'adultes, indique 24 malades atteintes de nævi sur 27 femmes, et 30 sur 62 hommes. Celle de Hutinel, qui porte sur des enfants pris au hasard dans son service des Enfants-Assistés, donne une proportion déjà moindre de 28 sur 90, et dans celle de Renault, dressée à la Maternité sur des nouveau-nés de un à douze jours observés pendant trois semaines, le taux s'abaisse à 6 sur 40.

Il est donc hors de doute qu'un grand nombre de nævi n'apparaissent qu'un certain temps après la naissance. Cette apparition peut même être parfois très tardive : 18 ans, dans un cas de nævus verruqueux publié par Th. Simon. Vidal, Hallopeau et d'autres encore ont décrit des cas analogues, et Pollitzer a même cru pouvoir ranger parmi les nævi les verrues séborrhéiques des vieillards. Nous verrons que ces vues ont reçu dernièrement, au moins pour certaines variétés de nævi, une confirmation anatomique des plus intéressantes, grâce aux recherches de Unna.

A dire vrai, le mot *congénital* n'est plus tout à fait assez élastique pour le sujet qui nous occupe, et la limite établie par le passage de la vie fœtale à la vie extra-utérine ne saurait plus avoir pour nous de valeur absolue. Les nævi sont considérés aujourd'hui comme des anomalies cutanées de développement. C'est dans ce sens qu'il faut chercher à les définir, en s'efforçant de ne pas préjuger de ce qu'il peut y avoir encore d'hypothétique dans leur origine, leur nature, ou leur évolution. Les termes employés par Hallopeau qui appelle nævi « toutes les néoplasies cutanées bénignes d'origine embryonnaire » ne nous semblent pas tout à fait irréprochables : en effet, il peut paraître hasardeux de ranger parmi les néoplasies les simples nævi pigmentaires, et il n'est pas certain, d'après des recherches récentes, que l'évolution, pour très lente qu'elle soit, de quelques nævi ne puisse aboutir à des proliférations cellulaires de caractère malin. Unna les décrit : « petites difformités circonscrites de la peau d'origine héréditaire ou embryonnaire, apparaissant à divers stades de la vie, se développant avec une extrême lenteur, et se distinguant à la surface de la peau par leur forme et leur couleur ». A cette longue périphrase, nous préférerons la définition claire autant que compréhensive de Brocq, et nous donnerons avec lui le nom de nævi à *toutes les difformités cutanées circonscrites*.

Les nævi ont été, dès le début de leur étude scientifique, classés selon leur nature anatomique. Mais les cadres de cette classification ont été modifiés à plusieurs reprises, tant par suite des progrès de l'histologie pathologique qu'à cause de l'admission dans la famille naturelle des nævi d'un certain nombre d'affections nouvellement décrites dont la structure anatomique était fort différente de celle des anciens nævi tant pigmentaires que vasculaires, mais que leur origine et leur nature devaient faire rattacher forcément aux difformités cutanées circonscrites. Ainsi le groupe des nævi pigmentaires a dû être dissocié, depuis que l'on a reconnu que la pigmentation constituait un caractère contingent et en tout cas peu important des nævi verruqueux et molluscoïdes qui s'y trouvaient englobés. A côté des angiomes cutanés sanguins sont venus se ranger certains lymphangiomes. Et enfin il a fallu faire place parmi les nævi à quelques affections rares, comme les nævi *adénomateux sébacés* et les *cystadénomes épithéliaux bénins*.

L'ancienne classification, — qui jusqu'à nouvel ordre est peut-être encore aujourd'hui la plus commode — comportait : 1° les nævi pigmentaires; 2° les nævi verruqueux et 3° les nævi vasculaires.

Le groupe des nævi vasculaires a conservé une individualité homogène et il n'y a aucun obstacle à son exacte délimitation. On y comprend d'une part les lymphangiomes et d'autre part les hémangiomes qui se divisent en *nævi vasculaires lisses* ou *plans*, en *nævi télangiectasiques stellaires et ponctués*, et enfin en *angiomes tubéreux*.

On peut ensuite classer à part les *nævi pigmentaires lisses* vrais, nævi spili, tout en remarquant que les limites cliniques de ce groupe dépassent probablement un peu celles de sa définition anatomique, qui en fait des difformités constituées exclusivement par une anomalie de distribution de pigment et sans caractères néoplasiques.

Restent tous les autres nævi : ils forment un ensemble assez hétérogène que nous proposerons d'embrasser provisoirement sous le nom de *nævi tubéreux non vasculaires*. Nous y trouvons d'abord les *nævi verruqueux mous*, entendus dans le sens des verrues molles d'Unna, c'est-à-dire considérés comme dus à un dépôt, le plus souvent d'origine embryonnaire, de cellules épithéliales devenues atypiques, dans les couches superficielles du derme. Ce sont les *nævi pigmentaires saillants*, et les *nævi pilaires* et *kérato-pilaires*. A côté de ce groupe, et ayant avec lui, si l'on en croit Unna, des rapports étiologiques étroits, mais que beaucoup d'auteurs mettent en question, se placerait celui des *nævi molluscoïdes*, tumeurs fibreuses cutanées que l'on subdivise d'ordinaire en *molluscum pendulum*, *fibroma molluscum* et *molluscum lipomatode*. Les *nævi verruqueux durs* sont des proliférations épithéliales ayant conservé leur situation épidermique et par conséquent leur structure cornée : *nævi kératodermiques*, *ichtyoses partielles*. Un dernier groupe enfin, assez composite, comprendrait les nævi adénomateux, *nævi adénomateux sébacés*, *syringocystadénomes*, *kystes dermoïdes* (*loupes*).

Nous pouvons donc dresser le tableau suivant :

I. Nævi pigmentaires purs.

II. Nævi tubéreux non vasculaires.

A. *Nævi verruqueux mous*. . { Nævi pigmentaires saillants.
Nævi pilaires.

B. *Nævi molluscoïdes*	Molluscum pendulum; fibroma molluscum; molluscum lipomatodes.
C. *Nævi verruqueux durs* . .	Nævi kératodermiques. Ichtyoses partielles; acrokératoses, etc.
D. *Nævi adénomateux*	Nævi adénomateux sébacés. Syringocystadénomes. Kystes dermoïdes.
III. Nævi vasculaires.	
A. *Hémangiomes*.	Nævi vasculaires lisses. Nævi télangiectasiques. Nævi vasculaires tubéreux.
B. *Lymphangiomes*.	

Parmi ces variétés, il en est plusieurs qui ont fait l'objet d'articles spéciaux de cet ouvrage. Aussi n'aurons-nous à traiter en détail que les nævi tubéreux *non vasculaires*, — en excluant les nævi *adénomateux*, — et les *hémangiomes*.

II

CONSIDÉRATIONS ÉTIOLOGIQUES

Les petits nævi, pigmentaires ou vasculaires, sont extrêmement répandus. Les statistiques que nous avons citées plus haut peuvent donner une idée de leur fréquence. Le sexe féminin paraît être une cause prédisposante. Ajoutons qu'il est exceptionnel, chez un individu porteur d'un nævus apparent, de ne pas en trouver quelques autres, en cherchant bien, sur le revêtement cutané.

Leur origine ne laisse pas que d'être fort obscure. Pourtant il est, à ce point de vue, quelques traits qui valent d'être mentionnés. Tout d'abord l'*hérédité* peut être invoquée dans beaucoup de cas, et il est certain qu'elle tient dans l'étiologie des nævi une place importante. Cette influence héréditaire ne se manifeste pas nécessairement d'une manière univoque, et ne respecte pas les barrières établies par la classification. C'est, en somme, la disposition aux difformités cutanées en général qui se transmet.

Kaposi a d'ailleurs fait remarquer que, non seulement, un même individu est souvent porteur de plusieurs nævi anatomiquement d'ordre différent, mais que presque toujours tout nævus *étendu* est, dans ses différentes parties, ici plutôt nævus vasculaire, là plutôt nævus pigmentaire, soit verruqueux, soit de tissu conjonctif. De même, Darier considère les adénomes sébacés symétriques de la face comme des cas particuliers d'une seule et même affection, congénitale ou à début infantile, siégeant symétriquement aux sillons naso-géniens, aux ailes du nez, à la partie antérieure des joues, à la racine du nez, au menton, et « donnant lieu à de petites tumeurs, lesquelles sont dures ou molles, jaunâtres ou rouges, suivant que prédomine dans leur constitution l'élément fibreux, l'élément vasculaire, ou l'élément glandulaire sébacé ».

Il faut rapprocher de cette notion le fait déjà observé par Hardy que les nævi nombreux ou volumineux se rencontrent souvent chez des sujets présentant quelque autre difformité congénitale ou quelque arrêt de développement, particulièrement chez les idiots, les hydrocéphales, les épileptiques, comme aussi dans les cas de spina bifida, de bec-de-lièvre, etc. Nous sommes donc conduits à voir dans les nævi des *stigmates de dégénérescence*, ce qui d'ailleurs pouvait théoriquement se prévoir, d'après la définition que nous venons d'adopter. Dans cette conception, il n'y aurait pas lieu d'établir de limites bien tranchées entre les cas de nævi nombreux et multiples et la neuro-fibromatose généralisée ou maladie de Recklinghausen; trois de ses symptômes cardinaux, la déchéance mentale, les taches pigmentaires et les fibromes cutanés multiples ne sont que l'exagération de ce que l'on observe chez les næviques; et l'on peut souvent trouver chez ceux-ci, en les cherchant avec attention, quelques fibromes péri-nerveux qui achèvent le tableau.

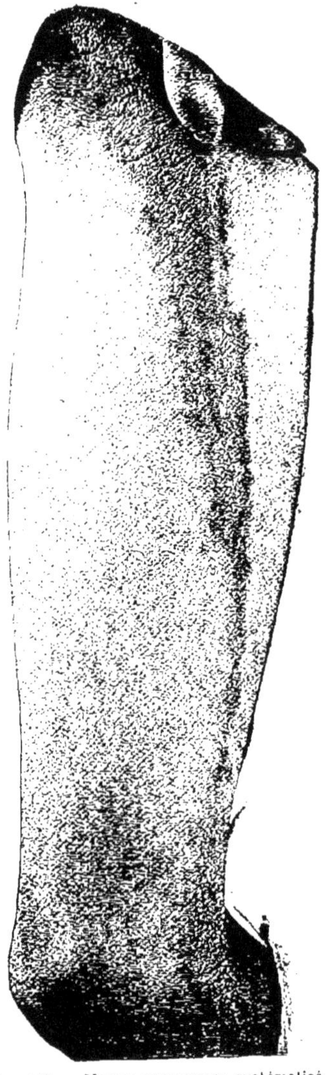

Fig. 118. — Nævus verruqueux systématisé de la cuisse. (Musée de l'hôpital Saint-Louis, n° 1581.) (Merklen et Besnier.)

Quant au mécanisme plus intime de la production des nævi, les opinions sont très partagées. Bärensprung a attiré le premier l'attention sur certains nævi en traînées, localisés à une moitié du corps et siégeant soit sur un membre, soit à la face. Il leur a donné le nom de *nævi unius lateris* et, identifiant leur siège avec le territoire de certains nerfs cutanés, il attribua leur origine à une affection congénitale des ganglions spinaux. Plus tard Th. Simon revint sur la question et publia deux cas de *nævi nerveux* développés dans la sphère du trijumeau. L'un de ces cas, considéré comme constitué par des hypertrophies papillaires avec pigmentation, fut désigné par lui sous le nom de nævus nerveux *trophique*, et l'autre, un angiome plan, sous le nom de nævus nerveux *vaso-moteur*. Il exhuma, dans la littérature d'alors, plusieurs faits analogues publiés par divers auteurs. Depuis, on en a décrit un grand nombre, en les appelant soit nævi nerveux, soit nævi zostériformes, ou encore nævi systématisés. Kaposi, sans nier l'exactitude de ces constatations, s'oppose à l'interprétation qu'en donnaient Bärensprung et Th. Simon. « Avec le développement de l'embryon, dit-il, les tissus se différencient eux-mêmes dans chaque partie, par conséquent dans tout rudiment terminal des membres, en vaisseaux et en nerfs, etc. Pendant qu'ultérieurement le rudiment terminal des membres s'accroît et prend, en avant et en dedans, la direction en spirale qui lui correspond, toutes les parties nommées, papilles, nerfs, vaisseaux, poils et traînées de tissu conjonctif reçoivent la même direction. Il est facile de concevoir que toute altération de ces différents tissus, appréciable par leur forme et leur couleur, marque aussi cette direction. Que cette altération soit en même temps celle du nerf, on le comprend, mais cela n'a absolument aucune valeur pour établir un rapport étiologique entre une anomalie de formation et une altération des nerfs. »

D'autre part, Philippson a émis une hypothèse, qui, sans s'appliquer à tous les cas, paraît cependant parfois fournir une explication satisfaisante : selon lui les traînées næviques seraient en relation avec les lignes de Voigt qui correspondent aux limites des territoires nerveux voisins.

Plus récemment les notions nouvelles sur la division métamérique du corps, qui ont modifié d'une façon si intéressante notre conception du zona, ont été appliquées, en même temps qu'à d'autres lésions cutanées, aux difformités næviques. Jadassohn admet toutes ces systématisations des nævi linéaires et y ajoute l'arrangement parfois observé selon des directions correspondant aux lignes d'implantation des poils. Mais, dans une critique judicieuse des faits publiés, il montre combien ces coïncidences sont souvent approximatives.

Quel que soit le sort ultime des diverses théories nerveuses des nævi, et si frappants que soient parfois les faits sur lesquels elles se fondent, il paraît en tout cas difficile qu'elles puissent expliquer l'origine de tous les nævi indistinctement. La célèbre théorie des inclusions cellulaires de Cohnheim rend compte d'autre part de l'existence des kystes dermoïdes. Et Unna pense que les résultats de ses recherches anatomiques sur les verrues molles constituent une preuve nouvelle de l'exactitude et de la valeur de cette hypothèse, qui expliquerait aussi la dégénérescence maligne de certains nævi.

Les nævi vasculaires sanguins qui se développent avec prédilection sur la tête et la face, au pourtour des orifices naturels, ont été rapportés par Virchow à l'existence des fentes branchiales dont ces orifices sont les restes, et il leur a donné le nom d'angiomes fissuraux. De très légères irritations suffiraient pour amener une hypertrophie vasculaire au niveau des bords de ces fentes très riches en vaisseaux, — hypertrophie qui pourrait être apparente dès la naissance, ou encore demeurer latente pour ne se montrer que plus tard. Cette manière de voir de Virchow ne paraît pourtant pas avoir été généralement adoptée. Et, si certains angiomes cutanés sont rattachés, à cause de leur disposition systématique, aux nævi nerveux, l'étiologie de la plupart d'entre eux n'en reste pas moins fort obscure. Unna a proposé récemment une explication qui vaut d'être mentionnée. Partant de l'observation déjà faite par Besnier que l'on trouve chez un très grand nombre de sujets un nævus vasculaire étendu dans la région occipitale, et constatant souvent la coïncidence de deux angiomes cutanés en des points diamétralement opposés de la tête ou du tronc (occiput et front, omoplate et sternum), il se demande si ces localisations ne correspondent pas à des points particulièrement sujets à être comprimés pendant la vie intra-utérine, contre le bassin maternel. Les points les plus exposés à ces compressions, tête, mains, pieds, régions sacrée et fessière, seraient aussi ceux où les nævi sont le plus fréquemment observés. Et l'on pourrait expliquer ainsi l'existence simultanée de nævi vasculaires en des points en apparence très éloignés les uns des autres, mais que la position occupée par le fœtus *in utero* rapproche beaucoup au contraire : face et région brachiale externe, fesses et talons, etc. Le mécanisme plus intime de leur formation devrait alors, selon toute probabilité, être rapporté à une hyperémie paralytique consécutive à une anémie de compression.

III

DESCRIPTION CLINIQUE ET ANATOMIQUE

I. — Nævi pigmentaires purs (nævi spili).

Leur description trouverait logiquement sa place ici. Mais elle se confond absolument avec celle du lentigo, que l'on trouvera à l'article *Mélanodermies* de cet ouvrage.

II. — Nævi tubéreux non vasculaires.

A. — NÆVI VERRUQUEUX MOUS

Disons tout de suite que l'on peut trouver dans ce groupe tous les états intermédiaires, depuis de simples taches pigmentaires planes ou presque planes — mais où l'examen histologique démontre la présence de proliférations cellulaires — jusqu'à des productions très saillantes. Les formes planes ou légèrement surélevées en forme de plates-bandes (*beetartig*) sont celles que l'on rencontre le plus souvent dans l'enfance ; cliniquement, ce sont des altérations limitées de la couleur de la peau, pigmentées ou non ; dans ce dernier cas, on se rendra mieux compte de leur existence par la diascopie. Les autres formes, verrues molles ou verrues mûriformes, stades ultérieurs du développement des précédentes, appartiennent plutôt à l'âge adulte. Ce sont de petites tumeurs saillantes à la surface de la peau, molles, lisses, pigmentées ou non, plus ou moins colorées en brun. Plus tard encore, si leur évolution très lente se poursuit, leur surface se ride, se sillonne et prend un aspect plus ou moins déchiqueté ou mamelonné.

Parfaitement indolentes, et généralement de petites dimensions, — le terme de comparaison le plus employé est une lentille — ces néoplasies, lorsqu'elles siègent à la face, ne sont presque jamais assez frappantes pour défigurer. Elles ne peuvent être une cause de gêne légère que lorsqu'elles occupent des régions où va le rasoir.

Demiéville en 1880 est le premier qui ait fait leur étude histologique. Il y a trouvé des cordons et des amas de cellules formant une sorte de stroma alvéolaire dans les couches superficielles du chorion. L'épiderme, sauf la présence de granulations pigmentaires dans ses couches profondes, n'était pas modifié. L'origine de ces cordons cellulaires a été des plus controversées. Demiéville lui-même, et après lui Bogoliubsky, ont cru pouvoir les faire dériver des vaisseaux sanguins, dont l'endothélium est épaissi, et dont la tunique externe paraît infiltrée de nombreux noyaux arrondis et ovalaires. Recklinghausen, au contraire — et son opinion fut généralement adoptée — les regarda comme provenant de l'endothélium des vaisseaux lymphatiques, et désigna les nævi verruqueux mous du nom de lymphangio-fibromes.

Unna, reprenant la question, est arrivé à une conception tout à fait nouvelle des verrues molles. Il constata d'abord que les cordons étaient formés de petites cellules cubiques ou allongées, possédant un noyau relativement grand, ovale, clair, vésiculeux, et que par conséquent ces cellules paraissaient très analogues à celles qui constituent l'épithélium de revêtement cutané, avec cette différence qu'elles n'avaient pas de structure filamenteuse. L'absence de substance intermédiaire, de tissu collagène ou élastique, la disposition des traînées cellulaires, qui paraissent indépendantes des vaisseaux lymphatiques, tandis qu'au contraire on trouverait des rapports constants et toutes les gradations morphologiques entre les cellules du corps muqueux et celles des cordons næviques, montrent selon lui que ces dernières ne sont pas autre chose que des cellules épithéliales ayant perdu leur revêtement épineux et leur structure fibrillaire. Ces amas et ces traînées d'épithélium métaplasique auraient une tendance constante à se séparer du corps muqueux par un processus d'étranglement pour être ensuite circonscrits par le tissu conjonctif du derme, et ainsi complètement isolés. Ce seraient donc, non pas des endothéliomes, mais de véritables épithéliomes, dus à une prolifération cellulaire aboutissant à des dépôts de nids épithéliaux dans le tissu dermique. Suivant que ces dépôts se seraient produits au début de la vie embryonnaire ou, au contraire, seulement vers la fin de la vie fœtale ou au commencement de l'enfance, ils resteraient inertes dans les couches profondes de la peau, ou continueraient à évoluer.

Cette théorie, très combattue lors de sa publication, a trouvé d'année en année des adhérents plus nombreux. Darier en France, Kromayer, Kölliker, Waldeyer en Allemagne, lui ont donné l'appui de leur haute autorité, et il faut bien dire qu'outre la valeur des arguments d'ordre technique employés pour la soutenir, elle rend compte d'une manière très satisfaisante des phénomènes d'évolution que présentent certains nævi.

Le premier stade de cette évolution est leur ascension graduelle au-dessus de la surface cutanée, qu'Unna explique par l'action du tissu élastique dermique qui enserre le néoplasme de toutes parts, sauf du côté de l'épiderme. C'est ce phénomène qui aboutit à la formation de la véritable verrue molle. Suivant que la disposition papillaire subsiste plus ou moins au-dessous d'un épithélium souvent aminci, le nævus deviendra plus ou moins mûriforme, ou au contraire demeurera lisse.

Le rôle du pigment, bien qu'il ne soit pas absolument indispensable, paraît être néanmoins assez important. Les cellules épidermiques en sont souvent gorgées, à ce point qu'on croit au premier abord n'avoir affaire qu'à des amas de pigment, où un examen plus approfondi permet pourtant de reconnaître la présence de noyaux. Dans les nævi légèrement pigmentés, il semble que la prolifération des cellules du corps muqueux soit limitée aux points où il y a accumulation de pigment, et Unna se demande si celui-ci n'exerce pas sur les cellules épidermiques une influence métaplasique spéciale qui les ramollit et leur fait perdre rapidement leur revêtement épineux et leur structure fibrillaire.

Les *nævi pilaires* ne sont qu'un cas particulier des nævi mous, — dont beaucoup sont remarquables par la présence de poils plus ou moins abondants. Tantôt ils sont minces, longs et lanugineux. Tantôt, au contraire, ils sont durs, épais, rectilignes; d'autres fois encore ils sont plus ou moins frisottants. Le corps muqueux du follicule, dans son tiers moyen, prend généralement part à la néoformation épithéliale, et l'on trouve de nombreux amas de cellules dans son voisinage immédiat.

Les *nævi géants* se caractérisent par la grande étendue de la zone cutanée qu'ils occupent. Leur distribution est des plus variables, mais ils rentrent souvent dans la catégorie des nævi *unius lateris* de Bärensprung, ou des nævi *systématisés*. Ils sont d'ordinaire très abondamment pigmentaires et pilaires, coïncident avec d'autres nævi et ont donné lieu, par leur aspect extérieur, à toutes sortes de comparaisons avec des pelages d'animaux, etc. Anatomiquement, rien ne les distingue des nævi dont nous venons de nous occuper.

Ce que nous avons dit de la structure histologique des nævi nous aide à comprendre comment ces épithéliomes bénins peuvent, dans certains cas, se transformer en tumeurs malignes. Cette étape ultime d'évolution est d'une extrême rareté, si l'on tient compte que les nævi du type verrue molle sont l'apanage de la majeure partie de l'humanité. Elle a anatomiquement et cliniquement une physionomie très spéciale, et on la connaît sous le nom de *nævo-carcinome*. C'est une affection de la seconde moitié de la vie; elle apparaît d'ordinaire chez des sujets ayant dépassé quarante ans, mais elle peut exceptionnellement se montrer aussi dans la jeunesse. Les choses se passent de la façon suivante : un nævus pigmentaire, demeuré jusque-là stationnaire ou ne s'étendant qu'avec une extrême lenteur, prend un brusque développement. Il se forme une base indurée, puis une altération à fond végétant et saignottant. Les grattages sont naturellement invoqués par le patient comme explication étiologique, mais on ne saurait leur accorder aucune importance réelle. En même temps que cette modification du nævus lui-même, on constate souvent au pourtour l'extension d'une pigmentation plane, de teinte brune ou bleuâtre, qui peut dans certains cas précéder l'accroissement de volume et l'ulcération du nævus. Si l'art n'intervient pas, il se forme une tumeur à tendance ulcérative et envahissante, susceptible d'infecter les ganglions — mais pas toujours rapidement, — très sujette à la généralisation viscérale, notamment dans le foie ou le poumon, où les tumeurs secondaires reproduisent plus ou moins la coloration et la consistance de la tumeur principale. Il y a aussi, au niveau de la peau, des généralisations à distance. Il faut remarquer néanmoins que le caractère malin de l'affection ne se montre pas toujours d'une manière très précoce. Souvent la tumeur se conduit encore quelque temps comme un épithélioma superficiel. Si le développement est rapide, la mort est une question de mois.

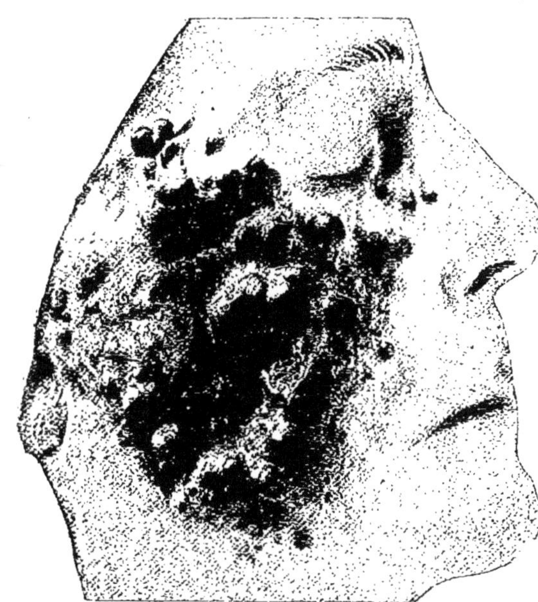

Fig. 119. — Nævo-carcinome. (Musée de l'hôpital Saint-Louis, n° 557.) (Cruveilhier.)

Si l'on veut étudier histologiquement la base de cette transformation, il faut se rappeler que l'on n'a jamais sous les yeux que quelques-uns de ses stades, d'après lesquels on est obligé de juger. Le fait caractéristique et qui distingue le nævo-carcinome de tous les autres cancers, c'est que, par la structure de ses éléments et la texture de son tissu, il est intermédiaire entre le carcinome et le sarcome. Pour parler plus exactement, sur une coupe d'une de ces tumeurs, on peut trouver des portions dans lesquelles persistent des travées qui délimitent des alvéoles contenant des cellules épithélioïdes, de formes très variées, affectant même par places une disposition vague en revêtement, tandis qu'ailleurs la néoplasie cellulaire a remplacé tout tissu préexistant, les vaisseaux eux-mêmes ayant comme parois des cellules néoplasiques, et la structure étant par conséquent strictement sarcomateuse. Ces tumeurs sont presque toujours, au moins dans quelques-unes de leurs portions, très fortement pigmentées; le pigment peut être endocellulaire ou déposé entre les éléments sous forme diffuse.

En dehors du nævo-carcinome, il n'existe pas d'épithéliome pigmenté ; et il est probable que tout sarcome pigmenté est d'origine nævique, à l'exception du sarcome de la choroïde et peut-être de la maladie de Kaposi. On voit donc que le domaine du nævo-carcinome est très étendu, puisqu'il comprend presque tous les cancers mélaniques.

Un fait singulier, c'est que la pigmentation peut prendre par places une extension plus grande que la néoplasie et infiltrer les viscères et les tissus sous forme de granulations. Achard, dans un de ces cas de mélanose maligne, a constaté la pigmentation des cellules des cartilages costaux.

B. — NÆVI MOLLUSCOÏDES ET MALADIE DE RECKLINGHAUSEN

Les noms de molluscum simple ou pendulum, de fibroma molluscum, de nævus mollusciforme, ont été donnés à des tumeurs cutanées toujours saillantes au-dessus de la peau, généralement pédiculées, recouvertes d'une peau d'apparence normale dans son ensemble, mais d'ordinaire amincie, pâlie, flasque, ridée et plissée comme l'enveloppe des raisins de Corinthe, ou, au contraire, mais beaucoup plus rarement, distendue, violacée, traversée de vaisseaux dilatés. La consistance de ces tumeurs est molle, pâteuse; il arrive qu'elles soient plus ou moins réductibles par la pression et, en exerçant les manœuvres destinées à produire cette réduction, on peut souvent percevoir dans le derme une sorte d'anneau fibreux central qui correspond au pédicule. Parfois la palpation fait sentir dans l'intérieur de la tumeur une série de nodosités plus dures, en chapelets ou en réseaux.

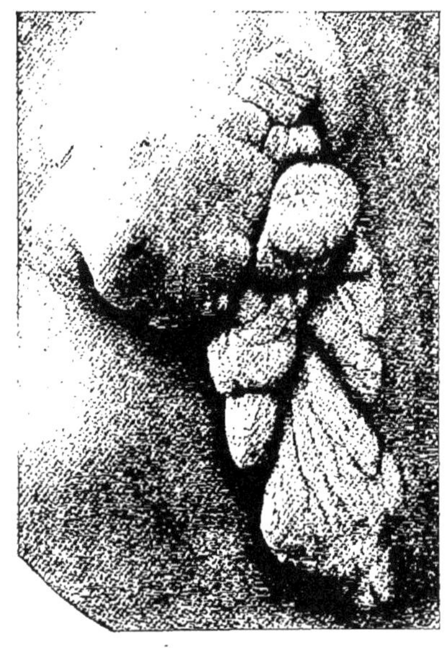

Fig. 120. — Molluscum pendulum (flancs). (Musée de l'hôpital Saint-Louis, n° 212.) (Péan.)

Il n'est guère de régions du revêtement cutané où l'on ne puisse rencontrer des molluscum. Les orifices de rapport et les surfaces muqueuses des premières voies elles-mêmes n'y échappent pas. On les rencontre, soit isolées, soit à plusieurs, mais toujours disséminées fort irrégulièrement et d'ordinaire au voisinage des nævi mous. Ces tumeurs sont petites et, dans la règle, leur volume oscille entre celui d'une tête d'épingle et celui d'une noisette. Mais l'on peut en rencontrer de beaucoup plus grosses, atteignant les dimensions d'un œuf ou d'une tête de fœtus. Les petits molluscum bien pédiculés et comme étranglés à leur base sont connus sous le nom d'*achrocordon* ou de *molluscum pendulum*. Ils sont tout à fait indolents et conservent, dans la grande majorité des cas, leurs dimensions minuscules. On réserve la désignation de *molluscum fibrosum* ou de *fibroma molluscum* aux tumeurs plus grosses, plus dures, qui peuvent subir un processus d'accroissement marqué. Par le volume considérable qu'elles sont susceptibles d'atteindre, elles deviennent parfois, malgré leur indolence, une cause de gêne pour les malades, surtout lorsqu'elles siègent aux tempes, à la paupière supérieure ou au cou, à la hanche, aux grandes lèvres, etc. Exposées à toutes sortes de traumatismes, elles peuvent s'excorier, s'enflammer, et ouvrir la porte à l'infection.

Que le contenu de ces tumeurs soit du tissu conjonctif, dont le caractère fibreux s'accentue avec l'âge, c'est ce qui ne fait pas de doute pour l'unanimité des auteurs qui se sont occupés de la question au point de vue anatomique. Mais les opinions sont partagées au sujet du point de départ de la néoplasie. Tandis que, pour Rokitansky, il se trouve dans les espaces cellulaires profonds du chorion, — c'est pour Fagge et Howse dans la paroi conjonctive des follicules pileux. Pour Virchow, la prolifération conjonctive part de l'encadrement celluleux des globules graisseux. L'opinion de Recklinghausen, qui en fait des neuro-fibromes, est vraie en tout cas pour le fibroma molluscum généralisé coïncidant avec les névromes des nerfs cutanés. Mais nous reviendrons sur cette importante question à la fin de ce paragraphe.

Pour Unna, ces productions — abstraction faite de celles qui ressortissent à la neuro-fibromatose — ne constituent rien moins qu'une forme spéciale de dégénérescence des nævi mous. Selon lui, on rencontrerait toutes les formes de passage entre les nævi mous mûriformes et les molluscums, et l'on pourrait parfois trouver encore dans ceux-ci des cordons épithéliaux plus ou moins dégénérés qui attesteraient leur nature nævique. Ce serait le processus progressif d'étranglement à la base de la tumeur, qui déterminerait la transformation molluscoïde. Les molluscums jeunes ne sont pas autre chose que des nævi mous verruqueux œdématiés, avec dilatation des espaces lymphatiques et ramollissement du tissu conjonctif. Les cellules épithéliales des cordons subissent une transformation vésiculeuse qui les fait lentement disparaître. Cette dégénérescence se poursuit de la périphérie vers le centre; la surface cutanée de la tumeur devient de plus en plus flasque et ridée. Et, en fin de compte, on se trouve en présence d'un noyau de tissu conjonctif très raréfié, très lâche, dépourvu d'élastine, enveloppé d'une peau amincie, qui ne renferme dans sa profondeur ni bourgeons inter-papillaires, ni follicules, ni glandes sudoripares. Au niveau de la base étranglée pénètre généralement un cordon vasculaire assez gros composé d'une artère et d'une ou de plusieurs veines; ces vaisseaux se ramifient à l'intérieur parmi de très larges fentes lymphatiques. Telle est la dégénérescence molluscoïde.

La *dégénérescence fibromateuse* est beaucoup plus rare. Elle atteint généralement des nævi verruqueux simples, lisses. Les cloisons conjonctives qui séparent les nids de prolifération épithéliale s'épaississent, isolent de plus en

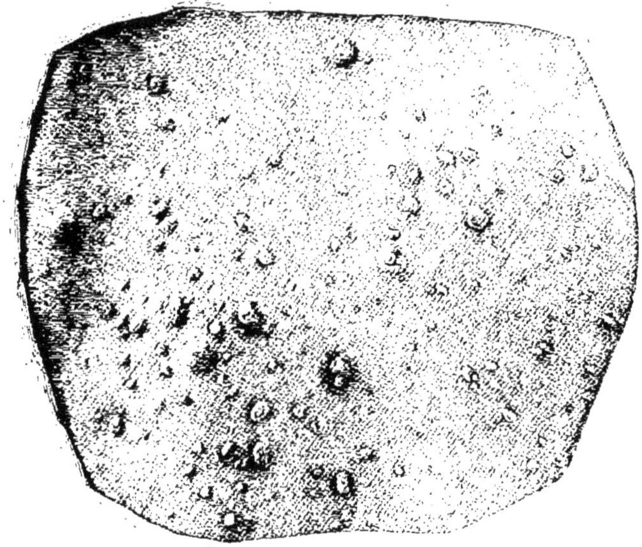

FIG. 121. — Nævi molluscoïde. (Musée de l'hôpital Saint-Louis, n° 1762.) (E. Besnier.)

plus ceux-ci de la surface et les éloignent les uns des autres, de telle sorte que leur néoformation et leur bourgeonnement cessent complètement. Comme les molluscoïdes, ces nævi peuvent se pédiculiser, mais ils ne deviennent jamais aussi flasques.

L'existence des nævi mous en *dégénérescence lipomateuse* est encore contestée. On rencontre souvent, au niveau du cou et des organes génitaux en particulier, des productions pédiculées, piriformes, du volume d'une amande, dont la consistance est assez ferme, et qui, sur une coupe, se montrent constitués à peu près uniquement par du tissu adipeux, qu'il paraît impossible de faire dériver du pannicule adipeux hypodermique. Mais, sauf deux cas où Unna croit avoir constaté la dégénérescence lipomateuse secondaire d'un nævus molluscoïde, l'origine de ces nævi est encore obscure.

[E. RIST.]

Au point de vue du *diagnostic*, on ne confondra pas le fibrome molluscum généralisé avec le mycosis fongoïde, dermatose acquise, dont les tumeurs sont en constante évolution, et qui est généralement précédée par des lésions érythémateuses, eczémateuses ou lichénoïdes, non plus qu'avec les sarcomes et les carcinomes multiples de la peau. Toutefois, comme le fait remarquer Brocq, il faut bien savoir que les tumeurs du molluscum subissent parfois la dégénérescence cancéreuse.

Le molluscum contagiosum de Bateman, ou acné varioliforme de Bazin, est une affection tout à fait différente, qui se distingue par le peu de volume des saillies, par leur transparence, par la persistance au centre des éléments d'un orifice folliculaire sébacé apparent sous forme d'un point noir, d'où la pression fait sortir le sébum.

Les verrues vraies se reconnaissent à leur aspect inégal, chagriné, à leur coloration brune ou jaune, à leur petit nombre, à leur développement dans une région circonscrite, à leur caractère de lésion acquise et rapidement développée. Les kystes pédiculés, les lipomes ont une consistance toute spéciale.

Il nous reste à envisager le fibroma molluscum en tant que faisant partie d'un syndrome plus général, syndrome dont la nature est encore l'objet de nombreuses discussions, et que l'on désigne sous le nom de *neuro-fibromatose généralisée pigmentaire*, ou, pour rappeler l'auteur qui l'a pour la première fois bien décrit, *maladie de Recklinghausen*. Pour le professeur de Strasbourg, l'affection était caractérisée d'une part par le développement d'un grand nombre de tumeurs fibreuses sur le trajet des nerfs et dans l'épaisseur des téguments, et, d'autre part, par une pigmentation anormale de la peau. Il admettait que les tumeurs cutanées prenaient naissance dans la gaine conjonctive des fines ramifications nerveuses du revêtement cutané exactement comme les névromes des troncs. Pourtant, si, dans bien des cas, les examens histologiques subséquents ont fait constater la présence de filets nerveux dans les fibromes cutanés, d'autres fois cette recherche demeurait négative. Devait-on admettre qu'ils avaient existé au début du développement de la tumeur, pour disparaître ensuite sous l'action envahissante du tissu de néoformation? Pour Lahmann et pour Landowsky, les tumeurs cutanées de la neuro-fibromatose peuvent se développer aussi bien aux dépens des gaines péri-vasculaires ou des enveloppes conjonctives des glandes sudoripares ou sébacées, qu'à ceux des gaines péri-nerveuses. Cette vue devait recevoir une confirmation intéressante par la publication d'un cas de Chauffard, où existaient à la fois des taches pigmentaires et des tumeurs cutanées indépendantes des filets nerveux, sans fibromes des troncs. Ainsi se trouvaient créées deux variétés cliniques : la *dermo-fibromatose pigmentaire* où les fibromes restent exclusivement cutanés, et la *neuro-fibromatose pigmentaire*. Launois et Variot ont montré depuis que celle-ci pouvait exister sans tumeurs de la peau.

Enfin, plusieurs auteurs, en particulier Marie et Feindel, ont attiré l'attention sur différents troubles fonctionnels et sur un état particulier de déchéance physique et intellectuelle qui constituent un quatrième caractère fondamental de l'affection, dont le cadre se trouve ainsi singulièrement élargi, et dont les formes peuvent varier, selon que manque ou que prédomine tel symptôme. « Il peut y avoir, dit Thibierge, des neuro-fibromatoses généralisées, sans neuro-fibrome, voire même sans fibrome.... De même que la maladie désignée sous le nom de neuro-fibromatose présente des formes très accusées, excessives, pour ainsi dire, dans lesquelles les lésions se traduisent par des dermatolyses considérables, de même à l'extrémité inverse de l'échelle elle présente des

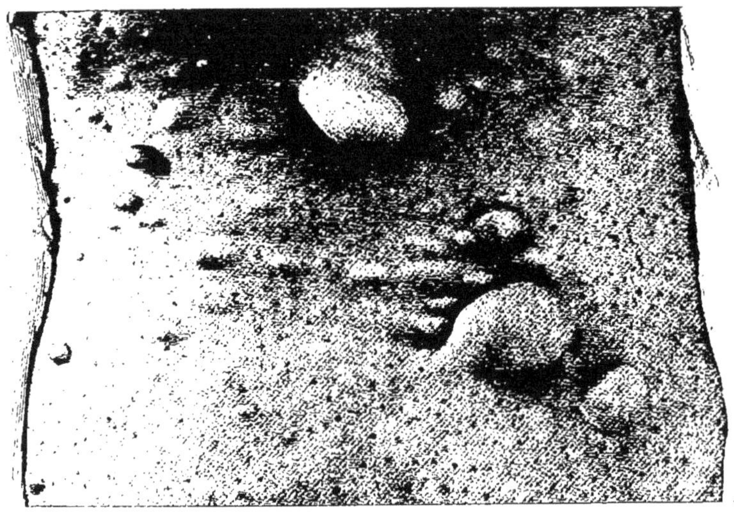

FIG. 122. — Molluscum généralisé avec taches pigmentaires (dos). (Musée de l'hôpital Saint-Louis, n° 561.) (Péan.)

formes dans lesquelles les tumeurs fibromateuses se réduisent à des éléments peu nombreux et peu volumineux; à la limite extrême, les fibromes disparaissent et il reste, pour caractériser la maladie, les autres manifestations cutanées et les troubles psychiques. »

Ces troubles psychiques se manifestent surtout par une diminution de l'intelligence en général et en particulier de la mémoire, par une apathie souvent très profonde, à laquelle peuvent même venir, exceptionnellement, s'ajouter des idées de suicide. Un des malades de Marie restait dans son lit des mois entiers sans que l'idée lui vînt d'en sortir. Plusieurs fois on a noté de l'embarras de la parole, une sorte de bégaiement ou de bredouillement assez spécial. Ces symptômes sont tantôt congénitaux, tantôt tardifs, survenant chez un individu jusque-là tout à fait normal.

On peut remarquer aussi divers troubles de la sensibilité générale ou spéciale : amblyopie, rétrécissement du champ visuel, agueusie ou anosmie, anesthésie ou plutôt hypoesthésie cutanée généralisée ou en plaques. Les phénomènes douloureux sont fréquents : à côté de ceux qui ressortissent à la présence des tumeurs fibreuses sur le trajet des nerfs, — fourmillements dans les extrémités, engourdissements, crampes, élancements, arthralgies, — il en est d'autres, comme la céphalée et les douleurs dorsales, dont l'origine est plus obscure. Les troubles paralytiques sont exceptionnels et peuvent toujours être rapportés à une compression locale par une tumeur fibreuse ; mais on constate souvent une asthénie très marquée, une diminution considérable de l'énergie musculaire, se traduisant par une grande lenteur dans les mouvements. Enfin on a signalé des accidents nerveux plus graves : phénomènes convulsifs épileptiformes, crises hystériques, vertiges. Comme le fait remarquer H. Revilliod dans une excellente monographie, à laquelle nous faisons de nombreux emprunts, « si nous nous demandons quelle est l'origine de ces différents troubles nerveux des neuro-fibromateux, nous y distinguons d'abord une première catégorie, ce sont les troubles causés directement par l'existence de tumeurs sur le trajet des nerfs, phénomènes d'irritation ou de parésie des nerfs périphériques. Les autres symptômes nerveux, dont l'origine est discutable, sont tous des troubles dépressifs, tous dénotent une diminution des fonctions nerveuses; ils semblent être le résultat d'une dystrophie générale acquise ou d'un vice de développement congénital ».

On observe aussi des troubles digestifs, — lenteur de la digestion, douleurs épigastriques après les repas, vomissements alimentaires, atonie gastro-intestinale, quelquefois intolérance gastrique absolue — des accidents hépatiques et en particulier l'urobilinurie, des troubles respiratoires et circulatoires, accès d'asthme, d'angine de poitrine, palpitations cardiaques, sclérose artérielle. Les autopsies ont très fréquemment montré la présence de fibromes disposés en chapelets le long des filets du sympathique. L'existence de ces lésions rend compte de la coïncidence observée par Chauffard, Thibierge, etc., de la neuro-fibromatose avec des symptômes addisoniens. Dans un cas récent de H. Revilliod cette coïncidence était complète, et le traitement opothérapique eut sur l'évolution des troubles dus à l'insuffisance des capsules surrénales une influence des plus favorables.

Mentionnons enfin les déformations osseuses, les difformités thoraciques parfois très bizarres (thorax en entonnoir) signalées par Marie, la rétraction de l'aponévrose palmaire et une série d'autres troubles dystrophiques notés par les nombreux auteurs qui se sont occupés de la question.

La maladie de Recklinghausen affecte donc d'une part l'épiderme, atteint de fibromes multiples et de modifications de la pigmentation, d'autre part le système nerveux. Ce dernier est troublé dans son entier, sans qu'on puisse expliquer les phénomènes morbides observés par une localisation purement encéphalique, médullaire ou périphérique. Cette double altération de l'épiderme et du système nerveux, tous deux d'origine ectodermique, a conduit Feindel à une ingénieuse hypothèse, qui fait de la neuro-fibromatose généralisée une

« *maladie de l'ectoderme*, ayant pour cause une malformation très précoce de quelques-uns de ses éléments. Lorsque l'être a acquis ses caractères définitifs, axe cérébro-spinal, ganglions et épiderme contiennent des éléments malformés. La malformation primitive des cellules ectodermiques peut bien n'être qu'une sorte de fragilité particulière, faisant que les éléments qui dérivent d'elles sont en équilibre instable entre la forme normale et l'état maladif. A l'occasion, tous les éléments fragiles, ceux de l'épiderme comme ceux du système nerveux ou une partie d'entre eux seulement, pourront verser du côté pathologique. Du côté des centres nerveux, la lésion des éléments se manifeste par la présence de troubles fonctionnels divers, et peut-être aussi par certaines variétés de pigmentations cutanées; sur l'épiderme, la lésion des éléments est l'origine d'une partie tout au moins des taches pigmentaires; enfin les éléments qui unissent la peau au système nerveux central, eux aussi de provenance ectodermique, sont en état d'infériorité, et parce qu'ils sont malformés et parce qu'ils conduisent des impressions imparfaites. Il en résulte qu'au contact de l'élément conducteur se développent des tératomes. Ces tumeurs peuvent apparaître sur toute la longueur du conducteur, aussi bien sur le trajet du tronc nerveux que sur celui du rameau, et aussi peut-être sur les infimes divisions de la fibre qui s'épanouissent à la périphérie après avoir perdu leur myéline ».

Quoi qu'il en soit de cette hypothèse, il est évident que la maladie de Recklinghausen rentre dans la catégorie des maladies d'évolution, des anomalies de développement, et vient par conséquent se placer à côté des nævi. Les nævi pigmentaires et molluscifformes constituent deux de ses symptômes fondamentaux; la coïncidence avec d'autres difformités circonscrites, angiomes ou papillomes, est des plus fréquentes. L'évolution de l'affection ne fait du reste que confirmer cette analogie.

A la naissance, les fibromes cutanés, les neuro-fibromes et les taches pigmentaires peuvent exister déjà; ou bien l'un ou plusieurs de ces symptômes physiques font défaut chez le nouveau-né pour n'apparaître que plus tard. D'autres fois, la maladie se déclare tout entière à l'âge adulte, sans qu'aucun de ses symptômes ait existé antérieurement.

Le plus souvent les symptômes physiques de la neuro-fibromatose, une fois développés, restent longtemps stationnaires, sans donner lieu à aucun trouble. Mais d'autres fois l'affection procède par poussées successives et il peut même y avoir des cas à marche rapide, comme celui qu'ont publié Marie et Couvelaire, où l'affection débuta à l'âge de cinquante-deux ans par une véritable éruption de tumeurs cutanées et sous-cutanées et de taches pigmentaires, et entraîna la mort en quatre ans avec une cachexie très accusée et des déformations squelettiques.

On peut se demander sous quelles influences les symptômes apparaissent ainsi au cours de l'existence chez des individus prédisposés congénitalement, — et il semble que parfois on puisse invoquer l'entrée en jeu de causes provocatrices. Certaines infections — fièvre typhoïde, rougeole, scarlatine, diphtérie, — peuvent tenir ce rôle, de même que certaines intoxications, comme l'arsenicisme. On peut aussi constater dans certains cas l'influence directe de traumatismes, et surtout d'irritations mécaniques peu intenses mais longtemps répétées, sur la genèse et la localisation des tumeurs cutanées; en général, les grains de molluscum sont les plus nombreux sur les régions du corps les plus exposées au frottement continu des vêtements.

Tels sont, en un bref résumé, les principaux caractères de cette singulière affection. On voit que, si, par bien des points, elle intéresse le dermatologiste, elle ressort d'autre part à la pathologie nerveuse et à l'étude des dégénérescences, dont elle établit le lien, d'une manière frappante, avec les difformités cutanées.

C. — NÆVI VERRUQUEUX DURS

Dans ce groupe où viennent se placer bon nombre de nævi linéaires ou systématisés, on comprend les lésions connues sous les noms de nævi kératodermiques, d'hyperkératoses congénitales circonscrites, d'ichtyoses partielles, de nævi cornés, etc. Sous leur forme la plus simple, papillome simple ou corné, elles se présentent comme des saillies aplaties, assez mal limitées par rapport à la peau saine environnante, dures, grosses comme une lentille, ou atteignant les dimensions d'une paume de main. Leurs contours sont souvent des plus irréguliers. Leur couleur varie, de celle de la peau normale au jaune grisâtre ou au brun noirâtre des productions cornées. Les petits nævi verruqueux durs se présentent généralement par groupes plus ou moins compacts; leur surface rude, grenue, donne au doigt une sensation toute spéciale. Les nævi étendus, siégeant en des régions où la peau n'est pas fréquemment mobilisée — cuir chevelu, dos — ont souvent une surface mamelonnée ou écailleuse, dont l'aspect rappelle vaguement celui d'une cicatrice chéloïdienne.

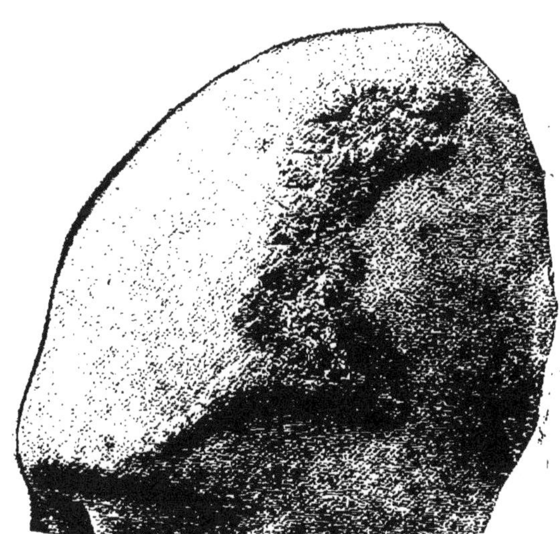

FIG. 125. — Nævus verruqueux. (Musée de l'hôpital Saint-Louis, n° 798.)

Quant aux nævi kératosiques systématisés, unilatéraux ou bilatéraux et symétriques, ce sont ordinairement des nappes rugueuses, hérissées d'élevures papuleuses ou acuminées, longues de quelques millimètres, plus ou moins serrées les unes contre les autres, et donnant à la main une sensation râpeuse. Leur couleur varie du gris au brun noirâtre. Les nappes verruqueuses s'égrènent parfois en petits éléments séparés sur le prolongement d'une des traînées principales. Aux régions très mobiles au contraire : pli du coude, paume des mains, etc., la surface du nævus est en général brisée en une multitude de petits prismes séparés par des sillons plus ou moins profonds.

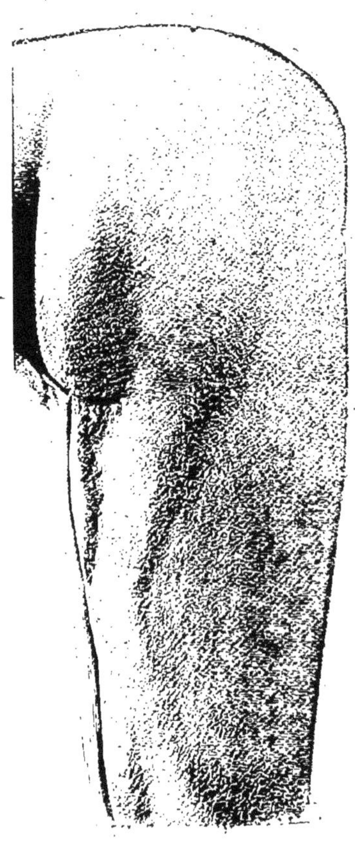

Fig. 121. — Nævus verruqueux. (Musée de l'hôpital Saint-Louis, n° 1178.) (Besnier.)

Il faut rattacher aussi à ce groupe la curieuse affection décrite par Besnier sous le nom de *kératodermie symétrique des extrémités, congénitale, héréditaire et familiale.* L'hyperkératose siège à la plante des pieds, sur toute la surface en contact avec le sol, particulièrement au niveau du talon et du gros orteil, et elle déborde en cothurne. La limite avec les parties saines est marquée brusquement par une fine bordure érythémateuse. Aux mains, la lésion occupe les faces palmaires dans leur entier, empiétant sur une partie seulement de la face dorsale des phalangines et des phalangettes. Les plis de la peau, exagérés, forment une mosaïque à petits éléments. Les ongles sont sains. Les sujets sont relativement gênés dans l'exercice de certains travaux, et le travail excessif amène quelquefois de légères crises de dermite fissurale.

On peut rapprocher de cette maladie une forme molle de kératose hypertrophique familiale décrite récemment par Ehlers sous le nom de maladie de Meleda, et dont il a observé plusieurs cas dans une île de la côte dalmate. La production pathologique, de teinte jaune-verdâtre, a une consistance spéciale qui rappelle celle de la celloïdine. C'est encore parmi les nævi verruqueux durs qu'il faut ranger les kératoses ponctuées de la paume des mains et de la plante des pieds que l'on a décrites sans raison suffisante sous le nom de nævi cornés des orifices sudoripares, les cornes multiples juvéniles, etc. Toutes ces diverses lésions ont été décrites en détail à l'article *Kératodermies* de cet ouvrage.

Au point de vue anatomique, les nævi qui font l'objet de ce paragraphe se distinguent nettement des nævi mous. Ce sont de simples hypertrophies épidermiques, sans aucune prolifération épithéliale intra-dermique. Les recherches histologiques d'Unna montrent qu'ils sont soit akanthoïdes, soit kératoïdes, c'est-à-dire que l'hypertrophie peut porter presque exclusivement sur le corps muqueux ou au contraire sur la couche cornée. Dans le premier cas, l'épaisseur du corps muqueux dépasse jusqu'à 4 ou 8 fois la normale. Le derme sous-jacent est parfois presque sain; c'est à peine s'il est un peu épaissi et s'il y a quelque augmentation du nombre des cellules autour des vaisseaux. Cette augmentation peut pourtant devenir assez considérable, en particulier dans la maladie de Meleda. Le corps papillaire est comprimé et aplati, et le nævus ne possède ordinairement que des papilles très fines et droites. Dans les vieux nævi kératoïdes, la limite entre l'épiderme et le derme est même souvent presque rectiligne. Les nævi kératoïdes vrais sont remarquables par un épaississement souvent considérable de la couche cornée et, parfois, par un amincissement correspondant du corps muqueux. Les poils sont atrophiés, et les follicules peuvent dans certains cas se kératiniser aussi. Le pigment fait généralement défaut, et la couleur de ces nævi est due à la substance cornée et non à la crasse, comme on l'a prétendu.

Ces nævi peuvent se trouver associés à des nævi mous ou adénomateux, ou encore à des nævi vasculaires.

Ils existent souvent au moment de la naissance, mais ils se montrent surtout dans les premiers mois ou les premières années de la vie. Il en est ainsi surtout des nævi linéaires, que l'on peut voir augmenter en étendue, jusque vers l'âge de douze ou quinze ans, à partir duquel leur état reste stationnaire. Le début se fait soit par des traînées verruqueuses qui augmentent en épaisseur, soit, plus ordinairement, par des bandes rouges ou saillantes dont la surface ne devient que progressivement verruqueuse et cornée. Ce mode de début, comme le fait remarquer Dubreuilh, est important parce qu'il établit nettement la parenté avec les autres formes de nævus, qui pour la plupart débutent de la même façon; cette traînée rouge peut en effet, suivant les cas, être le point de départ d'un nævus dur de forme papillomateuse ou adénomateuse, d'un nævus angiomateux ou kératosique; elle peut même évoluer dans deux sens différents, comme dans le cas de Mackenzie, où l'on voit coïncider des nævi kératosiques et angiomateux.

C'est surtout au niveau de la plante des pieds et de la paume des mains que le diagnostic de ces difformités pourra parfois paraître malaisé. Les notions de congénitalité, de permanence, ou d'évolution très lente, ont ici une importance capitale. Elles permettront d'éliminer l'eczéma palmaire corné de Wilson, le psoriasis palmaire, la syphilide palmaire, les kératodermies accidentelles professionnelles. La disposition linéaire, plus ou moins zostériforme, de certains nævi est aussi, cela va sans dire, un précieux élément de diagnostic.

III. — Nævi vasculaires.

A. — HÉMANGIOMES

Les nævi vasculaires sanguins ont été divisés par les auteurs en un certain nombre de variétés, dont la distinction est utile à conserver au point de vue pratique, bien que leur classification repose surtout sur des différences de forme, de volume et d'étendue, et que, par conséquent, on observe des formes de passage, soit permanentes, soit comme étapes de l'évolution lente d'un même nævus.

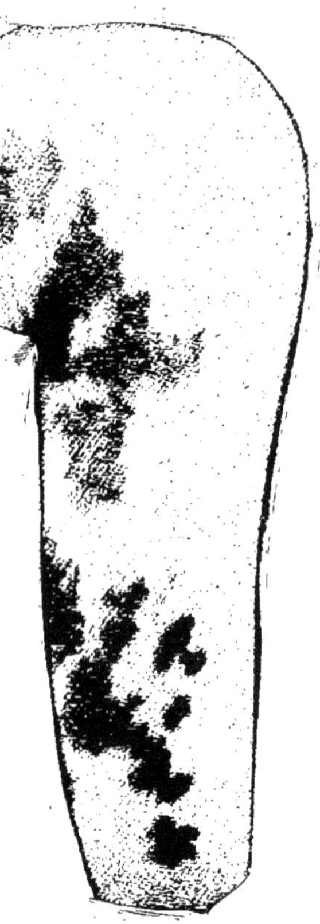

Fig. 125. — Nævus vasculaire systématisé (Musée de l'hôpital Saint-Louis, n° 1956.) (Hallopeau.)

1. Le *nævus vasculaire plan* a une synonymie des plus riches : angiome simple de Virchow, nævus *sanguineus*, nævus *maternus*, envies, nævus *simplex*, nævus *flammeus*, tache vineuse, tache de vin, tache de feu, télangiectasie plexiforme de Billroth, *port-wine mark*, *feuermäler*, etc.

Ils existent en général en petit nombre chez un même sujet. Il est rare qu'ils soient abondants, exceptionnel qu'ils soient disséminés sur toute la surface cutanée. On en rencontre parfois de systématisés, formant une série de petites éclaboussures le long d'un trajet plus ou moins défini. Ils sont souvent combinés localement avec des nævi pigmentaires ou verruqueux, d'où le nom d'angiome pigmentaire et verruqueux, pour désigner ces formes mixtes. Nous avons noté déjà leur prédilection pour la région céphalique, et surtout occipitale, le front, les paupières, les ailes du nez, les lèvres, les joues, où ils peuvent former de larges nappes. Au niveau de l'orifice buccal, ils empiètent volontiers sur la muqueuse. On les rencontre souvent aussi aux avant-bras, aux mains, aux organes génitaux. Leur couleur est d'un rouge vif, ou d'un rouge violacé, bleuâtre ; le plus souvent cette teinte est uniforme sur toute l'étendue du nævus ; mais il arrive aussi que le centre soit plus foncé que les bords, ou que le fond rose ou rouge soit parsemé de petits points plus sombres. Leurs dimensions sont très variables, et nous n'avons qu'à répéter sur ce point ce que nous avons dit des nævi pigmentaires. Leurs limites sont presque toujours assez nettes.

La pression un peu prolongée les fait disparaître, mais jamais complètement. Les congestions actives ou passives, les cris, les efforts, exagèrent leur teinte. Il en est de même de la menstruation et de la grossesse. On a cru pouvoir diviser les nævi en artériels ou veineux, selon que leur teinte était d'un rouge vif, ou d'un bleu plus ou moins violacé. Mais on sait aujourd'hui que les nævi angiomateux sont des néoplasies entièrement veineuses, et que ces diversités de nuances doivent être rapportées soit à la situation plus ou moins superficielle du nævus, soit à des conditions de circulation sur lesquelles nous reviendrons plus loin.

Lorsque le nævus est entièrement lisse, la peau conserve à son niveau son épaisseur, sa souplesse et sa mobilité normales. D'autres fois, au contraire, il existe une saillie plus ou moins accusée qui s'accompagne d'un certain degré d'épaississement du derme.

La vitropression, qui chasse le sang des capillaires, fait voir au niveau du nævus un réseau assez dense de veines dilatées, cutanées et sous-cutanées, dans l'intérieur desquelles se trouvent de petites taches sanguines rouges.

La description anatomo-pathologique des nævi vasculaires a été faite pour la première fois d'une façon complète par R. Virchow, et l'on n'y a guère ajouté depuis. Il a montré que la dilatation porte principalement sur les veines du derme, et que les artères et le réseau capillaire restent à peu près normaux, d'où le nom de *telangiectasis venosa*, qu'il a donné à ces lésions. En passant de l'hypoderme dans le derme, les veines, au lieu de se transformer en canaux à parois minces du type capillaire, conservent au contraire une lumière large, irrégulière, et des parois aussi épaisses que celles des petites veines sous-cutanées. C'est dans le corps papillaire seulement que la paroi des capillaires veineux se trouve constituée par une simple couche endothéliale, et qu'il se produit alors des dilatations variqueuses irrégulières et même des cavités cystoïdes à parois très minces. Les veines dermiques sont aussi augmentées dans leur longueur, et leur trajet devient donc plus sinueux qu'il n'est d'ordinaire. Mais on ne trouve nulle part les formations hélicoïdes et les réseaux anastomotiques des angiomes artériels.

Contrairement à ce qui paraîtrait logique, Unna prétend que la circulation du sang dans les nævi est généralement accélérée à cause de la moindre résistance des capillaires veineux dilatés, les capillaires artériels déversant leur sang directement dans des vaisseaux ayant le calibre de véritables veines. Le sang circule donc plus vite, et, dans les circonstances ordinaires, la coloration du nævus sera celle du sang artériel. Ce n'est que si des obstacles artificiels, pareils à ceux que nous avons énumérés plus haut, s'opposent au retour du sang veineux, que les nævi prennent une coloration bleuâtre ; cette nuance est habituelle, lorsqu'ils siègent au niveau des organes génitaux ou des membres inférieurs, où précisément la circulation veineuse éprouve une gêne physiologique. La paroi de ces vaisseaux dilatés est remarquable par une absence presque complète d'élastine.

Les nævi vasculaires lisses sont ceux que l'on observe le plus souvent à la naissance ou dans les premiers mois de la vie. Il arrive qu'ils persistent tels quels et grandissent en même temps que la portion de tégument où ils siègent. Ils peuvent aussi, comme nous le verrons tout à l'heure, se transformer en nævi tubéreux. Enfin — et c'est un cas fréquent — ils peuvent pâlir graduellement et disparaître tout à fait. Cette guérison se fait soit par un processus fibreux et par endophlébite, soit par formation au niveau du nævus d'un tissu lipomateux tout à fait hétérotopique qui aboutit à la production d'un lipome plan, à peine perceptible à la vue (angiome lipogène).

Le diagnostic de ces nævi ne présente pas de difficultés. L'absence d'élévation de température, de douleur, empêche de les confondre avec les hyperémies dues à l'inflammation. Leur persistance les distingue de l'érythème paratrime. En cas de doute, la vitropression qui fait apparaître le fin réseau des veines dermiques trancherait la question.

2. Les *nævi télangiectasiques ponctués, stellaires*, de Besnier et Doyon, sont constitués par de petites ponctuations d'un rouge vif, formant une houppe centrale légèrement élevée, et de laquelle émergent en rayonnant des veinules dilatées qui se ramifient. Leur couleur pâlit sous la pression du doigt, augmente sous l'effort, comme celle des nævi vasculaires plans. Ils varient peu; tandis que certaines ramifications vasculaires disparaissent, d'autres se développent sur place.

La nature nævique de ces petits angiomes est importante à connaître pour les différencier des télangiectasies secondaires que l'on observe au pourtour des cicatrices, ou au voisinage des placards de lupus érythémateux, ou encore au cours de certaines maladies organiques, comme la cirrhose alcoolique, les cardiopathies, etc. On ne les confondra pas non plus avec la curieuse affection décrite par Brocq sous le nom de *télangiectasie progressive* des jeunes filles et des femmes enceintes ou près de la ménopause; elles siègent surtout aux épaules, sur le dos, sur les cuisses, et donnent lieu finalement à la formation de marbrures très grandes.

3. Les *nævi vasculaires tubéreux* (angiomes caverneux de Virchow) succèdent souvent aux nævi plans. Mais il faut bien savoir que certains d'entre eux peuvent se montrer dès la naissance, sous forme de tumeurs saillantes plus ou moins volumineuses. Dans le premier cas, la peau s'épaissit d'abord sur toute l'étendue de la tache sanguine ou seulement dans certaines de ses régions, et l'on voit apparaître et se développer progressivement au-dessus de la surface des tubercules rouge foncé, qui peuvent se pédiculiser, et qui ont l'aspect de petits polypes. Les nævi tubéreux congénitaux sont de petites tumeurs arrondies ou irrégulières, quelquefois aplaties à leur surface. Elles sont souvent frangées ou multilobées, de manière à rappeler l'aspect de certains fruits, fraises ou framboises. Leur couleur est généralement rouge sombre ou violacé, parfois bleuâtre, ou d'un bleu grisâtre. L'épiderme à leur surface est souvent hypertrophié, parfois au contraire plus ou moins aminci. Ces tumeurs, qui augmentent de volume par l'effort ou par la compression de la veine principale, lorsqu'elles siègent à un membre, ne méritent pas, à proprement parler,

le nom de tumeurs érectiles que leur donnent encore les chirurgiens. Car, ainsi que le faisait déjà observer E. Bœckel, l'érection de ces angiomes se borne à de simples phénomènes de turgescence. La compression méthodique à leur niveau les fait diminuer de volume; quand la pression cesse, ils mettent un certain temps à se remplir de nouveau. Leur réductibilité est du reste très variable. Ajoutons qu'ils sont complètement indolents, qu'ils ne sont jamais pulsatiles, et que l'auscultation n'y fait percevoir aucun bruit de souffle.

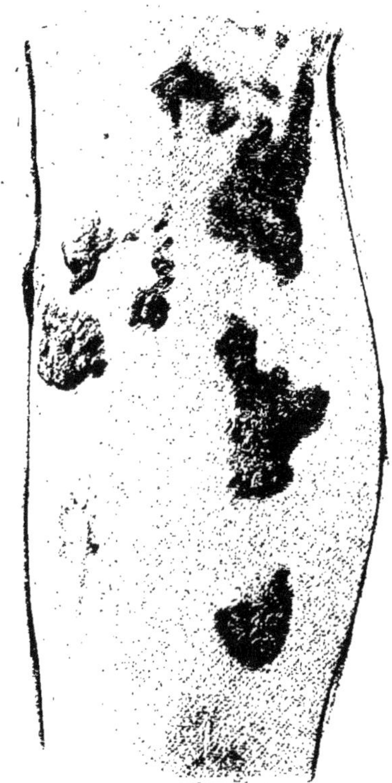

Fig. 126. — Nævus vasculaire tubéreux. (Musée de l'hôpital Saint-Louis, n° 1772. (Hallopeau.)

Lorsque ces petits nævi tuberculeux siègent en des régions exposées, ils peuvent être une occasion de gêne ou de danger, car les traumatismes et les excoriations même légères donnent lieu à des hémorragies souvent difficiles à maîtriser. Ils peuvent s'infecter, s'ulcérer, se sphacéler. Et, bien que ces divers accidents soient susceptibles d'amener la disparition du nævus et son remplacement par une cicatrice, il vaut mieux les prévenir par une thérapeutique appropriée qui fait disparaître la difformité avec plus de sécurité.

Nous ne croyons pas devoir décrire ici les grands angiomes tubéreux connus sous les noms d'angio-éléphantiasis de Kaposi, de fongus hæmatode, de télangiectasie vasculaire de Schuh, de tumeur vasculaire érectile de Dupuytren, d'anévrysme spongieux, etc. Ce sont alors de véritables monstruosités, des angiomes colossaux affectant la tête, la face, l'oreille, la langue, tout un bras, l'avant-bras et la main, le membre supérieur tout entier, le membre inférieur. Dans ces cas, les membres atteints sont transformés en une tumeur molle, tubéreuse, bleuâtre; la peau amincie est soulevée par de gros pelotons de veines dilatées, où se trouvent parfois des phlébolithes. Ces cas ressortissent à la chirurgie.

L'anatomie pathologique montre que dans les nævi vasculaires tubéreux, il se produit une véritable néoformation vasculaire, ayant une ectasie primitive pour point de départ, mais pas de bourgeonnement de capillaires. Les vaisseaux veineux s'épaississent, s'allongent, et augmentent considérablement leurs sinuosités, tandis que, dans le derme, le tissu fibreux s'hypertrophie. Sur une coupe perpendiculaire à l'axe de ces polypes, on voit presque exclusivement des sections transversales de veines très dilatées, avec quelques artères beaucoup plus ectasiées. Toute la peau hypertrophiée est parcourue, dans sa zone moyenne et profonde, par de ces paquets vasculaires entourés de tissu fibreux et diversement contournés. L'hypertrophie fibreuse empêche ordinairement la transformation caverneuse de devenir très accentuée et de se généraliser à tout le nævus. C'est elle aussi, concurremment avec l'absence d'élastine, qui explique la tendance à la pédiculisation si fréquemment observée dans ces difformités. Contrairement à ce qui se passe dans les angiomes plans, les autres parties constituantes de la peau, follicules, muscles, glandes sudoripares, s'atrophient.

Le diagnostic des angiomes tubéreux est généralement facile. Leur couleur, leur réductibilité, leur consistance, suffisent le plus souvent pour en caractériser la nature. Pourtant il est des angiomes difficilement réductibles, et qui laissent sous le doigt une certaine quantité de tissu, en sorte que l'on peut se demander si l'on n'a pas affaire à un sarcome ou à un carcinome télangiectasique. Cette erreur est d'autant plus aisée, que ces néoplasmes malins se développent parfois aux dépens de nævi vasculaires. Mais ils ont, en général, une marche rapide; ils sont douloureux, résistants et recouverts d'une peau indurée. Il est bien rare qu'un nævus tubéreux siégeant sur le trajet d'une artère soit animé de battements communiqués qui puissent donner l'illusion d'un anévrysme. Une erreur plus grave, et qui aurait été commise quelquefois selon E. Bœckel, consisterait à prendre une encéphalocèle ou une méningocèle pour une tumeur érectile, surtout lorsqu'elles siègent à la racine du nez. Les nævi tubéreux ulcérés peuvent aussi prêter à des erreurs de diagnostic. Hardy en rapporte deux cas qui furent confondus avec des ulcérations syphilitiques. Un examen attentif et une recherche soigneuse des commémoratifs peuvent éviter ces méprises.

B. — NÆVI VASCULAIRES LYMPHATIQUES. — LYMPHANGIOMES

Ces difformités ont fait l'objet d'un article spécial de cet ouvrage, auquel se reportera le lecteur.

IV

TRAITEMENT DES NÆV

Le plus grand nombre des nævi n'est justiciable d'aucune thérapeutique. Les petites difformités, pigmentaires ou vasculaires, ne sont l'occasion d'aucune gêne et d'aucun trouble. Et, si l'on se place au point de vue esthétique, — lorsqu'il s'agit de nævi que les vêtements laissent à découvert, — il faut se rappeler que leur nom populaire de « grains de beauté » n'a pas perdu tout son sens, et que ces taches, bien placées et faisant ressortir les avantages du teint, sont tenues pour un ornement naturel. Les mouches, si usitées au XVIIIe siècle, n'étaient qu'un artifice destiné à procurer les bénéfices des nævi pigmentaires aux visages qui en étaient privés.

Pourtant, lorsque les nævi pigmentaires constituent, par leur nombre ou leur localisation, une véritable difformité désagréable, et que les sujets réclament avec insistance un traitement qui les en débarrasse, on pourra essayer de divers procédés, que nous allons indiquer.

En premier lieu vient la cautérisation légère au moyen d'agents chimiques. On trouvera dans les anciens traités de dermatologie diverses formules de préparations que nous ne reproduisons pas ici, parce qu'elles ont été à peu près complètement abandonnées, pour faire place à la cautérisation ignée, au moyen du thermocautère, ou mieux, du galvanocautère. On agira sagement en suivant le conseil de E. Besnier, et en prévenant les intéressés qu'une cicatrice est inévitable, à la suite de l'électropuncture. L'excision chirurgicale est aussi très recommandable, lorsqu'elle est possible. Elle a cet avantage d'être rapide et de ne produire qu'un minimum d'irritation. Ceci a de l'importance surtout au point de vue des nævi pigmentaires qui se mettent brusquement à augmenter et dont le développement peut faire redouter l'apparition d'un nævo-carcinome. Beaucoup d'auteurs, et en particulier Besnier, préfèrent n'y pas toucher, de peur de donner un coup de fouet à l'évolution de la dégénérescence maligne. Darier est d'avis que, si l'on opère, il faut le faire de bonne heure et très largement.

De même pour les nævi celluleux, l'opinion générale est qu'il vaut mieux s'abstenir; pourtant Brocq préconise l'électrolyse.

Les nævi verruqueux mous peuvent être enlevés à la curette tranchante en une seule séance ou détruits un peu plus lentement par l'ignipuncture. Quant aux nævi molluscoïdes pédiculés, on les enlève plus simplement encore par la cautérisation du pédicule, grâce à l'anse galvanique. Les gros nævi saillants, comme le fibroma molluscum, sont justiciables du bistouri. Pour ceux qui ne sont pas trop volumineux, on pourra s'adresser à l'électrolyse (pôle négatif). Toutes ces petites opérations sont rendues presque indolores par l'anesthésie locale au chlorure d'éthyle.

Le traitement, le plus souvent fort difficile, des nævi hyperkératosiques étendus se confond avec celui des hyperkératoses, et nous renvoyons le lecteur à l'article qui traite ce sujet.

Les nævi vasculaires ont été attaqués par les méthodes les plus variées. Nous n'insisterons que sur celles dont l'emploi est justifié par de bons résultats. La vaccination est d'une application très limitée; mais elle est fort efficace pour les nævi de petites dimensions. Brocq conseille de faire les piqûres à la circonférence de la tumeur et à sa surface, à environ 1 centimètre de distance l'une de l'autre. Il faut laisser l'aiguille un certain temps dans la plaie pour empêcher le sang de s'écouler et d'entraîner le vaccin au dehors.

La compression au moyen d'une bandelette de caoutchouc peut être tentée pour obtenir la guérison de petits nævi vasculaires en plaque ou en tumeur siégeant au front, à la lèvre supérieure et, en général, en des régions où la peau est sous-tendue par un plan résistant. Mais, il y faut, dit Besnier, une certaine ingéniosité dans le détail des applications, du temps et de la persévérance.

Les caustiques chimiques, employés en surface ou en injections interstitielles, ne sont plus guère en honneur depuis que l'ignipuncture est devenue la plus commode et la plus maniable des méthodes de cautérisation. De même les scarifications linéaires quadrillées, vantées par Balmanno-Squire, sont tombées en désuétude. Elles ont été remplacées par la galvano-puncture pour les petits nævi, par la grille galvano-caustique pour les angiomes plus étendus. Ce procédé lui-même a fait place ces dernières années à l'électrolyse, qui semble constituer décidément le traitement par excellence des nævi vasculaires; elle se pratique au moyen de fines aiguilles enfoncées dans les tissus morbides et adaptées au pôle négatif. La technique de ce traitement a été exposée en détail dans un article du présent ouvrage, et nous ne pouvons mieux faire que d'y renvoyer le lecteur.

NÆVUS. — Étym. : *nævus*, tache.

On désigne sous le nom de *nævus* toute altération congénitale de la couleur ou de la texture de la peau, ordinairement permanente, et limitée à une région du corps.

Voir l'article : *Nævi*, p. 559.

NÉVRODERMITES. — Étym. : νεῦρον, lien, ligament, puis nerf, et δέρμα, peau.

Mot créé par Brocq et Jacquet pour désigner certaines dermatoses où l'élément nerveux se double d'un élément cutané inflammatoire, d'origine *artificielle*.

Voir l'article : *Lichens*, p. 119.

NIL (BOUTON DU). — Une des désignations du bouton d'Orient.

Voir l'article : *Bouton d'Orient*, t. I, p. 284.

NODOSE HAIR. — Synonyme de *Monilethrix*.

Voir l'article : *Poils*.

NODOSITÉS RHUMATISMALES SOUS-CUTANÉES. — Voir l'article ci-après.

[E RIST]

NODOSITÉS RHUMATISMALES SOUS-CUTANÉES.

Par **BARBE**.

NODOSITÉS RHUMATISMALES SOUS-CUTANÉES

On appelle ainsi des nodosités qui apparaissent sous la peau dans le cours d'une attaque de rhumatisme ou chez des sujets en puissance de rhumatisme et qui se résorbent dans l'espace de quelques jours.

Ces nodosités sous-cutanées ne doivent pas être confondues avec les *nodosités cutanées éphémères des arthritiques*, qui ont été signalées pour la première fois par Féréol [1] et qui ne sont que des noyaux d'œdème circonscrit.

Ces nodosités ne seront pas davantage confondues avec les nodosités de l'érythème noueux; c'est pour éviter cette confusion que Brocq [2] les a encore dénommées *nodosités non érythémateuses*.

Historique. — C'est Froriep qui a, le premier, signalé ces nodosités dans un mémoire paru à Weimar, en 1843, sur l'*induration rhumatismale* (*Die rheumatische Schwiele*). Mais c'est surtout Jaccoud qui, dans son *Traité de pathologie interne*, a eu le mérite d'attirer l'attention sur cette lésion. En 1875, Meynet (de Lyon) publia l'observation d'un garçon de quatorze ans qui fut atteint de rhumatisme articulaire subaigu avec production de nodosités multiples dans les tissus fibreux péri-articulaires et sur le périoste d'un grand nombre d'os. En 1876, Besnier donna une description précise de ces nodosités dans son article *Rhumatisme* si complet du *Dictionnaire encyclopédique des sciences médicales*.

En 1881, Troisier [3] publia, avec Brocq, un article important sur les nodosités sous-cutanées; mais c'est en 1883 que la question fut mise au point et exposée d'une façon complète et lucide par Troisier [4] dans une communication faite à la Société médicale des hôpitaux.

En même temps que paraissait le premier travail de Troisier, Hirschsprung publiait [5] un mémoire présenté à la Société médicale de Copenhague deux ans auparavant et intitulé : *Une localisation singulière du rhumatisme aigu dans l'enfance*. Ce mémoire comprend trois observations de nodosités rhumatismales; il est d'autant plus important qu'il renferme l'autopsie d'un de ces cas et l'étude microscopique des nodosités.

Au Congrès médical international de Londres (1881), Thomas Barlow et

(1) Féréol, *Compte rendu de la 7e session de l'Association française pour l'avancement des sciences*, Paris, 1879.

(2) Brocq, *Journal de médecine de Paris*, 10 mars 1884.

(3) Troisier, *Revue de médecine*, 1881.

(4) Troisier, *Soc. méd. des hôp. de Paris*, séance du 26 oct. 1883.

(5) Hirschprung, *Jahrbuch für Kinderheilkunde*, 1881.

Francis Warner présentèrent un important mémoire sur les nodules sous-cutanés en connexion avec le tissu fibreux, qui se présentent chez les enfants atteints de rhumatisme et de chorée. Tels sont les principaux travaux qui ont été publiés sur ce sujet; quelques autres, parus dans la suite, ont apporté la lumière sur quelques points et seront signalés ultérieurement (1).

Évolution clinique. — Les nodosités sous-cutanées s'observent le plus souvent soit dans le cours d'une attaque de rhumatisme articulaire aigu ou subaigu, soit dans la convalescence de cette attaque ; mais elles peuvent se manifester aussi soit isolément, soit avec d'autres manifestations abarticulaires du rhumatisme : torticolis, synovite tendineuse. Enfin, elles peuvent coïncider avec l'érythème marginé, l'érythème papuleux, l'urticaire, le purpura. Elles se rencontrent surtout chez des sujets jeunes.

Ces nodosités forment, au niveau de la peau, une saillie plus ou moins apparente, visible surtout au niveau des articulations, soit dans la flexion, soit dans l'extension de ces dernières. Quelquefois ces nodosités ne peuvent être appréciées que par la palpation.

Elles siègent au niveau de toutes les articulations : coude, poignet, articulations de la main, genou, cou-de-pied); au niveau de tous les os ou surfaces d'os superficiellement placés, rotule, tibia, péroné, crête iliaque, os de la main, cubitus, omoplate, et à la surface du crâne où elles se rencontrent surtout sur le front et l'occiput; au niveau des apophyses épineuses de la colonne vertébrale; sur les pavillons auriculaires; enfin sur toutes les aponévroses superficielles du corps.

Ces nodosités ont un volume variable, depuis les dimensions d'une lentille jusqu'à celles d'une amande.

Elles ont une forme soit circulaire, soit ovalaire, et des limites bien tranchées.

Elles sont en nombre variable, de 1 à 50; elles sont isolées ou confluentes, souvent symétriquement placées.

Elles présentent une consistance élastique, mais douée d'une certaine fermeté, qui empêche de les déprimer.

Les nodosités sont indépendantes des téguments qui les recouvrent et qui peuvent glisser librement sur elles; mais elles adhèrent aux tissus sous-jacents, tels que les tendons, les ligaments, les aponévroses superficielles, le périoste; pourtant, elles n'adhèrent pas intimement et peuvent être plus ou moins mobilisées sur ces tissus. Enfin, à leur niveau, les téguments ne présentent aucune modification : ni épaississement, ni chaleur, ni rougeur, sauf au début, et encore fort rarement.

Ces nodosités sont, en général, indolores ; mais la moindre pression éveille, à leur niveau, une certaine douleur.

(1) A. Josias vient de communiquer au *Congrès de gynécologie, d'obstétrique et de pédiatrie*, Nantes, 1901, deux cas de nodosités rhumatismales chez des enfants.

Rien n'annonce l'apparition de ces nodosités qui, sauf quelques exceptions, acquièrent en quelques heures leur maximum de développement. Cette apparition se fait par poussées successives et dans l'intervalle d'une quinzaine de jours environ. Ces nodosités persistent pendant quelques jours et même quelques semaines; Widal en a vu qui durèrent trois mois. Elles sont donc loin d'être éphémères. Puis elles diminuent lentement et disparaissent totalement; parfois une recrudescence se produit à leur niveau.

Chez les enfants, la coïncidence des nodosités rhumatismales et de la chorée est assez fréquente; il en est de même des déterminations cardiaques.

Anatomie pathologique. — Quelques autopsies ont permis de fixer l'anatomie pathologique de ces nodosités. Dans une observation de Hirschsprung, une nodosité, grosse comme un pois, se trouvait derrière chaque coude dans le tissu cellulaire sous-cutané, unie intimement au tendon du triceps brachial. Barlow et Warner ont eu l'occasion de faire les autopsies de trois sujets atteints de ces nodosités. Dans le premier cas, une nodosité était soudée au tendon du triceps, comme précédemment; dans le deuxième cas, des nodosités étaient fixées aux tendons qui environnent les genoux et les coudes; dans le troisième cas, il y en avait dans l'aponévrose profonde, au niveau de la onzième vertèbre dorsale, dans les aponévroses superficielle et profonde des muscles temporaux et sur le péricrâne. Quelques autres autopsies sont venues confirmer ces recherches d'anatomie pathologique.

Ainsi les nodosités sous-cutanées se développent dans le tissu cellulaire qui entoure les tendons, les ligaments, les aponévroses, le périoste; mais elles ne prennent jamais naissance d'emblée dans le tissu cellulaire sous-cutané, ni dans l'épaisseur du derme.

D'après Hirschsprung, l'étude histologique montre que la structure des nodosités est celle du tissu conjonctif plus ou moins modifié, c'est-à-dire composé de fibres, de cellules fusiformes disposées en séries, de cellules irrégulières et aplaties, séparées par une substance fondamentale assez homogène; en quelques points, on observe des accumulations de cellules à noyaux ronds, plus grandes que les cellules du tissu de granulation ordinaire; çà et là on voit quelques vaisseaux; enfin, par places, on distingue des cellules en voie de nécrobiose. Barlow et Warner comparent les nodosités sous-cutanées aux végétations des valvules du cœur atteintes d'endocardite rhumatismale et regardent le tissu dont elles sont formées comme appartenant au tissu fibreux. Troisier n'admet pas tout à fait la manière de voir de ces auteurs et se représente plutôt le tissu qui entre dans la structure des nodosités comme un tissu embryonnaire qui offre, en quelques points, une organisation plus ou moins avancée et subit par places un travail nécrobiotique ou de résorption moléculaire.

Dans les deux cas dont il a fait l'examen biopsique, Josias a été frappé par la richesse des vaisseaux à paroi épaissie et par la présence d'amas de cellules jeunes à gros noyau.

Pronostic. — Ces nodosités, qui disparaissent toujours à la longue, n'ont aucune gravité par elles-mêmes. Cependant, d'après Cheadle et Brissaud ([1]), comme elles accompagnent ou précèdent souvent l'évolution de lésions de l'endocarde ou du péricarde, elles doivent être considérées comme un signe de mauvais augure et attirer l'attention du médecin du côté du cœur.

Nature. — De toutes ces considérations, il résulte que les nodosités sous-cutanées méritent donc bien, par leur évolution clinique et leur constitution anatomique, le nom de nodosités rhumatismales; elles sont au tissu cellulaire sous-cutané ce que l'érythème noueux rhumatismal est au tissu dermique et la nodosité endocardique à l'endocarde.

Diagnostic. — Les nodosités sous-cutanées ne doivent pas être confondues, comme nous l'avons dit précédemment, avec les nodosités cutanées éphémères de Féréol. Celles-ci constituent des petites tumeurs mal délimitées, siégeant ordinairement sur le front, indolentes et sans aucune rougeur de la peau, développées dans l'épaisseur des téguments; elles ne durent qu'un jour tout au plus.

Les nodosités sous-cutanées ne seront pas confondues avec les tubercules sous-cutanés douloureux, qui sont des tumeurs persistantes. On les distinguera aisément des tophus de la goutte.

L'érythème noueux se distingue de ces nodosités par la coloration d'abord rosée, plus tard ecchymotique, de la peau, et par son siège dans l'épaisseur des téguments.

La confusion avec les exostoses serait plus aisée; cependant, lorsque les nodosités se développent sur le périoste, elles ne font pas corps avec les os comme les exostoses; elles conservent toujours une certaine mobilité et, en tout cas, elles sont plus circonscrites que ces dernières.

Les nodosités sous-cutanées présentent, au début du moins, quelque analogie avec les gommes sous-cutanées, soit syphilitiques, soit tuberculeuses; mais celles-ci ne tardent pas à contracter des adhérences avec la peau, puis à se ramollir; les téguments rougissent à leur niveau, ce que l'on n'observe jamais au cours des nodosités rhumatismales.

Le plus souvent, le diagnostic est facilité par la coïncidence d'un rhumatisme articulaire; mais, même en l'absence de symptômes articulaires ou de toute autre manifestation rhumatismale, les caractères différentiels précédemment énumérés permettront de reconnaître les nodosités.

Traitement. — En général, les nodosités sous-cutanées ne demandent aucun traitement spécial, et la médication dirigée contre les manifestations articulaires du rhumatisme suffit. Toutefois, dans les cas où les nodosités tarderaient trop à disparaître, on aurait recours au traitement par les iodures.

([1]) Brissaud, *Revue de médecine*, avril 1885.

ŒDÈME.

Par **COURTOIS-SUFFIT**

ŒDÈME

Étym. : Οἴδημα, gonflement.

L'œdème est un symptôme caractérisé par l'infiltration séreuse du tissu cutané et de la peau. L'œdème généralisé à toute l'étendue ou à la majeure partie du tégument externe constitue l'*anasarque*. Dans ce cas, il s'associe d'ordinaire avec de l'infiltration des séreuses, plèvres, péritoine, péricarde, méninges. Dans cet article, nous considérerons l'œdème au point de vue dermatologique et nous laisserons de côté les complications viscérales, qui ne rentrent pas dans le cadre de cet ouvrage.

Description du symptôme œdème. — Lorsque l'œdème est bien caractérisé, il amène des modifications profondes dans les formes extérieures du corps. Il a pour effet d'effacer les plis normaux, de combler les méplats, et d'uniformiser pour ainsi dire l'aspect des différentes parties du corps. Les jambes sont transformées en poteaux cylindriques ; les bourses prennent souvent le volume d'une tête de fœtus ou même davantage ; aux membres supérieurs, les doigts revêtent la forme de boudins. A la face, l'infiltration modifie surtout les paupières, qui se tuméfient et forment des saillies molles encerclant les globes oculaires.

Au toucher, la sensation est différente, selon les cas. S'agit-il d'un œdème récent, on a la sensation d'un empâtement mou, où le doigt enfonce facilement en laissant une marque, un *godet*, qui persiste quelque temps. Ce signe du godet est des plus caractéristiques de l'œdème et a une haute valeur diagnostique dans l'œdème au début. Dans ce cas, il faut le chercher surtout au niveau de la peau de la face antéro-interne de la jambe, où les tissus œdématiés même légèrement sont facilement déprimés par la pression de la pulpe du doigt exercée contre le plan osseux immédiatement sous-jacent, et où le godet se produit même avec un œdème léger. On le recherchera encore, pour les mêmes raisons, au niveau des malléoles, où il peut se montrer tout d'abord à cause de la déclivité plus grande de ces parties. Les compressions extérieures produites par les vêtements, en particulier par les cordons qui retiennent les jupons, par les jarretières, par le décubitus prolongé d'un côté, produisent des empreintes assez longtemps persistantes sur la peau œdématiée.

L'œdème est-il d'ancienne date ; s'agit-il d'un de ces œdèmes ayant souvent récidivé, comme cela se voit au cours des cardiopathies : la peau, profondément modifiée par suite des influences mécaniques et des infections répétées, est devenue scléreuse et dure; on a alors affaire à un œdème dur qui est toujours un indice d'œdème ancien.

Si l'on pique avec une épingle les membres œdématiés, on amène l'écoulement de quelques gouttes de la sérosité qui distend les mailles des tissus.

La *température locale* est d'ordinaire modifiée. Le plus souvent, elle est abaissée de quelques dixièmes de degrés; elle n'est augmentée que s'il s'agit d'un œdème inflammatoire lié à une phlegmasie de voisinage. Dans l'œdème bleu hystérique, il peut y avoir un abaissement de 12 à 14 degrés.

La *couleur* est variable aussi selon les cas, et les aspects différents ainsi fournis ont une certaine valeur sémiologique. D'ordinaire, la peau œdématiée est jaune pâle, plutôt décolorée, d'un aspect cireux, luisant, translucide, laissant diffuser la lumière.

Dans les cas de phlébite avec thrombose des veines, on observe un œdème *blanc*, *dur*, où le godet se produit difficilement. Bientôt, sur cet œdème mat, apparaissent des veines bleuâtres qui indiquent la circulation collatérale. Cet aspect si spécial a servi à dénommer le symptôme et même, par extension, la maladie dont il est l'élément essentiel; c'est la *phlegmatia alba dolens* qui s'observe dans la phlébite, surtout aux membres inférieurs. D'autres œdèmes, par contre, se caractérisent par une *couleur rosée* ou même *rouge*. Tel est l'œdème cardiaque, surtout chez les enfants et les femmes, dont la peau est fine; tels sont aussi les œdèmes rhumatismaux circonscrits sous forme de nodosités, au niveau desquelles la température locale est élevée et dont l'aspect se rapproche de celui de l'érythème noueux. Une variété plus intéressante est l'*œdème bleu*, qui se voit chez les asystoliques en asphyxie et chez les hystériques. L'œdème bleu hystérique, qui s'observe surtout à la main, a une teinte cyanique, et, au palper, donne une sensation vive de refroidissement.

Le *siège* de l'œdème varie surtout selon les causes multiples qui l'engendrent et que nous aurons à étudier plus loin. Il peut être très localisé, tel l'œdème qui se produit au voisinage d'un phlegmon; localisé au début, il peut, comme cela a lieu dans la plupart des cas, se généraliser ensuite. Alors, presque toujours, il débute au niveau des membres inférieurs, s'accuse surtout le soir, à la suite de la fatigue de la journée, pour diminuer ou disparaître après le repos de la nuit. Périmalléolaire d'abord, il gagne, en remontant, les jambes, puis les cuisses, les organes génitaux externes, les grandes lèvres chez la femme, le prépuce et la verge chez l'homme. La laxité extrême de ces tissus rend compte de l'énorme infiltration qu'il n'est pas rare d'y observer. L'œdème gagne ensuite la paroi abdominale, qui triple d'épaisseur, puis le thorax, les membres supérieurs, le cou, la tête. Même dans les cas d'anasarque complète, il est peu marqué ou nul dans certaines régions où le tissu conjonctif, trop dense, ne se prête pas à l'infiltration, comme la paume de la main, les doigts, la plante des pieds, le menton, la nuque, le cuir chevelu, le pavillon de l'oreille. Dans la *phlegmatia alba dolens*, l'œdème peut débuter par la racine des membres inférieurs, s'étendre progressivement en descendant. Dans les néphrites, l'œdème frappe presque toujours d'abord les paupières, qui, bouffies le matin au réveil, sont collées et difficiles à détacher. Dans certaines néphrites, l'œdème, longtemps limité à ce niveau, ne devient anasarque que très tardivement.

Limité, l'œdème ne donne lieu qu'à très peu de *troubles fonctionnels*, et il peut même longtemps passer inaperçu du malade, qui ne vient souvent consulter que déjà anasarqué. Généralisé, l'œdème s'accompagne de troubles fonctionnels qu'il est facile de prévoir. Les mouvements des membres sont gênés; le malade ne peut pour ainsi dire plus les fléchir; des douleurs se produisent, surtout dans certains œdèmes, et elles sont assez importantes dans celui de la *phlègmatia*, pour l'avoir fait surnommer *phlegmatia dolens*; mais la douleur est ici bien plus en rapport avec la phlébite causale, dont elle suit le trajet, qu'avec le symptôme œdème qui en est la conséquence. Le malade accuse des sensations de fourmillement, de froid, de chaud, de prurit, des plus pénibles.

La *sensibilité objective* peut être troublée, et, dans ce cas, il n'est pas rare d'observer un peu d'anesthésie. Des œdèmes qui infiltrent les régions de tissu dense (doigt, paume des mains, plante des pieds, oreilles, nez) sont particulièrement douloureux à cause de la compression exercée par la sérosité sur les filets nerveux si riches de ces régions.

L'œdème produit, en outre, des *troubles mécaniques*, et en particulier l'œdème génital apporte une gêne considérable à la miction. *L'évolution* de l'œdème ne va pas, en effet, sans amener des *complications* multiples d'ordre mécanique d'abord et bientôt avec adjonction d'un élément infectieux. Mécaniquement, l'œdème amène la distension du derme, qui ne tarde pas à s'érailler et à produire des *vergetures*, comme cela se voit toutes les fois qu'il est trop fortement et trop brusquement distendu; à un degré de plus, l'épiderme même, aminci et altéré dans sa nutrition, se rompt, et des fissures, des crevasses se produisent, véritables mouchetures spontanées, laissant écouler la sérosité. C'est alors que les microbes ordinaires de l'atmosphère peuvent pénétrer par cette porte ouverte, d'autant mieux qu'ils peuvent cultiver facilement dans cette sérosité et qu'ils rencontrent des tissus atteints dans leur trophicité et un organisme taré. C'est surtout chez les diabétiques, les albuminuriques, les anciens cirrhotiques, les vieux cardiaques, les cachectiques de tout ordre, que ces complications sont à redouter. Elles sont souvent la manière de mourir de ces malades. On voit apparaître des érythèmes et des lymphangites réticulaires ou tronculaires avec adénites correspondantes. L'érysipèle n'est pas rare; d'autres fois les tissus se sphacèlent. Ces lésions ont assez souvent comme point de départ la peau infiltrée des bourses.

Les *œdèmes chroniques* s'accompagnent de complications nombreuses, qui sont la cause de leur aspect particulier dû à la dureté scléreuse de la peau et à son aspect pigmenté. Il y a, dans ces conditions, de la dermite chronique, de la pachydermie et de l'éléphantiasis [1], qui déforme considérablement les

[1] Voir l'article : *Éléphantiasis*, t. II, p. 556.

parties malades. A la faveur de ce mauvais état de la nutrition, on voit s'installer des dermatoses diverses : eczéma, lichen, psoriasis. L'angio-sclérose (varices, artério-sclérose) qui accompagne ces troubles, se révèle par des ecchymoses, du purpura.

L'œdème généralisé est donc toujours sérieux non seulement par les lésions viscérales profondes qu'il traduit, mais aussi par les complications multiples qu'il engendre.

Anatomie pathologique. — Étudiées *au point de vue de l'anatomie macroscopique*, les lésions de l'œdème ont un aspect assez analogue, chez le cadavre, à ce qu'on voit chez le vivant. Il faut noter cependant que la pâleur est plus marquée et que les veines du derme forment des traînées brunâtres très apparentes. Vu sur une coupe, le tissu sous-cutané, qui atteint jusqu'à 5 ou 6 centimètres d'épaisseur, représente une masse tremblotante gélatineuse, jaune ou rosée. Il s'écoule de la coupe un liquide d'un vert jaunâtre qui, selon la comparaison de Ranvier, imprègne les tissus comme l'eau imbibe l'ouate ; ce liquide, une fois la coupe faite, s'écoule facilement par l'effet de la rétraction du tissu conjonctif, et il suffit de minimes ouvertures pour permettre un écoulement encore assez abondant, comme en témoigne la rapide efficacité des mouchetures. Dans ce liquide baignent et macèrent, pour ainsi dire, les éléments du tissu sous-cutané, la graisse, les vaisseaux, les nerfs, les aponévroses.

Il est intéressant de connaître la *constitution chimique et histologique du liquide épanché*. C'est un liquide séreux, citrin, analogue aux épanchements de même aspect des séreuses, transparent, inodore. La densité est de 1012, un peu inférieure à celle du sérum sanguin ; il a une réaction faiblement alcaline.

L'analyse chimique y montre, par litre, 980 d'eau, du chlorure de sodium en proportion physiologique (7 pour 1000), du carbonate de soude, des phosphates de chaux et de soude en proportion de 1 à 8 pour 100 ; peu de produits de désassimilation (lactates, urates, urée) ; peu de graisse, de 5 à 7 pour 1000 d'albumine. On peut y trouver des produits accidentels tels que des acides, des pigments biliaires, de la cholestérine dans l'ictère, des matières extractives, du sucre chez les diabétiques, de l'urée chez les brightiques, de l'acide urique chez les goutteux, des médicaments absorbés, salicylate de soude, iodure de potassium.

Le microscope y montre des cristaux, des granulations, quelques rares leucocytes et hématies ; dans certains œdèmes infectieux des microbes, surtout dans l'œdème malin, la bactéridie du charbon ; dans des œdèmes gazeux le vibrion septique ; dans l'érysipèle le streptocoque.

Si nous considérons d'ensemble la composition de ce liquide et si nous la comparons à celle de liquides analogues normaux ou pathologiques, nous voyons qu'elle est très analogue à celle du sérum sanguin, de la lymphe, des sérosités normales et pathologiques des cavités séreuses (plèvres, péritoine, méninges). Les différences avec le sérum et la lymphe consistent surtout dans

[COURTOIS-SUFFIT]

la grande proportion d'eau, dans l'absence de fibrine, qui le distingue des exsudats inflammatoires, dans la pauvreté en sels, en produits de désassimilation et surtout en albumine. De ces faits on peut déduire des conclusions importantes au point de vue pathogénique : d'abord que l'œdème est un dérivé des sérosités normales du sang et de la lymphe, mais que c'est aussi un dérivé dévié du type normal par suite des troubles apportés aux phénomènes d'osmose, ensuite que les éléments cellulaires traversés par les liquides transsudés des vaisseaux leur font subir une sorte d'élection, comme l'a bien établi Ch. Robin, et ne jouent pas dans ce phénomène un rôle purement passif.

La *toxicité* et la *cryoscopie* des liquides d'œdème ont été particulièrement étudiées dans plusieurs publications de Baylac [1]. Des expériences de cet auteur résulte un fait principal, l'extrême innocuité des liquides d'œdème. La nature et la gravité de l'intoxication paraissent ne pas l'influencer. Il n'y a pas de rapport entre elle et la toxicité du sérum sanguin, ou celle des urines. La toxicité des liquides d'œdème n'est pas supérieure à celle de l'eau bouillie ou filtrée additionnée de 4 grammes de chlorure de sodium par litre. Ils ne provoquent la mort des animaux qu'à doses très élevées : 275 centimètres cubes par kilogramme d'animal.

La composition chimique des liquides d'œdème de différente provenance étant sensiblement la même, il était intéressant d'étudier leur cryoscopie. Baylac n'a pas trouvé, par ce procédé, de différence entre les liquides d'œdème mécanique et l'œdème toxique. Le point cryoscopique oscillait entre — 0°,55 et — 0°,60. Ces liquides sont donc isotoniques par rapport au sérum sanguin. La tension superficielle de ces liquides est également peu variable quelle qu'en soit l'origine.

Le processus histologique de l'œdème a depuis longtemps exercé la sagacité des histologistes, et on sait que c'est en produisant une boule d'œdème artificiel que M. Ranvier a nettement établi la structure normale du tissu conjonctif sous-cutané. Les notions très précises que nous possédons sur l'histologie pathologique de l'œdème sont dues aux travaux de Cornil et Ranvier, Renaut (de Lyon), dont nous allons résumer les données principales. Dans l'œdème récent, on voit les cellules devenues globuleuses, munies d'un noyau très apparent et avec un protoplasma infiltré de granulations réfringentes formées de substances grasses et d'albumine. Ces granulations se transforment ensuite en gouttelettes qui envahissent peu à peu toute la cellule de la périphérie au centre en en amenant ainsi la disparition ; la graisse des cellules adipeuses se résorbe. Si l'œdème est plus ancien, les cellules présentent une infiltration de pigment sanguin ; enfin, dans les œdèmes de très longue date, il y a sclérose conjonctive, qui nous rend compte de la dureté particulière de ces œdèmes. Au milieu de ce tissu conjonctif modifié, on voit les capillaires remplis de globules blancs et rouges ; mais surtout intéressant est l'aspect des lymphatiques, bien étudié par Teichmann et Young. Les

(1) BAYLAC, *Soc. de biol.*, 2 déc. 1899, et *Arch. méd. de Toulouse*, 15 oct. 1901.

lymphatiques dilatés forment de grands espaces sans paroi propre, d'où partent des réseaux, et l'ensemble représente un vrai tissu caverneux; peut-être s'agit-il de mailles fibreuses du chorion dissociées par l'œdème. Dans les cas anciens, on voit des lacunes lymphatiques tapissées d'un endothélium continu formé de cellules à gros noyau vésiculeux, situées sur une couche de fibres élastiques; la dilatation des lymphatiques va souvent jusqu'aux ganglions. Ces lésions vasculaires, surtout marquées dans certains œdèmes : filariose, éléphantiasis, ont pour conséquence une diapédèse intense des cellules se disposant en îlots [1]. Les nerfs sont, eux aussi, frappés de sclérose extra et intra-fasciculaire. Les muscles sont infiltrés de graisse et ont de la myosite. Les articulations sont souvent le siège d'hydarthrose. Enfin souvent les viscères présentent des lésions de même ordre, épanchements des séreuses, œdèmes du poumon, du cerveau, sur lesquels nous n'avons pas à insister ici.

Pathogénie. — Comme la plupart des problèmes de pathologie générale, celui de l'œdème est d'une complexité que les nombreux travaux expérimentaux n'ont pas encore pu entièrement élucider. Il est certain que dans un cas clinique donné des facteurs multiples entrent en jeu et associent leur action; l'analyse de ces différents facteurs est forcément schématique et ne répond pas à la réalité des faits.

Il est d'abord un premier fait à mettre en lumière, c'est l'existence d'une *altération histologique ou dynamique des parois vasculaires des capillaires* ayant pour conséquence une trop forte transsudation de sérosité ou une insuffisante résorption. Tantôt il faut incriminer surtout les *vaisseaux veineux* (ligatures veineuses, thromboses), tantôt surtout les *lymphatiques*. Mais les travaux de Ranvier ont montré l'influence prépondérante du *système nerveux* par les vaso-moteurs sur ces vaisseaux, indiscutable dans certains œdèmes au cours des affections nerveuses, probable même dans les autres. Cette influence est manifeste dans les expériences de Roger et Josué, qui obtinrent de l'œdème en liant les troncs veineux de l'oreille du lapin, et arrachant simultanément le ganglion cervical supérieur.

A côté de cette pathogénie vasculaire et nerveuse, quelle part faut-il faire aux troubles de la *dyscrasie sanguine*, dont le domaine avait été trop restreint par les anatomo-physiologistes? Il est certain que ces altérations de la crase sanguine sous l'influence des produits microbiens et des substances toxiques en circulation dans le sang jouent un rôle important. Il y a même lieu de remettre en honneur l'existence d'une espèce de *diathèse séreuse* qui expliquerait la facilité avec laquelle apparaissent des œdèmes chez certains sujets lymphatiques.

Enfin les travaux des dernières années sur les *sécrétions internes des glandes* montrent le rôle que doivent jouer les troubles de ces sécrétions dans la pathogénie de certains œdèmes. Déjà le rôle du corps thyroïde semble bien

(1) Consulter à ce sujet la thèse de JEANSELME, *Dermatites et éléphantiasis*. Paris, 1888.

nel dans la pathogénie du myxœdème, et peut-être de certains trophœdèmes, l'œdème des néphrites relèverait en partie au moins des troubles de la sécrétion interne du rein. En effet, les lois de l'osmose ne suffisent pas à expliquer la production de l'œdème; d'autre part, l'influence de l'oligurie, de l'hydrémie ne résiste pas à l'analyse exacte des faits. L'hypothèse, qui attribue l'œdème à des troubles de la sécrétion interne du rein encore inconnus dans leur déterminisme, nous explique que l'œdème est indépendant de l'imperméabilité rénale. Il y a donc là un élément pathologique nouveau qui, au lieu de simplifier le problème, nous le montre encore plus complexe.

Étiologie. — L'œdème constitue un symptôme capital de certaines maladies, et il faut étudier en première ligne les *œdèmes des maladies cardio-vasculaires, des affections du rein, de celles du foie.* C'est à l'un de ces trois groupes que le clinicien doit tout d'abord chercher à rattacher l'anasarque. Souvent en clinique, il y a association chez un même malade de ces différentes affections; et l'insuffisance du myocarde, celle des cellules rénales et hépatiques s'unissent pour provoquer l'œdème. L'étiologie est quelquefois presque aussi complexe que la pathogénie. Nous aurons ensuite à passer en revue, après ces trois groupes principaux, les *œdèmes des névropathies*, et enfin ceux des *maladies générales* et des *cachexies*.

Œdèmes des maladies cardio-vasculaires. — L'œdème est un symptôme d'une haute valeur dans les cardiopathies. On peut dire que c'est un signe qui ne fait jamais défaut à une certaine période de leur évolution; aussi l'apparition d'un œdème éveille-t-elle tout d'abord chez le clinicien la suspicion d'une affection du cœur. Mais ce n'est pas là un signe de début et c'est même souvent un signe seulement assez tardif, au moins dans la classe aisée où le cardiaque n'est pas exposé aux fatigues qui hâtent l'évolution des cardiopathies. L'œdème est le signe prémonitoire de l'insuffisance cardiaque asystolique; il annonce la déchéance commençante du myocarde, ou, plus exactement, ce que Rigal désigne sous le nom d' « asthénie cardio-vasculaire ».

Il apparaît plus tôt dans certaines cardiopathies, telles que les péricardites aiguës ou chroniques avec déchéance du myocarde; parmi les lésions valvulaires, ce sont celles du cœur droit, et parmi les lésions du cœur gauche les lésions mitrales et surtout le rétrécissement qui s'accompagnent le plus tôt d'œdème asystolique.

L'œdème des cardiaques a deux caractères essentiels. Il débute par les malléoles, remonte progressivement le long des membres inférieurs, gagne les organes génitaux externes qu'il tuméfie notablement, aussi bien chez l'homme où les bourses énormes acquièrent le volume d'une tête d'enfant que chez la femme où il frappe les grandes lèvres. Continuant son ascension progressive, cet œdème envahit la paroi abdominale et gêne par là la palpation profonde des organes abdominaux; ce n'est qu'à une période bien plus tardive que l'œdème infiltre la partie supérieure du corps, thorax, membres supérieurs où il fait obstacle à la saignée, et enfin la face. A côté de ce premier caractère d'évolution progressivement ascendante, l'œdème cardiaque en a un second, qui est de procéder par poussées successives, parallèles aux attaques asystoliques. Chaque accès asystolique accentue l'œdème, en amène l'extension plus grande, et à la longue cet œdème s'accompagne, comme nous l'avons dit, de vraie sclérose, conséquence des poussées lymphangitiques.

Les diverses lésions vasculaires sont des causes puissantes d'œdème périphérique. Pour ce qui est des *artères*, c'est l'artério-sclérose, la dégénérescence amyloïde qu'il faut citer à ce point de vue, mais ici encore plus que dans les cardiopathies il est difficile de faire la part exacte de ce qui revient dans la pathogénie de cet œdème à l'appareil cardio-vasculaire et aux lésions viscérales et surtout rénales causées par les dégénérescences artérielles.

Les lésions veineuses n'amènent un œdème marqué que si elles portent sur de grosses veines, car sinon la circulation collatérale suffit à rétablir le cours du sang. En clinique, on observe dans les cas de thrombose des grosses veines des conséquences analogues à celles que réalise la ligature expérimentale. Cette thrombose, qui porte surtout sur les gros troncs veineux du membre inférieur, donne lieu à un œdème d'aspect un peu spécial, œdème blanc, dur, douloureux, désigné sous le nom de *phlegmatia alba dolens*. Bien moins marqué est l'œdème variqueux qui ne s'accuse le plus souvent qu'à la suite de fatigues et dans lequel la présence d'étoiles variqueuses permettra de déterminer la nature. La thrombose des veines caves assez rare d'ailleurs s'accompagne, comme on le conçoit facilement, d'un œdème énorme; celle de la veine cave inférieure détermine une anasarque de toute la moitié inférieure du corps, celle de la veine cave supérieure un œdème portant sur la moitié sus-diaphragmatique.

Reste pour compléter la part étiologique qui revient dans l'œdème aux lésions vasculaires à signaler le rôle des *lymphangites* aiguës, dans le cadre desquelles on pourrait faire rentrer l'érysipèle, et des lymphangites chroniques, parmi lesquelles il faut citer les érysipèles à répétition, et quelques affections des pays chauds, comme celle que produit la filaire de Médine. Nous n'insisterons pas sur la compression du canal thoracique qui rentre dans les lésions tout à fait exceptionnelles.

Affections du rein. — En présence d'un œdème généralisé, l'hypothèse qui vient à l'esprit du clinicien est, à côté de celle d'une cardiopathie, celle d'une lésion rénale. L'œdème des affections rénales n'a pas une progression aussi régulière en général que l'œdème cardiaque; il est mobile, polymorphe, débutant tantôt par les paupières, tantôt par les malléoles. Son évolution est variable; ou bien il s'agit d'une anasarque aiguë, comme le fait n'est pas rare dans la néphrite de décours de la scarlatine, ou bien d'un œdème à évolution chronique. L'œdème, s'il est souvent le premier signe apparent des néphropathies, n'en est pas souvent le premier signe réel; quand il survient, d'autres symptômes se sont déjà installés, et il succède en général à l'albuminurie. Pourtant on a décrit en particulier dans la scarlatine des anasarques sans albumine. Il semble qu'il doive s'agir dans ces cas d'albuminurie minime, peut-être intermittente, qui a passé inaperçue à une investigation un peu grossière.

Avec l'albuminurie, l'œdème constituerait, d'après une théorie encore hypothétique mais intéressante, le syndrome d'insuffisance des fonctions internes du rein, tandis que le syndrome toxique et celui d'imperméabilité rénale marqueraient l'insuffisance des fonctions externes. Ces deux ordres de syndromes se montrent avec une fréquence différente dans les diverses espèces de néphrites, et à ce point de vue on est autorisé, comme au point de vue de l'anatomie pathologique, à admettre deux sortes de néphrites : *néphrites interstitielles* où l'œdème est tardif, léger, transitoire et siège soit aux paupières, aux malléoles ou à la verge, et *néphrites parenchymateuses épithéliales*, où l'œdème est au contraire précoce, abondant, durable, où, débutant par les malléoles, il ne tarde pas à se généraliser, où il est d'une blancheur mate, particulièrement indolore. Ces différences ne sont pas toujours aussi tranchées en clinique où on a souvent à faire à des formes mixtes. L'anasarque de la rétention d'urine ne mérite, vu sa rareté, qu'une rapide mention.

Maladies du foie. — Les maladies hépatiques prennent la troisième place dans l'étiologie de l'œdème. Quoique moins constamment observé ici que dans les deux groupes précédents, l'œdème est cependant assez fréquent dans la cirrhose de Laënnec. Il apparaît dans cette maladie à deux périodes de son évolution. Au début, il a une haute valeur diagnostique, sur laquelle Gilbert et Presles ont attiré l'attention; c'est l'*œdème préascitique*, et son importance est telle qu'en face du problème clinique d'un œdème des membres inférieurs, une fois écartée l'existence de cardiopathie ou d'affection rénale, il y a grande vraisemblance à se rattacher à l'existence d'une cirrhose. A une période tardive, l'œdème se montre intense et il est attribuable en partie à la compression occasionnée par l'ascite, en partie aux modifications humorales qui accompagnent la cachexie. Cet œdème terminal est un signe de fâcheux pronostic. Souvent l'œdème des cirrhotiques s'accompagne d'éruptions purpuriques.

Dans les lésions du foie cardiaque, l'œdème périphérique est en relation bien plus avec les troubles du cœur qu'avec l'état du foie, et il est relativement moins accentué que l'hydropisie péritonéale. Les tumeurs hépatiques comprimant la veine cave peuvent produire de l'œdème.

Affections nerveuses. — Un groupe important mais encore mal débrouillé dans sa pathogénie est représenté par les œdèmes liés aux affections nerveuses.

Depuis longtemps on connaît les œdèmes trophiques qui apparaissent du côté hémiplégié dans les cas de lésion cérébrale, au niveau des membres frappés de paraplégie, dans les cas de lésions médullaires aiguës ou chroniques; de même ordre sont les œdèmes des tabétiques, qui quelquefois se produisent au pourtour des arthropathies; d'autres fois, en même temps que des paralysies, ailleurs s'accompagnent d'ecchymoses. Ce sont des œdèmes de même ordre qui constituent la main succulente qu'on observe dans plusieurs affections : syringomyélies, hémiplégies, myopathies.

Les lésions des nerfs périphériques, névralgies ou névrites, peuvent s'accompagner d'œdème.

Enfin l'œdème peut faire partie du cortège protéiforme des névroses. Des œdèmes de localisation variable s'observent au cours du goitre exophtalmique, dans l'*hystérie*, l'œdème affecte souvent la forme spéciale de l'œdème bleu, œdème dur avec cyanose et refroidissement des téguments, siégeant aux mains, quelquefois de l'œdème blanc de Sydenham. De même ordre sont les lésions du sein hystérique et les œdèmes quelquefois signalés dans les psychoses.

Il est une affection où l'œdème constitue un des éléments essentiels; c'est le *myxœdème*. Son aspect est très particulier; il s'agit d'un œdème d'un blanc jaunâtre, diffus, épais, dur, mais avec une certaine élasticité, et dans lequel le doigt ne laisse pas de godet. Non seulement ici l'œdème a une valeur diagnostique aussi importante que les troubles nerveux et psychiques du myxœdème, mais il a une importante signification pronostique, la régression de l'œdème sous l'influence du traitement thyroïdien marquant les étapes progressives de la guérison. Cet œdème doit se rattacher pathogéniquement aux œdèmes par trouble de la sécrétion interne des organes.

Dans ce groupe des œdèmes d'origine nerveuse il faut ranger des œdèmes d'une pathogénie encore obscure. Ce sont surtout des *œdèmes aigus*, des œdèmes quelquefois désignés sous le nom d'œdèmes *angioneurotiques*, *d'œdèmes aigus toxi-névropathiques*, *d'œdèmes aigus circonscrits*, *d'urticaire géante ou œdémateuse*, *d'hydrops hypostrophos*. Sous ces noms multiples on désigne des œdèmes qui débutent brusquement, qui ne relèvent pas de l'altération d'un organe et qui présentent des rapports intimes avec l'urticaire qui est étudiée dans un autre chapitre de ce traité. Ces œdèmes sont particulièrement intéressants pour le dermatologiste; aussi croyons-nous devoir insister un peu sur leurs particularités. C'est Quincke qui, en 1882, a le mieux caractérisé ce trouble morbide auquel on donne quelquefois son nom. Son élève Dinkelaker en publia quelques observations. Depuis cette époque de nombreux travaux ont paru parmi lesquels nous citerons à l'étranger ceux de Collins, de Cassirer, Schlesinger, chez nous de Féréol, Le Gendre, Courtois-Suffit (1), du Castel, Galliard, Charrin, etc. Récemment l'étude en a été reprise dans la thèse de Le Calvé (2).

Plusieurs points sont intéressants dans l'étiologie de ces œdèmes; c'est d'abord l'influence héréditaire plusieurs fois mentionnée. La maladie se déclare entre vingt et quarante ans, le plus souvent dans les saisons froides et humides. Schlesinger a vu les attaques momentanément suspendues par la grossesse. Les malades sont des névropathes; les affections nerveuses préparent le terrain. Pour Le Calvé il faudrait attribuer un rôle prépondérant aux perturbations digestives de divers ordres.

(1) COURTOIS-SUFFIT, *Gazette des hôpitaux. Revue générale*, 30 août 1890.
(2) LE CALVÉ, Thèse de Paris, 1901.

Souvent la cause provocatrice est représentée par un traumatisme, les émotions ou le froid comme dans l'hémoglobinurie paroxystique.

Le début peut être marqué par quelques prodromes, tels que malaises, frissons, anorexie, constipation. Il peut y avoir un peu de fièvre, quelquefois un érythème polymorphe fugace.

Pendant l'accès il y a une oligurie manifeste qui disparaît après l'accès mais sans crise polyurique. L'œdème a une prédilection pour les parties découvertes : face, mains; au visage il porte surtout sur les joues, les paupières, le front. On le voit surtout aux bourses. Certains auteurs l'ont vu frapper des parties symétriques, mais ce fait est loin d'être constant.

Le début peut être très brusque et très rapidement, en quelques instants même, l'œdème peut avoir déformé les parties qu'il envahit. Généralement l'invasion dure quelques heures. Le volume des tuméfactions œdémateuses est des plus variables. Si les tuméfactions sont circonscrites, comme dans les faits décrits par Quincke, elles ont la forme de boudins. Plus étendues, elles forment une nappe limitée par un rebord net, qui peut d'ailleurs faire défaut comme nous avons eu occasion de le constater. Cet œdème est élastique; le doigt ne produit pas ou produit peu de godet. La peau d'abord rosée devient ensuite blafarde. La température locale plus élevée dans le premier cas s'abaisse dans le second. Généralement les troubles fonctionnels sont nuls; quelquefois il y a des démangeaisons, des brûlures. Le nombre des plaques œdémateuses peut être assez considérable, et elles peuvent être très disséminées. L'œdème disparaît sans traces; quelquefois il y a un peu de desquamation de la peau.

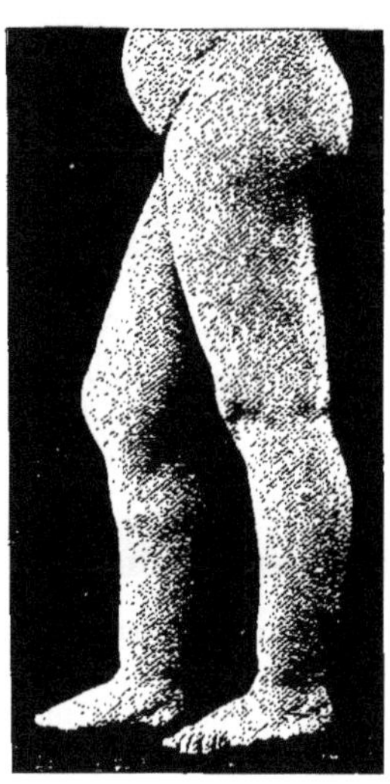

Fig. 127. — Œdème segmentaire : Malade de L. Jacquet. (Cliché Dubray.)

Les accès œdémateux peuvent revenir à intervalles fixes ou se succéder sans ordre. Avec l'âge s'espacent les accès.

Ces œdèmes peuvent être précédés d'hémorragies cutanées qui rendent très difficile le diagnostic avec le purpura; des hydropisies articulaires peuvent se manifester. On a signalé le gonflement intermittent de la parotide, des œdèmes sus-claviculaires (pseudo-lipomes arthritiques). Quelquefois on a vu l'accès se compliquer d'hémoglobinurie paroxystique. Des œdèmes cérébraux peuvent remplacer l'accès. Des œdèmes des muqueuses ne sont pas rares, surtout des premières voies digestives, bouche, langue, palais. On peut voir des désordres gastriques analogues au syndrome des vomissements périodiques décrit par Leyden. Les voies respiratoires ne restent pas indemnes; on note du coryza, de l'œdème laryngé qui peut devenir menaçant, de l'œdème pulmonaire.

Dans des formes assez rares l'œdème peut persister à l'état chronique. Ces *œdèmes chroniques névropathiques* peuvent se présenter sous forme segmentaire, et cette disposition s'expliquerait, d'après Meige, par la théorie métamérique de Brissaud. Ces œdèmes ont été décrits par Meige sous le nom de *trophœdèmes* (¹); on les avait auparavant désignés sous des noms divers : *œdème segmentaire, myxœdème localisé, pseudo-éléphantiasis neuro-arthritique*. C'est souvent une lésion héréditaire et familiale, qui persiste toute la vie sans grand préjudice. Cette dystrophie œdémateuse serait comparable

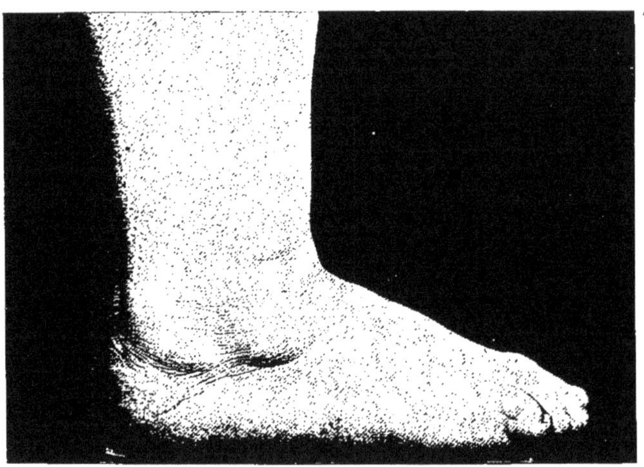

Fig. 128. — Œdème segmentaire : Malade de L. Jacquet. (Cliché Dubray.)

aux myopathies. Elle pourrait être congénitale. Elle semble due à une lésion médullaire de l'axe gris. Les maladies infectieuses semblent avoir une place importante dans la pathogénie. Pour Hertoghe il y aurait une certaine parenté entre le trophœdème et la dystrophie thyroïdienne.

Les bromures ont semblé dans certains cas avoir une heureuse influence sur ces œdèmes.

Formant pour ainsi dire la transition entre l'œdème névropathique et l'œdème des maladies infectieuses, il faut citer l'*œdème rhumatismal*, dont la pathogénie est discutée, mais qui vraisemblablement doit être classé à côté de l'œdème angioneurotique. Étudié par Chomel, Bouillaud et Monneret, Fernet, Besnier, l'œdème rhumatismal se présente en clinique sous des aspects divers. Dans la forme commune du rhumatisme articulaire aigu il se fait toujours un œdème rosé douloureux à la périphérie des articulations atteintes. Mais ici l'œdème n'est qu'un symptôme tout à fait secondaire comparé à l'importance

(¹) Meige, *Congrès des neurol.* à Anvers, août 1898 — *Presse méd.*, 14 déc. 1898. — *Nouvelle Iconographie de la Salpêtrière*, nº 6, 1899. — *Soc. neurol.*, 7 nov. 1901. *Nouvelle Iconographie*, nov.-déc. 1901.

de la localisation articulaire. Il n'en est pas de même pour certaines formes d'œdème rhumatismal où l'œdème constitue toute la lésion. Dans certains cas cet œdème se présente sous l'aspect d'une vive inflammation qui rappelle certains des caractères ordinaires des fluxions rhumatismales. Il y a de la douleur, de la rougeur; la température locale est élevée, la pression marque un godet. Quelquefois l'aspect des téguments rappelle de si près celui du phlegmon qu'on serait tenté de faire une incision, mais un examen soigneux montre qu'il n'y a pas là de vraie fluctuation. Cet œdème offre les caractères de mobilité propres aux diverses manifestations de rhumatisme.

D'autres formes d'œdème rhumatismal présentent moins de ressemblance

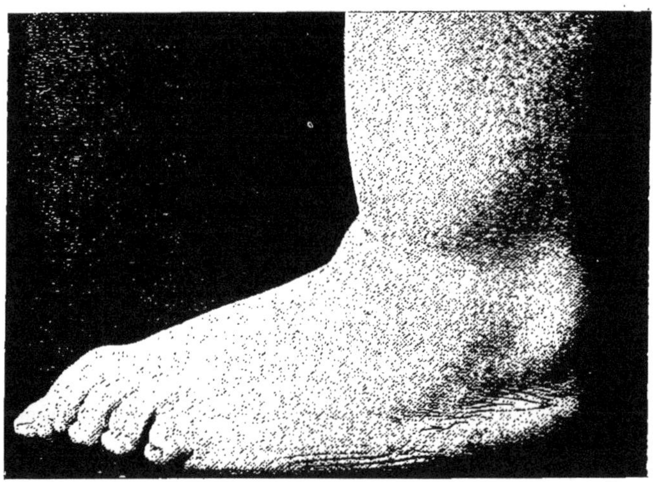

Fig. 123. — Œdème segmentaire : Malade de L. Jacquet. (Cliché Dubray.)

avec les lésions ordinaires du rhumatisme. Ces œdèmes non inflammatoires ne sont pas douloureux au moins spontanément, il n'y a pas de rougeur de la peau, pas d'hyperthermie locale; l'infiltration est dure, le godet est difficile à provoquer. Ces œdèmes ressemblent à ceux des néphrites, et surtout à ceux de la phlegmatia sauf l'irrégularité de leur distribution, frappant une partie d'un membre, une face ou une extrémité seulement au lieu de porter sur toute l'étendue. Une localisation assez fréquente et curieuse est celle du front, localisation qu'il est important de connaître parce qu'elle pourrait donner lieu à des erreurs de diagnostic et on pourrait prendre pour des gommes ou des exostoses ce qui est le fait de nodosités rhumatismales. Cet œdème peut, en effet, se présenter sous forme de vraies tuméfactions, *nodosités rhumatismales*, décrites par Troisier, Brocq, Besnier, Chauffard, ou de tumeurs pseudo-lipomateuses (*pseudo-lipomes arthritiques* de Potain) indolentes, dures, affectant la localisation sus-claviculaire et une disposition symétrique. Enfin, à côté de ces manifestations polymorphes du rhumatisme, il faudrait ranger l'érythème noueux qui est étudié dans un autre chapitre de ce traité et dont la nature rhumatismale est d'ailleurs discutable. Il est possible au reste que dans un certain nombre de ces œdèmes il s'agisse de manifestations toxi-infectieuses avec arthropathies pseudo-rhumatismales, encore mal déterminées, mais il semble que dans beaucoup de cas on est en présence de vrai rhumatisme et ces œdèmes de la peau sont très analogues aux œdèmes mobiles, qui se produisant du côté des viscères traduisent quelquefois presque seuls l'accès rhumatismal.

A côté des œdèmes du rhumatisme articulaire aigu il convient de ranger ceux des *pseudo-rhumatismes infectieux*. Il est une forme du rhumatisme blennorragique qui se manifeste surtout par un œdème intense du membre frappé qui pourrait en imposer pour un phlegmon diffus. *La diathèse goutteuse et le diabète* peuvent s'accompagner d'œdèmes, qui sont généralement en rapport avec les névrites fréquentes dans ces conditions. L'œdème des membres peut être dans le diabète un signe précurseur de la gangrène.

Parmi les *maladies qui altèrent la crase sanguine* et qui par là facilitent la diapédèse du sérum sanguin il faut mentionner la chlorose où l'œdème peut exister en dehors des complications cardiaques ou rénales, les anémies pernicieuses, la leucémie surtout s'il y a des tumeurs comprimant les vaisseaux, le purpura, le scorbut où l'œdème accompagne les hémorragies qui constituent la bosse sanguine.

Il est nombre de *maladies infectieuses* où l'œdème apparaît au moins dans les formes graves et est par là d'un fâcheux pronostic. Dans le charbon l'œdème est un élément si important qu'on a désigné aussi la maladie sous le nom d'*œdème malin*. Il apparaît à la périphérie de la pustule maligne surtout si celle-ci porte sur des régions de tissu cellulaire lâche comme les paupières; l'œdème dans ce cas devient considérable et déforme les téguments. La plupart des agents anaérobies par la fonte du tissu cellulaire provoquent un œdème gazeux, tel le vibrion septique agent de la gangrène gazeuse, tels les agents pathogènes de l'infection appelée angine de Ludwig ou phlegmon gazeux sous-maxillaire.

L'œdème est encore un symptôme capital de l'érysipèle; on connaît le bourrelet qui limite la plaque érysipélateuse, on sait combien cet œdème déforme le facies dans l'érysipèle de la face. De même les varioles confluentes s'accompagnent d'un œdème intense de la face et d'apparition vers le onzième jour d'œdème de la plante des pieds et de la paume des mains; la scarlatine s'accompagne d'œdème en dehors de toute complication néphritique. L'œdème est toujours dans la diphtérie d'un très fâcheux pronostic et c'est lui qui provoque l'aspect connu sous le nom de « cou proconsulaire ». L'œdème fait encore partie du cortège symptomatique des oreillons, de la morve. La bouffissure des paupières peut être utile au diagnostic dans les cas douteux de coqueluche.

Dans certaines *intoxications* (opium, belladone, venin de serpents, intoxications alimentaires) il peut y avoir de l'œdème plus ou moins généralisé.

[COURTOIS-SUFFIT.]

Enfin dans les *états cachectiques*, cancer, tuberculose, syphilis, paludisme, dégénérescence amyloïde polyviscérale, l'œdème est un symptôme constamment observé à une certaine période et qui devient à la phase terminale de l'anasarque. Cet œdème bilatéral symétrique, œdème cachectique, est facile à distinguer de l'œdème unilatéral de la phlegmatia qui peut survenir chez ces cachectiques.

Diagnostic. — L'œdème est le plus souvent facile à reconnaître. Il suffit de le rechercher. Dans certains œdèmes avec lymphangite la question se pose de savoir s'il y a une suppuration profonde. Les œdèmes durs de la phlegmatia malgré l'absence du godet se diagnostiquent assez facilement. Le palper permet de différencier l'œdème de l'emphysème et l'adipose. L'adéno-lipomatose donne lieu à un aspect bien spécial. Il est cependant certains œdèmes limités tels que certaines formes d'œdème rhumatismal qui sont d'un diagnostic un peu délicat. Les nodosités œdémateuses peuvent être confondues avec des gommes, avec des tumeurs sébacées.

Le *problème étiologique* de l'œdème se pose fréquemment en clinique. L'œdème se montre sous forme d'anasarque ou sous forme d'œdème localisé en particulier aux membres inférieurs. *S'agit-il d'anasarque?* on est en présence alors soit d'une néphrite surtout épithéliale, soit d'une affection du cœur arrivée à la phase asystolique. Le diagnostic est facile à faire par l'examen des urines d'une part, la cyanose, l'examen du cœur d'autre part. Mais souvent dans ces conditions le rein et le cœur peuvent se montrer simultanément lésés et il est difficile de dire quelle lésion a été la première en date. Ce n'est qu'une étude rétrospective qui permettra de trancher la question. Une anasarque aiguë doit toujours faire rechercher une scarlatine méconnue ou une néphrite syphilitique. L'anasarque du myxœdème a un aspect tellement spécial que le diagnostic s'impose à première vue.

S'agit-il d'un *œdème bilatéral des membres inférieurs*? Ici le problème étiologique est plus complexe. Tout d'abord il faudra s'enquérir de l'état du cœur et du pouls, de celui du rein, et, si le problème n'est pas ainsi résolu, on devra penser à un œdème de début d'une cirrhose de Laënnec, et l'examen complet des urines et de la glande hépatique s'impose. Si cette enquête n'a rien révélé on cherchera par un palper abdominal attentif s'il n'y a pas de compression de la veine cave inférieure ou des iliaques. On examinera le sang au point de vue de la chlorose, de la leucémie. Un œdème léger des membres inférieurs survenant le soir chez des variqueux doit être rattaché aux varices.

Parmi les causes de l'*œdème unilatéral des membres inférieurs* il faut citer surtout la phlegmatia facile à reconnaître d'après ses caractères si spéciaux. Une névrite, une hémiplégie seront faciles à dépister.

Au tronc l'œdème a une grande importance diagnostique permettant de soupçonner une suppuration intra-abdominale (phlegmon iliaque, pelvi-péritonite suppurée, phlegmon périnéphrétique) ou intra-thoracique (pleurésie purulente).

Frappant la partie supérieure du tronc, les membres supérieurs et la face, en un mot la portion sus-diaphragmatique, l'œdème est lié à une compression de la veine cave supérieure (tumeur du médiastin).

Limité aux *organes génitaux* l'œdème est dû à une lésion locale (chancre syphilitique où l'œdème est dur, chancre mou, ulcérations simples où l'œdème est mou, souvent énorme). Cet œdème est une cause de phimosis ou de paraphimosis et est souvent d'assez longue durée si on n'intervient pas par des mouchetures pour dégonfler les téguments. Plus rarement cet œdème peut être lié à une lésion rénale et être le début d'une anasarque.

L'œdème *limité à la face* sans participation des membres peut, localisé aux paupières, être le premier signe d'une néphrite. Il peut être lié à une pustule maligne qui souvent siège à la face, aux oreillons, à une plaque d'érysipèle. Unilatéral cet œdème est d'ordinaire en rapport avec un furoncle, un abcès, une lésion dentaire, une lésion des sinus, ou une névralgie du trijumeau. L'œdème douloureux de la *nuque* est un signe de mal de Pott sous-occipital, celui de la mastoïde est l'indice d'une mastoïdite. Chez le nouveau-né l'œdème est fréquent. Chez les petits prématurés on observe presque constamment de l'anasarque qui disparaît assez rapidement quand l'enfant est soustrait à l'influence du froid et qu'il commence à s'alimenter. La disparition brusque de cette anasarque explique la rapide diminution de poids qu'on peut observer dans ces conditions et qui est plutôt un signe favorable.

Traitement. — L'œdème n'étant qu'un symptôme, il n'y a pour ainsi dire pas de thérapeutique qui lui soit propre. Son traitement est celui de la cause qui l'a engendrée, et ce sont les toniques du cœur pour les cardiopathies, les diurétiques et le lait pour les affections du rein qui comptent parmi les médicaments les plus utiles. Il est néanmoins, en dehors de toute considération étiologique, quelques indications propres à l'œdème. Il convient dans ces cas de faire dériver le liquide transsudé sous la peau par la voie des urines en donnant les médicaments qui favorisent la diurèse. Le lait, le diurétique par excellence, est toujours indiqué, et il faut ordonner dans les cas d'œdème accentué le régime lacté absolu avec repos au lit. On pourra y adjoindre des tisanes diurétiques (chiendent, muguet, queue de cerise, stigmates de maïs). On prescrira de temps en temps des drastiques (eau-de-vie allemande à doses modérées, pilules d'aloës, etc.), pour faciliter la déplétion aqueuse. Si l'œdème a envahi les organes génitaux, s'il fait obstacle à la miction, et s'il cause par la gêne mécanique des douleurs, on essaiera pour soulager des malades chez qui la diurèse est impossible à provoquer, vu l'état des lésions du myocarde et du rein, de faire quelques mouchetures qui pourront avoir un heureux effet en particulier sur l'œdème des bourses et de la verge qui dégonflera rapidement. Mais il faut se rappeler que cette pratique, si elle n'est pas faite avec les soins les plus scrupuleux d'antisepsie, peut être suivie d'infections graves ou mortelles, souvent d'érysipèle qui emporte rapidement des malades dont les principaux viscères sont déjà en état de déchéance organique. Aussi fera-t-on des mouchetures rares, peu profondes avec une aiguille fine flambée. On lavera la région qu'on recouvrira d'ouate hydrophile.

C'est toujours à éviter ces graves complications infectieuses, érysipèle, phlegmon diffus, gangrène, que doit s'attacher le médecin. Aussi sur les parties où la peau est irritée aura-t-on soin de saupoudrer une poudre absorbante et protectrice telle que du bismuth, de l'oxyde de zinc, du talc, préférables à la poudre de lycopode ou à celle d'amidon qui fermente sur la peau suintante.

S'il s'agit de l'œdème des varices, ou de celui qui est le reliquat d'une phlébite on le traitera avantageusement par le port d'une bande élastique enroulée de bas en haut, ou même mieux d'une bande de flanelle. On fera un massage modéré pour faciliter le retour à l'état normal de la circulation.

L'œdème de la verge de cause locale sera traité par des mouchetures qui faciliteront la réduction du phimosis ou du paraphimosis. L'œdème du myxœdème est justiciable du traitement thyroïdien.

L'œdème des avortons se traitera par l'enveloppement ouaté, le séjour dans la couveuse.

ŒSTRE. — Étym. : Οἶστρος, œstre et excitation violente.

Les œstres sont des insectes diptères.

Voir l'article : *Dermatozoaires*, t. I, p. 842 et 888.

ONGLES. — Voir l'article ci-après.

ONGLES (MALADIES DES).

Par **W. DUBREUILH.**

MALADIES DES ONGLES

Étym. : ὄνυξ, *ungula*, ongle.

L'étude des maladies des ongles est encore très incomplète et très difficile. Quoique le livre de Heller ait bien facilité les recherches, il reste encore beaucoup d'obscurité. On rencontre encore tous les jours des lésions unguéales qu'il est impossible de diagnostiquer avec précision.

L'étude anatomique des lésions unguéales est à peine ébauchée, ce qui tient à l'impossibilité des biopsies et aux très grandes difficultés techniques que présente l'étude microscopique des ongles pris sur le cadavre. On est obligé de s'en tenir presque uniquement à l'étude clinique et ici encore on est arrêté à chaque pas. Les dermatoses connues se manifestent sur les ongles par des lésions très différentes de celles de la peau, et d'autre part nous ne savons pas encore très bien distinguer les lésions produites par les différentes dermatoses des lésions unguéales autonomes. Il faut donc d'abord étudier les altérations des ongles survenant dans le cours des dermatoses connues et qui n'en sont qu'une manifestation locale et établir ainsi leur symptomatologie, ce qui permettra de les reconnaître quand elles se montrent isolées. Il faut ensuite étudier à part les maladies propres des ongles qui sont pour le moment encore moins bien connues.

Un grand pas a été fait dans cette étude par le livre récent de Heller [1], qui a réuni tous les documents épars. Nous ne pouvons pas dans un ouvrage comme celui-ci refaire le livre de Heller, nous devons nous borner à décrire les affections unguéales qui paraissent suffisamment bien établies en laissan de côté les cas douteux et mal caractérisés; les onychomycoses, qui constituent le groupe le plus net et le mieux connu, seront décrites à part. Nous suivrons la classification de Heller, mais en négligeant toutes les maladies dans lesquelles les altérations des ongles ne sont qu'accessoires et consécutives, par exemple les traumatismes, les tumeurs de la phalange, l'ongle incarné, etc.; un grand nombre d'entre elles sont du reste plutôt du domaine de la chirurgie.

MALFORMATIONS CONGÉNITALES DES ONGLES

L'absence totale des ongles, tant des pieds que des mains, a été observée par Eichhorst [2]. La sertissure des ongles était bien formée; le lit était lisse,

(1) Julius Heller, *Die Krankheiten der Nägel*, 1 vol. de 300 pages, A. Hirschwald. Berlin, 1900.

(2) H. Eichhorst, Angeborene Nagelmangel. *Centralblatt für klin. Med.*, 1895, n° 14.

luisant, rouge, couvert d'un épiderme mince et seulement plus petit que normalement; la dernière phalange des doigts était élargie en baguette de tambour, mais il n'y avait aucune gêne et le malade n'était nullement empêché pour exercer sa double profession de maçon et de joueur de cithare; les cheveux et les dents étaient normaux et il n'y avait aucune anomalie du même genre chez les autres membres de sa famille. Dans un cas de P. Jacob les ongles étaient représentés par quelques amas épidermiques un peu durs.

Il est assez fréquent d'observer des ongles mal formés et ébauchés sur un ou plusieurs doigts. L'ongle se réduit alors à une petite masse cornée irrégulière et fendillée qui ne dépasse guère la lunule et laisse à nu tout le lit unguéal, lisse et uni; la phalange terminale est généralement alors élargie et aplatie; le lit est retréci dans tous les sens.

Dans un cas que j'ai observé chez une femme de quarante ans, atteinte en outre d'un pied bot, les ongles des pouces et des index étaient rudimentaires, réduits à une lame cornée de 5 à 6 millimètres de longueur et guère plus large au moins sur les index; le reste du lit, très court, était couvert d'un épiderme crevassé et enflammé. L'ongle du médius droit avait des dimensions à peu près normales, mais il était mince, concave, creusé d'une large gouttière qui occupait la plus grande partie de sa surface comme dans la déformation qu'on a appelée la *koilonychie*. Les autres ongles sont normaux mais minces et plats.

Dans un cas de Sympson [1], chez une fillette de onze ans, les ongles des doigts et des orteils sont épais, étroits, courbés transversalement en cylindre et se dressent obliquement sur la lunule comme des griffes; quand on les coupe ils sont très douloureux et la surface de section laisse sourdre un liquide clair; leur croissance est assez rapide. Dans une observation de Lindstrem il y avait en outre un état cyanotique des extrémités.

Dans un cas personnel la malformation, limitée aux deux pouces, se réduisait à une série d'ondulations transversales très accusées, formant une bande médiane. Cette altération tout à fait semblable à ce qu'on voit dans certains eczémas chroniques, existait sans changement depuis la naissance et ne s'accompagnait d'aucune altération cutanée.

Certaines altérations sont héréditaires. Nicolle et Halipré [2] ont observé des lésions dystrophiques des ongles et des cheveux chez 56 membres d'une famille, réparties sur six générations. Celui qui présentait les lésions les plus accusées était idiot, peut-être épileptique, en tout cas riche en tares de dégénérescence; ses cheveux étaient réduits à du duvet. « Les ongles sont tous atteints, mais à des degrés différents; ils sont hypertrophiés, plus longs et plus épais que normalement; ils sont rugueux et comme écailleux; ils tendent à se relever et à s'incurver à leur extrémité; la plupart présentent une exagération de la striation verticale; d'autres sont striés longitudinalement. Leur

(1) Sympson, Congenital deformity of the nails. *Lancet*, 1888, I, p. 722.

(2) Nicolle et Halipré, Maladie familiale caractérisée par des altérations des cheveux et des ongles. *Ann. de dermat.*, 1895, p. 804.

friabilité est extrême, certains sont cassés à leur partie moyenne, d'autres fendus dans le sens de la longueur et divisés ainsi en un certain nombre de lamelles cornées de dimensions inégales; quelques-uns sont décollés et tendent à se détacher. Leur bord libre est en général tout à fait noir, le reste de l'ongle est d'un gris jaunâtre. Il existe autour de la plupart des ongles, occupant la presque totalité de la face dorsale et des faces latérales de la dernière phalange, une ulcération d'aspect sale; les bords en sont décollés, renversés en dehors; le fond est gris, suintant. Cette ulcération se prolonge parfois jusque sous l'ongle lui-même et le décolle. Ce sont ces ulcérations qui causent l'odeur épouvantable que le malade exhale. » Les autres membres de la famille étaient intelligents, mais la plupart présentaient des tares de dégénérescence intellectuelle ou physique. L'hérédité se faisait par les hommes ou par les femmes, mais sans jamais sauter une génération.

Une observation semblable a été publiée par White (1). Le malade, âgé de de dix-neuf ans, a eu des ongles normaux jusqu'à neuf ans, puis à la suite d'un traumatisme portant sur deux doigts, tous devinrent malades, ainsi que les orteils. Depuis lors ils ont présenté des alternatives d'altération profonde, d'amélioration et même de guérison. Les ongles sont cassés, courts, épaissis, atteignant parfois un quart de pouce; leur extrémité est noirâtre; la striation longitudinale est exagérée; leur implantation est solide et un seul d'entre eux présente une surface végétante, criblée de petits cratères suppurants; la pression fait sourdre sous le tronçon d'ongle un liquide brun, ichoreux et extrêmement fétide. Le malade, bien développé et intelligent, est complètement glabre sauf les sourcils et les cils. Pas de mycose à l'examen microscopique. La famille est d'origine française, établie au Canada depuis un grand nombre de générations; la maladie s'est toujours présentée avec les mêmes caractères, atteignant à la fois les ongles et les cheveux ou quelquefois seulement l'un des deux. On relève 7 cas sur quatre générations dont une est restée indemne, la maladie s'étant transmise par atavisme.

Dans une observation analogue de Colcott Fox (2), il y avait ailleurs des lésions hyperkératosiques qui rapprochaient son cas des nævi. D. W. Montgomery (3) a publié un cas d'altération héréditaire avec chute des ongles, mais la description des lésions et l'absence d'examen microscopique laisse planer le soupçon d'une onychomycose. C'est là en effet un diagnostic très important à faire et pour lequel l'examen microscopique est indispensable. La contagion familiale se produisant dès l'enfance est presque impossible à distinguer de l'hérédité, or, dans l'onychomycose il est très fréquent de voir la contagion

(1) Ch. White, Dystrophia unguium et pilorum hereditaria. *Journal of cutan. diseases*, 1896, p. 220.

(2) C. Fox, Hypertrophy of the nails with keratosis of the hand and feet. *Clinical Society of London*, 23 avril 1897.

(3) D. W. Montgomery, Case of hereditary and continuous shedding of the finger nails. *Journal of cutaneous diseases*, 1897, p. 252.

familiale se poursuivre pendant une série de générations, de sorte qu'en présence d'une altération héréditaire limitée aux ongles on doit d'abord penser à l'onychomycose.

TROUBLES TROPHIQUES

La dénomination de troubles trophiques est souvent un manteau qui sert à couvrir notre ignorance. Il en est ainsi particulièrement en ce qui concerne les ongles : on qualifie de troubles trophiques toutes les lésions dont nous ne connaissons pas la nature et sous ce titre ont été publiés des cas d'onychomycose. Il nous est impossible d'éviter complètement cet abus et nous grouperons sous ce titre un certain nombre de lésions qui *paraissent* être d'origine nerveuse.

Maladies du système nerveux. — Des lésions manifestement trophiques et d'origine nerveuse sont celles qui surviennent à la suite de lésions traumatiques des nerfs ou de névrites : or, elles sont rares. Heller en a réuni 19 cas et ces altérations sont éminemment variables. On y trouve des cas de chute des ongles, de ralentissement de croissance, de déformations variées et d'ongles en griffes. Il n'y a là aucune lésion caractéristique, rien qui puisse nous guider dans le diagnostic des cas où la lésion nerveuse n'est pas apparente.

Il en est de même dans les névrites. Dans 2 cas seulement on a noté une altération des ongles qui sont devenus épais, irréguliers et friables et dans les 2 cas il y avait en même temps de l'hyperkératose palmaire.

Dans les grandes maladies organiques ou fonctionnelles du système nerveux en général, les documents sont plus nombreux, mais souvent aussi moins précis.

Dans l'*ataxie locomotrice*, la chute des ongles a été décrite par Pouget, Pitres et ses élèves Domecq-Turon et Sieur, par Joffroy, Militchevitch, etc. C'est souvent un accident très précoce du tabes; il atteint les ongles des orteils et surtout du gros orteil. Les altérations unguéales sont précédées par des fourmillements dans les orteils, par des douleurs persistantes ou des crises de douleurs fulgurantes. Parfois la chute est accompagnée et facilitée par la production d'une ecchymose sous-unguéale analogue aux ecchymoses cutanées consécutives aux douleurs fulgurantes qui ont été décrites par Straus. Dans tous les cas la chute de l'ongle elle-même se fait sans inflammation et sans douleur; le malade qui a souffert quelque temps auparavant perd ses ongles sans s'en apercevoir : il les trouve accidentellement dans sa chaussette. Ils repoussent ensuite difformes. Quelquefois la difformité est la seule lésion; les ongles sont alors épaissis, décollés, striés en travers.

On observe quelquefois dans le *diabète* la chute des ongles; la première observation en a été publiée par Folet et d'autres depuis par Auché.

Dans les cas d'Auché [1] la chute de l'ongle était précédée d'une ecchymose sous-unguéale tout à fait comparable à ce qui se voit dans l'ataxie. Les orteils étaient seuls affectés et si la production des ecchymoses s'accompagnait de douleurs névralgiques assez violentes, la chute de l'ongle se faisait sans aucune douleur. D'autres fois la chute, toujours aussi indolente, se fait sans avoir été précédée d'une ecchymose, comme dans le fait de Folet, où une jeune femme perdit ses vingt ongles qui furent remplacés par un épiderme mince et souple; chose assez curieuse, son père, diabétique également, avait présenté le même accident.

Il peut paraître étrange de placer le diabète parmi les maladies du système nerveux, mais ce rapprochement est justifié par l'analogie symptomatique entre la chute des ongles dans le diabète et celle qui se produit dans l'ataxie, et par leur pathogénie probable, les névrites jouant suivant toute vraisemblance un rôle assez important dans l'apparition de ces accidents.

Dans la plupart des grandes maladies du système nerveux on a signalé des altérations des ongles; mais, d'une part, certaines observations laissent un doute relativement à la dépendance de la lésion unguéale vis-à-vis de la maladie nerveuse; d'autre part, ces lésions n'ont généralement rien de caractéristique.

Dans la *syringomyélie*, Schlesinger a vu les ongles des doigts déformés, atrophiés, réduits à une petite masse cornée, coiffant l'extrémité du doigt, voire même complètement détruits. Ces altérations accompagnent les mutilations et les troubles trophiques multiples et ressemblent beaucoup à celles qui accompagnent la lèpre ou la gangrène symétrique des extrémités.

Dans l'*hémiplégie*, les ongles du côté malade sont amincis, striés en long et leur croissance est ralentie.

Dans la *paralysie générale*, Haza a observé un certain nombre de déformations des ongles des orteils qui étaient épaissis, hyperkératosés, fragiles; mais la limitation de ces altérations aux orteils et surtout au gros orteil, et leurs caractères font que Heller doute qu'elles soient réellement dues à la paralysie générale. D'autant plus que ses recherches personnelles lui ont rarement fait retrouver ces lésions.

Parmi les troubles trophiques de l'*hystérie* on ne cite guère de lésions des ongles. Cependant Falcone a vu les ongles des doigts devenir ternes et s'éliminer à la suite d'une suppuration fétide sous-unguéale chez une femme hystérique.

Dans l'*épilepsie* De Sanctis a vu les ongles tomber à la suite d'attaques convulsives. Klotz a vu les ongles d'un épileptique devenir minces, friables et striés en travers.

La *neurasthénie* n'est pas mentionnée par les auteurs, mais quelques faits de décollement simple des ongles m'ont paru attribuables à cette cause.

[1] B. Auché, Chute spontanée des ongles chez les diabétiques. *Journal de méd. de Bordeaux*, 1891.

[W. DUBREUILH]

La *pelade* mérite une place ici parce que, quelque opinion que l'on ait sur la nature parasitaire ou nerveuse de la pelade commune, tout le monde admet la nature névropathique de certaines pelades, et ce sont justement celles-là qui s'accompagnent de lésions unguéales.

Les altérations observées sont de deux ordres. Dans les faits d'Arnozan [1] et de Tyson [2] les ongles sont simplement tombés; tous les ongles des doigts et la plupart de ceux des orteils dans le premier cas, les ongles des pouces et des gros orteils dans le second. Dans les faits de Arago [3], Heuss [4], Darier et Le Sourd [5], Audry [6], les ongles ne sont pas tombés, mais ils sont devenus ternes, finement pointillés et striés, écailleux et fendillés, présentant un ensemble qui se rapproche beaucoup de la lésion que je décrirai plus loin sous le nom d'onychorrhexis.

La forme de l'alopécie n'est pas non plus toujours la même. Dans les cas d'Arnozan et d'Audry il s'agissait de pelades communes en plaques limitées; dans ceux d'Arago et de Tyson, ce sont des alopécies généralisées consécutives à un coup de foudre; dans ceux de Darier et Le Sourd et de Heuss ce sont des pelades décalvantes généralisées sans étiologie connue.

Les différentes altérations des ongles que je viens de mentionner, à propos des diverses maladies nerveuses qui peuvent les occasionner, constituent plusieurs types ou syndromes qui méritent une description un peu plus complète. A côté des faits dont l'origine trophonévrotique est assez bien établie, j'en placerai ici un certain nombre dont l'étiologie est très hypothétique.

Sillons transversaux. — Le type le plus simple et le plus commun de ces troubles est constitué par le sillon transversal que produit sur l'ongle un trouble momentané de la santé générale. Ces lésions ont été étudiées par Beau, en 1860, et depuis par Parisot, Wagstaffe, Ulmo y Truffin, Vogel, etc.; du reste tout le monde a pu les observer, car la lésion est très fréquente. Elle est constituée par un sillon transversal ou plutôt arciforme à concavité postérieure, parallèle à la matrice unguéale, qui émerge sous le repli sus-unguéal quelques semaines après la cause qui l'a provoquée et qui progresse ensuite vers l'extrémité.

La forme et la profondeur des sillons transversaux sont très variables. Dans les cas les plus légers, ils se réduisent, d'après Vogel, à une simple ligne pâle. Le plus souvent c'est une dépression large de 1 à 2 millimètres, occupant toute la largeur de l'ongle, ce qui la distingue des sillons transversaux de l'ec-

(1) Arnozan, Chute spontanée des ongles des pieds et des mains. Pelade de la barbe et des 2es phalanges. *Journal de méd. de Bordeaux*, juillet 1888.
(2) Tyson, Universal alopecia. *Clinical Soc. of London*, 12 février 1886.
(3) F. Arago, *Notices scientifiques*, t. I, p. 376.
(4) Heuss, Abnorme Fälle von Alopecia. *Monatsh. für Dermat.*, 1896, XXII, p. 632.
(5) Darier et Le Sourd, Pelade décalvante totale avec lésions des ongles. *Société de derm.*, 10 nov. 1898.
(6) Audry, Pelade des ongles. *Soc. de derm.*, déc. 1899.

zéma qui n'occupent généralement que la partie moyenne. Le bord antérieur du sillon est plus abrupt, correspondant à la période aiguë de la maladie et il est précédé souvent d'un bourrelet un peu saillant. Dans d'autres cas enfin, le sillon constitue une véritable entaille réduisant l'ongle à une simple lamelle fragile sur une longueur de 2 ou 3 millimètres. Unna ([1]) fait remarquer que l'amincissement qui constitue le sillon s'accompagne d'un rétrécissement de la lame, ainsi que le démontre la convergence des cannelures normales de l'ongle vers le sillon. Tous les ongles des mains sont atteints simultanément mais à des degrés différents. D'après Wagstaffe les pouces seraient les plus frappés et quelquefois le seraient seuls. Les sillons transversaux sont beaucoup plus rares sur les orteils; peut-être qu'on les recherche moins et qu'ils sont moins visibles à cause des irrégularités habituelles de ces ongles.

La progression du sillon vers l'extrémité de l'ongle se fait à raison de $0^{mm},1$ par jour, soit 3 millimètres par mois, d'après Heller; on conçoit donc qu'il soit facile d'établir rétrospectivement la date de la maladie qui lui a donné naissance.

Les sillons transversaux peuvent être provoqués par les circonstances les plus diverses. Tout trouble *momentané* de la santé générale peut laisser ainsi sa trace, mais les maladies chroniques ne le font pas. Parmi les causes des sillons transversaux, les grandes pyrexies viennent en première ligne, fièvre typhoïde, pneumonie, puis viennent la scarlatine, rougeole, érysipèle, angine aiguë, épididymite, rhumatisme, grippe, etc.; on a signalé des sillons unguéaux à la suite d'un accouchement laborieux, d'un coup d'épée dans la poitrine, de traumatismes des membres, du mal de mer, du surmènement intellectuel et d'attaques épileptiques. Une grande part doit être faite à l'idiosyncrasie, car à côté de cas comme celui de Heller où un jeune homme eut trois fois des sillons transversaux des ongles à la suite d'épididymite, nous voyons la plupart des personnes ne pas avoir de sillons à la suite de maladies aiguës bien plus graves.

ONYCHOSES

Leuconychie.

Il est très fréquent d'observer chez les enfants et les adolescents de petites taches blanches, irrégulières siégeant dans l'épaisseur de la lame unguéale qu'elles rendent opaques. Ces taches blanches connues de tout temps ont reçu les noms de flores unguium, mendacia, Nagelblüthen, etc. Elles apparaissent à la racine de l'ongle au niveau du repli sus-unguéal, puis cheminent progressivement avec la lame unguéale elle-même jusqu'au bord libre où elles disparaissent avec l'ongle usé ou coupé.

Il est des cas où ces taches au lieu d'être petites et discrètes occupent une grande partie ou la totalité de l'ongle, ce sont ces cas qui ont été décrits par

([1]) Unna, *Histopathologie der Haut.*

Morison sous le nom de leucopathia unguium et par Unna sous celui de leuconychie. Malgré la simplicité de la symptomatologie, il y a une assez grande diversité dans le petit nombre de faits publiés. Dans les uns, comme ceux de Morison (1), Bielschowsky (2), Stout (3), Bergmann, Heidingsfeld (4), la teinte blanche forme des bandes transversales, allant d'un bord à l'autre, rectilignes ou un peu onduleuses, séparées par des espaces d'ongle sain reconnaissables à leur teinte rose. Les taches blanches peuvent couvrir la plus grande partie de la surface. Elles progressent d'arrière en avant et sont remplacées par d'autres qui apparaissent à la racine. Dans d'autres cas l'ongle est dans sa totalité blanc opaque et comme taillé dans de l'ivoire, tels sont les cas de Unna (5), Giovannini (6), Colombini (7), Weber et Krieg (8), Joseph et Forchheimer (9). En général il n'y a pas d'autre altération, pas d'autre symptôme que la blancheur opaque de l'ongle. Cependant dans les cas de Weber et Krieg et de Joseph et Forchheimer la lame unguéale était mince, aplatie ou même concave comme dans la déformation dite koilonychie.

Les ongles des orteils sont parfois atteints aussi, bien qu'à un moindre degré comme l'ont vu Stout, Weber et Krieg. Dans le cas de Unna le malade avait par places les cheveux annelés, c'est-à-dire irrégulièrement marqués de blanc sur leur longueur.

L'affection est quelquefois congénitale. Dans les cas de Colombini, Joseph, Bergmann, les malades affirmaient avoir eu les ongles blancs depuis leur enfance, et même dans celui de Lawrence (10), le fils du malade âgé de cinq ans présentait les mêmes altérations que son père.

Souvent aussi elle est acquise. Dans le cas de Bielschowski, c'est à la suite d'une névrite alcoolique que les ongles sont devenus blancs, dans le cas de Giovannini c'est à la suite d'une fièvre typhoïde. Dans quelques-uns il n'y a pas de cause connue, mais quelques auteurs récents, Sykes (11) et surtout Heidingsfeld, ont montré le rôle très important du traumatisme. Heidingsfeld a observé sept cas de leuconychie plus ou moins accusée chez des jeunes femmes qui toutes prenaient grand soin de leurs mains et de leurs ongles, et qui notamment coupaient et refoulaient le repli épidermique sus-unguéal avec un petit couteau *ad hoc*. Il a suffi de supprimer l'emploi de cet instrument et

(1) MORISON, Leucopathia unguium, a peculiar affection of the nails. *Viertelj. für Derm.*, 1888, p. 3.

(2) BIELSCHOWSKY, Beitr. zur Lehre von den trophischen Veränderungen der Nägel bei multipler Neuritis. *Neurol. Centralblatt*, 1890, IX, p. 741.

(3) J. STOUT, Leucopathia unguium. *Medical News*, 1894, I, p. 212.

(4) HEIDINGSFELD, Leucopathia unguium. *Journal of cutaneous and genit. urin. diseases*, 1900, p. 490.

(5) UNNA, Leuconychia et leucotrichia. *Atlas intern. des mal. rares de la peau*, pl. 19.

(6) GIOVANNINI, Un caso di canitie ungueale. *Atlas intern.*, pl. 19.

(7) P. COLOMBINI, Un caso di leuconichia. *Riforma medica*, 1894, III, p. 1.

(8) WEBER and KRIEG, White nails. *British Journal of dermat.*, 1899, p. 120.

(9) FORCHHEIMER, Ein Fall von Leuconychie verbunden mit Koilonychie. *Dermat. Centralblatt*, nov. 1898.

(10) LAVRENCE, Leucopathia. *Australian med. Journal*, 15 octobre 1893.

(11) SYKES, *British med. Journal*, 30 oct. 1897.

de laisser tranquille le repli sus-unguéal pour voir l'ongle reprendre son aspect normal.

L'examen microscopique des ongles blancs a été fait par Colombini, Forchheimer, Giovannini, Morison et Unna; ils ont tous trouvé dans l'ongle une infiltration de fines bulles d'air situées entre les cellules et formant comme une poussière obscure à la lumière transmise et blanche à la lumière réfléchie. Cette infiltration est diffuse ou forme des lames obliques de haut en bas et d'arrière en avant, c'est-à-dire parallèles à la surface de la matrice unguéale. Cette infiltration suppose une moindre cohésion des cellules cornées et une kératinisation défectueuse. On comprend ainsi que des traumatismes portant sur la région matricielle puissent amener des troubles dans la kératinisation et par suite l'infiltration d'air.

Parmi les affections qui peuvent simuler la leuconychie, il faut signaler les onychomycoses qui peuvent donner naissance à de larges taches d'un blanc jaunâtre. Dans certains cas d'onychomycose l'ongle tout entier est d'une teinte vieil ivoire, mais il est alors épaissi, soulevé par une hyperkératose sous-unguéale notable. Parfois au contraire des rechutes d'onychomycose se traduisent par de petits nuages blancs tout à fait semblables à ce qui se voit si fréquemment sur les ongles d'enfants. Dans l'un et l'autre cas la tache blanche est due à la même cause prochaine, c'est-à-dire à une infiltration d'air.

Lorsque la leuconychie est d'origine traumatique, il suffit pour la guérir de laisser les ongles tranquilles et de ne pas abuser des instruments du manicure. Quand elle est congénitale et tenant à un vice de kératinisation permanent, on ne peut que se borner à masquer la blancheur éclatante des ongles en les teignant avec une solution alcoolique très étendue d'éosine, ou avec la poudre conseillée par Joseph et formée de 10 grammes d'oxyde de zinc avec 0,10 centigrammes de carmin.

Onychogryphose.

Le nom d'onychogryphose ou ongles en griffes a été donné par Virchow à une altération des ongles des orteils, consistant en ce qu'ils forment une griffe ou une corne s'élevant plus ou moins verticalement du lit de l'ongle, au lieu de former une lame mince parallèle à la phalange.

Description. — Cette altération siège le plus ordinairement aux ongles des gros orteils, on peut cependant l'observer aux autres orteils et même, mais très rarement, aux ongles des doigts. Dans tous les cas d'onychogryphose les ongles des gros orteils sont principalement atteints et souvent ils le sont seuls; aussi c'est-il d'après eux que nous décrirons la maladie.

Dans ses formes légères, elle se traduit par une hyperkératose sous-unguéale très accusée. La lame unguéale, généralement épaisse et marquée de stries transversales, est soulevée par une masse cornée en forme de coin dont la base est située vers l'extrémité de l'orteil. Cette masse cornée adhère à la fois au lit et à la lame; elle est assez dure et résistante.

Dans les cas très développés, l'ongle est totalement déformé; il a l'aspect d'une colonne qui s'élève du lit de l'ongle perpendiculairement à l'axe de la phalange, offrant la largeur du lit lui-même. Cette colonne ne tarde pas à se courber soit en avant pour former une griffe, soit par côté ou en spirale et elle rappelle alors une corne de bélier, dont elle se rapproche encore par sa couleur jaunâtre et sa striation transversale. Cette corne peut atteindre des dimensions

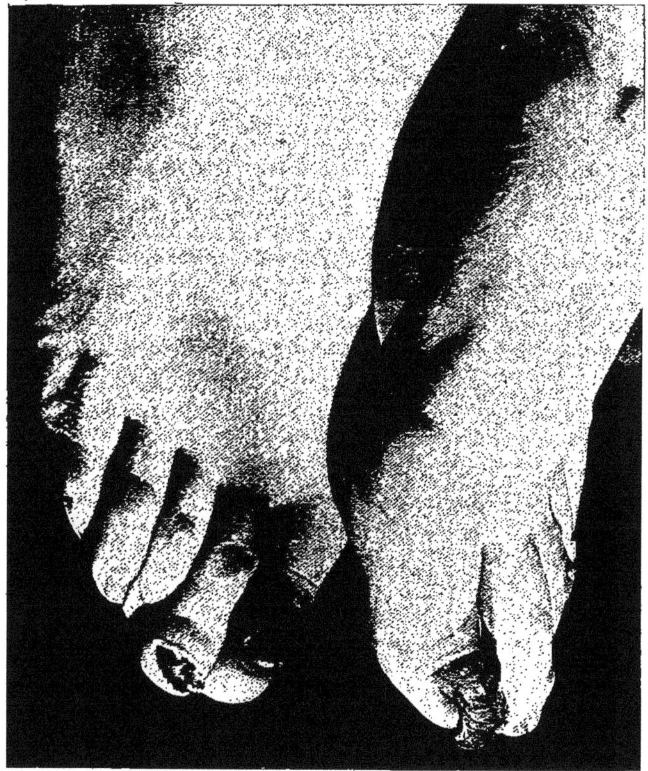

Fig. 150. — Onychogryphose. (Malade de W. Dubreuilh.)

considérables; il n'est pas très rare d'en rencontrer qui ont 3 ou 4 centimètres de long et l'on en a signalé qui en avaient 10 à 12. Ces longueurs extrêmes ne sont nullement dues à une croissance exagérée, car au contraire la croissance des ongles onychogryphotiques est très lente, mais à ce que les malades ne peuvent pas les couper. La couleur de ces cornes unguéales est jaunâtre plus ou moins mélangée de brun et de noir, ce qui est dû aux poussières. Leur surface présente des striations longitudinales et surtout transversales, mais elles sont souvent polies comme du verre sur leurs parties les plus saillantes, par le frottement des chaussures.

Un examen attentif permet de reconnaître que la face postérieure de la corne est revêtue d'une couche plus dure qui est la lame unguéale déplacée et épaissie, tandis que la plus grande partie est formée d'une substance cornée plus poreuse. Cela se voit surtout sur une coupe transversale, où l'on distingue très bien à la face postérieure une lame cornée jaunâtre, dure et homogène, atteignant un à deux millimètres d'épaisseur.

Cette corne unguéale s'élève presque perpendiculairement sur le lit de l'ongle puis se courbe de la façon la plus variée : tantôt en avant en formant une griffe, tantôt sur le côté ou en spirale en simulant une corne de bélier. Bien que le processus soit tout à fait indolent, lorsque la production anormale acquiert un certain développement elle est exposée aux traumatismes qui amènent de l'inflammation de sa base, elle rend impossible le port de chaussures et son extrémité vient buter contre l'un ou l'autre des orteils en causant des douleurs et même des ulcérations.

Il est une forme d'onychogryphose toute particulière et que j'appellerai *déformation des ongles en cornet*. L'hyperkératose sous-unguéale n'est pas très considérable, l'ongle ne tend pas à se relever et à croître perpendiculairement au lit, il se plie transversalement. Tantôt il y a une plicature dorsale longitudinale et les deux moitiés deviennent parallèles séparées par un espace de 5 ou 6 millimètres; tantôt la courbure cylindrique normale est exagérée et arrive à former les deux tiers ou les trois quarts d'un cylindre. Dans l'un et l'autre cas l'exagération de courbure est progressive; elle est à peine marquée à la racine, se prononce graduellement et atteint son maximum à l'extrémité libre, ce qui fait que la forme de la lame unguéale est tout à fait celle d'un cornet. Lorsque la plicature ou l'enroulement sont très prononcés le lit unguéal se trouve pincé entre les bords latéraux de la lame et il en résulte des douleurs assez vives soit seulement quand on presse l'ongle contre son lit, soit même spontanément.

L'onychogryphose est rare aux ongles des doigts, cependant elle n'y est pas totalement inconnue, Heller cite un cas de Billroth et j'en ai moi-même observé. Elle atteint surtout les pouces et affecte généralement la forme en cornet. Du reste l'onychogryphose des ongles des doigts coïncide généralement avec celle des orteils.

Anatomie pathologique. — L'anatomie pathologique de l'onychogryphose est très difficile à étudier. Il faut enlever la phalange tout entière, décalcifier l'os et employer un procédé de montage qui permette de couper l'os, le derme et l'énorme massif corné qui le recouvre. Pas plus que Heller je ne suis encore parvenu à trouver un procédé qui, réalisant ces conditions, permette en outre de faire de bonnes colorations. La simple dissection permet cependant de faire un certain nombre de constatations intéressantes.

Dans les cas légers on ne trouve guère qu'une hyperkératose sous-unguéale plus accusée à l'extrémité libre, où elle atteint 5 à 10 millimètres d'épaisseur, et s'enfonçant comme un coin entre l'ongle et son lit.

Dans les formes très accusées où l'ongle est totalement dévié et transformé, les lésions sont beaucoup plus complexes. Le lit unguéal se soulève en une bosse volumineuse, qui est coiffée par la masse hyperkératosique. Cette bosse est surtout formée de tissu fibreux parcouru par des vaisseaux dilatés et qui provient de l'hypertrophie du derme sus-unguéal et du périoste de la phalange. Souvent elle est en grande partie formée par une exostose de la face supérieure de la phalange unguéale, exostose qui peut atteindre 1 centimètre de hauteur. Dans le cas d'ongles en cornets, l'exostose forme une étroite crête longitudinale haute de 1 centimètre, large de quelques millimètres.

L'exostose n'est certainement pas ici la lésion primitive, parce qu'elle manque dans des cas d'onychogryphose assez accusés; d'autre part il est difficile de la considérer comme consécutive à l'hyperkératose. Il est probable que le phénomène primitif est une néoplasie plus ou moins inflammatoire du derme sous-unguéal et du périoste qui sont intimement unis. De là dérivent d'une part l'hyperkératose de l'épiderme du lit unguéal et d'autre part la production d'une exostose.

Tout autour de cette saillie fibro-osseuse règne un sillon dans lequel s'enchâsse l'ongle anormal. Il est pénétré par des crêtes papillaires très allongées sur lesquelles se moulent les couches cornées et qui expliquent qu'en faisant l'ablation de ces ongles on trouve des papilles vasculaires fort loin de la situation normale du lit unguéal.

La production cornée qui constitue cliniquement toute la maladie est formée pour la plus grande part de couches cornées ondulées formant une masse un peu poreuse. La kératinisation y est souvent incomplète, les cellules sont nucléées; on y trouve des altérations cellulaires analogues à celles qui se trouvent dans les cornes cutanées. Sur un des côtés de la colonne cornée on trouve une lame plus compacte, très dure, qui est l'ongle normal épaissi et dévié.

En résumé, voici quel est le mécanisme grossier de l'onychogryphose. L'hyperproduction de matière cornée sur le lit unguéal, aidée par l'hypertrophie osseuse et conjonctive redresse l'ongle qui, au lieu de pousser dans une direction très oblique par rapport au plan de la matrice, forme avec elle un angle plus ouvert. Dès lors, conformément au schéma d'Unna, la production de matière cornée restant la même dans l'unité de temps, l'ongle devient plus épais et s'allonge moins vite. Ainsi se forme l'ongle difforme qui est constitué 1° par de l'épiderme corné formé sur le lit et s'accroissant normalement à la surface qui lui donne naissance; 2° par l'ongle qui, épaissi par suite de la déviation de sa direction d'accroissement, tapisse la face postérieure de la corne développée sur le lit.

Étiologie. — L'onychogryphose serait due, d'après Virchow et Unna, à la pression des chaussures amenant une atrophie de la dernière phalange des orteils. Mais cette atrophie n'est nullement démontrée; si l'onychogryphose était un résultat direct de la compression par les chaussures, elle serait beaucoup plus commune qu'elle ne l'est chez les personnes qui toute leur vie on porté des chaussures étroites; elle serait enfin excessivement rare chez les personnes qui n'ont presque jamais porté de chaussures.

La condition la plus importante dans la production de l'onychogryphose est l'âge; on ne l'observe guère que chez des vieillards ou tout au moins dans l'âge mûr. Mais ni sa fréquence ni son intensité ne sont rigoureusement proportionnelles à l'âge; la plupart des vieillards n'en présentent pas trace. Le sexe paraît sans influence, mais certains troubles trophiques généraux paraissent jouer un rôle important. On voit souvent l'onychogryphose coïncider avec les varices et les ulcères ou eczémas variqueux, avec la déviation rhumatismale des orteils et notamment l'hallux valgus.

Certains cas d'onychogryphose sont consécutifs à des névrites, et Heller en rapporte plusieurs atteignant tous les ongles d'une main. Si l'on s'en tient à la simple étymologie du mot, ces cas méritent plus que ceux que j'ai décrits le nom d'onychogryphose, car la forme en griffe y est certainement plus accusée. Cependant il est douteux qu'il s'agisse de la même maladie, c'est une déformation analogue de l'ongle due à des causes différentes.

Il en est de même des onychogryphoses causées par un traumatisme local. Le traumatisme et ses suites, notamment la suppuration et les cicatrices consécutives, produisent une déformation de la matrice et une déviation de la croissance de l'ongle; celui-ci pousse épais, difforme et redressé, formant une griffe. C'est le même aspect, ce n'est pas la même maladie.

Des déformations analogues peuvent encore se voir dans certains nævi kératosiques palmaires.

Traitement. — L'onychogryphose n'a aucune tendance vers la guérison et aucun traitement ne paraît avoir d'influence; comme d'ailleurs elle ne cause, au moins aux pieds, aucune autre gêne que celle qui est due au volume même de la production cornée, il n'y a pas autre chose à faire qu'à couper ou limer à la pierre ponce les ongles préalablement ramollis par un bain de pieds, de façon à les maintenir dans des limites convenables. Dans les cas longtemps négligés qui ont pris un très grand développement, il faut scier la corne avec une scie fine; il ne faut pas la couper trop courte pour ne pas entamer la saillie du lit unguéal ni les papilles qui en émanent.

Onychorrhexis.

J'ai donné le nom d'onychorrhexis, par analogie avec le trichorrhexis, à une affection caractérisée par une fine striation longitudinale des ongles accompagnée de fissuration et de fragilité [1].

Dans les cas peu intenses, l'ongle conserve sa forme générale, mais sa surface présente une série de fines cannelures longitudinales parfaitement égales et

(1) W. Dubreuilh et D. Frèche, Onychorrhexis. *IIIe Congrès internat. de dermatologie.* Londres, 1896.

parallèles, mesurant 1/3 à 1/2 millimètre de large et parfois interrompues. Dans les cas plus accusés, chacune des cannelures est surmontée d'une double ou d'une quadruple rayure due à l'éclatement et la desquamation d'une ou deux couches superficielles de substance unguéale se faisant suivant la ligne de faîte de la cannelure. Il en résulte que la surface de l'ongle est grise, terne, rugueuse et paraît rayée longitudinalement comme par une foule de traits d'aiguille, par une râpe ou par du sable fin. En même temps, l'ongle est aminci, son bord libre est fissuré et irrégulièrement cassé. Il n'y a pas d'inflammation, pas d'altération du lit ou de la sertissure de l'ongle. Dans les cas très intenses, la lame unguéale est aplatie, les fissures du bord libre atteignent la partie adhérente de l'ongle et sont douloureuses. La maladie affecte certains ongles seulement, ou quelquefois tous les ongles des doigts et même ceux des orteils.

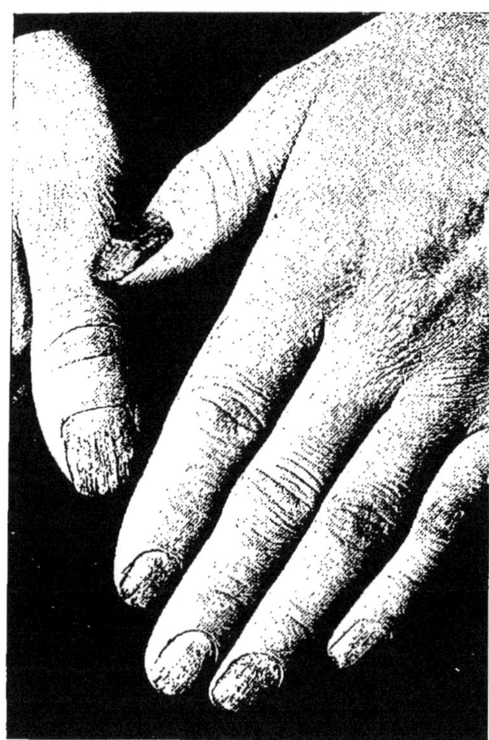

Fig. 151. — Onychorrhexis. (Malade de W. Dubreuilh.)

L'étiologie de l'onychorrhexis ne paraît pas univoque. Certains cas datent de l'enfance et durent toute la vie sans changement; d'autres surviennent à la suite de troubles nerveux généraux, se développent rapidement et guérissent en quelques mois. Quelquefois les lésions de l'onychorrhexis coïncident avec des altérations de la peau des doigts d'aspect eczémateux et d'origine névropathique. J'ai dernièrement publié un cas de lichen plan des ongles, où les ongles présentaient des lésions typiques d'onychorrhexis [1]. Les altérations peladiques des ongles publiées par Audry, Darier et Le Sourd et Heuss paraissent aussi pouvoir se rattacher à l'onychorrhexis.

[1] W. Dubreuilh, Lichen plan des ongles. *Ann. de dermat.*, 1901.

Décollement des ongles.

Le décollement des ongles est un syndrome qui se rattache quelquefois très nettement à des troubles nerveux [1]. Il est constitué simplement par la séparation spontanée de l'ongle et du lit. L'ongle n'est plus fixé qu'à la partie basale du lit ou quelquefois seulement à la matrice mais continue à croître normalement; le lit est uni, net, sans trace d'hyperkératose; il ne présente même pas le revêtement corné inégal, strié, friable, qu'on observe après l'arrachement d'un ongle. Quelquefois cependant il y a un bourrelet dur et régulier à la limite du décollement, là où l'adhérence s'établit entre l'ongle et la partie basale du lit. Tantôt l'ongle est appliqué étroitement sur le lit; tantôt, et cela surtout quand il y a un bourrelet à la limite du décollement, il y a entre l'ongle et le lit une sorte de chambre fermée dans laquelle les poussières s'accumulent. Le décollement atteint quelques ongles ou parfois tous; il a une évolution très irrégulière, passant d'un doigt à l'autre, s'améliorant et diminuant d'étendue, guérissant même parfois pour récidiver ou s'aggraver encore au bout de quelques mois. La maladie est généralement tout à fait indolente, mais quelquefois elle s'accompagne de douleurs dans les doigts, quelquefois aussi de cyanose.

Dans un grand nombre de cas, on ne trouve aucune cause au décollement, mais dans d'autres on constate des troubles névropathiques plus ou moins accusés, généralement neurasthéniques. Le traitement sera dirigé contre les troubles nerveux concomitants, quand on peut les découvrir.

MALADIES PARASITAIRES

Nous n'en avons guère que deux à citer : 1° la gale norvégienne où l'ongle est infesté de sarcoptes [2]; 2° les onychomycoses [3].

MALADIES INFECTIEUSES

Toutes les maladies infectieuses peuvent retentir sur la nutrition et la forme des ongles, ne fût-ce qu'en y produisant des sillons transversaux accusant le trouble de la santé générale. Quelques maladies infectieuses chroniques méritent une mention particulière.

Tuberculose. — La déformation hippocratique n'est pas une maladie des ongles, c'est une maladie de la phalange osseuse et qui est causée par la tuberculose, non pas en tant que maladie infectieuse, mais en tant que maladie pulmonaire chronique.

(1) W. DUBREUILH et FRÈCHE. Décollement des ongles. *Journal de Médecine de Bordeaux*, 1901, nos 26 et 28.

(2) Voir l'article : *Gale*, t. II, p. 726 et 746.

(3) Voir les articles : *Favus*, t. II, p. 617 et 635; et *Trichophytie*.

[*W. DUBREUILH.*]

Lèpre. — Les altérations unguéales dans la lèpre sont innombrables et elles échappent à toute description parce qu'elles n'ont rien de spécifiquement lépreux; elles sont le résultat des altérations diverses des phalanges causées par des lépromes ou par des troubles trophiques de névrite lépreuse.

Syphilis. — Les lésions syphilitiques des ongles sont beaucoup plus intéressantes parce qu'elles peuvent être isolées et doivent être diagnostiquées en elles-mêmes et d'après leurs caractères propres. Leur aspect est du reste très variable.

Un premier type, le plus simple, est constitué par l'apparition d'une papule syphilitique secondaire sur le lit ou sur la matrice de l'ongle. Dans ce dernier cas, il y a interruption de la kératinisation normale à ce niveau et il en résulte une perte de substance lenticulaire de l'ongle qui laisse voir le lit. Cette perte de substance est d'autant plus allongée que la papule causale a duré plus longtemps; elle progresse d'arrière en avant avec l'ongle lui-même. Cette lésion, très bien figurée dans une photographie de Heller, paraît correspondre à la forme dénommée *elconyxis* par Fournier.

Le décollement de l'ongle est décrit par Fournier, il peut être partiel ou total et, dans le dernier cas, la matrice étant atteinte, l'ongle tombe sans douleur.

L'onyxis *craquelé* de Fournier est plus fréquent chez la femme et aux ongles des doigts. L'ongle devient friable et son bord libre se fendille, se crevasse et se casse.

Dans le *pachyonyxis* de Fournier, l'ongle est épaissi de telle sorte que son bord libre atteint plusieurs millimètres d'épaisseur; il est en même temps brisé, rugueux, fendillé et plus ou moins coloré en noir.

J'ai quelquefois observé à la fin de la période secondaire une véritable *hyperonychose* constituée par un épaississement de la lame unguéale proprement dite, sans hyperkératose sous-unguéale. L'ongle est ambré, plus épais que normalement mais sans friabilité anormale; il est au contraire très dur et compact.

Le *perionyxis* est la forme la plus commune de la syphilis des ongles. Dans les formes sèches, il y a un gonflement d'une portion plus ou moins étendue de la sertissure de l'ongle ressemblant beaucoup à une tourniole, mais avec cette différence que son évolution est beaucoup plus lente et se chiffre par mois, qu'elle est très peu douloureuse et ne suppure pas ou très peu.

Le perionyxis *ulcéreux* détermine des désordres beaucoup plus graves. Toute la sertissure de l'ongle est le siège d'un ulcère profond suppurant; le fond est irrégulier, de mauvais aspect, pénétrant sous les bords et la racine de l'ongle qu'il décolle et soulève; les bords sont gonflés, saillants, d'un rouge sombre, inégaux; la tuméfaction atteint quelquefois toute la phalange. Ces lésions si graves d'aspect sont moins douloureuses qu'on ne serait tenté de le croire à première vue, elles évoluent lentement, amènent la chute de l'ongle et, en détruisant la matrice, empêchent sa reproduction. Un traitement mercuriel énergique agit assez rapidement sur elles.

Le perionyxis atteint surtout les gros orteils, mais tous les ongles des orteils ou des doigts peuvent être atteints.

LÉSIONS TOXIQUES

Arsenic. — La manipulation des produits arsenicaux soit en poudre, soit en solution peut déterminer de l'inflammation de la sertissure des ongles. Dans l'intoxication arsenicale chronique, Brooke et Roberts ont observé de l'accélération dans la croissance des ongles, que les malades sont obligés de couper plus souvent que normalement; ils offrent quelquefois des bosselures transversales ou de l'hyperkératose sous-unguéale.

Maladie des confiseurs. — Poncet, Albertin, Chaussende ont décrit une forme spéciale d'onyxis chez les ouvriers qui manipulent les fruits confits et qui toute la journée plongent les doigts dans du sirop de sucre chaud pour en retirer les fruits. La sertissure de l'ongle s'enflamme, se gonfle, devient douloureuse, il se fait un suintement purulent sous l'ongle qui se déchausse, devient inégal et fragile. La maladie guérit promptement en en supprimant la cause.

Mégissiers. — Brocq et Laubry ont décrit chez les ouvriers teinturiers en peaux, des ulcérations très douloureuses des doigts que les ouvriers qualifient de *pigeonneau* ou de *rossignol*. Quand les ongles sont atteints, il se fait une ulcération du pourtour de l'ongle qui est déchaussé.

DERMATOSES DIFFUSES

Les ongles peuvent être atteints secondairement dans un grand nombre de dermatoses superficielles. Bien que la description de ces lésions unguéales trouve mieux sa place au titre des diverses maladies, il est utile d'en dire ici quelques mots au moins au point de vue du diagnostic.

Eczéma. — C'est la plus fréquente des maladies de la peau et c'est celle aussi qui atteint le plus souvent les ongles [1].

L'eczéma aigu, vésiculeux et suintant peut envahir le lit et la matrice; la lame unguéale est alors déchaussée, soulevée par le suintement et peut tomber tout à fait. Si le processus continue, la matrice ne pouvant pas former de substance unguéale normale, le lit se couvre de productions cornées mal venues, soulevées parfois par les vésicules.

L'eczéma chronique est beaucoup plus fréquent. Dans sa forme commune il coïncide avec de l'eczéma craquelé ou parfois vésiculeux des doigts. Le repli sus-unguéal et les replis latéraux sont tuméfiés, rouges dépourvus de leur ourlet épidermique. L'ongle est dans les cas intenses irrégulièrement bosselé

[1] W. Dubreuilh et Frèche. Eczéma des ongles. *Journal de Médecine de Bordeaux*, 14 avril 1901.

avec de larges inégalités, il est par places écailleux ou même est remplacé par une lame molle et dépressible. A son extrémité il est fragile et soulevé par des masses cornées friables qui le séparent du lit pour peu que celui-ci soit intéressé. A un degré un peu moindre et coïncidant toujours avec la tuméfaction du repli susunguéal, l'ongle présente une série de vallonnements transversaux rectilignes ou courbes, tous parallèles, larges de 2 à 4 millimètres, qui occupent toujours la partie moyenne de l'ongle et n'arrivent pas toujours jusqu'aux bords latéraux. Ces ondulations transversales de la zone moyenne de l'ongle sont à peu près caractéristiques de l'eczéma; elles peuvent persister après la guérison des lésions cutanées voisines et permettre de faire un diagnostic. L'eczéma des ongles peut enfin se réduire à quelques ponctuations de la surface, mais c'est là un phénomène assez banal et qu'on retrouve notamment dans le psoriasis.

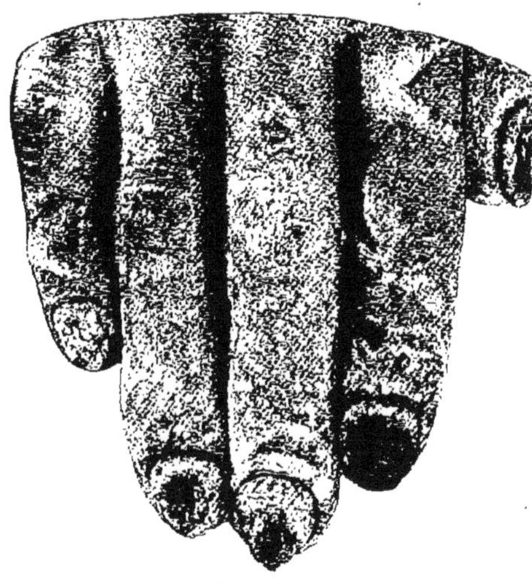

FIG. 132. — Eczéma des doigts et des ongles. (Musée de l'hôpital Saint-Louis, n° 561.)

Psoriasis. — Lorsque le psoriasis attaque la matrice de l'ongle, il supprime la kératinisation normale et il ne se forme plus qu'un ongle friable, squameux, inégal ou même pas d'ongle du tout. Il est rare cependant que la matrice tout entière soit atteinte, plus souvent le psoriasis pro-

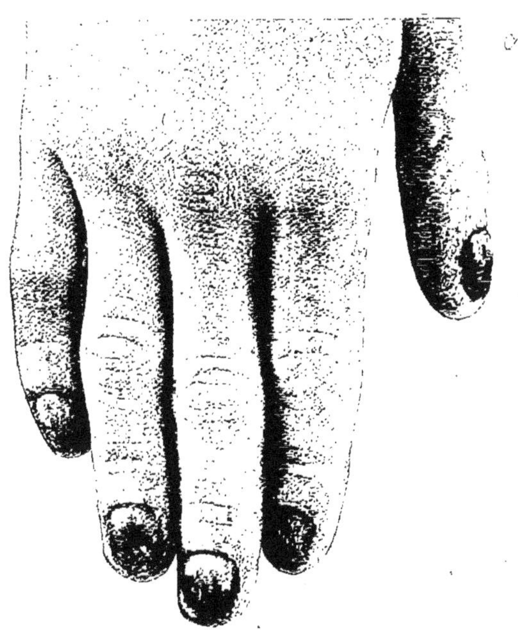

FIG. 133. — Psoriasis chronique des ongles. (Musée de l'hôpital Saint-Louis, n° 1512.) (Thibierge.)

pagé du repli sus-épidermique n'atteint que la partie la plus postérieure de la matrice, celle qui fait la partie superficielle de la lame unguéale. Il en résulte surtout des piquetures. Au moment de leur émergence sous le repli sus-unguéal, les piquetures sont constituées par des points squameux larges de 1/2 à 1 millimètre. Un peu plus tard, la desquamation étant achevée, il en reste des dépressions arrondies de 1/2 millimètre de large qui, lorsqu'elles sont très nombreuses, donnent à l'ongle l'aspect d'un dé à coudre.

Le psoriasis sous-unguéal est de beaucoup la forme la plus fréquente. Il se montre généralement sous le bord libre ou près d'un angle de l'ongle, sous forme d'une tache brunâtre ou un peu enfumée, due à l'épaississement de l'épiderme corné du lit; puis cette couche hyperkératosique se laisse pénétrer par l'air, et l'ongle paraît blanc et opaque. A ce moment, si l'on considère le bord libre de l'ongle, on voit qu'il est décollé et séparé du lit par une couche plus ou moins épaisse d'une substance cornée friable qui s'effrite en une poussière nacrée. Si on l'examine par la surface, on voit vers le bord libre une bande plus ou moins large, blanchâtre, opaque, due à l'infiltration d'air et qui est formée par la confluence de fines stries blanches longitudinales; il en résulte que sa limite est généralement déchiquetée. Au delà de cette zone blanchâtre est une deuxième zone bistrée correspondant à l'hyperkératose compacte qui précède l'infiltration d'air. Enfin à la limite de la zone brunâtre on remarque parfois un peu de congestion du lit unguéal, sous forme d'un liséré rougeâtre ou d'une série de points rouges allongés suivant la longueur de l'ongle; ces points rouges, qui mesurent généralement 1 millimètre de longueur sur 1/4 de millimètre de large, sont dus à la congestion des crêtes papillaires du lit. Schütz, qui les a décrits, les considère comme caractéristiques du psoriasis, ce qui est vrai; mais ils manquent souvent.

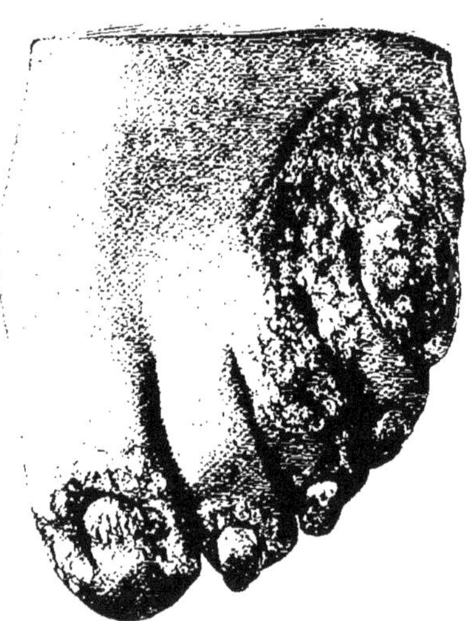

Fig. 151. — Psoriasis aigu des ongles. (Musée de l'hôpital Saint-Louis, n° 2115.)

Le psoriasis sous-unguéal est très fréquent et très caractéristique; il permet de faire un diagnostic même quand il est isolé et qu'il constitue la première et la seule manifestation du psoriasis; il peut également aider au diagnostic dans les cas où l'éruption cutanée est ambiguë.

Le psoriasis des ongles est assez tenace, bien qu'on ait toute liberté d'employer les topiques les plus énergiques. On peut appliquer des pommades à 5 ou même 10 pour 100 de chrysarobine, et je n'ai jamais, même à ces doses,

[W. DUBREUILH]

vu se produire d'érythème chrysarobinique. Pour que la pommade reste bien sur les ongles et ne soit pas transportée en d'autres points où elle serait moins bien tolérée, il est bon d'employer une pommade très dure comme la suivante :

Lanoline.	⎫ āā 8 grammes.
Cire jaune	⎭
Huile d'olives.	4 —
Chrysarobine	2 —

On peut encore appliquer sur les doigts un pansement avec un linge mouillé d'une solution faible de sublimé, à 1 pour 2000 ou 4000 recouvert d'un doigt de gant en caoutchouc. L'un ou l'autre de ces traitements a l'inconvénient de tacher les ongles : la chrysarobine leur donne une teinte plus foncée mais moins persistante que le sublimé.

Pityriasis rubra pilaire. — Les lésions unguéales sont une des manifestations habituelles de cette maladie, mais je ne crois pas qu'on les ait jamais observées isolément. L'ongle est jaune d'ambre strié de lignes blanchâtres, avec quelques flammèches hémorragiques noires; sa forme générale n'est guère altérée, cependant la courbure transversale est un peu augmentée. Vu par son extrémité libre, l'ongle paraît démesurément épaissi, il atteint quelquefois 1 centimètre. Cet épaississement est dû à la production entre l'ongle et son lit d'une masse cornée adhérente à l'un et à l'autre, dure, résistante, quoique plus poreuse que la substance unguéale, qu'il est facile d'en distinguer. L'hyperkératose forme un coin dont la base est à l'extrémité du doigt et qui s'étend en s'effilant jusqu'à la matrice.

Maladie de Darier. — Les lésions des ongles y sont de règle. Ils sont épaissis, cannelés, allongés et courbés en griffe.

Pemphigus atrophique. — Dans les formes de pemphigus décrites sous les noms de pemphigus successif à kystes épidermiques, d'epidermolysis bullosa hereditaria, etc., et qui sont caractérisées par l'atrophie cicatricielle de la peau qui succède aux bulles, les ongles sont particulièrement atteints. Les bulles naissent généralement à la suite d'un choc, or aucun point n'est plus exposé aux chocs que le bout des doigts. Les heurts et les pressions portant sur l'ongle déterminent la production de bulles sur le lit ou la matrice et ultérieurement l'atrophie cicatricielle de ces parties. Aussi voit-on chez les malades les ongles disparaître d'une manière précoce. Les sillons rétro- et latéro-unguéaux disparaissent et un épiderme mince et lisse couvre la place de l'ongle.

Acrodermatites suppuratives. — Dans le groupe assez mal défini décrit sous ce nom, les ongles sont souvent le point de départ de la maladie. Il se fait une sorte de tourniole, l'ongle est graduellement éliminé et ne se reproduit pas. Le lit est occupé par un enduit pulpeux d'épiderme mal formé et constamment soulevé par de nouvelles pustules.

ONYCHOGRYPHOSE. — Étym. : ὄνυξ, ongle, et *griff* (allemand), action de saisir.

Hypertrophie avec déformation spéciale de l'ongle, qui le rend semblable à une griffe.

Voir l'article : *Ongles*, p. 615.

ONYCHOMYCOSE. — Étym. : ὄνυξ, ongle, et μύκης, champignon.

Envahissement de l'ongle par certains champignons parasites.

Voir les articles : *Favus*, t. II, p. 617 et 635, et *Trichophytie*.

ONYXIS. — Étym. : ὄνυξ, ongle.

Inflammation des ongles.

Voir l'article : *Ongles*, p. 622.

OPHIASIS. — Étym. : Ὀφίασις, de ὄφις, serpent.

L'ophiasis est une des variétés régionales de la pelade.

Voir l'article : *Pelade*, p. 647.

OSMIDROSE. — Étym. : ὀσμή, odeur, et ἱδρώς, sueur.

L'osmidrose est la sueur fétide.

Voir l'article : *Sudoripares (Maladies des glandes)*.

PAGET (MALADIE DE).

Par J. DARIER.

MALADIE DE PAGET

Historique. — En 1874, sir James Paget le premier signala le fait que certaines affections chroniques de la peau du mamelon et de l'aréole sont très souvent suivies de l'apparition d'un squirrhe de la glande mammaire [1].

Des nombreuses publications qui suivirent son mémoire se dégagea la notion, encore vague dans l'esprit de Paget, que ces affections n'étaient pas des eczémas vulgaires ou du psoriasis, mais qu'il s'agissait d'une entité morbide à part, à marche chronique et insidieuse, à tendance maligne, qu'on désigna avec justice sous le nom de *Paget's disease of the nipple*.

L'individualité nosologique de cette maladie a été nettement mise hors de conteste par les travaux histologiques de Butlin, de Thin, de Duhring et

(1) S. James Paget, On disease of the mammary areola preceding cancer of the mammary gland. *St Bartholomew's Hosp. rep.*, 1874.

Wile [1], que j'ai eu l'occasion de reprendre moi-même à un point de vue spécial.

En France, l'attention ayant été éveillée par une analyse de Brocq, Vidal et Hallopeau diagnostiquèrent et rapportèrent des cas de maladie de Paget. Wickham lui a consacré une remarquable monographie [2], qui a fait époque.

Étiologie. — On ne sait rien de positif sur les causes de la maladie de Paget, et je ne peux relever dans ce paragraphe que des circonstances étiologiques assez banales.

On l'observe surtout en Angleterre et en Amérique; elle est assez rare en France et encore plus dans les autres pays de l'Europe; mais il est vraisemblable qu'un grand nombre de cas sont méconnus ou passés sous silence. Quoi qu'il en soit, au moment ou Wickham a publié sa thèse on en avait signalé une cinquantaine d'exemples; je ne suis pas certain que ce nombre ait doublé depuis lors.

Ce sont presque exclusivement les femmes qui sont atteintes, vers l'époque de la ménopause le plus souvent, ou tout au moins après l'âge de 40 ans. L'affection occupe presque toujours le sein, et dans la grande majorité des observations celui du côté droit; jamais jusqu'ici on ne l'a vu se développer sur les deux seins en même temps, mais fréquemment le mamelon du côté opposé présentait des concrétions cornées. D ordinaire les femmes ont eu des enfants et les ont allaités, et quelquefois le début a pu être rapporté à une grossesse antérieure.

On ne connaît que 3 cas de maladie de Paget chez l'homme, l'une au sein, les deux autres sur le scrotum et le périnée [3].

L'hérédité et la contagion ne semblent jouer aucun rôle.

Symptômes. — *Début.* — Au sein, la maladie de Paget débute dans la règle par le mamelon, qui présente, soit à son sommet, soit à sa base, une croûte ou des végétations papillaires incrustées de corne. Ces productions sont grisâtres, sèches, très adhérentes, et se reproduisent incessamment si les malades les arrachent. Dans quelques cas on a noté un suintement séreux très longtemps avant l'apparition de la croûte. Des sensations de prurit, de picotements, de brûlure, provoquent le grattage, et, au bout d'un temps variable, de quelques mois à plusieurs années, on s'aperçoit que la concrétion recouvre une gerçure, une excoriation ou une ulcération suintante et saignante, qui peut se cicatriser temporairement mais ne tarde pas à se rouvrir et à devenir envahissante. Très habituellement et parfois dès le début, le mamelon tend à se rétracter et s'efface dans la suite. Lorsque par exception la maladie commence

[1] L. DUHRING et WILE, *Amer. Journal of the med. Sciences*, July 1884.

[2] L. WICKHAM, *Maladie de la peau dite Maladie de Paget.* Thèse de Paris, 1890. — Pour la bibliographie plus récente, voir ROLF LINDT, *Ueber Paget's Krankheit.* Thèse de Berne, 1895.

[3] J. DARIER et COUILLAUD, *Soc. franç. de dermat. et de syphil.*, juin 1893.

en pleine aréole ou en un autre point du corps, le début se fait par une tache érythémateuse et squameuse à rebord pâle légèrement surélevé.

Une fois constituée, la lésion s'étend de proche en proche sur l'aréole, puis sur la peau du sein dans une étendue variable; jamais, quels que soient les traitements mis en œuvre, elle ne rétrocède ou ne guérit complètement. Elle se présente constamment sous un aspect identique et très caractéristique.

Période d'état. — C'est le *stade eczématoïde* des premiers observateurs. L'affection se présente sous forme d'une tache ou nappe rouge, bien limitée, à surface érosive ou ulcéreuse, habituellement couverte de croûtes.

Son étendue est variable. des dimensions d'une pièce de 5 francs en argent à celle de la main et au delà. Sa configuration est ronde, ou ovalaire souvent,

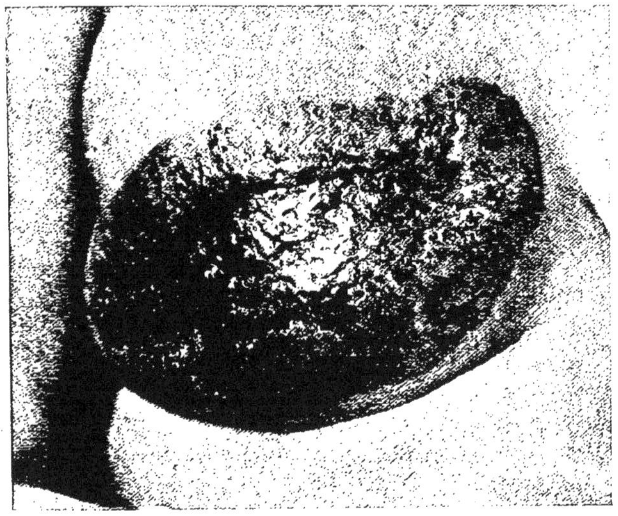

Fig. 155. — Maladie de Paget du sein. (Obs. de Brocq.)

à grand diamètre transversal, ou encore foliée ou polycyclique à grandes arcades. La surface est tantôt sèche, chargée de squames et de croûtes, tantôt humide, à suintement séro-purulent. Vue d'ensemble, après nettoyage, par l'effet d'un pansement humide par exemple, elle paraît d'un rouge intense, plane et brillante. Quand on l'étudie de près, on y remarque des zones et des marbrures de nuances diverses qui s'entremêlent, et correspondent à des degrés d'altération plus ou moins profonde de l'épiderme. Les unes sont rouge vif, finement grenues et comme veloutées : c'est le *premier degré* ou *stade d'excoriation.* Les autres sont rouge sombre, irrégulières, suppurantes, et saignent facilement : c'est le *deuxième degré* ou *stade d'exulcération.* A la périphérie et parsemant comme des îlots la nappe érosive, se voient des surfaces de teinte plus claire, lisses et sèches et quelquefois squameuses : je les désigne sous le nom de *surfaces épidermisées*. Ces détails peuvent paraître minutieux, mais ils méritent d'être relevés, car ils sont caractéristiques et constants. Parfois on rencontre en outre, et notamment dans la région du mamelon, des ulcérations véritables, irrégulières, à fond inégal, rouge ou pultacé.

Le contour de la lésion dessine des festons ou des grands arceaux. Le bord est d'une netteté parfaite, marqué par une très légère élevure en bourrelet; on y reconnaît quelques arborisations vasculaires télangiectasiques, et par places une très fine collerette de squames. La peau saine qui confine à ce bord a son aspect normal, sans aucune bordure érythémateuse.

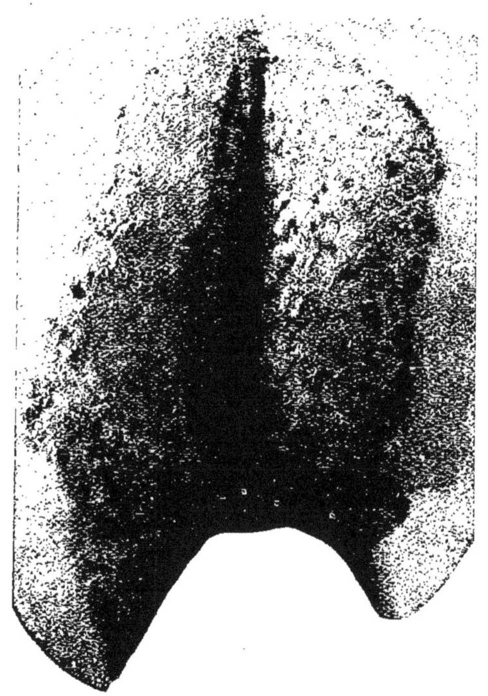

Fig. 136. — Maladie de Paget de la région périanale. (Obs. de Darier et Couillaud.) (Musée de l'hôpital Saint-Louis, n° 1691.)

Au palper, la nappe érosive présente une induration très nette, mais très superficielle, papyracée ou en « carte de visite ».

Les ganglions axillaires n'ont jamais été trouvés engorgés à cette période de l'évolution.

Lorsque la maladie siège ailleurs qu'au sein, ses caractères objectifs sont absolument identiques (Fig. 135).

Les sensations subjectives consistent en prurit, tiraillements intermittents, brûlure; quand on touche la lésion ou que les vêtements la froissent, la douleur est très vive.

Période du cancer. — Au bout d'un temps variable, qui généralement se compte par années, l'évolution de la maladie conduit au développement d'une tumeur cancéreuse. Dans un cas exceptionnel de Jamieson, chez une femme de soixante-dix ans, la plaque superficielle datant de vingt ans et ayant envahi jusqu'à l'aisselle n'avait encore donné lieu à aucune néoformation maligne.

La néoplasie se développe soit en surface, soit en profondeur. Dans le premier cas, une ulcération, généralement située sur l'emplacement du mamelon effacé, s'indure notablement à sa base, se creuse, présente un fond inégal, bourgeonnant, sanieux ou saignant et des bords irréguliers taillés à pic. D'autres fois, c'est en profondeur, sans modification apparente de la surface exulcérée, que le palper permet de reconnaître l'existence d'un noyau dur, qui grossit, envahit en tout sens et finit par adhérer à la peau.

Il est remarquable que le cancer de la maladie de Paget ne manifeste qu'assez tardivement une tendance à devenir infectant. Les ganglions lymphatiques correspondants n'ont été trouvés envahis que dans les périodes ultimes.

Diagnostic. — La présence de concrétions cornées ou de croûtes persistantes sur le mamelon ou à sa base, surtout sur une femme âgée, et particulièrement s'il y a en même temps suintement ou rétraction, sera suspecte à juste titre. L'examen microscopique des squames s'impose.

A la période d'état, la maladie de Paget est d'un diagnostic généralement facile, en raison de ses caractères distinctifs si nets que je résume ici : unilatéralité; longue durée, marche très lente de l'affection; surface érosive, marbrée d'une façon particulière, squameuse ou croûteuse; bord nettement accusé et polycyclique; induration superficielle papyracée; rétraction précoce du mamelon; intégrité des ganglions; enfin inefficacité des traitements non destructifs.

Le chancre syphilitique, les syphilides tertiaires en nappe, le lupus tuberculeux ou érythémateux, le psoriasis, en diffèrent à trop d'égards pour qu'il y ait lieu de s'attarder à souligner ces différences.

Il n'est que deux affections en face desquelles une hésitation est permise.

L'*eczéma de l'aréole* est presque toujours en relation avec la gale ou avec la grossesse, ou bien il est le reliquat d'une éruption plus étendue; on peut, à certains moments tout au moins, y constater des vésicules; les bords sont, dans la règle, irréguliers et « émiettés »; l'eczéma est sujet à des poussées extensives et à des régressions, et peut guérir par moments; sa base est œdémateuse plutôt qu'indurée; il est plus souvent bilatéral. Quelquefois cependant on pourra se trouver dans l'obligation de faire l'examen microscopique des squames.

L'*épithéliome plan cicatriciel* n'a pas été observé au sein, que je sache, mais pourrait en imposer pour la maladie de Paget dans d'autres régions [1]. La lenteur de sa progression, la netteté de ses bords polycycliques marqués par un léger bourrelet, l'induration légère de sa surface, la présence parfois d'ulcérations creuses ou végétantes en certains points de sa surface, l'intégrité des ganglions, sont autant de traits communs et accusent une parenté réelle entre les deux affections. L'épithéliome est bien, à la fois, plus ulcéreux dans certaines de ses parties, plus franchement cicatriciel dans d'autres. Cependant, dans une dizaine de cas, je n'ai pas été fâché de pouvoir confirmer le diagnostic par l'histologie.

L'*examen microscopique des squames* fournit un critérium décisif. Dans la

[1] Pour prendre notion de la difficulté du diagnostic dans certains cas, voir la pièce moulée, n° 1874, au musée de l'hôpital Saint-Louis : *Épithélioma superficiel* (Besnier).

maladie de Paget, et jamais dans aucune lésion analogue, les squames lamelleuses détachées avec une pince, examinées dans la solution de potasse à 40 pour 100, ou mieux dégraissées par l'alcool et l'éther, et montées dans de la glycérine iodée, montrent, parmi les cellules cornées lamelleuses, des *pseudo-coccidies*. Ce sont des corps arrondis ou ovalaires, à double contour, ou contenus dans une vacuole, dont le diamètre inégal est parfois supérieur de beaucoup à celui d'une cellule épidermique (Fig. 137, AA).

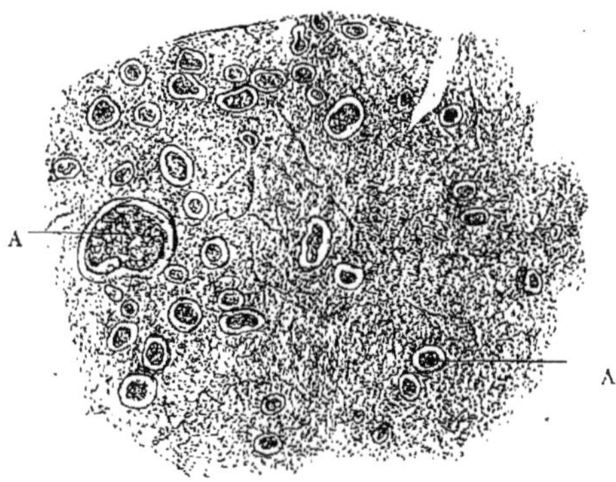

FIG. 137. — Pseudo-coccidies dans l'épiderme corné superficiel. — Portion d'une squame prélevée sur le vivant, examinée dans une solution iodo-iodurée (préparation de J. Darier, figure de la Thèse de Wickham, obj. 4, oc. 1).

AA, pseudo-coccidies, corps arrondis ou irréguliers, de dimensions très variables, contenus dans des vacuoles; ces éléments ressortent très nettement sur le fond indistinct des cellules cornées, dépourvues de noyaux.

Le *cancer de la maladie de Paget* n'a de particulier que les conditions de son développement, et la lenteur relative de son évolution. Il importe d'éviter une erreur, qui a été commise, et qui consiste à appeler maladie de Paget un cancer vulgaire du sein compliqué d'eczématisation secondaire de la peau.

Anatomie pathologique. — La maladie de Paget est aussi nettement caractérisée par ses lésions histologiques que par ses symptômes cliniques.

Sur une coupe de la plaque érosive, on reconnaît des lésions de l'épiderme tout à fait spéciales et des lésions du derme.

Le bourrelet périphérique (Fig. 138, BB') et les surfaces squameuses ont un épiderme épaissi dans son ensemble; la couche cornée est lamelleuse, la couche granuleuse bien conservée, le corps muqueux est hypertrophié et ses bourgeons interpapillaires sont élargis et allongés, plus ou moins suivant les points, mais parfois à un degré très notable.

Ce qui frappe d'emblée à l'examen du corps muqueux, même à l'aide d'un faible grossissement, c'est la présence d'un grand nombre d'éléments anormaux. Ils sont semés comme au hasard, et l'on en trouve à toute hauteur depuis la couche basale jusqu'à la couche granuleuse. On dirait des vacuoles contenant un corpuscule rond ou bosselé, lequel prend vivement les matières colorantes; ils sont de dimensions variables, mais d'ordinaire plus gros qu'une cellule malpighienne. Un examen attentif les montre souvent limités extérieurement par une membrane à double contour (Fig. 139 et 140); exceptionnellement un noyau épithélial est accolé contre cette membrane (Fig. 140, B) semblant attester le siège intracellulaire du corps encapsulé. Le corps contenu dans la capsule et la remplissant incomplètement, rond ou plus souvent dé-

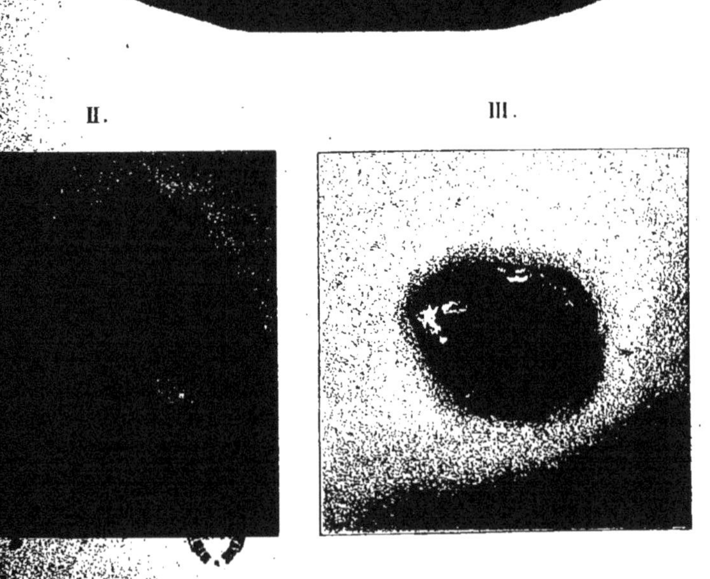

Impr. Firmin Didot et Cie Paris.

Maladie de Paget.

Musée St Louis N° 1160. (Vidal)
Musée St Louis N° 1339 (Hallopeau)
Musée St Louis N° 2039 (Richelot-Morestin)

formé sur les pièces fixées à l'alcool, renferme parfois un noyau; quelquefois

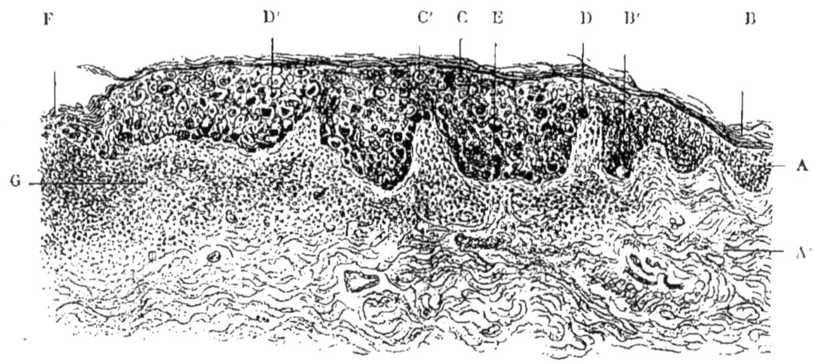

Fig. 158. — Coupe du bord d'une plaque de maladie de Paget.
(Figure extraite de la Thèse de Wickham. — Vérick, obj. 2, oc. 1.)

AA', zone de peau saine. — BB', épaississement et élevure de l'épiderme correspondant au bourrelet périphérique. — CC', DD', pseudo-coccidies disséminées en grand nombre à tous les étages de l'épiderme. — E, bourgeon interpapillaire élargi et allongé. — F, exulcération (deuxième degré de la lésion). — G, nappe d'infiltration de cellules plasmatiques dans le corps papillaire; elle est plus épaisse et plus riche en cellules sous les régions exulcérées que sous le bord de la lésion.

ce corps est double ou triple (Fig. 159 B); rarement il y a un amas de noyaux au sein d'une substance granuleuse.

Ces éléments si singuliers, si différents des cellules épithéliales qui les

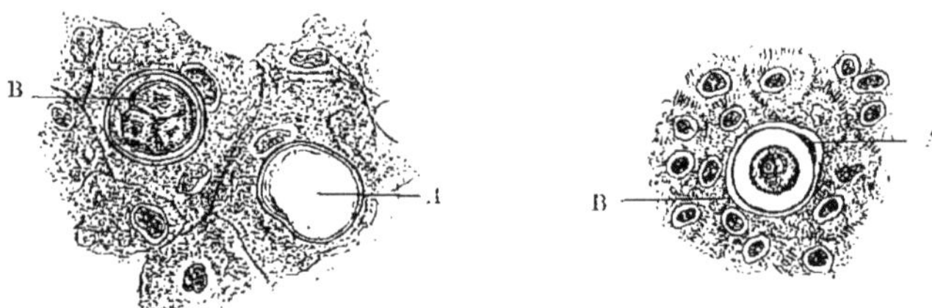

Fig. 139. Fig. 140.

Fig. 139. — Pséudo-coccidies. — Lambeau d'épiderme obtenu par dissociation après macération dans le bichromate d'ammoniaque (préparation de Darier, figure de la Thèse de Wickham, obj. 7, oc. 3).

A, Pseudo-kyste vidé dont il ne subsiste que la paroi à double contour. — B, capsule renfermant un corps trinucléé, ou trois corpuscules réunis dans une masse granuleuse.

Fig. 140. — Pseudo-coccidie paraissant intra-cellulaire. — Coupe d'épiderme malpighien, lésion de la maladie de Paget au premier degré; fixation au bichromate, coloration à l'hématoxyline-éosine, dammar (préparation de Darier, figure de la Thèse de Wickham, obj. 7, oc. 1).

A, capsule à double contour qui semble formée par le corps cellulaire refoulé d'une cellule épidermique, laquelle contient, au sein d'une vacuole, un corps rond nucléé, la pseudo-coccidie. — B, noyau de la cellule épidermique, devenu lenticulaire et moulé sur la vacuole.

entourent, j'ai pu en 1889 les considérer et les décrire comme des parasites, des coccidies ou psorospermies[1]; cette conception a été exposée et développée dans la thèse inaugurale de mon ami L. Wickham.

(1) J. Darier, *Soc. de biol.*, 19 avril 1889.

On sait aujourd'hui, les sporozoaires d'une part, et les dégénérescences cellulaires d'autre part, ayant été mieux étudiées, que ces *pseudo-coccidies* ne sont autres que des cellules épithéliales, ayant perdu leurs filaments d'union et subi individuellement une dégénérescence spéciale, muqueuse, hyaline ou parakératosique; j'ai proposé de les dénommer cellules dyskératosiques(1). On en trouve d'analogues, mais de formes plus diverses encore, dans la psorospermose folliculaire et dans la plupart des épithéliomes. L'évolution épidermique entraîne les pseudo-coccidies jusque dans la couche cornée, où il est facile de les voir en examinant une squame à plat.

L'épiderme des surfaces érosives ou exulcérées est nécessairement aminci, et réduit parfois à 4 ou 5 ou même à 2 ou 3 rangées de cellules; par l'abondance des formes dyskératosiques en ces points et la rupture corrélative des filaments d'union, par la présence aussi de très nombreuses cellules migratrices qui ont afflué, la couche épithéliale y présente un aspect désorganisé et désordonné. Les bourgeons interpapillaires sont, ou effacés, ou hypertrophiés et plongeants, comme s'ils se préparaient à la végétation épithéliomateuse. On y a rencontré des globes épidermiques isolés.

Le *derme* est le siège d'une très abondante infiltration d'éléments qui sont, pour la plupart, de belles cellules plasmatiques. Cette infiltration forme une zone continue et relativement peu épaisse à la base des papilles, ce qui explique l'induration papyracée notée en clinique. Sous les surfaces érosives ou ulcéreuses, de nombreux leucocytes se mêlent aux plasmazellen, et l'infiltration est plus profonde. Les vaisseaux sanguins sont élargis et leurs parois sont enflammées. Les conduits glandulaires sudoripares et les follicules pileux ont souvent disparu; quand on en retrouve, leur portion supérieure est dilatée et renferme aussi des cellules dyskératosiques. La rétraction du mamelon s'explique par l'infiltration, suivie de sclérose, du tissu conjonctif qui entoure les galactophores. Ceux-ci, très dilatés dans leur partie supérieure, sont souvent remplis de cellules épithéliales métatypiques parsemées de pseudo-coccidies.

La *néoplasie épithéliomateuse*, quand elle existe, se fait aux dépens des bourgeons interpapillaires végétants que j'ai signalés, ou, plus souvent, aux dépens des canaux galactophores. Telle est au moins la déduction légitime à laquelle conduit l'examen des pièces, autant que l'observation clinique. Le cancer de la maladie de Paget est tantôt nettement lobulé avec globes épidermiques; tantôt formé de traînées plutôt cylindriques où se trouvent des cellules dyskératosiques; quelquefois il appartient franchement au type du carcinome infiltré alvéolaire.

Nature de la maladie. — De tout ce qui précède il ressort avec évidence que la maladie de Paget n'a rien de commun avec un eczéma, un psoriasis, ou une dermite banale.

On n'est plus autorisé aujourd'hui à en faire une affection parasitaire due à des psorospermies.

(1) Voir la *Pratique dermatologique*, t. I, p. 106 et t. II, p. 404.

Par son aspect clinique, ses conditions étiologiques, son évolution, et surtout par sa terminaison, ainsi que par la constitution de ses lésions, elle se décèle proche parente des épithéliomes superficiels.

Si l'on répugne à admettre qu'un épithéliome puisse pendant dix ou vingt ans se montrer aussi lent, aussi bénin, aussi peu destructeur et peu envahissant, on pourra considérer la lésion de surface comme une *maladie précancéreuse* spéciale.

En tout cas la maladie de Paget est une dégénérescence dyskératosique de l'épiderme de revêtement, très voisine de l'épithéliomisation, et donnant lieu tôt ou tard à une prolifération épithéliomateuse véritable.

Traitement. — De la nature de la maladie découle son traitement.

Tout pansement propre et non irritant calmera l'inflammation surajoutée, soulagera la malade et pourra provoquer une épidermisation superficielle. Aucune application antiseptique, aucun onguent ou emplâtre « sédatif ou cicatrisant » ne pourra guérir la maladie et il est inutile de s'y attarder.

Seul le traitement de l'épithéliomatose[1] est ici en situation : ablation ou destruction complète.

Il faut seulement faire remarquer que la superficialité des lésions à la première période offre un champ favorable à l'action, soit du raclage suivi de cautérisation, soit des caustiques. Il y aurait lieu de donner la préférence aux caustiques électifs, et, pour ma part, je n'hésiterais pas à employer l'acide arsénieux comme pour les épithéliomes plans cicatriciels.

A la période de néoplasie cancéreuse confirmée, ou même lorsqu'il existe un soupçon sérieux à cet égard, l'indication de l'ablation totale est formelle; il faut se hâter de passer la main au chirurgien.

PAPILLOMES.

Par **W. DUBREUILH.**

PAPILLOMES

Étym. : *Papula* et *papilla*, diminutifs du radical *pap*, qui, d'après Littré, est peut-être dans l'anglais *pimple*, et le kimry *pample*, tumeur.

Les papillomes sont des tumeurs bénignes siégeant sur la peau ou les muqueuses et constituées par des papilles vasculaires ramifiées et un revêtement épithélial typique.

L'idée ancienne du papillome reposait sur l'opinion que les papilles dermiques étaient des organes différenciés et fixes. Or l'embryologie et l'étude des papilles par les préparations d'épiderme décollé et examiné en surface

[1] Traitement des épithéliomes. *Pratique dermatologique*, t. II, p. 418.

montrent que les papilles ne sont pas des saillies différenciées du derme sur lesquelles s'est moulé l'épiderme mais plutôt le remplissage par le derme des intervalles laissés entre les rides saillantes de la face profonde de l'épiderme. Dans le modelage de la surface de contact entre le derme et l'épiderme, le rôle actif appartient à l'épiderme. Cela est du reste conforme à la doctrine qui sépare du derme la couche papillaire et la rattache à l'épiderme dont elle est le substratum vasculaire et nourricier, comparable au tissu conjonctif interstitiel des glandes. Dans celles-ci il est bien évident que c'est l'élément épithélial qui a déterminé la forme et la disposition du tissu conjonctivo-élastique. Les ramifications vasculaires des papillomes ne correspondent pas du tout aux papilles préexistantes. Elles sont moins nombreuses sur un espace donné que les papilles normales; il n'y a aucune analogie de forme entre les papilles normales et les papilles pathologiques; enfin l'on peut voir des tumeurs à structure papillaire en des points comme les cicatrices où il n'y a point de papilles.

D'après Auspitz [1] et Unna, il n'y aurait point de papillomes vrais, et toutes les lésions décrites sous ce nom seraient des acanthomes, c'est-à-dire des tumeurs débutant par la couche épineuse de l'épiderme dont la prolifération amènerait consécutivement la formation et l'allongement des papilles. Cette doctrine est parfaitement exacte et facile à démontrer pour certaines lésions qualifiées de papillomes, comme les cornes et les verrues, mais il est impossible de l'accepter dans son intégrité pour les végétations génitales où les altérations dermiques et vasculaires sont très précoces et peut-être primitives et où les papilles, en prenant ce mot dans le sens relatif que je viens d'exposer, jouent un rôle très important dans la formation de la tumeur.

Bien des lésions disparates ont été décrites sous le nom de papillomes, et il est indispensable d'y faire un choix même en ne tenant compte que de l'épiderme et des muqueuses dermiques, car on a encore décrit sous ce nom toutes sortes de tumeurs végétantes de la vessie, du larynx, de l'intestin et des glandes.

1° Des épithéliomas à structure papillaire survenant surtout sur les lèvres, la langue et les organes génitaux, toutes les cornes cutanées ont été appelées papillomes. Ces tumeurs s'écartent de la définition que nous avons donnée par leur malignité et la forme atypique des cellules épithéliales.

2° La tuberculose verruqueuse. Ce n'est pas une tumeur, et la structure verruqueuse est due à ce que les abcès miliaires se vident à l'extérieur, puis sont tapissés par l'épiderme formant ainsi des dépressions entre lesquelles persistent des saillies.

3° Les nævi kératosiques à structure verruqueuse. Leur place logique est évidemment avec les nævi.

4° La papillomatose diffuse qu'on observe dans certains éléphantiasis.

[1] AUSPITZ, Ueber das Verhältniss der Oberhaut zur Papillarschicht insbesondere in pathologischen Zuständen der Haut. *Arch. für Dermat.*, 1870, p. 24.

5° Les verrues. Il y a au fond très peu de différence entre les végétations que nous décrivons sous le nom de papillomes et les verrues; les analogies étiologiques et anatomiques sont nombreuses, les formes cliniques de transition sont innombrables; cependant, comme elles forment un type clinique très net, nous les décrirons ailleurs [1].

6° Végétations génitales. C'est le type le plus net des papillomes, le plus commun et celui qui sert de base à leur description.

Nous nous bornerons à décrire dans cet article : *a* les végétations génitales; *b* les papillomes de la muqueuse buccale; *c* les papillomes de la face et du cuir chevelu qui, pour la plupart, se rattachent aux verrues.

I

VÉGÉTATIONS GÉNITALES

Les végétations, condylomes acuminés, ou crêtes de coq, sont des tumeurs multiples d'apparence franchement papillaire, bénignes, qui siègent sur la muqueuse ou sur la peau dans la région génitale.

Description. — Les végétations débutent par une papule de 1 ou 2 millimètres de large, rose, à surface mamelonnée. L'examen à la loupe permet d'y distinguer des points plus rouges correspondant aux mamelons et dus à des vaisseaux papillaires dilatés. Cette papule devient assez rapidement saillante et son sommet se divise en prolongements filiformes, il en résulte un bouquet de longues papilles ramifiées inséré à la peau par un mince pédicule de 1 à 2 millimètres de large, pouvant atteindre une longueur de 1/2 à 2 centimètres et formé par des prolongements qui ont 1 à 2 millimètres d'épaisseur. La peau sur laquelle s'insère la tumeur ne présente aucune altération, pas d'inflammation ni d'infiltration profonde.

Les végétations sont presque toujours multiples et forment des masses végétantes plus ou moins étendues, d'apparence compacte et dues à la cohérence de tous les bouquets papillaires. Si on les sépare, on peut apercevoir les insertions isolées de tous les bouquets papillaires constitutifs. Les masses végétantes sont roses ou blanchâtres, molles, tantôt humides, sécrétant un liquide trouble et fétide, tantôt sèches, suivant les conditions d'humidité de la région. Elles sont peu douloureuses au toucher et se laissent écraser entre les doigts en donnant une sensation de crépitation et en saignant très abondamment.

C'est chez la femme que les végétations atteignent le plus grand développement. Elles occupent toutes les parties de la vulve jusqu'à l'orifice du vagin, qu'elles ne dépassent guère.

Les grandes et les petites lèvres, la partie voisine de la face externe des

[1] Voir l'article : *Verrues*.

cuisses, le périnée, le pourtour de l'anus, peuvent être envahis par des végétations formant des bouquets isolés ou des groupes limités. Quelquefois tout est couvert d'une vaste nappe confluente de végétations hautes et cohérentes dont la surface blanchie par la macération rappelle un large chou-fleur. Il s'en écoule un liquide fétide auquel se mêlent les sécrétions vaginales, et les végétations irritées par les frottements s'enflamment et deviennent douloureuses au point d'empêcher la marche. La peau voisine, macérée et enflammée, est de proche en proche envahie par les végétations.

Les condylomes acuminés restent quelquefois très discrets pendant fort longtemps, mais, chez certaines femmes qui se négligent et ne prennent pas de soins de propreté suffisants et surtout sous l'influence de la grossesse, elles peuvent prendre un développement très rapide. Elles persistent souvent des mois et des années, sans tendance à la régression, récidivant même après ablation, mais, après l'accouchement ou simplement sous l'influence de soins de propreté minutieux, on peut les voir rétrocéder notablement.

Les *organes génitaux de l'homme* sont atteints au moins aussi souvent que ceux de la femme, mais la maladie est cantonnée à la gouttière balano-préputiale, le gland et la face interne du prépuce; très rarement les plis génito-cruraux ou le scrotum sont atteints; rarement aussi le bord de l'anus, si ce n'est chez les pédérastes passifs. Les végétations se réduisent souvent à quelques papules miliaires, mamelonnées, roses, indolentes, situées dans la gouttière balano-préputiale ou sur les bords du méat. D'autres fois il n'y a que quelques bouquets de papilles ramifiées et filiformes, longs de 5 à 10 millimètres, aplatis entre le gland et le prépuce, de sorte qu'elles justifient très bien le nom vulgaire de crêtes de coq. Dans les cas très développés, chez des individus atteints de phimosis, les végétations naissant de toute la surface du prépuce et du gland distendent le sac préputial, viennent apparaître à son orifice sous forme d'un champignon de végétations exubérantes qui cachent complètement le gland. Le développement rapide de cette sorte de tumeurs, la dureté de la masse, la douleur due à l'inflammation surajoutée, l'écoulement fétide, peuvent faire penser à un épithélioma. Le prépuce distendu et comprimé par les végétations qu'il contient se gangrène quelquefois en masse ou par points limités. Dans ce dernier cas, il se fait des perforations par où font issue les végétations. Il semble à première vue que l'on ait affaire à des fongosités épithéliomateuses provenant du prépuce lui-même, mais un examen attentif montre que les végétations ne font que traverser la perforation,

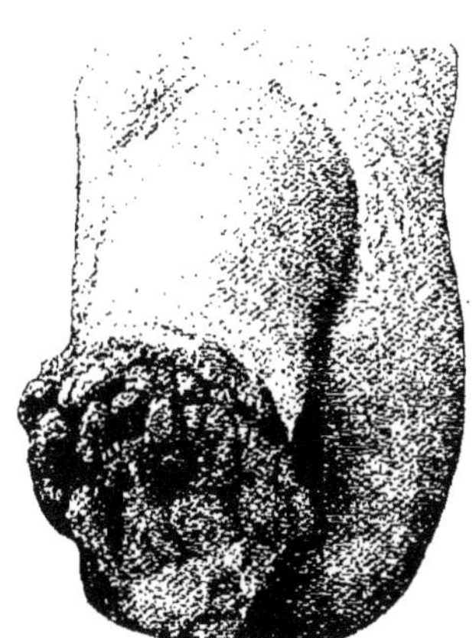

FIG. 111. — Végétation de la verge. (Musée de l'hôpital Saint-Louis, n° 78.) (Guibout.)

qu'elles sont moins friables, moins saignantes que des fongosités épithéliomateuses. Le liquide puriforme qui sort en abondance du sac préputial ne contient que très peu de globules de pus, mais beaucoup de cellules épithéliales.

Gémy (1) et Goldenberg (2) ont signalé des cas où des végétations cantonnées dans la fosse naviculaire de l'urètre simulaient une blennorragie. La palpation du gland suffisait à faire constater l'existence d'une tumeur dans la fosse naviculaire, son ablation suffisait pour faire disparaître l'écoulement.

Les crêtes de coq de l'homme, plus discrètes et en général plus bénignes que les végétations de la femme, peuvent cependant donner naissance à une corne ou à un épithélioma, ainsi qu'en témoignent plusieurs observations d'Asmus (3).

Anatomie pathologique. — Les condylomes débuteraient, d'après Unna, par un épaississement lenticulaire de l'épiderme. D'après Ducrey et Oro (4), la dilatation des capillaires sanguins superficiels du derme avec néoformation de capillaires nouveaux et allongement des papilles serait le premier phénomène, précédant toute altération épidermique. Dès que la lésion est constituée, les altérations dermiques et épidermiques marchent de front.

Le derme ne présente pas d'altérations profondes, il y a seulement de l'infiltration leucocytique quand il y a de l'inflammation surajoutée à la néoplasie. Dans les parties superficielles du derme, les vaisseaux sanguins sont dilatés et fournissent de longues anses à des papilles de nouvelle formation, où l'on trouve tous les signes d'une néoformation conjonctive et vasculaire.

Les papilles très longues et ramifiées sont formées d'un tissu conjonctif fibrillaire à la base, souvent embryonnaire ou muqueux au sommet, toujours assez riche en cellules et quelquefois infiltré de leucocytes. Elles sont parcourues par des capillaires sanguins ou lymphatiques très dilatés et tapissés de cellules endothéliales petites, mais très épaisses, faisant parfois saillie dans la lumière du vaisseau. Le tissu élastique manque complètement ou n'existe qu'à la base des végétations sous forme de fibres isolées qui paraissent provenir du derme et avoir été entraînées par la néoformation.

L'épiderme couvre toutes les papilles d'un revêtement continu. La couche génératrice est à peu près normale, sauf la quantité inusitée de cellules en karyokinèse; on en trouve même dans les quatre ou cinq premières rangées de cellules. La couche filamenteuse est très augmentée d'épaisseur, non seulement parce que les cellules qui la composent sont plus nombreuses,

(1) Gémy, *A propos des végétations extra-génitales.* Alger, 1893.
(2) Goldenberg, Polyps of the male urethra. *New York med. Journal*, 1891, I, 533.
(3) Asmus, *Ueber Cornu cutaneum.* Thèse de Bonn, 1888.
(4) Ducrey et Oro, *Contribuzione all' istologia, patologia, etiologia e patogenesi del condiloma acuminato.* Naples, 1893.

mais aussi parce qu'elles sont quadruplées de volume; elles sont plus claires que normalement, les espaces intercellulaires sont élargis et les filaments d'union se voient avec une netteté extraordinaire tant dans les cellules que dans leurs intervalles. Il n'est pas d'objet d'étude où il soit aussi facile de les mettre en évidence. Cet œdème cellulaire et intercellulaire est plus marqué dans les végétations génitales de la femme à cause de la macération.

Les cellules de la couche filamenteuse présentent encore d'autres altérations qui ont été bien décrites par Ducrey et Oro. Elles sont très souvent creusées d'une vacuole qui refoule le protoplasma à la périphérie; le noyau s'atrophie et finit souvent par disparaître. Cette altération très accusée dans les végétations ne leur est cependant pas spéciale.

La couche granuleuse est assez bien développée, formée de cellules très volumineuses mais modérément chargées de granulations.

La couche cornée est assez nette quand les végétations siègent dans une région relativement sèche, comme par exemple chez l'homme quand il n'y a pas de phimosis. Dans ce cas, les crêtes de coq ressemblent de tout point aux verrues vulgaires digitées de la face. Dans les régions humides et macérées, comme aux organes génitaux de la femme, la couche cornée est très peu développée, elle est formée d'un petit nombre de cellules gonflées par l'œdème, détachées par les frottements et par les nombreuses cellules migratrices qui traversent l'épiderme.

Leloir (1) n'a pas pu trouver de nerfs dans les végétations génitales de la femme et il remarque que ces végétations sont à peu près insensibles tant qu'on ne tiraille pas le pédicule. Reisner (2) et Wollmer (3) ont repris ces recherches et ont trouvé des terminaisons nerveuses jusque dans l'épiderme, mais leur abondance très variable est toujours plus grande à la base des végétations. Enfin Rocchi (4), l'année suivante, arrive aux mêmes conclusions que Leloir.

Les végétations diffèrent des verrues en ce que l'hyperplasie papillaire et vasculaire est beaucoup plus accusée et rend la lésion saillante, tandis que la couche cornée peu développée et peu cohérente ne fusionne pas les papilles et leur laisse leur indépendance. Les verrues digitées de la face peuvent servir de trait d'union entre ces tumeurs fort voisines et considérées comme identiques par certains auteurs, entre autres par Diday et Gémy.

Étiologie. — Les anciens auteurs ne distinguaient pas les condylomes acuminés ou végétations des condylomes plats et les considéraient comme des manifestations syphilitiques au même titre. Nous savons maintenant que les

(1) Leloir, Nerfs des végétations. *Bull. de la Soc. de biol.*, 1878, p. 228.

(2) A. Reisner, Ueber das Vorkommen von Nerven in spitzen Condylomen. *Arch. für Dermat.*, 1894, XXVII, p. 385.

(3) Vollmer, Nerven und Nervenendigungen in spitzen Condylomen. *Arch. für Dermat.*, 1895, XXX, p. 363.

(4) Rocchi, *Giornale ital. del. mal. ven. e del. pell.*, 1896, p. 308.

végétations sont totalement indépendantes de la syphilis et cependant on les appelle encore souvent végétations vénériennes à cause de leur siège, de leur contagiosité et de leurs rapports avec la blennorragie.

Les végétations sont fort rares dans l'enfance et dans un bon nombre des cas observés on trouvait des végétations chez d'autres membres de la même famille. Elles ne deviennent fréquentes qu'après la puberté et sont de nouveau rares après quarante-cinq ans. La coïncidence avec la blennorragie est habituelle, elle serait même constante pour J. W. Taylor ([1]), qui appelle les végétations « verrues blennorragiques ». Dans le sexe féminin on les observe beaucoup plus souvent chez les prostituées, qui ont toutes ou presque toutes une blennorragie chronique latente ou manifeste. Chez l'homme on voit les crêtes de coq survenir habituellement à la suite de la blennorragie plutôt que dans son cours, et il est très rare d'en voir chez un homme n'ayant jamais eu de blennorragie; il est vrai que peu d'hommes n'en ont été jamais atteints.

Rasch ([2]) trouve que, sur 118 cas de condylomes acuminés, 40 malades seulement avaient eu la blennorragie et 58 ne l'avaient jamais eue. Il explique l'apparition des crêtes de coq après la chaudepisse par une contagion simultanée avec une incubation différente; celle des crêtes de coq étant de deux à quatre mois, celles-ci apparaissent quand la blennorragie est guérie.

La contagiosité est admise dans une certaine mesure par la plupart des auteurs : contagiosité propre ou apparition à titre de complication d'une maladie contagieuse. L'auto-inoculabilité est démontrée par l'apparition successive des végétations sur deux surfaces cutanées en contact. Les végétations anales, rares chez l'homme, sont fréquentes, chez les pédérastes passifs où existent des chances de contagion directe. La coïncidence de végétations génitales chez deux conjoints est très fréquente d'après Ducrey et Oro. Enfin il existe un certain nombre d'expériences d'inoculation positives par Kranz, Cathcart ([3]); il est vrai que bien d'autres, comme Robert, Petters, de Amicis, Mauriac, Güntz, n'ont pas réussi. Bargues ([4]) a fait des expériences dans ce sens qui n'ont pas été plus heureuses. Il est vrai que, si l'incubation est aussi longue que le dit Rasch, les malades n'ont peut-être pas été suivis assez longtemps. La contagiosité et l'inoculabilité des verrues peuvent encore, en raison de l'analogie des deux lésions, servir de preuve indirecte de la contagiosité des végétations.

Diday est le premier qui a soutenu l'identité entre les verrues et les végétations; il aurait constaté que tous les individus de l'un ou l'autre sexe qui sont atteints de végétations génitales, ont ou ont eu des verrues dans leur enfance; les deux lésions seraient des manifestations d'une même diathèse.

([1]) J. W. Taylor, On some of the less common diseases of the vulva. *Birmingham med. Review*, 1895, p. 77.

([2]) Rasch, Nosologische Bemerkungen über Condylome. *Dermatol. Centralblatt*, mars 1900, p. 162.

([3]) Cathcart, in *Rasch, loco cit.*

([4]) Bargues, *Contribution à l'étude du papillome.* Thèse de Bordeaux, 1901.

Cette opinion est soutenue par Gémy, qui a publié un grand nombre d'observations où cette coïncidence a été constatée.

Les irritations banales, telles que celles qui résultent de l'accumulation de smegma chez l'homme atteint de phimosis ou de l'absence des soins de propreté chez la femme, sont des circonstances qui favorisent puissamment le développement des végétations mais qui ne les produisent pas. Il faut remarquer que les végétations sont beaucoup plus fréquentes chez les femmes de mœurs légères, qui en général se tiennent beaucoup plus propres que les autres, mais ont beaucoup plus souvent la blennorragie.

La grossesse est une cause prédisposante des plus actives, probablement à cause de la congestion générale de l'appareil génital. Elle ne paraît pas capable de produire des végétations à elle seule et vraisemblablement la blennorragie ou la contagion joue le rôle principal. Quand les végétations surviennent chez une femme enceinte, elles prennent un développement excessif, récidivent avec une extrême facilité et s'aggravent jusqu'à l'accouchement; elles diminuent alors et peuvent même disparaître spontanément. Thibierge père[1] et Porak[2] ont montré qu'il ne faut pas trop compter sur cette éventualité, et que les végétations persistent souvent après l'accouchement. Elles sont cependant alors plus accessibles au traitement.

Aimé Martin[3] a signalé des végétations génitales survenant sous l'influence du diabète.

Traitement. — Les traitements proposés contre les végétations sont extrêmement nombreux. Ils sont exposés et discutés dans les mémoires de Richard d'Aulnay et de Gémy; je me bornerai à décrire les plus importants.

On a préconisé la teinture de Thuya occidentalis à la dose de XXX gouttes par jour, mais les brillants résultats rapportés par Constantin Paul n'ont pas été confirmés par d'autres auteurs. En revanche on a observé des cas de cystite et des érections pénibles.

Les soins de propreté seuls, consistant en lavages fréquents suivis de poudrages avec une poudre inerte telle que le talc, suffisent souvent pour arrêter l'extension des végétations et les faire rétrocéder en quelque mesure, simplement en diminuant les sécrétions et la macération des parties encore saines.

La poudre de sabine est un remède classique en usage depuis Ambroise Paré. Swediaur employait un mélange de poudre de sabine et d'alun en parties égales. Gémy propose la sabine et l'acide salicylique en parties égales. Ce dernier mélange m'a toujours donné d'excellents résultats. Une ou deux fois par jour on lave soigneusement les parties malades, on les essuie et l'on poudre abondamment. Les végétations se racornissent et disparaissent. Il est

(1) THIBIERGE, Végétations chez les femmes enceintes. *Arch. gén. de méd.*, mai 1856.

(2) PORAK, Sur un cas de végétations, etc. *Soc. d'obst. et de gynéc. de Paris*, 12 oct. 1893. *Journal des mal. cut. et syph.*, 1894, p. 663.

(3) AIMÉ MARTIN, Études sur les végétations. *Ann. de dermat.*, 1872-1873, p. 161.

quelquefois utile d'atténuer l'action de cette poudre en l'additionnant d'une ou de deux parties de poudre de talc.

Un grand nombre de caustiques liquides ont été employés. Je ne citerai que l'acide acétique cristallisable, proposé par Mauriac, et l'acide phénique déliquescent, employé par de Amicis. Parmi les autres, les uns sont tout à fait insuffisants, comme le nitrate d'argent; d'autres sont dangereux, comme l'acide chromique concentré qui fuse et fait des brûlures profondes de la peau saine entre les végétations et dans leur voisinage.

Les procédés opératoires s'appliquent surtout aux cas très bénins ou très graves. Quand il n'y a qu'un ou deux petits pinceaux de papilles l'ablation d'un coup de ciseaux est le procédé le plus expéditif. Les cas très étendus, où toute la région vulvo-anale est couverte d'une nappe de végétations en choux-fleurs, résistent souvent aux topiques astringents ou caustiques. Il faut alors chloroformer le malade et faucher les végétations avec une curette tranchante ou des ciseaux courbes. Il se produit sur le moment une hémorragie en nappe très abondante mais qu'on peut toujours arrêter par la compression. Il suffit de couvrir tout le périnée d'un vaste pansement compressif qu'on laisse en place quelques heures, après quoi on peut panser avec une pommade. La destruction par le thermo-cautère ou le galvano-cautère est un bon moyen : on coupe les végétations à leur base ou bien on les détruit. Il n'y a pas d'hémorragie, et l'on fait un pansement simple. Il faut une *pointe* ou *couteau* très fins pour éviter le rayonnement. Quand le prépuce est distendu par des végétations exubérantes, il faut d'abord faire la circoncision, puis sculpter le gland au milieu de la masse. Il y a très souvent après l'opération des rechutes plus ou moins étendues qu'il faut opérer à leur tour.

Une question très controversée est la conduite à tenir chez les femmes enceintes. On peut espérer une régression spontanée après l'accouchement; on peut compter à ce moment sur une guérison plus facile. Il y a donc lieu d'attendre si l'on peut. Mais il est des cas où les végétations sont une telle gêne et une telle cause d'affaiblissement qu'il vaut mieux ne pas attendre et opérer pendant la grossesse, malgré l'hémorragie plus abondante, malgré les rechutes plus probables.

II

PAPILLOMES DE LA BOUCHE

La muqueuse buccale peut être le siège de tumeurs papillaires bénignes fort analogues aux végétations génitales et qui méritent une mention à part. Les observations qu'on en peut recueillir dans les auteurs sont assez dissemblables et leur groupement est peut-être un peu artificiel.

Elles se montrent comme de petites saillies du volume d'une tête d'épingle à un pois chiche, uniques ou plus souvent multiples. Les plus petites sont sessiles et hémisphériques, celles qui ont un certain volume sont plus saillantes, quelquefois pédiculées à sommet mamelonné ou divisé de façon à ressembler de tout point aux condylomes acuminés de la région génitale. Les papillomes de la bouche peuvent siéger en tous les points de la muqueuse, au palais [1], aux joues [2], à la lèvre inférieure [3], à la langue [4]. Dans d'autres cas [5], ils étaient disséminés en grand nombre sur toute la surface de la muqueuse buccale. Ils sont tout à fait indolents, sauf le cas où leur situation les expose à être mordus pendant la mastication des aliments.

Dans la plupart des observations leur apparition remontait à quelques mois et les malades étaient des enfants ou des adultes jeunes. Dans le cas de Breda seulement, la malade, qui depuis sa jeunesse avait sur la langue des plaques lisses opalines, vit à soixante-huit ans ces plaques devenir saillantes et se couvrir de papilles hautes et rigides.

Les papillomes de la bouche coïncidaient dans le cas de Freudweiler avec des papillomes du larynx, et dans les cas de Rasch et de Variot, avec des verrues des doigts. Ces derniers auteurs croient qu'il s'agit de verrues de la muqueuse buccale, produites par auto-inoculation des verrues des mains. Cette hypothèse est très plausible, car nous verrons à l'article VERRUES que les verrues peuvent, dans certaines régions, prendre cet aspect. Leur structure est de tout point analogue à celle des végétations génitales.

Ces papillomes de la muqueuse buccale doivent être distingués de plusieurs lésions un peu analogues : 1° des fibromes de la bouche, petites tumeurs arrondies, pédiculées, quelquefois longuement pédiculées, à surface lisse et où l'examen microscopique montre une tumeur purement fibreuse couverte d'un épithélium mince ; 2° des lymphangiomes circonscrits, qui surtout à la langue forment des tumeurs limitées, saillantes à surface fortement mamelonnée. Le lymphangiome repose sur une base infiltrée, il est plus étendu et n'est jamais pédiculé.

Le seul traitement possible est l'excision avec des ciseaux courbes ; il est généralement tout à fait suffisant, bien que, dans un cas de Rasch, il y ait eu plusieurs récidives.

III

PAPILLOME DE LA FACE ET DU CUIR CHEVELU

Le papillome de la face est constitué par un pinceau de papilles filiformes, acuminées, larges de 1 millimètre, longues de 2 à 3 millimètres en moyenne,

(1) FREUDWEILER, Ein Fall multipler Papillome des harten Gaumens und des Kehlkopfes. *Wiener klin. Woch.*, 1897, p. 755.

(2) VARIOT, *Journal de clinique et de thérapeut. infant.*, 1894, p. 893. — RASCH, Note sur deux cas de papillomes multiples bénins de la muqueuse buccale. *Annales de dermatol.*, 1896, p. 6.

(3) LÖWENBACH, Ueber spitze Condylome der Lippen und Mundschleimhaut. *Festschrift Neumann*, 1900, p. 450.

(4) BREDA, Ipercheratosi filiforme della lingua. *Giornale ital. del. mal. ven. et del. pelle*, 1894, p. 196.

(5) GÉMY, *A propos des végétations extra-génitales*. Alger, 1893.

qui s'implantent par un pédicule commun très étroit sur la peau saine. Leur couleur est d'un rose pâle, ne différant guère de celle de la peau normale; leur consistance est dure et cornée au sommet des papilles, molle et souple au niveau du pédicule.

Sur le cuir chevelu la base d'implantation est généralement plus large et les papilles sont disposées en éventail représentant assez exactement une crête de coq ou bien forment des îlots à surface verruqueuse.

On peut distinguer dans ces papillomes deux types, peut-être différents comme nature mais en tout cas identiques comme aspect et comme structure. Dans le premier type, qui se rattache évidemment aux verrues, les malades sont des enfants ou des adolescents; ils ont généralement des verrues vulgaires aux mains; les lésions sont surtout abondantes à la face, elles y sont nombreuses et disséminées partout, leur apparition est rapide et elles sont susceptibles de disparition spontanée. Dans le second type, les malades sont des adultes ou des individus d'âge mûr, les lésions sont peu nombreuses ou uniques, elles siègent au bord des paupières ou sur le cuir chevelu, leur évolution est très lente et peut rester stationnaire pendant un temps indéfini, enfin elles n'ont aucun rapport avec les verrues des mains.

La structure de ces papillomes est exactement calquée sur celle des végétations génitales, mais avec quelques différences qui paraissent tenir à la région. Les papilles sont moins riches en cellules, formées d'un tissu conjonctif moins abondant mais mieux développé; les vaisseaux sanguins et surtout lymphatiques sont moins abondants et moins volumineux. L'épiderme est moins œdématié, les cellules de la couche filamenteuse sont moins volumineuses, et il est muni d'une couche cornée bien développée et de structure normale.

Le seul traitement applicable à ces petites tumeurs est l'ablation. A la face, il suffit de saisir le petit papillome avec des pinces pour l'attirer et allonger le pédicule qu'on coupe à la base avec des ciseaux courbes. Au cuir chevelu le pédicule est trop épais pour pouvoir procéder de la sorte; il faut les abraser avec une curette et cautériser légèrement au chlorure de zinc pour empêcher la récidive. Celle-ci est très fréquente au cuir chevelu, beaucoup moins à la face. On peut aussi employer la destruction galvanique comme il a été dit ci-dessus, p. 644.

PAPULE. — Étym. : *papula* et *papilla*, diminutifs du radical *pap*, qui, d'après Littré, est peut-être dans l'anglais *pimple*, et le kimry *pample*, tumeur.

La papule est une des lésions élémentaires de la peau.

Voir l'article : *Lésions élémentaires*, t. I, p. 140 et 148.

PAPULOSE FILARIENNE. — On a nommé ainsi une variété de filariose cutanée.

Voir l'article : *Dermatozoaires*, p. 842 et 868.

[W. DUBREUILH.]

PARAKÉRATOSE. — Étym. : παρά, à côté, et κέρας, κερατος, corne.

Auspitz a ainsi nommé, dans sa classification des maladies de la peau, la deuxième famille de la première série des anomalies de kératinisation et de sécrétion qu'il appelait *kératonoses*.

D'autre part Unna désigne actuellement sous le nom de *parakératoses*, tous les *catarrhes infectieux secs* de la peau.

Voir les articles : *Pathologie générale de la peau*, t. I, p. 60 et 102; *Classification*, t. I, p. 594 et 612.

PARAKERATOSIS VARIEGATA. — Étym. : παρά, à côté ; κέρας, κερατος, corne, et *variegatus*, varié.

Érythème desquamatif chronique, intermédiaire aux psoriasis et aux séborrhéides.

Voir l'article : *Psoriasis*.

PARAPSORIASIS. — Nom donné par Brocq à une série d'éruptions psoriasiformes, englobant entre autres la *parakeratosis variegata*.

Voir l'article : *Psoriasis*.

PARASITE. — Étym. : παράσιτος, celui qui mange à côté d'un autre; de παρὰ, à côté, et σῖτος, aliment.

Voir les articles : *Dermatophytes*, t. I, p. 701, et *Dermatozoaires*, t. I, p. 842.

PEAU ANSÉRINE. — Étym. : πέλλα et *pellis*, peau, et *anser*, oie.

La désignation de « peau ansérine, chair de poule », suivant la juste remarque d'E. Besnier, s'applique, vulgairement comme dans le langage médical, à deux choses distinctes : l'une, le phénomène banal et *transitoire* de l'érection des follicules pileux, sous une influence périphérique ou centrale : impression du froid, excitation cutanée, émotion vive, etc... C'est là un des réflexes cutanés, et c'est un fait physiologique, du moins dans certaines limites. L'autre est la *peau rude permanente* dans laquelle figure un état de contraction des érecteurs, mais aussi où l'élément essentiel réside dans une altération matérielle des follicules, comme dans ce que E. Besnier a décrit sous le nom de *xérodermie pilaire*, d'*ichtyose pilaire*, et dans une série d'autres affections : lichen, prurigo, etc.

Voir les articles : *Ichtyose*, t. II, p. 833; *Lichen*, p. 119, et *Prurigo*.

PÉDICULOSE. — Étym. : *pediculus*, pou.

C'est un synonyme de phtiriase.

Voir l'article : *Phtiriase*, p. 851.

PELADE. — Voir l'article suivant.

PELADE.

Par **P. DÉHU.**

PELADE

Étym. : πῖλος, feutre; latin *pilus* et provençal *pel*, poil.
Syn. : *Alopecia areata. Area Celsi. Porrigo decalvans.*

Il est très difficile de donner de la pelade une définition à la fois précise et complète; nous ne trouvons, en effet, de critérium ni dans l'étiologie qui est incertaine, ni dans les lésions anatomiques qui sont banales, ni dans l'aspect objectif qui est variable; aussi les limites du groupe *pelade* sont-elles un peu indécises et différentes suivant les auteurs. Pour préciser notre sujet sans recourir à des hypothèses, nous croyons que le mieux est de nous en tenir aux caractères cliniques, dont aucun pris isolément n'a une valeur absolue, mais dont l'ensemble donne une idée suffisante de la maladie. Nous appellerons donc *pelade* une forme d'alopécie caractérisée : 1° par la chute totale ou presque totale des poils de la région atteinte, sans lésion préalable des téguments; 2° par la forme arrondie des taches alopéciques et leur limitation nette, au moins au début, sauf dans un petit nombre de cas où le processus très rapide décalve d'emblée des surfaces étendues.

HISTORIQUE

C'est dans l'œuvre de Celse [1] que se trouve la première description scientifique de la pelade. Dans un court chapitre intitulé *De Areis*, Celse distingue deux affections différentes : l'*alopécie*, constituée par des plaques disséminées pouvant se montrer à tout âge, et l'*ophiasis*, fréquente surtout chez les enfants et caractérisée par sa topographie et son évolution spéciales. Il donne, en outre, sur le pronostic et sur le traitement de ces deux formes morbides des indications d'une justesse et d'une précision surprenantes.

Au XVIIe siècle, Jonston reprit pour désigner la pelade le mot d'*area*, qu'il empruntait à Celse, et, cent ans plus tard, Sauvages décrivit la même affection sous le nom d'*Area Jonstoni* ou *alopecia areata*, créant ainsi la dénomination qui devait rester dans le langage scientifique international.

La période moderne de l'histoire de la pelade commence avec la grande réforme de Willan. Dans une description très précise, Bateman [2] mit en relief les traits essentiels du tableau clinique de cette dermatose, et fixa définitivement ses caractères objectifs.

[1] Celse, *De re medica*, livre VI.

[2] Bateman, *Abrégé pratique des maladies de la peau*, 1820 : « Cette singulière maladie est caractérisée par des taches plus ou moins circulaires qui rendent chauve la partie sur laquelle elles ont leur siège et sur lesquelles on ne remarque aucun cheveu, tandis

Après lui c'est surtout vers l'étude des *causes* que s'orientèrent les recherches, et aussitôt apparurent les divergences.

Déjà on s'était heurté à un premier obstacle quand il s'était agi de trouver une place à la pelade dans les cadres étroits de la classification willanique; et pour la ranger à côté des *teignes*, dans l'ordre des *pustules*, Bateman avait dû supposer contre toute vraisemblance, l'existence dans la pelade de pustules sèches, très petites et très éphémères.

Ce rapprochement forcé eut de fâcheuses conséquences; rangée à côté des teignes vraies et désignée du même nom générique, la pelade ou *Porrigo decalvans* fut de plus en plus considérée comme une espèce différente mais très voisine du *favus* et de la *tondante*. Lorsque, en 1839, Schönlein découvrit le champignon du *Porrigo favosa*, la question de l'origine cryptogamique de la pelade se trouva donc, par contre-coup, tout naturellement posée. On la crut résolue, lorsque Gruby [1] annonça la découverte du microphyte pathogène du *Porrigo decalvans*, qu'il désignait sous le nom de Microsporon *Audouini*. Bazin, pendant de longues années, lutta pour la défense de la théorie cryptogamique [2]; or cette théorie était fondée sur une erreur de diagnostic : il est en effet démontré que le Microsporon *Audouini* est l'agent pathogène non de la pelade, mais bien de la variété de teigne aujourd'hui connue sous le nom de teigne *à petites spores* de Gruby-Sabouraud.

En même temps que Bazin, Hardy soutenait la nature parasitaire et contagieuse de l'alopécie en aires, et Gibert, poussant plus loin encore la confusion, la considérait non plus comme une espèce distincte, mais comme une simple variété, comme une forme invétérée de la teigne tonsurante.

Cependant, depuis longtemps, des protestations s'étaient élevées contre la théorie de Gruby et de Bazin : les recherches de contrôle instituées de tous côtés montraient qu'il n'existe, dans les cheveux peladiques, ni miscroporon, ni microphyte d'aucune sorte.

En face de la doctrine parasitaire, une autre prenait corps : celle de l'origine trophonévrotique de la pelade. Déjà Cazenave, heureux de protester

qu'elles sont environnées d'un aussi grand nombre de cheveux que dans l'état naturel. La surface du cuir chevelu est, au centre des taches, unie, brillante et d'une blancheur remarquable.... Les aires des taches s'agrandissent progressivement; elles deviennent quelquefois confluentes, produisant un état chauve sur une grande partie du cuir chevelu.... Les cheveux qui commencent à croître ont une contexture plus fine et une couleur moins prononcée que les autres. »

(1) Gruby, *Comptes rendus de l'Acad. des sciences*. Paris, 1843, t. XVII, p. 301.

(2) C'est Bazin qui a spécifié le sens et vulgarisé l'emploi du mot *pelade*; mais on ne peut pas dire qu'il lui ait donné le premier son acception actuelle. Le terme de pelade était usité dans la vieille langue populaire comme synonyme de dépilation en général; depuis le XVIIe siècle on l'employait surtout pour désigner l'alopécie syphilitique; mais, dès cette époque, il était déjà appliqué à l'affection qui nous occupe, comme en témoigne le passage suivant de Guillemeau : « Pelade, dit-il, c'est quand le poil de la tête change sa couleur en blancheur, et qu'enfin il tombe laissant des places vides en icelle ». Sauf l'interversion chronologique des symptômes, c'est bien là, à n'en pas douter, le tableau de notre pelade.

contre « les illusions de la micrographie », avait nié le parasite, et assimilé la pelade au vitiligo.

Mais c'est en Allemagne surtout que la théorie nerveuse s'affirmait avec Bærensprung [1], Hebra et son école. En France, elle rencontrait aussi quelques défenseurs; Horand [2], notamment, dans une série de mémoires, s'efforçait de démontrer l'inanité de la théorie fondée sur le parasitisme. Tous ces efforts ne furent pas stériles : « En 1874, à la Société médicale des hôpitaux, dit E. Besnier [3], personne ne défendait plus la nature parasitaire de la pelade ». A l'étranger, la théorie dystrophique ne trouvait presque plus de contradicteurs; la doctrine cryptogamique de la pelade semblait abandonnée.

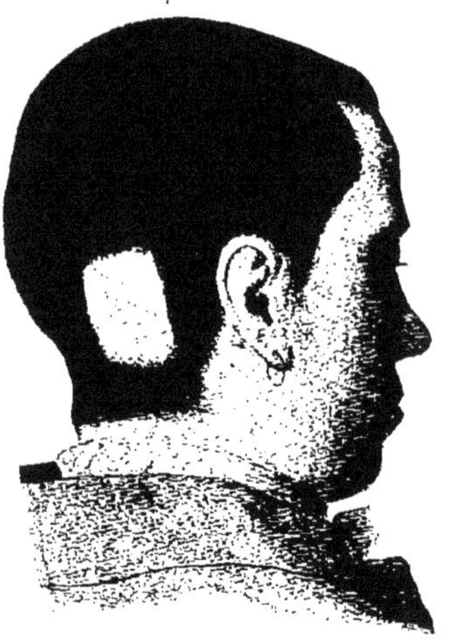

Fig. 142 — Pelade. (D'après une aquarelle déposée au musée de l'hôpital Saint-Louis par Cazenave, sous le nom de vitiligo.)

Pourtant l'accord n'était pas fait sur cette obscure question. Tout en renonçant au *microsporon*, on inclinait encore en France à admettre la possibilité de la contagion. Bientôt la bactériologie vint apporter aux partisans de cette opinion des arguments nouveaux et remit en vogue la théorie parasitaire rajeunie.

A l'heure actuelle, le débat n'est pas clos; les deux partis sont toujours en présence, et ce ne sera pas le côté le moins important de notre étude de discuter les arguments qui militent en faveur de l'une et de l'autre opinion et d'exposer l'état actuel de la question, telle qu'elle ressort de l'examen attentif et impartial des faits.

CONDITIONS ÉTIOLOGIQUES

Les documents médicaux dont nous disposons montrent que la pelade existe chez tous les peuples civilisés [4]; sa fréquence toutefois varie dans des limites assez étendues suivant les pays. C'est en Russie qu'elle paraît le plus

(1) Bærensprung, *Annalen des Charité-Krankenhauses*. Berlin, 1858, VIII, p. 5.

(2) Horand, *Ann. de dermat. et de syph.*, 1874-1875, p. 408; et 1875-1876, p. 5.

(3) E. Besnier, Sur la pelade. *Rapport à l'Acad. de méd.* Paris, Masson, 1888.

(4) Il serait intéressant de savoir si on l'observe aussi dans les autres pays et si toutes les races humaines y sont également sujettes. On la dit très rare chez les Arabes et au Soudan, et des médecins ayant voyagé en Indo-Chine ne l'ont pas rencontrée chez les indigènes; mais ces renseignements absolument insuffisants ne permettent, quant à présent, aucune conclusion définitive.

rare, mais l'absence de toute statistique nous interdit de préciser davantage. En Autriche, à Berlin (1), à New-York (2), elle représente de 1 à 1 1/2 pour 100 du nombre total des maladies cutanées; en Angleterre et en France elle atteint son maximum de fréquence avec une proportion de 4 pour 100 et même davantage.

Très différente des teignes, qui sont infiniment plus répandues dans la population pauvre, la pelade se rencontre également dans toutes les classes de la société. D'après les résultats concordants de toutes les statistiques, elle est même plus fréquente parmi la clientèle aisée (3).

D'une façon générale, l'affection est partout en voie d'augmentation progressive; ainsi Ciarrocchi (4), qui ne voyait à Rome, en 1892, que 1,90 pour 100 de peladiques, en voit 3,50 en 1896. La proportion a donc presque doublé en l'espace de quatre ans.

La maladie frappe les deux sexes, mais dans des proportions qui varient suivant les différents âges. Tandis que, dans les premières années de la vie, le sexe féminin est plus atteint (17 filles pour 9 garçons, d'après Ciarrocchi; 8 filles pour 2 garçons, d'après Bulkley), au delà de vingt ans, au contraire, le nombre des hommes égale presque le triple de celui des femmes. La moyenne générale donne, en somme, une notable majorité de sujets mâles.

Certaines périodes de la vie jouissent d'une immunité relative, tandis que d'autres présentent, au contraire, une prédisposition marquée. Ainsi l'affection est rare avant 5 ans; puis, brusquement, elle devient très fréquente chez les enfants de 6 à 13 ans; un peu plus rare de 14 à 20 ans, elle augmente ensuite rapidement pour atteindre son maximum entre 20 et 30 ans. Cette dernière période fournit à elle seule le 1/3 du nombre total (5). Après 30 ans, la fréquence diminue légèrement; de 40 à 50, elle est déjà trois fois moindre que de 20 à 30. Après 60 ans, la maladie devient tout à fait rare.

On a cru remarquer que certaines chevelures étaient prédisposées à la pelade; d'après Hébra elle serait plus fréquente sur les chevelures luxuriantes;

(1) LASSAR, *Comptes rendus du Congrès intern. de dermat.* Paris, 1901, p. 374.

(2) DUNCAN BULKLEY, *Medical Record*, mars 1889, p. 231.

(3) Ainsi Crocker (*Brit. med. and surg. Journal*, août 1891, p. 194) ne compte, à l'hôpital, que 2 pelades sur 100 maladies cutanées; dans sa pratique particulière, il en compte 3 pour 100. Duncan Bulkley en trouve 1 pour 100 à l'hôpital et 1,5 en ville. Lassar, en Allemagne, arrive à des chiffres analogues. C'est donc un fait général; il est conforme aussi à l'observation de nos maîtres parisiens, et L. Brocq, notamment, est d'avis que la pelade est plus fréquente dans la classe aisée, qu'elle y est surtout plus souvent grave et rebelle.

(4) CIARROCCHI, *Comptes rendus du Congrès intern. de dermat.* Londres, 1896, p. 707.

(5) Les statistiques décennales ne suffisent pas pour bien mettre en évidence ces variations successives; ainsi Ciarrocchi, sur 547 cas de pelade, en compte 109 de 0 à 10 ans, 117 de 10 à 20 ans, 145 de 20 à 30 ans. D'après ces chiffres, l'augmentation paraît régulière; en réalité, si l'on remarque qu'il y a seulement 17 cas avant 5 ans, on s'aperçoit qu'il y en a 92 de 5 à 10 ans, beaucoup plus, par conséquent, que dans la période suivante, qui n'en a que 117 pour 10 années. Encore serait-il intéressant de savoir comment se répartit ce chiffre de 117 et quelle est la part afférente aux 3 ou 4 premières années de la seconde période décennale.

Crocker [1] croit que la couleur des cheveux n'est pas indifférente et que la pelade atteint surtout les chevelures foncées.

A côté de ces *causes prédisposantes* dont l'importance est au moins bien secondaire il en est d'autres qui ont sur l'apparition de l'alopécie en aires une influence indéniable : Tous les cliniciens ont noté avec Lailler que la pelade frappe avec une prédilection très marquée les sujets pâles, anémiques, d'une nervosité excessive. D'autre part les maladies générales, quelles qu'elles soient, et notamment la syphilis, la typhoïde, la rougeole, l'érysipèle, l'influenza, voire la blennorragie [2] ont manifestement pour effet de provoquer, d'entretenir ou d'aggraver l'évolution du processus peladique. Il en est de même des émotions morales, des traumatismes, des fatigues de toute sorte [3]. D'une façon générale, on peut dire qu'il est très habituel de constater chez les peladiques des troubles divers de la santé qui sont, dans une certaine mesure, proportionnels à l'étendue et à la gravité de la décalvation. Certains auteurs ont même interprété cette coïncidence dans le sens d'un retentissement de la pelade sur l'état général; mais c'est l'inverse qui nous paraît être la vérité, et nous pensons que les troubles dont il s'agit sont en réalité antérieurs à l'apparition de l'alopécie et qu'ils en sont l'origine et la condition nécessaire.

SYMPTOMATOLOGIE

I. — LA PLAQUE DE PELADE

Début. — Dans la grande majorité des cas, la chute des cheveux est sinon la première manifestation de l'affection, au moins celle qui frappe tout d'abord le malade. Le plus souvent c'est par hasard en se coiffant devant une glace, qu'il constate la présence d'une petite tache sur laquelle tous les cheveux ont disparu. D'autres fois c'est une personne de son entourage ou bien encore le coiffeur qui découvre la pelade. Mais si l'on interroge avec soin le malade, en attirant son attention sur les sensations anormales qu'il a pu éprouver antérieurement, on s'aperçoit que dans un certain nombre de cas, la chute des cheveux a été précédée d'un peu de prurit ou de fourmillements ou d'hyperesthésie; la peau était sensible à la pression, le passage de la brosse provoquait une sorte d'agacement à la racine des cheveux. Certains malades accusent des sensations anormales d'engourdissement, de brûlure ou de froid (*cryesthésie* prépeladique de Jacquet). Dans quelques cas, ces paresthésies sont

(1) Crocker a vu dans une famille la pelade atteindre un homme, sa mère et son frère, bruns tous les trois, tandis qu'elle épargnait son père et sa fille dont les cheveux étaient blonds. (*Diseases of the skin.* 2e édit., p. 752.)

(2) MÜLLER, *Correspondenzblatt für schw. Aerzte,* 1891, n° 1.

(3) Hardy a remarqué que les pelades ont été particulièrement nombreuses à la suite du siège de Paris. (Art. *Pelade* du *Dict. de Jaccoud.*)

si caractéristiques que le sujet qui les a déjà éprouvées ne se trompe pas sur leur signification [1].

Parfois il s'agit de malaises d'un autre ordre, et avant même qu'on le questionne le patient se plaint d'avoir eu récemment de la céphalée ou des névralgies, ou quelquefois une fluxion dentaire; Jacquet, notamment, a relevé plusieurs fois l'existence de ce dernier symptôme [2].

Mais dans tous les cas ces phénomènes doivent être expressément recherchés par le médecin, car à moins qu'ils n'aient été très intenses ou très persistants leur apparente banalité les rend négligeables aux yeux du malade qui, sa souffrance une fois passée, en perd bientôt le souvenir.

Il est difficile d'exprimer par un chiffre la fréquence relative de ces manifestations prépeladiques. E. Besnier les croit exceptionnelles; cependant le prurit à lui seul a été relevé 5 fois sur 25 observations par Courrèges [3] et si l'on faisait le pourcentage de l'ensemble des troubles dont nous avons parlé, pris en bloc et recherchés systématiquement, on obtiendrait certainement une proportion bien plus élevée.

Toute cette phase prémonitoire de la pelade échappe généralement à l'observation médicale, elle ne peut guère être suivie que sur les malades chez qui les plaques secondaires apparaissent au cours même du traitement. Hormis ces cas, du reste assez fréquents, le médecin n'est consulté d'ordinaire que lorsque l'aire alopécique est déjà constituée. A ce moment, c'est-à-dire quelques jours après son apparition, elle présente un aspect tout à fait caractéristique : sur une surface à peu près ronde et large comme une pièce de 1 franc en moyenne, les cheveux sont tombés, la peau est absolument glabre, lisse, sans squames, ni vésicules, ni croûtes. A la limite de cette tache décalvée les cheveux sont normaux d'aspect et de nombre, mais en les tâtant à la pince on constate qu'ils ont perdu leur adhérence et qu'ils se détachent sans opposer aucune résistance et sans que le malade ressente la douleur légère que provoque l'épilation d'un cheveu sain. Tels sont les phénomènes constants qui se révèlent immédiatement à l'examen le plus superficiel. Mais poussons plus loin l'analyse et examinons avec détail chacun des trois éléments qui s'offrent à notre observation, c'est-à-dire l'aire alopécique, la peau dénudée qui en constitue le fond et les cheveux qui en forment la bordure.

L'aire peladique. — La *dimension* de l'aire alopécique est très variable; on peut voir des plaques de la largeur d'une lentille; au contraire, si l'affection a une marche rapide, déjà en une semaine la décalvation s'étend sur une surface égale à une pièce de 2 francs, de 5 francs ou même davantage.

(1) Ainsi Jamieson a vu une dame chez qui l'apparition des aires alopéciques était précédée d'un sentiment de malaise et de tension tellement spécial qu'elle pouvait prédire d'avance l'imminence d'une plaque nouvelle. (*Diseases of the skin.*, p. 468.) Jacquet, chez une de ses malades, a pu assister à l'éclosion d'un disque, en un point spécifié quelques jours auparavant par l'hyperesthésie.

(2) Voir plus loin page 699 l'interprétation que Jacquet donne de ces différents symptômes.

(3) Courrèges, *Thèse de Paris*, 1874.

La *forme* de la tache est dans son ensemble ronde ou ovalaire, mais si l'on prend soin d'écarter les cheveux de la périphérie on se rend compte que le contour ne suit pas une courbe régulière, souvent il est sinueux ou coupé par de petites échancrures qui toutefois n'altèrent pas son aspect général, circulaire, elliptique, allongé, très différent en tout cas de l'orbicularité géométrique de l'herpès circiné. Parfois la dépilation dessine une bande allongée ou même une surface triangulaire, dont le sommet est tourné vers le sommet de la tête tandis que la base s'élargit à la lisière des cheveux (1).

Le *mode* suivant lequel s'accomplit la dépilation n'est pas identique dans tous les cas. Chez la plupart des malades elle est massive d'emblée; chez d'autres, surtout au début, elle est incomplète; suivant l'expression très juste de Sabouraud, il se fait *une dépilation diffuse sur une surface circonscrite*, de telle sorte que sur l'aire peladique quelques cheveux longs clairsemés persistent encore, mais déjà décollés et cédant à la moindre traction. Que la chute se fasse d'emblée ou graduellement, le résultat final est le même : tous les cheveux compris dans les limites de la tache peladique sont destinés à tomber; la peau reste alors absolument glabre, ou bien elle se recouvre de follets minces, incolores, qui persistent indéfiniment, ou dont les générations successives se succèdent en s'affaiblissant de plus en plus pour disparaître enfin complètement.

L'*accroissement* de la plaque de pelade se fait dans tous les cas par extension graduelle et centrifuge de ses bords; mais la rapidité de cet accroissement est extrêmement variable. Tandis que dans certains cas l'aire glabre atteint en quelques jours la dimension d'une pièce de 5 francs, de la paume de la main, d'autres fois elle s'étend si lentement que même après un intervalle de plusieurs semaines le changement est à peine perceptible.

La *durée* de la période d'augment n'est pas moins variable; elle ne dépasse pas quelques jours dans les pelades bénignes ou quelques semaines dans les cas moyens; mais dans certaines formes rebelles, elle peut se prolonger pendant des mois et même des années. Dans ce cas l'accroissement n'est pas nécessairement continu; il peut se faire par poussées successives séparées par des périodes d'immobilité.

Les téguments peladiques. — Quoique la peau ne présente au niveau de l'aire alopécique aucune lésion caractéristique, son aspect n'est cependant pas tout à fait normal. Comme l'a signalé le premier Devergie, elle est parfois le siège d'une sorte d'*œdème* ou d'empâtement hypertrophique. Dans les pelades étendues, cet épaississement des téguments est très fréquent; il est souvent lié à l'hyperstéatose et persiste pendant toute la durée de l'affection; au contraire, dans les formes circonscrites, c'est un phénomène passager qui souvent échappe à l'observation et manque dans bien des cas. Il est beaucoup plus habituel de constater sur l'aire peladique un affaissement plus ou moins marqué de la peau; au cuir chevelu notamment, sur la surface régulière du crâne

(1) Schütz, *Münch. med. Woch.*, 1889, n° 10.

la *dépression* du tégument s'accuse avec une netteté parfaite à la façon d'un *méplat* ou d'une *cupule*, dont on peut, les yeux fermés, apprécier du doigt les limites. Elle peut se manifester dès le début ou bien succéder à l'œdème des premiers jours et dure aussi longtemps que l'alopécie elle-même.

La *consistance* des téguments alopéciques est en général modifiée; ils ont perdu leur élasticité et se laissent mobiliser et plisser beaucoup plus facilement qu'à l'état normal. Ce symptôme, indiqué par Hyde (¹), a été soigneusement étudié par L. Jacquet (²); il dérive, ainsi qu'une série d'autres phénomènes analogues, d'une atonie des tissus d'origine mésodermique que L. Jacquet désigne sous le nom de *syndrome hypotonique*.

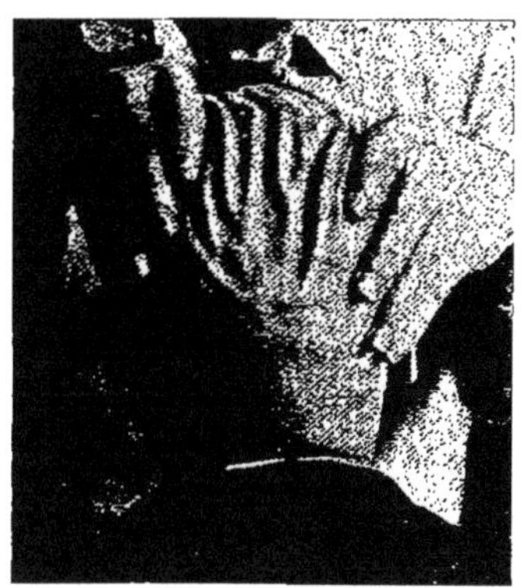

Fig. 145. — Hypotonie des téguments peladiques. La peau se plisse anormalement. (Figure empruntée à Dauzats.)

Dans certains cas, au-dessous de la surface peladique, on peut voir apparaître des *dilatations vasculaires*; ce sont ou de petites télangiectasies dessinant un fin réseau d'aspect violacé, ou parfois même des varicosités saillantes. Sabouraud (³) les signale surtout dans les formes ophiasiques. D'après Ciarrocchi, ces télangiectasies ne seraient pas nécessairement sous-jacentes aux plaques de pelade, elles se produiraient souvent dans leur voisinage; dans quelques cas il les a vues apparaître avant la dépilation, et disparaître une fois celle-ci effectuée.

La *décoloration* de la peau décalvée est très frappante, et Bateman l'a considérée à juste titre comme un des symptômes caractéristiques de l'affection. Toutefois cette décoloration ne se rencontre pas dans tous les cas ni à toutes les phases de la maladie et certaines taches peladiques sont au contraire le siège d'une rougeur manifeste. Plusieurs auteurs ont insisté sur l'importance de cet *érythème*. D'après Behrend (⁴) ce serait un symptôme initial très fréquent, mais passager et qui disparaîtrait en général dès le quatrième ou cinquième jour. Pour Blaschko (⁵), l'érythème et le gonflement seraient régulièrement associés au début de la maladie et témoigneraient de sa nature inflammatoire. Enfin Dubreuilh (⁶), précisant davantage encore, a constaté dans la moitié des cas de pelade en voie d'accroissement l'existence d'une sorte de bourrelet érythémateux entourant le centre légèrement déprimé de la tache

(1) Hyde, *Diseases of the skin*, p. 502.

(2) L. Jacquet, Nature et traitement de la pelade. *Annales de Dermat. et de Syphiligr.*, 1900, p. 603; p. 21 du tirage à part.

(3) Sabouraud, *Tr. des mal. de l'enf.* de Grancher, Comby, Marfan, p. 584.

(4) Behrend, *Virchow's Arch.*, 1887. Bd CIX, p. 495.

(5) Blaschko, *Comptes rendus du Congrès intern. de dermat.* Londres, 1896, p. 705.

(6) Dubreuilh, *De la pelade.* Bordeaux, 1889.

alopécique; cette bordure, large de quelques millimètres à 1 centimètre, correspond à la zone d'extension de l'alopécie, elle peut être incomplète et ne se montrer que sur une partie du pourtour de la plaque, indiquant ainsi dans quelle direction celle-ci continue à progresser. L'érythème n'est pas nécessairement lié à l'œdème : les téguments dans la pelade peuvent être à la fois épaissis et achromiques ou, inversement, érythémateux et déprimés. Inutile d'ajouter que, pour tous ces faits relatifs à l'état de la peau, seules peuvent être utilisées les pelades absolument vierges de traitement.

Qu'elle ait été ou non érythémateuse au début, la tache de pelade, une fois arrivée à sa période d'état, présente en général une *blancheur* absolument typique qui tranche nettement à la périphérie avec la couleur rosée ou brunâtre de la peau normale. Cette blancheur, que l'on a comparée à celle du lait, mieux encore à celle de l'ivoire, ne s'explique pas par l'hypothèse d'une anémie locale des tissus, elle implique nécessairement un trouble dans la fonction pigmentaire de la peau (pelade *achromateuse* de Bazin). Si l'on songe qu'elle constitue un des signes les plus frappants et les plus constants de l'aire alopécique, on comprend comment Cazenave a pu décrire l'alopécie en aires comme une variété de vitiligo. La décoloration des plaques persiste jusqu'à la guérison de l'alopécie; quelquefois même, elle ne disparaît pas lors de la repousse, et la peau comme les poils reste définitivement achromique.

Sur le fond blanc des plaques alopéciques on voit, sous forme de points noirs, les orifices un peu saillants, quelquefois dilatés, des follicules pileux déshabités; leur aspect est variable comme l'état des glandes sébacées dont ils dépendent. Quelquefois il y a exagération évidente de l'excrétion sébacée, la peau est grasse au toucher, luisante à l'œil; elle marque d'une tache huileuse le papier de soie; les orifices folliculaires sont alors dilatés et la pression en fait sourdre de petits cylindres de sébum et de fines gouttelettes de sueur : c'est le phénomène que E. Besnier désigne du nom d'*hyperstéatidrose*: on l'observe au maximum dans les pelades anciennes et étendues de l'adulte, avec épaississement des téguments. Dans d'autres cas, les téguments sont secs, brillants; les orifices folliculaires sont effacés; la surface peladique, lisse, polie, douce au toucher, ne montre ni spontanément, ni par la pression aucune exsudation de sébum ou de sueur; elle a l'aspect d'une plaque d'ivoire.

La desquamation n'est en aucun cas un symptôme peladique; si la présence de squames abondantes n'est pas expliquée par l'existence d'un pityriasis surajouté, on doit songer à la possibilité d'une erreur de diagnostic.

Des *troubles de la sensibilité* peuvent être constatés sur la peau décalvée; tantôt la finesse du tact est émoussée sur toute l'étendue de la plaque, il peut y avoir même anesthésie véritable; tantôt, au contraire, les sensations de contact et de douleur sont notablement exagérées. Parfois l'hyperesthésie diffuse du cuir chevelu contraste avec l'anesthésie des plaques elles-mêmes. Les *réactions électriques* peuvent être aussi modifiées : Nachtigall [1] a con-

[1] NACHTIGALL, *Mittheilungen aus der Würzburger Klinik*, Bd. II.

staté que la sensibilité était exagérée pour le courant faradique, tandis qu'elle était à peu près normale pour le courant galvanique.

Ces divers symptômes démontrent qu'il existe sur toute l'étendue de l'aire glabre des désordres nerveux surtout d'ordre paralytique; ces désordres affectent non seulement les nerfs sensitifs, mais aussi les vaso-moteurs et les nerfs sécrétoires. On a remarqué, en effet, que la résistance aux topiques irritants était souvent accrue sur les plaques peladiques par comparaison avec la peau normale périphérique; ce fait semble imputable à un phénomène de parésie vasculaire. D'autre part Kaposi a montré que l'injection de pilocarpine provoquait la sudation autour des plaques, mais non sur les plaques elles-mêmes; Jacquet[1], dans une décalvante, a vu l'anidrose jaborandique presque absolue. De l'ensemble de ces constatations on peut conclure en toute certitude qu'il existe dans la pelade un trouble profond de l'innervation locale, trouble qui se manifeste par la perversion de toutes les fonctions du système nerveux cutané.

Les poils peladiques. — Si l'on en croit certains auteurs, notamment Bazin et Lailler, il serait possible de constater quelques modifications des poils et de la peau, avant même le début de la phase de dépilation : le cuir chevelu aurait un aspect tomenteux et les poils seraient ternes, décolorés, poudreux, recouverts d'un duvet grisâtre. Ces caractères ne sont pas signalés par les observateurs modernes, ils rappellent plutôt le tableau de la teigne microsporique, et leur existence dans la pelade ne doit être acceptée qu'avec réserve.

Les lésions des poils ne s'observent, en général, qu'une fois la tache alopécique constituée. Souvent les cheveux qui se trouvent à la surface ou sur la bordure d'une plaque de pelade récente ne se distinguent en rien à première vue des cheveux sains du voisinage, mais ils ont perdu leur adhérence, et leur épilation se fait sans douleur. D'autres fois au contraire, la simple inspection du cuir chevelu permet de constater la présence d'un nombre plus ou moins considérable de petits tronçons pilaires offrant à leur extrémité supérieure un renflement de couleur foncée. Il existe, par conséquent, deux variétés de cheveux peladiques : ceux qui ont leur longueur normale et ceux qui sont cassés. La loupe permet d'étudier de plus près les caractères de ces deux variétés.

Sur les *cheveux longs*, c'est l'état de la racine qui attire tout particulièrement l'attention. En premier lieu, la gaine vitreuse, qui lors de l'épilation d'un cheveu sain reste adhérente à la racine, fait ici complètement défaut ou il n'en existe que des débris insignifiants. En second lieu, on ne voit pas, à l'extrémité de la racine, le bulbe creux qui à l'état normal coiffe la papille; il est remplacé par un bouton plein comme dans les cheveux dont la papille est morte et l'évolution physiologique terminée; mais ce bouton plein n'a pas son

[1] L. Jacquet, Nature et traitement de la pelade; in *Annales de Dermat. et de Syphiligr.* 1900, p. 588 et Action de la pilocarpine sur l'excrétion sudorale, in *Festschrift* de Neumann. Vienne, 1900.

volume normal, il est aminci, allongé en forme de *navet*. Sur un certain nombre de cheveux même il a totalement disparu et la racine atrophiée,

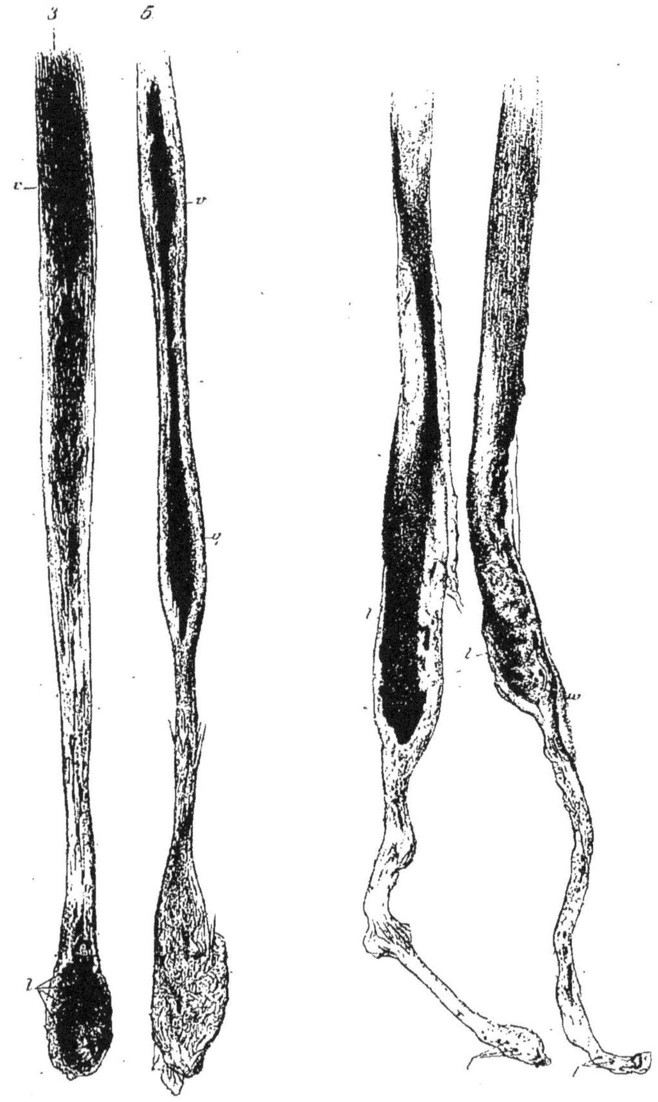

Fig. 144. Fig. 145.

Fig. 144. — A gauche : Cheveu massué, en point d'exclamation. (D'après Behrend.)
A droite : Cheveu moniliforme : en *v* dilatations de la tige, un peu au-dessus du bulbe on voit la lésion de la trichorrexie. (D'après Behrend.)

Fig. 145. — Cheveux à racine atrophiée; la tige est infiltrée d'air. Sur le cheveu de gauche lésion de trichorrexie. (D'après Behrend.)

[P. DÉHU.]

n'ayant que la moitié ou le tiers de son calibre normal, se termine par une pointe effilée comme une aiguille. L'extrémité peut aussi en être diversement contournée, irrégulière, coudée en crosse ou en *racine de colza*, suivant la comparaison de Lailler; enfin dans toute sa partie radiculaire, le cheveu a perdu sa couleur normale, il est plus ou moins complètement dépigmenté. Quant à la tige elle peut être légèrement amincie et décolorée à sa partie inférieure, mais elle est en somme peu modifiée et conserve son aspect et son brillant normaux.

Les *cheveux cassés* présentent des altérations plus complexes. Ce sont des fragments de 5 à 10 millimètres de longueur en moyenne; leur racine se termine par un bulbe plein aminci et décoloré; leur extrémité supérieure très foncée est coupée obliquement en biseau ou fourchue, ou bien effrangée en pinceau; elle paraît d'autant plus volumineuse par rapport à la racine que celle-ci est elle-même plus atrophiée; le tronçon prend ainsi dans son ensemble un aspect nettement conique qui l'a fait comparer à une massue ou à un point d'exclamation (!). Sur quelques-uns de ces tronçons, on peut surprendre le mécanisme de la fracture des cheveux. Le long de la tige, et plus souvent encore au niveau du collet, existent des renflements qui parfois s'échelonnent en alternant avec des parties amincies et donnent au cheveu un aspect *moniliforme*. Ces renflements sont constitués par une sorte d'éclatement du cheveu dont les cellules sont dissociées dans le sens longitudinal; le poil ainsi désagrégé perd toute solidité et le moindre contact suffit à le briser au milieu de la nodosité de telle façon que chacun des fragments se termine par une extrémité effrangée en balai. C'est, en somme, un processus analogue à celui de la *trichorrexie noueuse*; d'après Unna, il ne serait cependant pas tout à fait identique : les pinceaux terminaux seraient moins longs, moins réguliers et moins pigmentés que dans la trichorrexie. Tout cheveu noueux est un cheveu fragile; si on cherche à l'épiler il peut se briser soit au dehors soit à l'intérieur même du follicule; spontanément ou par le fait de la brosse et du peigne, il se casse à une hauteur variable au-dessus de son point d'émergence : les tronçons peuvent donc avoir des longueurs très différentes depuis ceux qui apparaissent à peine à l'orifice du follicule jusqu'à ceux qui atteignent une hauteur de 1 centimètre et même davantage.

Ces deux types de poils peladiques, le cheveu long atrophique et le cheveu court massué, correspondent-ils à deux variétés ou à deux stades différents de la pelade? Pour Behrend les cheveux massués seraient rares dans les cas chroniques, nombreux au contraire dans les cas aigus. Mais d'autres observateurs arrivent à des conclusions opposées : Unna (1) notamment pense que l'atrophie radiculaire simple caractérise les pelades rapides, tandis que les lésions compliquées du cheveu massué témoignent d'un travail de désorganisation prolongé qui suppose plus de lenteur dans la marche de la dépilation. D'autre part, Blaschko (2) considère la présence des cheveux cassés comme

(1) UNNA, *Histopathologie*, p. 1111.
(2) BLASCHKO, *Monatshefte für prakt. Dermat.*, 1891, Bd., XIII, p. 105.

un phénomène initial constant. Enfin Sabouraud ([1]), qui distingue deux espèces de pelade, attribue à chacune d'elles une forme spéciale de cheveux : dans la pelade vulgaire de l'adulte, les poils seraient cassés avec leur extrémité coupée en biseau ; dans l'ophiasis des enfants, les cheveux auraient leur longueur normale et cependant ils seraient effrangés en balai.

Ces résultats sont trop peu concordants pour qu'on puisse conclure à un rapport constant entre les lésions des cheveux et l'évolution de la maladie.

Siège des cheveux péladiques. — Sur toute plaque de pelade, dès le début de la dépilation et aussi longtemps que le processus reste actif, on trouve des cheveux présentant quelques-unes des altérations que nous venons de décrire. Cliniquement on reconnaît les cheveux malades à ce fait qu'ils ont perdu leur adhérence et se détachent sans douleur à la moindre traction. Leur solidité est proportionnelle au degré d'atrophie de la racine; par conséquent les cheveux longs à racine en pointe d'aiguille sont les moins adhérents de tous ; au contraire, les cheveux cassés dont le bulbe persiste, en général, quoique aminci, offrent un peu plus de résistance et sont plus sensibles à l'épilation.

Les poils malades se trouvent au pourtour immédiat de la tache alopécique sur une zone d'autant plus étendue que le processus est plus intense et qui mesure en moyenne quelques millimètres de largeur ; au delà de cette zone ils deviennent de plus en plus rares, puis disparaissent tout à fait. D'une façon générale, les cheveux atrophiés occupent surtout la bordure, tandis que les cheveux cassés s'observent plutôt à la surface même des taches dépilées ([2]).

Dans certains cas on peut voir des aires de dépilation incomplète recouvertes de cheveux cassés; il en résulte un aspect très spécial qu'on a comparé à celui d'une barbe rasée. La ressemblance objective de cette forme de pelade avec la teigne microsporique est telle que Bazin l'avait rattachée à la trichophytie vraie sous le nom de *fausse pelade*; Lailler plus exactement la restitua à la pelade en lui appliquant la désignation de *pseudo-tondante*; enfin pour éviter toute équivoque, E. Besnier l'a décrite sous le nom de *pelade à cheveux fragiles*. Tout le monde s'accorde à considérer cette forme comme une simple variété clinique dans laquelle les cheveux cassés identiques à ceux qu'on voit si souvent dans les pelades en évolution sont seulement plus nombreux que dans les formes communes.

La limitation du processus peladique et par conséquent des cheveux malades à une zone plus ou moins nettement circonscrite n'est pas absolue. Dans certains cas, au début de l'affection, on peut constater que toute l'étendue du cuir chevelu, selon l'expression de Besnier, est en imminence morbide : il se fait une dépilation généralisée mais discrète et l'on trouve çà et là disséminés sur toute la tête quelques cheveux atrophiés semblables à ceux qui bordent la plaque principale.

L'atrophie radiculaire du cheveu et la perte consécutive de son adhérence

([1]) SABOURAUD, *Traité des maladies de l'enfance* de GRANCHER, COMBY et MARFAN, article *Pelade*.

([2]) UNNA, *loc. cit.*

avec la paroi folliculaire, étant les signes avant-coureurs et la condition même de sa chute prochaine, s'observent aussi longtemps que dure la phase active de dépilation; elles ont donc une valeur diagnostique de premier ordre, elles permettent de reconnaître immédiatement si une plaque est en voie d'extension rapide ou lente, ou si au contraire ses progrès sont arrêtés. Quand l'aire alopécique a cessé de s'accroître, on ne trouve plus de cheveux malades à son pourtour; mais à sa surface même, les follets, s'il y en a, restent grêles et caducs, et ils ne récupèrent leur solidité que lorsque la guérison est imminente.

Guérison de la plaque peladique. — *Repousse.* — Après une durée infiniment variable qui peut se compter par semaines ou par années, la plaque de pelade peut guérir même spontanément. La repousse commence quelquefois par la périphérie, le plus souvent par le centre de la plaque; elle peut se faire sur toute la surface à la fois, on a même signalé des cas de repousse en cocarde avec un îlot central et une zone périphérique de cheveux séparés par un anneau resté glabre (1).

La réparation est brusque ou graduelle; dans le premier cas il apparaît sur la surface décalvée des follets d'abord fins, décolorés mais déjà solides et qui très rapidement se transforment en cheveux adultes pigmentés; dans d'autres cas au contraire ces follets de repousse restent grêles; ils sont peu adhérents et tombent bientôt pour faire place à d'autres un peu plus gros, un peu plus solides, un peu plus pigmentés; ce n'est qu'après une série de générations successives que les poils reprennent enfin leurs caractères normaux.

En règle générale les cheveux de repousse sont complètement blancs pendant un certain temps et ce n'est qu'après plusieurs mois qu'ils reprennent leur couleur normale; encore n'est-il pas rare, chez les sujets qui ont passé l'âge moyen de la vie, de voir la canitie persister définitivement, et si le reste de la tête n'a pas encore grisonné, les touffes de cheveux blancs simulent des plaques de vitiligo. Chez les sujets jeunes, on peut voir cette canitie transitoire; mais le phénomène inverse s'observe également; les cheveux nouveaux repoussent plus foncés et longtemps après la guérison marquent d'une tache noire le siège des plaques disparues.

Parfois la réparation est incomplète, surtout dans les formes graves et anciennes, et les poils peuvent rester rares, grêles et clairsemés.

Récidives. — Même quand la guérison est effectuée le malade n'est pas toujours débarrassé d'une façon définitive, car dans près de la moitié des cas il se produit des récidives. Ces récidives peuvent se répéter plusieurs fois, séparées par des intervalles de plusieurs années. Chez quelques malades la pelade reparaît avec une persistance extraordinaire, si bien qu'on peut à peine parler de récidives, il s'agit plutôt de poussées à peu près subintrantes; la guérison n'est jamais durable et la durée de la maladie n'a pas de limites; ce sont ces cas que E. Besnier qualifie de *pelades perpétuelles*.

Parfois la maladie reste stationnaire : il persiste sur le cuir chevelu une

(1) Brault, *Ann. de dermat. et de syph.*, 1897, p. 217.

région plus ou moins étendue d'alopécie qui s'immobilise indéfiniment; mais même après des années de sommeil apparent la pelade peut reprendre sa marche aiguë et aboutir à l'extension de la plaque ancienne ou à la formation de points d'attaque nouveaux.

II. — LE SYNDROME PELADIQUE

Évolution. — Nous avons jusqu'ici décrit la plaque de pelade prise isolément et considérée comme la lésion élémentaire du syndrome peladique. Nous devons maintenant étudier l'évolution et les diverses formes de ce syndrome. Parfois sans doute il arrive que le processus se limite à la formation d'une plaque unique qui constitue à elle seule la maladie tout entière, mais il s'en faut que les choses se passent toujours aussi simplement. Dans plus de la moitié des cas, soit en même temps que la première aire glabre, soit pendant son évolution, soit même après sa guérison, d'autres plaques semblables apparaissent, et il est très habituel de voir s'en former ensemble ou successivement trois, quatre, cinq, parfois même un nombre plus considérable. Chacune de ces plaques évolue pour son compte et peut rester indépendante pendant toute sa durée, mais très souvent les plaques voisines arrivent au contact, les barrières de cheveux qui les séparent disparaissent avec les progrès de la dépilation et ainsi se constituent, par fusion de deux ou plusieurs taches primitives, des surfaces d'étendue variable, de forme très irrégulière à bords festonnés ou à contours géographiques.

Topographie. — La pelade peut atteindre toutes les parties velues, mais elle débute toujours par le cuir chevelu ou par la barbe.

Quand on étudie d'après des statistiques détaillées le siège des plaques initiales et l'ordre dans lequel elles se disposent les unes par rapport aux autres, on s'aperçoit qu'elles ne sont pas disséminées au hasard et que les mêmes points de début, les mêmes modes de groupement se retrouvent identiques dans un grand nombre de cas. Il est donc évident que la localisation des plaques n'est pas indifférente et qu'elle est sous la dépendance de conditions anatomiques spéciales. De l'observation attentive des faits se dégagent les trois lois suivantes :

1° Quand plusieurs plaques se forment chez le même sujet elles ont tendance à se disposer sur des points symétriques des deux côtés du corps;

2° La pelade affecte une prédilection manifeste pour certaines régions déterminées de la face ou du crâne;

3° Enfin les plaques qui se forment simultanément ou successivement sur un même côté de la tête se groupent fréquemment d'une façon si caractéristique qu'on est autorisé à parler d'une *systématisation* de la pelade.

Symétrie des localisations peladiques. — Lailler [1] avait attiré l'attention

[1] LAILLER, *Leçons cliniques sur les teignes.* Paris, 1878.

sur la symétrie que présentent souvent les plaques de pelade, surtout celles de la barbe. Cette symétrie s'accuse parfois avec une extraordinaire netteté; non seulement les plaques sont situées sur une région correspondante de

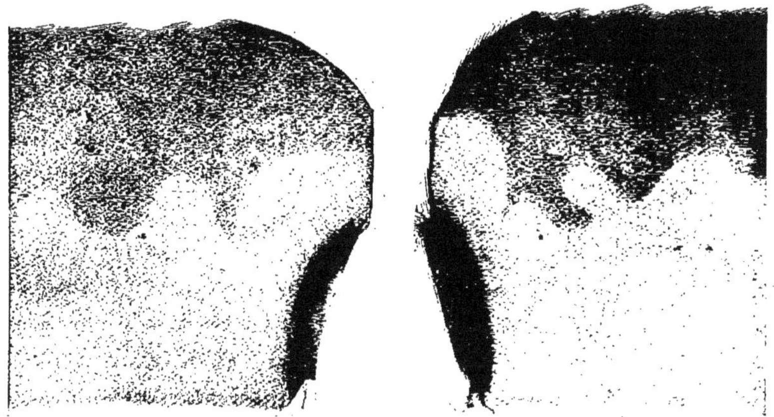

Fig. 146. — Pelade symétrique de la nuque.
(D'après un moulage déposé par E. Vidal au musée de l'hôpital Saint-Louis.)

chaque côté de la ligne médiane; mais la ligne parfois compliquée qui dessine le contour des surfaces peladiques est pour ainsi dire superposable à celle du côté opposé : chaque disque, chaque échancrure se trouve exactement reproduite et l'on peut observer jusqu'à cinq plaques ayant chacune leur homologue de l'autre côté.

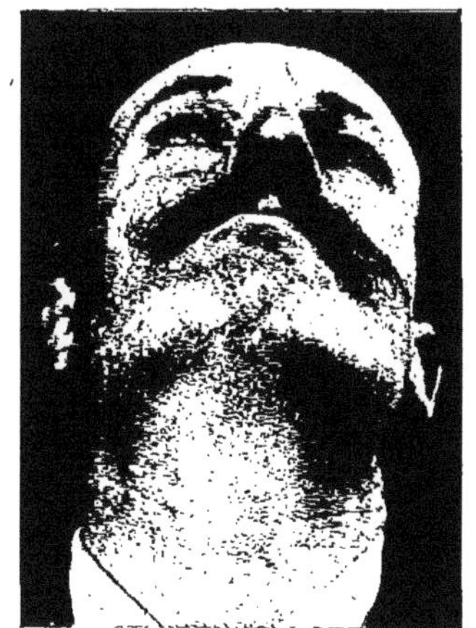

Fig. 147. — Pelade médiane et bilatérale de la barbe. (Malade de L. Jacquet, cliché de Dubray.)

La symétrie peut s'observer sur toutes les régions où se montre la pelade, mais elle est surtout fréquente et remarquable dans les pelades de la barbe. En dehors des cas où elle est assez apparente pour s'imposer au premier coup d'œil, il est des cas nombreux où elle est en quelque sorte latente et demande à être recherchée ; il en est ainsi par exemple lorsque les aires homologues ne présentent pas le même degré de développement. Très souvent en effet la pelade débute d'abord et s'étend plus vite sur un des deux côtés; de l'autre côté les plaques plus tardives sont aussi plus petites; elles peuvent même n'apparaître qu'après la guérison des premières, mais leur développement ultérieur reproduit exactement l'aspect que présentaient celles-ci quelques semaines ou quelques mois plus tôt. En pareil cas la symétrie devient évidente si l'on compare entre eux des schémas figurant les différents aspects qu'a revêtus l'affection à ses périodes successives (1).

Sièges d'élection. — Depuis longtemps on a remarqué la fréquence avec laquelle les plaques de pelade apparaissent sur certaines régions du crâne, notamment à la partie postérieure et inférieure du cuir chevelu. Dans ses leçons sur les teignes, Lailler écrit : « C'est souvent sur l'un des deux côtés de la nuque qu'apparaît la première plaque et cela avec une régularité presque constante dont la raison anatomique n'a pu être fournie. » La remarque de Lailler a été souvent vérifiée et c'est maintenant une notion banale que celle de la localisation fréquente de la pelade à la nuque (2).

Pour préciser l'étude topographique de la pelade nous diviserons le cuir chevelu en deux grandes régions : l'une périphérique dessine à partir de la lisière des cheveux une bande qui partant de l'occiput parcourt sur une largeur de deux travers de doigt les régions mastoïdienne, sus-auriculaire, temporale et frontale, c'est la *zone marginale* et nous appellerons par conséquent *plaques marginales* toutes celles qui se développent exclusivement sur cette zone ou qui l'échancrent fortement; l'autre région comprend toute l'étendue du cuir chevelu situé à l'intérieur de cet anneau, nous la désignerons par opposition à la première sous le nom de *zone centrale*.

Or si nous cherchons comment se répartissent entre ces deux zones les points d'élection signalés par Ciarrocchi, nous trouvons que, abstraction faite des pelades de la barbe, les trois localisations les plus communes sont toutes sur la zone marginale : en effet la nuqué, la tempe, la région rétro et sus-auriculaire, comptent à elles seules près de la moitié du nombre total des pelades.

D'après les chiffres relevés par L. Jacquet sur des schémas représentant exactement l'âge et l'étendue des lésions dans un certain nombre des cas soumis à son observation, la proportion des pelades marginales est plus élevée encore, puisque sur 74 malades les plaques siégeaient à la bordure dans 60 cas, et 34 fois elles y étaient exclusivement cantonnées. Ces chiffres mettent hors de

(1) La statistique de Ciarrocchi nous fournit sur la fréquence de la symétrie des chiffres intéressants; il a constaté son existence à la nuque 64 fois sur 133 cas, au menton 51 fois sur 68, (proportion énorme qui confirme bien la remarque de Lailler sur l'habituelle symétrie des pelades de la barbe); à la tempe 23 fois sur 53 l'affection était bilatérale et 19 fois sur 45 à la région rétro-auriculaire. Si l'on fait la moyenne générale de tous les cas en bloc on trouve 157 fois la symétrie sur 319 cas, soit une proportion de près de moitié (49,2 pour 100). D'après Ciarrocchi l'apparition d'une plaque à la nuque, à la queue d'une moustache ou au niveau du trou mentonnier permet d'annoncer presque à coup sûr la formation d'une plaque homologue du côté opposé.

(2) Grâce à Ciarrocchi, nous pouvons exprimer en chiffres cette fréquence : sur 547 cas Ciarrocchi compte 133 pelades de la nuque, soit près du quart du nombre total. L'aire alopécique occupe soit la fossette médiane de la nuque, soit la région latérale immédiatement contiguë; inférieurement elle peut arriver à la limite même du cuir chevelu ou respecter, au contraire, une mince barrière de cheveux. Après la nuque, la région qui fournit le plus grand nombre de cas de pelade, c'est le trou mentonnier et la région sus-hyoïdienne avec 68 cas sur 547, soit environ 1 cas sur 8. Ensuite viennent, toujours d'après Ciarrocchi, les tempes avec 53 cas, puis la région rétro-auriculaire avec 45 cas; la région pariétale et le vertex arrivent en dernier lieu avec des chiffres bien moins élevés.

[P. DÉHU.]

doute l'énorme prédominance des localisations peladiques sur la zone périphérique du cuir chevelu; mais ce n'est pas tout, et cette première constatation en appelle immédiatement une seconde non moins importante.

Systématisation. — Non seulement la première plaque naît avec prédilection sur la zone marginale, mais si d'autres apparaissent ultérieurement, presque toujours elles s'alignent le long de la bordure suivant une disposition tout à fait caractéristique; la pelade se systématise à la zone marginale.

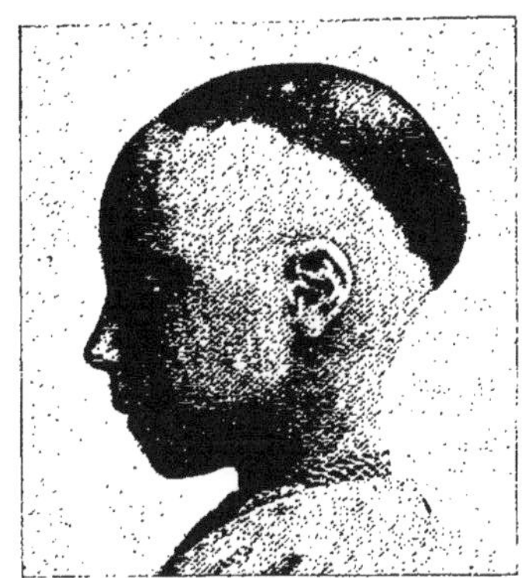

Fig. 148. — Pelade ophiasique. (Figure empruntée à Dauzats.)

L'attaque de cette zone peut se faire sur des points très éloignés; peu à peu sur l'espace intermédiaire se forment des aires nouvelles; puis, par leur développement centrifuge, ces foyers divers se rapprochent et arrivent souvent à se fusionner. La surface alopécique tend alors à prendre la forme d'une bande longitudinale, et dans les cas typiques, depuis la nuque jusqu'au front, toute la lisière des cheveux se trouve reportée à 4 ou 5 centimètres au-dessus de sa situation normale. Presque toujours à la limite supérieure de cette bande décalvée se dessinent des arcs de cercle qui permettent de reconnaître le nombre et la position des taches arrivées à coalescence; très souvent cette ligne est échancrée par de petites plaques nées aux confins de la bande alopécique principale. Enfin en dehors de la région périphérique où l'affection atteint son développement maximum, il est fréquent de voir les pelades marginales s'accompagner de plaques aberrantes plus ou moins nombreuses dans la zone centrale du cuir chevelu (fig. 159).

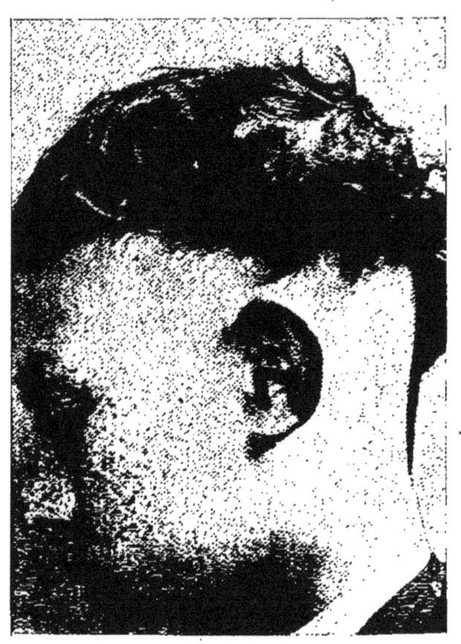

Fig. 149. — Pelade marginale. (Malade de L. Brocq, cliché de Sottas.)

Par son aspect si caractéristique, la pelade systématisée de la bordure a depuis longtemps frappé les observateurs. Déjà Celse l'avait décrite d'une façon très précise et l'avait séparée sous le nom d'*ophiasis* des autres formes d'alopécies en aires. Sabouraud, qui a insisté sur la fréquence de l'ophiasis chez les enfants, la considère comme la forme typique et à peu près exclusive de la pelade dans le jeune âge. Mais il la déclare exceptionnelle chez l'adulte, et il admet qu'elle constitue une forme tout à fait différente de la pelade vulgaire. Sans discuter ici dans son ensemble la théorie de Sabouraud, nous devons cependant faire remarquer que son assertion relative à la rareté de l'ophiasis chez l'adulte est en désaccord avec l'opinion de la majorité des cliniciens et avec les résultats de la statistique. Ciarrocchi, il est vrai, sur 547 pelades, ne compte que 46 cas d'ophiasis dont le plus grand nombre avant dix-huit ans; mais il y a là, croyons-nous, une équivoque qu'il importe de dissiper. Assurément, si l'on restreint le nom d'ophiasis aux pelades dessinant une bande périphérique ininterrompue de l'occiput au front, il est certain que c'est là un aspect objectif beaucoup plus commun chez les enfants; c'est en effet surtout dans le jeune âge que la pelade marginale atteint son intensité maxima et son développement complet; mais, comme nous l'avons déjà dit, il n'y a pas une différence de nature, mais seulement une différence de degré entre l'ophiasis totale et une pelade limitée de la nuque ou de la région mastoïdienne. Aussi est-il d'usage courant à Paris d'appeler ophiasis toute plaque née en bordure, même si elle est unique et circonscrite; c'est une ophiasis au début peut-être, ou bien une ophiasis fruste qui n'aboutira pas à la couronne alopécique, mais c'est une ophiasis avec toutes les conséquences que ce mot comporte au point de vue du pronostic. Or si l'on accepte cette interprétation, et si l'on admet que le mot d'ophiasis est exactement synonyme de l'expression pelade marginale, nous voyons que Ciarrocchi en compte 231 sur un total de 547 sujets peladiques de tous âges.

L. Jacquet, sur notre demande, a relevé exactement les localisations peladiques chez ses malades *adultes*, et sur 154 cas compris entre dix-huit et soixante ans voici les chiffres qu'il a obtenus :

Décalvantes généralisées	8
Pelades de la barbe seule	26
— tête seule	74
— — marginales	34
— — centrales	14
— — mixtes	26
— marginales et P. de barbe	28
— centrales et P. de barbe	5
— — marginales et P. de barbe	14

c'est-à-dire que sur 119 pelades ayant intéressé le cuir chevelu, 17 fois seulement les plaques marginales ont manqué, 62 fois elles existaient à l'exclusion des plaques centrales, et 40 fois elles ont coïncidé avec celles-ci. Au total, elles se sont montrées 102 fois sur 119.

On voit par ces chiffres que, si les pelades de bordure restent plus souvent limitées chez l'adulte, elles ne sont en aucune façon plus rares chez lui que chez l'enfant; qu'il n'y a donc au point de vue de l'âge aucune différence à

[P. DÉHU.]

établir entre les pelades de bordure et celles du vertex, et que dans tous les cas, sans distinction, les localisations marginales sont absolument prépondérantes.

Outre la systématisation *ophiasique* ou *occipito-frontale* que nous venons d'étudier, Ciarrocchi en admet une autre qu'on peut appeler *temporo-mentonnière*; mais elle est beaucoup moins fréquente et moins nette que la

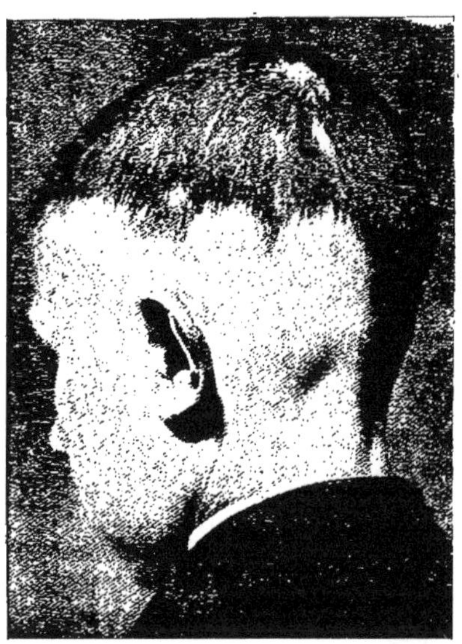

Fig. 150. — Pelade marginale montrant le siège initial des plaques arrivées à coalescence. (Malade de L. Brocq, cliché de Sottas.)

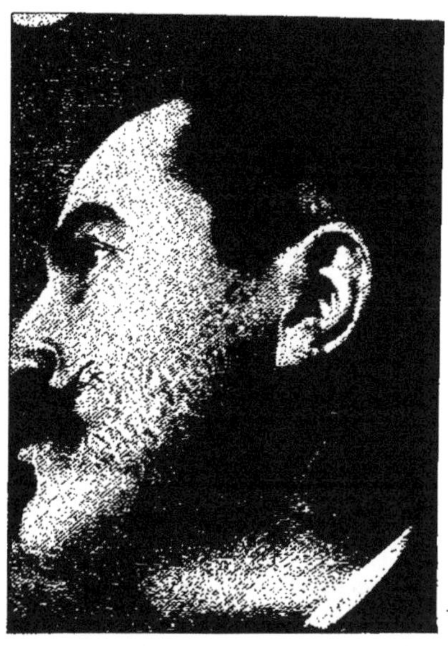

Fig. 151. — Pelade symétrique du menton et de la tempe gauche. Ébauche de la systématisation temporo-mentonnière de Ciarrocchi. (Malade de L. Brocq, cliché de Sottas.)

première. Elle ne serait en somme que le type le plus complet des pelades de la barbe, comme l'ophiasis est celui des pelades du cuir chevelu.

Généralisation de la pelade. — *Pelades décalvantes.* — L'ophiasis forme en quelque sorte la transition entre la pelade en aires limitées et les formes très étendues qu'on désigne sous le nom de *décalvantes*. Ce ne sont pas là des espèces morbides distinctes, mais seulement des degrés différents d'un même processus. Les plaques de la zone centrale du cuir chevelu constituent la forme bénigne de la pelade; la systématisation marginale représente le degré moyen, c'est la variété la plus commune et la plus typique; enfin les pelades généralisées sont les plus graves et leur malignité est presque toujours en raison directe de leur étendue.

La pelade décalvante peut être progressive ou soudaine. Dans le premier cas, elle se fait par extension graduelle et continue de plaques primitivement circonscrites. On peut voir aussi des pelades évoluer pendant des mois sous forme de taches localisées d'apparence bénigne, puis tout d'un coup, sous l'influence d'une syphilis, d'une typhoïde, d'un choc nerveux, parfois sans cause appréciable, reprendre une marche aiguë et s'étendre rapidement.

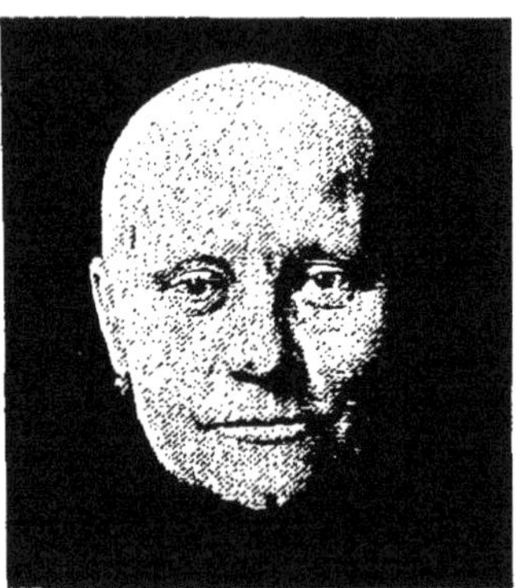

Fig. 152. — Pelade décalvante. (Figure empruntée à Dauzats.)

Les décalvantes à début brusque s'observent souvent à la suite d'un violent choc nerveux ou d'un traumatisme grave.

Dans une observation d'Arago (1) il s'agit d'un capitaine de vaisseau qui est frappé et blessé à la tête par la foudre : dès le lendemain, sa barbe s'arrachait par touffes, tous les poils du corps tombèrent successivement.

Dans une observation de Frédet (2), c'est une jeune fille qui se trouve dans une chambre dont le plancher s'effondre sous ses pieds; elle échappe à la mort en se cramponnant à la barre de la fenêtre ; deux jours après ses cheveux commençaient à tomber et en six jours elle était dépilée de la tête aux pieds.

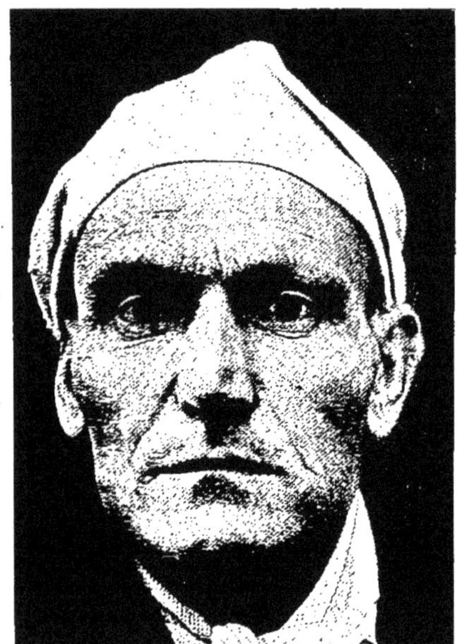

Fig. 153. — Pelade généralisée : méplat peladique sourcilier à gauche. (Malade de L. Jacquet, cliché de Dubray.)

Dans les faits de ce genre, la décalvation peut être extrêmement rapide, les poils s'arrachent par touffes et tombent pour ainsi dire tous à la fois, de sorte qu'il ne se forme pas d'aires glabres circonscrites. Mais ce mode de début est tout à fait exceptionnel et toutes les fois que l'alopécie n'est pas absolument foudroyante, qu'elle soit ou non d'origine nerveuse, invariablement elle débute par des taches arrondies; citons à titre d'exemple une observation de Goldfarb (3) : chez un homme de quarante-

(1) Arago, in Dubreuilh, *De la pelade*. Bordeaux, 1889, p. 15.

(2) Frédet, Alopécie complète et générale à la suite d'une frayeur. *Arch. génér. de méd.*, 1879, p. 740.

(3) Goldfarb, Ein Fall von Alopecia universalis *Monatshefte für prakt. Dermat.*, 1897, Bd. XXIV, p. 563.

six ans, sans cause appréciable, des plaques chauves circonscrites apparaissent, accompagnées de névralgies, et en deux mois aboutissent à une pelade totale. Peut-être objectera-t-on que l'origine nerveuse n'est pas très certaine dans ce cas, mais voici une autre observation de Morton ([1]), où le choc nerveux est on ne peut plus manifeste : une jeune fille bien portante, mais très nerveuse, assiste à un accident qui coûte la vie à son père; elle en éprouve une émotion très vive; quelques jours après, l'alopécie se manifeste sous forme de disques d'abord, puis se généralise à tout le corps.

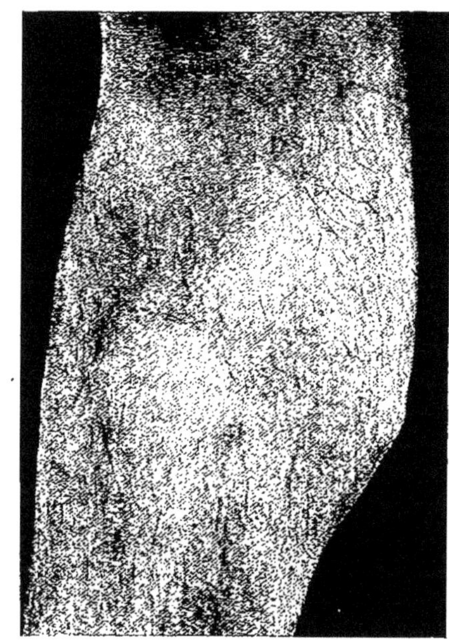

FIG. 151. — Trois zones peladiques de la jambe. (Malade de L. Jacquet, cliché de Dubray.)

L'absence de taches circonscrites initiales résulte donc exclusivement de l'acuité du processus alopécique, nullement de sa cause, et il n'y a pas lieu d'admettre à ce point de vue la distinction proposée par quelques auteurs entre l'alopécie décalvante névrotrophique et les formes généralisées de la pelade vulgaire.

La généralisation de l'alopécie aux différentes régions velues est presque toujours symétrique et elle se fait suivant un ordre à peu près constant. Les cheveux ou quelquefois la barbe tombent tout d'abord, puis les sourcils et les cils, ensuite les poils des aisselles, ceux des organes génitaux et de la région sternale; enfin dans les cas extrêmes tous les follets de la peau glabre, y compris les vibrisses du nez et les poils du conduit auditif, sont successivement détruits, de telle sorte que les téguments dénudés de la tête aux pieds ne présentent plus nulle part ni poils ni duvet. Cette dépilation absolue est d'ailleurs exceptionnelle; même dans les pelades les plus généralisées, il reste ordinairement sur quelques points des poils grêles disséminés çà et là ou groupés par petites touffes, mais le système pileux tout entier paraît compromis, et sur les régions même où le duvet est conservé on peut voir se former des aires d'alopécie circonscrite ou diffuse.

Les poils présentent dans les pelades généralisées les mêmes altérations que dans les formes circonscrites, c'est-à-dire l'atrophie radiculaire et la trichor-

([1]) MORTON, *Journal of cut. and genit.-urin. dis.*, mai 1895, et *Monatsh. f. prakt. Dermat.*, 1895, Bd. XXI, p. 585.

rexie; les cheveux cassés y sont toutefois plus rares; d'après quelques auteurs, Crocker [1], Unna [2], ils feraient même constamment défaut dans les alopécies généralisées d'origine nerveuse; si l'on admet avec Unna que la fracture des poils caractérise les formes chroniques de la pelade, il est tout naturel de ne pas constater ces lésions dans les alopécies nerveuses qui se distinguent précisément par l'acuité du processus dépilant.

Quant aux modifications des téguments, elles sont de même nature, mais beaucoup plus accusées que dans les pelades en disques; c'est surtout dans les décalvantes que l'on observe les symptômes caractéristiques que nous avons mentionnés, c'est-à-dire la tuméfaction œdémateuse et la flaccidité de la peau et aussi les troubles de la sécrétion sébacée et sudorale que E. Besnier englobe sous le nom d'hyperstéatidrose.

Lésions des ongles dans la pelade. — Chez les sujets atteints de pelade généralisée, les ongles peuvent tomber ou présenter des altérations diverses. Déjà Rayer [3] avait signalé cette coïncidence et cité, d'après Frank, l'observation d'un jeune homme atteint d'alopécie générale chez lequel les ongles

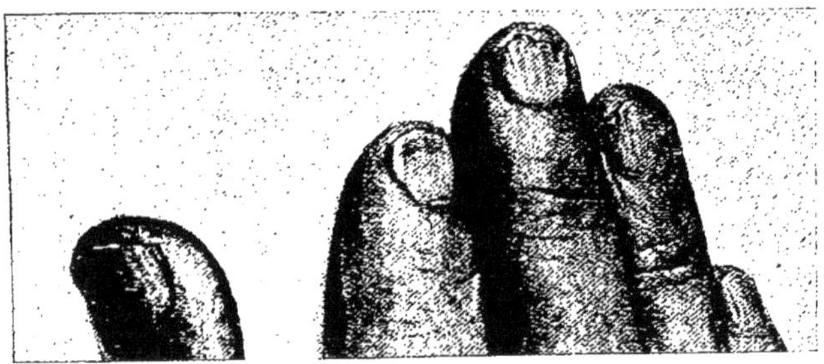

Fig. 155. — Ongles peladiques. (Figure empruntée à Dauzats.)

étaient « privés de vie et rongés par une sorte de boue sèche ». Dans ces dernières années, il a été publié un certain nombre de faits analogues, de sorte que l'on peut au moins esquisser l'histoire de la pelade des ongles. C'est presque toujours dans les formes décalvantes étendues que les ongles sont atteints; toutefois, dans un cas d'Audry [4], il existait une seule plaque d'alopécie au vertex. Chez un malade d'Arnozan [5], la pelade était limitée à la barbe et à la face dorsale des mains; mais, chose remarquable, la maladie des ongles avait débuté un an avant que se produisît la chute des poils; la même particularité se retrouve aussi dans une observation de M. Gaucher [6]. Mais ce sont là des exceptions, et dans tous les autres faits connus, les lésions des

[1] Crocker, *Diseases of the skin.*
[2] Unna, *Histopathologie.*
[3] Rayer, *Traité des maladies de la peau*, 2e édit., t. III, p. 742.
[4] Audry, Pelade des ongles. *Ann. de dermat. et de syph.*, 1899, p. 1087.
[5] Arnozan, *Journal de méd. de Bordeaux*, 22 juillet 1888.
[6] Gaucher, *Traité des maladies de la peau*, t. I, p. 777.

ongles ne se sont manifestées qu'après le début de la décalvation, alors que celle-ci avait atteint son apogée. Ces lésions peuvent revêtir des aspects divers : ainsi, dans une observation de Pernet [1], il s'agissait simplement de leuconychie, mais dans la plupart des cas l'altération est plus caractéristique. Le plus souvent, l'ongle perd sa transparence; il devient gris, jaunâtre, sa surface dépolie, granitée, présente de petites dépressions noirâtres qui s'alignent en stries longitudinales; l'ongle est alors cannelé dans le sens de la longueur; il peut offrir aussi des sillons transversaux. Toutes ces modifications débutent au niveau de la matrice et n'atteignent l'extrémité libre que par les progrès du développement de l'ongle. A un degré plus avancé, la lame unguéale s'épaissit, s'infiltre d'air, son extrémité se fendille en lamelles ou s'effrite par petits blocs et se décolle progressivement de son lit. Enfin l'ongle peut tomber et il ne se forme à sa place que des écailles cornées de forme irrégulière : l'ongle, dit Audry, n'arrive pas à s'individualiser.

Les altérations unguéales sont presque toujours symétriques; elles peuvent atteindre plusieurs doigts ou même la totalité des doigts et des orteils, mais aux pieds comme aux mains c'est sur les pouces qu'elles se montrent avec prédilection.

Ces lésions des ongles sont tout à fait comparables à celles des cheveux peladiques, ce sont des malformations primitives plutôt que des altérations secondaires. Dans l'un et l'autre cas, c'est sur l'organe générateur, matrice ou papille, que porte la dystrophie; c'est à l'extrémité adhérente de l'ongle comme à la racine du poil que les lésions débutent et atteignent leur maximum. Après la chute de l'ongle comme après celle du poil, l'effort de rénovation s'ébauche, mais ne peut aboutir à la formation d'un organe complet, et c'est ici un follet avorté, là un bloc informe de corne qui remplace le phanère normal.

En somme : sidération de l'organe générateur, édification de phanères malformés et caducs, suspension et perversion des phénomènes de réparation, tels sont pour l'ongle comme pour le poil les caractères du processus peladique.

Évolution des pelades généralisées. — Quoique la guérison des pelades décalvantes soit toujours difficile et tardive, la repousse s'observe cependant dans la majorité des cas; elle se fait par rétrécissement progressif des surfaces dépilées ou par formation, sur tous les points à la fois, de follets qui, graduellement, reprennent le caractère de poils normaux. Quand la décalvante a débuté par des localisations marginales, il n'est pas très rare de voir persister, au moment de la repousse, des zones glabres correspondant aux points d'attaque initiaux; sur toute la bordure ou seulement au siège de la plaque primitive, les cheveux repoussent plus tardivement, souvent d'une façon incomplète; ils restent plus rares et plus grêles; dans un petit nombre de cas même la repousse peut manquer absolument. En pareil cas, les récidives sont toujours à redouter et le foyer qui survit peut être le point de départ d'une

(1) Pernet, *Brit. Jour. of Derm.*, march 1900.

généralisation nouvelle de la pelade; d'ailleurs, même après guérison complète, la pelade récidive d'autant plus volontiers qu'elle a été une première fois plus étendue et plus durable.

Dans les pelades généralisées, la chute et la repousse du duvet subissent quelquefois des oscillations qui paraissent dépendre surtout des modifications physiologiques de l'appareil génital. Chez une femme observée par Feulard (1), deux fois la grossesse provoqua un évident effort de réparation; mais le duvet retomba aussitôt après les couches; chez une femme atteinte de pelade totale, Jamieson (2) a constaté également une aggravation de la dépilation à la suite de chaque grossesse. Les règles ont parfois une action analogue; dans un cas publié par Ziegler (3), à chaque époque menstruelle, il apparaissait, sur l'occiput, un petit bouquet de cheveux qui tombaient quelques jours après. Nikolsky (4) a observé aussi une chute en quelque sorte périodique se produisant par poussées après les règles.

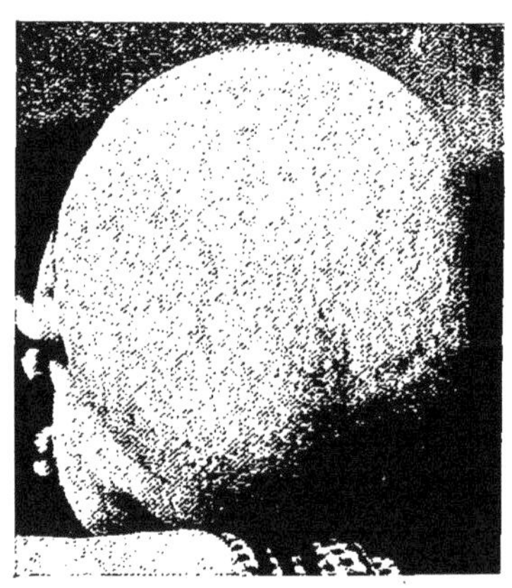

Fig. 156. — Pelade décalvante.

Ces faits sont évidemment à rapprocher de l'influence de la puberté, qui détermine fréquemment la guérison des pelades, même les plus graves de l'enfance; comme la puberté, les règles et la grossesse déterminent une poussée pilaire; mais au lieu de produire, comme elle, une action profonde et durable, elles n'exercent qu'une influence superficielle et éphémère et leur terminaison est, au contraire, le signal d'une recrudescence plus grande du processus alopécique. Il ne paraît y avoir là qu'une exagération des phénomènes qui se manifestent même à l'état physiologique.

On a signalé aussi une certaine relation entre la marche de l'alopécie et la succession des saisons; ainsi, chez une malade de Ledermann (5), les poils tombaient à l'automne et repoussaient pendant l'été, de façon à atteindre une longueur de 10 à 12 centimètres; dans un cas publié par Klotz (6), au contraire, c'est pendant l'été que les cheveux tombaient pour repousser tant que durait l'hiver.

(1) Feulard, *Ann. de dermat. et de syph.*, 1887, p. 292.
(2) Jamieson, *Dis. of the skin.*, 4e éd., p. 469.
(3) Ziegler, Ueber Alopecia congenita. *Arch. für Dermatol. und Syph.* 1897, Bd. XXXIX, s. 215.
(4) Nikolsky, anal. in *Monatsh. f. prakt. Derm.*, 1901, Bd. XXXII, p. 479.
(5) Ledermann, Berliner derm. Gesellschaft, 6 février 1900. Compte rendu in *Annales de dermat. et de syph.*, 1901, p. 91.
(6) Klotz, *Journal of cut. and genit.-urin. diseases*, décembre 1897.

ÉTUDE HISTOLOGIQUE

L'étude histologique de la pelade comporte l'examen microscopique des poils et celui des téguments alopéciques.

1° *Poils.* — Nous avons déjà décrit les altérations du poil qu'on peut observer à l'œil nu ou à la loupe : absence de la gaine vitreuse, atrophie et décoloration de la racine, nodosités trichorrexiques et fracture consécutive de la tige. L'emploi du microscope permet d'observer ces lésions dans tous leurs détails et d'en saisir le mécanisme pathogénique. Il montre que tous les éléments du cheveu sont plus ou moins profondément altérés. Les cellules de la moelle disparaissent graduellement à mesure qu'on se rapproche de la racine et le canal médullaire, conservé à la partie supérieure, n'existe plus à la partie profonde ; le cheveu est transformé à la base en un petit cylindre plein, aminci et décoloré, si bien que, conservant encore vers son extrémité libre les caractères d'un cheveu adulte, il présente, au contraire, à sa base la structure d'un follet (¹).

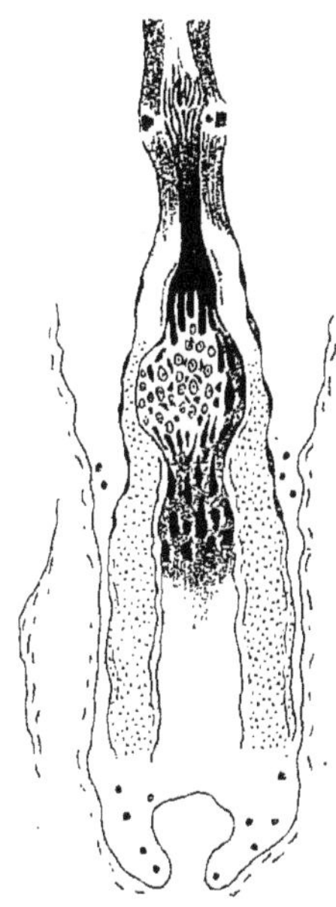

Fig. 157. — Section longitudinale d'un follicule peladique. Le poil qu'il contient présente deux renflements trichorrexiques. (Figure empruntée à Giovannini.)

La disparition de la cavité médullaire ne se fait pas d'une façon régulière, et sur certains points, au lieu d'être comblée, elle est, au contraire, dilatée parfois dans des proportions énormes (²). Elle est largement infiltrée de bulles d'air qui s'insinuent également dans la couche corticale et, chose qu'on ne voit jamais sur les cheveux sains, pénètrent dans la racine jusqu'au niveau de la papille (³).

Sur toute la longueur du poil on peut constater des altérations des cellules corticales, et, sur les points où cette lésion atteint son maximum, les cellules se dissocient et le cheveu éclate longitudinalement, puis se brise ; le pigment normal est diminué et sa distribution est modifiée ; au lieu d'être réparties régulièrement, les granulations pigmen-

(¹) Sabouraud, Étude sur les origines de la pelade. *Ann. de dermat. et de syph.*, 1896.

(²) Mibelli, Di alcuni peli deformi in uno caso di alopecia areata della barba. *Giorn. ital. delle mal. ven. et della pelle*, 1890, p. 251. — Giovannini, Recherches sur l'histologie pathologique de la pelade. *Ann. de dermat. et de syph.*, 1891, p. 921. — Unna, *Histopathologie*, p. 1110. — Voir aussi Balzer et Juhel Renoy in E. Besnier, *Rapport sur la pelade.* Masson, éditeur, 1888.

(³) Behrend surtout (Veränderung der Haare bei Alopecia areata. *Virchow's Arch.*, 1887, Bd. CIX.) a insisté sur ce symptôme auquel il attache une grande importance et auquel il attribue l'origine de toutes les autres lésions du poil. D'après lui, le cheveu

laires sont groupées en petits amas qui apparaissent dans la tige sous la forme d'un pointillé brunâtre.

Si l'on cherche maintenant à se faire une idée de la genèse de ces altérations du poil, on est frappé de ce fait qu'elles sont d'autant plus intenses qu'on se rapproche davantage de la papille; c'est au niveau de la papille qu'elles débutent; elles sont donc contemporaines de la formation même du cheveu; le poil n'est pas, à proprement parler, altéré; il est malformé, et cette anomalie de développement ne peut s'expliquer que par un trouble profond de la couche génératrice, ou plutôt de l'organe qui règle sa nutrition et son innervation, c'est-à-dire de la papille.

Il est important de remarquer que de toutes les lésions que présentent les poils peladiques, aucune n'est caractéristique, aucune n'appartient d'une façon exclusive à la pelade. La transformation du bulbe creux en bulbe plein, l'atrophie et la décoloration de la racine, s'observent dans toutes les alopécies cachectiques, infectieuses, dans celles de la fièvre typhoïde, de la syphilis, etc. Ce sont des lésions banales, qui ne sont que l'exagération du phénomène normal de la mue pilaire; la formation du bulbe plein est le dernier terme de l'évolution physiologique du poil. Il en est de même de l'amincissement de la racine; les poils qui tombent spontanément, en dehors de toute influence morbide, sont « atténués vers leur portion radiculaire, édifiée par une papille déjà en voie d'atrophie » (1). D'autre part, la trichorrexie s'observe souvent en dehors de la pelade; c'est une lésion assez fréquente et qui est considérée par beaucoup d'auteurs comme le résultat d'un trouble de nutrition.

Donc toutes les altérations pilaires qu'on voit dans la pelade présentent ce double caractère d'être banales et de relever d'un trouble trophique. Il est à peine besoin d'indiquer à quel point elles diffèrent des lésions produites par les parasites cryptogamiques; dans les teignes, le cheveu est envahi par le champignon; il est dissocié mécaniquement, puis brisé; mais sa racine reste saine et la papille inaltérée continue à édifier un poil de tous points normal. La nature purement trophique des modifications des poils peladiques a été, depuis longtemps, soutenue par les partisans de l'origine nerveuse de la pelade, par Bœrensprung (2) et Michelson (3), notamment; elle est acceptée par les adeptes mêmes de la théorie parasitaire. Quelle que soit d'ailleurs la cause première de l'affection, les lésions des poils et le mécanisme de leur chute ne peuvent s'expliquer que par l'intermédiaire d'un trouble tropho-

desséché par suite de troubles circulatoires se laisserait envahir en totalité par l'air qui dissocierait ses cellules au point même de provoquer l'éclatement de la tige et pénétrerait jusqu'à la papille dont il causerait l'atrophie. Si les bulles d'air arrivent à la papille par toute sa surface, l'atrophie est complète et la racine du cheveu prend la forme d'une pointe; si, au contraire, une partie de la papille reste à l'abri du contact de l'air, sur ce point la matrice continue à vivre et le bulbe du cheveu subsiste partiellement.

(1) Renaut, *Traité prat. d'histologie*, t. II, p. 546.

(2) Bærensprung, Ueber Area Celsi. *Ann. des Charité-Krankenhauses*, 1858, s. 59.

(3) Michelson, *Volkmann's Samml. klin. Vortr.*, 1877, n° 120.

nerveux portant sur l'appareil générateur du poil, et c'est cette idée que E. Besnier a si heureusement traduite d'un seul mot : *la sidération* de la papille.

Téguments. — L'histologie de la peau peladique a été surtout étudiée par Harris ([1]), Robinson ([2]), Balzer, Giovannini, Unna et Sabouraud. Nous allons résumer ici les résultats principaux de ces divers travaux.

Les *lésions épidermiques* sont minimes en dehors de l'achromie de la couche de Malpighi signalée par Sabouraud. Ce sont surtout les modifications des follicules qui méritent d'attirer l'attention. Ce qui frappe tout d'abord dans une coupe de pelade, c'est la déformation des follicules, qui, veufs du poil qu'ils contenaient, montrent leur gaine externe plissée, tordue en forme de bourse vide ou de manche de veste. Quelquefois des rétrécissements alternant avec des dilatations de leur calibre aboutissent à la formation de véritables kystes. Ces déformations diverses sont dues, d'après Unna, à l'action des muscles arrecteurs s'exerçant sur une gaine flasque, tandis qu'à l'état normal la tige du cheveu maintient la rigidité du follicule.

Dans la plupart des follicules on constate la présence d'un follet avorté; quelquefois il en existe plusieurs qui sont diversement tordus ou pelotonnés; en somme, la fonction papillaire n'est pas abolie, elle est seulement viciée; suivant l'expression de E. Besnier, la papille n'est pas morte, elle est en état de léthargie. Dans les pelades anciennes, les follicules sont transformés en cordons fibreux, ou bien ils sont atrophiés et en partie disparus.

Dans le *derme*, les lésions consistent surtout en une infiltration cellulaire autour de la base des follicules et autour des vaisseaux. Pour Giovannini, il s'agit d'une diapédèse leucocytaire qui pénètre jusque dans le follicule et désagrège les cellules de la matrice du poil; ce serait donc un processus inflammatoire, une folliculite pilaire profonde. Giovannini pense que l'infiltration cellulaire entrave la circulation et provoque ainsi secondairement les phénomènes d'atrophie et de nécrose qui aboutissent à la désagrégation du cheveu et à sa chute.

Robinson insiste surtout sur la dilatation des vaisseaux sanguins et lymphatiques et sur les petites thromboses qu'on y observe fréquemment. C'est à ces coagulations, en même temps qu'à l'épaississement des parois artérielles, qu'il attribue les altérations nutritives des poils.

Robinson avait aussi indiqué la présence de *cocci* dans les espaces lymphatiques; mais ses assertions, à ce point de vue, ont été combattues par Leloir ([3]), qui pense que les prétendus cocci n'étaient autre chose que des *mastzellen* ou des grains de matière colorante. Unna, qui d'une façon générale confirme les résultats de Robinson, n'a pas non plus retrouvé ces cocci. Actuellement, tous les observateurs s'accordent à déclarer que les

([1]) Duckworth and Harris, *Transact. of the path. Soc. of London*, 1882, vol. XXXIII, p. 387.
([2]) Robinson, *Monatsh. für prakt. Dermat.*, 1888.
([3]) Leloir, *Gaz. des hôpit.*, 30 juin 1888.

coupes de pelade ne montrent, en règle, aucune espèce d'élément microbien.

Pour Unna, les cellules de l'infiltrat sont des cellules conjonctives et l'exsudat n'est jamais leucocytaire, mais purement séreux. Il s'agit, pour lui, d'un œdème inflammatoire.

Enfin, d'après les recherches de Sabouraud, l'infiltrat se compose de lymphocytes avec un très grand nombre de mastzellen, ce qui le conduit à rejeter l'idée d'un processus inflammatoire et à admettre un simple trouble de nutrition.

Dans les pelades anciennes et surtout dans les formes décalvantes, on constate, outre l'infiltration du derme, un certain degré de sclérose conjonctive. Les glandes sébacées présentent des altérations fréquentes, mais qui n'ont rien de caractéristique. En effet, Harris et Giovannini les ont trouvées atrophiées, tandis que, d'après Sabouraud, elles sont, au contraire, notablement hypertrophiées.

L'examen des *filets nerveux* de l'aire peladique a été pratiqué dans deux cas par Leloir [1] qui a constaté une fois des lésions de névrite dégénérative.

ÉTUDE PATHOGÉNIQUE

Nous avons déjà vu comment, en face de la théorie parasitaire née du rapprochement de la pelade avec les teignes, s'était édifiée peu à peu la théorie de l'origine purement dystrophique de l'alopécie en aires. Nous allons exposer les arguments que l'on peut faire valoir à l'appui de chacune de ces doctrines.

I. — THÉORIE PARASITAIRE

1° Argument bactériologique. — L'étude bactériologique de la pelade a été l'objet de travaux nombreux, et, à plusieurs reprises, on a cru trouver l'agent spécifique de cette affection. Mais aucune de ces découvertes n'a été confirmée et elles n'ont plus aujourd'hui qu'un intérêt purement historique. Nous nous bornerons donc à citer les travaux de Malassez [2], Thin [3], Eichhorst [4], Pellizzari [5], von Sehlen [6], Robinson [7], etc.

Le seul microbe dont la valeur étiologique dans la pelade soit encore soutenue à l'heure actuelle est le microbacille décrit par Sabouraud. Dans un important travail publié en 1896 sur les origines de la pelade [8], cet auteur a

(1) Leloir, *Bullet. de l'Acad. de Méd.*, 1888, p. 940.
(2) Malassez, *Arch. de physiol. norm. et pathol.*, 1874, p. 203.
(3) Thin, *British med. Journal*, 1882.
(4) Eichhorst, *Virchow's Arch.*, Bd. LXXVIII, p. 197.
(5) Pellizzari, *Ann. de dermat. et de syph.*, 1884, p. 516.
(6) Von Sehlen, *Virchow's Arch.*, 1885.
(7) Robinson, *loc. cit.*
(8) Sabouraud, Étude sur les origines de la pelade. *Ann. de derm. et syph.*, 1896.

proposé une conception toute nouvelle : celle de l'origine séborrhéique de la pelade.

Théorie séborrhéique de la pelade, d'après Sabouraud. — D'après Sabouraud, la séborrhée est caractérisée histologiquement par une modification spéciale des infundibula pilaires, dont la cavité dilatée est remplie par un cylindre de sébum et de cellules cornées. Dans ce cylindre ou « cocon séborrhéique » existent, en quantités prodigieuses, des colonies d'un bacille très fin, autrefois décrit par Unna et Menahem Hodara sous le nom de bacille de l'acné,

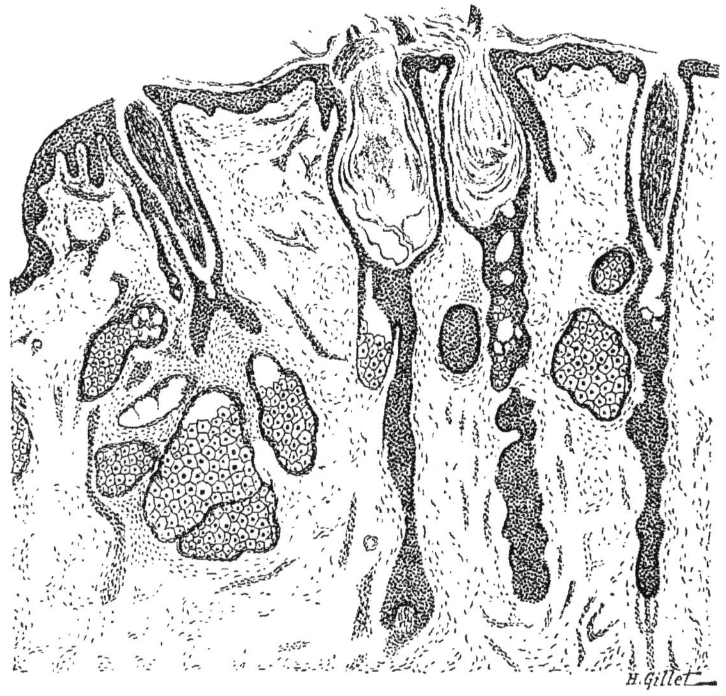

Fig. 158. — Coupe de peau peladique montrant la déformation caractéristique des follicules à leur partie inférieure, et la dilatation de leur extrémité supérieure (utricule peladique). (D'après Sabouraud.)

mais qui, pour Sabouraud, serait le « microbacille de la séborrhée ». Or, l'étude des deux grands processus alopéciques, la calvitie et la pelade, montre que, sur toutes les régions où se produit la dépilation, la peau présente une séborrhée intense. Dans la pelade, notamment, sur toute l'aire alopécique, les follicules sont, au début, infectés par le « microbacille : les infundibula pilaires dilatés et transformés en « utricules peladiques » contiennent des cocons où fourmillent les microbacilles, et cette infection n'existe que sur l'aire alopécique et sur la zone des cheveux caducs, elle cesse brusquement au delà. De ces faits, Sabouraud conclut que le microbacille est l'agent pathogène de l'alopécie, que la calvitie n'est qu'une variété chronique de séborrhée, et que la pelade peut être considérée comme une *séborrhée aiguë circinée* (¹).

Dans ses publications ultérieures, Sabouraud (²) a notablement modifié les conclusions de son premier mémoire. A la suite d'études cliniques et microscopiques portant sur un grand nombre de cas, il a acquis la conviction que toutes les pelades ne rentrent pas dans le cadre qu'il avait primitivement tracé de la pelade séborrhéique; que chez l'enfant, notamment, elles affectent presque toujours une allure bien différente et que le microscope n'y démontre pas la présence du microbacille; il se trouve ainsi amené à admettre deux groupes de pelades absolument distinctes par leur étiologie et par leur symptomatologie : d'une part, la *pelade ophiasique*, caractérisée par le développement des plaques alopéciques sur la bordure du cuir chevelu, notamment à la nuque, et par l'absence constante de toute espèce de microbe; d'autre part, la *pelade de* Bateman, constituée par des disques circonscrits siégeant sur la région centrale du cuir chevelu et en rapport constant avec le microbacille de la séborrhée.

Ainsi, de l'avis même de Sabouraud, l'ophiasis est tout à fait indépendante de la séborrhée, et il existe un groupe important de pelades où le microbacille ne joue aucun rôle. On voit aussitôt la conséquence : les pelades ophiasiques étant les plus fréquentes, les plus caractéristiques, la théorie séborrhéique perd le caractère qu'elle avait tout d'abord d'une théorie pathogénique générale de la pelade; elle n'est plus qu'un essai d'interprétation de certains cas particuliers d'alopécies en disques de la zone centrale du cuir chevelu. Même ainsi restreinte, elle se heurte à des objections qui doivent la faire rejeter. La séborrhée est un symptôme fréquent dans un grand nombre d'états morbides; elle peut, dit E. Besnier, se montrer dans toutes les alopécies atrophiques : dans la pelade, en particulier, la sécrétion sébacée, comme le soutient Jacquet, peut être *normale*, *exagérée* ou *diminuée* sans que l'affection en soit modifiée dans ses caractères essentiels. Il est impossible, par exemple, de trouver aucune différence objective entre les disques alopéciques qui apparaissent sur le vertex chez les enfants, au cours de l'ophiasis (Fig. 159), et ceux qui se produisent d'une façon isolée chez l'adulte; dans le dernier cas, pourtant, la plaque est souvent séborrhéique, tandis qu'elle ne l'est pour ainsi dire jamais chez l'enfant, pour cette simple raison que la séborrhée est un symptôme inconnu avant la puberté (³). On n'est donc pas

(¹) Sabouraud avait aussi cru un instant qu'on pourrait expliquer la pathogénie de l'alopécie microbacillaire par l'action d'une toxine spécifique; à la suite d'injections de bouillon de culture du microbacille, il avait en effet observé chez les animaux des dépilations diffuses et quelquefois circonscrites; mais plus tard il a reconnu que ces dépilations expérimentales ne sont nullement spécifiques, qu'elles ressortissent à un processus banal d'ordre cachectique ou inflammatoire, et il a complètement abandonné l'hypothèse d'une toxine spécifique.

(²) Sabouraud, *Traité des maladies de l'enf.* de Grancher, Comby, Marfan. — Art. *Pelade.* — *Rapport sur la pelade au Congrès intern. de dermat.* Paris, 1900.

(³) Voir à ce sujet Jacquet, Discussion sur la pelade. *Comptes rendus du Congrès intern. de dermat.* Paris, 1900, p. 409.

autorisé à faire de la séborrhée la base d'une division des pelades en deux groupes distincts. Sabouraud, il est vrai, a indiqué d'autres raisons pour justifier la séparation de l'ophiasis et de la pelade de Bateman. D'après lui, la pelade de Bateman est l'apanage de l'âge adulte; elle se montre sur la zone centrale du cuir chevelu sous forme de disques à extension concentrique, nettement limités et bordés de cheveux massués; l'ophiasis, au contraire, se voit exclusivement dans le jeune âge; elle a son siège à la bordure du cuir chevelu, produit une alopécie diffuse en bande et l'on n'y trouve pas de cheveux massués.

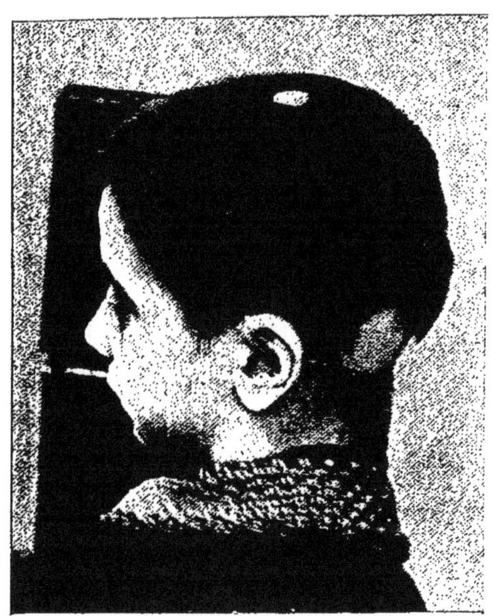

Fig. 159. — Plaque du vertex accompagnant une ophiasis de la nuque. (Malade de L. Brocq, cliché de Sottas.)

Nous avons déjà montré que la plupart de ces caractères sont secondaires, et qu'au point de vue de la localisation notamment les statistiques n'accusent aucune différence notable entre la pelade de l'enfant et celle de l'adulte. La dissociation de la pelade en deux groupes distincts ne se justifie donc ni au point de vue clinique, ni au point de vue pathogénique, et, au Congrès de Paris, elle a été formellement repoussée aussi bien par les partisans de la théorie parasitaire, comme Lassar et Hallopeau, que par ceux de la théorie nerveuse, comme Mibelli, Pavloff et Jacquet.

Mais, si la pelade de Bateman et l'ophiasis ne sont qu'une seule et même maladie, elles doivent avoir aussi une même origine, et, puisqu'il est démontré que la séborrhée ne joue aucun rôle dans l'ophiasis, la logique ne permet pas d'admettre qu'elle puisse être la cause de la pelade de Bateman.

2° Argument clinique. — A défaut de preuve bactériologique, on invoque, pour soutenir l'origine infectieuse de la pelade, des arguments d'ordre clinique : on dit, par exemple, que la *forme circulaire* et l'*extension concentrique* des plaques peladiques rappellent les caractères habituels des affections parasitaires et notamment des teignes cryptogamiques. Cette comparaison n'est nullement justifiée; les taches de pelade n'ont jamais l'orbicularité quasi géométrique des éléments de trichophytie; elles sont vaguement arrondies; parfois même elles sont tout à fait irrégulières. Quant à l'accroissement concentrique, on l'observe dans des affections, comme les nœvi, le vitiligo, dont personne n'admet la nature parasitaire. On l'a constaté du reste dans les alopécies expérimentales par section nerveuse, qui n'ont rien à voir avec le parasitisme, comme cela ressort des expériences de Max Joseph.

On a fait remarquer aussi que la pelade débute par des *phénomènes inflammatoires* qui ne s'expliquent que par une infection. Blaschko, entre autres, a insisté sur l'importance que présentent, à ce point de vue, l'érythème et l'adénopathie, qu'on observerait assez souvent au début de la pelade; mais ces symptômes ne sont ni assez constants ni assez marqués pour que l'on doive leur attribuer une valeur décisive, et d'ailleurs ils sont susceptibles d'une interprétation différente de celle que leur donne Blaschko. Pour l'adénopathie, notamment, L. Jacquet, qui l'a, en effet, notée quelquefois, pense qu'elle est en général le témoin d'une de ces irritations locales, surtout dentaires, qui, d'après lui, se retrouvent très fréquemment au début de la pelade.

On a invoqué encore l'*inégale répartition géographique* de la pelade comme une preuve de son origine parasitaire. Mais précisément cette inégalité ne nous semble pas du tout comparable à celle des affections cryptogamiques. Tandis que ces dernières, très fréquentes dans certaines régions où elles forment des foyers endémiques, sont très rares ou même totalement inconnues dans d'autres pays, la pelade, au contraire, est répandue partout et partout sous la même forme; les différences de fréquence qu'accusent les statistiques, incomparablement moindres que celles, par exemple, du favus ou de la teigne microsporique, peuvent s'expliquer par la diversité des conditions de vie et peut-être même par des différences de prédisposition de races.

En somme, tous ces arguments sont, par eux-mêmes, de peu de valeur; on ne les produit, du reste, qu'à titre d'appoint, et la véritable clef de voûte de la théorie parasitaire, c'est la doctrine de la transmissibilité de la pelade.

3° Argument étiologique. — **Transmissibilité de la pelade**. — La transmissibilité d'une maladie peut être démontrée soit directement par l'inoculation expérimentale, soit indirectement par l'observation clinique.

1° Inoculation expérimentale. — L'inoculation de la pelade a été tentée bien des fois soit sur l'animal, soit sur l'homme. Leloir a utilisé pour ses recherches le lapin, le cobaye, le chien et le chat. Il rasait préalablement une région plus ou moins étendue, puis, sur la peau ainsi mise à nu, il frottait des cheveux, des squames épidermiques, des produits de raclage provenant de plaques de pelade humaine encore vierges de traitement. Horand dans ses expériences avait même soin avant la friction de pratiquer sur la peau de petites éraillures destinées à faciliter la pénétration du contage supposé. Aucune de ces expériences n'a été suivie de succès. On peut supposer, il est vrai, que les animaux sont réfractaires à la pelade et que seul l'homme fournit à cette affection un terrain favorable. Or, sur l'homme, les quelques inoculations expérimentales qui ont été tentées, notamment par Manasséine [1],

[1] Manasséine, *Ann. de derm. et syph.*, 1894, p. 481 et un de ses collègues ayant recueilli

Horand (¹) et Jacquet (²), ont constamment donné des résultats négatifs.

Dans un seul cas rapporté par Blaschko (³) l'inoculation a paru suivie d'un résultat positif. Malheureusement, l'observation est loin d'être irréprochable et nous ne croyons pas qu'on puisse sur ce seul fait étayer une hypothèse qui se trouve infirmée par l'ensemble des autres résultats expérimentaux.

2° Contagion. — La contagion spontanée est-elle mieux démontrée que la transmission expérimentale?

Il a été publié un certain nombre de faits tendant à démontrer la contagiosité de la pelade; malheureusement, quand on étudie de près la question, on s'aperçoit que, s'il existe de très nombreux cas de contagion mentionnés dans la littérature médicale, par contre les faits étudiés d'une façon complète et rapportés avec quelques détails sont en somme très rares. Le plus souvent les auteurs se bornent à constater la coïncidence de plaques chauves chez des sujets ayant entre eux des rapports plus ou moins intimes, et cette constatation leur suffit pour affirmer à la fois la pelade et la contagion. Ils ne se préoccupent pas suffisamment des erreurs possibles dans l'interprétation de ces coïncidences et dans le diagnostic même de l'affection; ce dernier est en général basé exclusivement sur l'aspect objectif et ce n'est que dans un petit nombre de cas que l'examen microscopique a été pratiqué. D'autre part la description des lésions, de leur topographie, de leur évolution, est négligée ou au moins écourtée dans la plupart des observations, de telle sorte que tout examen critique est impossible et que le lecteur manque des éléments les plus indispensables pour se faire par lui-même une opinion. Même les faits les plus typiques ou les plus récents comme ceux qui ont été rapportés par Vidal (⁴),

des cheveux d'une pelade décalvante, les ont déposés sur leur tête et les ont gardés toute une nuit maintenus par un bonnet au contact de leur chevelure. Cette expérience ne fut suivie d'aucun effet.

(¹) Horand, *État actuel de la science relativement à la nature et à la contagion de la pelade.* Lyon, 1898. — Horand, ayant frotté avec un mouchoir une plaque de pelade récente et non traitée, s'essuya avec ce mouchoir à plusieurs reprises le visage et la barbe, sans qu'il en résultât pour lui d'inconvénient d'aucune sorte.

(²) Jacquet, étant atteint de pelade et par conséquent offrant un terrain favorable, fit des frictions énergiques et répétées avec la même brosse dure sur la plaque alopécique et sur les parties saines de sa chevelure et de sa barbe en négligeant de parti pris toute précaution antiseptique et cela pendant des mois, sans jamais observer aucun point de réinoculation. — L. Jacquet, *Annales de dermat. et de syphiligr.*, 1898, p. 1136.

(³) Blaschko, *Comptes rendus du Congrès intern. de derm.* Londres, 1896, p. 705. — Il s'agissait d'un homme atteint de pelade décalvante qui, de lui-même, fit plusieurs jours consécutivement sur son avant-bras droit des frictions avec des squames provenant d'une plaque apparue récemment sur son vertex et qu'il détachait avec son doigt mouillé de salive. Trois semaines après apparut au point frictionné une plaque arrondie grande comme une pièce de cinq francs et bordée de poils caducs ou massués; cette tache alopécique continua à s'étendre pendant quinze jours, puis après quelques semaines la repousse commença et la plaque se couvrit de follets blancs. On est étonné de la rapidité de la repousse qui se manifeste après quelques semaines, et cela chez un homme atteint de pelade décalvante, c'est-à-dire dans un cas où l'alopécie est en général d'une extrême ténacité. D'ailleurs Max Joseph, lors de la présentation de ce malade, éleva des doutes sur la nature de la plaque alopécique de l'avant-bras et il se refusa à considérer comme probante une expérience ainsi exécutée en dehors de tout contrôle médical.

(⁴) Vidal, *France méd.*, 1883, t. I, p. 716.

Leloir [1], Besnier [2], Brocq [3], Lassar [4], Dubreuilh [5], Jadassohn [6], ne nous apportent le plus souvent que des renseignements insuffisants pour permettre une discussion utile.

Ces lacunes seraient moins graves si d'une part le diagnostic de la pelade était infaillible, si d'autre part la coïncidence suffisait pour établir la contagion ; mais il n'en est rien, et, à ce double point de vue, toutes les observations publiées sont passibles de sérieuses objections.

La coïncidence de deux cas de pelade ne prouve pas la contagion; elle pourrait être en effet purement fortuite, ce qui n'aurait rien d'invraisemblable, étant donnée la fréquence relative de la maladie. Mais souvent la coïncidence peut s'expliquer d'une façon plus satisfaisante : nous verrons en effet que la pelade peut se transmettre par hérédité des parents aux enfants; par conséquent, la coïncidence de la pelade chez le père ou la mère et les enfants ne peut pas être invoquée en faveur de la contagion.

En dehors de l'hérédité directe, on doit tenir compte aussi d'une sorte de prédisposition qui se manifeste parfois dans certaines familles chez des frères ou des cousins dont les parents n'ont pas été atteints eux-mêmes de pelade [7].

Dans d'autres cas deux sujets sont frappés en même temps parce qu'ils ont subi tous deux l'influence d'une même cause capable de provoquer l'apparition de la pelade [8].

Même dans les cas où la coïncidence n'est pas susceptible de recevoir une explication rationnelle, elle ne peut fournir qu'une présomption dont la vraisemblance est en proportion du nombre des cas où la coïncidence est observée. A ce point de vue, les épidémies fournissent à la doctrine de la transmissibilité de la pelade un argument d'un bien plus grand poids que les faits de contagion isolée.

Les épidémies de pelade. — Pour les épidémies, comme pour la contagion sporadique, nous trouvons dans les auteurs beaucoup plus d'affirmations que de relations documentées; ici encore les observations utilisables pour la discussion sont en très petit nombre. Nous citerons celles de Gillette [9], Tomma-

(1) LELOIR, *Acad. de méd.* Paris, juin 1888.

(2) BESNIER, *Bull. de l'Acad. de méd.*, déc. 1887, et *Rapport sur la pelade*, juillet 1888.

(3) BROCQ, *Gaz. hebd. de méd. et de chir.*, 1887, p. 307.

(4) LASSAR, *Therap. Monatsh.*, déc. 1888.

(5) DUBREUILH, *La pelade.* Bordeaux, 1888.

(6) JADASSOHN, *Congrès intern. de dermat.* Paris, 1900, p. 410.

(7) Jacquet a fait connaître un cas de ce genre qui montre combien on doit être prudent dans l'appréciation des faits de coïncidence. A un an de distance, lui-même et son frère furent atteints de pelade au niveau du trou mentonnier; or l'un habitait Paris, l'autre Limoges, et ils ne s'étaient pas vus depuis plus d'un an : il ne pouvait donc pas être question de contagion; mais supposons que les deux frères aient habité la même ville ou qu'ils aient eu l'occasion de se trouver ensemble, toutes les apparences eussent été alors en faveur de la contagion. — L. JACQUET, Discussion sur la pelade. *Congrès internat. de dermat. et de syphiligr.* Paris, 1900, p. 409.

(8) Pavloff cite l'exemple de deux frères dont l'un résidait habituellement à Moscou, l'autre à Pétersbourg et qui furent atteints tous deux de pelade à la nouvelle de la mort de leur père. (*Comptes rendus du Congrès intern. de dermat.* Paris, 1900, p. 383). Voir aussi les faits cités par Olivier, *Bull. de l'Acad. de méd.*, février 1887.

(9) GILLETTE, Sur une forme singulière d'alopécie partielle. *Gaz. méd. de Paris*, 1850.

[P. DÉHU.]

soli [1], Blaschko [2], Ehrenhaft [3], Bowen [4], pour les épidémies d'écoles; celles de Coustan, de Bourguedieu [5], celle des sapeurs-pompiers de Paris pour les épidémies de casernes [6].

Ces observations rachètent-elles au moins leur insuffisance numérique par leur valeur intrinsèque, et leurs conclusions sont-elles assez fortement motivées pour entraîner la conviction du lecteur? Nous ne le pensons pas, et nous estimons au contraire que leur examen laisse dans l'esprit une impression d'incertitude et de doute. Tantôt les circonstances cliniques sont telles que l'hypothèse de la contagion paraît peu vraisemblable; tantôt c'est l'aspect objectif, l'évolution de l'affection qui nous rendent suspect le diagnostic. Il n'est pas une observation qui échappe complètement à ces objections; toujours il est permis de croire que l'on a eu affaire ou bien à une fausse épidémie de vraie pelade, ou bien au contraire à une véritable épidémie de fausse pelade. Les deux causes d'erreur sont d'ailleurs souvent associées.

Les fausses épidémies. — Remarquons tout d'abord que les épidémies s'observent presque exclusivement dans les écoles primaires, ou dans les casernes, c'est-à-dire chez des enfants au-dessous de quinze ans, ou chez des adultes de vingt à trente ans; dans les grands lycées, dans les écoles supérieures, on n'a signalé que des cas isolés de contagion. Cela revient à dire que les épidémies se voient surtout aux époques de la vie où la pelade est le plus fréquente et où par conséquent on a le plus de chances de rencontrer des coïncidences fortuites.

Il faut noter qu'au début des épidémies, très souvent il existe un ou deux cas de pelade typique, souvent à forme ophiasique ou décalvante, qui attirent l'attention et suggèrent la crainte d'une épidémie : voir par exemple les observations de Tommasoli, Coustan, Bowen. En pareil cas, le médecin-major ou le directeur de l'école, pratiquent ou font pratiquer l'examen minutieux du cuir chevelu de tous les sujets dont ils ont la surveillance; ils font couper les cheveux ras et, avec une sévérité d'autant plus exagérée qu'ils redoutent davantage la contagion [7], ils isolent et déclarent suspects tous les sujets sur la tête desquels on découvre la moindre tache alopécique; les petites cicatrices de coups, de chutes, les petites dépilations en aires, congénitales ou consécutives à l'impétigo, aux furoncles, sont considérées comme pelades au début; souvent, surtout dans l'armée, elles sont incontinent soumises au traitement : épilation,

(1) TOMMASOLI, *Viertelj. f. Derm.*, 1887, p. 1028.

(2) BLASCHKO, *Monatsh. für prakt. Dermat.*, 1898, Bd. XXII, p. 550.

(3) EHRENHAFT, *Klin. Therap. Woch.*, 1899, n° 12.

(4) BOWEN, *British Journal of derm.*, 1894, n° 3, et *Journal of cut. and gen.-urin. diseases*, septembre 1899.

(5) BOURGUEDIEU, *Annales de derm. et de syph.*, 1890, p. 925.

(6) Pour l'épidémie décrite par Coustan et pour celle des sapeurs-pompiers de Paris, voir DAUZATS, Recherches sur la contagiosité de la pelade. *Thèse de Paris*, 1901. — Nous n'avons pas trouvé dans la littérature dermatologique d'indications relatives à des épidémies de pelade dans les armées étrangères.

(7) Brocq a fait remarquer que la pelade est devenue plus fréquente, précisément depuis qu'elle est l'objet de mesures d'isolement rigoureuses.

application de liniments ou emplâtres irritants, si bien que ces alopécies banales prennent l'aspect de pelades véritables et que, même pour le médecin spécialiste, il devient complètement impossible de contrôler le diagnostic ([1]).

Ajoutons que parfois, dans l'armée surtout, la pelade peut être simulée dans un but de supercherie ([2]).

Depuis quelques années, Sabouraud et Jacquet se sont attachés à élucider la question des épidémies de pelade. Malgré la divergence de leurs tendances au point de vue doctrinal, ils ont abouti à des résultats complètement identiques. Ni dans l'armée ni dans les écoles de Paris, c'est-à-dire sur le terrain traditionnel des épidémies de pelade, ils n'ont réussi à en constater un seul exemple. De temps en temps ils ont vu signaler des foyers suspects, mais chaque fois que la vérification a pu être faite, ils ont toujours reconnu qu'il s'agissait de fausses épidémies ([3]).

D'après Sabouraud, les épidémies n'existent pas plus dans les casernes que dans les écoles communales; les neuf dixièmes des enfants isolés comme peladiques présentent des alopécies de nature diverse, un dixième seulement sont atteints de pelade authentique, mais toujours on peut s'assurer qu'il s'agit de cas spontanés et indépendants les uns des autres.

Ces conclusions, d'autant plus significatives que Sabouraud admet théoriquement la contagion de la pelade, peuvent, croyons-nous, être étendues à la plupart des observations d'épidémies, et l'on peut considérer comme établi que le plus souvent les prétendus foyers épidémiques ne sont autre chose que des groupements hétérogènes dont le noyau, habituellement constitué par un petit nombre de cas de pelades vraies mais spontanées et sans connexions entre elles, est artificiellement grossi par l'adjonction d'alopécies en aires non peladiques, d'origines très diverses, et qui ne sont habituellement pas contagieuses.

Les fausses pelades. — Il faut reconnaître cependant que tous les cas ne peuvent pas s'expliquer d'une façon aussi simple, et parfois les circonstances

([1]) C'est très vraisemblablement ainsi que les choses se sont passées dans une des épidémies sur lesquelles nous sommes le mieux renseignés: celle qui a sévi en 1886 sur le 122e régiment d'infanterie, à Montpellier. Tandis que le médecin-major Coustan croyait à la pelade épidémique et isolait 120 sujets suspects, un autre observateur, Bourguet, constatait que, parmi les soldats peladiques, plusieurs l'étaient déjà avant leur arrivée au corps; que d'autres présentaient des taches alopéciques sans rapport avec la pelade et que, en somme, dans aucun cas la contagion n'était nettement démontrée. — Coustan, *Rev. d'hyg.*, 1887, t. VII, p. 555. — Bourguet, *Arch. de méd. milit.*, 1887, p. 155.

([2]) On s'explique facilement le but de cette simulation. Les peladeux sont en effet dispensés d'exercices et de corvées, souvent même envoyés en congé; aussi les médecins militaires ont-ils eu la pensée que cette maladie avait dû être souvent contractée volontairement. Comme le fait remarquer Dauzats, on ne peut pas *contracter* volontairement la pelade, mais on peut la *simuler* par l'épilation et il cite l'exemple d'un ancien infirmier de l'hôpital Saint-Louis qui, pendant son service, réussit plusieurs fois par ce moyen à obtenir des congés et faillit même être mis en réforme.

([3]) Ainsi à Cherbourg, sur 53 soldats isolés, Sabouraud n'en a trouvé que 9 atteints de pelade bien caractérisée; or ces 9 hommes appartenaient à des casernes différentes et plusieurs d'entre eux étaient déjà malades avant leur arrivée au régiment. De même, à la caserne de Babylone, sur 15 suspects, il ne trouva que 2 peladiques, dont l'un était atteint avant d'être incorporé. — Voir thèse Dauzats.

[P. DÉHU.]

dans lesquelles se produit l'alopécie sont telles que la contagion paraît au moins vraisemblable.

Mais ces alopécies contagieuses sont-elles bien des pelades? Si nous en jugeons par les rares documents utilisables dont nous disposons, il est permis d'en douter. Dans l'observation de Bowen, par exemple, il s'agit d'enfants âgés de quatre à quatorze ans; sur 67 pensionnaires d'un orphelinat, 63 furent atteints de pelade; les plaques étaient en général très petites, de forme irrégulière, angulaire, etc., très nombreuses (on en a compté jusqu'à 80 sur une seule tête), elles étaient disséminées sans prédominance régionale quelconque; au bout de six mois, tous les enfants étaient guéris. Si l'on compare cette description au tableau classique de la pelade du jeune âge, avec ses localisations presque invariablement marginales, avec ses aires alopéciques peu nombreuses mais souvent étendues, avec sa durée si longue de dix-huit mois en moyenne, on conviendra que les différences sont beaucoup plus frappantes que les analogies.

Nous ne pouvons évidemment pas discuter une à une toutes les relations d'épidémies dont nous avons donné l'indication; aussi bien, comme nous l'avons déjà fait remarquer, le plus souvent elles n'ont que la valeur d'une simple affirmation; or une affirmation ne se discute pas. Mais le fait que c'est précisément dans les observations les plus complètes que les invraisemblances se révèlent le plus nettement doit nous mettre en garde contre les conclusions des autres. Presque toujours l'excès même du pouvoir contagieux, la dissémination irrégulière des plaques sur le vertex, l'absence habituelle de symétrie et de systématisation marginale, enfin la bénignité des lésions [1] permettent de conclure que, si dans quelques cas on a eu réellement affaire à une alopécie contagieuse, cette alopécie n'était pas la pelade.

Peladoïdes contagieuses. — Il ne faut pas confondre en effet la question de la pelade avec celle des alopécies en aires contagieuses. Parmi les lésions capables de simuler l'aspect objectif de la pelade : alopécies innominées de Besnier [2], folliculites décalvantes de Quinquaud [3], pseudo-pelades de L. Brocq [4], peut-être existe-t-il des formes contagieuses [5].

Un autre type de pseudo-pelade microbienne a été décrit par Nimier [6], Vaillard et Vincent [7], mais les auteurs, après avoir constaté la présence d'un

[1] Dans les rapports des médecins militaires notamment, nous voyons que la moyenne du séjour à l'infirmerie des hommes atteints de pelade est de 30, 36, 38 jours; encore cette durée est-elle qualifiée de *très longue*. Dans l'épidémie de Montpellier, la repousse a eu lieu généralement au bout de deux mois. (*Thèse de* Dauzats.)

[2] E. Besnier, *Ann. de dermat. et de syphil.*, 1889, p. 104, et *Notes à la trad. de* Kaposi, 2e édit., p. 180.

[3] Quinquaud, *Bull. de la Soc. méd. des hôp.*, 1888, p. 395.

[4] On trouvera l'exposé de cette question avec quelques indications bibliographiques dans le premier volume du présent ouvrage, art. *Alopécie*, par L. Brocq, p. 341.

[5] Horand, Contagion de la pelade. *Ann. de dermat. et de syphil.*, 1894, p. 958.

[6] Nimier, Folliculite parasitaire tonsurante. *Gazette hebdom.*, 1890.

[7] Vaillard et Vincent, Pseudo-pelade de nature microbienne. *Ann. de l'Inst. Pasteur*, 1890, p. 446.

coccus spécial dans plus de 40 cas consécutifs, ne l'ont jamais retrouvé depuis et ils n'osent plus maintenir leurs premières conclusions.

En dehors de tous ces faits douteux ou mal connus, il est au moins un groupe

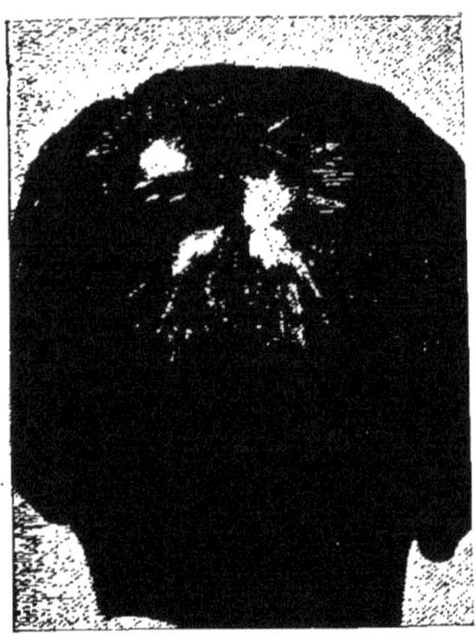

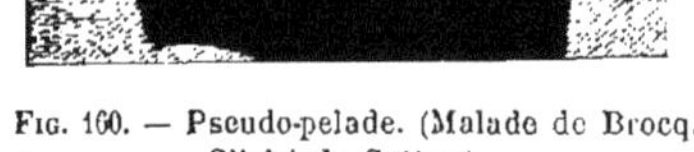

FIG. 160. — Pseudo-pelade. (Malade de Brocq. Cliché de Sottas.)

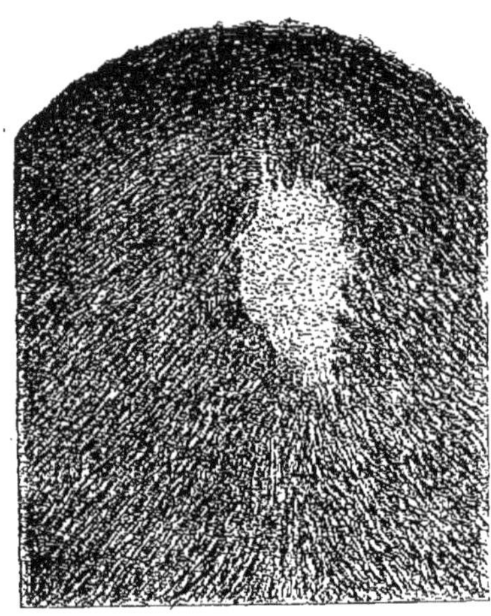

FIG. 161. — Pseudo-pelade microbienne. (D'après Vaillard et Vincent.)

de peladoïdes contagieuses dont l'existence est scientifiquement démontrée, ce sont les peladoïdes trichophytiques (1).

Elles sont parfois d'origine animale et dans plusieurs cas on a pu démontrer qu'elles avaient été transmises par le chat (2). La connaissance de ces faits

(1) Sans admettre avec Hutchinson et Crocker que la pelade est dans tous les cas une simple variété de trichophytie, il faut reconnaître que certaines alopécies, dont l'aspect clinique est absolument celui de la pelade, sont en réalité des affections cryptogamiques. Non seulement on a vu dans bon nombre de cas la teigne et la pelade coexister soit chez le même sujet, soit chez des individus vivant ensemble ; non seulement on a vu sous le microscope et cultivé le trichophyton dans des cas de plaques chauves considérées cliniquement comme des pelades, mais Crocker affirme avoir vu souvent des plaques de trichophytie se *transformer* en plaques de pelade, et Dubreuilh et Frèche ont publié un cas de trichophytie démontrée par le microscope et dont l'aspect objectif était tel « *qu'il eût été impossible de ne pas le prendre pour une pelade si on n'en avait pas vu le début* ». (*Ann. de dermat. et de syphil.*, 1896, p. 1130.)

Sur cette question des rapports de la trichophytie et de la pelade, voir notamment : CROCKER, *Diseases of the skin*, art. *Alopecia areata.* — GERMAIN, Sur quelques lésions simulant la pelade. *Thèse de Bordeaux*, 1896-1897. — BARRET, Des relations entre la teigne et la pelade. *Thèse de Paris*, 1894. — ARNING, *Monatsh. für pract. Dermat.*, 1894. Bd XVIII, p. 553. — STOWERS, Compte rendu in *Viertelj. für Dermat. und Syph.*, 1881, p. 570. — NAPIER, *Monatsh. f. pract. Dermat.*, 1889, Bd XVIII, p. 475. — ABRAHAM, *Med. Press and Circular*, nov. 1893. — AUDRAIN, *Ann. de dermat. et de syphil.*, 1895, p. 874. — HOLLBORN, *Centralbl. für Bacter.*, 1895, nos 2, 4 et 11. — SCHÜTZ, *Monatsh. f. pract. Dermat.*, 1887, p. 97.

(2) WHITEHOUSE, *Journal of cut. and gen.-urin. diseases*, oct. 1895. — DUBREUILH et FRÈCHE, *loc. cit.* — GERMAIN, *loc. cit.*

On ne connaît pas, en effet, chez l'animal, d'affection analogue à la pelade humaine. Les

[P. DÉHU.]

fournit l'interprétation la plus plausible de certaines observations de pelade épidémique ou de pelade d'origine animale comme celles de Hillairet [1] et de Bourguedieu [2].

Si, comme le font certains auteurs anglais, on range les peladoïdes contagieuses avec les pelades vraies dans un groupe univoque, la *théorie éclectique* de la pelade et de sa double étiologie tantôt trophique, tantôt parasitaire, se trouve justifiée. C'était là l'opinion de Tilbury Fox, et Lailler était en somme assez près de s'y rallier. Mais ce n'est pas dans ce sens que l'on comprend en général la théorie dualiste ; en France, notamment, on exclut de la pelade contagieuse les différentes formes de trichophytie, et l'on admet que la pelade parasitaire identique à la pelade trophique par tous ses caractères objectifs ou évolutifs s'en distingue uniquement par son origine contagieuse.

Faits contraires à l'hypothèse de la transmissibilité. — La théorie dualiste n'a en somme de valeur que pour expliquer les contradictions que l'histoire clinique de la pelade présente pour ceux qui croient à la transmissibilité, car, à côté des faits rares et suspects qu'on invoque en faveur de cette hypothèse, il en est d'autres nombreux et indiscutables qui lui sont tout à fait contraires.

Et d'abord si la transmission se faisait comme on le prétend par l'intermédiaire des coiffures, des objets de literie, des ustensiles de toilette, tels que brosses, peignes, tondeuses, etc., la pelade devrait être beaucoup plus répandue dans la population pauvre où la saleté, la promiscuité, l'insouciance, réalisent les conditions les plus favorables à la dissémination des affections parasitaires. C'est ce qui se vérifie pour la teigne ; mais pour la pelade il en va tout autrement : les statistiques nous montrent la proportion des malades de ville plus élevée que celle des malades d'hôpital, et Pavloff [3] déclare que la pelade est nettement plus commune dans les écoles fréquentées par les enfants des classes riches.

Dans les pays où l'alopécie en aires est relativement rare, la filiation des cas devrait être plus aisée à établir et la transmission s'affirmer d'une façon plus éclatante ; or, il n'en est rien : en Russie, par exemple, malgré l'absence de toute mesure prophylactique, la contagion ne s'observe jamais et aucun médecin ne

ouvrages de médecine vétérinaire étant à peu près muets sur cette question, nous avons demandé quelques renseignements à P. Mégnin, l'éminent parasitologiste ; il nous a déclaré que, à sa connaissance, il n'existait pas chez les animaux d'alopécies contagieuses analogues à la pelade. Deux fois seulement il a vu chez le cheval une dépilation en taches discoïdes avec trichorrexie et canitie, mais cette affection voisine du vitiligo ne s'est nullement montrée transmissible. Ces deux observations ont été publiées par Mégnin dans son Mémoire sur les teignes chez les animaux domestiques. *Arch. gén. de méd.*, 1878. Dans l'armée il a vu plusieurs fois des épidémies de trichophytie transmises du cheval à l'homme, mais il n'a rien vu de pareil concernant la pelade.

[1] Dans l'observation de Hillairet (*Bull. de la Soc. méd. des hôp.*, 1874, p. 129), il s'agit de six employés qui furent atteints presque simultanément de pelade dans un même bureau où un chat qui perdait ses poils aimait à se blottir dans leurs casquettes.

[2] BOURGUEDIEU, *Histoire d'une épidémie de pelade survenue au 15e dragons à Libourne.* Thèse de Bordeaux, 1889.

[3] PAVLOFF, *Rapport du Congrès intern. de Dermat.* Paris, 1900.

croit à sa possibilité. En Italie, Ciarrocchi permet systématiquement le libre accès de l'école aux enfants atteints de pelade, et jamais il n'a eu à se repentir de sa tolérance. En France, les médecins mêmes qui ont affirmé la contagion ont toujours reconnu qu'elle était rare, irrégulière, qu'elle manquait souvent dans les cas où toutes les circonstances favorables étaient réunies, qu'elle ne se faisait jamais *en série*, que les enfants une fois sortis de l'école où ils paraissaient avoir contracté la maladie ne la rapportaient jamais dans leur famille. Lailler a vu des enfants peladeux contracter à l'hôpital la teigne ou le favus, il n'a jamais observé le fait inverse. Enfin, maintes fois on a vu des sujets atteints de pelade grave généralisée vivre de la vie commune, se marier, fonder une famille, sans jamais contaminer leur entourage, malgré les contacts les plus intimes et les plus prolongés.

Ces faits négatifs ont d'autant plus de valeur qu'ils se sont multipliés depuis quelques années, et que la contagion est apparue d'autant plus rare qu'on s'appliquait davantage à la rechercher. Il est intéressant de suivre à ce point de vue l'évolution des idées de l'homme peut-être le mieux placé pour bien juger la question : en 1896, au début de ses études sur la pelade, encore imprégné des idées qui régnaient alors à l'hôpital Saint-Louis, Sabouraud écrivait : « Les épidémies (d'école ou de caserne), à l'hôpital Saint-Louis, on les constate 10 fois par an depuis 10 ans » [1]; en 1898, après une enquête personnelle poursuivie sans interruption pendant deux années, il déclare que : « la pelade ophiasique de l'enfant jusqu'ici ne lui a semblé aucunement contagieuse; que la pelade séborrhéique de l'adulte l'est certainement, mais très peu et très rarement ». Il ne croit pas que « ni l'une ni l'autre soit jamais devenue épidémique », et il n'a jamais pu observer « la filiation de plus de deux cas consécutifs » [2].

La distance qui sépare ces deux opinions successives mesure tout le terrain perdu par l'idée de la contagion, à la suite de l'observation impartiale et attentive d'un grand nombre de faits. Sabouraud, il est vrai, croit encore à la contagion, mais il ne retient plus à l'appui de cette théorie que 7 cas de coexistence de la pelade chez le mari et la femme (sur un total de 1500 cas). Ce chiffre est trop minime pour fournir une présomption de contagion et les coïncidences, quand elles sont à ce point exceptionnelles, s'expliquent plus logiquement par l'effet du hasard. On est d'autant plus autorisé à le penser que, sur ces 7 cas positifs, il se trouve 1 cas d'ophiasis, forme dont Sabouraud lui-même déclare la contagiosité invraisemblable.

Nous conclurons donc, pour terminer cette longue discussion, que la transmissibilité de la pelade n'est pas démontrée, et que par conséquent la théorie parasitaire fondée exclusivement sur l'hypothèse de la contagion n'est pas admissible dans l'état actuel de la science.

[1] SABOURAUD, Étude sur l'origine de la pelade. *Ann. de dermat. et de syphil.*, 1896.
[2] SABOURAUD, *Traité des mal. de l'enfance. Grancher, Marfan, Comby*, art. *Pelade.*

[P. DÉHU]

II. — THÉORIE TROPHONÉVROTIQUE

Une fois écartée cette troublante question de la contagion, si l'on aborde sans idée préconçue l'étude pathogénique de la pelade, on trouve pour ainsi dire dans chacun de ses caractères cliniques, anatomiques et étiologiques, une preuve nouvelle de son origine nerveuse.

Argument clinique. — La pelade, nous l'avons vu, s'accompagne très souvent à son début de troubles subjectifs : névralgies, paresthésies diverses, fourmillements, engourdissement, sensations brusques de brûlure ou de froid glacial. Certains désordres vaso-moteurs, comme les bourdonnements d'oreilles et les vertiges, quoique plus rares, sont cependant mentionnés par de nombreux observateurs.

L'intervention du système nerveux peut seule expliquer les caractères objectifs de la pelade : l'anesthésie ou l'hyperesthésie, la flaccidité de la peau, la diminution de l'excitabilité électrique, et de la réaction sudorale à la pilocarpine, les troubles vaso-moteurs et sécrétoires, enfin la symétrie et la systématisation si remarquable des localisations.

Au point de vue anatomique, les lésions des poils ou des téguments peladiques sont exclusivement d'ordre trophique ; nulle apparence de lésion mécanique comme dans les teignes, ou inflammatoire comme dans les folliculites ; rien que des lésions d'atrophie identiques en somme à celles qu'on peut rencontrer dans toutes les alopécies cachectiques ou toxiques.

Il n'est pas jusqu'au traitement qui ne fournisse aussi quelques arguments à la théorie nerveuse ; au point de vue local, tous les topiques utiles sont des excitants ou des révulsifs et les antiseptiques semblent n'agir qu'en raison de l'irritation qu'ils produisent. D'autre part, tous les auteurs ont insisté sur l'utilité du traitement général, et personne ne conteste que les médications sédatives ou toniques du système nerveux, l'hydrothérapie, l'électrothérapie, etc., ne réussissent parfois là où tous les topiques ont échoué.

Ainsi par l'étude des symptômes et de l'évolution de la pelade on est déjà amené à considérer cette affection comme le résultat d'un trouble de l'innervation. L'analyse des conditions étiologiques démontre plus nettement encore l'influence des troubles nerveux sur la dépilation, et permet de saisir de quelle façon s'exerce cette influence.

Argument étiologique. — *Pelades expérimentales par section nerveuse.* — Invoquer l'intervention du système nerveux pour expliquer la genèse de l'alopécie en aires, ce n'est pas formuler une hypothèse gratuite, mais une vérité démontrée par l'expérimentation.

En 1886, en effet, Max Joseph [1] a montré que chez le chat la résection du ganglion de la deuxième paire cervicale est suivie, dans un délai variant de

[1] Max Joseph, *Monatsh. f. prakt. Dermat.*, 1886, Bd V, p. 483.

cinq à douze jours en moyenne, d'une alopécie occupant le territoire innervé par les branches du nerf sectionné. Cette alopécie n'est accompagnée d'aucune lésion de la peau ni de troubles notables de la sensibilité; elle apparaît sous forme de *disques réguliers nettement circonscrits* et *progressant par extension concentrique*; enfin l'examen microscopique ne révèle que des lésions atrophiques de la peau et des poils; il ne permet de constater ni parasites quelconques, ni phénomènes inflammatoires. A tous les points de vue, ces alopécies sont donc absolument identiques à la pelade spontanée de l'homme.

Les expériences de Max Joseph furent ultérieurement reproduites par Mibelli (1), Samuel (2), Behrend (3), par Moskolenko et Fer Gregoriantz (4). A l'exception de Behrend qui sur 9 chats n'obtint que des résultats négatifs, tous confirmèrent en fait l'exactitude des résultats énoncés par Max Joseph. Que l'alopécie soit due à la section de filets trophiques spéciaux comme le pensait Max Joseph, à des troubles vaso-moteurs comme le soutenait Mibelli, ou simplement à l'inflammation comme le voulait Samuel, peu nous importe en somme, et sans discuter l'interprétation physiologique de ces expériences nous sommes autorisés à en retenir les conclusions suivantes :

1° Certains traumatismes nerveux de la région cervicale peuvent produire des alopécies en aires identiques à la pelade; 2° ces alopécies ne sont pas dues exclusivement à l'interruption de la « circulation nerveuse »; car elles ne siègent pas nécessairement dans le territoire du nerf lésé; de plus elles sont ordinairement passagères, même quand la solution de continuité du tronc nerveux est définitive.

Pelades chirurgicales. — L'expérience que les physiologistes ont réalisée de propos délibéré, les chirurgiens l'ont reproduite involontairement sur l'homme, et dans quelques cas la pelade a été la conséquence d'opérations pratiquées sur la région cervicale. Chez un malade qui avait subi l'ablation de ganglions carotidiens, Pontoppidan (5) vit apparaître trois semaines plus tard des plaques d'alopécie en aires d'abord localisées symétriquement à l'occiput, mais qui s'étendirent ensuite à tout le territoire innervé par le nerf occipital supérieur et inférieur et par le rameau postérieur du grand nerf auriculaire du côté opéré. La repousse commença au bout d'un mois et fut complète en quatre mois.

On voit à quel point ce fait est superposable aux résultats expérimentaux de Max Joseph; assurément il est impossible de préciser la lésion nerveuse qui a été produite en ce cas, mais l'existence même de cette lésion est démontrée par les phénomènes de parésie des muscles de l'œil qui sont apparus dès le lendemain de l'opération. Un point important de cette observation mérite d'être souligné : c'est la production d'une pelade *bilatérale* et *symétrique*, par un traumatisme nerveux *unilatéral*.

(1) MIBELLI, *Boll. della Soc. med. di Siena*, vol. V, n° 2, 1887.
(2) SAMUEL, *Virchow's Arch.*, CXIV, p. 378.
(3) BEHREND, *Berl. klin. Woch.*, 1889, n° 3.
(4) MOSKOLENKO et FER GREGORIANTZ, *Monatsh. f. prakt. Dermat.*, 1899, Bd. XXVIII, p. 301. Voir aussi PAVLOF, *Comptes rendus du Congrès intern. de derm.* Paris, 1900.
(5) PONTOPPIDAN, *Monatsh. f. prakt. Derm.*, 1889, Bd. VIII, p. 51.

Bender (1) a observé un fait analogue au précédent; à cela près toutefois que la cicatrisation de la plaie opératoire exigea près d'un an et que l'alopécie fut beaucoup plus durable puisqu'elle persistait encore quinze ans après l'opération.

Dans une observation de Jacquet (2), il s'agit d'une ophiasis décalvante ayant débuté à la région temporo-pariétale droite un an après une ténotomie du sterno-mastoïdien du même côté.

Enfin Schweninger et Buzzi (3) ont rapporté un cas de troubles trophiques complexes, sclérodermie, pelade, vitiligo et hémiatrophie faciale développés progressivement un an après l'opération d'un abcès rétro-auriculaire.

Pelades traumatiques. — On peut rapprocher des traumatismes expérimentaux ou opératoires ceux qui surviennent d'une façon purement accidentelle, et l'on a vu apparaître des plaques de pelade après une fracture du pariétal (4), à la suite de coups ou de chutes sur la tête, ou de blessures à la face comme celles qui résultent des duels à la rapière chez les étudiants allemands. Un grand nombre de faits de ce genre ont été mentionnés par Crocker (5), Tyson (6), Schütz (7), Ollivier (8), etc. Presque toujours la pelade apparaît au voisinage du point traumatisé ou dans le même territoire nerveux; cependant il n'est plus possible d'admettre ici une section nerveuse, et par conséquent nous sommes amenés à admettre que la névrite, la contusion ou même le choc réflexe peuvent produire la pelade au même titre que la solution de continuité d'une branche nerveuse.

Pelades en connexion avec des affections nerveuses. — L'alopécie en aires se montre parfois associée à diverses affections nerveuses centrales ou périphériques. Il ne peut pas être question en ce cas de coïncidences fortuites et la superposition topographique de la pelade et d'autres symptômes nerveux met hors de doute la communauté d'origine de ces accidents divers. C'est ainsi que Bærensprung (9) et Romberg (10) ont observé l'association de la pelade à la *paralysie faciale* du même côté. Dans l'observation déjà citée de Schweninger et Buzzi, et dans une autre de Rosenthal (11), la pelade accompagnait l'*hémiatrophie faciale* et cette association paraît être particulièrement fréquente puisque Lewin (12), sur 70 cas d'hémiatrophie faciale, a noté une vingtaine de fois l'alopécie en aires.

(1) Bender, *Dermat. Centralbl.*, octobre 1893.
(2) Jacquet, Nature et traitement de la pelade. *Ann. de derm. et syph.*, 1900, obs. XXXII.
(3) Schweninger et Buzzi, Zur Kenntniss der Hemiatrophia facialis progressiva. *Charité-Annalen*, Bd. XV.
(4) Stowers, *British Journal of derm.*, janvier 1897.
(5) R. Crocker, *Diseases of the skin*. Art. *Alopecia areata*.
(6) Tyson, Alop. univers. *Lancet*, février 1886.
(7) Schütz, Sechs Fälle von Alopecia neurotica. *Münch. med. Woch.*, 1889, n° 8.
(8) Ollivier. *Bull. de l'Acad. de méd.* Paris, février 1887.
(9) Bærensprung, cité par Plattner, *Inaug. Dissert.* Zurich, 1890.
(10) Romberg, cité par Chambard, art. *Pelade* du *Dict. encycl. des sc. méd.*
(11) Rosenthal, *Berl. klin. Woch.*, 1889, n° 34.
(12) Lewin, Hémiatrophie faciale. *Charité-Annalen*, 1884.

On a signalé la coïncidence de la pelade avec le *tabes*, le *zona* (1), la *sclérodermie* (2), mais l'affection dont les rapports avec la pelade méritent surtout de retenir l'attention, c'est le *vitiligo*.

Le vitiligo coïncide le plus souvent, mais non toujours (3), avec des pelades graves, très étendues ou généralisées (4). Le rapport chronologique entre les deux processus est variable; dans une observation de Mathieu par exemple, le vitiligo existait dix ans avant l'apparition de la pelade; d'autres fois l'alopécie précède de quelques mois les troubles de pigmentation (observations de Crocker, Dubreuilh), mais dans la plupart des cas, les deux affections apparaissent à peu près simultanément, et presque toujours elles progressent parallèlement; mais elles n'ont pas nécessairement les mêmes localisations.

Il nous semble difficile d'admettre avec Barthélemy (5) que ces faits s'expliquent par des coïncidences purement accidentelles. On ne peut méconnaître en effet qu'il existe entre le vitiligo et la pelade de nombreuses analogies : les troubles pigmentaires ont une importance capitale dans la pelade, et si l'achromie y est surtout accentuée, on trouve néanmoins des amas pigmentaires, surtout à l'intérieur des poils; d'autre part, le vitiligo peut être par lui-même dépilant, de sorte que dans certains cas, à la barbe notamment, en présence de plaques décolorées recouvertes de poils rares, amincis et décolorés, on peut parfois hésiter entre le vitiligo et la pelade. La plus grande différence qui sépare les deux processus, c'est que la pelade guérit tandis que le vitiligo persiste et, suivant la remarque de Barthélemy, c'est ainsi que les choses se passent en général au cas où les deux affections ont évolué simultanément. En somme, sans faire de la pelade une simple forme de vitiligo, comme le voulait Cazenave, on est autorisé à considérer ces deux affections comme le résultat de troubles trophiques très voisins. Il est vraisemblable que dans certains cas ils peuvent se développer sous l'influence d'une même cause, et leur coexistence s'explique dès lors tout naturellement. Or l'origine nerveuse du vitiligo est incontestable, mais on ne peut pas la rattacher dans l'état actuel de la science à une lésion matérielle des nerfs ou de la moelle. Il semble donc que de simples troubles dynamiques peuvent, au point de vue de l'alopécie, produire des effets identiques à ceux des lésions traumatiques ou inflamma-

(1) CUTLER, *Journal of cut. and genit.-urin. diseases*, janvier 1896.

(2) RILLE, *Arch. für Derm. und Syph.*, Bd. XXXVII, p. 206. — EDDOWES, *British Journal of derm.*, août 1889. — Voir aussi ROSENTHAL, *loc. cit.* — SCHWENINGER et BUZZI, *loc. cit.*

(3) MOREL-LAVALLÉE, Pelade vitiligineuse. *Annales de derm. et syph.*, 1895, p. 576.

(4) MATHIEU, *Ibid.* — JACQUET, Nature et traitement de la pelade. *Ann. de derm. et syph.*, 1900, obs. VI. — PELLIZZARI, Analysé in *Monatshefte f. prakt. Derm.*, 1894, Bd. XIV, p. 41. — CROCKER, *Dis. of the skin*, 2e éd., p. 764. — SENATOR, *Charité-Annalen*, 1889, Bd. XIV, p. 341. — DUBREUILH, *Ann. de derm. et syph.*, 1893, p. 575. — FEULARD, *Ann. de derm. et syph.*, 1895, p. 31. — GAUCHER et BERNARD, *Ann. de derm. et syph.*, 1899, p. 995. — HEUSS, *Monatsh. f. prakt. Derm.*, 1896, Bd. XXII, p. 632, et 1899, Bd. XXIX, p. 540. — ARNOZAN, *Annales de dermatologie et syph.*, 1891, p. 710. — HALLOPEAU et BUREAU, *Annales de dermatologie et syph.*, 1896, p. 872.

(5) BARTHÉLEMY, *Ann. de derm. et syph.*, 1893, p. 405.

[P. DÉHU.]

toires. Et de fait on a vu la pelade coïncider avec des névroses pures telles que l'épilepsie [1], la chorée [2], et surtout la maladie de Basedow [3].

Pelades par choc nerveux psychique. — On l'a vue aussi résulter de chocs psychiques, et nous pourrions citer un grand nombre d'observations de pelades émotives. Le plus souvent il s'agit d'une frayeur vive; dans les observations de Leloir [4], de Frédet [5], il s'agit de sujets qui échappent par miracle à un accident mortel; d'autres fois c'est un chagrin violent, la mort d'un parent, d'un enfant [6], ou des préoccupations causées par des pertes d'argent [7], ou enfin des soucis, des émotions [8], quelle qu'en soit la cause, qui déterminent l'apparition de la pelade. Dans les cas de ce genre, l'alopécie débute en général presque immédiatement après le choc psychique, elle affecte une marche aiguë et aboutit souvent à la pelade généralisée.

Pelades en rapport avec les maladies générales. — Jusqu'ici nous n'avons envisagé que les faits où la pelade résultait d'un trouble primitif du système nerveux, que ce trouble fût matériel, dynamique ou psychique. Mais il n'en est pas toujours ainsi; nous avons déjà vu que tous les désordres généraux ou locaux de l'organisme, toutes les maladies infectieuses, dyscrasiques, cachectiques, peuvent provoquer ou favoriser l'apparition de la pelade. La syphilis surtout mérite une mention spéciale, et tout récemment A. Fournier [9] a insisté sur la fréquence de l'alopécie en aires au cours des deux premières années de l'infection [10].

Dans la pelade consécutive aux maladies générales, l'intervention du système nerveux est plus effacée; on peut même admettre que la papille pilaire subit directement l'action de certains poisons d'origine bactérienne ou chimique, mais, au point de vue qui nous occupe, le résultat est le même, et l'alopécie, dans ces cas encore, est la conséquence d'un trouble de la nutrition; elle a toujours le caractère d'un symptôme dystrophique.

Prédisposition. — En dehors des facteurs divers que nous venons de mentionner, on doit attribuer à la prédisposition un rôle important dans la pathogénie de la pelade.

(1) Féré, *Ann. de derm. et syph.*, 1893, p. 463.

(2) Ollivier, *loc. cit.* — Pye Smith, cité par Plattner, *Inaug. diss.* Zurich, 1890.

(3) Basedow, *Monatsh. f. prakt. Derm.*, 1896, Bd. XXIII, p. 541. — Kohn, *Ibid.* — Unna, *Ibid.* — Rille, *Arch. f. Derm.*, Bd. XXXVII, p. 266. — Besnier, De la pelade. *Rapport à l'Acad. de méd.* Paris, 1888.

(4) Leloir, *Gaz. des hôp.*, 30 juin 1888.

(5) Frédet, *Arch. gén. de méd.*, 1897, I, 740.

(6) Morton, *Monatsh. f. prakt. Derm.*, 1895, Bd. XXI, p. 387. — Gebert, *Ann. de derm. et syph.*, 1897, p. 1174.

(7) Archambault, *Journal de méd. de Bordeaux*, avril 1890.

(8) Nous avons vu la pelade apparaître chez un jeune homme quelques jours après son arrivée à Paris où il était venu assister aux derniers moments de son père; il nous a déclaré spontanément qu'il avait eu déjà plusieurs fois des plaques analogues, et toujours à l'occasion de chagrins ou d'ennuis.

(9) A. Fournier, *Congrès intern. de derm.* Paris, 1900.

(10) Neisser pense que les plaques de pelade syphilitique peuvent être rapprochées des taches de leucodermie qu'on observe dans la même maladie et qui sur les régions velues s'accompagnent parfois d'alopécie (voir Haslund, *Ann. de derm. et syph.*, 1893).

L'existence de la prédisposition est démontrée par la facilité avec laquelle, chez certains sujets, la pelade apparaît et récidive à l'occasion des causes les plus insignifiantes et les plus diverses. Nous ne connaissons pas la nature intime et les éléments probablement multiples de cette aptitude morbide, mais il est vraisemblable qu'elle consiste au moins pour une part dans un déséquilibre des fonctions nerveuses et spécialement dans l'exagération de l'excitabilité réflexe. Tous les observateurs ont en effet constaté comme Lailler l'extrême fréquence de la « nervosité » chez les sujets peladiques, et, A. Fournier, à propos de la pelade des syphilitiques, fait remarquer qu'elle se voit presque exclusivement chez des sujets névropathes, neurasthéniques. Sur trois observations d'association de la pelade et de la maladie de Basedow, il s'agit deux fois de sujets de souche épileptique [1].

La prédisposition peut être individuelle, elle peut être aussi familiale, comme l'indique la constatation de la pelade chez deux frères ou deux cousins [2] ; enfin, elle peut être héréditaire.

Hérédité. — L'aptitude héréditaire à la pelade se manifeste dans des conditions diverses :

1° Un sujet atteint de pelade engendre des enfants qui naissent glabres et demeurent tels temporairement ou définitivement [3].

2° Des enfants nés de parents ayant eu la pelade deviennent peladiques à leur tour plusieurs années après leur naissance et même à l'âge adulte [4]). Dans deux cas, l'un de Darier et Lesourd [5], l'autre de H. Muller [6], c'est le grand-père et le petit-fils qui ont eu la pelade; dans une observation de Feulard, la pelade s'est montrée dans trois générations successives chez une femme, chez ses deux fils et chez l'enfant d'un de ceux-ci.

3° Enfin on peut voir l'alopécie congénitale chez des enfants dont les parents n'ont jamais été atteints de pelade. Il s'agit alors d'un trouble d'évolution qui se manifeste presque toujours par des malformations multiples, en particulier par le retard ou l'arrêt de développement des ongles et des dents [7]. Mais l'influence héréditaire est indéniable même dans ces cas, comme le prouve une observation de Thurnam [8], qui a vu l'alopécie congénitale chez deux cousins germains. On pourrait objecter aussi que ces faits doivent être distingués de la pelade vraie; mais les relations étroites qu'ils présentent avec les cas d'alopécie congénitale par hérédité peladique prouvent qu'il est impossible de

(1) Observations déjà citées de Kohn et de Unna.

(2) Observations déjà citées de Jacquet et de Pavlot.

(3) Hutchinson, cité par de Molènes, Alopécie congénitale. *Ann. de derm. et syph.*, 1896, p. 548. — Ledermann, *Monatsh. f. prakt. Derm.*, Bd. XXII, p. 518. — Abraham, *Brit. Journal of Derm.*, avril 1893. — E. Fournier, *Ann. de derm. et syph.*, 1900, p. 855.

(4) Feulard, *Ann. de derm. et syph.*, 1897, p. 292. — De Molènes, *loc. cit.*

(5) Darier et Lesourd, *Ann. de derm. et syph.*, 1898, p. 1009.

(6) H. Muller, in *Thèse Plattner, loc. cit.*

(7) Rayer, *Traité des maladies de la peau*, 1835, p. 725, cite d'après Danz le cas de deux Juifs qui n'avaient ni cheveux ni dents. Voir sur ce *type aphanérique* Jacquet, *Presse méd.*, 1900, n° 93.

(8) Thurnam, cité par de Molènes, *loc. cit.*

tracer une ligne de démarcation entre les deux types morbides. Au point de vue des symptômes objectifs, l'identité des alopécies congénitales avec les pelades généralisées acquises est absolue, et nous ferons remarquer que ces grandes décalvantes, qui se transmettent par hérédité, débutent toujours par des disques d'alopécie circonscrite.

Identité de la pelade vulgaire et de l'alopécie névrotrophique. — Nous avons cherché à montrer, dans les lignes qui précèdent, que l'alopécie en aires peut naître sous l'influence des désordres nerveux les plus variés, matériels, fonctionnels ou psychiques. Cette conception pathogénique n'est en somme guère contestée : les partisans les plus exclusifs du parasitisme admettent eux-mêmes la réalité des alopécies trophonévrotiques, mais ils déclarent que ces affections n'ont rien de commun avec la pelade, que ce sont, en réalité, de fausses pelades. Or cette objection est toute théorique; elle ne s'appuie sur aucun fait positif; de l'avis même de ceux qui la formulent, il n'existe ni dans les symptômes, ni dans l'évolution, aucun signe permettant de distinguer les soi-disant fausses pelades nerveuses, de ce qu'ils appellent les pelades vraies. D'autre part, nous avons vu que tout argument tiré de la bactériologie ou de la contagion est irrecevable dans l'état actuel de la science. En l'absence de tout caractère permettant de spécifier ce qu'on entend par les « pelades vraies », on prétend baser le diagnostic différentiel sur un caractère purement négatif : si l'alopécie est en rapport étiologique avec un choc nerveux, ou si elle s'accompagne de symptômes nerveux évidents, on admet qu'il s'agit d'une fausse pelade trophonévrotique; dans le cas contraire, on déclare qu'il s'agit d'une pelade vulgaire. Or ce critérium est illusoire; il conduit à des résultats absolument discordants, car les conclusions de chaque observateur dépendent de ses tendances doctrinales et de ses méthodes d'examen. Ainsi la proportion des pelades nerveuses n'est que de 5 pour 100 pour Crocker, tandis que, d'après Leloir, elle dépasse 39 pour 100. Sans insister sur la signification d'un écart aussi considérable, nous ferons simplement remarquer que le chiffre indiqué par Leloir prouve suffisamment la fréquence des symptômes nerveux de la pelade, et il permet de soupçonner que, dans bien des cas, leur absence apparente est due à l'insuffisance de l'examen clinique.

Les recherches poursuivies depuis quelques années par L. Jacquet confirment cette supposition; elles tendent à prouver que les symptômes nerveux sont pour ainsi dire constants dans la pelade, et que s'ils passent souvent inaperçus, c'est qu'ils sont trop atténués ou trop éphémères, ou que leur rapport avec l'alopécie est trop peu manifeste pour attirer l'attention du malade et même celle du médecin non averti.

Nous ne pouvons exposer ici en détail tous les faits nouveaux mis en lumière par Jacquet et les aperçus ingénieux qu'il a formulés sur la pathogénie de la pelade; mais nous présenterons dans une vue d'ensemble la conception pathogénique qui synthétise ses différents travaux et constitue la plus complète et la plus rationnelle des théories proposées pour expliquer la nature trophonévrotique de la pelade.

THÉORIE DYSTROPHIQUE DE JACQUET
(ÉTIOLOGIE ET PATHOGÉNIE GÉNÉRALES DE LA PELADE)

D'après Jacquet (¹) la pelade est une dermatose banale, caractérisée par des dépilations locales et par des troubles fonctionnels auxquels peuvent participer tous les organes de la peau : *troubles glandulaires* se manifestant par l'exagération ou la diminution des sécrétions sébacée et sudorale; *troubles vasculaires*, révélés par l'érythème peladique initial, l'œdème, l'anémie cutanée, les varicosités sous-peladiques; *troubles nerveux* consistant en névralgie spontanée ou latente, hyperesthésie ou anesthésie superficielle et profonde (²);

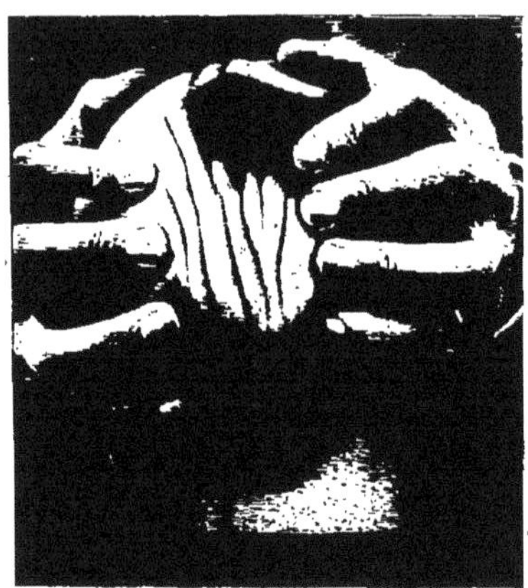

FIG. 162. — Hypotonie peladique Pelade à grandes aires. (Malade de L. Jacquet, cliché Dubray.)

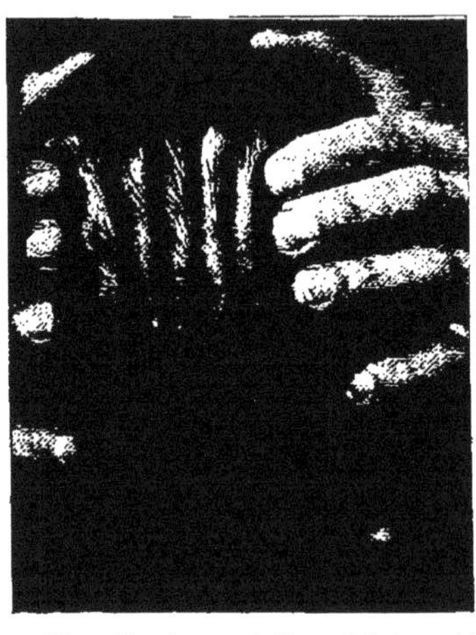

FIG. 163. — Hypotonie peladique. Pelade syphiloïde. (Malade de L. Jacquet, cliché Dubray.)

enfin, *troubles dermiques* caractérisés par l'*hypotonie* du tissu conjonctif, élastique et musculaire lisse, d'où résultent la flaccidité, l'atrophie de la peau et l'altération des réflexes cutanés.

Ces réactions des téguments peladiques, fréquemment liées à des troubles atténués mais diffus du système pilaire tout entier (séborrhée, hyperidrose,

(¹) L. JACQUET, Nature et traitement de la pelade. *Ann. de derm. et syph.*, 1900, p. 585-690-924; et la Pelade d'origine dentaire. *Ann. de dermat. et de syph.*, 1902, p. 97.

(²) Quelques-uns des faits découverts par Jacquet avaient été entrevus antérieurement; ainsi l'érythrose avait été notée par H. Muller (PLATTNER, Wesen und Ursachen der Alopecia Areata. *Inaug. dissert.* Zurich, 1890); l'existence de points douloureux à la pression avait été signalée par Pincus. — Ces deux auteurs ont même indiqué dans la pelade des signes d'irritation sympathique qui jusqu'ici n'ont pas attiré l'attention de Jacquet : d'après Pincus (SCHÜTZ, *Monatsh. f. prakt. Derm.*, 1887, Bd. VI, p. 296. — Voir aussi *Thèse de* Plattner) la luette serait parfois déviée et la pupille rétrécie du côté peladique; Muller a constaté dans plusieurs cas de l'inégalité pupillaire par myosis ou mydriase du côté peladique, et parfois même de la ptose.

hypotonie, lésions des poils et alopécie diffuses), constituent ce que Jacquet appelle l'*atmosphère locale directe de la pelade.*

La dermatose est favorisée par une *prédisposition* dont les principaux facteurs sont :

1° La *déséquilibration nerveuse*, admise par tous les auteurs;

2° Une *viciation organique* complexe révélée par l'analyse hémo-urologique (1);

3° Enfin l'*hérédité*, dont le rôle s'explique par la transmission de la prédisposition (pelades héréditaires, pelades familiales, agénésie pilaire) (2).

La viciation organique explique pourquoi chez les peladiques on trouve si souvent, dans les organes les plus divers, des troubles et des lésions de même ordre que ceux de l'aire peladique, notamment l'hypotonie vasculaire et conjonctive se traduisant par des phlébectasies généralisées ou régionales (varices, varicocèle, hémorroïdes), des ptoses cutanées et viscérales (dilatation gastrique, inertie intestinale, hernies, etc.). Elle explique aussi la fréquence des lésions dentaires dans les familles des peladiques, la même influence générale entraînant également l'altération de ces deux organes de même type anatomique : le poil et la dent (3).

La pelade, ainsi préparée par des causes lointaines et profondes, est déterminée et fixée par des irritations locales partant d'un point quelconque des neurones centripètes (pelades réflexes) et sans doute aussi des centres (pelades centrales).

Les pelades réflexes sont les mieux connues ; leur point de départ, très variable, peut être viscéral (gastrique, intestinal (4), broncho-pul-

(1) Les nombreuses analyses pratiquées par L. Jacquet et Portes montrent qu'il existe presque constamment chez les peladiques des troubles urologiques dont les plus habituels sont l'élévation du coefficient de déminéralisation, l'augmentation des chlorures et la diminution des phosphates. Dans plusieurs cas la guérison de la pelade a coïncidé avec le retour de l'excrétion urinaire à la normale.

Dans trois cas où ils ont pu faire l'analyse du sang, Jacquet et Portes ont trouvé une *hypochlorémie* très marquée coïncidant avec l'*hyperchlorurie* urinaire. (L. Jacquet, Lésions dentaires, hypotonie et viciat. urin. *Ann. de derm. et syph.*, 1901, p. 151. — L. Jacquet et Portes, Troubles du chimisme sanguin et urinaire dans la pelade. *Ann. de derm. et syph.*, 1901, p. 287 et 322.)

(2) Pour Jacquet, l'arrêt de développement du système pileux qui constitue l'agénésie pilaire est physiologiquement équivalente à la dépilation de la pelade. Il a vu plusieurs fois les poils de la barbe ou du pubis ne pas se développer chez des adolescents atteints de pelade du cuir chevelu. — L'agénésie a les mêmes localisations que la pelade; elle peut coexister avec celle-ci soit chez le même individu, soit dans la même famille.

(3) L. Jacquet, Rapports de la pelade avec les lésions dentaires. *Ann. de derm. et syph.*, 1900, p. 1189.

(4) Il existe notamment une pelade d'origine helminthiasique; Eichhorst (*Thèse Plattner*) a incriminé les ascarides. Rodionoff (anal. in *Ann. de derm. et syph.*, 1895, p. 244) a publié deux cas de pelade provoquée par des accidents nerveux imputables au ténia et guérie par l'expulsion du ver. Muller, Plattner avaient déjà signalé la coïncidence de la pelade et du ténia. Jacquet a observé un cas de pelade chez un enfant dont les selles fourmillaient d'oxyures (communication orale). — L. Brocq a observé un malade chez qui les récidives de pelade coïncidaient manifestement avec des crises de constipation opiniâtre (communication orale).

SCHÉMAS EMPLOYÉS PAR JACQUET POUR FIGURER LA LOCALISATION ET LES SYMPTOMES DE LA PELADE (1)

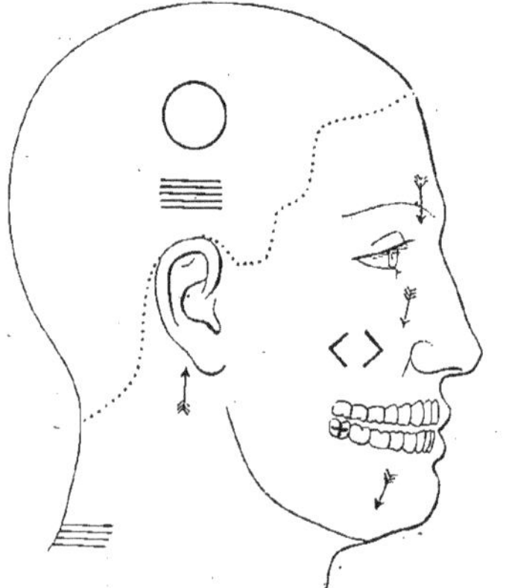

FIG. 164. — Pelade pariétale avec fluxion, hémi-érythrose et hémi-hyperesthésie par éruption précoce de la 3e molaire inférieure droite. (L. Jacquet.)

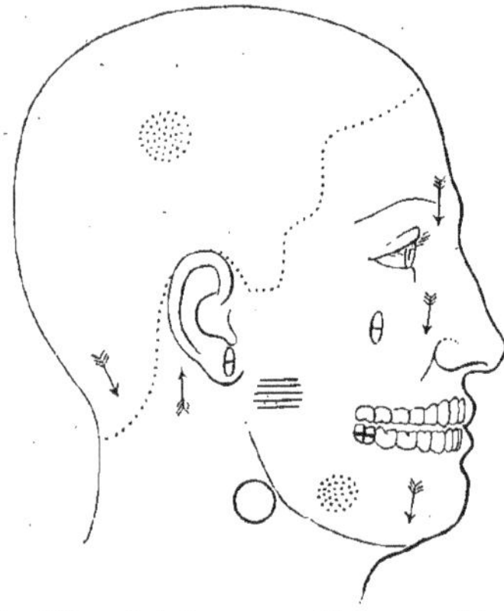

FIG. 165. — Pelade sous-maxillaire avec hémi-hyperesthésie et hyperthermie, par éruption de la 3e molaire inférieure droite. (L. Jacquet.)

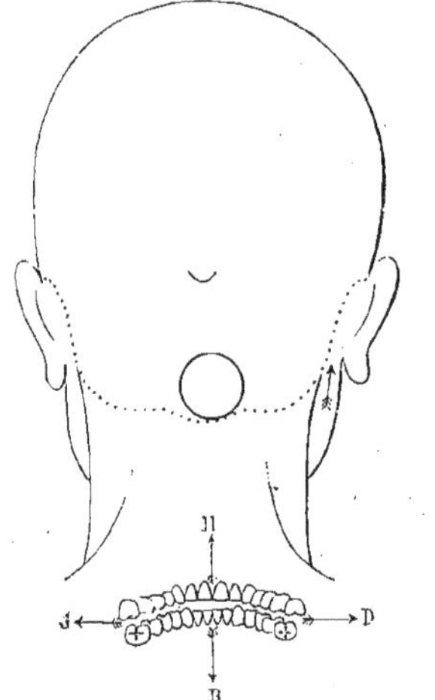

FIG. 166. — Pelade médiane de la nuque par éruption simultanée des deux secondes molaires inférieures. (L. Jacquet.)

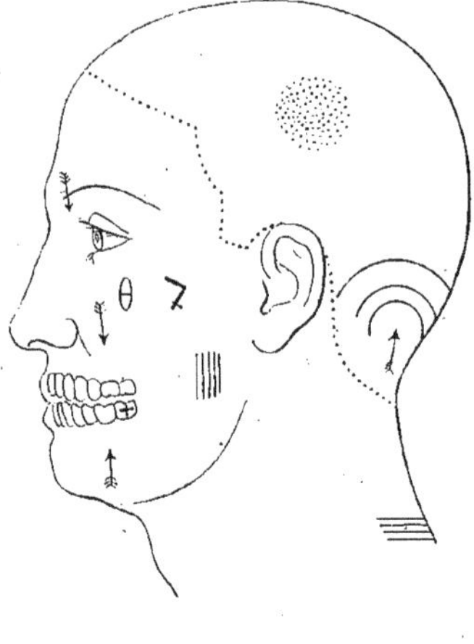

FIG. 167. — Pelade de la nuque avec hémi-érythrose, hémi-hyperesthésie et hyperthermie par éruption tardive de la 2e molaire inférieure gauche. (L. Jacquet.)

Dent en évolution.	+	Hyperesthésie. . .	≡	Dentier.	〰
Dent cariée. . . .		Fluxion	<	Dépilation diffuse.	
Dent névralgiée. .		Érythrose.	>	Hyperthermie. . .	θ+
Point névralgique.		Gingivite.	∼∼	Hypothermie. .	θ−

(1) Les schémas et figures illustrant le texte relatif à la théorie de Jacquet sont dus Charropin.

[P. DÉHU

monaire, génital [1], etc.) ou périphérique, auriculaire et surtout dentaire.

Ces causes diverses peuvent d'ailleurs se combiner entre elles et avec d'autres conditions d'ordre général, de façon à réaliser des groupements complexes de facteurs étiologiques ou « sommations peladogènes » [2].

Simples ou associées, les irritations locales déterminent dans les appareils

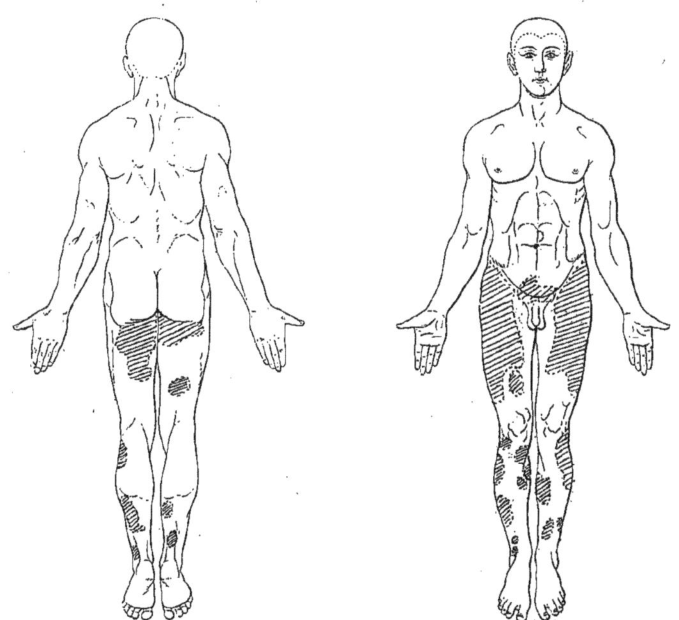

Fig. 168. — Systématisation de l'alopécie dans un cas de pelade généralisée. (Malade de L. Jacquet.)

en connexité fonctionnelle immédiate avec elles une série de troubles réactionnels sympathiques qui constituent l'*atmosphère peladique locale indirecte.*

Le mieux étudié de ces syndromes réflexes est celui que provoque la lésion ou l'éruption des dents (*syndrome odontopathique ou néodentaire*) [3]. Ses élé-

[1] Rayer (*Traité des maladies de la peau*, 1835, p. 745) rapporte l'observation d'un homme chez qui la pelade apparut au cours d'une blennorragie rebelle. Muller (*Corresp. f. schw. Aerzte*, 1891, n° 1) a cité 4 cas analogues. Pavlof (*Comptes rendus du Congrès intern. de derm.* Paris, 1900, p. 395) a mentionné un cas de pelade survenue à la suite de la dilatation d'un rétrécissement urétral.

[2] L. Jacquet, Les sommations peladogènes. *Bull. de la Soc. méd. des hôp.*, 7 mars 1902. — P. Déhu, Un cas de sommation peladogène. *Ibid.*, 14 mars 1902.

[3] L. Jacquet, La pelade dentaire. *Ann. dermat. et syphiligr.*, 1902, p. 180. — D'après Jacquet, la pelade d'origine dentaire serait très fréquente : il fait remarquer que les périodes de la vie où la pelade atteint son maximum (de 4 à 12 et de 20 à 30 ans) correspondent aux phases actives de l'évolution dentaire. — Les dentiers artificiels paraissent aussi avoir une influence toute spéciale sur le développement de la pelade.

Dans un travail sur l'étiologie de la pelade (*Berl. klin. Woch.*, n°s 5 et 6), Max Joseph avait

ments les plus habituels sont l'érythrose faciale, l'hyperthermie ou l'hypothermie, l'adénopathie, l'hypertrophie amygdalienne, la névralgie spontanée

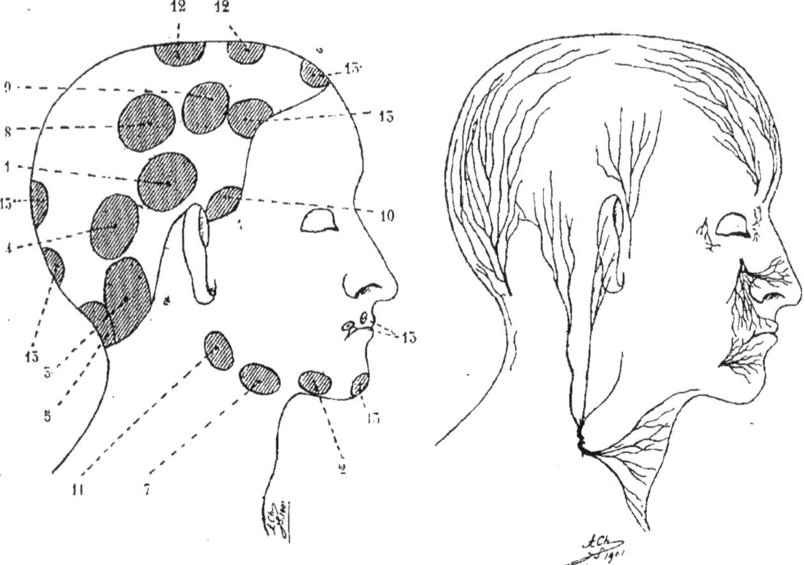

Fig. 169. — Sièges d'élection de la pelade, les disques rangés par ordre décroissant d'importance numérique.
1, sus-auriculaire. — 2, latéro-mentonnier. — 3, rétro-mastoïdien. — 4, sus-mastoïdien. — 5, nuchal. — 7, sus-hyoïdien. — 8, médio-pariétal. — 9, rétro-frontal. — 10, latéro-frontal. — 11, angulo-maxillaire. — 12, 12, sincipitaux. — 13, 13, 13, 13, 13, 13, médio-mentonniers; labiaux; lambdoïdes; médio-frontaux; occipital; zygomatique.

Fig. 170. — Innervation cervico-faciale; trijumeau; plexus cervical superficiel; nerf occipital d'Arnold. Les branches motrices de la 7e paire ne sont pas représentées. (D'après Van Gehuchten, Frohse et une dissection de Rieffel.) Cette figure montre les régions d'innervation minima physiologique.

ou latente et l'hyperesthésie superficielle et profonde; enfin, comme réaction plus tardive, la dépilation diffuse ou en aires, la pelade.

La localisation de ce trouble trophique n'est pas fortuite; elle se fait de préférence sur certaines régions qui méritent le nom de *zones peladophores* (¹)

signalé que la pelade « commence souvent à l'époque de la dentition et de la puberté ». C'est la seule *idée* relative à l'origine dentaire de la pelade que nous ayons trouvée dans les travaux antérieurs à ceux de Jacquet. Au contraire il avait été publié déjà quelques *faits* où l'on peut trouver la confirmation rétrospective de la théorie de Jacquet. Ainsi Knaggs (in Robinson, *Med. rec.*, sept. 1887, p. 401) a cité un cas de pelade consécutive à de violentes névralgies dentaires. — Isaac (Dermat. Verein zu Berlin, 11 février 1896. Compte rendu in *Monatsh. f. prakt. Derm.*, Bd. XXII, p. 372) a vu la pelade se montrer à la suite de l'extraction d'une dent. Plus récemment, Ter Grégoriantz a publié une observation de pelade de la moustache gauche chez un homme portant un dentier et présentant de la gingivite autour d'une racine cariée à gauche.

(¹) Les zones peladophores constituent des sortes de déserts nerveux intercalés entre les territoires de distribution des différents nerfs (Fig. 170). Cette remarque enlève toute valeur à l'objection souvent faite à la théorie nerveuse de la pelade, que la distribution des plaques alopéciques ne suit pas les trajets nerveux.

(Fig. 169). Ces zones correspondent à des territoires d'*innervation minima physiologique* (Fig. 170), et la pelade se *systématise* sur les points qui sont plus directement en connexion nerveuse avec la région où siège l'épine peladogène.

Cette systématisation est fréquemment troublée par des causes locales extérieures créant sur les régions pilaires des points de moindre résistance, c'est-à-dire d'*innervation minima pathologique* (lésions inflammatoires, parasitaires ou traumatiques de toute sorte, compression par les peignes, etc.). Souvent aussi la pelade éclôt au point de convergence de deux facteurs locaux, l'un interne, l'autre externe (*rayonnement alopéciant* d'une folliculite, etc.).

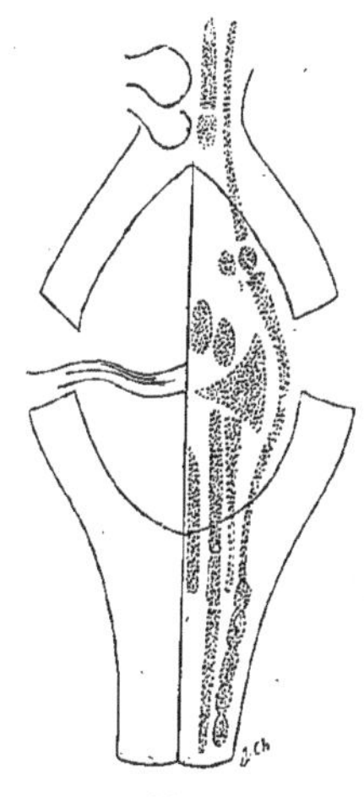

Fig. 171. — Montrant la topographie des noyaux des nerfs crâniens sur le plancher du quatrième ventricule. Sur la droite du dessin se voit : *en bas*, la racine descendante du trijumeau, en continuité avec la colonne grise, origine des nerfs rachidiens; *en haut*, la racine ascendante du trijumeau en contiguïté avec les noyaux d'origine du moteur oculaire commun et du pathétique. Cette contiguïté nous explique l'existence si fréquente chez les peladiques de troubles moteurs oculaires. (L. Jacquet, d'après Poirier et Charpy.)

De ces données pathogéniques découle logiquement la conclusion suivante, déjà vérifiée par l'expérience, c'est que, pour guérir la pelade, il faut tout d'abord faire cesser la cause du syndrome sympathique réflexe, c'est-à-dire supprimer l'épine irritante peladogène.

En résumé, la pelade est une dermatose banale, réalisant « l'unité de pathogénie dans la variété et la multiplicité d'étiologie ». C'est une maladie à la fois *générale* par la viciation organique qui la prépare, et *locale* par son point de départ parfois multiple aux extrémités muqueuses ou cutanées des neurones sensitifs.

On voit quel intérêt et quelle ampleur prend la question de la pelade à la suite des travaux de Jacquet. Assurément tout n'est pas démontré dans sa théorie, et, sur bien des points qu'elle soulève, il serait prématuré de porter dès à présent un jugement définitif. Mais on doit reconnaître que sa conception étiologique cadre bien avec les faits connus et les explique d'une façon rationnelle; plus compliquée en apparence que celles qui ont été formulées antérieurement, elle est, au fond, mieux coordonnée et plus précise; elle se trouve, du reste, sur les points essentiels, en parfait accord avec les idées exprimées récemment par les partisans de la doctrine trophonévrotique, comme Mibelli, Ciarrocchi, Pavlof. On peut la considérer en somme comme l'épanouissement de cette doctrine, dont le premier germe se trouve dans la définition formulée en 1858 par Bærensprung (1) : « L'alopécie en aires est la con-

(1) Bærensprung, Ueber Area Celsi. *Charité-Annalen*, 1858, VIII. Jahrg., Heft 3, S. 59.

séquence d'un trouble de nutrition limitée de la peau, dont la condition est l'inhibition de l'influx nerveux... ; on la voit le plus souvent en connexion avec certains troubles constitutionnels qui pourtant ne relèvent pas d'une dyscrasie spécifique. »

DIAGNOSTIC

En raison de l'extrême diversité des aspects cliniques que peut revêtir la pelade, il nous paraît utile au point de vue du diagnostic d'en distinguer trois variétés :

Les pelades généralisées ;

Les pelades marginales symétriques ;

Les pelades en aires circonscrites.

Pelades généralisées. — La plupart des alopécies généralisées sans lésion de la peau, qu'elles soient acquises ou congénitales, rentrent, croyons-nous, dans le cadre de la pelade. Dans quelques cas exceptionnels cependant la dépilation totale peut être consécutive à une *intoxication* ou à une *pyrexie*; mais les commémoratifs sont alors assez nets pour éviter toute erreur.

Pelades marginales symétriques. — Quand la pelade est franchement *ophiasique*, c'est-à-dire qu'elle dessine à la bordure du cuir chevelu, en partant de la nuque, une bande symétrique limitée en haut par une série de festons à concavité inférieure, le diagnostic s'impose et nulle confusion n'est à redouter. Mais les pelades marginales n'ont pas toujours cette régularité schématique; dans le cas surtout où elles siègent aux régions temporales et mastoïdiennes, sans intéresser la nuque, leur aspect est moins caractéristique, et d'autres alopécies peuvent les simuler.

Les dépilations consécutives à l'*accouchement*, aux *pyrexies*, notamment à la *fièvre typhoïde*, et en général à toutes les maladies aiguës ou cachectiques, sont localisées surtout aux régions temporales et pariétales : elles sont presque toujours incomplètes et diffuses, et ne présentent pas la limitation nette des plaques de pelade.

Dans l'intoxication par l'*acétate de thallium*, le maximum de la dépilation se fait aussi suivant les localisations ophiasiques, mais tout le système pileux est atteint presque simultanément et la chute totale se fait en l'espace de quelques jours (1).

Le *monilethrix*, outre sa prédominance au vertex, peut présenter une dépilation en couronne rappelant vaguement l'ophiasis, mais l'aspect caractéristique des cheveux suffit pour rendre toute erreur impossible.

Certaines *alopécies congénitales* rappellent beaucoup plus exactement l'as-

(1) Jeanselme, *Ann. de derm. et syph.*, 1899, p. 999.

pect de la pelade; ce sont des plaques glabres, le plus souvent temporales et symétriques, mais qui peuvent occuper toute la bordure du cuir chevelu en fer à cheval. Leur nature n'est pas encore bien établie; on les a attribuées à un traumatisme par le forceps, mais cette hypothèse n'est pas applicable à tous les cas; de plus, elle ne se concilie pas avec l'état de la peau qui est lisse, mais non cicatricielle; il est possible qu'il s'agisse là d'une forme d'agénésie pilaire, par conséquent d'une affection analogue sinon identique à la pelade (¹).

Pelades en aires circonscrites. — Les alopécies en taches limitées peuvent se montrer, soit sur la zone marginale, soit sur la zone centrale du cuir che-

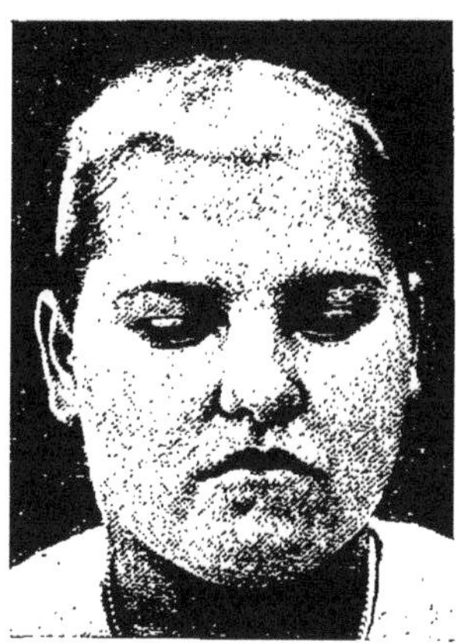
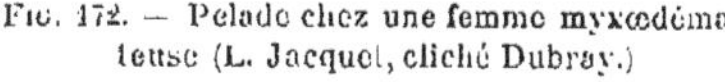

Fig. 172. — Pelade chez une femme myxœdémateuse (L. Jacquet, cliché Dubray.)

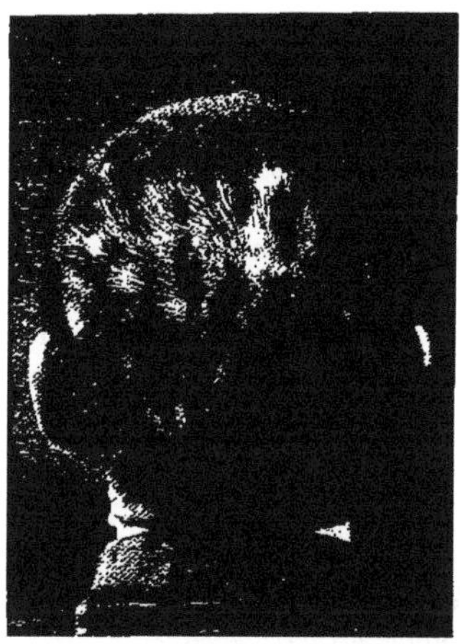

Fig. 173. — Pelade en clairières d'aspect syphiloïde. (L. Jacquet, cliché Dubray.)

velu; dans le premier cas, même s'il s'agit d'une plaque unique arrondie et asymétrique, le diagnostic de la pelade est vraisemblable, du seul fait de la localisation. Au contraire, s'il s'agit de taches décalvées situées sur le sommet de la tête, les causes d'erreur sont beaucoup plus nombreuses et l'on devra rechercher avec d'autant plus de soin les caractères positifs de la pelade, tels que l'hypotonie, les troubles de sensibilité, la présence de cheveux massués, etc. On devra en outre recourir à l'examen microscopique et à la culture pour exclure le diagnostic de trichophytie.

Parmi les maladies générales, la *syphilis* est la seule qui puisse produire une alopécie analogue à la pelade en plaques disséminées asymétriques. Mais l'alopécie syphilitique est caractérisée par des clairières, c'est-à-dire par des surfaces où les cheveux sont seulement éclaircis; de plus ces clairières sont

(¹) Danlos, *Ann. de derm. et syph.*, 1901, p. 432. — Germain, *Thèse de Bordeaux*, 1896-1897. — Delabaude, *Thèse de Bordeaux*, 1895. — Audry, *Journal des maladies cut. et syph.*, 1898, p. 337.

beaucoup plus petites et plus nombreuses que ne sont habituellement les plaques de pelade; enfin elles s'accompagnent d'une dépilation diffuse notable qui manque ou reste imperceptible dans la pelade.

Ce sont surtout les alopécies de cause locale qui peuvent simuler la pelade : nous examinerons successivement les alopécies traumatiques, parasitaires, inflammatoires et atrophiques.

Alopécies traumatiques. — Il nous suffira de mentionner les alopécies par usure des cheveux, telles qu'on les observe à l'occiput chez les enfants en bas âge. Chez les femmes, on peut voir surtout au vertex, des plaques d'alopécie causées par la pression des *peignes* ou des *épingles* et par le frottement des *postiches*.

L'*épilation* donne lieu à des surfaces glabres qu'il est fort difficile de distinguer de la pelade. L'hypotonie de la peau, la présence de cheveux atrophiés, massués ou caducs au pourtour de la plaque permettent d'affirmer la pelade, mais il ne faut pas oublier que ces caractères manquent souvent à la période d'état; s'il a affaire à un simulateur habile, le médecin pourra se trouver dans un embarras extrême.

A la suite d'une *contusion* ou d'un traumatisme quelconque du cuir chevelu, il peut se faire une dépilation circonscrite qui, pour Jacquet, serait de la pelade vraie; cette opinion n'est pas généralement admise, mais à défaut de cicatrice, nul caractère objectif ne permet d'affirmer un diagnostic qui ne peut être fait que par les commémoratifs. On en peut dire autant des alopécies par application de *rayons Röntgen*; elles sont dues vraisemblablement à un trouble trophique du même ordre que celui de la pelade spontanée; la repousse est la règle, mais elle peut être très tardive.

Alopécies parasitaires. — Les affections cryptogamiques ne peuvent guère être confondues avec la pelade dans leurs formes typiques, mais seulement dans leurs variétés frustes ou anomales.

Le *favus* à la période d'activité présente une bordure franchement inflammatoire; les cheveux y sont engainés et contiennent du mycélium et des spores d'achorion; après la guérison l'aspect cicatriciel de la peau suffit à exclure le diagnostic de pelade.

La *teigne tondante* peut quelquefois ressembler à une plaque de pelade à cheveux fragiles, mais dans la teigne, la peau est couverte de squames grisâtres, et le cheveu est entouré d'un manchon de spores. Dans certains cas de trichophytie peladoïde, la difficulté du diagnostic est telle qu'elle ne peut être tranchée que par l'examen microscopique; encore doit-on se souvenir que dans ces formes de trichophytie, le parasite est rare et difficile à mettre en évidence (1); il faudra se conformer aux indications données par Crocker pour cette recherche; on devra notamment choisir pour l'examen les petits fragments de gaine restés adhérents à la racine des cheveux.

(1) Schütz, *Monatsh. f. prakt. Derm.*, 1887, p. 97.

[P. DÉHU.]

Alopécies inflammatoires. — Les affections inflammatoires du cuir chevelu comme l'*érysipèle*, les *abcès*, sont presque constamment suivies de plaques alopéciques qui peuvent présenter un aspect peladoïde. La dépilation en pareil cas est souvent brusque mais ne manifeste aucune tendance à l'extension; la notion des commémoratifs permet toujours de la rattacher à sa véritable cause. On en peut dire autant des alopécies consécutives aux *tumeurs* du cuir chevelu telles que loupes, ou hématomes.

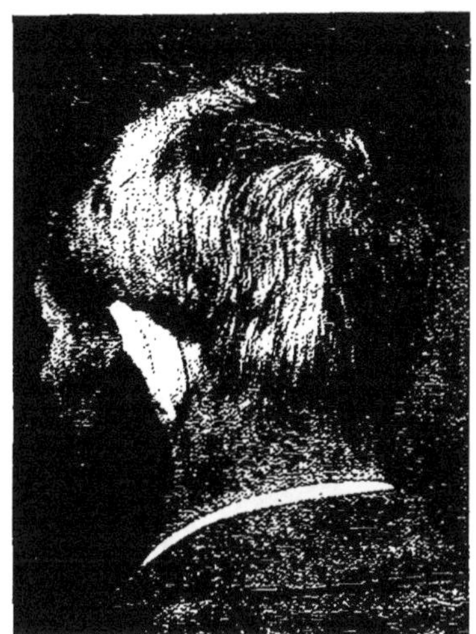

Fig. 174. — Alopécie post-érysipélateuse.

Il est d'autres alopécies d'origine inflammatoire qui donnent lieu, surtout dans les écoles, à des erreurs fréquentes ; ce sont celles qui se montrent à la suite de l'impétigo et des furoncles; leur diagnostic différentiel a été minutieusement décrit par Sabouraud : Dans l'*impétigo*, la dépilation se fait six semaines environ après le début de la dermatose; elle résulte surtout de l'arrachement mécanique des cheveux qui tombent en même temps que les croûtes auxquelles ils adhèrent. Même en dehors de tous renseignements sur la phase initiale de l'affection, l'origine des plaques chauves peut se reconnaître : à leur multiplicité, à leur forme ovale et au contour déchiqueté de leurs bords; à leur localisation habituelle au vertex; à la minceur et à la couleur rosée de l'épiderme jeune qui les recouvre.

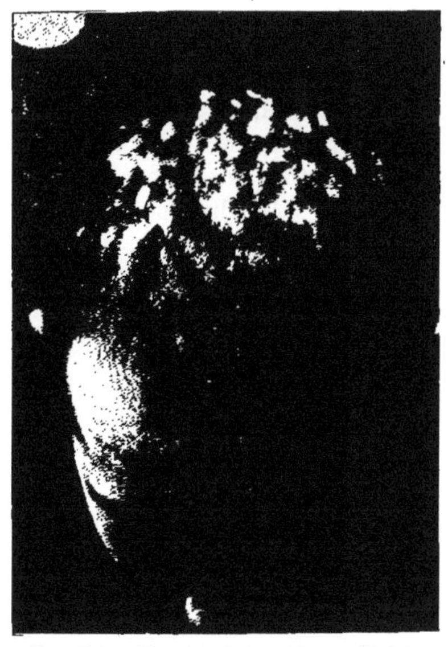

Fig. 175. — Pseudo-pelade de Brocq. (Malade de L. Brocq, cliché de Soltas.)

Les *alopécies post-furonculeuses* succèdent à de petits furoncles, ou plutôt à des folliculites ordinairement nombreuses et à peu près insensibles; quelques semaines après leur guérison, ces petites lésions deviennent le siège de plaques alopéciques qui sont caractérisées : par leur multiplicité, leurs faibles dimensions (elles ne dépassent pas le diamètre d'une pièce de 50 centimes); enfin par la petite cicatrice rouge et déprimée qu'on retrouve à leur centre.

A côté de ces folliculites aiguës dans lesquelles la pustulation est le phénomène principal et qui ne provoquent l'alopécie que sur la très petite étendue occupée par la cicatrice elle-même, il existe un groupe d'affections chroniques dont les symptômes inflammatoires sont atténués, parfois même imperceptibles et qui produisent cependant des plaques d'alopécie définitive d'une certaine étendue par suite de la formation de folliculites nouvelles récidivant constamment au voisinage des premières. Ces affections ont été décrites sous des dénominations multiples répondant à des variétés cliniques nombreuses : *acné décalvante* de Lailler et Melchior Robert; *alopécies pseudo-cicatricielles innominées* de E. Besnier; *folliculites décalvantes* de Quinquaud ; *pseudo-pelades* de L. Brocq. Besnier ainsi que Brocq divisent en deux groupes ces affections encore mal connues : dans un premier groupe les symptômes inflammatoires sont à peu près imperceptibles à l'œil nu ; dans le deuxième groupe il y a des folliculites bien nettes, mais dont le nombre et l'intensité ne sont pas en rapport avec l'alopécie qu'elles provoquent. Les caractères distinctifs de ces alopécies sont les suivants : leur siège habituel est le vertex; la peau amincie et d'aspect lisse n'est cependant pas franchement cicatricielle; les cheveux malades extraits à la pince montrent une gaine vitreuse tuméfiée ; la dépilation se fait sous forme de taches lenticulaires apparaissant successivement au voisinage les unes des autres de façon à former une surface à contours géographiques très irréguliers parsemée d'îlots de cheveux épais; l'alopécie est définitive.

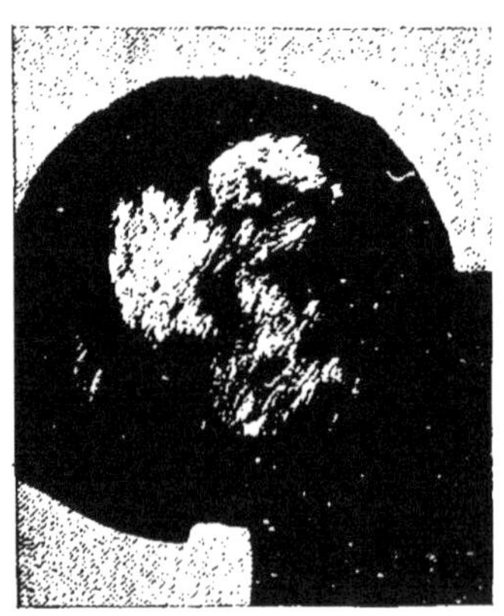

FIG. 176. — Pseudo-pelade. Variété acné décalvante. (Malade de L. Brocq, cliché de Sottas.)

Le *sycosis lupoïde* décrit par Brocq, et qui peut dans la barbe ressembler à la pelade, n'est sans doute qu'une variété de folliculite dépilante. L'*alopecia circumscripta seu orbicularis* de Neumann, caractérisée par la petitesse des plaques et leur grand nombre, par la dépression très marquée de la peau, enfin par l'alopécie définitive, rentre très probablement aussi dans le cadre des pseudo-pelades.

Alopécies atrophiques. — Bien que la constatation de l'état cicatriciel de la peau suffise pour exclure le diagnostic de pelade, il est pourtant un certain nombre de lésions atrophiques circonscrites qui peuvent offrir au premier abord une apparence assez peladoïde pour motiver des confusions.

Il est en général facile de reconnaître une *cicatrice* : la surface dépilée est

[P. DÉHU.]

dans ce cas irrégulière de forme, longitudinale, angulaire; la peau a perdu son grain normal et les orifices folliculaires sont effacés; souvent enfin la tache cicatricielle est gaufrée, radiée ou déprimée.

Le *lupus érythémateux* du cuir chevelu est presque toujours accompagné de lésions analogues du nez ou des oreilles; même quand il est isolé on le reconnaît à son centre déprimé, à sa bordure rouge saillante, sensible à la pression et recouverte de squames grises très adhérentes.

La *sclérodermie en plaques* ou *morphée*, quand elle apparaît sur une région velue, s'accompagne de dépilation absolue; si elle affecte une forme à peu près arrondie, elle peut prêter à confusion, mais l'infiltration, l'atrophie et la consistance cartonnée de la peau, la présence fréquente d'un *lilac ring* la différencient nettement de l'alopécie en aires.

Nous avons souligné l'étroite parenté qui unit le *vitiligo* à la pelade; cependant le vitiligo se distingue par la présence de taches hyperpigmentées à la périphérie des surfaces achromiques; il a quelquefois une bordure rosée un peu saillante; sa marche est beaucoup plus lente, et sa régression plus rare; mais aucun de ces caractères n'est absolu, et dans certains cas l'alopécie et les troubles pigmentaires sont combinés de telle façon qu'on est obligé d'admettre le diagnostic de pelade vitiligineuse.

Diagnostic étiologique. — Après avoir indiqué les principaux éléments du diagnostic différentiel de la pelade nous devons dire aussi quelques mots de son diagnostic étiologique.

Nous avons cherché à montrer que la pelade est le plus souvent la résultante de l'action combinée de multiples facteurs. Pour arriver à dégager ces facteurs dans un cas donné de pelade, le clinicien doit poursuivre son enquête dans trois directions principales : recherche des tares nerveuses, recherche des troubles de nutrition, constitutionnels ou accidentels, enfin recherche des causes occasionnelles : maladies, fatigues, émotions, ou lésions locales susceptibles de provoquer un trouble réflexe. Il ne faut négliger ni l'exploration de la sensibilité, ni l'analyse urologique, ni l'étude des antécédents du malade, ni surtout l'examen complet de ses divers organes. Les lésions dentaires paraissant jouer un rôle important dans la genèse de la pelade, on apportera une attention particulière à l'examen de la cavité buccale.

C'est seulement après cette enquête complète qu'on sera en mesure de formuler un diagnostic étiologique et par conséquent aussi de risquer un pronostic rationnel et d'instituer un traitement efficace.

PRONOSTIC

En dehors des indications spéciales fournies par la notion des conditions étiologiques propres à chaque cas particulier, le pronostic de la pelade comporte aussi quelques indications générales. On peut admettre que, sauf exceptions, la gravité de l'alopécie est en raison directe de son étendue, de son ancienneté, du nombre de ses récidives.

Les *pelades généralisées* sont constamment graves, rebelles, de longue durée; leur guérison, toujours possible, est toujours incertaine; mais, si anciennes soient-elles, on n'est jamais en droit de les déclarer incurables : Besnier a vu la repousse se faire après plusieurs années; Michelson cite même un cas de restitution intégrale de la chevelure après trente-cinq ans d'alopécie.

Dans les alopécies circonscrites la localisation est un élément capital de pronostic.

Les *pelades marginales*, qu'elles soient à l'état de disques isolés, ou qu'elles réalisent le type de l'ophiasis, se caractérisent par leurs tendances extensives et leur durée très longue; celles qui siègent à la nuque sont les plus rebelles. D'après Sabouraud, l'ophiasis chez les enfants dure un an au moins, dix-huit mois en moyenne et souvent bien davantage.

Les *alopécies en aires de la région centrale* du cuir chevelu sont beaucoup plus bénignes; elles guérissent habituellement en trois à six mois, quelquefois même en six semaines dans les cas particulièrement favorables.

Les pelades de la *barbe* sont comparables pour la ténacité à celles de la zone marginale du cuir chevelu; elles récidivent fréquemment et se terminent assez souvent par la guérison incomplète avec poils grêles et disséminés.

Chez les enfants, la pelade prend volontiers la forme ophiasique décalvante; mais en règle générale, elle guérit spontanément à l'époque de la puberté. Chez les sujets ayant dépassé l'âge moyen de la vie, la canitie de repousse persiste parfois définitivement.

On ne doit pas oublier que les maladies générales et tout spécialement la syphilis ont sur l'évolution de la pelade une influence néfaste.

ÉTUDE THÉRAPEUTIQUE

1° PROPHYLAXIE

Bien que pour nous les alopécies en aires que l'on désigne couramment sous le nom de pelade reconnaissent dans l'immense majorité des cas une origine trophonerveuse, nous admettons cependant que l'existence de quelques affections peladoïdes contagieuses justifie encore l'utilité de certaines mesures prophylactiques. Mais ainsi que le prouve l'expérience de ces dernières années, le danger de la contagion est minime, il réside exclusivement dans la possibilité d'une erreur de diagnostic entre la pelade vraie non contagieuse et la trichophytie peladoïde, ou quelque autre forme encore hypothétique d'alopécie parasitaire. On sera suffisamment protégé contre ce danger en isolant momentanément les enfants atteints de plaques chauves de la tête, et en les soumettant à l'examen d'un médecin compétent. Ceux qui seront reconnus atteints de pelade vraie pourront être réintégrés dans l'école : sans restriction,

[P. DÉHU.]

s'ils présentent une forme ophiasique; sous la réserve d'une certaine surveillance, s'il s'agit de plaques asymétriques du vertex, cette forme pouvant plus facilement donner lieu à des méprises.

2° TRAITEMENT

1° ***Traitement étiologique.*** — Toutes les fois que chez un peladique il sera possible d'arriver à la notion des conditions générales ou locales capables d'expliquer la genèse de l'alopécie, le traitement devra avant tout s'attaquer à ces causes elles-mêmes. Ainsi telle pelade guérira par l'usage d'un anthelminthique, si elle avait pour origine la présence d'un ténia dans l'intestin, comme dans les cas de Rodionoff (1). L'opothéraphie thyroïdienne fera merveille dans la pelade des myxœdémateux (2). Dans certains cas le régime lacté sera indiqué si l'alopécie paraît être, comme dans une observation de Gaucher et Bernard, la conséquence de troubles urémiques (3).

Il est inutile de multiplier les exemples de ce genre, mais nous devons insister sur l'importance du traitement des lésions de la bouche et des dents. Jacquet (4) a publié l'observation d'une pelade d'allure extensive enrayée et guérie par la libération au thermocautère d'une molaire enchatonnée. Dans d'autres cas, c'est l'avulsion ou l'obturation d'une dent cariée ou encore la modification d'un dentier défectueux, qui arrêteront les progrès d'une pelade en évolution. Si l'avenir confirme les récentes assertions de Jacquet sur la fréquence des pelades d'origine dentaire, on peut dire que le dentiste deviendra l'un des auxiliaires les plus utiles du traitement de la pelade.

2° ***Traitement général*** (5). — En l'absence d'indications particulières et s'il s'agit seulement de combattre l'état de nervosité et de dénutrition si fréquent chez les peladiques, on conseillera, suivant les cas et suivant les tares révélées par l'analyse urologique :

1° Le repos, le séjour à la campagne, sur la montagne ou au bord de la mer;

2° Le massage général, l'exercice, les frictions excitantes sèches ou alcooliques;

3° Les applications diverses de l'hydrothérapie : douches chaudes sédatives, douches ou lotions froides excitantes; bains sulfureux, salés; cure thermale à Luchon, Salies, Uriage;

4° L'électricité statique, les bains hydro-électriques ou les courants de haute fréquence;

(1) Rodionoff, *Ann. de derm. et syph.*, 1895, p. 244.

(2) Mackensie, *British med. Journal*, 20 juillet 1895.

(3) Gaucher et Bernard, *Ann. de derm. et syph.*, 1899, p. 995.

(4) L. Jacquet, Pelade consécutive à une irritation gingivale. *Ann. de derm. et syph.*, 1901, p. 425 et 1063.

(5) Les principes généraux et les règles pratiques du traitement de la pelade ont été admirablement exposés, avec tous les détails nécessaires, par E. Besnier (2e éd. franç. des Leçons de Kaposi, t. II, p. 196) et par L. Brocq (*Trait. des mal. de la peau*). Nous leur ferons de larges emprunts.

5° Une alimentation reconstituante et riche en graisses, comme le lait, le beurre et surtout l'huile de foie de morue, préconisés par Duncan Bulkley[1];

6° L'arsenic, et surtout les cacodylates doublement utiles par leur influence sur la nutrition générale, et par leur action sur la trichopoïèse; le phosphore sous forme de phosphates ou d'acide phosphorique suivant la méthode de Joulie[2];

7° Les injections de sérum normal ou concentré qui, outre leurs effets toniques, paraissent théoriquement indiquées en cas d'hypochlorémie, et donnent effectivement des résultats favorables dans l'alopécie.

5° *Traitement local.* — **Traitement préparatoire et palliatif.** — Pour faciliter la surveillance du cuir chevelu et l'application des topiques, il sera bon dans tous les cas de couper les cheveux ras dans une zone d'au moins un centimètre autour de la surface peladique. Chez les enfants, toute la chevelure sera tenue très courte ou même rasée jusqu'à la guérison complète.

L'*épilation* des plaques et de leur pourtour est recommandée par Besnier comme le moyen le plus efficace pour arrêter l'extension de l'alopécie. Elle est certainement avantageuse dans les pelades à cheveux fragiles, et toutes les fois que les cheveux qui bordent la pelade sont atrophiés et ont perdu leur adhérence. Mais, dans aucun cas, l'épilation n'a par elle-même un rôle thérapeutique actif, comme dans le favus par exemple, et on peut lui substituer sans inconvénient la rasure répétée tous les jours pour la barbe, et deux fois par semaine pour le cuir chevelu.

Pour *dissimuler les taches alopéciques* de la barbe, le meilleur procédé est la rasure quotidienne; au cuir chevelu, au contraire, la rasure rend les plaques plus larges et plus apparentes; il faut donc recourir à d'autres moyens. Si la décalvation est complète ou très étendue, le plus simple est de raser toute la tête et de faire porter une perruque. Les plaques circonscrites sont très facilement cachées par la coiffure chez les femmes; chez l'homme on conseillera l'emploi d'emplâtres chevelus qui remplissent le double rôle d'un topique et d'un postiche. Si les taches alopéciques sont petites et la chevelure foncée, on peut plus simplement teinter la peau glabre au moyen d'un cosmétique noir, d'encre de Chine, ou de liège carbonisé.

Traitement curatif. — Réveiller les papilles de leur léthargie et restaurer l'activité des fonctions nerveuses de la peau, telle est l'indication fondamentale du traitement local de la pelade. C'est la *médication excitante* qui répond à cette indication[3], et les diverses méthodes thérapeutiques ne diffèrent en somme que par les moyens employés pour produire cette excitation; on la

(1) Duncan Bulkley, *Med. Record*, mars 1889, p. 251.

(2) Joulie, *Urologie pratique et Thérapeutique nouvelle*, 1901.

(3) La croyance au parasitisme de la pelade a inspiré aussi quelques méthodes thérapeutiques : mais les *antiseptiques* d'une façon générale se sont montrés peu efficaces, comme le reconnaît Sabouraud lui-même. — Indiquons encore à titre de curiosité que, dans le but de prévenir la généralisation de la pelade, on a proposé de traiter les plaques au début par l'ablation chirurgicale totale suivie de suture. (*Indépend. méd.*, 1897, n° 24.)

réalise soit par des topiques médicamenteux, soit par des moyens mécaniques et physiques [1].

Topiques médicamenteux. — Tous les topiques irritants peuvent rendre des services; mais aucun ne peut prétendre à une action spéciale sur la repousse des poils. Le *sparadrap vésicatoire*, le *vésicatoire liquide de Bidet*, l'*ammoniaque* liquide, l'*huile de croton* sont des agents très actifs, mais ils ont l'inconvénient de dépasser parfois le but, et de donner lieu à des dermites suintantes ou même à des folliculites suppurées qui entraînent la destruction définitive des poils; ils ne doivent donc être employés qu'avec réserve et seulement sous la condition d'une surveillance médicale continuelle. On en peut dire autant des pulvérisations de *chlorure de méthyle* [2], qui déterminent facilement des points de nécrose et des cicatrices.

La *teinture de cantharides* au contraire agit d'une façon efficace et peut être maniée sans danger. On l'applique quelquefois pure mais plus souvent étendue de 1 à 10 fois son volume d'un alcoolat aromatique quelconque. La *teinture de capsicum* au 10e ou au 20e présente les mêmes avantages.

L'*iode* sous forme de teinture ou de collodion iodé à 1/30e est d'un usage fréquent [3]; il a l'avantage d'être sans danger et de pouvoir être mis entre les mains des malades.

L'*acide phénique* [4] est un agent efficace; on peut l'employer pur, dilué dans la glycérine, ou mélangé à d'autres substances actives.

L'*acide acétique* est considéré par E. Besnier comme le topique le mieux approprié à la production de la congestion légère du derme et de la rubéfaction destinées à remettre en activité la prolifération pilaire; en le diluant avec du chloroforme, de l'éther, ou de la teinture d'iode, on peut graduer à volonté son action irritante, et sous cette forme il constitue le traitement le plus en vogue en France [5].

(1) Celse (*De re Medica*, VI) a indiqué en quelques lignes d'une étonnante précision les moyens thérapeutiques les plus utiles dans la pelade. Il conseille les liniments irritants, l'emplâtre de thapsia, les cautérisations, les *scarifications*, et la rasure quotidienne suivie d'un badigeonnage avec de l'encre.

(2) Tsakiris, *Méd. mod.* 1894.

(3) Chatelain, *Journal des mal. cut. et syph.*, 1891.

(4) Mibelli, *Monatsh. f. prakt. Derm.*, 1901, Bd. XXXII, p. 231. — Duncan Bulkley, *Med. Rec.*, mars 1889.

(5) Depuis longtemps, E. Besnier emploie exclusivement l'acide acétique *dilué* avec du chloroforme, toujours dans des proportions très restreintes, graduées selon le siège et l'étendue des aires dépilées, selon l'âge du sujet, et dans la mesure de la tolérance qui lui est particulière, de manière à pouvoir renouveler les applications tous les jours, ou tous les deux jours. La friction est faite légèrement, avec un bourdonnet de coton hydrophile étanché pour éviter le coulage alentour, précaution de rigueur sur tous les points, mais particulièrement au cuir chevelu, en avant, pour protéger le visage et les yeux. E. Besnier a complètement renoncé à employer l'acide acétique pur ou à dose forte, en raison de la très vive douleur produite par l'application, ainsi que de la dermite souvent intense qui la suit, et parce qu'il considère comme plus utiles les applications faibles réitérées chaque jour. Cette pratique a, en outre, l'avantage, en ne produisant aucune irritation vive, de laisser le champ libre aux autres médications locales qu'il y a souvent lieu d'employer simultanément, réduction des états séborrhéiques, massage, etc.

L'*acide lactique*, moins caustique, peut aussi s'employer étendu de 1 à 5 fois son volume d'alcool.

La *chrysarobine* est peut-être le remède le plus efficace de la pelade, elle a malheureusement l'inconvénient de provoquer très facilement des dermites et des conjonctivites violentes; son emploi nécessite donc de grandes précautions; la forme la plus commode est celle de crayons solides ayant la composition suivante.

Chrysarobine	30 grammes
Colophane	5 —
Cire jaune	35 —
Huile d'olive	30 —

(Leistikow.)

Le malade frotte la plaque de pelade le soir avec le crayon; puis il se couvre la tête d'un bonnet; le lendemain matin il enlève avec de l'huile les restes du médicament. Ce traitement n'est recommandable que pour le cuir chevelu.

Hallopeau a obtenu de bons effets de la *résorcine* employée dans les mêmes conditions.

Quelques alcaloïdes ont été recommandés, la *vératrine* en pommade à 1 pour 15 et surtout la *pilocarpine* en injections sous-cutanées de 1 et même 2 centigrammes chaque jour. Ce médicament est efficace [1], mais il expose à des dangers d'intoxication tels, qu'on doit décidément déconseiller son emploi [2].

Signalons encore l'*essence de Wintergreen* (de 10 pour 20 d'éther), préconisée par Hallopeau; et la *teinture de cannelle* (10 pour 30 d'éther) recommandée par Busquet.

Pour terminer, rappelons que dans les pelades accompagnées d'une séborrhée intense, Brocq et Sabouraud vantent les bons effets du *soufre* et de l'*huile de cade*.

La plupart des médicaments que nous venons d'énumérer s'emploient sous la forme liquide; tous s'appliquent à la surface de la peau. On a proposé pour augmenter leur efficacité de favoriser leur pénétration dans l'épaisseur même des téguments au moyen de l'*acupuncture* [3] ou des *scarifications* [4]. Ces petites opérations ont d'ailleurs par elles-mêmes une action utile et peuvent être employées isolément comme méthode de traitement. Moty a préconisé les *injections* aqueuses de sublimé à 1/500e (5 à 6 gouttes tous les 4 jours); il a même employé des solutions plus fortes en y ajoutant 2 pour 100 de cocaïne.

Pour les pelades rebelles Sabouraud a proposé un traitement énergique : il

(1) Pringle, Dermat. Soc. of London, 9 février 1898. Compte rendu in *Ann. de derm. et syph.*, 1898, p. 1156.
(2) Morris, *Ibid.*
(3) A. Martin, *Gaz. des hôp.*, 1895, p. 793. — Panichi, *Monatsh. f. prakt. Derm.*, 1897, Bd. XXV, p. 197.
(4) Morel-Lavallée, *Ann. de derm. et syph.*, 1892, p. 713.

applique sur la plaque alopécique une rondelle de sparadrap-vésicatoire ordinaire, puis il abrase la phlyctène et sur le fond dénudé applique au pinceau une solution de nitrate d'argent à 1/15e.

Toutes ces méthodes peuvent assurément donner des succès, mais leur application est trop compliquée ou trop pénible et leur supériorité thérapeutique trop incertaine pour que leur emploi puisse se généraliser.

Moyens physiques et mécaniques. — En dehors des traitements médicamenteux, il est quelques moyens mécaniques et physiques dont on peut retirer d'excellents effets dans le traitement de la pelade.

Jacquet (1) conseille le *brossage* énergique des plaques alopéciques et de tout le cuir chevelu avec une brosse à crins raides et piquants; cette manœuvre doit être répétée chaque jour plusieurs fois; elle détermine une hyperémie locale très salutaire. Il en est de même du *massage* que le malade peut pratiquer très facilement lui-même. Il doit pour cela saisir le cuir chevelu entre les doigts, l'étirer, le malaxer en tous sens, et le faire glisser largement sur le péricrâne.

La *faradisation* des plaques chauves à l'aide du pinceau métallique est encore un procédé utile pour réveiller la vitalité des téguments peladiques. Les *courants continus* recommandés par Michelson et par Schütz n'ont guère donné de résultats à Besnier; quant aux *effluves de haute fréquence*, ils sont d'un emploi trop récent pour qu'on puisse se prononcer sur leur efficacité.

On a expérimenté aussi la *méthode de Finsen* qui a donné quelques résultats favorables (2); mais il ne faut pas oublier que la lumière concentrée détermine facilement des brûlures suivies de cicatrices.

Application pratique du traitement. — Les règles pratiques du traitement de la pelade peuvent se résumer en ces deux propositions :

1° Les plaques alopéciques doivent être tenues en état d'irritation constante mais légère; il faut éviter de provoquer une dermite exsudative ou suppurée.

2° Même dans les pelades localisées on doit traiter aussi, mais d'une façon moins active, toute la surface du cuir chevelu ou de la barbe.

3° Le traitement (épilation ou rasure et irritation locale) doit être continué même lorsque la repousse commence à se manifester; on ne doit le cesser que graduellement, et quand les poils nouveaux ont repris leur adhérence et leur calibre normaux.

Dans la majorité des cas de *pelade en plaques limitées du cuir chevelu*, on conseillera tout d'abord les frictions à la brosse dure, le massage et l'usage d'un alcoolat excitant tel que celui-ci :

Alcool de Fioravanti	100 grammes
Eau de Cologne	50 —
Teinture de capsicum	5 à 15 grammes

(Jacquet.)

(1) L. Jacquet, Traitement de la pelade par l'irritation simple aseptique. *Ann. de derm. et syph.*, 1898, p. 1136.

(2) Jersild, *Ann. de derm. et syph.*, 1899, p. 20.

Cette lotion sera appliquée au moyen d'une petite brosse dure une fois par jour sur toute la tête et plusieurs fois sur les plaques.

Si ce traitement ne peut être fait régulièrement ou s'il est insuffisant, on emploiera l'acide lactique en solution alcoolique (20 à 40 pour 100) ou bien le topique préconisé par Besnier :

Acide acétique cristallisable.	0,50 à 2 grammes
Chloroforme	20 —

(E. BESNIER.)

L'application peut être faite par le malade lui-même au moyen d'un tampon de coton tous les jours ou seulement tous les deux jours suivant l'effet produit.

Sur l'ensemble du cuir chevelu on fera chaque jour une friction avec un mélange tel que celui-ci :

Teinture de cantharides	ãã 10 à 30 grammes
— romarin	
Alcoolat de Fioravanti	ãã 100 grammes
Alcool camphré.	

(L. BROCQ.)

Dans les *cas rebelles*, on aura recours soit au crayon de chrysarobine, soit au mélange suivant recommandé par Cutler et par Brocq :

Acide phénique neigeux.	ãã P. E.
Teinture d'iode.	
Hydrate de chloral.	

soit encore à l'acide phénique pur ou bien au traitement de Sabouraud.

Pour les *pelades de la face*, on recommandera surtout les frictions énergiques avec une brosse dure, le massage répété, la faradisation. Il faut se méfier des topiques trop irritants; Leistikow conseille celui-ci :

Jus de citron	5 grammes
Teinture de cantharides.	1 gramme.

La *canitie* passagère des poils de repousse peut être dissimulée au moyen de teintures diverses : L. Brocq recommande la suivante qui a l'avantage d'être inoffensive :

Suc d'écorces de noix vertes.	10 grammes
Alcool	10 —

Dans les *formes décalvantes* on donnera la préférence aux topiques de faible activité, et l'on insistera sur les moyens physiques comme la faradisation, les effluves de haute fréquence, et sur le traitement général. Ce dernier sera à peu près seul applicable aux *pelades généralisées*, l'étendue même des surfaces alopéciques rendant très pénible ou même dangereux l'emploi des applications irritantes. Le traitement général est d'ailleurs d'autant plus nécessaire dans les grandes pelades décalvantes qu'elles paraissent être toujours liées à des troubles de la santé générale et en particulier à des désordres du système nerveux.

PELIOSE. — Étym. : Πελιός, livide.

C'est un synonyme de purpura.

Voir l'article : *Purpura.*

PELLAGRE.

Par E. **RIST**.

PELLAGRE

Étym. : L'origine du mot est douteuse. L'opinion la plus accréditée le fait dériver des deux mots latins *pellis*, peau; *aegra*, malade.

La pellagre est une affection chronique à évolution progressive que caractérisent, d'une part, un érythème atteignant les parties découvertes, et, d'autre part, des désordres des voies digestives et du système nerveux, le tout aboutissant à une cachexie spéciale, où prédominent les troubles mentaux. Dans l'ensemble symptomatique qui constitue cette maladie, les lésions cutanées jouent un rôle secondaire, parfois même très effacé. Pourtant elles seules justifient l'admission de la pellagre dans le cadre dermatologique, et c'est sur elles que nous insisterons dans ce court aperçu, renvoyant pour le reste aux nombreuses monographies spéciales, ou aux ouvrages de pathologie interne et de psychiatrie.

I

ÉTIOLOGIE ET PATHOGÉNIE

Étudiée pour la première fois en 1730, sous le nom de *mal de la rosa*, par Gaspar Casal, médecin de la province des Asturies, — dont les observations furent publiées par le Français Thiéry, — puis, dans la Galice, par le père Feijoò qui l'appelait *flema salade*, la pellagre fut surtout décrite au XVIIIe siècle et dans la première moitié du XIXe par les Italiens. Frapolli, de Milan, en 1774, Odoardi de Bellune en 1776, puis Gherardini, Albera et surtout Strambio à Legnano et à Milan, en firent une étude clinique très complète. Ces médecins exerçaient dans la Lombardie et la Vénétie, où la pellagre endémique fait de grands ravages. Dès 1810, Marzari, de Venise, créait la doctrine du *zéisme*. Il posait en principe que toute maladie endémique, dont la production ne s'explique pas par la contagion ou l'hérédité, ne peut provenir que de l'air ou de la nourriture. « Si donc, disait-il, je parviens à prouver qu'elle ne vient ni de l'air, ni des boissons, j'aurai déjà prouvé (par la méthode exclusive) qu'elle dépend de la nourriture. Celle-ci n'est autre que le maïs sous forme de polenta chez nous et de pain ailleurs, consommé tout l'hiver sans substances animales en proportion notable. Donc cet aliment, tiré du maïs tardif non mûr, souvent moisi au printemps, doit être celui qui, dans les conditions indiquées, constitue la cause vraie et certaine de la pellagre. » Balardini, en 1845, développa et compléta cette théorie, en incriminant le verdet ou verdérame, champignon qui se développe sous forme d'une matière verdâtre au-dessous de l'épiderme du maïs, dans les saisons humides. En 1856, Lussana et Frua cherchèrent à montrer que le maïs est la cause de la pellagre, parce que, manquant de principes protéiniques, il constitue une nourriture insuffisante à la réparation organique. Mais, en 1871, Lombroso et Erba démontrèrent, par une série de recherches expérimentales, que le verdet, — qui n'est autre que l'*Aspergillus glaucus*, — inoffensif par lui-même, entraîne dans le maïs, par sa présence, la formation de produits toxiques analogues aux alcaloïdes cadavériques; ils parvinrent à extraire de la farine de maïs verdéramé une substance soluble dans l'eau ou zéïne, et une oléo-résine dont l'ingestion détermine chez les animaux des accidents nerveux et digestifs analogues à ceux de la pellagre.

En France, Jean Hameau, médecin de la Teste, dans les Landes, publia, en 1829, plusieurs observations d'un mal qui sévissait endémiquement dans la région, et qu'une Commission, nommée par la Société de médecine de Bordeaux, identifia après enquête avec le mal de la rosa espagnol et avec la pellagre italienne. Puis Gintrac dans les Pyrénées, Landouzy (de Reims), en Champagne, en découvrirent de nouveaux foyers. Ces deux auteurs, puis Th. Roussel, Hardy et d'autres, signalèrent ensuite des cas sporadiques. Enfin Billod et, plus tard, Baillarger signalèrent la pellagre comme apparaissant souvent à titre de complication chez des paralytiques généraux ou des aliénés indigents soumis à un régime alimentaire insuffisant. Les conditions étiologiques de l'affection paraissaient donc se multiplier et du même coup la théorie du zéisme en était ébranlée. Sous l'impulsion de Landouzy, en particulier, on eut quelque temps en France la tendance à voir partout la pellagre, qui devenait ainsi une sorte de maladie de misère très répandue.

Depuis, une réaction s'est faite. L'érythème pellagreux dont on voulait faire le signe par excellence de l'affection fut, grâce aux travaux de Charcot, puis de Bouchard, réduit au rang d'un érythème solaire banal survenant sur une peau prédisposée. La réalité du zéisme n'est plus guère mise en doute aujourd'hui, et l'on est justifié à ne décrire comme pellagre que l'affection causée par le maïs verdéramé, tandis que les *pseudo-pellagres* ou *pellagroïdes* n'ont de commun avec elle que l'érythème, survenant comme un phénomène accidentel chez des aliénés, des paralytiques généraux, ou encore chez des cachectiques tuberculeux, brightiques, dysentériques, alcooliques, etc. Th. Roussel a contribué plus qu'aucun autre à établir cette conception aujourd'hui classique.

On rencontre à l'état endémique la pellagre vraie, d'origine zéique, dans l'Italie septentrionale, dans quelques provinces d'Espagne, en Hongrie, en Roumanie, dans le Tyrol autrichien, en Pologne. En France, les foyers qui existaient au milieu du siècle dernier dans les Landes, dans le Lauraguais et dans certains points des Pyrénées, sont éteints aujourd'hui. Les populations atteintes appartiennent aux classes inférieures; ce sont surtout les bergers, les cultivateurs qui — pour des raisons évidentes — contractent la pellagre. On comprend aussi que les époques de disette, où le maïs devient de plus en plus la base presque exclusive de l'alimentation, favorisent l'extension du mal. L'âge moyen est de trente à cinquante ans; mais on observe aussi la pellagre dans la vieillesse, et chez les enfants. La fréquence plus grande de la pellagre chez les enfants à mesure que la maladie s'invétère dans un pays a été notée par plusieurs auteurs. Roussel admet l'influence de l'hérédité sur le développement de l'affection, à titre de cause prédisposante.

II

DESCRIPTION CLINIQUE ET ANATOMIQUE

Dans une première période prodromique, s'installent des troubles nerveux et mentaux caractéristiques : c'est d'abord une asthénie très prononcée, un sentiment de lassitude, de langueur, de torpeur physique et morale. En même temps que les forces disparaissent, l'humeur devient triste, sombre. Et ce malaise général ne tarde pas à s'aggraver de troubles plus particuliers : des vertiges surviennent, et, en même temps qu'eux, une sorte d'alourdissement ébrieux (*balordone*) qu'accompagnent des bourdonnements d'oreilles, des douleurs spinales. Puis quelques désordres digestifs entrent en scène : c'est avant tout une sécheresse insolite de la bouche et de la gorge, puis une sensation de brûlure à l'estomac. Quelquefois, dès cette période, la langue est rouge, turgescente, sillonnée de diverses manières. L'appétit est diminué, ou au contraire exagéré d'une façon morbide. La diarrhée peut exister déjà, mais elle appartient plutôt aux stades ultérieurs qu'à celui-ci. Tous ces symptômes initiaux ont été groupés sous le nom de *mal del padrone*. Ils peuvent disparaître pour faire place au retour à la santé. Ils peuvent aussi s'aggraver, ce qui est le cas le plus fréquent, et conduire à la pellagre confirmée, dont le début est marqué par l'apparition des signes cutanés.

L'*érythème pellagreux* survient brusquement, en vingt-quatre heures, au printemps, ou, plus exactement, entre la fin de février et les derniers jours de mai. Les plus anciens auteurs, Strambio, Franzago, avaient déjà noté l'importance de l'action solaire dans la production de l'érythème (*mal del sole*), auquel les patients échappent d'une manière plus ou moins complète, en

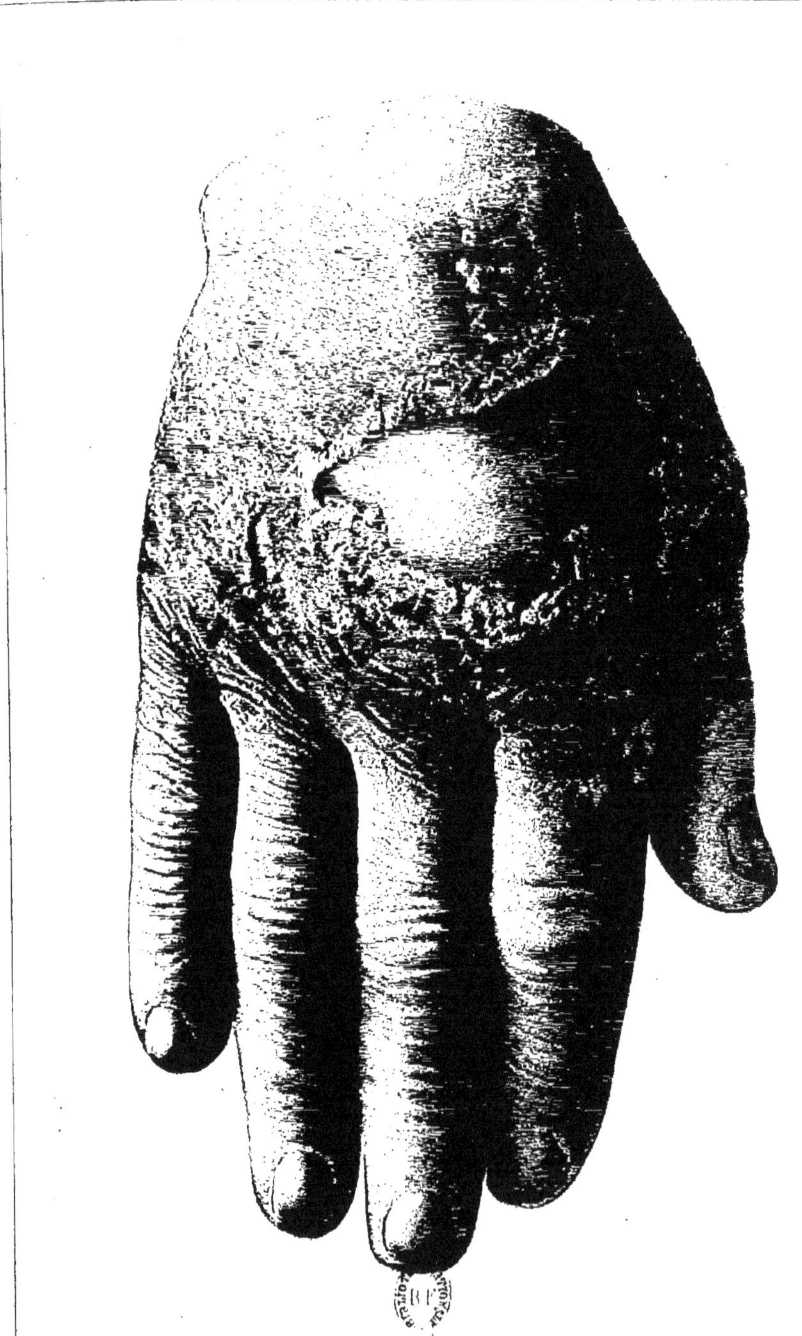

Masson et Cie Éditeurs, Paris. Imp^ie Firmin Didot et Cie Paris.

Erythème pellagroïde.

Musée St Louis, d'après moulage Baretta N° 603 (Vidal)

restant à l'ombre ou en recouvrant exactement leurs extrémités avec leurs vêtements. Gherardini avait même analysé les phénomènes expérimentalement en déplaçant d'une façon systématique les diverses pièces des vêtements. Depuis, Charcot en 1858 et Bouchard en 1861 ont montré que ce sont surtout les rayons chimiques violets qui agissent. Mais il n'est pourtant pas exact de dire que la pellagre n'est qu'un coup de soleil, et qu'en supprimant l'action solaire, on supprime la pellagre, car la pellagre est bien autre chose qu'une maladie de peau. L'érythème, si l'on veut, n'est qu'un érythème solaire, mais il traduit une vulnérabilité toute particulière du revêtement cutané, qui fait partie du tableau clinique de l'intoxication pellagreuse.

Une tache rougeâtre, puis rouge sombre, cramoisie, apparaît sur le dos des mains; la rougeur disparaît par la pression du doigt, puis revient immédiatement. Par exception, le processus congestif va jusqu'à l'extravasation sanguine. En même temps la peau est tendue, gonflée, et le malade ressent, surtout au contact des rayons solaires, une ardeur, un prurit parfois insupportables. Il n'y a ni picotements, ni élancements, ni douleur véritable. Mais la gêne et la tension sont telles qu'elles empêchent tout travail.

La face dorsale des mains est occupée tout entière par l'érythème qui descend jusqu'à l'articulation des premières phalanges avec les deuxièmes sans les dépasser jamais. Il s'arrête net aussi, en général, au niveau du poignet, au moins à cette première période.

L'érythème dure en moyenne deux semaines, au cours desquelles il peut devenir bulleux. L'épiderme se soulève alors, et des phlyctènes de dimensions variées se produisent, se fusionnant parfois en larges plaques remplies d'un liquide trouble, jaunâtre, ou même sanguinolent. Ou bien il se fait un simple plissement de l'épiderme, suivi de fissures, et la desquamation commence, en lames larges foliacées, ou plus rarement en lamelles furfuracées. S'il a existé des vésicules ou des bulles, des croûtes plus ou moins épaisses et denses précèdent la desquamation. Le mot italien *abbrustolimento*, rôtissure, désigne les modalités accentuées de cette éruption. L'aspect de la peau dans ces cas est très semblable à celui qu'elle a dans les brûlures superficielles, et les sensations éprouvées sont aussi très analogues. Pendant que la desquamation se poursuit, la rougeur s'efface et la peau brunit, prend une teinte café au lait clair, puis foncé, sépia, brun sombre. Tout autour persiste un cercle rouge qui ne s'efface pas à la pression, et qui disparaîtra à son tour, remplacé par de l'hyperpigmentation. La peau, après cette première poussée, est donc épaissie, lisse, tachetée de petites plaques brunes, les unes claires, les autres plus foncées, plus ou moins irrégulières, et qui vont en s'aggrandissant, de sorte qu'à une époque avancée et surtout après plusieurs poussées érythémateuses, la teinte brunâtre occupe toute l'étendue des lieux d'élection.

La même succession de symptômes ne tarde pas à se répéter sur d'autres parties habituellement découvertes : le dos du carpe, les avant-bras, le dos des pieds, les parties saillantes de la face, le cou, la partie supérieure et antérieure de la poitrine.

En même temps apparaissent des troubles digestifs spéciaux qui ont fait donner à cette phase de l'affection les noms de *mal salso* ou *umor salso*. Toute la bouche est le siège d'une sensation de chaleur âcre, liée à des lésions visibles des muqueuses buccales et linguales qui prennent une teinte rouge vif et se couvrent d'excoriations, de fissures, parfois d'éruptions vésiculeuses, surtout au pourtour des lèvres. La cicatrisation des fissures laisse sur les lèvres et la langue des traces caractéristiques. A leur période d'état, ces lésions s'accompagnent d'une exagération notable de la sécrétion salivaire, qui prend un goût amer, et, plus souvent salé. Le mal salso est passager, étroitement lié à l'atteinte toxique vernale, et sans importance pour le pronostic. Les désordres intestinaux sont plus graves et plus durables : au début c'est surtout la constipation qui domine, ou bien la diarrhée alterne avec elle ; mais, à mesure que le mal s'aggrave, la diarrhée tend à s'installer d'une manière chronique. A ce premier degré de l'intoxication pellagreuse, elle est dysentériforme, caractérisée par l'expulsion de matières muco-sanguinolentes, et elle s'accompagne de coliques et de ténesme. Plus tard elle sera plutôt séreuse.

Les troubles nerveux, dès cette phase, sont très marqués. Le vertige pellagreux s'accentue, et, avec lui, le balordone, qui provoque parfois la chute en avant. Des névralgies ischiatiques ou faciales font souffrir les malades. La rachialgie, avec irradiations dans les parois abdominales et les extrémités inférieures, est, chez quelques sujets, si violente, qu'elle détermine la chute en arrière. Une sensation de brûlure, indépendante de l'érythème localisé aux régions dorsales, occupe la paume des mains et la plante des pieds. D'autres phénomènes douloureux se font sentir le long du tube digestif. Parfois il y a du trismus. Du côté des organes visuels, il y a des troubles sur lesquels a insisté Lombroso : amblyopie crépusculaire, inégalité pupillaire, parfois atrophie des artères rétiniennes. Les malades ont souvent de l'ischurie, parfois de l'albuminurie. La température est généralement normale.

L'année suivante l'érythème reparaît au printemps et les désordres digestifs et nerveux se renouvellent. Après un certain nombre — variable suivant les individus — de récidives annuelles, l'affection entre dans sa phase paralytique. La peau, celle des mains surtout, cesse de recouvrer sa couleur et sa texture normales. Autour de la plaque atrophique centrale, l'épiderme devient dur, épais, noirâtre, cassant. Cette altération s'étend à la peau des doigts ; les plis articulaires paraissent plus profonds. La desquamation gagne sur de larges espaces et se prolonge en durée ; les mains en sont le siège le plus évident, elles se pèlent et sont constamment recouvertes soit de larges écailles (*peau ansérine*) soit, plus rarement, de croûtes, que séparent parfois des fissures et des crevasses. Les autres régions découvertes participent aussi à ce processus. Les pieds et le devant du thorax offrent plus volontiers la peau ansérine, tandis que les points saillants de la face ont l'air de se recouvrir d'une couche de crasse de couleur terreuse, d'où l'épiderme tombe en écailles furfuracées.

La langue est rouge, lisse, tremblotante. La diarrhée séreuse est continue.

La démarche devient indécise, ébrieuse ; l'asthénie musculaire augmente, elle s'accompagne d'un certain degré d'incoordination motrice, de tremblement des extrémités, comme dans la paralysie générale. Parfois, il y a des crises convulsives. Les symptômes mentaux passent dès lors au premier plan ; ils peuvent revêtir plusieurs formes, depuis l'accès de manie aiguë jusqu'à la démence. Mais, le plus ordinairement, il s'agit de lypémanie avec idées de suicide, presque toujours de suicide par submersion.

La transition est insensible entre la phase paralytique et la cachexie pellagreuse dans laquelle finissent par s'éteindre les malades. Aux troubles cutanés que nous avons décrits, viennent alors s'ajouter des taches ecchymotiques, surtout au niveau des mains, des avant-bras et de la face. Tout le tégument est terne, sec, rugueux, envahi par l'exfoliation furfuracée. La teinte bistrée ou bronzée de la peau à cette période, a même pu prêter à confusion avec la maladie d'Addison. La diarrhée séreuse, continue, un amaigrissement considérable, l'affaissement de plus en plus marqué des fonctions cérébrales, parfois des crises épileptiformes, tels sont les principaux traits de cette période terminale. Il arrive même que la mort soit causée, à une période quelquefois peu avancée de la maladie, par une série d'accidents intestinaux fébriles suraigus, auxquels on a donné le nom de typhus pellagreux. L'évolution complète de la maladie a une durée très variable, comprise entre les limites extrêmes de trois et vingt ans.

Au point de vue du **diagnostic**, nous nous bornerons à rappeler les caractères pathognomoniques de l'*érythème pellagreux*. L'*érythème solaire*, qui s'en rapproche beaucoup, s'en distingue par son évolution beaucoup plus rapide, et par l'absence de troubles généraux durables. L'*ergotisme*, intoxication voisine de la pellagre, et qui vient se placer à côté d'elle au point de vue nosologique, s'en distingue par le caractère gangreneux de ses accidents cutanés. Dans l'*acrodynie*, l'érythème intéresse à la fois la face palmaire et la face dorsale des extrémités et s'accompagne de conjonctivite et de plaques d'anesthésie. Dans les *névrites périphériques*, qui déterminent parfois des érythèmes, les lésions ne sont pas limitées aux régions découvertes.

Anatomie pathologique. — L'étude nécroscopique des pellagreux n'a été faite jusqu'ici que d'une manière très incomplète. On a noté presque constamment des lésions diffuses de l'encéphale et des méninges, de l'œdème pulmonaire, des dégénérescences myocardiques, des altérations hépatiques et rénales, l'atrophie splénique ; l'intestin présente les caractères de l'inflammation chronique, allant jusqu'à l'ulcération et à la perforation ; la tunique musculeuse est amincie par places d'une manière tout à fait spéciale.

Quant aux lésions cutanées, elles sont fort mal connues. Griffini a trouvé, deux fois sur trois, de la sclérose des vaisseaux papillaires du derme, l'atrophie de la couche cornée, une très faible activité reproductrice du réseau muqueux de Malpighi. Une autre fois, c'était le contraire. Depuis, Dejerine, en 1881, constatait chez un malade de Hardy des lésions multiples de névrite parenchymateuse au niveau des téguments de la main. Mais il s'agissait d'un alcoolique, pseudo-pellagreux, par conséquent très probablement de névrite alcoolique. Dans un travail plus récent de 1889, Paul Raymond, qui a eu l'occasion d'examiner des cas de pellagre vraie, décrit dans les téguments malades une hyperkératinisation marquée avec atrophie du corps muqueux, tandis que les filets nerveux sont sains.

Le ***traitement*** causal consiste à supprimer le maïs dans l'alimentation. Si ce changement de régime survient au début, l'évolution de l'affection peut être enrayée. Plus tard, quand les lésions nerveuses sont définitives, la thérapeutique ne peut plus être que symptomatique. On s'attachera donc surtout à combattre la diarrhée et les accidents douloureux. Plusieurs auteurs se louent des bons effets du régime lacté.

PEMPHIGUS. — Voir l'article ci-après.

PEMPHIGUS.

Par L. BROCQ.

LES PEMPHIGUS

CHAPITRE PREMIER

VUE D'ENSEMBLE [1]

Étym. : Πέμφιξ, πέμφιγος, ampoule.

La question du Pemphigus est encore à l'heure actuelle une des plus discutées de la dermatologie. Elle en est l'une des plus complexes.

Pendant longtemps le mot de *Pemphigus* a été regardé par les dermatologistes comme synonyme d'*éruption bulleuse*. Ce fut là l'origine d'une série de confusions des plus regrettables.

A l'heure actuelle on s'est efforcé de sortir de ce chaos et de diviser les dermatoses dans lesquelles on observe des bulles en deux grands groupes :

A. Le premier dans lequel la bulle n'est qu'un épiphénomène, qu'un simple incident dans l'évolution d'une maladie des mieux définies par d'autres symptômes : nous citerons comme exemple de ce groupe de faits les bulles qui accompagnent certains troubles trophiques, la syringomyélie, la lèpre, le lichen planus, etc. Les faits qui rentrent dans ce groupe ne prêtent plus à l'heure actuelle à la discussion : personne ne songe plus à leur donner le nom de pemphigus.

B. Le deuxième dans lequel l'éruption bulleuse est le symptôme capital ou tout au moins l'un des symptômes capitaux de l'affection. C'est à propos de certaines des dermatoses que renferme ce groupe que l'on discute, et que l'on discutera sans doute encore pendant de longues années.

Nous pouvons cependant tout d'abord, et sans aucune difficulté, du moins nous le pensons, distraire de ce groupe quelques entités morbides pouvant revêtir l'aspect bulleux, nettement définies d'autre part, et que l'on ne saurait faire rentrer dans les pemphigus. Ce sont :

1° *Les éruptions bulleuses traumatiques*, par brûlure directe, par applications sur la peau de substances vésicantes ou simplement irritantes;

2° *Les éruptions dysidrosiques à grosses vésicules*;

3° *Certains eczémas à grosses vésicules* arrivant à avoir le volume de véritables bulles, comme chez certains goutteux : mais presque toujours, il faut bien le reconnaître, il s'agit dans ces cas d'éruptions provoquées par quelque application irritante, teinture pour cheveux, teinture pour vêtements, iodoforme, salol, acide phénique, sublimé, etc., etc.

Ces trois premières catégories sont assez nettes.

[1] Le lecteur devra se reporter à l'article *Dermatites polymorphes douloureuses*, t. I, p. 651, pour avoir une idée complète du groupe des Pemphigus.

Il n'en est pas tout à fait de même des deux suivantes, dont les types purs sont admis par presque tous les dermatologistes comme constituant des formes morbides distinctes non justiciables du nom de pemphigus, mais dont les contours sont un peu flous, ou pour mieux dire qui sont reliés par de nombreux faits de passage à des dermatoses que beaucoup d'auteurs regardent comme étant des pemphigus. Ce sont :

4° *L'urticaire bulleuse* (1);

5° *L'érythème polymorphe vésiculo-bulleux* (2).

Après élimination de toute cette série de faits, nous nous trouvons en présence d'un groupe immense d'éruptions dans lesquelles la bulle est la lésion élémentaire par excellence et auxquelles on a surtout attribué la dénomination de Pemphigus. C'est, ou pour mieux dire c'était, avant les travaux de ces vingt dernières années, un inextricable chaos. Nous allons en entreprendre l'étude dans cet article, et nous en donnerons immédiatement, pour bien préciser les idées, une vue d'ensemble.

Nous distinguerons tout d'abord les entités morbides suivantes qui nous semblent bien définies :

a. Ce qu'on appelle le *Pemphigus épidémique des nouveau-nés*, affection épidémique et contagieuse qui n'est très probablement qu'une sorte d'impetigo contagiosa, et qui devrait être séparée des Pemphigus vrais, dépossédée du nom de Pemphigus qu'elle ne mérite pas, et rangée dans l'impétigo de Tilbury Fox.

b. Ce qu'on appelle le *Pemphigus épidémique de l'adulte* qui n'est très probablement qu'une affection analogue à la précédente.

c. L'*Épidermolyse bulleuse héréditaire*, affection tout à fait spéciale, digne d'être rattachée aux malformations congénitales, et devant, elle aussi, être définitivement distraite du groupe des pemphigus vrais.

d. A l'épidermolyse bulleuse héréditaire se rattache probablement le type auquel nous avons donné le nom de *Pemphigus successif à kystes épidermiques* ; nous croyons cependant qu'on ne peut identifier totalement ces deux affections.

Après élimination de ces entités morbides, nous pénétrons encore plus intimement dans le groupe des Pemphigus vrais et nous trouvons :

e. Une affection bulleuse aiguë fébrile grave, que l'on a dénommée *Pemphigus aigu fébrile grave*, et qui semble être une affection de nature infectieuse.

f. Une affection chronique grave, bulleuse et végétante, décrite par Neumann sous le nom de *Pemphigus vegetans*.

g. Une affection chronique bulleuse, à bulles mal formées, exfoliante, et érythrodermique, un peu discutable comme forme morbide vraie, et que l'on a dénommée *Pemphigus foliacé* (3).

(1) Voir l'article *Urticaire*.

(2) Voir les articles *Érythème polymorphe* et *Dermatites polymorphes douloureuses*, t. II, p. 515 et t. I, p. 651.

(3) Voir les articles *Pemphigus foliacé*, t. III, p. 795. *Dermatites polymorphes douloureuses*, t. I, p. 651 et *Érythrodermies exfoliantes généralisées*, t. II, p. 548.

h. Une affection également assez discutable, purement bulleuse, successive, propre à la femme, à laquelle on a donné le nom de *Pemphigus virginum*, et dont il faut rapprocher ce que l'on a décrit sous le nom de *Pemphigus hystérique*.

Après élimination de ces nouvelles catégories de faits, nous nous trouvons encore en présence d'une foule d'éruptions bulleuses constituant ce que les divers auteurs ont décrit sous les noms de : herpes phlyctænodes, herpes circinatus bullosus, hydroa bulleux, pemphigus circinatus, pemphigus pruriginosus, pemphigus composé, pemphigus chronique vrai, etc., etc.

Duhring a édifié avec une partie de ces faits sa *dermatite herpétiforme*. Plus radical que lui, nous en avons englobé la majeure partie dans notre conception des *dermatites polymorphes douloureuses* (1).

Mais, après élimination du vaste groupe des dermatites polymorphes douloureuses, il reste encore un certain nombre de faits, des plus rares d'ailleurs, qui nous paraissent mériter le nom de *Pemphigus chronique vrai*.

Telle est la première vue d'ensemble que nous croyons devoir donner des dermatoses que nous allons étudier. Maintenant que les idées sont un peu précisées, nous allons retracer rapidement l'historique général de cette question.

CHAPITRE II

HISTORIQUE GÉNÉRAL DU PEMPHIGUS

Première période. — **Les origines** (2).

Il n'est pas prouvé qu'Hippocrate, Galien, Celse, Aétius, aient connu les dermatoses auxquelles on donne à l'heure actuelle le nom de Pemphigus. Les anciens semblent, en effet, s'être servis du mot de πεμφίξ pour désigner de simples soulèvements de l'épiderme (3). D'après Hebra, ils employaient plutôt le mot de φλυκταιναί (phlyctènes) pour désigner les bulles aqueuses.

Au moyen âge et à la Renaissance, on trouve bien mentionnées dans les œuvres de Rhazès, de Fernelius Ambianus, Gorræus, Rondelet, Sennert, Plater, Musitanus, etc., des éruptions bulleuses assez semblables à des phlyctènes de brûlures, mais les descriptions de ces auteurs ne sont pas assez nettes pour que l'on soit en droit d'affirmer qu'ils aient observé des cas de véritable pemphigus.

(1) Voir l'article *Dermatites polymorphes*, t. I, p. 651, et le lire avec attention pour comprendre la portée de cette phrase.

(2) Voir pour toute cette première partie que nous écourtons volontairement l'ouvrage de F. Hebra, trad. Doyon, t. I, p. 804 et suiv., et l'article de Chambard : *Pemphigus* du *Dict. encycl. des sciences méd.*, 1886, 2e série, t. XXII, p. 411.

(3) Voir Nodet, *Contribution à l'étude des éruptions pemphigoïdes aiguës chez l'adulte*. Paris, 1880, p. 10.

D'après Rayer, ce serait Ch. Lepois qui aurait le premier clairement parlé de cette affection : il en décrit un cas chez un enfant, mais il appelle les bulles des hydatides(1). Puis vinrent au XVIIIe siècle les descriptions assez confuses « de Morton (2) qui mentionna une sorte de fièvre sporadique dans le cours de laquelle de nombreuses vésicules aqueuses se formaient sur le cou et la poitrine du malade ; — de Thierry (3) qui relata une épidémie de fièvre bulleuse qui sévissait sur les troupes françaises, cantonnées à Prague ; — de Langhans (4) qui décrivit une peste identique qui dépeuplait la Suisse (5) ».

En même temps on publiait de nombreuses observations isolées semblant se rapporter, d'après la remarque de Rayer, à diverses formes éruptives bulleuses.

Sauvages (6) essaya le premier de mettre un peu d'ordre dans tous ces faits, et de les classer. Ce fut lui qui créa réellement le groupe morbide Pemphigus, et qui lui donna la bulle comme caractéristique objective. Il distingua les cinq genres aujourd'hui à peu près complètement inconnus de *Pemphigus major*, *P. castrensis*, *P. helveticus*, *P. indicus*, *P. brasiliensis*.

Plenck modifia quelque peu cette classification : il admit un pemphigus fébrile, et un pemphigus apyrétique.

Deuxième période. — **Constitution du groupe Pemphigus.**

Mais ce fut surtout Wichmann (7) qui établit une distinction nette et précise entre le Pemphigus aigu fébrile (*P. bullosa*), et le Pemphigus chronique (*P. chronicus*) ou Pemphigus proprement dit. Il déclara même expressément que l'on devrait réserver le nom de Pemphigus à cette dernière variété.

Willan (8) admit les deux grandes variétés suivantes de Pemphigus : *a*) une forme aiguë à laquelle il réserva le nom de *Pemphigus*, qu'il subdivisa en *P. vulgaris*, *P. contagiosus*, *P. infantilis*, et qu'il définit une maladie aiguë caractérisée par une éruption de phlyctènes ou de vésications avec une base enflammée qui se produisent successivement sur les diverses parties du corps et parfois dans la bouche ; *b*) une forme chronique à laquelle il réserva le nom de *Pompholyx*, qu'il subdivisa également en trois sous-variétés ; *P. benignus*, *P. diutinus*, *P. solitarius*, et qu'il définit une éruption de bulles sans aucune inflammation périphérique et sans fièvre.

Wichmann et Willan admettaient donc l'existence d'un pemphigus aigu tout en semblant considérer les formes chroniques comme beaucoup plus importantes.

(1) Ch. Lepois, *De morbis a serosa colluvie et diluvie ortis*, 1618, obs. 149.
(2) Morton, *Opera medica*, Genève, 1727.
(3) Thierry, Pemphigus castrensis. *Médecine expérim.*, 1755, p. 134.
(4) Langhans, Pemphigus helvétique. *Act. helvét.*, vol. II, p. 100.
(5) Voir F. Hebra, *loc. cit.*, p. 805.
(6) Sauvages, *Nosol.*, clas. III, ord. 1, gen. 3.
(7) Wichmann, *Beitrag zur Lehre des Pemphigus*, Erfurth, 1790.
(8) Robert Willan, *On cutaneous diseases*, 1808, p. 522 et suiv.

Le premier auteur français qui ait donné une excellente description du Pemphigus est Gilibert[1] : il groupe les affections bulleuses en quatre classes principales : 1° le *Pemphigus aigu simultané*, constitué par une éruption de phlyctènes qui paraissent, évoluent et disparaissent simultanément; 2° le *P. aigu successif*, constitué par plusieurs poussées successives de bulles; 3° le *P. chronique* analogue au Pompholyx de Willan; 4° le quatrième groupe comprend tous les cas dans lesquels une éruption bulleuse vient compliquer des états morbides antérieurs bien définis, tels que la vaccine, l'érysipèle, la gale, la gastrite, la péripneumonie, l'œdème et divers états fébriles. L'œuvre de Gilibert est donc réellement fort remarquable pour l'époque : elle contient en germe des distinctions capitales encore admises de nos jours entre les diverses dermatoses bulleuses, malheureusement elle n'a pas été suffisamment comprise et perfectionnée par la plupart des dermatologistes du milieu du XIXe siècle.

Alibert[2] a rangé d'abord le pemphigus dans sa classe des dartres phlycténoïdes, puis il en a fait son groupe *Pemphix*, genre III des dermatoses eczémateuses. « C'est, dit-il, un eczéma se manifestant sur une ou plusieurs parties du tégument par des bulles, quelquefois par des vésicules, de forme et de dimensions variées, marginées ou non marginées d'une légère bande inflammatoire. » Il en admet deux espèces : A, le *Pemphix aigu* qui est d'une extrême rareté; B, le *Pemphix chronique* qui est caractérisé par des éruptions lentes et successives de bulles et de vésicules, d'ordinaire apyrétique, sauf quelques poussées fébriles passagères, et qui peut durer des années, alors même que sa terminaison est favorable.

Rayer[3] admet comme fondamentales les deux divisions suivantes : 1° *P. aigu* (fièvre bulleuse, fièvre pemphigoïde, fièvre synoque avec vésicules, etc.), variété rare, qui peut être générale ou partielle, et dans laquelle il fait rentrer certains cas de *P. solitarius* de Willan; 2° *P. chronique* (maladie vésiculaire, dartre phlycténoïde confluente d'Alibert, *Pompholyx diutinus* de Willan).

Il en est de même de Cazenave et Schedel[4] qui, après avoir discuté l'opinion de certains auteurs peu partisans de l'existence d'un pemphigus aigu, croient devoir l'admettre avec leur maître Biett, et décrivent un P. aigu, généralisé ou partiel, et un P. chronique.

Devergie[5] propose la division suivante :

a. Variétés suivant l'époque du développement de l'affection : *Pemphigus congénital*.

(1) S. Gilibert, *Monographie du pemphigus ou de la maladie vésiculaire*. Lyon, 1813.

(2) Alibert, *Monographie des dermatoses*, 1832, t. I, p. 75.

(3) Rayer, *Maladies de la peau*, 1835, t. I, p. 266.

(4) Cazenave et Schedel, *Abrégé pratique des maladies de la peau*, 4e édit., 1847, p. 200. — Cazenave est revenu à plusieurs reprises sur la question des Pemphigus dans les *Ann. des mal. de la peau et de la syphilis*. C'est là qu'il a publié en février 1844 sa première observation de *Pemphigus foliacé*; c'est également là qu'il a fait connaître par l'intermédiaire de son élève Chausit en mars et juillet 1852 ses idées sur le *pemphigus pruriginosus*.

(5) Devergie, *Traité pratique des maladies de la peau*, 1863, p. 184.

b. Variétés suivant le nombre des bulles : 1° *P. solitaire*; 2° *P. confluent.*

c. Variétés suivant le mode de développement : 1° *P. simultané*; 2° *P. successif.*

d. Variétés suivant la marche de l'affection : 1° *P. aigu*; 2° *P. chronique.*

e. Variétés suivant l'existence ou la non-existence d'un état fébrile : 1° *P. pyrétique*; 2° *P. apyrétique.*

f. Formes composées du Pemphigus : 1° *Herpès pemphigoïde*; 2° *Ecthyma pemphigoïde.*

En somme il décrit : 1° le *P. solitaire* (1); 2° le *P. aigu général*; 3° le *P. chronique discret*; 4° le *P. chronique diutinus*; 5° le *P. des nouveau-nés* qui pour lui est toujours syphilitique; 6° enfin ce qu'il appelle l'*herpès pemphigoïde*, affection fort obscure, et sur la nature de laquelle il nous paraît impossible de nous prononcer.

Gibert (2) adopte quatre divisions principales en se fondant sur la marche de la maladie et sur les phénomènes plus ou moins graves qui l'accompagnent : 1° le *Pompholix benignus*, bénin et aigu, pyrétique ou apyrétique qui correspond assez bien au pemphigus aigu des auteurs précédents; 2° le *Pompholix chronique ordinaire* avec conservation complète de la bonne santé générale, qui s'observe chez des sujets jeunes encore ou dans la force de l'âge, mais chez lesquels de puissantes causes de troubles, telles que des changements de climat, d'habitudes, de régime, des émotions profondes, des maladies graves, etc., sont venues déranger l'équilibre des fonctions naturelles; 3° le *Pompholix diutinus* ou *pemphigus chronique grave*, « maladie longue et douloureuse, attaquant surtout les personnes d'une constitution affaiblie ou cachectiques, qui est le plus souvent incurable et même mortelle, » et qui correspond probablement au pemphigus foliacé; 4° le *Pompholyx solitarius* de Willan.

Tout cela est encore relativement assez simple. La question se complique au contraire avec les auteurs suivants :

Lafaurie (3) dans son importante monographie du Pemphigus parle d'abord d'un *P. acutus* (P. des nouveau-nés et des enfants), et d'un *P. chronicus* (P. foliacé de Cazenave). De plus il décrit une *forme pure* (*P. purus, seu exfoliativus*) et une *forme compliquée* laquelle comprend : 1° un *P. eczematodes*, seu eczema pemphigoïdes; 2° un *P. herpetodes*, seu herpes pemphigoïdes; 3° un *P. pruriginosus*; 4° un *P. syphiliticus*. En résumé il admet les sept formes

(1) Voici, pour n'y plus revenir dans cet article, ce que Biett et Devergie appelaient *Pemphigus solitaire* : affection de l'âge avancé de la vie, affectant principalement les jambes; naissant au milieu de la hauteur d'une d'elles sur le tibia par une bulle, parfois par deux bulles du volume d'un gros haricot, auxquelles se joint comme annexe le plus souvent une troisième petite bulle. La maladie est précédée d'une sensation de chaleur et de démangeaison. Si le malade garde le repos, tout disparaît en huit ou dix jours. (Devergie, édit. de 1856, p. 209.) Il est probable qu'il s'agit tout simplement dans ces cas d'une variété bulleuse d'impétigo.

(2) Gibert, *Traité pratique des maladies de la peau et de la syphilis*, 3° édit., 1860, p. 144.

(3) Lafaurie, *Ueber die Unzulänglichkeit der bisherigen Pemphigus-Diagnose*, Wurzburg, 1856.

de pemphigus suivantes : 1° *Pseudo-pemphigus*; 2° *P. foliaceus*; 3° *Eczéma pemphigoïdes*; 4° *Herpès pemphigoïdes*; 5° *P. syphiliticus*; 6° *P. pruriginosus* et *tuberculosus*; 7° *P. purus*.

La confusion complète entre le pemphigus proprement dit et toutes les lésions cutanées dans lesquelles on peut observer des bulles a surtout été faite par Bazin ([1]). Cet auteur définit le pemphigus une affection caractérisée à sa période d'état par des bulles, de volume variable, distendues par un liquide séreux, et plus tard par la formation de croûtes foliacées, qui laissent, en se détachant, des excoriations superficielles ou de simples macules non suivies de cicatrices. Il le divise en :

Première classe. — *Pemphigus de cause externe*, lequel comprend :

a. Le *pemphigus provoqué direct, artificiel, professionnel*, résultant de l'action sur la peau de certains agents extérieurs : *P. par vésication*; — *P. professionnel*, — *P. Brasiliensis* (par morsure d'un serpent venimeux), — *P. simulé*.

b. Le *pemphigus pathogénétique*, survenant à la suite de l'ingestion de substances nocives alimentaires ou médicamenteuses.

Deuxième classe. — *Pemphigus de cause interne*, lequel comprend :

a. Le *pemphigus pseudo-exanthématique idiopathique* correspondant assez bien au pemphigus aigu des auteurs, à la fièvre vésiculaire bulleuse, etc.

b. Le *P. symptomatique* ou *fébrile*, qui se montre dans le cours des fièvres graves, adynamiques, ou ataxiques, dans la dysenterie, le rhumatisme, etc.

c. Le *P. herpétique* qu'il subdivise en : α. *P. herpétique subaigu*, et β. *P. herpétique chronique* ou Pompholyx.

d. Le *P. arthritique*, qu'il subdivise également en : α. *P. arthritique subaigu*, et β. *P. arthritique chronique* ou Pompholyx.

e. Le *P. lépreux* (Léproïde bulleuse).

f. Le *P. syphilitique*, qu'il subdivise en : α. *P. syphilitique néo-natorum*, et β. *P. syphilitique des adultes*.

Malgré cette tendance manifeste de Bazin à ranger dans le groupe Pemphigus toutes les dermatoses dans lesquelles on observe la bulle comme lésion élémentaire, il ne faudrait pas croire qu'il ait étiqueté Pemphigus toutes les dermatoses bulleuses. Il a, en effet, décrit sous le nom d'*Hydroa bulleux* des dermatoses véritablement bulleuses et qu'à l'heure actuelle nous rattachons aux dermatites polymorphes douloureuses ([2]).

Hardy ([3]) a vigoureusement réagi dans son enseignement, dans ses articles et dans ses ouvrages, contre les conceptions précédentes, trop vastes à son

([1]) Bazin, *Leçons théoriques et cliniques sur les affections génériques de la peau*, 1865, p. 212.

([2]) Pour bien comprendre l'œuvre de Bazin, qui est en réalité beaucoup moins imparfaite qu'elle ne le semble au premier abord, le lecteur devra se reporter à notre travail de 1888 sur la Dermatite herpétiforme de Duhring, p. 27, et surtout 40, 41, 42, 43. On y verra que le grand dermatologiste français a été en réalité le précurseur de Duhring. Voir aussi plus loin sa conception de l'hydroa bulleux.

([3]) Hardy, art. *Pemphigus* du *Dictionnaire de médecine et de chirurgie pratique*, t. XXVI, p. 458.

gré. Cependant la définition qu'il donne du pemphigus ne diffère pas beaucoup de celle de Bazin.

« Le pemphigus, dit-il, est une affection caractérisée par des bulles de dimensions variables, survenant spontanément sur la surface cutanée et sur certaines muqueuses, et contenant soit de la sérosité simple, soit un liquide purulent, soit un mélange de sérosité et de sang. » Il n'y a, évidemment, dans cette définition rien qui puisse caractériser une affection essentielle, bien définie, à laquelle on doive exclusivement réserver le nom de pemphigus.

Comme variétés de cette dermatose, il décrit : 1° le *Pemphigus aigu*, mais il pense que le pemphigus aigu n'est qu'une variété de la fièvre éruptive désignée sous les noms d'érythème papuleux, érythème papulo-tuberculeux, herpès iris; — 2° le *Pemphigus bulleux chronique* (*P. diutinus* de Willan), dans lequel il mentionne, comme sous-variété, le *P. pruriginosus* de Cazenave; — 3° le *P. foliacé*, variété que Bazin a également décrite sous le nom d'herpétide exfoliative consécutive au Pemphigus, forme qui existe pour Hardy comme entité morbide indépendante, qui est, en outre, d'après lui, assez souvent un des modes de terminaison du P. bulleux chronique, ou des dermatites polymorphes douloureuses, mais dans laquelle il a eu le tort de faire rentrer beaucoup d'autres affections fort différentes les unes des autres, et que la plupart des auteurs désignaient, jusque dans ces derniers temps, sous le nom de pityriasis rubra (¹); — 4° le *Pemphigus des nouveau-nés* (*P. neonatorum*), qui ne serait nullement pour lui de nature syphilitique, et dont on devrait distinguer deux variétés, l'une bénigne et légère, de courte durée et guérissant pour ainsi dire spontanément, l'autre grave, qui ne guérit que rarement et qui entraîne souvent la mort; — 5° le *Pemphigus des jeunes filles* (*P. virginum*).

Parmi les dermatologistes de la seconde moitié du XIXᵉ siècle qui ont le plus vivement combattu l'existence du Pemphigus aigu ou fébrile, il faut citer en première ligne F. Hebra. Dans l'article qu'il consacre au Pemphigus dans son immortel ouvrage (²), il dit qu'il n'en a jamais observé un seul cas, et qu'on a très probablement constitué ce groupe avec des faits de bulles éphémères survenant comme épiphénomènes dans diverses maladies, avec des cas de varicelle bulleuse, d'herpès iris à forme bulleuse, de pemphigus chronique, d'urticaire bulleuse, d'érysipèle vésiculeux et bulleux, de pemphigus syphilitique des enfants.

Pour lui, on ne doit admettre qu'un seul Pemphigus, le *P. chronique* (*Pompholyx*), dont il ne décrit que deux formes : 1° le *P. vulgaris*, comprenant le *P. simultaneus* et le *P. successivus* des auteurs, caractérisé par une production rémittente ou intermittente de bulles tendues, et se terminant par la guérison; 2° le *P. foliaceus*, dans lequel les bulles sont plus petites, contiennent moins de liquide, sont flasques et forment des croûtes plates sem-

(¹) Voir l'article *Érythrodermies exfoliantes généralisées*, t. II, p. 548.
(²) F. HEBRA, trad. franç. de A. Doyon, t. I, p. 592 et 803.

blables à celles de l'eczéma *impetiginodes*; cette variété se termine invariablement par la mort.

Dans ses leçons sur les maladies de la peau ([1]), Kaposi n'a pas adopté toutes les idées de son maître. Il ne nie plus aussi catégoriquement l'existence d'un pemphigus aigu; et, bien qu'il dise n'en avoir jamais vu, il semble tout disposé à l'admettre, surtout chez les enfants où il constituerait une affection épidémique et contagieuse. On retrouve décrites à l'article que cet auteur intitule *Pemphigus vulgaire*, *P. foliacé*, toutes les variétés qu'ont distinguées les divers auteurs depuis Willan. C'est ainsi que Kaposi parle d'un *pemphigus vulgaire bénin* à durée très courte, sans fièvre (*P. apyrétique*), d'un *P. solitaire*, d'un *P. vulgaire malin* dans lequel les bulles apparaissent d'une manière continue (*P. continu*), d'un *P. cachectique*, d'un *P. diphtérique*, *gangreneux*, *prurigineux*, etc. Au point de vue de la disposition et de l'aspect des bulles dans chacune de ces variétés, il décrit les *formes disséminées*, *confluentes*, *en groupes*, *circinées*, *linéaires*, *serpigineuses*, *hémorragiques*, etc. Après avoir longuement insisté sur le *P. foliacé*, il parle du *P. des hystériques*, de celui qui s'observe dans les maladies infectieuses; enfin, du *P. lépreux*, et du *P. syphilitique*, variétés qui composent sa classe du *P. symptomatique* ([2]).

Neumann ([3]) ne met pas en doute l'existence du Pemphigus aigu vulgaire, de la fièvre bulleuse ou pemphigoïde : c'est, d'après lui, une affection fréquente chez les enfants, mais rare chez les adultes. Dans le *P. vulgaire* chronique, il distingue, comme les auteurs précédents, un *P. bénin* et un *P. malin* (*diutinus* de Willan) comprenant les sous-variétés : *P. pruriginosus*, *P. cachectique*, *P. gangreneux*, *ulcéreux*, *hémorragique*, *diphtérique*, etc. Il décrit, comme forme à part, le *P. foliacé*. Enfin, il admet un *P. symptomatique* survenant dans le cours d'autres maladies ([4]).

Tout en disant que le *P. acutus* est une maladie d'une extrême rareté chez l'adulte, Hillier ([5]) semble le décrire. Il admet un pemphigus des nouveau-nés sur la nature duquel il ne se prononce pas, et il insiste surtout sur le Pemphigus chronique, au sujet duquel il adopte les idées de Hardy et sa division en *P. pruriginosus* et *P. foliaceus*.

Sans nier d'une manière absolue l'existence du Pemphigus aigu, Erasmus Wilson ([6]) déclare que le Pemphigus est une affection essentiellement chronique, et il en décrit les cinq variétés suivantes : *Pemphigus vulgaris*, *P. solitarius*, *P. gangrœnosus*, *P. foliaceus*, *P. pruriginosus*.

Pour Tilbury Fox ([7]), le Pemphigus est presque toujours chronique : il

([1]) Kaposi, trad. E. Besnier-A. Doyon, 2e édit., t. I, p. 806.

([2]) Voir plus loin le rôle joué par Kaposi dans la période actuelle.

([3]) Neumann, *Traité des mal. de la peau*, trad. Darin, p. 222.

([4]) Voir plus loin la description donnée par Neumann de la forme morbide spéciale dénommée par lui *Pemphigus vegetans*.

([5]) Hillier, *Handbook of skin diseases*, 1865, p. 138.

([6]) Erasmus Wilson, *On diseases of the skin, a system of cutaneous medicine*, 6e édit., 1867, p. 302-303.

([7]) Tilbury Fox, *Skin diseases*, 1873, p. 211 et 215.

admet cependant une forme aiguë qu'il décrit chez les nouveau-nés. Comme pemphigus chronique, il admet le *P. vulgaris*, le *P. solitarius*, le *P. foliaceus*; mais il a de la tendance à reprendre et à développer les idées de Bazin sur l'hydroa, et à ranger le pemphigus *prurigin'sus* dans ce dernier groupe morbide, c'est-à-dire dans ce qu'il appelle les *formes anormales d'éruptions bulleuses* (1).

TROISIÈME PÉRIODE. — **Période de critique et de constitution d'entités morbides nettement caractérisées au point de vue clinique.**

Nodet (2), dans son travail sur les éruptions pemphigoïdes aiguës paru en 1880, tente une réforme complète de la question qui nous occupe. « Actuellement, il existe deux manières bien distinctes d'envisager le Pemphigus. Dans une première hypothèse, on dira qu'il y a pemphigus toutes les fois que se produiront de grosses bulles à la surface des téguments, que ces bulles soient d'ailleurs, en dehors du traumatisme vésicant, déterminées par une action morbide quelconque. Le pemphigus ne sera alors autre chose qu'une *lésion cutanée* propre à une série d'affections diverses et engendrées sous des influences morbides également variables....

« Dans une deuxième hypothèse, la bulle produite sur les téguments devrait être considérée comme un symptôme, ou comme une lésion anatomo-pathologique commune à une série d'états morbides distincts. Ces bulles seraient dans un groupe de cas le résultat d'une maladie bien déterminée, le pemphigus aigu ou chronique; et dans un autre groupe, elles seraient seulement l'accident cutané d'une série d'états morbides qu'il s'agit de décrire et de classer.

« Dans cet ordre d'idées, on aurait donc deux classes de lésions bulleuses : 1° les *éruptions pemphigineuses*; 2° les *éruptions pemphigoïdes*. Nous ferons remarquer que ce que nous venons de dire des bulles a été depuis longtemps appliqué en pathologie aux pustules....

« Nous adopterons dans le cours de ce travail les idées que nous venons d'exposer en dernier lieu; nous considérerons les bulles produites sur la peau en dehors du traumatisme vésicant comme un *véritable syndrome cutané* (3). »

Tout cela est parfait, mais se trouvait déjà en germe dans beaucoup d'auteurs précédents. Nodet a voulu aller plus loin et trouver un critérium objectif qui pût permettre de reconnaître d'emblée un pemphigus vrai, et de le distinguer d'autres dermatoses bulleuses qu'il ne considère pas comme étant des pemphigus, tels que l'érythème ou pemphigoïde polymorphe, la fièvre ortiée bulleuse, l'hydroa.

(1) Voir plus loin et voir l'article *Dermatites polymorphes douloureuses* pour plus de détails, t. I, p. 651.

(2) CH. NODET, *Contribution à l'étude des éruptions pemphigoïdes aiguës (Pemphigus aigus, Dermatoses bulleuses, pemphigoïdes) chez l'adulte.* Paris, 1880.

(3) NODET, *loc. cit.*, p. 15 et 16.

Voici comment il s'exprime après de longues considérations anatomo-physiologiques que nous devons passer sous silence : « Nous retrouvons dans l'étude clinique des dermatoses bulleuses deux modes de formation des phlyctènes. Dans l'un, la bulle apparaît brusquement sur une peau saine et recouvre complètement la tache érythémateuse qui a pu la précéder ; dans l'autre, la bulle survient sur des plaques d'œdème congestif ou anémique ou même d'inflammation localisée ; de plus elle ne recouvre qu'une partie de leur surface et par conséquent est toujours entourée d'une zone rouge inflammatoire. Ce dernier mode appartient aux éruptions pemphigoïdes, tandis que le premier ne se rencontre que dans les éruptions pemphigineuses, dans le Pemphigus proprement dit [1]. »

C'est, comme on le voit, de la plus grande simplicité. Nodet met son ingénieuse théorie sous le haut patronage de Lailler dont il cite [2] la lettre suivante : « ... L'Hydroa, quelle que soit son acuité, présente des plaques à extension successive, centrifuges, débutant par des *taches érythémateuses précédant constamment la bulle*.... Dans le pemphigus, aussi bien aigu que chronique, la bulle apparaît, petite ou grosse, sans rougeur prémonitoire. Elle pousse comme un champignon, et si, dans certains cas, il y a une petite bordure qui sertit la phlyctène, on constate avec quelque attention qu'elle est consécutive à l'apparition de la phlyctène au lieu de la précéder. »

S'appuyant sur ce critérium, Nodet émet la conception suivante des affections bulleuses :

A. Affections pemphigineuses (*Pemphigus vrais*) : 1° *Pemphigus aigu*, maladie fébrile grave dont l'évolution se rapproche singulièrement de celle de la varicelle avec la malignité en plus.

2° *Pemphigus vulgaire chronique*, affection fort longue, à allures récidivantes, assez souvent très grave.

3° *Pemphigus foliacé*, forme sur laquelle il n'insiste pas.

B. Affections pemphigoïdes proprement dites (surtout caractérisées par un accident bulleux qui se produit à la surface d'une plaque d'érythème ou d'œdème congestif).

1° *Érythème pemphigoïde polymorphe*, maladie aiguë, récidivante, à pronostic bénin.

2° *Fièvre ortiée bulleuse.*

3° *Fièvre pemphigoïde herpétiforme vraie* : affection aiguë à début fébrile, à éruption assez mal définie, constituée par des taches érythémateuses, par des groupes de vésicules, lesquelles parfois aboutissent à des bulles, mais reposent toujours sur une base érythémateuse.

4° *Hydroa* : affection assez mal définie pour Nodet, qu'il décrit d'après Tilbury Fox et Bazin, et qui ne serait qu'une variété de la fièvre herpétiforme bulleuse.

(1) Nodet, *loc. cit.*, p. 35.
(2) Nodet, *loc. cit.*, p. 69-70.

C. Appendice. — Sous cette rubrique Nodet réunit diverses affections dans lesquelles les bulles se développent secondairement, non plus à un érythème simple, mais à une véritable inflammation de la peau :

1° *Érysipèle bulleux*;

2° *Eczéma rubrum bulleux*;

3° *Ecthyma bulleux hémorragique*;

4° *Rupia*;

5° *Acné bulleuse* (c'est l'iodisme bulleux);

6° *Impétigo herpétiforme*;

7° *Dyshydrose*.

Tel est le résumé fort succinct de l'œuvre réellement remarquable de Nodet. Lors de son apparition, elle eut un grand retentissement.

Malheureusement le critérium si net adopté par Nodet pour établir une distinction entre les pemphigus vrais et les éruptions pemphigoïdes ne peut résister à l'examen attentif des faits. Il est facile de constater la formation d'emblée sur la peau saine, sans érythème prémonitoire, de bulles bien tendues et transparentes dans des cas considérés jusque dans ces derniers temps comme indiscutables d'érythème polymorphe bulleux; et inversement, avec cette théorie, il est impossible d'expliquer des faits semblables à celui dont nous parlions dès 1884 dans les termes suivants (1) :

« Nous avons vu tout récemment dans le service d'E. Vidal à l'hôpital Saint-Louis, une éruption diagnostiquée tout d'abord érythème polymorphe à forme bulleuse, qui durait déjà depuis plus de huit mois; certaines bulles reposaient sur une base rouge, d'autres directement sur la peau saine; la maladie au début avait eu tout à fait les allures d'un érythème polymorphe. Les commémoratifs, l'aspect de l'éruption, suffisent-ils à l'heure actuelle pour la différencier d'un pemphigus chronique vrai ? Faut-il admettre que des cas semblables sont des érythèmes polymorphes prolongés? ou bien des pemphigus chroniques? et dans ce cas que devient le critérium de Nodet (2)? »

Les inextricables difficultés auxquelles nous nous heurtions à cette époque venaient de ce que nous nous renfermions dans le cercle trop étroit de la lésion cutanée considérée en elle-même, de ce que nous avions trop perdu de vue les travaux, si dignes d'attention cependant, de notre grand dermatologiste, de Bazin. Ce maître connaissait des faits semblables au précédent; il en avait constitué son groupe des *arthritides bulleuses*, magnifique conception à laquelle il n'a manqué, pour être acceptée sans contrôle comme une entité morbide bien définie, que de porter une autre étiquette, et d'être étudiée et vulgarisée par l'école française (3).

(1) Voir *Ann. de dermatol. et de syphil.*, 1884, p. 564.

(2) Pour se rendre compte de l'état de la question à cette époque, voir : Riegel, Contribution à l'étude du Pemphigus des adultes. *Wiener med. Woch.*, 1882. — G.-H. Rohé, Du Pemphigus et des maladies que l'on peut confondre avec cette affection. *The med. News*, 23 juin 1883. — V. Heitz, *Contribution à l'étude des éruptions bulleuses*. Thèse de Paris, 1885. — Riehl, Connaissance du Pemphigus. *Wiener med. Jahrb.*, 1885, p. 539.

(3) Voir Bazin, *Leçons théoriques et cliniques sur les affections cutanées de nature arthri-*

Le groupe des arthritides bulleuses de Bazin comprend deux affections :

1° le *Pemphigus arthritique*, dont la description est analogue à celle que nous avons donnée en 1888 de la dermatite polymorphe douloureuse chronique à poussées successives;

2° l'*Hydroa bulleux* qui correspond assez exactement à notre dermatite polymorphe douloureuse bénigne ou subaiguë à poussées successives. « La seule différence que Bazin trouve à signaler entre son hydroa bulleux et son pemphigus arthritique est tirée du volume des bulles, plus petites dans l'hydroa. Ce caractère n'est pas sérieux : il suffit de lire les deux descriptions pour s'en convaincre : dans le pemphigus arthritique, Bazin signale en effet des vésicules petites, eczémateuses; il mentionne d'autre part des bulles du volume d'une noisette dans l'hydroa. Aussi finit-il par dire que, dans le pemphigus arthritique, on peut voir survenir des éruptions d'hydroa bulleux. Tout cela prête à la confusion, et a contribué, en même temps que la mauvaise dénomination de ces deux groupes morbides, à les laisser à peu près complètement dans l'oubli (1). »

Aussi les dermatologistes français n'en saisirent-ils nullement la valeur, et le travail de revision du pemphigus ne se poursuivit-il dans le sens indiqué par Bazin qu'en Angleterre et en Amérique.

Pour bien comprendre ce qui précède et surtout ce qui va suivre, il faut se souvenir qu'en ce moment nous étudions la constitution de types morbides cliniquement bien définis extraits du chaos des affections bulleuses. Ce qui fait l'immense mérite de Bazin, c'est qu'il a le premier senti la nécessité de cette revision, et que d'emblée il est arrivé à la conception de ce qui est devenu plus tard nos dermatites polymorphes douloureuses.

Il a été suivi dans cette voie par Tilbury Fox (2) et par Colcott Fox (3), qui ont étudié sous le nom d'*Hydroa* les faits décrits sous le nom d'arthritides bulleuses par Bazin (4).

tique et dartreuse, 1868, p. 194 et 303. — Et surtout Brocq, *De la dermatite herpétiforme de Duhring*, 1888, p. 27, 40, 41 et suiv.

(1) L. Brocq, *Dermatite herpétiforme de Duhring. Loc. cit.*, 1888, p. 43.

(2) Tilbury Fox, Anomalous forms of bullous Eruptions : hydroa. *Skin diseases*, 1873, p. 215.

(3) Tilbury Fox et Colcott Fox, Étude clinique sur l'hydroa. *Arch. of Dermatology*, janvier 1880.

(4) Dans la discussion sur la dermatite herpétiforme qui a eu lieu le 9 février 1898 à la Société dermatologique de Londres (*British Journal of dermatology*, mars 1898), Allan Jamieson, Radcliffe Crocker et Colcott Fox ont vivement réclamé pour Tilbury Fox la priorité de la conception de la dermatite herpétiforme. (Voir pour tous les détails de cette discussion notre travail sur les dermatites polymorphes douloureuses paru dans les *Annales de dermatol. et de syphil.*, octobre et novembre 1898.) Nous ne pouvons accepter cette revendication. Le travail de Tilbury Fox ne renferme en effet nullement la véritable conception des dermatites polymorphes douloureuses; il ne renferme même pas celle de la dermatite herpétiforme de Duhring.

Tilbury Fox divise l'hydroa en trois grandes variétés : 1° *Son hydroa simplex* que nous avons observé assez souvent comme lui chez les jeunes filles, et qui n'est très probablement qu'une variété neurotique d'éruption vésiculeuse qu'on pourrait rattacher aux

Mais c'est surtout à Duhring [1] qu'il faut rapporter l'honneur d'avoir essayé de constituer une entité morbide distincte aux dépens des dermatoses bulleuses décrites jusqu'à lui sous le nom de Pemphigus vulgaire chronique et sous d'autres dénominations.

La première communication de Duhring sur cette question a été faite, le 6 mai 1884, à l'Association dermatologique américaine. Depuis lors, il a publié sans relâche mémoires et observations sur ce sujet [2].

La dermatite herpétiforme, dit L. A. Duhring, est caractérisée par l'apparition : 1° de plaques érythémateuses assez semblables à des plaques d'urticaire ou d'érythème multiforme; 2° de vésicules herpétiques de dimensions et de formes variables, aplaties ou surélevées, plus ou moins groupées; 3° de bulles présentant des caractères semblables; 4° de pustules plates ou acuminées, blanchâtres, reposant sur une base plus ou moins enflammée; 5° de papules, de papulo-vésicules, d'infiltrations circonscrites de dimensions

eczémas nerveux; 2° *Son hydroa herpétiforme* qui est caractérisé par des éruptions vésiculeuses groupées à la manière des vésicules de l'herpès sur une base plus ou moins érythémateuse ou urticarienne, par un prurit intense, par de la tendance assez marquée, mais pas constante, aux récidives et à la chronicité; il y rattache l'herpès généralisé fébrile des Français; 3° *Son hydroa pruriginosum* qui correspond, comme il le dit lui-même, au pemphigus à petites bulles des auteurs, à l'hydroa bulleux de Bazin, au pemphigus pruriginosus de Willan et de Bateman. Chacun de ces groupes a d'étroites affinités avec le précédent ou avec le suivant : il y a entre eux de nombreux faits de passage, constatation que nous ne saurions trop approuver. Le dernier type a, d'autre part, beaucoup d'affinités avec le pemphigus. Il rapproche l'herpes gestationis de Milton de son hydroa pruriginosum seu bullosum.

Telle est en quelques mots la conception de l'auteur anglais; il est donc erroné de dire que son hydroa herpétiforme correspond à la dermatite herpétiforme de Duhring; il serait plus juste de dire que ses deux dernières variétés d'hydroa correspondent à cette affection. (Brocq, *loc. cit.*, 1898, p. 859-860.)

(1) Voir pour l'étude et la bibliographie complètes de toute cette question, les deux articles suivants : L. Brocq, De la dermatite herpétiforme de Duhring (Arthritides bulleuses de Bazin, Pemphigus pruriginosus de Hardy, Hydroa de quelques auteurs anglais); Dermatites polymorphes prurigineuses chronique et subaiguë; Dermatites polymorphes prurigineuses aiguës; Dermatite polymorphe prurigineuse récidivante de la grossesse (Herpes gestationis). *Ann. de dermat. et de syphil.*, 1888; — et L. Brocq, Note sur les dermatites polymorphes douloureuses. *Ann. de dermat. et de syphil.*, oct. et nov. 1898.

(2) Duhring, *The New York med. Journal*, 17 mai 1884, p. 562. — Dermatite herpétiforme durant plus de onze ans et montrant les divers aspects que peut revêtir cette affection. *Philadelphia med. Times*, 12 juillet 1884. — Dermatite herpétiforme pouvant être considérée comme type de la variété pustuleuse de l'affection (impetigo herpetiformis d'Hebra). *Journal of cut. and ven. diseases*, août 1884, n° 8, p. 225. — Cas de dermatite herpétiforme durant depuis plus de treize ans. *New York med. Journal*, 15 nov. 1884. — Cas de dermatite herpétiforme bulleuse. *The New York med. Journal*, 19 juillet 1884. — Cas de dermatite herpétiforme causée par un choc nerveux. *The American Journal of the med. sciences*, janvier 1885. — Cas de dermatite herpétiforme caractérisée par des lésions gélatineuses particulières. *The med. News*, 7 mars 1885. — Cas de dermatite herpétiforme ressemblant à l'érythème multiforme. *The med. Record*, 2 avril 1887, p. 380. — Deux cas typiques de dermatite herpétiforme. *New York med. Journal*, 9 avril 1887, p. 404. — Diagnostic de la dermatite herpétiforme. *American dermat Assoc.*, 2 sept. 1887. — Relation de la dermatite herpétiforme avec l'érythème polymorphe et le Pemphigus. *American Journal of the med. sciences*, fév. 1897. — *Cutaneous medicine; a systematic treatise on the diseases of the skin*, 1898, p. 440, etc., etc.

variables; toutes lésions qui s'accompagnent d'un prurit violent, et qui tendent à revêtir un caractère herpétique, de telle sorte que l'on pourrait prendre l'herpès zoster pour type de cette éruption. L'une ou l'autre de ces formes éruptives peut exister seule, à un moment donné, chez le malade; l'éruption peut, au contraire, être mixte ou polymorphe; enfin, plusieurs formes éruptives peuvent se succéder rapidement chez le même sujet dans le cours d'une même poussée, ou seulement dans des poussées successives. En somme, l'un des caractères les plus remarquables de cette affection, c'est qu'elle est protéiforme [1].

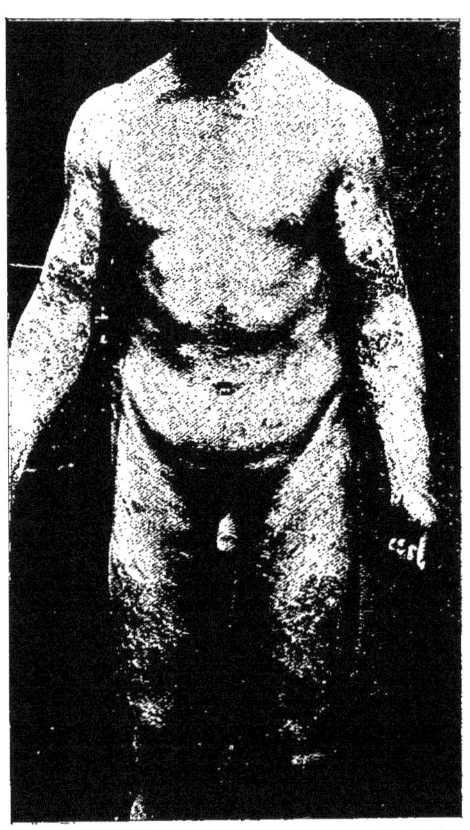

Fig. 177. — Dermatite polymorphe douloureuse. — Variété herpétiforme circinée. — Malade de la consultation de l'hôpital Broca. (Photographie sans retouches prise par Sollas.)

Duhring croit pouvoir en décrire les variétés suivantes :

1° *Variété érythémateuse* qui ressemble à l'urticaire, mais surtout à l'érythème polymorphe, et qui finit, le plus souvent, par aboutir à l'une des autres variétés.

2° *Variété vésiculeuse*, beaucoup plus fréquente que la précédente, caractérisée par des vésicules variant comme grosseur de celle d'une tête d'épingle à celle d'un pois, d'ordinaire irrégulières, anguleuses, brillantes, d'un jaune pâle, entourées d'une aréole rouge, disséminées ou groupées par petits amas, et pouvant s'ouvrir les unes dans les autres; le prurit est intense; Duhring rattache à cette variété l'*herpes gestationis* des auteurs anglais [2].

[1] L. Brocq, *Dermatite herpétiforme de Duhring*, 1888, p. 8-9.

[2] L. A. Duhring, Note préliminaire sur les relations de la dermatite herpétiforme avec l'herpes gestationis et d'autres formes semblables d'éruption. *The med. News*, 22 nov. 1884. — Relations de l'herpès de la grossesse et de certaines autres formes de maladie avec la dermatite herpétiforme. *The med. News*, 17 oct. 1885, p. 421.

3° *Variété bulleuse*, constituée par des bulles et que l'on confond généralement avec le Pemphigus.

4° *Variété pustuleuse*, caractérisée par des pustules de dimensions variables, hémisphériques ou aplaties, blanchâtres, ressemblant à des éléments d'impétigo et d'ecthyma. Elles constituent de petits groupes de deux ou trois ou même davantage qui peuvent devenir confluents; parfois, mais pas toujours, il existe une pustule centrale qui est ensuite entourée d'un nombre variable de pustules plus petites, formant parfois autour d'elle une sorte de ceinture comme dans l'herpès iris. C'est à cette variété que Duhring a rattaché l'impétigo herpétiforme de Hebra.

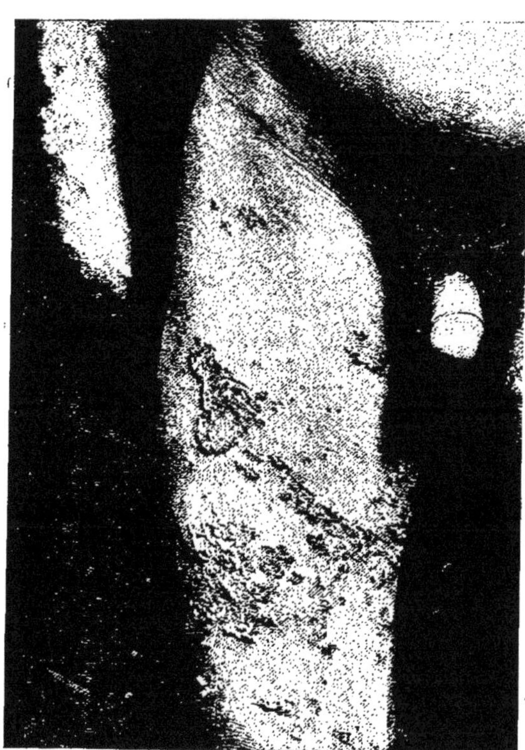

Fig. 178. — Dermatite polymorphe douloureuse. — Variété herpétiforme circinée. — Malade vu à la consultation de l'hôpital Broca. (Photographie sans retouches prise par Sottas.)

Dans toutes les variétés de dermatite herpétiforme, il se produit quelques phénomènes généraux, surtout lors de chaque nouvelle crise. Les sensations de prurit et de brûlure sont très violentes. L'affection a une tendance marquée à apparaître par poussées et à avoir de nombreuses rechutes. Elle dure pendant des années.

Les caractères vraiment pathognomoniques de cette affection, d'après lui, sont la *multiformité de l'éruption* et surtout SON HERPÉTIFORMITÉ. Il insiste tout particulièrement sur l'importance de ce dernier point.

« Quelques auteurs, entre autres Piffard et J.-C. White, considèrent que la dénomination de dermatite multiforme est plus appropriée que celle de dermatite herpétiforme ; mais comme le terme de dermatite multiforme est vague et trop compréhensif et que *celui d'herpétiforme exprime le caractère le plus important de la maladie*, je pense que je dois conserver la dénomination que j'ai tout d'abord donnée à cette affection. SANS HERPÉTIFORMITÉ, ON DOIT DIRE QUE LA MALADIE NE PEUT PAS EXISTER [1]. »

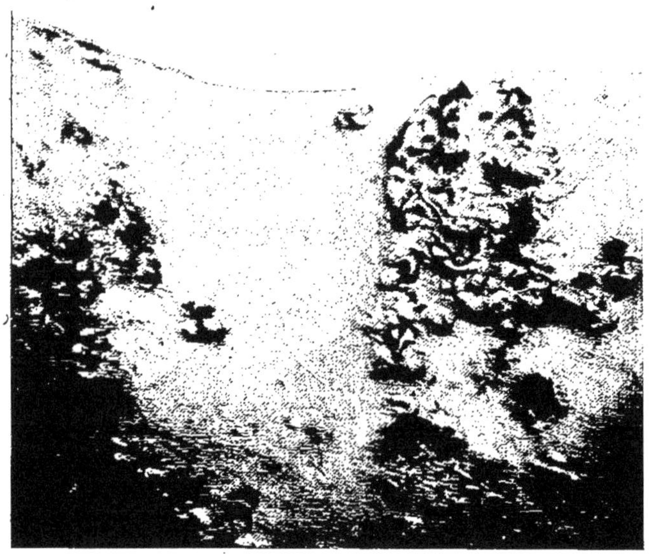

FIG. 179. — Pli du coude gauche. — Détails des lésions présentées par le malade précédent.

Le *polymorphisme* de l'éruption se montre soit dans une seule et même

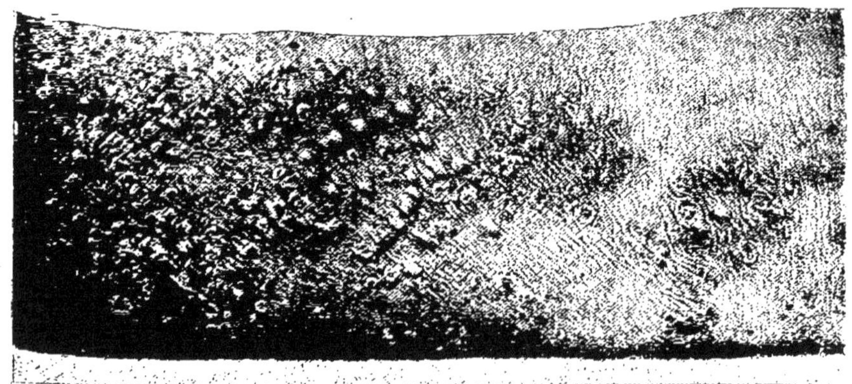

FIG. 180. — Dermatite polymorphe douloureuse. — Variété herpétiforme vraie. — Malade de la consultation de l'hôpital Broca. (Photographie sans retouches prise par Sottas.)

poussée, soit dans des poussées successives qui ne sont pas identiques entre elles au point de vue objectif; pour le constater, il faut donc parfois se donner

[1] L.-A. DUHRING, Cutaneous medicine. *Loc. cit.*, 1898, p. 440.

la peine d'assister pen
lésions primitives, érythém
mêlées de *lésions secondaires*
excoriations, épaississement

Les autres phénomènes impo
la tendance continuelle aux réc

Duhring a été fort gêné pour

Fig. 181. — Dermatite polymorphe douloureuse. — Variété herpétiforme
de l'abdomen. (Photographie sans retouches prise par

matite herpétiforme et les deux affections qui ont avec
l'érythème polymorphe et le pemphigus. C'est là la
ception. Il n'a rien dit de net à ce sujet dans ses diverses

(¹) Voici quelques extraits de son mémoire capital sur ce point
Relation of dermatitis herpetiformis to erythema multiforme
Amer. Journal of the med. sciences, fév. 1897) : « La *dermatite*
communs avec l'*érythème polymorphe*; les deux affections sont
dans leur éruption, mais de plus elles sont de la même
herpétiforme les manifestations cutanées sont dans la
plus persistantes, plus chroniques que celles de l'érythème
de pustules, surtout miliaires et acuminées; si communes

Voici enfin, d'après Duhring, quelles sont les maladies qu'on doit faire rentrer dans la dermatite herpétiforme, ou, pour mieux dire, aux dépens desquelles il a constitué sa dermatite herpétiforme :

1° L'*impetigo herpetiformis* de Hebra, qui se confond avec la variété pustuleuse ;

2° L'*herpès gestationis* de Milton, de Bulkley, qui doit être rangé dans la variété vésiculeuse et bulleuse ;

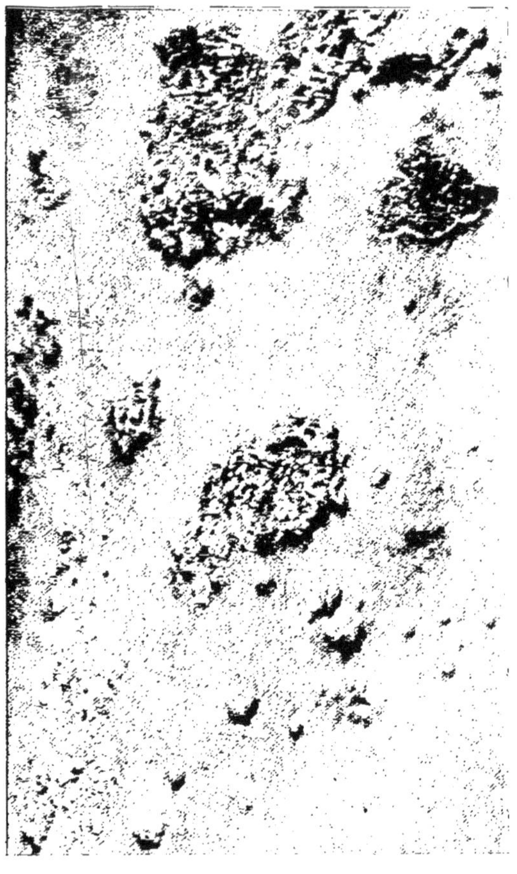

Fig. 182. — Dermatite polymorphe douloureuse. — Variété herpétiforme vraie. — Détails du flanc gauche. (Photographie sans retouches prise par Sottas.)

est un caractère qui manque dans l'érythème polymorphe.... Dans quelques cas cependant la dermatite herpétiforme simule l'érythème polymorphe et cela plus fréquemment que l'érythème polymorphe ne simule la dermatite herpétiforme.... Ces deux affections sont très voisines l'une de l'autre.

« L'autre maladie qui présente des points de ressemblance avec la *dermatite herpétiforme* est le *pemphigus*. Dans la dermatite herpétiforme les bulles ne se montrent que dans les variétés bulleuse et multiforme. Dans le pemphigus, inutile de le dire, ce sont des lésions constantes.... Je crois que la dermatite herpétiforme peut, dans quelques cas rares, se combiner avec d'autres maladies, en particulier avec l'érythème polymorphe et le pemphigus.... Cette conception de la combinaison des deux maladies peut expliquer beaucoup de cas dits anormaux.... En réalité on peut dire que la dermatite herpétiforme occupe une situation intermédiaire entre l'érythème multiforme et le pemphigus.

« Ce qui distingue surtout la dermatite herpétiforme du pemphigus, c'est le polymorphisme de l'éruption, sa tendance à pouvoir changer brusquement d'aspect, à devenir vésiculeuse, ou bulleuse, ou pustuleuse, soit successivement, soit simultanément, ce qui ne se voit pas dans le pemphigus qui est une affection éminemment bulleuse, et en outre nullement herpétiforme. » Ce sont là des caractères qui distinguent du pemphigus les formes bulleuses de la dermatite herpétiforme.

[L. BROCQ.]

3° Certaines autres formes éruptives dénommées *herpes* avec divers qualificatifs tels que l'*herpes phlyctænodes* de Gibert, l'*herpès circinatus bullosus* d'E. Wilson, l'*herpes iris* de Jarisch;

4° La plupart des variétés de *pemphigus* décrites, telles que le *pemphigus circinatus* de Rayer, le *pemphigus aigu prurigineux* de Chausit, le *pemphigus composé*, l'*herpès pemphigoïde* de Devergie, le *pemphigus* de Klein, le *pemphigus pruriginosus* de Hardy, etc.;

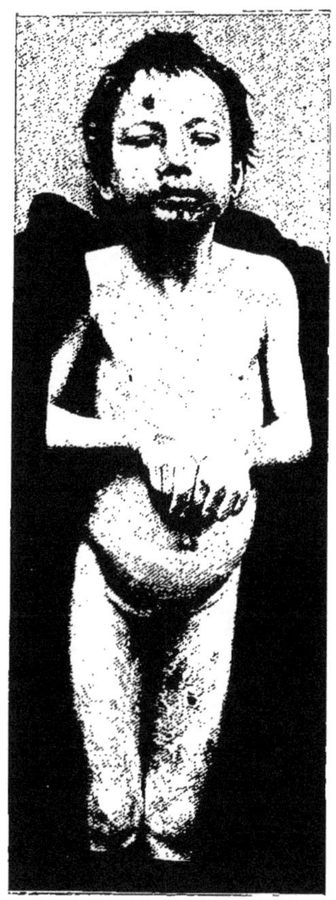

Fig. 183. — Dermatite polymorphe douloureuse. Variété circonscrite. (Photographie sans retouches prise par Sottas.)

5° Beaucoup de cas publiés sous le nom d'*Hydroa* ou sous d'autres étiquettes.

Tels sont, dans leur ensemble, les travaux du dermatologiste américain. Ils sont des plus remarquables; malheureusement, les contours du type morbide qu'il a voulu créer sont par trop flous, par trop mal dessinés pour entraîner la conviction. On voit, par ce qui précède, combien sont vagues les caractères différentiels qu'il croit pouvoir indiquer pour le séparer de l'érythème polymorphe et du pemphigus. Aussi la conception de Duhring a-t-elle soulevé et soulève-t-elle encore les discussions les plus passionnées.

Nos deux travaux de 1888 et de 1898 ont eu pour but de préciser le type morbide créé par le professeur de Philadelphie, mais nous en avons, ce faisant, modifié assez profondément la physionomie d'ensemble.

Voici le résumé de nos travaux de 1888:

Nous avons d'abord établi (¹) qu'on peut grouper les caractères pathognomoniques des diverses observations publiées par Duhring de la manière suivante :

« 1° Les phénomènes éruptifs sont polymorphes ou multiformes : ils consistent en : *a. Eléments primitifs* : plaques érythémateuses plus ou moins nettement figurées, papules, vésicules, papulo-vésicules, bulles, pustules, vésico-pustules, disséminées ou groupées de diverses manières; *b. Éléments secondaires*, excoriations, croûtes, macules brunâtres;

« 2° Le prurit est très intense;

(¹) L. Brocq, De la dermatite herpétiforme de Duhring. *Loc. cit.*, 1888, p. 12.

« 3° L'affection a une très longue durée et procède par poussées successives qui peuvent avoir des aspects différents comme éruptions ;

« 4°. Les malades, bien que parfois un peu affaiblis, conservent, en somme, un bon état général.

« L'ensemble de ces phénomènes constitue un tout qui nous paraît assez caractéristique d'une entité morbide spéciale, dont la dénomination logique devrait être non dermatite herpétiforme, mais dermatite polymorphe prurigineuse chronique à poussées successives.... Bazin en a

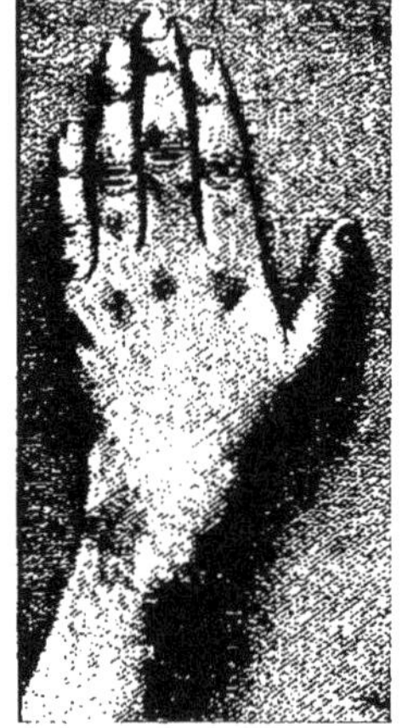

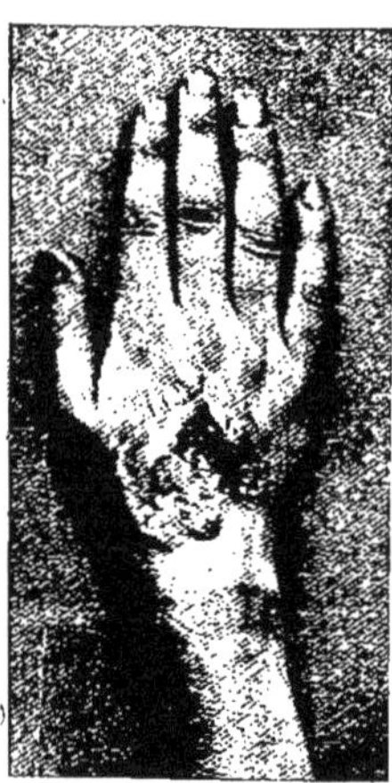

Fig. 184. — Dermatite polymorphe douloureuse. — Variété circonscrite. (Photographie sans retouches prise par Sottas, à l'hôpital Broca-Pascal, service de L. Brocq.)

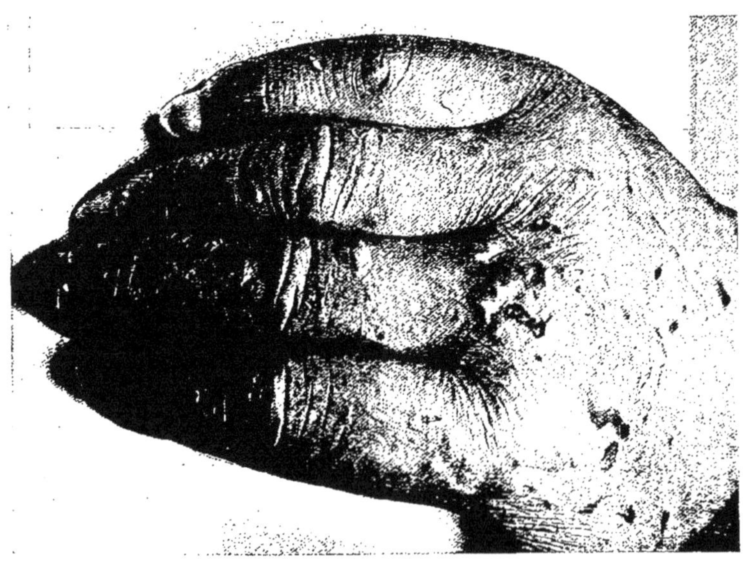

Fig. 185. — Dermatite polymorphe douloureuse. — Variété polymorphe à petites bulles, non herpétiforme. — Pemphigus vulgaire chronique de la plupart des auteurs. — Malade de la consultation de l'hôpital Broca. (Photographie sans retouches par Sottas.)

donné une description magistrale sous le nom d'arthritides bulleuses. »

[*L. BROCQ.*]

Examinant ensuite en détail si les diverses affections désignées par Duhring comme devant rentrer dans son type morbide peuvent réellement lui être rattachées, après de longues discussions pour lesquelles nous renvoyons le lecteur au texte original (1), nous arrivons aux conclusions suivantes (2) :

« 1° L'*impetigo herpetiformis* de Hebra nous paraît constituer une entité morbide à part, et ne saurait, d'après nous, rentrer dans la dermatite herpétiforme de Duhring;

« 2° La dermatite herpétiforme de Duhring nous semble devoir être comprise comme un nom générique servant à désigner un ensemble de faits ayant des

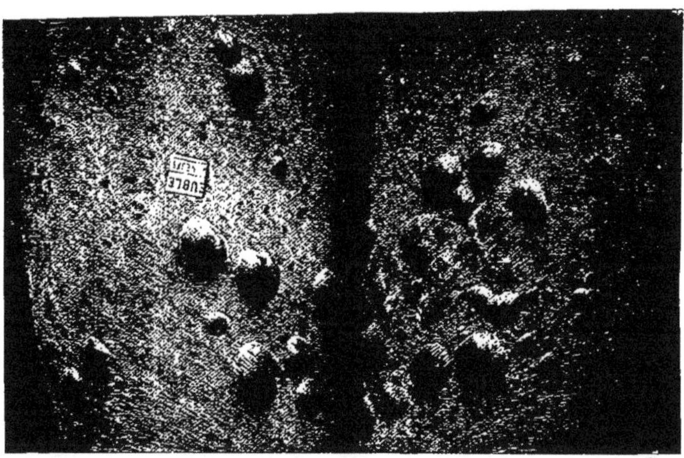

Fig. 186. — Dermatite polymorphe douloureuse (face antérieure des cuisses). — Variété non herpétiforme (pemphigus chronique de la plupart des auteurs). — Malade de la salle E. Vidal, hôpital Broca, service de L. Brocq. (Photographie sans retouches prise par Sollas.)

caractères communs entre eux, mais pouvant être groupés en plusieurs catégories distinctes;

« 3° L'une de ces catégories est nettement définie par les observations publiées par Duhring : nous la désignerons jusqu'à meilleure dénomination sous le nom de *dermatite polymorphe* (ou *multiforme* ou *pemphigoïde*) *prurigineuse chronique, à poussées successives*;

« 4° L'*herpes gestationis* nous paraît constituer une deuxième catégorie bien nette, voisine de la précédente : entre ces deux types il existe des faits de passage : le nom de *dermatite polymorphe* (ou *multiforme* ou *pemphigoïde*) *prurigineuse récidivante de la grossesse* nous paraît convenir à cette affection;

« 5° Certains faits décrits sous le nom de *Pemphigus*, et en particulier sous le nom de *pemphigus pruriginosus*, doivent être rangés dans l'une ou dans l'autre des deux catégories précédentes;

(1) L. Brocq, *loc. cit.*, p. 13, 36.
(2) L. Brocq, *loc. cit.*, p. 36-37.

« 6° Il est nécessaire d'établir quelques réserves au sujet de certains autres faits que Duhring a cru devoir ranger dans sa dermatite herpétiforme ;

« 7° Sous les noms d'*herpès phlycténoïde*, d'*hydroa vésiculeux et bulleux*, d'*hydroa pruriginosum* et d'*hydroa herpétiforme* on a décrit tout à la fois des cas de dermatite polymorphe prurigineuse chronique à poussées successives, des cas d'herpes gestationis, et des cas qui se rapprochent de ces types morbides par la forme de leur éruption, par leurs phénomènes sub-

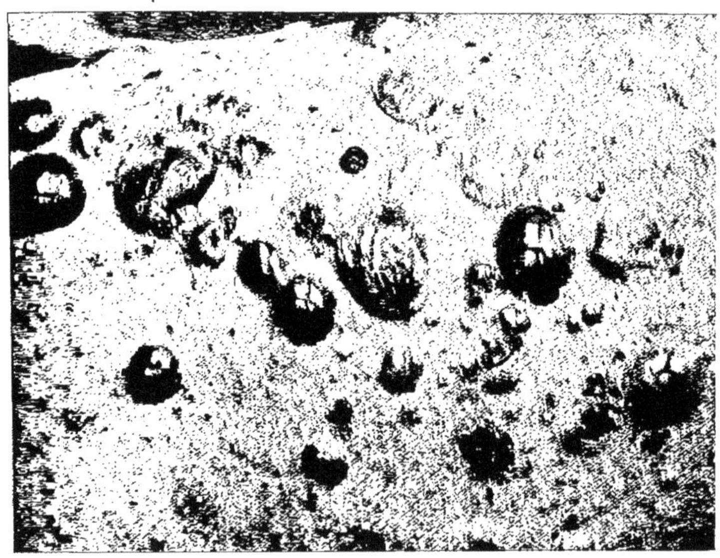

Fig. 187. — Face interne de la cuisse gauche (détail des lésions de la figure 186). — On y voit des bulles plus ou moins volumineuses, plus ou moins tendues, des vésicules, des éléments pseudo papuleux plus ou moins excoriés, des croûtelles, des traces de grattage, le tout sans aucune figuration, disséminé sans ordre aucun, soit sur des plaques érythémateuses diffuses, soit sur la peau en apparence de coloration normale. (Photographie sans retouches prise par Sottas.)

jectifs douloureux, mais qui en diffèrent par leur étiologie et par leur évolution rapide....

« Pour commencer l'étude de ces faits, nous croyons devoir les ranger dans une troisième catégorie, peut-être voisine de la dermatite polymorphe prurigineuse chronique, à laquelle les rattachent toute une série de faits de transition : nous ne pensons pas qu'on soit encore autorisé à la considérer comme constituant la forme aiguë de la dermatite polymorphe prurigineuse chronique; cependant on peut, comme nous l'avons démontré, les grouper provisoirement sous le nom de *dermatites polymorphes* (ou *multiformes* ou *pemphigoïdes*) *prurigineuses aiguës*. »

Au Congrès de Paris de 1889 nous avons modifié le nom que nous donnions à tout ce groupe et définitivement adopté l'épithète de *douloureuse* au lieu de l'épithète de *prurigineuse* [1].

A ce même congrès eut lieu une première discussion générale sur les pemphigus et la dermatite herpétiforme.

Radcliffe Crocker y soutint qu'il fallait conserver les deux groupes, pemphigus vulgaire chronique, sens de l'École de Vienne, et hydroa : il donnait le nom d'hydroa, d'après Tilbury Fox, à des cas se rapportant à la dermatite herpétiforme de Duhring.

Unna [2] adopta à peu près complètement nos idées, mais modifia les dénominations. Il émit sa conception de l'hydroa, groupe morbide dans lequel il distingue les variétés suivantes :

1° *Hydroa simplex seu communis*, correspondant aux dermatites polymorphes douloureuses chroniques à poussées successives;

2° *Hydroa gravis*, correspondant aux formes graves de la même affection,

3° *Hydroa benignis seu subacuta*, correspondant aux formes bénignes et de peu de durée;

4° *Hydroa gravidarum*, correspondant à l'herpes gestationis;

5° *Hydroa pucrorum*, forme nouvelle décrite par lui et correspondant à des éruptions bulleuses héréditaires des enfants.

Kaposi vint au contraire protester avec énergie contre ces conceptions qui pour lui n'étaient que des mots nouveaux, ne correspondant ni à des faits nouveaux ni à des idées nouvelles. Tout ce qu'on a décrit sous les noms de dermatite herpétiforme, ou de dermatite polymorphe douloureuse a, d'après lui, été déjà décrit sous les noms d'érythèmes polymorphes ou de pemphigus. Quand ces éruptions polymorphes débutent par la face dorsale des mains et des pieds, ce sont des érythèmes polymorphes; quand elles débutent par le sternum ou le cuir chevelu, quand elles sont disposées irrégulièrement, quand l'affection est grave, mortelle, ou de fort longue durée, il s'agit d'un pemphigus. Dans le pemphigus on peut observer des périodes de petites bulles, de bulles volumineuses, de vésicules, d'érythèmes annulaires, serpigineux, d'urticaires, de papules, de pustules, des intervalles de santé, des récidives aiguës, plus ou moins étendues, parfois généralisées, des périodes de fièvre, etc., et cela pendant des années. Il est possible qu'il y ait des cas ambigus dans lesquels il soit difficile de porter le diagnostic soit d'érythème polymorphe, soit de pemphigus; on pourrait à la rigueur, d'après lui, se servir dans ces cas du terme de dermatite herpétiforme : mais à mesure qu'on s'efforcera de préciser le diagnostic réel, les cas de prétendue dermatite herpétiforme deviendront de moins en moins nombreux. En somme pour lui le diagnostic de dermatite herpétiforme est un diagnostic de profane [3].

(1) Voir pour la description de ces diverses variétés et pour la bibliographie de ces dermatoses, en particulier de l'herpes gestationis, l'article *Dermatites polymorphes douloureuses*, t. I, de cet ouvrage.

(2) Unna, Ueber die Duhringsche Krankheit und eine neue Form derselben. *Monatshefte für prakt. Dermat.*, 1889, n° 3.

(3) Revenant encore sur la question du pemphigus au Congrès de Graz, en 1895, dans

Entre les deux grandes discussions des congrès de Paris et de Graz, des travaux considérables sur la question des pemphigus avaient été publiés.

un rapport des plus documentés, Kaposi pose les conclusions suivantes qu'il importe de reproduire in extenso (*Ann. de dermat.*, 1895, p. 1044, trad. A. Doyon) : « Le pemphigus est une notion clinique claire. Cette notion n'est pas uniquement caractérisée par ses propriétés morphologiques (polymorphie), ni par ses caractères histologiques, mais par l'ensemble de ses caractères et par le processus clinique.

« Chez un seul et même malade on peut observer dans le cours des mois et des années toutes les variétés possibles de forme et de mode d'évolution du pemphigus.

« Il en résulte que les différents types du pemphigus représentent une seule et même maladie.

« Les caractères cliniques et histologiques attribués aux formes chroniques, récidivantes, plus ou moins bénignes ou malignes et à évolution fatale de la dermatite herpétiforme, correspondent en tout et pour tout à celles observées et décrites depuis longtemps dans le pemphigus; elles sont donc identiques à cette affection.

« Il n'y a par conséquent aucun motif de renoncer au nom classique employé de tout temps et à la notion morbide du pemphigus pour la dénomination moderne de dermatite herpétiforme.

« Mais les formes citées par des auteurs évoluant en tant que processus aigus et bénins de la soi-disant dermatite herpétiforme de Duhring, correspondent aux types cliniques connus depuis longtemps sous les noms d'urticaire papulo-bulleuse, annulaire, gyratée, lichen urticatus, mais principalement à l'érythème multiforme de Hebra dans ses formes vésiculo-bulleuses.

« La dénomination de dermatite herpétiforme n'est donc nullement justifiée en ce qui concerne les formes érythémato-papulo-vésiculo-bulleuses à marche aiguë.

« L'orateur ne sait pas si en dehors de la série des pemphigus et des autres affections ci-dessus mentionnées, mais déjà suffisamment connues et dénommées, il existe des maladies de ce genre avec érythèmes polymorphes et bulles qu'il y aurait lieu de désigner spécialement et seulement comme dermatite herpétiforme. Quant à lui, il n'a jamais rencontré de variétés qui n'aient été depuis longtemps connues et classées sous les dénominations antérieures, et par suite il ne s'est jamais trouvé en présence d'un cas qui lui ait paru justifier ce diagnostic de dermatite herpétiforme. »

Il est vrai de dire qu'au même Congrès Rosenthal, corapporteur de la question du pemphigus, vint émettre des conclusions presque diamétralement opposées à celles de Kaposi :

« 1° Le pemphigus, dans l'état actuel de la science, ne désigne pas d'unité morbide, mais une forme élémentaire déterminée d'une éruption de la peau.

« 2° Par conséquent il faut séparer les groupes suivants :

« A. Affections pouvant parfois déterminer des bulles, eczémas à grosses vésicules, urticaire bulleuse, etc....

« B. *Toutes les maladies bulleuses* : a. *dans les maladies infectieuses* : érysipèle, scarlatine, variole, pyémie; b. *à la suite de blessures des nerfs et d'inflammation* : pemphigus traumatique, nerveux, dans les affections du système nerveux central, myélite, tabes, etc.; c. *après l'emploi de médicaments* : dermatite bulleuse toxique.

« C. *Le pemphigus syphilitique.*

« D. *Le pemphigus lépreux.*

« E. *La dermatite bulleuse hystérique* ou *pemphigus hystérique.*

« F. *L'érythème bulleux*, variété de l'érythème multiforme de Hebra.

« G. *L'herpès iris et circiné.*

« H. *L'hydroa vacciniforme* ou *varioliforme* de Bazin.

« I. *L'épidermolyse bulleuse héréditaire* de Köbner.

« K. *La dermatite exfoliative des nouveau-nés* de Ritter.

« L. *La dermatite herpétiforme* de Duhring.

« M. *L'herpes gestationis.*

« N. *L'impetigo herpetiformis* de Hebra et Kaposi.

« 3° Seulement après la séparation de toutes ces formes de A à N, il reste des cas

En 1891 ont paru les notes sur le pemphigus et les pemphigoïdes annexées par E. Besnier et A. Doyon à la deuxième édition française de leur traduction des *Leçons* de Kaposi. Ces auteurs se refusent à conserver au mot de pemphigus la signification banale de lésion bulleuse. On ne doit, d'après eux, donner le nom de pemphigus qu'à une maladie nettement individualisée.

Ils ne conservent que par force majeure le nom de pemphigus à la maladie bulleuse qui s'observe chez les nouveau-nés, et à laquelle on a donné le nom de pemphigus épidémique des nouveau-nés : il en est de même pour la maladie décrite par Neumann sous le nom de pemphigus végétant.

Il n'y a pour eux ni pemphigus syphilitique, ni pemphigus lépreux.

Ils admettent un *pemphigus bulleux*, « la plus funeste des grandes dermatoses malignes, la maladie bulleuse par excellence, débutant insidieusement, envahissant fort souvent les muqueuses, puis, avec ou sans rémissions ou accalmies, d'un pas égal ou inégal, marchant à une terminaison le plus souvent fatale, ne présentant que peu ou point de phénomènes douloureux.

« Par *pemphigus foliacé* ils entendent désigner une affection de la série du pemphigus vrai dans laquelle, soit d'emblée, soit après avoir revêtu pendant un espace de temps court et limité l'aspect du pemphigus bulleux, dans ses phases initiales, l'éruption prend les caractères suivants : la bulle proprement dite, pleine de liquide, n'apparaît plus, ou ne paraît que temporairement; souvent pour la constater, il faut assister à la reproduction du soulèvement épithélial, à la suite d'un bain par exemple, dans lequel on a fait tomber l'exfoliation adhérente.... Le disque d'épiderme corné qui est soulevé apparaît macéré; il se double ensuite par sa face profonde de nouvelles exfoliations, et constitue à la surface de la peau une plaque *nummulaire* plate plus ou moins squameuse ou croûteuse au-dessous de laquelle existe un suintement eczématique et une exulcération.... » Peu à peu le malade prend l'aspect des dermatites exfoliantes.

A côté de ces pemphigus vrais, E. Besnier et A. Doyon décrivent ce qu'ils appellent des *pemphigoïdes* et qui comprennent :

sans polymorphie, ni disposition annulaire, sans paresthésies accusées. Ces cas ressortissent au pemphigus proprement dit.

« Il faut toutefois ici aussi séparer du *P. vulgaire*, du *P. foliacé* et du *P. végétant*, le *P. aigu* qui, dans sa marche avec fièvre, ressemble beaucoup à une maladie infectieuse, et le plus souvent se termine rapidement par la mort.

« 4° Il y a encore lieu de mentionner une inflammation congénitale bulleuse de la peau, qui est difficile à systématiser et qui provient vraisemblablement de troubles trophiques : *dermatite bulleuse infantile avec cicatrices indélébiles et kystes épidermiques* de Hallopeau.

« 5° Cette classification ne résout pas la question des maladies bulleuses de la peau; il existe encore un certain nombre de formes de transition. »

Les limites de cet ouvrage que nous dépassons déjà beaucoup trop dans cet exposé de la question du pemphigus ne nous permettent pas de donner le résumé de la discussion qui a eu lieu au Congrès de Graz, et à laquelle ont pris part Petrini (de Galatz), Escherich, Schwimmer, Neumann, Kopp, Neisser, Kaposi, Rosenthal. Le lecteur devra se reporter aux documents originaux.

Voir en outre les diverses communications de Kaposi à la Société dermatologique de Vienne, en particulier en 1900 et 1901.

1° *Les dermatites bulleuses multiformes*, nom qu'ils donnent à la dermatite herpétiforme, et à nos dermatites polymorphes douloureuses, dont ils discutent la conception en montrant que les conditions étiogéniques connues n'ont aucune valeur, que les localisations de début invoquées par Kaposi pour distinguer le pemphigus de l'érythème bulleux n'ont aucune importance; cependant ils admettent que, lorsqu'une éruption bulleuse débute par le tronc et envahit les muqueuses, il y a lieu de penser au pemphigus, tandis que, lorsqu'elle débute par les membres, on doit songer surtout à la dermatite de Duhring : ils insistent sur l'importance des dysesthésies, « élément morbide capital, véritablement solennel », du polymorphisme, et de l'évolution par rechutes et récidives. En somme, malgré quelques réserves de détails pour lesquelles nous renvoyons au texte original, ils ont de la tendance à admettre notre conception des dermatites polymorphes douloureuses;

2° *Les érythèmes multiformes bulleux* ou toxidermies bulleuses ou hydrotoxidermies dont l'étude d'après eux est à reprendre de fond en comble et dont les limites exactes avec la maladie de Duhring restent indécises.

Ittmann et Ledermann font paraître en 1892 un excellent travail sur la dermatite herpétiforme ([1]). Ils insistent sur le caractère spécial de l'éruption qui est disposée en groupes, ou circinée, serpigineuse, tandis que le pemphigus est toujours un exanthème exclusivement bulleux, dépourvu de tout caractère herpétiforme.

Tommasoli ([2]) publie en 1895 une importante étude des affections bulleuses fondée surtout sur la pathogénie.

En 1895 Leredde ([3]) fait entrer une notion nouvelle dans l'étude de la dermatite herpétiforme de Duhring, celle de l'*éosinophilie*. D'après lui dans cette maladie on observe en général plus de 8 pour 100, quelquefois de 25 à 35 pour 100 de cellules éosinophiles dans le sang. Ces cellules sont éliminées en grande abondance par la peau où on les trouve accumulées dans les vésicules et les bulles. A son point de vue, ce qui caractérise la maladie de Duhring, ce n'est ni l'éosinophilie, ni l'excrétion des cellules éosinophiles à travers la peau, *c'est la réunion de deux éléments* : une affection où l'on rencontre l'excès de cellules acidophiles dans le sang, et où toutes les vésicules et toutes les bulles à contenu transparent comprennent un très grand nombre de ces cellules, est une maladie de Duhring.

([1]) Ittmann et Ledermann, Die Dermatitis herpetiformis (Duhring) und ihre Beziehungen zu verwandten Affectionen. *Arch. für Dermat. und Syphil.*, 1892, p. 381.

([2]) Tommasoli, Pemfigo e pemfigoïde. *Giornale ital. delle malattie veneree e della pelle*, mars, juin 1895.

([3]) Voir Leredde et Perrin, Anatomie pathologique de la dermatose de Duhring. *Ann. de dermat.*, 1895, p. 281 et 452. — Leredde et Perrin, Note sur le liquide des vésicules et des bulles. *Soc. de dermat.*, 19 avril 1895. — Ch. Perrin, Thèse de Paris, 1895. — Leredde, Nouvelle note sur les caractères anatomiques de la dermatose de Duhring. *Soc. de dermat.*, 11 juin 1896. — Darier, Dermatite herpétiforme de Duhring. Éosinophilie. *Soc. de dermat. et de syphil.*, 11 juin 1896. — Leredde, La dermatose de Duhring. *Gaz. des hôp.*, 1898. — Leredde, Sur une hématodermite d'origine toxique. *Soc. de dermat.*, 11 nov. 1898, et *Presse méd.*, 28 déc. 1898, p. 367. — Leredde, Ueber einen Fall von Hallopeauscher Dermatitis. *Monatshefte für prakt. Dermat.*, 15 oct. 1898.

Leredde a constaté la même éosinophilie dans l'herpès gestationis, dans la dermatite pustuleuse végétante en foyers à progression excentrique d'Hallopeau, dans le pemphigus végétant, dans le pemphigus foliacé ; aussi croit-il « que toutes ces affections, qui revêtent des aspects cliniques absolument dissemblables, ne sont que des formes d'une seule et même maladie, qui est une maladie sanguine déterminant des lésions cutanées, une hématodermite ».

Il ne peut se prononcer au point de vue du pemphigus malin de E. Besnier dont il n'a pas observé de cas (1).

Il croit pouvoir conclure de ses recherches que ce groupe d'affections, pour lui bien défini par la lésion sanguine dont nous venons de parler — dermatose de Duhring, dermatose d'Hallopeau, pemphigus végétant de Neumann, pemphigus foliacé, — peut être provoqué par l'action sur l'économie d'un corps toxique quelconque soit d'origine externe, comme l'iodure de potassium par exemple, soit d'origine microbienne, soit d'origine interne, c'est-à-dire formé dans l'organisme comme dans l'herpes gestationis. Il pense que ces agents toxiques font porter leur action nuisible sur la moelle osseuse.

En 1896, Nikolsky, dans son travail sur le pemphigus foliacé, met en lumière un symptôme, d'après lui de la première importance dans le pemphigus, et qu'il avait étudié avec son maître Stoukowenkof, c'est la perte d'adhérence qui existe entre la couche cornée et les couches profondes de l'épiderme dans les cas qui seraient vraiment dignes du nom de pemphigus. D'après Dubreuilh (2), ce signe aurait une grande importance diagnostique, car il n'existerait pas dans les érythèmes polymorphes bulleux, et il permettrait de reconnaître le pemphigus même dans ses formes larvées, dans ses formes foliacées les plus sèches : ce signe lui paraît être spécial au pemphigus chronique vrai et à quelques formes très voisines comme le pemphigus végétant. Mais ces résultats ne sont pas encore définitivement acquis. Danlos (3) a trouvé le signe de Nikolsky dans la dermatite herpétiforme typique.

Dans son récent ouvrage (4) Duhring a donné sa conception définitive des dermatoses bulleuses. Après avoir reproduit ses idées sur la dermatite herpétiforme, il la sépare de l'impétigo herpétiforme, bien qu'il ajoute que les distinctions à établir entre les deux types morbides soient peu précises, et qu'il y a certainement des faits de passage entre les deux.

Il existe pour lui d'étroites relations entre le pemphigus et la dermatite herpétiforme; il y a de nombreux cas douteux qui peuvent être attribués à l'un ou à l'autre type morbide.

(1) Voir aussi BETTMANN, Les éosinophiles dans les bulles cutanées. *Munch. med. Woch.*, 1899.

(2) W. DUBREUILH, Le signe de Nikolsky dans le Pemphigus. *Soc. franç. de dermat. et de syphil.*, janvier 1901.

(3) DANLOS, Dermatites herpétiformes avec signe de Nikolsky. *Soc. franç. de dermat. et de syphil.*, nov. 1900 et janv. 1901.

(4) L.-A. DUHRING, *Cutaneous medicine; a systematic treatise on the diseases of the skin*, 1898, p. 440. — Voir en outre HENRY H. WHITEHOUSE, *Bullous affections. Twentieth century Practice.* 1896, vol. V.

Il existe également de nombreux cas intermédiaires entre la dermatite herpétiforme et l'érythème polymorphe.

Il décrit ensuite à part le *Pemphigus*, et il adopte pour ce type morbide la définition suivante :

« Le pemphigus est une maladie exsudative aiguë ou chronique, caractérisée par des bulles de grandeur et de formes variables, se produisant d'ordinaire par poussées successives, et s'accompagnant dans la plupart des cas de symptômes généraux divers surtout du côté du système nerveux [1]. »

Il admet un *pemphigus aigu*, un *pemphigus neonatorum épidémique*, un *pemphigus vulgaire* dans lequel les bulles évoluent par poussées successives avec peu ou point de prurit, un *pemphigus solitarius*, un *pemphigus diutinus* dans lequel de nouvelles bulles se forment de jour en jour, surtout la nuit, avec douleurs et insomnie ; un *pemphigus circinatus* qu'il a de la tendance à rattacher aux érythèmes polymorphes bulleux ; un *pemphigus virginum* de Hardy, *hystérique* de quelques auteurs ; un *pemphigus chronique* sur la symptomatologie duquel il est peu net, bien qu'il dise que c'est la forme commune de la maladie ; un *pemphigus foliacé*, un *pemphigus végétant*.

Jarisch [2] distingue un *pemphigus aigu* et en particulier un *pemphigus acutus neonatorum* dont il donne une excellente description, et un *pemphigus chronicus* qu'il comprend comme l'école de Vienne. Il donne cependant une courte description de la *dermatitis herpetiformis* Duhring (*dermatitis polymorpha dolorosa* Brocq). Il décrit dans un chapitre à part l'*epidermolysis bullosa hereditaria* de Köbner.

La conception des affections bulleuses que donne Neisser [3] se rapproche singulièrement de celle que les dermatologistes français ont actuellement de la tendance à admettre. Il distingue tout d'abord : 1° Les dermatoses dans le cours desquelles on peut observer des bulles comme l'eczéma, la dyshidrose, le lichen ruber, l'urticaire, l'érythème exsudatif multiforme, la dermatite herpétiforme qu'il décrit à part ; 2° les syphilides bulleuses ; 3° les léprides bulleuses ; 4° les éruptions bulleuses toxidermiques, médicamenteuses pour la plupart ; 5° les dermatites bulleuses traumatiques d'origine externe ; 6° le pemphigus neuroticus qu'il décrit à part et dans lequel il range les éruptions bulleuses trophoneurotiques et le pemphigus hystérique.

Il décrit ensuite : 1° Un *pemphigus acutus febrilis* ; 2° un *pemphigus* (*acutus*) *contagiosus infantum*, à côté duquel il cite l'impetigo *contagiosa* ; 3° l'*epidermolysis congenita* et les diverses formes morbides qui s'y rattachent.

Arrivant enfin aux types cliniques qu'il considère comme étant du pemphigus vrai, il en distingue quatre principales variétés : 1° Le *pemphigus*

(1) Duhring, *Cutaneous medicine*, p. 449.

(2) Jarisch, Specielle Pathologie und Therapie von H. Nothnagel. *Die Hautkrankheiten*, 1900, p. 196. — Nous conseillons à nos lecteurs de lire avec attention le très remarquable chapitre que Jarisch consacre à l'étiologie et à la pathogénie du pemphigus, d'autant plus que ces questions théoriques générales seront forcément laissées de côté dans cet article.

(3) A. Neisser und J. Jadassohn, *Krankheiten der Haut*, Breslau, 1900, p. 236 et suiv.

benignus (*vulgaris*); 2° le *pemphigus malignus*; 3° le *pemphigus vegetans* Neumann; 4° le *pemphigus foliaceus* à côté duquel il range la *dermatitis exfoliativa neonatorum* de Ritter.

En outre, dans ces dernières années, ont paru toute une série de travaux des plus intéressants sur l'anatomie pathologique et la pathogénie des bulles du pemphigus.

Citons parmi eux ceux de Westberg (1), de Luithlen (2), de Kromayer (3), de Kirchner (4), de Mazza (5), d'Audry (6), de Weidenfeld (7), de Merk (8), de Grouven (9), etc.

Pour terminer cet historique (10) des pemphigus, nous devons maintenant donner une analyse succincte de l'importante discussion qui a eu lieu le 9 février 1898 à la Société dermatologique de Londres (11), sur la dermatite herpétiforme. Nous renvoyons le lecteur pour de plus amples détails et pour la critique des opinions qui y ont été émises à notre article de 1898 (12).

Allan Jamieson, le rapporteur, semble admettre le type créé par Duhring, mais il se demande : 1° Quels sont les états morbides qu'on doit regarder comme devant être désignés sous le nom de dermatite herpétiforme? 2° Quelles sont les lésions du sang qui ont été observées par les dermatologistes présents et quelle est leur signification? 3° Peut-on réellement appeler cette affection une névrose et sur quels motifs peut-on s'appuyer pour accepter ou rejeter cette opinion? 4° Quelle est la pathogénie de cette maladie?... (13).

(1) WESTBERG, Beitrag zur Lehre von Pemphigus. *Verhandl. d. v. Deutsche Dermat. Kongress*, 1897.

(2) LUITHLEN, *Wiener klin. Woch.*, 1897, n° 29.

(3) KROMAYER, Anatomie und Pathogenese der Pemphigusblasen. *Dermatol. Zeitschrift.*, juillet 1897, p. 475, et *ibid.*, 1894, p. 11.

(4) KIRCHNER, Zur Ætiologie des Pemphigus. *Arch. für Dermatol. und Syphil.*, Jahrgang 1892, Heft 4.

(5) G. MAZZA, Sulla sede istologica della bolla nel Pemphigo. *Atti della Societa Italiana di dermat. e sifilogr.*, 22, 24 oct. 1899, vol. IV, p. 121, 1900.

(6) CH. AUDRY, GÉRARD et DALOUS, Recherches sur les altérations de la peau, du sang et des urines dans un cas de pemphigus chronique vrai. *Ann. de dermat. et de syphil.*, 1901, p. 113.

(7) WEIDENFELD, Zur Physiologie der Blasenbildung. *Arch. für Dermat. und Syphil.*, 1900, t. LIII, p. 3.

(8) L. MERK, Zur Frage der Blasenbildung in der Haut. *Arch. für Dermatol. und Syphil.*, 1900, t. LIII, p. 349.

(9) C. GROUVEN, Der Pemphigus chronicus in seinen Varietäten alt Pemphigus vulgaris, Pemphigus foliaceus, Pemphigus vegetans und Dermatitis herpetiformis. *Arch. für Dermat. und Syphil.*, 1901, t. LV, p. 85, 247 et 419.

(10) Voir la bibliographie des dermatites polymorphes douloureuses. *Pratique dermatologique*, t. I, p. 655.

(11) ALLAN JAMIESON, Remarks introductory to a debata on the subject held at a special meeting of the dermatological Society of London, on the evening of the 9th of February 1898. *British Journal of dermat.*, mars 1898, p. 73.

(12) L. BROCQ, Note sur les dermatites polymorphes douloureuses. *Ann. de dermat. et de syphil.*, oct. et nov. 1898, p. 849-955.

(13) A la discussion ainsi ouverte ont pris part les dermatologistes suivants :

Radcliffe Crocker préfère pour l'affection en discussion le nom d'*hydroa herpétiforme*, parce qu'il soutient que c'est Tilbury Fox qui l'a le premier décrite sous ce nom,

La discussion qui a suivi la lecture du rapport d'Allan Jamieson a été fort intéressante, très importante par le nombre des dermatologistes qui y ont pris part, mais elle n'a abouti à aucune conclusion précise. Il en résulte que de nombreux auteurs n'ont pas encore d'idées bien nettes sur cette affection, que

assertion que nous avons réfutée plus haut. Il ne croit pas qu'on puisse faire rentrer dans ce type morbide l'hydroa vacciniforme ou æstivale. Il rappelle qu'on considère d'ordinaire comme étant le symptôme le plus caractéristique une disposition herpétiforme des éléments éruptifs. Il regarde l'hydroa herpétiforme comme une entité morbide clinique, mais il croit qu'il est pathogéniquement allié au pemphigus, auquel il ressemble par sa marche récurrente chronique, capricieuse, et par les effets curatifs qu'exercent sur lui l'arsenic et d'autres médicaments.

Colcott Fox insiste tout particulièrement sur la multiformité de l'éruption pendant une poussée, sur le changement de type éruptif suivant les diverses poussées, et sur la tendance au groupement herpétiforme. Il emploie le mot herpétiforme dans son sens le plus large : il s'applique à la fois aux groupes que forme l'herpès facial, le zoster, à ceux de l'herpès iris, à ceux de la trichophytie cutanée. Il ne croit pas qu'on puisse faire rentrer l'hydroa vacciniforme dans la dermatite herpétiforme; il émet de même quelques réserves à propos de l'impétigo herpétiforme et de la dermatite pustuleuse d'Hallopeau; il range nettement l'herpes gestationis dans la dermatite herpétiforme. Il dit qu'il est impossible de distinguer la dermatite herpétiforme des affections dont elle est voisine; il est bien difficile maintenant de savoir ce qu'on doit laisser dans le groupe pemphigus.

Malcolm Morris croit que la dermatite herpétiforme est une affection beaucoup plus grave qu'on ne le pense généralement. Il a observé plusieurs cas de mort.

D'après J. Pringle la dermatite herpétiforme, telle qu'on la discute, n'est *pas vraiment une maladie distincte*, mais simplement une variété clinique ou un type d'un groupe vaste et quelque peu incohérent d'affections bulleuses. Il croit que, tant qu'on ne connaîtra pas d'une manière positive l'étiologie de tous ces faits, il est inutile et illusoire de vouloir essayer de les classifier. Il a presque toujours eu un doute toutes les fois qu'il a posé le diagnostic de dermatite herpétiforme. « *La présence de groupes herpétiformes de vésicules est peut-être le meilleur caractère que nous ayons pour établir le diagnostic, mais on semble admettre que ce n'est pas absolument une condition* sine qua non. »

H. G. Brooke dit que l'étiquette de dermatite herpétiforme n'est que provisoire et qu'il est nécessaire d'attendre qu'on ait des connaissances suffisantes pour tenter une classification plus exacte.

Galloway est à peu près du même avis que les deux auteurs précédents. Il ne croit pas que l'éosinophilie puisse être de quelque utilité pour le diagnostic, car on trouve ce symptôme dans beaucoup d'autres états morbides.

A. Whitfield a vérifié les résultats publiés par Leredde au point de vue de l'éosinophilie, mais il croit que cet auteur leur a attaché trop d'importance, car on a publié des cas d'érythème polymorphe et de pemphigus [1] avec éosinophilie : or ce sont là les deux maladies qu'il importait le plus de distinguer de la dermatite herpétiforme.

Leslie Roberts dit qu'il ne croit pas possible, dans l'état actuel de nos connaissances, de limiter exactement ce qu'il faut entendre sous le nom de dermatite herpétiforme. Il regarde les faits qu'on a groupés sous ce nom comme appartenant à une classe de processus morbides comprenant plusieurs formes cliniques différentes.

Stephen MacKenzie ne croit pas qu'il faille faire rentrer l'hydroa vacciniforme dans la dermatite herpétiforme. Il ne pense pas que le polymorphisme, la tendance aux rechutes et le prurit soient suffisants pour constituer la dermatite herpétiforme; si ce mot veut dire quelque chose il implique que, quoique les lésions vésiculeuses ne soient pas nécessaires dans chaque attaque particulière, elles doivent se produire parfois dans le cours de la maladie disposées d'une manière herpétique, c'est-à-dire groupées. Il croit comme R. Crocker que cette affection a d'étroits rapports avec le pemphigus, quoiqu'il n'aille pas jusqu'à dire que ces deux maladies soient identiques.

(1) Drysdale, *Pathol. Soc. of London*, janvier 1898. — Il importe de faire remarquer que pour Leredde ces faits doivent rentrer dans la dermatite herpétiforme par cela seul qu'il y a de l'éosinophilie.

certains ne consentent même pas à l'admettre comme entité morbide distincte. La majorité des dermatologistes semble cependant à l'heure actuelle assez disposée à accepter la conception de Duhring, mais sans pouvoir préciser les limites de ce groupe, ce qui d'ailleurs est pour ainsi dire impossible quand on s'en tient aux idées du savant américain.

Nous avons donc été entraînés, en présence de cette situation d'incertitude, à écrire un nouvel article sur cette question, à propos même de la discussion de la Société dermatologique de Londres (1); nous nous y sommes attachés à discuter et à préciser la plupart des points en litige.

Nous croyons y avoir prouvé que l'hydroa vacciniforme doit définitivement être rayé du cadre de la dermatite herpétiforme, que l'herpes gestationis au contraire doit lui être rattaché.

Nous déclarons que, jusqu'à plus ample informé, il nous paraît peu rationnel de faire rentrer complètement l'impétigo herpétiforme dans la dermatite herpétiforme, sans toutefois nous opposer d'une manière formelle à cette annexion.

Nous insistons tout particulièrement sur notre conception des dermatites polymorphes douloureuses aiguës et subaiguës qu'Allan Jamieson n'avait pas admise. Nous rappelons qu'Ittmann et Ledermann (2) ont déclaré après nous qu'il y a lieu de décrire une forme aiguë et une forme subaiguë de la maladie de Duhring. Nous nous demandons s'il faut avec Tommasoli (3) les considérer comme de simples variétés prurigineuses de l'érythème polymorphe vésiculo-bulleux, et nous déclarons nettement (4) que nous ne comprenons pas pourquoi on hésiterait à admettre une forme aiguë et une forme subaiguë de dermatite polymorphe douloureuse (5).

Examinant ensuite la valeur respective des symptômes décrits dans la dermatite herpétiforme, nous insistons tout particulièrement sur l'importance capitale du prurit. Radcliffe Crocker, Colcott Fox, Pringle le considèrent comme un symptôme contingent; pour nous, les « phénomènes douloureux dominent l'histoire des dermatoses que nous avons groupées sous le titre d'ailleurs fort suggestif de *Dermatites polymorphes douloureuses*. Ils constituent

(1) L. Brocq, *loc. cit. Ann. de dermat. et de syphil.*, 1898, p. 861, 862 et 863.

(2) Ittmann et Ledermann, *loc. cit.*, 1892.

(3) Tommasoli, *loc. cit.*, 1895.

(4) L. Brocq, *loc. cit.*, 1898, p. 871.

(5) « En déclarant simplement que notre groupe des dermatites polymorphes douloureuses aiguës (voir pour la description de ces faits notre travail de 1888, p. 30, 31, 32, 33, 102, 103, 105, 106, 118, 119, etc.) n'est que la variété prurigineuse de l'érythème polymorphe, quelle clarté répand-on sur ce syndrome? Si au contraire on établit, comme nous l'avons fait, qu'il y a dans le *caput mortuum* qui est l'érythème polymorphe un certain nombre de cas qui offrent tous les grands caractères de la dermatite herpétiforme, sauf son évolution chronique, n'est-il pas logique de les rattacher à cette affection et d'en faire la forme aiguë de ce type morbide? etc.... (L. Brocq, *loc. cit.*, 1898, p. 871, 872.) L'histoire de l'herpes gestationis prouve de la manière la plus péremptoire que les conditions génératrices des phénomènes éruptifs et subjectifs caractéristiques de la dermatite herpétiforme peuvent être passagères, et ne donner lieu qu'à des poussées de courte durée. »

un symptôme primordial au même titre que le polymorphisme, avant même le polymorphisme, dirions-nous, si ce polymorphisme n'intervenait pas pour fixer le type objectif suivant lequel la peau réagit chez ces sujets.... Dans l'immense majorité des cas, l'observateur n'a pas besoin de rechercher les phénomènes douloureux : par leur violence et par les tortures qu'ils infligent aux malades, ils priment la scène morbide. Pour nous, ils sont un des éléments nécessaires au diagnostic (1). »

Mais c'est surtout de l'*herpétiformité* que nous nous sommes occupés dans ce travail, de sa signification et de sa valeur.

Au point de vue de la signification de ce terme nous avons montré qu'on lui a attribué les trois sens suivants : 1° l'éruption est composée de vésicules groupées par bouquets sur une base rouge, érythémateuse, comme dans le véritable herpès ; 2° elle est groupée comme dans le type précédent, mais en outre les divers groupes sont disposés comme dans le zona ; 3° elle forme des cercles plus ou moins réguliers, ou pour mieux dire des anneaux à centre sain, comme dans la trichophytie cutanée.

Discutant ensuite la valeur de l'herpétiformité en tant que symptôme, nous nous demandons *si l'on est fondé à rejeter dans le groupe érythème polymorphe ou dans le groupe pemphigus des éruptions polymorphes douloureuses érythémateuses, vésiculeuses, bulleuses, par cela seul qu'elles ne présentent pas le symptôme de l'herpétiformité.*

Quand on relit avec soin tous les derniers travaux de Duhring et des auteurs anglais et américains qui ont adopté ses idées et celles de Tilbury Fox, on ne tarde pas à se convaincre que pour eux l'herpétiformité est le caractère majeur de leur groupe, celui qui lui donne sa physionomie de type morbide à part, et qui permet de le différencier des pemphigus vrais. Les dermatoses bulleuses à allures chroniques et récidivantes, qui ne présentent ce caractère à aucun moment de leur évolution, sont pour eux des pemphigus, qu'elles soient ou non prurigineuses, qu'elles s'accompagnent ou non d'autres phénomènes éruptifs. Ils ont ainsi l'avantage de respecter les conceptions anciennes de l'école de Vienne.

Nous ne pensons pas qu'ils soient dans la vérité, et cela pour les raisons suivantes. Si vraiment l'herpétiformité est le symptôme majeur, pathognomonique, des dermatoses que nous étudions, on doit retrouver cette herpétiformité d'une manière constante à toutes les périodes de l'affection. Or, dans beaucoup de cas, il n'en est rien : il y a des périodes pendant lesquelles l'herpétiformité peut manquer ou être fort peu accentuée. Le diagnostic se fait alors par les commémoratifs ou par la longue observation du malade. S'il se produit pendant le cours de l'affection des poussées herpétiformes d'aspect, cela suffit, d'après ceux dont nous combattons les idées, pour que l'on soit en droit de poser le diagnostic de dermatite herpétiforme. C'est un singulier

(1) L. Brocq, *loc. cit.*, 1898, p. 873. — Voir également, même travail, p. 874, 875, 876, ce que nous disons à propos du polymorphisme, de la conservation du bon état général et de l'éosinophilie.

caractère pathognomonique que cet aspect objectif qui peut faire complètement défaut pendant de longues périodes (1).

Il est en outre parfois fort difficile d'apprécier l'herpétiformité; dans les variétés bulleuses de la maladie de Duhring, ce symptôme peut ne consister qu'en un simple groupement des lésions : c'est alors un caractère de la plus désespérante banalité.

Aussi ne pouvons-nous accepter le sens étroit que les dermatologistes dont nous venons d'exposer les idées veulent attacher au terme dermatite herpétiforme. Il nous paraît irrationnel de diviser en deux affections qui seraient distinctes l'une de l'autre les faits que nous avons rangés dans nos dermatites polymorphes douloureuses, en s'appuyant sur ce que dans certains d'entre eux les éruptions sont groupées à la manière des éléments de l'herpès, tandis que dans certains autres elles ne le sont pas.

Certes, il y a des faits dans lesquels l'herpétiformité semble jouer un rôle en quelque sorte prépondérant au point de vue objectif, et nous croyons devoir en faire des formes à part lesquelles correspondent dès lors approximativement à la dermatite herpétiforme vraie de Duhring; ce sont nos variétés : 1° *érythémato-urticarienne vésiculeuse circinée* (ici l'herpétiformité est prise dans le sens trichophytie cutanée); 2° *herpétiforme vraie* dans laquelle l'éruption est composée de groupes de vésicules analogues comme aspect à celles de l'herpès; 3° *circonscrite*(2). Mais ce sont là en réalité des faits assez exceptionnels. Qu'on leur réserve si l'on veut le nom de *dermatite herpétiforme*; mais alors il faut concevoir cette dermatite herpétiforme comme constituant une simple variété objective d'un grand groupe morbide auquel nous avons donné le nom de *dermatites polymorphes douloureuses*, et qui renferme tous les faits caractérisés par : 1° la multiformité ou le polymorphisme à tendance vésiculo-bulleuse de l'éruption, 2° des phénomènes douloureux; 3° une évolution par poussées successives, sauf pour les formes aiguës; 4° une certaine conservation du bon état général, bien que parfois on puisse observer une terminaison fatale.

Aussi n'avons-nous conservé ni le terme général de dermatite herpétiforme, ni celui de maladie de Duhring, pour le groupe morbide que nous avions constitué en 1888, car on voit que notre conception diffère totalement de celle du dermatologiste de Philadelphie : nous lui avons en 1898 définitivement donné le nom de *dermatites polymorphes douloureuses*.

Ce groupe renferme presque tout l'ancien pemphigus vulgaire des auteurs classiques, le pemphigus *circinatus* de Rayer, le pemphigus *pruriginosus* de Chausit et de Hardy, le pemphigus composé ou herpès *pemphigoïde* de Devergie, une partie de l'érythème *polymorphe* de Hébra, l'hydroa *bulleux* et le pemphigus *arthritique* de Bazin, l'herpès *pemphigoïde*, l'herpès *gestationis* de Milton, certains cas décrits à tort, selon nous, sous le nom d'impétigo

(1) Voir L. Brocq, *loc. cit.*, 1898, p. 949.

(2) Voir pour plus de détails L. Brocq, *loc. cit.*, 1898, p. 950-951.

herpétiforme, l'hydroa *herpétiforme* des Anglais, la dermatite *herpétiforme* de Duhring.

Nous renvoyons à l'article *Dermatites polymorphes douloureuses* pour les détails de sa constitution [1].

Nous ne croyons pas pouvoir conserver purement et simplement à ce groupe le nom de Pemphigus, comme le veut Kaposi, car il renferme des faits autrefois rangés dans les érythèmes polymorphes, dans les urticaires, dans les prurits, qui peuvent évoluer pendant fort longtemps sans qu'il se forme une seule bulle, et qui par suite ne nous semblent vraiment pas pouvoir être étiquetés pemphigus. Mais d'autre part nous reconnaissons que l'on se trouve ainsi entraîné à faire rentrer dans notre groupe presque tout le pemphigus vulgaire de Hébra-Kaposi.

Tel est l'exposé fidèle de la grande crise que subit à l'heure actuelle l'étude des affections bulleuses.

CHAPITRE III

CONCEPTION ACTUELLE DES DERMATOSES BULLEUSES

Nous avons vu au début de cet article que nous éliminons du groupe Pemphigus toutes les affections dans lesquelles la bulle n'est qu'un épiphénomène, un simple accident dans l'évolution d'une autre maladie bien définie par d'autres symptômes, que nous en distrayons également les éruptions bulleuses traumatiques, les éruptions bulleuses médicamenteuses, les éruptions bulleuses trophoneurotiques comme celles de la syringomyélie, de la lèpre, etc.; les éruptions dysidrosiques, les eczémas à grosses vésicules, l'urticaire bulleuse, les érythèmes polymorphes vésiculo-bulleux; nous venons enfin d'en éliminer les dermatites polymorphes douloureuses. Nous ne reviendrons plus sur tous ces points, que nous considérons comme définitivement acquis.

Toutes ces éliminations faites, voici ce qui reste dans les dermatoses bulleuses :

Tout à côté des dermatites polymorphes douloureuses existent, ce nous semble, deux maladies bulleuses assez mal définies encore, mais qui, nous en sommes convaincus, finiront par être nettement différenciées :

1° Une *forme aiguë fébrile* toujours fort grave, et qui semble, d'après ses allures, dépendre de toxémies particulièrement malignes, c'est le *Pemphigus aigu* des vieux auteurs et de Nodet;

2° Une *forme chronique grave* distincte de la variété objectivement bulleuse

[1] Voir aussi le tableau d'ensemble que nous en avons donné en 1898, p. 954, *loc. cit.*

des dermatites polymorphes douloureuses chroniques, et dont E. Besnier et A. Doyon ont admirablement indiqué les caractères (1).

Il n'est pas certain que ce pemphigus chronique vulgaire à aspect sévère et grave soit la seule forme de pemphigus vulgaire chronique que l'on doive distinguer de nos dermatites polymorphes douloureuses. Il est possible qu'il existe aussi une affection monomorphe pemphigoïde, bénigne, non prurigineuse (2).

D'ailleurs, entre tous ces types morbides, érythème polymorphe, dermatites polymorphes douloureuses, Pemphigus aigu grave, Pemphigus chronique grave ou bénin, il y a de fort nombreux faits de passage, ce qui ne veut pas dire, d'après nous, que ce soit là un motif suffisant pour les identifier et en faire une seule et même entité morbide à laquelle on attribuerait le vocable peu précis de Pemphigus.

Il existe en outre, comme nous l'avons dit au début de cet article, un certain nombre de dermatoses bulleuses à physionomie générale assez spéciale que l'on a étudiées dans ces derniers temps et qui ont à l'heure actuelle leur individualité.

Ce sont :

3° Le *Pemphigus végétant de Neumann* ;

4° Le *Pemphigus foliacé*;

5° Le *Pemphigus virginum*, auquel il faut sans doute relier le *Pemphigus des hystériques* ;

6° L'*Épidermolyse bulleuse héréditaire* ou *Pemphigus traumatique*, à côté duquel il faut probablement ranger le *Pemphigus successif à kystes épidermiques*;

7° Ce que l'on a appelé les *Pemphigus épidémiques de l'enfant et de l'adulte*, affections inoculables et auto-inoculables, faisant très probablement partie du groupe des impétigos et que l'on devrait rayer du cadre des Pemphigus.

Telles sont d'ailleurs à peu de choses près les conclusions auxquelles ont abouti Hallopeau et Leredde dans leur récent ouvrage (3).

Nous allons donc décrire successivement dans ce chapitre les entités morbides suivantes :

I. Pemphigus aigu fébrile grave;
II. Pemphigus chronique vrai;
III. Pemphigus végétant;
IV. Pemphigus foliacé;
V. Pemphigus des jeunes filles et des hystériques ;
VI. Pemphigus traumatique;
VII. Pemphigus épidémique de l'enfant et de l'adulte.

(1) E. Besnier et A. Doyon, 2e édit. franç. des *Leçons de Kaposi*, t. I, p. 829.
(2) Voir Triboulet, Note sur l'évolution de la bulle. *Ann. de dermat. et de syphil.*, 1892, p. 272.
(3) Hallopeau et Leredde, *Traité prat. de dermat.*, 1900, p. 703.

CHAPITRE IV

ÉTUDE D'ENSEMBLE DES PEMPHIGUS

Il semble que, pour être complets, nous devrions maintenant aborder l'étude de la symptomatologie, de l'histologie, de l'étiologie, de la pathogénie et de la thérapeutique générales des affections bulleuses. Ce chapitre existe dans presque tous les grands traités de dermatologie, et cependant il nous paraît inutile et vraiment illogique. Il se comprenait alors que l'on rangeait dans un seul et même cadre morbide, sans la moindre distinction, toutes les affections bulleuses : à l'heure actuelle, alors que nous commençons à distinguer des entités morbides précises dans ce chaos, ces considérations générales nous paraissent vagues et imprécises. Il faut reprendre toutes ces études par la base en le faisant pour chacune des formes cliniques que nous venons de distinguer.

Aussi, malgré leur intérêt véritable, ne pouvons-nous perdre ici notre temps à analyser et à reproduire les recherches de Jarisch, de Haight, de J. Renaud, de Chambard, d'Auspitz, de Buzzi, de Max Joseph, de Kirchner, d'Eppinger, de Luithlen, de Kromayer, de Kreibich, de Mazza, de Grouven, etc., sur l'histologie des bulles, l'analyse chimique de leur liquide [1], sur le mécanisme intime de leur production.

[1] Voici à titre de documents, et parce qu'elles manquent dans la symptomatologie générale des dermatoses, les analyses du liquide des bulles qui ont été données par F. Simon et par Heinrich. (Voir F. HEBRA, *loc. cit.*, p. 834.)

a. *D'après* Simon.

Graisse y compris la cholestérine	2,600
Matières extractives solubles dans l'alcool, lactate de soude, chlorure de sodium et de potassium	6,500
Principe soluble dans l'eau semblable à la ptyaline	1,900
Albumine avec phosphates	48,000
Eau	910,000
Acide acétique et corpuscules du pus	Quantité indéterminée.

b. *D'après* Heinrich.

Eau	959,800
Matières solides	40,200
Albumine et corpuscules muqueux	28,100
Graisse	5,000
Matières extractives	5,000
Sels fixes	4,500

Le liquide des bulles de pemphigus est d'ordinaire un liquide alcalin, parfois neutre, rarement acide. Jarisch y a trouvé de l'urée, Malmsten de l'acide urique, Bamberger de l'ammoniaque, Schneider de la leucine et de la tyrosine. (Voir CHAMBARD, *loc. cit.*, p. 420.)

Au point de vue histologique, il consiste en une masse homogène ou granulée avec un réseau à mailles fines (fibrine?) qui renferme, outre de rares hématies, un nombre plus

Réduit à des notions purement élémentaires, ce chapitre ferait d'ailleurs double emploi avec ce que nos lecteurs trouveront dans l'anatomie pathologique générale et la symptomatologie générale de cet ouvrage [1]. Plus complet et abordant les questions si obscures du mode de formation des bulles et de leur physiologie pathologique, il ne pourrait, ce nous semble, fournir que des notions erronées; car comment admettre qu'une même pathogénie préside à la formation des lésions élémentaires de deux affections aussi dissemblables que le Pemphigus aigu fébrile grave et le Pemphigus traumatique par exemple?

Nous nous contenterons par conséquent de signaler les travaux considérables qui ont été faits sur ce point dans ces derniers temps et nous aborderons tout de suite l'étude des formes cliniques que nous avons distinguées [2].

ou moins considérable de leucocytes et d'épithéliums en dégénérescence hydropique. A l'enveloppe des bulles adhèrent parfois des débris de follicules et de canaux excréteurs des glandes sudoripares. (Voir Grouven, *loc. cit.* Trad. Doyon.)

(1) Voir t. I, p. 88 et 155.

(2) Voir le chapitre *Pemphigus chronique vrai* pour certains détails, et en outre :

a. Pour la symptomatologie générale de la bulle, Bazin, *loc. cit.* — F. Hebra — Chambard, *Diction. encyclop. des sciences méd.*, 2e série, t. XXII, p. 416 et suiv.

b. Pour l'anatomie pathologique, la pathogénie générale, voir : Jarisch, Étude clinique

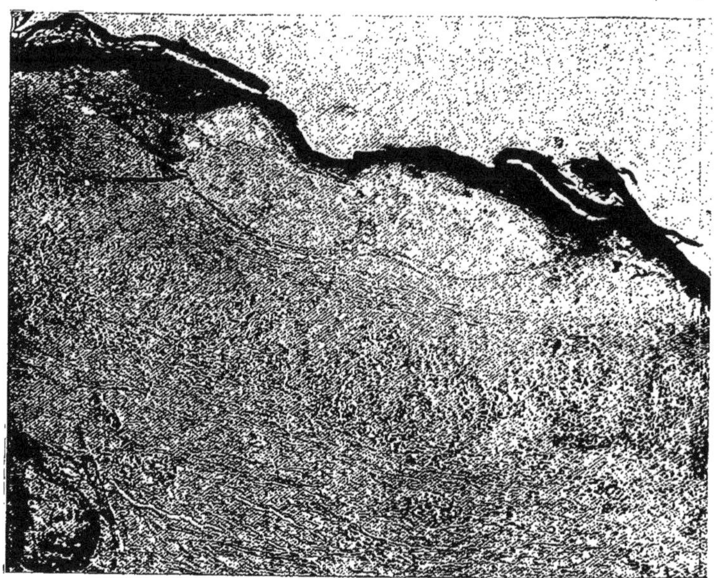

Fig. 188. — Bulle superficielle de pemphigus chronique vrai. — Préparation d'Audry. (Microphotographie de P. Potier.) Documents communiqués par Audry que nous remercions de son extrême obligeance.

sur le Pemphigus. *Viertelj. für Dermat. und Syph.*, 1879, n° 4, et *loc. cit.*, 1900, p. 212, 216. — Mazza, Kirchner, Weidenfeld, Merk, *loc. cit.* — Chambard (*loc. cit.*, p. 417) qui décrit dans l'évolution de la bulle : A. *un stade de congestion* débutant par une hyperémie neuroparalytique des artères du derme; B. *un stade d'œdème dermique*; C. *un stade d'œdème épidermique ou de phlycténisation* dont il expose les diverses manifestations. Dès lors la bulle est constituée et il en étudie : 1° *le plancher*, variable suivant le niveau où la bulle s'est faite; 2° *la voûte*; 3° *la circonférence*; 4° *le contenu*. Il distingue des *bulles superficielles* formées dans le stratum granulosum, des *bulles profondes* formées au niveau de la couche génératrice, etc.... — Ch. Audry, Gérard et Dalous, Recherches sur les altérations de la peau, du sang et des urines dans un cas de pemphigus chronique vrai. *Ann. de dermat. et de syphil.*, 1901, p. 115. — On trouvera dans ce travail, outre un document

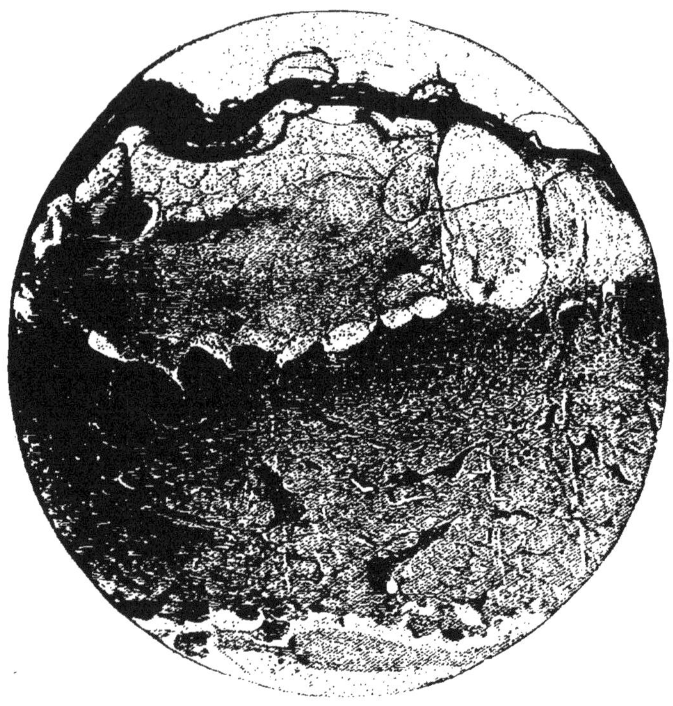

Fig. 189. — Bulle profonde de pemphigus chronique vrai. — Préparation d'Audry. (Microphotographie de P. Potier.)

original de grande valeur, un excellent résumé des recherches qui ont été faites sur l'histologie et le mode de production de la bulle de Pemphigus. Les auteurs y synthétisent les opinions en cours de la manière suivante : « 1° La bulle se développe entre la couche cornée et le stratum granuleux (Phlyctène superficielle de Renaut); 2° la bulle se développe entre le corps muqueux et la couche cylindrique basale (Phlyctène profonde de Renaut); 3° la bulle comporte la dénudation totale des papilles par soulèvement, par arrachement de l'épithélium ou, comme sur une de nos pièces, par destruction secondaire des éléments épithéliaux qui revêtent les papilles. — « Notre observation montre que les *trois opinions sont exactes*, ou mieux que ces trois formes de bulles se peuvent observer chez un même malade. On peut même y ajouter la notion des petites collections débutant dans l'épaisseur même de la couche filamenteuse (stratum de Malpighi) en suite de processus dénués de toute spécificité. » — « Il est impossible d'établir un rapport constant entre l'histologie de la bulle et le diagnostic de la maladie au cours de laquelle

elle apparaît. Cela est d'autant plus vrai que ces différentes variétés ont été notées également en des circonstances différentes : brûlure, épidermolyse héréditaire, dermatite polymorphe de Duhring-Brocq, etc....

« Il y a cependant des points sur lesquels il faut insister. Ce sont : 1° l'intégrité relative du tissu conjonctif sous-épithélial. Les anomalies sont évidemment juxtaposées et subordonnées aux vaisseaux ; il n'y a pas d'inflammation vraie du derme ; 2° l'intégrité parfois absolue et tout à fait paradoxale de la couche épineuse : il en est ainsi sur les préparations de bulle superficielle ; 3° l'existence possible d'une altération préalable du stratum granuleux (stratum intermedium de Ranvier). Mais, sauf l'absence d'inflammation du derme, ces caractères peuvent faire défaut, et leur présence ne paraît comporter aucune signification. On est ainsi conduit à admettre avec toute chance d'être dans le vrai que les lésions épithéliales, et même cutanées, sont tout à fait secondaires et dépendent de causes beaucoup plus générales. »

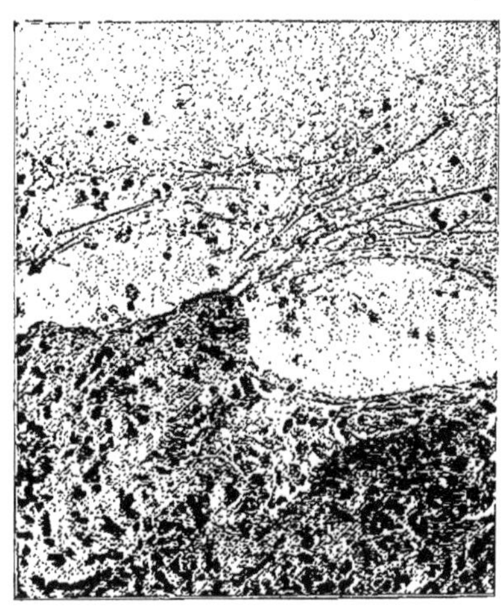

FIG. 190. — Détail de la bulle profonde du pemphigus chronique vrai. — Préparation d'Audry. (Microphotographie de P. Potier.)

Abordant ensuite la pathogénie de la bulle, ces auteurs rappellent les expériences de Weidenfeld qui a réalisé la production de bulles en injectant sous la peau de cadavres d'enfants des liquides variables sous des pressions différentes; ils pensent que ces expériences ne sont nullement démonstratives. Ils croient que la bulle ne peut se réaliser qu'à la condition d'altérations épidermiques préexistantes, altérations qui sans doute doivent être multiples et variables suivant les cas. En résumé, ils pensent que dans la plupart des pemphigus, et surtout dans ce qu'ils appellent le pemphigus chronique vrai, il doit exister dans l'économie un poison encore inconnu qui est l'origine première de toutes les altérations multiples que l'on constate dans l'organisme.

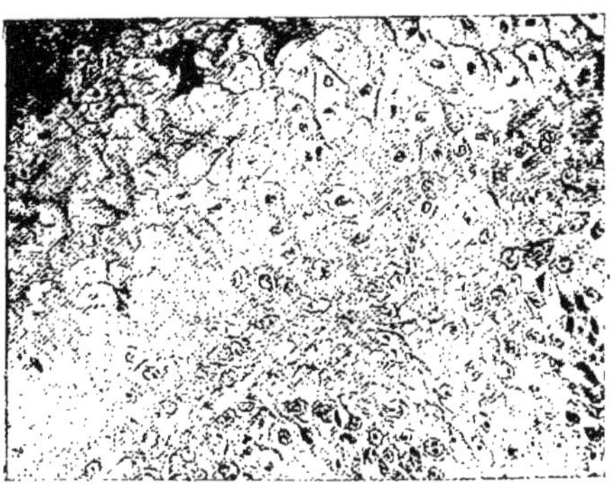

FIG. 191 — Altération médullisante du stratum granulosum au voisinage d'une bulle. — Préparation d'Audry. (Cliché microphotographique de P. Potier.)

Voici d'autre part ce que dit *Kromayer* (*loc. cit.*) : « L'épiderme n'est pour rien dans la production de la bulle. C'est dans le derme que sont les modifications réelles, l'œdème du tissu collagène. Or quelle est la cause de cet œdème? Le tissu collagène ne gonfle pas spontanément. Il faut donc qu'un agent chimique ait pénétré du dehors dans les tissus ou qu'il soit entré dans les vaisseaux avant l'exsudation, ou enfin il est nécessaire que le tissu lui-même ait modifié sa composition chimique sous une influence quelconque.

« Les nerfs sont le seul et unique lien systématique entre le derme vasculaire, le folli-

CHAPITRE V

DESCRIPTION DES FORMES CLINIQUES AUXQUELLES A L'HEURE ACTUELLE ON DONNE ENCORE LE NOM DE PEMPHIGUS

I

PEMPHIGUS AIGU FÉBRILE GRAVE

Il existe toute une série de faits caractérisés : 1° au point de vue objectif, par une éruption de bulles plus ou moins abondantes; 2° au point de vue évolutif, par une marche rapide, par une durée de quelques jours ou de quelques semaines au plus, par une terminaison fatale ou par la guérison; les uns sont pyrétiques, les autres apyrétiques.

Ils ne sont évidemment pas tous comparables entre eux, et l'on a déjà commencé à faire pour eux le même grand travail d'analyse que pour les faits groupés autrefois sous le nom de pemphigus chronique.

Voici l'état actuel de la science sur ce point :

1° Certains de ces faits sont de *simples éruptions bulleuses médicamenteuses*; les unes sont relativement bénignes, comme celles que provoque l'antipyrine, d'autres sont plutôt graves, comme celles que produit l'iodure de potassium; nous n'avons pas à nous en occuper dans cet article;

2° D'autres doivent être rattachées à l'*urticaire bulleuse* (1), à la *varicelle bulleuse* (2);

3° D'autres doivent être rangés à côté des *Impétigos de Tilbury Fox*; ce sont les faits qui ont été décrits sous le nom de *Pemphigus aigu épidémique des nouveau-nés* et de *Pemphigus aigu épidémique de l'adulte* (3);

cule pileux et le tissu conjonctif des glandes sudoripares.... Il faut donc se représenter que sous l'influence des nerfs le chimisme de ces tissus est modifié, peut-être de telle façon que le liquide existant physiologiquement dans tous les tissus suffit à amener l'imbibition du tissu ou que le chimisme modifié du tissu provoque directement l'irritation pour amener une exsudation hors des vaisseaux, et alors, sous l'influence de la forte exsudation et de la modification du chimisme, l'imbibition se produit; et de plus ces changements dans le tissu et la modification du chimisme déterminent en tant qu'irritant l'inflammation que l'on observe histologiquement sur les bulles anciennes de pemphigus. Il en résulte qu'il s'agit ici d'une trophonévrose.

« Mais il y a en même temps une irritation vaso-motrice; c'est ce que montre la clinique dans les érythèmes qui peuvent remplacer ou compliquer les bulles de pemphigus. Si les bulles sont plus ou moins tendues, c'est grâce à l'irritation vaso-motrice; c'est ce que l'on observe dans le pemphigus foliacé où cette tension est nulle ou à peu près.... Les bulles de pemphigus sont tout à la fois de nature trophonerveuse et angionerveuse. »

(1) Voir ce mot.

(2) Voir plus loin p. 829.

(3) Voir par exemple : BESMANN, Ein Fall von Pemphigus acutus non contagiosus. *Monatshefte f. prakt. Dermat.*, 1900, t. XXX, p. 153.

4° Une autre série rentre dans les *érythèmes polymorphes bulleux ordinaires*;

5° Une autre, assez importante, constitue nos *dermatites polymorphes douloureuses aiguës* avec leurs nombreuses subdivisions;

6° Il existe, en outre, dans les divers recueils, toute une série d'observations publiées sous le nom de *Pemphigus aigu non contagieux*, et qu'il est encore impossible de classer.

Après toutes ces éliminations, on reste en présence d'un groupe de faits assez peu nombreux, encore assez mal définis et caractérisés :

1° Par un début brusque;

2° Par une réaction fébrile presque toujours fort intense;

3° Par une éruption pure de bulles séreuses ou hémorragiques;

4° Par une terminaison rapide par la mort, rarement par la guérison.

Tels sont les faits auxquels, jusqu'à plus ample informé, nous réservons le nom de *Pemphigus aigu vrai.*

Il est probable qu'il y a des cas de cet ordre qui sont relativement bénins; quelques observations déjà publiées nous le font croire; mais cette variété bénigne du Pemphigus aigu vrai demande de nouvelles recherches plus précises pour être définitivement admise dans le cadre pathologique. Ce que nous pouvons affirmer aujourd'hui, c'est qu'il existe d'une manière certaine, incontestable, une dermatose des plus graves, très probablement infectieuse, rapidement mortelle, objectivement caractérisée par une éruption bulleuse. C'est là notre type *Pemphigus aigu vrai fébrile grave.*

Historique. — Le Pemphigus aigu fébrile a été admis par Gilibert, qui en a publié une observation discutable terminée par la guérison au bout de huit jours [1]; il a été nié par Hebra et par l'école allemande, admis par l'école française [2] sous le nom de Pemphigus aigu, de fièvre bulleuse. Le véritable premier travail de grande valeur paru sur cette question est la thèse que nous avons déjà citée de Nodet. Cet auteur y publie 11 cas sous l'étiquette de Pemphigus aigu : plusieurs sont discutables, d'autres de nulle valeur; mais il y en a deux, l'observation II, due à Lailler [3], terminée par la guérison, l'observation III, due à Horand [4], terminée par la mort, qui nous paraissent être des exemples incontestables du type morbide grave que nous venons de schématiser plus haut.

Nous ne pouvons signaler dans cet ouvrage tous les cas qui ont été publiés sous le nom de Pemphigus aigu. Citons, parmi les plus importants, ceux de Burrows [5], de Ballard [6], de Malherbe [7], de Spillmann [8], de Brocq et

(1) Voir GILIBERT, *loc. cit.*, et la thèse de Nodet, p. 35 et 86.
(2) Voir l'*Historique général du pemphigus.*
(3) Thèse de Nodet, p. 88.
(4) Thèse de Nodet, p. 91. — HORAND, Note pour servir à l'histoire du pemphigus aigu fébrile. *Ann. de dermat. et de syph.*, 1871-1872, t. IV, p. 401, observation I du mémoire.
(5) Sir G. BURROWS, *Med. Times and Gazette*, 1856, vol. I, p. 589.
(6) BALLARD, *Med. Times and Gazette*, 1871, vol. I, p. 5.
(7) MALHERBE, *l'Union méd.*, 1869, p. 506.
(8) SPILLMANN, Contribution à l'histoire du pemphigus aigu. *Ann. de derm. et de syph.*,

Gibier ([1]), de Danneck ([2]), de Dyce Duckworth ([3]), de T. Hamilton Burch ([4]), de Ch. W. Allen ([5]), de Pitt ([6]), de Bleibtreu ([7]), de Georges Pernet ([8]), de Filaretopoulo ([9]), de Richardière ([10]), de A. Sack ([11]), de Dementieff ([12]), d'Hallopeau et Lévy ([13]), de W. Hadley et W. Bulloch ([14]), etc.

Symptômes. — D'après la nomenclature qui précède, on voit qu'il existe dans la science au moins une vingtaine de cas connus, incontestables, d'une forme morbide spéciale digne du nom de *Pemphigus aigu grave fébrile à forme infectieuse*. Il est donc permis, dès maintenant, d'en donner une description clinique.

Le mode de début est celui d'une maladie fébrile grave avec prodromes, frisson, malaise général, courbature, douleurs erratiques, anorexie, soif vive, vomissements glaireux et alimentaires, parfois diarrhée, perte des forces, céphalalgie, insomnie, agitation, parfois du délire, parfois de la prostration. Le pouls peut atteindre de 100 à 120 pulsations par minute, la température de 39°,5 à 40 degrés.

On a souvent noté l'existence d'une écorchure ou d'une piqûre antérieure siégeant surtout à la main chez les bouchers et les tripiers.

Il semble que les symptômes généraux subissent parfois un certain amendement au moment où l'éruption se produit; elle survient de vingt-quatre à quarante-huit heures en moyenne après le début des premiers accidents. Il peut n'y avoir qu'une seule poussée bulleuse, ce qui est rare; presque

1881, p. 66. — Contribution à l'histoire de la fièvre exanthématique bulleuse. *Annales de dermat. et de syph.*, 1885, p. 471.

([1]) Gibier, La bactérie du pemphigus; recherches sur l'étiologie de la fièvre pemphigoïde; pemphigus aigu, fièvre bulleuse. *Ann. de dermat. et de syph.*, 1882, p. 101.

([2]) Danneck, Pemphigus aigu non syphilitique chez un adulte. *Wiener med. Wochens.*, n° 36, p. 1883.

([3]) Dyce-Duckworth, Sur un cas de pemphigus aigu chez un adulte, mort au neuvième jour. *Saint-Bartholomew's hospital Reports*, t. XX, 1884.

([4]) Hamilton Burch, Pemphigus aigu suivi de mort. *The medical Record*, 4 août 1888, p. 125.

([5]) Charles-W. Allen, Cas de pemphigus aigu ou fébrile. *Journal of cutan. and genito-urinary diseases*, avril 1888, p. 121.

([6]) Pitt, *Pemphigus malignans*. Path. Soc. of London, 5 février 1889.

([7]) Bleibtreu, Beitrag zur Kenntniss des Pemphigus acutus. *Berl. klin. Wochenschrift*, n° 28-29, 1893.

([8]) Georges Pernet, A fatal case of acute pemphigus. *British Journal of dermat.*, avril 1895, p. 120. — The etiology of acute pemphigus. *British med. Journal*, 21 déc. 1895.

([9]) Filaretopoulo, Sur un cas de pemphigus aigu grave; mort par septicémie. *Journal des mal. cut. et syph.*, p. 556, 1896.

([10]) H. Richardière, Note sur deux cas de pemphigus aigu. *Bull. méd.*, 28 février 1897, p. 189.

([11]) A. Sack, Dermatitis bullosa maligna; ein Beitrag zur Kenntniss des Pemphigus. *Virchow's Arch.*, 1897, Bd. CXLIX.

([12]) V. Dementieff, Cas de pemphigus aigu gangreneux. *Journal de méd. militaire russe* décembre 1897.

([13]) H. Hallopeau et Lévy, Sur un cas de pemphigus aigu chez l'adulte. *Société franç. de dermat. et de syph.*, janvier 1898.

([14]) W. Hadley et W. Bulloch, A case of acute pemphigus. *Lancet*, 6 mai 1899, p. 1219.

toujours il se forme constamment de nouvelles bulles par poussées successives jusqu'à la mort, ou jusqu'à ce que les symptômes généraux s'amendent et que l'affection marche nettement vers la guérison.

Elles se forment d'emblée sur la peau saine, du moins en apparence; cependant Nodet a noté qu'il se produit « d'abord une fluxion localisée, se manifestant à la vue par une tache rouge, dont les dimensions peuvent atteindre celles de nos diverses pièces de monnaie; ces taches ne sont le siège d'aucun œdème, d'aucune inflammation préalables: elles se recouvrent rapidement de bulles à contenu citrin, qui atteignent exactement la grandeur des plaques » (1).

Quelques auteurs, en particulier Spillmann, Danneck, ont noté la coexistence de plaques érythémateuses sur lesquelles se forment certaines des bulles. Dans quelques cas, ces plaques érythémateuses semblent avoir été fort développées. Parfois l'éruption prend la forme iris; ce sont alors des cercles de vésicules confluentes avec aréole rouge périphérique; mais le fait dans lequel cet aspect a été observé est un peu douteux.

Ces bulles sont d'ordinaire bien tendues, hémisphériques, ou irrégulières de formes, souvent par confluence. Leur contenu semble être de la sérosité citrine, mais assez souvent il est hémorragique d'emblée ou secondairement, ce qui est d'un pronostic fâcheux. Il est même relativement fréquent d'observer après leur rupture de véritables petites hémorragies. Au bout de quelques heures, le liquide se trouble, devient louche, enfin séro-purulent.

Presque toujours elles se rompent, laissent une surface rouge, souvent sanguinolente, à vif, douloureuse, qui suinte, parfois suppure, parfois s'exulcère, ou bien se cicatrise au bout d'une semaine, en laissant après elle une tache pigmentée.

Hallopeau et Lévy ont noté dans un cas, sur les surfaces dénudées laissées par les bulles, de toutes petites végétations qui disparurent assez vite.

Assez rarement elles se dessèchent, forment des croûtes jaunâtres ou noirâtres qui se détachent au bout de huit à dix jours en laissant au-dessous d'elles un épiderme nouveau et une pigmentation qui ne s'efface, lorsque le malade guérit, qu'au bout de plusieurs mois.

Les régions les plus atteintes sont le cou, la poitrine, les fesses, les membres inférieurs, les membres supérieurs, mais, en réalité, les téguments, dans leur totalité, peuvent être envahis; presque toujours l'éruption, quelque abondante qu'elle soit, affecte tout d'abord le type discret. Dans quelques cas, vers la fin, elle devient confluente et peut prendre l'aspect de brûlures plus ou moins vastes au premier et au deuxième degré.

Les muqueuses, bouche, pharynx, nez, etc., sont parfois intéressées, et, dans ce cas, le malade peut avoir des épistaxis, de la dysphagie, de l'impossibilité de mouvoir les lèvres et la langue (2).

Les phénomènes subjectifs sont assez accentués. Parfois, avant l'éruption,

(1) Nodet, *loc. cit.*, p. 59.

(2) Comme autres phénomènes éruptifs, Dyce-Duckworth a signalé un rash analogue comme aspect à de la rougeole.

les malades éprouvent des sensations de cuisson et de prurit; mais presque toujours, dès que les bulles ont fait leur apparition, le prurit cesse et les seuls phénomènes douloureux qui persistent sont des sensations de cuisson, de brûlure, de douleur vraie, souvent des plus pénibles, au niveau des exulcérations consécutives aux bulles. « Au prurit viennent s'ajouter les douleurs excessives produites, à la suite de la rupture des bulles, par l'exposition du derme, en partie dénudé, au contact de l'air et des vêtements. Le plus léger mouvement du patient devient la source de douleurs tellement vives, qu'elles peuvent lui arracher des cris et produire des syncopes; le pansement des plaies devient difficile, souvent impossible » ([1]).

Les symptômes généraux augmentent d'intensité à mesure que la maladie suit son cours. Il existe assez souvent de la constipation jusqu'à ce que la diarrhée infectieuse terminale se produise.

Les urines, dont les modifications sont encore mal connues, sont presque toujours rares, souvent un peu albumineuses par congestion rénale, parfois très albumineuses. Dyce Duckworth a vu survenir de la rétention d'urine.

La respiration devient fréquente, soit par suite de la réaction fébrile, soit par suite de congestion pulmonaire.

La fièvre, très élevée, suit la marche générale de l'infection; elle peut atteindre 40 et 41 degrés. Elle offre des exacerbations qui sont peut-être en relation avec les poussées éruptives; ses maxima sont vespéraux. On peut observer des frissons successifs.

Quand la terminaison fatale doit se produire, tous ces symptômes s'aggravent graduellement, souvent en quelques jours, avec une rapidité presque foudroyante. Le malade perd ses forces, refuse toute alimentation, est pris de diarrhée, de dyspnée; le délire, d'abord intermittent, devient continu; l'excitation fait ensuite place à la dépression, à l'épuisement complet du système nerveux, et la mort survient dans le coma.

L'*évolution* de cette affection est éminemment rapide; elle dure de quelques jours (six, neuf jours dans certains cas) à deux ou trois semaines au plus (vingt-huit jours dans un cas de Pernet), quand elle doit se terminer par la mort. Quand la guérison survient, elle se fait par sédation assez lente des symptômes, en trois à six semaines en moyenne.

Le *pronostic* est des plus graves. En laissant de côté les 6 cas de mort mentionnés par Pernet sur lesquels nous n'avons pu trouver aucun détail, nous avons relevé 25 cas de Pemphigus aigu fébrile grave sur lesquels nous avons trouvé 17 cas de mort au bout de 6, 9, 10, 11, 13, 14, 15, 16, 20, 26, 28 jours de maladie, en moyenne au bout de 10 à 15 jours, et seulement 6 cas de guérison.

Anatomie pathologique. — On a trouvé à l'autopsie des malades de la congestion rénale, de la pneumonie hypostatique, rien dans la moelle épinière ni dans les centres nerveux.

([1]) Nodet, *loc. cit.*, p. 41.

Le Pemphigus aigu fébrile a des allures éminemment infectieuses : on comprend donc que les divers observateurs se soient évertués à rechercher dans le liquide des bulles et dans le sang des malades un microorganisme pathogène.

Les travaux de Gibier ont semblé confirmer ces idées théoriques; malheureusement les études ultérieures ont démontré qu'elles ne reposaient sur aucune base sérieuse.

Spillmann a trouvé dans le sang d'un de ses cas quelques spores arrondies de 0,7 à 1,5 μ. Dans la sérosité des bulles récentes il y avait de nombreuses cellules épidermiques dissociées, des globules rouges, des leucocytes, des granulations graisseuses, des spores analogues à celles du sang, et qui se groupaient d'ordinaire par 2 ou 3, de façon à former des bâtonnets noueux, courts, rectilignes. L'urine renfermait de nombreuses bactéries noueuses, formées de 4 à 10 granulations, et une certaine quantité de groupes irréguliers ayant de 20 à 30 spores. L'injection du liquide d'une bulle à un lapin ne sembla lui causer aucun trouble notable.

Hadley et Bulloch ont trouvé dans le liquide des bulles de leur malade un diplocoque semblable à celui qui avait déjà été observé par Demme, etc., dans des cas analogues; mais l'inoculation des cultures aux animaux n'a donné aucun résultat.

Sack a également isolé dans son cas un diplocoque. Mais de toutes ces recherches il se dégage l'impression fort nette qu'on n'a pas encore mis la main sur le microbe pathogène du Pemphigus aigu fébrile.

Notons que dans le cas d'Hallopeau et Lévy on n'a pas trouvé de cellules éosinophiles dans le liquide des bulles, et qu'il n'y avait pas d'augmentation des cellules éosinophiles du sang.

Étiologie. — Pathogénie. — Deux faits considérables dominent l'étiologie du Pemphigus aigu fébrile grave :

1° La *profession* de la plupart des malades : ce sont des bouchers, des tripiers, des charcutiers, des tanneurs, des cuisiniers, etc., en un mot des personnes qui manient des animaux morts. Ce fait capital a été bien mis en relief par Pernet. Nous l'avions déjà remarqué. A notre avis, il jette une lumière tout à fait spéciale sur la nature infectieuse de l'affection qui nous occupe.

2° Ce qui vient encore confirmer cette notion, c'est que beaucoup de ces malades portaient une *blessure* à la main, blessure antérieure à l'apparition du Pemphigus, et par laquelle a dû sans doute se faire l'infection.

Pernet est allé encore plus loin dans cette voie : il a fait remarquer qu'il y a chez les animaux des maladies infectieuses caractérisées par des éruptions bulleuses, qui semblent être transmissibles à l'homme, et il s'est demandé si telle ne devrait pas être la pathogénie du Pemphigus aigu grave.

Quoi qu'il en soit de cette dernière explication, les constatations précédentes nous paraissent de la plus grande valeur. Pour nous, il ne nous paraît pas douteux que le Pemphigus aigu fébrile grave ne soit dû à une infection d'origine animale provoquée par une inoculation directe et semblant provenir surtout d'animaux morts. C'est donc, à notre sens, une infection suraiguë analogue comme nature aux accidents infectieux graves que produisent les piqûres anatomiques et chirurgicales : il doit s'agir toutefois ici d'un agent infectieux particulier dont l'effet sur la peau se traduit d'une manière toute spéciale par la formation de bulles. La pathogénie de l'Iodisme bulleux nous aide à comprendre la possibilité de semblables manifestations.

Diagnostic. — La profession des malades, les commémoratifs d'une piqûre ou d'une plaie aux mains et de contacts irritants, le début fébrile, les symptômes généraux graves permettront dans la majorité des cas de reconnaître la nature de l'affection dès que l'éruption caractéristique se sera montrée.

En somme, dans ces conditions, le diagnostic s'imposera de *maladie infectieuse aiguë fébrile grave avec éruption pemphigoïde*; nous ne pouvons à l'heure actuelle aller plus loin dans cette voie de différentiation des diverses dermatoses bulleuses à allures aiguës.

Il faudra tâcher de ne pas confondre ces faits avec de simples *brûlures* du premier et du deuxième degré. La dissémination des lésions, leur circonscription, l'état général grave, la fièvre intense, les commémoratifs prouvant l'antériorité du malaise général, et l'apparition secondaire des accidents cutanés, permettront presque toujours d'établir le diagnostic.

Traitement. — D'après ce que nous venons de dire sur la pathogénie probable du Pemphigus aigu fébrile grave, nous ne croyons pas que l'on doive s'estimer désarmé en présence de cette affection, et qu'on doive se borner à l'expectation.

Il faut, ce nous semble, instituer avec énergie le traitement rationnel des maladies infectieuses, donner la quinine, l'extrait mou de quinquina, l'ergotine à hautes doses, au besoin la caféine et la digitale s'il y a de l'oligurie ou de la faiblesse cardiaque, faire de grands lavages de l'intestin, alimenter le malade avec d'excellent lait, et même lui administrer des alcools de qualité supérieure, au besoin recourir à la kola, à la coca, etc.

On devra en outre, quand c'est possible, faire de grandes injections de sérum dans le but de pratiquer le lavage du sang.

Inutile de dire que dans les périodes d'adynamie on fera de petites injections de sérum, de caféine et d'éther.

Au point de vue local, on se contentera d'instituer le pansement qui gênera le moins le malade et le soulagera le plus. Nous estimons qu'à cet égard ce seront les pansements avec des corps gras aseptiques, vaseline, liniment oléo-calcaire, cold-cream frais sans odeur, recouverts d'enveloppements ouatés qui donneront les meilleurs résultats(1).

(1) Il est on ne peut plus difficile, quand on lit les travaux innombrables qui ont paru sur le pemphigus, le plus souvent à propos d'une seule observation, de savoir réelle-

Les diverses complications seront soignées suivant les indications du moment.

II

PEMPHIGUS CHRONIQUE

Il est très difficile pour le moment de donner une description précise de la dermatose à laquelle avec E. Besnier nous réservons le nom de *Pemphigus chronique*. On a en effet décrit sous ce nom beaucoup de cas que nous rangeons dans nos dermatites polymorphes douloureuses chroniques à poussées successives. Il faudrait reprendre par la base la description de cette affection, en s'appuyant sur de nouveaux documents répondant au type clinique que nous avons esquissé dans notre ouvrage (1) et dont E. Besnier et A. Doyon ont si magistralement dessiné la silhouette (2).

En réalité, on peut dire que ce type morbide n'a pas encore d'histoire : c'est un champ d'études nouveau qui demande à être complètement exploré.

Avant la distinction que nous nous sommes efforcés d'établir entre les dermatites polymorphes douloureuses chroniques d'une part, et le pemphigus chronique vrai d'autre part, avant la constitution des types cliniques connus à l'heure actuelle sous les noms de Pemphigus foliacé, P. végétant, P. congénital ou épidermolyse bulleuse héréditaire, et P. successif à kystes épidermiques, le tableau clinique du Pemphigus chronique était des plus vagues : il est facile de le comprendre (3).

« Ce n'est pas, dit Hebra (4), chose facile que de donner une description détaillée du P. vulgaris, car chaque cas offre des particularités d'une nature ou d'une autre qui lui impriment un certain cachet d'originalité. Aussi, malgré les nombreux exemples de cette maladie que l'on est à même d'observer, on en trouvera à peine deux qui se ressemblent sous tous les rapports. »

A l'heure actuelle, nous tâchons de préciser tous ces types divers, de débrouiller ce chaos (5).

ment dans quelle catégorie doit être rangé le fait relaté par l'auteur. Cette remarque s'applique par exemple au cas dont parle van Harlingen dans son travail : Notes on a case of pemphigus particularly in connection with the local treatment. *Therapeutic Gazette*, 15 mars 1901, p. 155. C'était un enfant de cinq ans, atteint, paraît-il, de pemphigus aigu fébrile généralisé qui a guéri par désinfection de toutes les bulles avec une solution de sublimé au 2000e, puis par un pansement avec une pâte à l'oxyde de zinc. Le fait semble bien plutôt se rapporter au pemphigus épidémique qu'au pemphigus aigu fébrile grave, etc. etc.

(1) L. Brocq, *Traitement des maladies de la peau*, 1re édit., 1890, p. 602.

(2) E. Besnier et A. Doyon, *loc. cit.*, 1891.

(3) Voir Aberastury, *Casos di observacion*. Buenos Ayres, 1890. — *Pénfigo gangrenoso, el Pénfigo chronico verdadero con eosinofilia.*

(4) F. Hebra, *Traité des maladies de la peau*. Trad. franç. de A. Doyon, t. I, p. 812.

(5) On saisira mieux toute la difficulté de cette question quand on aura lu le chapitre II de cet article, et l'article *Dermatites polymorphes douloureuses* du tome I de cet ouvrage. On verra dès lors combien les faits publiés, même tout récemment par les auteurs les

Notre pemphigus chronique est pour nous une dermatose essentiellement bulleuse, peu ou point douloureuse, presque toujours très grave; telle est sa physionomie générale.

Symptômes. — *Mode de début*. — Le Pemphigus chronique vrai débute d'ordinaire d'une manière insidieuse. Presque toujours il s'installe sournoisement chez un sujet débilité mais sans maladie bien définie, ou bien présentant déjà quelques lésions viscérales graves, comme de la néphrite par exemple, ou atteint d'une autre affection cutanée comme l'eczéma. D'après certains auteurs, l'éruption se montrerait d'abord à la partie antérieure du thorax ou à la tête, de là elle gagnerait peu à peu le reste du corps. Parfois aussi, d'après E. Besnier, elle débuterait par les muqueuses, par le pharynx, la bouche, les lèvres. L'apparition des bulles peut s'accompagner d'un peu de cuisson ou d'une sensation légère de brûlure, mais ces phénomènes subjectifs sont toujours peu marqués; ils font assez souvent complètement défaut, à tel point que le début de la dermatose peut passer tout à fait inaperçu.

Étude de l'éruption. — L'éruption est essentiellement constituée par des soulèvements bulleux qui se forment avec la plus grande rapidité, d'emblée, sur la peau saine, du moins en apparence. L'épiderme est soulevé par de la sérosité citrine, transparente, assez abondante pour distendre la partie supérieure du décollement et pour donner à la bulle une forme assez régulièrement hémisphérique. Parfois cependant, comme l'a vu E. Besnier, les bulles sont médiocrement tendues; elles peuvent même être parfaitement flasques, et ne contenir qu'un liquide louche. Dans les bulles typiques les limites du soulèvement bulleux sont nettes et ces lésions élémentaires ne sont entourées d'aucune aréole inflammatoire, du moins pendant les premières heures de leur apparition.

Le volume des bulles varie suivant les cas de la grosseur d'un pois à celle d'un œuf et même davantage; cependant il nous semble que dans le pemphigus chronique vrai ces variations extrêmes de dimensions sont moins considérables que dans les dermatites polymorphes douloureuses. D'ordinaire les bulles ont le volume d'un noyau de cerise ou d'une noisette.

Leur nombre est assez variable suivant le sujet, et suivant les périodes de l'affection. Au début elles sont assez rares, mais peu à peu elles gagnent tout le corps et se reproduisent par poussées incessantes. Dans cette forme morbide les périodes de calme complet paraissent être beaucoup moins fréquentes que dans les dermatites polymorphes.

La bulle, après être restée pendant quelque temps bien tendue, transparente, peut se rompre, ce qui arrive quand elle est très volumineuse; elle disparaît alors en laissant après elle une surface rougeâtre excoriée, recouverte de

plus compétents, sous le nom de pemphigus chronique vrai sont des plus discutables comme diagnostic.

débris épidermiques, et qui guérit très vite par dessiccation et formation d'un épiderme nouveau. Il persiste pendant quelque temps une macule d'un rouge brunâtre qui ne s'efface qu'assez lentement. Parfois la surface excoriée consécutive à la rupture de la bulle se recouvre d'une croûte jaunâtre ou jaune brunâtre plus ou moins épaisse selon les cas et qui finit par tomber spontanément en laissant après elle une macule analogue à celle que nous venons de mentionner. Cette croûte s'observe surtout lorsque la bulle persiste un peu plus longtemps, ou lorsqu'elle ne crève pas, et lorsque le liquide qu'elle contient se trouble, et subit à un degré quelconque la transformation purulente.

Dans ce cas, au bout de deux ou trois jours, la bulle prend un aspect blanc jaunâtre; le derme subit un processus inflammatoire plus accentué, et la bulle s'entoure d'une aréole inflammatoire.

Il est facile de comprendre combien l'état général du malade peut faire varier ces symptômes : chez les uns il se fait une diapédèse très accentuée des globules rouges, et le liquide des bulles devient hémorragique (*P. hémorragique* des auteurs) [1], chez d'autres il persiste de véritables ulcérations à la place des bulles (*P. ulcéreux*); parfois même c'est un processus gangreneux qui se produit (*P. gangreneux*); ou bien enfin la surface exulcérée se recouvre d'un exsudat d'un gris jaunâtre laissant ou non après son élimination des ulcérations profondes du derme (*P. diphtéritique*) [2].

D'après E. Besnier, dans les premières phases, l'évolution de la bulle se fait vite, en huit ou dix jours en moyenne, mais peu à peu la cicatrisation des exulcérations se fait avec de plus en plus de difficulté; il se produit alors de grandes surfaces irrégulières couvertes de croûtes qui simulent au premier abord un eczéma ou une dermatite exfoliative.

Parfois les éléments éruptifs sont assez abondants pour que toute ou presque toute la surface du corps en soit recouverte : au même moment on les voit à leurs différents degrés d'évolution. Chez le même sujet, il y a donc à la fois des bulles transparentes, des bulles blanchâtres séro-purulentes, des bulles qui viennent de se rompre, et qui laissent à nu un derme rouge et humide, des croûtes jaunâtres, jaune brunâtre plus ou moins épaisses, des macules de teintes diverses, des intervalles irréguliers de peau saine.

[1] Une notable partie des pemphigus hémorragiques des auteurs appartient aux dermatites polymorphes douloureuses (voir ce mot).

[2] Toutes ces questions sont à reprendre avec de nouveaux documents. La plupart des pemphigus ulcéreux sont des troubles trophiques, ou des ecthymas ulcéreux infantiles, ou peut-être le résultat d'infections microbiennes surajoutées. Les formes diphtéritiques s'observent aussi dans les dermatites polymorphes douloureuses.

PLANCHE XV [a]. — **Pemphigus vulgaire chronique.** — Reproduction d'une des aquarelles de la collection du musée de l'hôpital Saint-Louis, provenant du fonds de Cazenave. Cette aquarelle a été déjà publiée dans les *Leçons sur les maladies de la peau*, par Alphée Cazenave, 1856, 5ᵉ fascicule, Pl. 12. — On y voit avec la plus grande netteté des bulles pleines, tendues, hémisphériques et ovalaires, de divers volumes, formées d'emblée sur la peau en apparence saine. Par places se voient des vestiges de bulles anciennes qui ont évolué. Les unes sont rompues, les autres desséchées. Il n'y a pas de traces de grattages.

[a] *N. B.* Les numérotages des planches XIV et XV a été interverti.

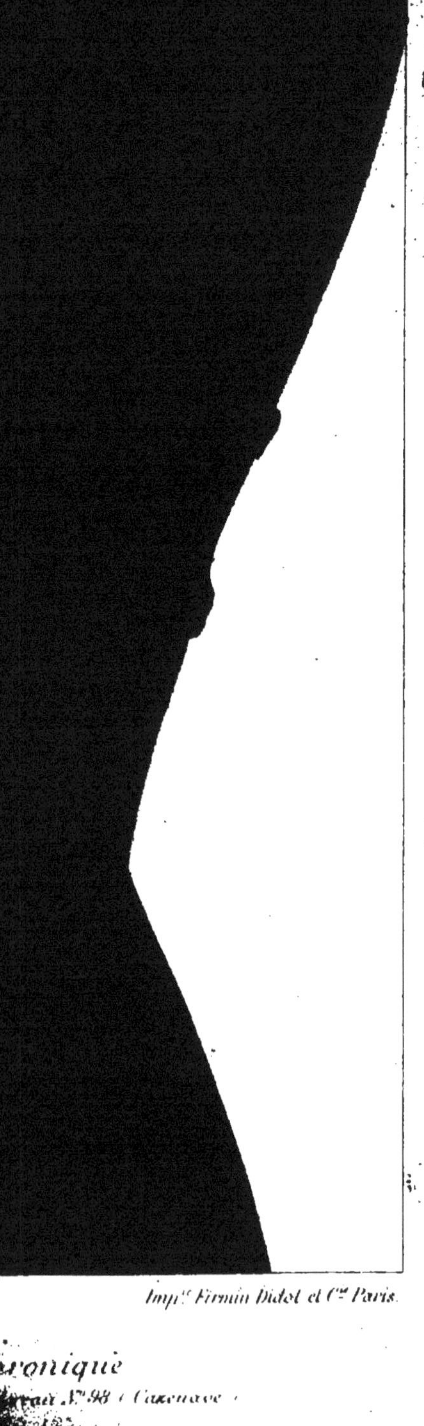

Impᵉˢ Firmin Didot et Cⁱᵉ Paris.

...chronique

...ureau Nº 98 (Cazenave)

Tel est l'aspect que présente assez souvent un sujet atteint de pemphigus diutinus, et cet aspect est, comme on le voit, en réalité fort peu polymorphe, car son polymorphisme apparent ne dépend que de l'évolution ou pour mieux dire des phases successives que parcourt une seule et même lésion élémentaire.

Les régions les plus atteintes sont le tronc, puis les membres, rarement la paume des mains et la plante des pieds. Il y a toujours une certaine symétrie dans la disposition des lésions cutanées.

Les muqueuses sont, d'après E. Besnier, assez fréquemment atteintes dans cette affection, et dès le début; mais il insiste sur cette particularité que le Pemphigus chronique vrai est de toutes les affections bulleuses celle dans laquelle les localisations oculaires et conjonctivales sont les plus rares (1).

(1) L'étude des manifestations muqueuses du pemphigus a pris une réelle importance dans ces derniers temps grâce aux nombreux travaux des oculistes et des laryngologistes sur cette question. Nous allons donc en donner ici un tableau d'ensemble tout en faisant remarquer que les études parues jusqu'ici sur ce point n'ont qu'une valeur toute relative, car elles reposent sur un simple diagnostic d'éruption bulleuse, sans aucune précision. C'est donc encore un sujet à reprendre complètement par la base; il est bien entendu que la plupart des faits dont nous allons parler ne sauraient être considérés comme de véritables pemphigus chroniques au sens précis que nous attachons à ce mot.

Pemphigus des muqueuses. — On peut diviser les cas connus de pemphigus des muqueuses en deux grandes catégories : 1° Il y a à la fois éruption sur les muqueuses et sur les téguments; 2° les muqueuses sont seules intéressées.

1° Dans le premier groupe de faits, ce sont surtout les muqueuses des joues, des gencives, du plancher de la bouche, de la voûte palatine et du voile du palais, de l'épiglotte, de la trachée (1), de la langue (2), de la conjonctive, des grandes et des petites lèvres, de l'intérieur du vagin et du col de l'utérus qui sont envahies par des soulèvements bulleux du volume d'une tête d'épingle, d'un pois, d'une aveline, et même davantage. Lignerolles a décrit un pemphigus de l'œsophage, de l'estomac, des bronches; Lailler un pemphigus de l'urèthre; Hardy et plusieurs autres dermatologistes un pemphigus de l'intestin ayant donné lieu à une lienterie mortelle (3).

Dumesnil (4) a récemment publié un cas de pemphigus terminé par la mort avec hémiplégie droite et aphasie, à l'autopsie duquel il trouva dans l'estomac des lésions de la muqueuse qu'il considéra comme étant du pemphigus de la muqueuse stomacale.

Dans ces lésions bulleuses des muqueuses, les sensations douloureuses consistent surtout en cuissons et brûlures d'intensité fort variable.

Il existe dans la science des faits dans lesquels les bulles sont restées tout d'abord cantonnées sur les muqueuses pendant un laps de temps plus ou moins long, puis ont fini par envahir les téguments externes (5). Ces cas établissent une transition insensible entre la première catégorie d'observations et la deuxième.

2° *Pemphigus isolé des muqueuses.* — Ce sont les laryngologistes et les ophtalmologistes qui ont étudié plus spécialement le pemphigus isolé des muqueuses. D'après ses principales localisations on distingue surtout : *a.* le pemphigus de la bouche, des fosses nasales, du pharynx et du larynx; *b.* le pemphigus de la conjonctive.

(1) L. H. Miller, Pemphigus chronicus vulgaris of the mouth and epiglottis. *New York med. Journal*, 3 juillet 1897.

(2) Schwimmer, *Pemphigus de la muqueuse buccale.* Société hongroise de dermat. et d'urologie, 11 mars 1897.

(3) Voir le mémoire d'Arthur Thost, Sur le pemphigus chronique des muqueuses. *Monatsschrift für Ohrenheilkunde*, 1896, nos 4 et 5. Analysé par Mendel dans les *Arch. de laryng.*, p. 421, 422, 1896.

(4) Dumesnil, *Pemphigus de l'estomac.* Soc. méd. d'Altona, 27 sept. 1899.

(5) Richards, Pemphigus des Mundes, Pharynx, Larynx aus der Haut. *British med. Journal*, 21 janvier 1899. — Il s'agit dans ce travail d'un fait dans lequel l'affection débuta par le larynx et y demeura six mois stationnaire avant d'envahir le pharynx, la bouche et enfin la peau. Les premiers symptômes consistèrent en irritation de la gorge, toux et anorexie : la malade expectorait une salive sanguinolente.

Symptômes subjectifs. — Un des plus grands caractères différentiels qui, d'après nous, comme d'après E. Besnier, permet de distinguer le Pemphigus chronique vrai des dermatites polymorphes douloureuses, c'est le peu d'intensité des phénomènes douloureux. C'est à peine si l'on observe parfois un

a. *Pemphigus de la bouche, des fosses nasales, du pharynx et du larynx* [1]. — D'après Arthur Thost, le pemphigus des muqueuses buccale, pharyngienne et laryngée est une affection rare qui coïncide presque toujours avec du pemphigus de la conjonctive, et qui atteint d'ordinaire des sujets cachectiques ou très âgés.

D'après lui, et nous avons vu que c'est inexact, « il ne s'accompagnerait jamais de symptômes cutanés. Au niveau du rhino-pharynx, du pharynx et du larynx, l'affection se caractérise par l'apparition de taches blanches irrégulières et formées par un soulèvement de l'épithélium, formant des bulles remplies de liquide louche. Ces bulles sont très éphémères et sont rapidement remplacées par des îlots blanchâtres d'épithélium mortifié, îlots dont la forme très instable peut être modifiée par le contact ou même par l'acte de la déglutition. Lorsqu'il y a contact entre les parties malades, comme au niveau de la conjonctive, du nez ou du pharynx, on peut observer de véritables synéchies. Landgraf a vu les cordes vocales se souder au niveau de leur commissure antérieure [2].

« Dans le nez, on peut constater de l'épistaxis, des éternuements, et la formation de croûtes.

« Voici, résumés par l'auteur, les traits caractéristiques du pemphigus chronique des muqueuses.

« 1° Affection exclusivement muqueuse [3];

« 2° Participation constante de la conjonctive oculaire, qui tend à la synéchie;

« 3° Tendance à la prolifération et à la soudure des muqueuses;

« 4° Évolution chronique apyrétique;

« 5° Thérapeutique constamment impuissante;

« 6° Cachexie et dystrophie cutanée et musculaire.

« Ce n'est pas une affection d'origine microbienne, mais d'ordre trophique [4] ».

O. Chiari [5] connaît au contraire fort bien les deux formes de pemphigus des muqueuses que nous avons distinguées, pemphigus des muqueuses coïncidant avec des éruptions cutanées, pemphigus des muqueuses isolé. Il croit que le pemphigus des muqueuses doit être rattaché tantôt au pemphigus vulgaire, tantôt au pemphigus foliacé.

Dans un mémoire tout récent, J.-H. Bryan [6] a insisté sur l'extrême rareté du pemphigus exclusivement limité aux muqueuses. Sur les cordes vocales il n'a jamais pu observer de bulle vraie, mais seulement la formation de membranes d'un blanc de lait qu'il regarde comme constituant les débris d'une bulle affaissée.

b. *Pemphigus de la conjonctive.* — Mais c'est surtout le pemphigus de la conjonctive que l'on a étudié. Nous renvoyons pour la bibliographie complète de cette localisation à la thèse de L. Soueix [7].

C'est probablement Alibert qui a le premier mentionné la possibilité pour le pemphigus d'envahir la conjonctive. La première observation précise a été publiée par White Coo-

(1) Voir les travaux suivants : Arthur Thost, *loc. cit.* — A. Irsai, Pemphigus der oberen Luftwege. *Int. klin. Rundschau*, 1891, n°s 28 et 29. — Mandelstamm, Zur Kasuistik und Diagnose des Pemphigus der Mundhöhlen, Rachen und Kehlkopfschleimhaut. *Intern. klin. Rundschau*, 1891, n° 55. — T. Heryng, Pemphigus der Mund, Rachen und Kehlkopfschleimhaut. *Nowiny Lekarskie*, n° 5, 1892. — H. Demmen, Ueber primären Pemphigus der Schleimhaut. Inaug. Dissert. Würzburg, 1897. — Wagnier, Un cas de pemphigus bulleux du larynx. Troisième réunion annuelle des laryngologistes belges, etc.; etc.

(2) Fuchs a observé un malade qui, à la suite d'une éruption de pemphigus sur les gencives vit se produire une adhérence des joues et des gencives.

(3) Voir plus haut nos réserves sur ce point.

(4) Mendel, Analyse citée plus haut.

(5) O. Chiari, Contribution au diagnostic du pemphigus isolé de la muqueuse des voies aériennes supérieures. *Wiener klin. Woch.*, 18 mai 1893, n° 20.

(6) J. H. Bryan, Pemphigus chronicus vulgaris of the larynx and mouth. *New York med. Journal* 25 novembre 1899, p. 775.

(7) L. Soueix, *Troubles oculaires dans le psoriasis et dans le pemphigus*. Thèse de Paris, 11 mars 1896.

peu de cuisson, de fourmillement, de brûlure, de démangeaison; les bulles peuvent passer inaperçues tant les réactions douloureuses sont minimes. Nous sommes loin des tortures qu'infligent aux malades les poussées de la dermatite polymorphe douloureuse typique. Vers la fin de l'affection, lorsque

per [1], puis vinrent les faits de de Wecker [2], de Lasègue et Hardy [3], de Klemm [4], de Pflüger [5], etc.

En 1878, De Græfe [6] observe des malades présentant les lésions constituées que laisse après lui le pemphigus de la conjonctive et les public sous le nom de *Rétraction essentielle de la conjonctive*.

En 1884, Steffan [7] commence à identifier la rétraction essentielle de la conjonctive et le pemphigus de cette région. Baumler [8] discute cette identification. Puis viennent de nombreux travaux parmi lesquels nous citerons surtout ceux de Lang [9], de Tilley [10], de Malcolm Morris et Leslie Roberts [11], de Kromayer [12], de Brailey [13], de Fuchs [14], de Sachsalber [15], de Bellencontre [16], de Michel [17], etc.

Comme nous l'avons dit plus haut en parlant du pemphigus des muqueuses en général, le pemphigus conjonctival peut être primitif, et même rester exclusivement limité à la conjonctive; il peut débuter par la conjonctive, et quelque temps après envahir le corps. Il est beaucoup plus fréquent de le voir survenir chez un sujet déjà atteint de pemphigus de la peau ou des autres muqueuses.

C'est une localisation des plus rares; il faudra désormais tâcher de préciser dans quelles variétés d'affections bulleuses elle se produit. Il semble en effet qu'elle puisse s'observer dans plusieurs des types morbides que nous avons distingués dans le groupe pemphigus.

Symptômes. — Le pemphigus de la conjonctive consiste essentiellement en la formation sur la conjonctive bulbaire ou palpébrale d'une bulle tout à fait éphémère qui se rompt presque immédiatement. L'épiderme en lambeaux s'élimine, et il reste une exulcération dont il convient d'étudier l'évolution.

Parfois les bulles, ou les exulcérations consécutives laissent suinter un liquide abondant, séro-purulent, qui se concrète en croûtes sur la joue, ou qui forme sur la conjonctive palpébrale ou bulbaire des pseudo-membranes analogues d'aspect à celles de la diphtérie.

Tout d'abord la conjonctive est très injectée; peu à peu, grâce à la persistance du pro-

(1) White Cooper, *Journal of the royal London ophtalmic hospital*, vol. I, 1858.

(2) De Wecker, *Klinische Monatsblätter für Augenheilkunde v. Zehender*, vol. VI, p. 252, 1868.

(3) Hassan Effendi Mahmoud, *Monographie du pemphigus*. Thèse de Paris, 1869.

(4) Klemm, *Arch. für klin. Med.*, vol. IX, p. 199, 1870.

(5) Pfluger, Ueber Pemphigus conjonctivæ. *Klin. Monatsh. für Augenh.*, XVI, 1878.

(6) De Græfe, Rétraction essentielle de la conjonctive. *Arch. für Opht.*, 1878, v. 24, f. 1, p. 137.

(7) Steffan, Pemphigus conjonctivæ. *Klin. Monats. f. Augenh.*, 1884, p. 271.

(8) Baumler, Ueber Pemphigus conjonctivæ und essentielle Schrumpfung. *Klin. Monatsblätter für Augenheilkunde*, 1885, t. XXIII, p. 329.

(9) Lang, London ophtalmol. Soc., 12 nov. 1885.

(10) Robert Tilley, A Case of pemphigus of the conjonctivæ with remarks. *The Journal of the amer. med. Assoc.*, 4 février 1888.

(11) Malcolm Morris et Leslie Roberts, Pemphigus of the skin and mucous membrane of the mouth associated with essential shrinking and pemphigus of the conjonctivæ. *The British Journal of dermat.*, avril 1889, p. 175. — On trouvera dans ce mémoire fort important de très intéressants détails, un tableau d'ensemble des cas déjà publiés et leur indication bibliographique : Cas de James A. Campbell, de Borysiekiewicz et Arlt, de Satler, d'Arlt, de Reich, de Schöler, de Critchett et Juler, de Schweigger, de Gelpke, de Dickinson, etc.

(12) Kromayer, *Pemphigus de la conjonctive*. 64e réunion des naturalistes et médecins allemands, 22 septembre 1891.

(13) Brailey, *Guy's hospital Reports*, vol. XLVIII.

(14) Fuchs, Pemphigus der Binderhaut. *Wiener med. Wochens.*, 1892, n° 51.

(15) Sachsalben, 5e congrès allemand de dermat., 1895.

(16) Bellencontre, *Pemphigus oculaire*. Soc. franç. d'ophtalm., mai 1898.

(17) Michel, Pemphigus de la conjonctive. *Dermat. Zeit.*, août 1900, p. 617.

[L. BROCQ.]

l'état général est tout à fait mauvais, lorsqu'il s'est produit des ulcérations et des escarres, les douleurs peuvent devenir atroces, mais elles sont alors le résultat des complications ou, pour mieux dire, des lésions mêmes de la maladie; elles ne sont pas primitives.

Complications. — Nous venons de voir que les ulcérations et que les escarres cutanées sont relativement fréquentes : elles résultent soit du processus inflammatoire, soit du décubitus aigu. Il est rare, quoique possible, d'observer des lymphangites, des adénites, des folliculites, des abcès, des phlegmons [1].

Marche. — Durée. — Terminaisons. — *Forme ordinaire, grave.* — Comme nous l'avons dit plus haut, le pemphigus chronique vulgaire est une dermatose essentiellement maligne. Au bout d'un laps de temps qui varie de quelques mois à un an ou deux, les malades voient leur santé générale s'altérer peu à peu; ils s'affaiblissent, sont obligés de garder le lit, sont pris de diarrhée colliquative, de vomissements incoercibles, parfois d'œdème, et succombent soit aux progrès de la cachexie, soit à une complication.

cessus inflammatoire, à la formation de nouvelles bulles, la muqueuse s'épaissit, devient blanchâtre, lisse; elle finit même par ne plus sécréter. Il se forme en effet graduellement du tissu cicatriciel qui étouffe les éléments nobles du tissu et amène la rétraction de la conjonctive; il peut en outre se produire des brides cicatricielles et des adhérences entre les deux conjonctives.

Le bord libre des paupières est atteint par le même processus; il est chroniquement enflammé, rouge, épaissi; il se fait de l'entropion avec toutes ses conséquences au point de vue cornéen.

La mobilité des paupières diminue peu à peu; la fente palpébrale se rétrécit, et le malade ne peut plus arriver à fermer l'œil.

La cornée est parfois envahie par l'éruption de pemphigus, ce qui est rare; il est plus fréquent de la voir atteinte de kératite, d'ulcérations, d'opacités cornéennes par suite de l'entropion et du distichiasis. Étant constamment exposée à l'air, elle peut aussi se kératiniser et se recouvrir d'une sorte de membrane translucide, laquelle desquame dans quelques cas.

La marche de cette curieuse affection est des plus lentes : elle met des mois et des années à accomplir son cycle.

Il n'y a d'abord qu'un seul œil d'atteint, puis l'autre se prend au bout d'un laps de temps qui varie de quelques jours à deux ans. (Voir MALCOLM MORRIS et LESLIE ROBERTS, *loc. cit.*)

Le pronostic est extrêmement grave, puisque l'on ne connaît pas de traitement efficace, et que la maladie aboutit d'une manière presque fatale à la perte de la vue. D'après Malcolm Morris et Leslie Roberts (*loc. cit.*, p. 179), le traitement consiste en deux séries de mesures : 1° *opératives* comprenant l'opération de l'ectropion, la destruction des cils; 2° *palliatives* comprenant le traitement de l'état général, la modification de la sécheresse de la conjonctive avec des lotions glycérinées et mucilagineuses, des applications de remèdes calmants pour combattre l'inflammation.

(1) Les faits de production de kystes épidermiques à la suite de dermatoses bulleuses chroniques qui ont été décrits par quelques auteurs, et en particulier par Colcott Fox, par Ciarrochi, par Matzenauer, etc., comme appartenant au pemphigus chronique vrai, ne nous paraissent pas pouvoir être rattachés à la dermatose grave dont nous esquissons l'histoire dans ce chapitre. Ils doivent, ce nous semble, être rangés soit dans les dermatites herpétiformes, variétés circonscrites à kystes épidermiques, soit dans la variété dystrophique du Pemphigus traumatique.

Cette marche vers une terminaison fatale se fait d'ordinaire graduellement, d'une manière lente, progressive et continue; il semble cependant qu'il puisse y avoir parfois des périodes de rémission.

Il est assez fréquent de voir, lorsque les sujets sont déjà très affaiblis, les bulles devenir de plus en plus flasques, se rompre rapidement, en laissant après elles une surface rouge, humide, suintante, qui se recouvre de croûtes jaunâtres. Peu à peu toute la surface du corps se prend et revêt ce caractère; enfin dans quelques cas les bulles finissent par ne plus se former; il n'existe plus qu'une rougeur généralisée des téguments, sur laquelle se produisent des squames épidermiques fort nombreuses qui tombent et se renouvellent avec la plus grande rapidité. On est alors en présence de l'*herpétide maligne exfoliative* de Bazin *consécutive au P. chronique vrai* : certains auteurs en font une forme du Pemphigus foliacé (1).

Forme rare, bénigne. — Des faits très rares, mais incontestables, semblent prouver qu'à côté de la forme grave du Pemphigus chronique vrai, il existe une forme bénigne que l'on peut schématiser de la manière suivante : 1° affection éminemment bulleuse avec bulles se formant d'emblée sur la peau saine; 2° ne s'accompagnant d'aucun phénomène douloureux; 3° évoluant par poussées successives de façon à persister pendant au moins plusieurs mois; 4° ne s'accompagnant pas d'accidents généraux graves, et aboutissant à la guérison (2).

Anatomie pathologique. — Nous n'avons que bien peu de documents précis sur ce point. Nous n'avons pas, en effet, à faire ici l'anatomie pathologique banale de la bulle. Elle a été magistralement exposée par Darier dans le tome I de cet ouvrage à l'article *Pathologie générale de la peau.* Nous devrions faire l'anatomie pathologique de la bulle spéciale au Pemphigus chronique vrai, et c'est ce qu'il nous est impossible de préciser.

Nous nous contenterons donc de renvoyer le lecteur aux principaux mémoires qui ont récemment paru sur cette question en Allemagne, mémoires dans lesquels, par malheur, la distinction n'est pas établie avec assez de précision entre les diverses affections bulleuses pour que nous puissions les utiliser sans arrière-pensée (3).

(1) Voir p. 795.

(2) Le cas remarquable publié par Triboulet en 1892 (Note sur l'évolution de la bulle. *Ann. de dermat. et de syph.*, p. 272, 1892), en est un exemple typique; voici comment il le résume : « Affection monomorphe, exclusivement bulleuse, non prurigineuse, chronique, à poussées successives, avec conservation de la santé générale; affection remarquable qui ne saurait rentrer dans aucune des divisions de la classification actuelle. Elle rappelle l'hydroa de Quinquaud, mais en diffère absolument par sa durée beaucoup plus longue. Elle n'est pas la dermatite herpétiforme de Duhring qui, par définition de Brocq, est polymorphe-prurigineuse. Elle n'est pas le pemphigus aigu, fébrile, infectieux, non plus que le pemphigus grave qui tue en six mois ou plus rapidement encore. Faut-il chercher une dénomination spéciale? Contentons-nous de dire : *Pemphigus bénin chronique à poussées successives.* »

(3) Voir Mazza, *loc. cit.* — Luithlen, Pemphigus vulgaris und vegetans, mit besonderer Berücksichtigung der Blasenbildung und der elastischen Fasern. *Arch. f. Derm. u. Syph.*,

Il semble bien, d'après Kromayer, qu'il y ait, comme altérations principales, de l'œdème du tissu collagène, un soulèvement de l'épiderme tout entier, de l'exsudation d'un liquide purement séreux. Mais quand on étudie les cas de Luithlen, on s'aperçoit qu'à côté de faits dans lesquels la bulle naît par soulèvement de tout l'épiderme, il y en a d'autres dans lesquels le clivement se fait dans le réseau même de Malpighi, et il est difficile de dire si ces cas appartiennent réellement au pemphigus chronique vrai.

Il paraît certain d'autre part, comme l'a fort bien dit Kreibich, que le processus initial est une inflammation aiguë de la moitié supérieure du derme avec œdème. Darier l'a excellemment montré au chapitre *Pathologie générale* de cet ouvrage.

Audry, Gérard et Dalous, dans le travail que nous avons analysé au chapitre III de cet article, nous paraissent d'ailleurs avoir précisé la question de l'anatomie pathologique de la bulle du pemphigus chronique autant qu'il est possible de le faire à l'heure actuelle Nous renvoyons le lecteur à la note que nous leur avons consacrée [1].

Quand on fait l'examen bactériologique du contenu de ces bulles dès leur apparition, on les trouve complètement amicrobiennes. Au bout de quelques heures d'existence, même sans avoir été ouvertes, elles sont déjà infectées. La culture de leur contenu donne en effet des staphylocoques. Ces éléments pyogènes viennent de l'extérieur. Triboulet l'a prouvé en recouvrant hermétiquement des bulles dès leur naissance avec un verre de montre aseptisé; il a vu qu'au bout de deux jours, de trois jours et même de cinq jours et demi dans un cas, le contenu de la bulle ainsi protégée des infections extérieures était stérile.

Nous devons cependant signaler quelques recherches qui auraient été posi-

1897, t.XL, p. 37, et *Dermat. Zeits.*, 1899, t. VI, p. 481. — UNNA, *Histopathologie*. Traduction anglaise, p. 173 et suivantes. — KREIBICH, Histologie des pemphigus de la peau et des muqueuses, *Arch. für Dermat. und Syph.*, 1899, t. L, p. 209 et 375. — M. TÖRÖK, Note préliminaire sur des études concernant le pemphigus. *Soc. hongroise de dermat.*, 9 janv. 1896. — C. KROMAYER, Anatomie und Pathogenese der Pemphigusblasen. *Derm. Zeitschrift.*, juillet 1897, p. 475. Voir aussi les expériences de KROMAYER, Sur la puissance de macération sur l'épiderme du liquide du pemphigus. *Dermat. Zeitschrift*, 1894, p. 11. — JARISCH, Zur Anatomie und Pathogenese der Pemphigusblasen. *Arch. für Dermat. und Syph.*, 1898, XLIII, p. 341.

(1) Le liquide des bulles ne contient, lorsque la bulle vient de se former, que fort peu d'éléments figurés; il faudra vérifier par des recherches ultérieures portant sur des cas incontestables au point de vue clinique si oui ou non il y a de l'éosinophilie dans le pemphigus vulgaire type, et si les bulles renferment un nombre important de cellules éosinophiles. (Voir plus haut les travaux de Grouven.)

Peu à peu le liquide des bulles se trouble, et on y trouve des leucocytes, parfois des globules rouges, des débris de cellules épithéliales.

La réaction de ce liquide est alcaline, quelquefois neutre; d'après Hébra, elle serait neutre lorsque la bulle apparaît, puis elle deviendrait de plus en plus nettement alcaline à mesure que la bulle serait plus ancienne.

Les diverses analyses qu'on a faites de la sérosité des bulles ont donné des résultats assez variables; on y trouve d'ordinaire de l'albumine, de la graisse, des matières extractives telles que le lactate de soude, les chlorures de potassium et de sodium.

tives. Dähnhardt, de Kiel, aurait trouvé dans un cas de pemphigus chronique des diplocoques dans les bulles et dans le sang. P. de Michele [1] a signalé dans la rate, le rein, la peau, le tissu conjonctif sous-cutané, et les couches inférieures du derme un microorganisme particulier se cultivant mieux sur l'agar que sur les autres milieux de culture : il le considère comme l'agent pathogène du Pemphigus chronique. Déjà Feletti, de Catane [2], avait trouvé dans le liquide des bulles et dans le sang d'un malade atteint de pemphigus chronique le staphylococcus pyogenes aureus, et un staphylocoque donnant des cultures d'un blanc laiteux; contrairement à Mosler et à Löffler, il croit que la présence dans le sang de ces microbes est un argument en faveur de leur rôle pathogène.

Il ne semble donc pas que la nature parasitaire du pemphigus chronique soit encore démontrée. Parmi les autres théories qui ont été émises sur sa pathogénie, celle qui est le plus en honneur fait jouer aux lésions du système nerveux le rôle prépondérant.

Kromayer [3] croit que les bulles du pemphigus sont tout à la fois de nature trophonerveuse et angionerveuse.

D'après Déjerine, Leloir et Brocq, Quinquaud, Jarisch et Mott, les filets nerveux correspondant aux bulles de pemphigus seraient profondément altérés : la myéline serait fragmentée, le cylindre-axe peu visible et la gaine de Schwann épaissie. Stefanini et Marianelli ont trouvé des modifications du grand sympathique.

Eppinger [4] ne croit pas au contraire qu'il existe dans le pemphigus de lésions des nerfs ou du système nerveux central. Peut-être s'agit-il de modifications imprimées au système nerveux et surtout à la partie périphérique des nerfs cutanés par des toxines.

Par contre Brocchieri [5] a trouvé des lésions médullaires à l'autopsie d'une femme atteinte de pemphigus vulgaire : en dehors de certaines altérations pouvant tenir à un commencement de putréfaction et à des infections ayant pour point de départ les éruptions cutanées, il pense qu'il y en a d'autres qui sont certainement en relation avec le pemphigus lui-même ; ce sont des lésions de la substance grise consistant en fragmentations de cellules, épanchement de globules rouges, surtout prononcés dans la partie supérieure de la moelle dorsale, infiltration de leucocytes prédominant dans la commissure antérieure et la partie voisine du canal central.

C'est ici le lieu de rappeler que Jarisch, Schwimmer, Babès, Déjerine

(1) P. de Michele, Contributo alla ricerca dei microorganismi nel pemfigo cronico. *Giornale ital. delle malattie veneree e della pelle*, mars 1891, p. 19.

(2) Feletti, Contribution à l'étude de l'étiologie du pemphigus chronique. *Congrès de la Société ital. de méd. int.*, 20-30 octobre 1890.

(3) Voir chapitre III de cet article.

(4) Eppinger, 5e *congrès allemand de dermat.* Graz, 1895.

(5) M. Brocchieri, Lésions de la moelle dans un cas de pemphigus vulgaire. *Giorn. ital. delle mal. veneree e della pelle*, 1898, p. 871.

ont trouvé de la sclérose des cordons de Goll dans des cas mortels de Pemphigus ([1]).

Étiologie. — L'étiologie du Pemphigus chronique vrai est plus encore que tout le reste de son histoire entourée d'obscurités. En effet les documents que l'on trouve à cet égard dans la plupart des auteurs ne peuvent être utilisés, car ils ont trait aux diverses affections que l'on englobait autrefois sous le nom banal de Pemphigus.

Le Pemphigus chronique s'observe surtout chez les personnes un peu avancées en âge, à partir de 45 ou de 50 ans. Les deux sexes en sont atteints; les hommes peut-être plus souvent que les femmes. C'est une maladie d'une extrême rareté.

Il semble que l'affaiblissement général de l'organisme, que certaines lésions du système nerveux central aient une réelle influence sur le développement de cette affection.

Elle ne paraît pas être contagieuse.

Elle peut parfois se développer dans le cours d'une autre dermatose, par exemple de l'eczéma, ou bien se compliquer d'autres affections, comme la sarcomatose ([2]).

En traitant de l'anatomie pathologique, nous avons vu qu'au point de vue pathogénique nous ne savons rien de précis.

Deux théories sont surtout en présence : 1° La théorie d'origine nerveuse qui repose sur des faits connus, d'éruption bulleuse consécutive à une névrite ([3]), à une embolie cérébrale ([4]), à une hémiplégie ([5]), à une paralysie générale ([6]).

2° La théorie d'origine infectieuse ([7]) qui fait jouer un rôle majeur aux auto-intoxications.

Diagnostic. — Il nous paraît oiseux d'insister longuement sur le diagnostic du pemphigus vulgaire. Tout ce que nous avons déjà dit précise suffisamment le cadre de cette affection. Voici néanmoins comment il nous semble qu'on pourrait schématiser ce diagnostic différentiel, afin qu'il ne persiste plus d'ambiguïté.

([1]) Encore une fois toutes ces recherches n'ont que très peu de valeur parce qu'elles ont été faites sur des cas dont on n'avait pas suffisamment précisé la nature réelle.

([2]) KAPOSI, Soc. de méd. de Vienne, 22 nov. 1895.

([3]) KAPOSI, Pemphigus localisé. *Soc. vien. de dermat.*, 9 février 1898.

([4]) SCHWENINGER et BUZZI, Éruption bulleuse dans l'embolie cérébrale. *Charité Annalen*, 1889, t. XIV, p. 728 et suiv.

([5]) E. BRISSAUD, Éruption de pemphigus localisée à la moitié gauche du tronc chez une femme atteinte d'hémiplégie gauche (Pemphigus zoster). *France méd.*, 1880, p. 756.

([6]) J. DÉJERINE, Paralysie générale. Troubles trophiques cutanés, pemphigus, lésions de la moelle et des extrémités nerveuses périphériques. *Archives de physiol.*, 1re série, t. III, p. 317.

([7]) Voir pour cette question entre autres travaux : DUMESNIL DE ROCHEMONT, Zur Etiologie des Pemphigus vulgaris. *Arch. für Dermat. und Syph.*, 1895, t. XXX, p. 165.

Pemphigus chronique vulgaire grave. — 1° Éruption nettement bulleuse, bulles se formant d'emblée sur la peau saine;

2° Peu ou point de phénomènes douloureux subjectifs;

3° Évolution lente, graduelle, avec aggravation constante de l'état local et surtout de l'état général;

4° Terminaison fatale.

Pemphigus chronique vulgaire bénin. — 1° Éruption nettement bulleuse, bulles se formant d'emblée sur la peau saine;

2° Peu ou point de phénomènes douloureux subjectifs;

3° Évolution par poussées successives avec périodes d'accalmie;

4° Conservation du bon état général, et guérison au bout d'un laps de temps variable.

Dermatite polymorphe douloureuse chronique à poussées successives. — 1° Éruption polymorphe d'aspect, érythémateuse, urticarienne, papuleuse, vésiculeuse, bulleuse, pustuleuse, herpétiforme ou non;

2° Phénomènes douloureux constants, et dominant en quelque sorte la scène morbide;

3° Évolution chronique par poussées successives;

4° Conservation habituelle, mais non constante, d'un certain bon état général : il y a des cas qui se terminent par la mort, mais presque toujours à la suite d'une complication, ou par épuisement sénile.

Pemphigus végétant. — 1° Éruption bulleuse d'abord, mais tout de suite végétante papillomateuse, avec des localisations particulières vers les orifices et les extrémités;

2° Douleurs tenant aux lésions éruptives;

3° Évolution chronique par poussées successives;

4° Terminaison d'ordinaire fatale.

Pemphigus foliacé. — 1° Éruption bulleuse d'abord, mais à bulles aplaties et flaccides, puis aspect des érythrodermies chroniques exfoliantes généralisées;

2° Parfois prurit intense, parfois phénomènes douloureux modérés;

3° Évolution chronique, souvent fort longue;

4° Terminaison presque toujours fatale.

Pemphigus traumatique. — 1° Éruption bulleuse pure, parfois avec kystes épidermiques consécutifs, localisation aux points de pression; 2° Indolence; 3° Évolution chronique; 4° État général excellent.

Nous laissons volontairement de côté toutes les dermatoses bulleuses aiguës que leur évolution distingue d'emblée de la forme morbide que nous étudions.

Pronostic. — Nous n'avons pas à insister sur le pronostic. Comme on le voit d'après la description précédente, quand la maladie bulleuse pure s'installe chez une personne âgée, débilitée, atteinte d'une affection viscérale, la terminaison fatale est la règle.

[L. BROCQ.]

Cependant nous avons vu qu'il y a une forme bénigne de la maladie bulleuse pure. Quelle que soit sa rareté, elle vient atténuer ce sombre tableau.

Traitement (1). — La première indication consiste bien évidemment à remonter les forces du malade sans provoquer de poussées. Il semble que l'arsenic soit, jusqu'ici, la substance qui donne de beaucoup les moins mauvais résultats dans les diverses affections bulleuses graves chroniques.

Depuis longtemps déjà Hutchinson et Hardy ont préconisé, dans le pemphigus chronique, l'emploi de l'arsenic sous la forme d'arséniate de soude ou d'arséniate de fer. Certes, ce médicament est loin d'être un spécifique; on peut même dire qu'il échoue constamment dans le pemphigus chronique grave; il n'en est pas moins vrai que, d'après les résultats qu'il a donnés dans les formes relativement bénignes des affections bulleuses, on a toujours de la tendance à en reprendre l'emploi (2).

Il est donc tout indiqué, dans le pemphigus vulgaire chronique, d'essayer avec persévérance les injections de cacodylate de soude (3), qui ont certainement amélioré certains cas très sérieux de dermatite polymorphe douloureuse; malheureusement, on ne peut oublier que les préparations arsenicales, même administrées en injections sous-cutanées ou intra-musculaires, agissent parfois d'une manière désastreuse sur le tube digestif; or, l'anorexie et la diarrhée sont de très graves complications du Pemphigus chronique (4).

Tilbury Fox prétend avoir retiré de bons effets de l'administration du sulfate de quinine.

On a beaucoup donné les acides après Rayer, qui croyait avoir guéri des pemphigus avec de la limonade sulfurique et nitrique, et l'on a employé les acides sulfurique, acétique, hydro-chlorique, etc.

Lailler recommandait le sirop de sulfate de strychnine à la dose d'une cuillerée à soupe par jour; pour commencer, on peut n'en prendre qu'une cuillerée à café.

Comme nous l'avons dit plus haut, il est utile de soutenir le patient, et, pour cela, de lui administrer du fer, de 8 à 10 gouttes par jour de perchlorure de fer, par exemple, et du quinquina soit sous forme de vin, soit surtout sous

(1) La question traitement du pemphigus chronique vrai doit subir le travail de revision dont nous avons déjà signalé la nécessité. Presque toutes les méthodes thérapeutiques que nous mentionnons ici ont été surtout employées pour des dermatites polymorphes douloureuses.

(2) Voir L. DUNCAN BULKLEY, On the value of frequently repeated doses of arsenic in the treatment of bullous diseases of the skin especially in children. *The New York med. Journal*, 13 avril 1889.

(3) DAVEZAC, Traitement du pemphigus par le cacodylate de soude. *Journal de méd. de Bordeaux*, 15 avril 1900.

(4) A la clinique dermatologique de Bonn on a dans quelques cas obtenu de bons résultats de l'arsenic et du fer (solution de Fowler 10 gr., tinct. ferr. pomat. 40 gr., 15 à 30 gouttes trois fois par jour). Chez certains malades, l'emploi longtemps continué de cette préparation, à la dose de 1 gramme trois fois par jour, a paru exercer une influence favorable. (GROUVEN, *Arch. für Dermat. und Syph.*, 1901, t. LV, p. 428, trad. A. Doyon.)

forme d'extrait. Duhring donne dans le même but, quand il le peut, de l'huile de foie de morue.

L'alimentation doit être réglementée dans le même sens ; on évitera tout ce qui peut favoriser le développement des éruptions : les viandes faisandées, les fromages salés et fermentés, les poissons qui ne sont pas parfaitement frais, la charcuterie, le gibier, etc.

L'hygiène générale sera des plus sévères : on tâchera d'éviter toute fatigue physique et morale, tout excès. La vie sera aussi calme, aussi régulière que possible, au grand air de préférence.

Dans certains cas, surtout quand il y a des complications stomacales ou rénales, des œdèmes, le régime lacté est indiqué et donne de bons résultats. Mais il faut que le malade absorbe une quantité suffisante de lait et ne s'affaiblisse pas.

Traitement local [1]. — Les topiques que l'on a essayés contre le pemphigus sont innombrables ; aucun n'a paru donner des résultats assez appréciables pour être préconisé à l'exclusion de tous les autres.

Hebra a obtenu, dans certains cas, de bons effets des préparations de goudron, soit des bains de goudron, soit des frictions générales avec de l'huile de cade suivies d'un bain prolongé de dix à vingt-quatre heures. Il prescrit aussi les applications d'eau froide ; il emploie soit les bains, soit les douches, soit l'enveloppement dans les draps mouillés ; quelquefois il ordonne les bains de son dans lesquels on ajoute de la potasse caustique — 12 grammes par 250 litres d'eau — ou du sublimé — 0gr875 par 250 litres d'eau.

Il a aussi traité avec succès [2] certains de ses malades par des bains simples continus.

Pour ceux qui ne peuvent supporter ou employer cette dernière médication, il recommande de les saupoudrer de poudres inertes ou de les enduire d'une pommade telle que l'onguent Spermaceti, les pommades de zinc ou de plomb, l'axonge pure que l'on étale sur des linges de toile.

Kaposi prescrit parfois des bains d'alun ou de soufre.

Bazin conseille des bains alcalins.

Hardy rejette toutes les applications humides et recommande de n'employer comme topique que des poudres inertes ou absorbantes.

Les poudres inertes sont, en effet, un excellent moyen de traitement ; on emploiera de préférence les poudres d'amidon, de fécule, de lycopode, d'oxyde de zinc, de sous-nitrate de bismuth, de talc, de quinquina, de tan, etc.

Quand les poudres ne conviennent pas, quand l'éruption est trop abondante et que les plaies sont douloureuses, le meilleur mode de pansement consiste à traiter le malade comme un brûlé, à l'enduire de liniment oléo-calcaire ou

[1] Voir pour plus de détails le traitement local des dermatites polymorphes douloureuses.

[2] Inutile de faire remarquer encore une fois que Hébra n'avait pas fixé le type pemphigus chronique vulgaire grave dans toute sa pureté, et que ses résultats s'appliquent à d'autres formes de maladies bulleuses qu'il confondait sous ce nom.

de cold-cream frais sans odeur, ou de vaseline pure, ou d'axonge fraîche, et de le recouvrir d'ouate hydrophile ou de compresses de tarlatane aseptique sans apprêt pliées en 10 épaisseurs, imbibées de liniment oléo-calcaire ou d'eau de guimauve ou de têtes de pavot, exprimées, recouvertes d'ouate et de taffetas chiffon.

Les complications seront soigneusement traitées dès leur apparition. Mais leur médication n'offre rien de spécial.

Nous avons vu plus haut quel était le traitement du Pemphigus de la conjonctive.

Le Pemphigus de la muqueuse buccale se traite comme toutes les autres stomatites. Nous conseillons surtout les bains locaux émollients légèrement alcalinisés par du borate ou du bicarbonate de soude. Cependant nombre d'auteurs préconisent l'emploi de solutions aqueuses désinfectantes. Grouven, en particulier, a eu de bons résultats avec le peroxyde d'hydrogène à 5 pour 100.

III

PEMPHIGUS VÉGÉTANT

Historique. — C'est J. Neumann (1) qui eut le mérite en 1876 d'attirer le premier l'attention des dermatologistes sur une affection bulleuse spéciale, caractérisée par ses localisations aux grands plis articulaires, aux aines en particulier, autour de la bouche, aux pieds et aux mains, par la production de végétations aux endroits sur lesquels les bulles s'étaient développées, par son évolution chronique, et par la gravité du pronostic. Il en fit connaître un cas typique. En 1886 (2) il en publia trois autres, et traça un tableau magistral de cette nouvelle affection.

Des exemples de cette dermatose avaient été déjà publiés avant ses travaux. Comme l'a fort bien fait remarquer Marianelli (3), en 1869 Kaposi (4) en avait fait connaître un sous le nom de *syphilide cutanée papilliforme*, et Auspitz (5) deux autres sous le nom d'*herpes vegetans*.

En 1885 Riehl (6) fait paraître sur cette affection un important travail basé

(1) J. NEUMANN, Beitrag zur Kenntniss des Pémphigus. *Wiener med. Jahrb.*, 1876, Heft 4.

(2) NEUMANN, Ueber Pemphigus vegetans (frambœsioides). *Viertelj. für Dermat. und Syphil.*, 1884, Heft 2. — Voir en outre : NEUMANN, Pemphigus foliacé végétant. Communication faite à la Société império-royale des médecins de Vienne, le 8 janvier 1886, et discussion : *Wiener med. Presse*, 1886, n° 3. — NEUMANN, Pemphigus végétant. Société viennoise de dermat., 25 oct. et 8 nov. 1805. — NEUMANN, Beitrag zur Kenntniss des Pemphigus vegetans, *Wiener klin. Rundschau*, 1900, n° 1, etc.

(3) Voir l'intéressant travail de A. MARIANELLI, Contributo allo studio del Pemphigo vegetante. *Giornale ital. delle malat. veneree e della pelle*, juin 1889, fasc. 2.

(4) MORITZ KOHN, Ueber die sogennante Frambœsia und mehrere andere Arten von papillaren Neubildungen der Haut. *Arch. für Dermat. und Syphil.*, 1869, Heft 3.

(5) AUSPITZ, Klinische Mittheilungen; Herpes vegetans. *Arch. für Dermat. und Syphil.*, 1869, Heft 2.

(6) G. RIEHL, Zur Kenntniss des Pemphigus. *Mediz. Jahrbücher*, 1885, Heft 4.

sur trois cas qu'il avait pu étudier à la clinique de Kaposi, travail dans lequel il donne un examen histologique des lésions cutanées, et où il propose le nom de *Pemphigus à base bulleuse à tendance hypertrophique.*

En 1889 paraît un mémoire de Radcliffe Crocker ([1]) dans lequel il relate un cas personnel, et donne le résumé de treize autres cas incontestables de pemphigus végétant connus jusqu'alors. Deux d'entre eux ont été publiés par Hutchinson ([2]) sous le titre suivant : « *une forme d'inflammation chronique des lèvres et de la bouche* ».

Presque à la même date parut le travail de Marianelli ([3]) dont nous avons déjà parlé, et qui contient l'observation clinique complète avec photographie, autopsie et examen microscopique d'un cas de pemphigus végétant.

Citons ensuite les publications d'Haslund ([4]), de Köbner ([5]) dont le mémoire est une complète monographie de l'affection, de Nevins Hyde ([6]), de Muller ([7]), de K. Herxheimer ([8]), de Tommasoli ([9]) qui donne à cette affection le nom de *condylomatose Pemphigoïde maligne*, d'Unna ([10]) qui lui donne le nom d'*Erythema bullosum vegetans*, les faits de Kaposi ([11]), de Grunfeld, de Mracek ([12]), de Neumann ([13]), de Philippson et Fileti ([14]), de Mayr Julius ([15]), etc., les recherches de Stüve ([16]) sur les mutations organiques dans le Pemphigus vegetans, les travaux histologiques et critiques de Müller, ceux de Török, de G. Pini ([17]), de

([1]) RADCLIFFE CROCKER, Pemphigus vegetans (Neumann). Received January 29th 1889, Read March 12th 1889. From vol. LXXII of the *Medico-chirurgical Transactions* published by the Royal med. and chirurgical Society of London.

([2]) JONATHAN HUTCHINSON, *Medico-chirurgical Transactions*, vol. LXX, p. 421.

([3]) MARIANELLI, *loc. cit.*

([4]) HASLUND, Pemphigus vegetans (Neumann), Erythema bullosum vegetans (Unna). *Særtryk af Hospitals-Tidende*, 1891, Nr. 6og5.

([5]) HEINRICH KÖBNER, Ueber Pemphigus vegetans, nebst diagnostichen Bemerkungen über die anderen mit Syphilis verwechselten blasenbildenden Krankheiten der Schleimhäute und der äusseren Haut. Nach einem Vortrage in der Section für Dermat. und Syph. der 65 deutschen Naturforscher und Ærzteversammlung zu Nürnberg (am 14 sept. 1893), trad. par A. Doyon dans les *Ann. de dermat.*; et H. KÖBNER, Ueber Pemphigus vegetans. Appendice au précédent mémoire. *Deutsche Arch. für klin. Med*,, t. LVII, p. 163.

([6]) NEVINS HYDE, *Journal of cut. and gen.-urin. diseases*, 1891, p. 412.

([7]) MULLER, Histologie du Pemphigus végétant. *Monatshefte für prakt. Dermat.*, 1890, Bd XI, p. 427.

([8]) K. HERXHEIMER, Ueber Pemphigus vegetans nebst Bemerkungen ueber die Natur der Langerhans'schen Zellen. *Arch. für Dermat. und Syphil.*, 1896, t. XXXVI, p. 141.

([9]) P. TOMMASOLI, Ueber Condylomatosis Pemphigoïdes maligna (Pemphigus vegetans). *Arch. für Dermat. und Syphil.*, 1898, t. XLIV, p. 325.

([10]) UNNA, *Histopathologie des maladies de la peau*, édit. anglaise, 1896, p. 479.

([11]) KAPOSI, *Soc. viennoise de dermat.*, 30 avril 1890, 6 nov. 1895, etc.

([12]) *Société viennoise de dermat.*, 4 déc. 1895 et 13 mai 1898.

([13]) *Société viennoise de dermat.*, 25 oct. et 8 nov. 1893.

([14]) PHILIPPSON et FILETI. Sopra un caso di pemphigoïde vegetante di Neumann. *Giornale ital. delle malattie veneree e della pelle*, 1896, fasc. 3, p. 354.

([15]) MAYR JULIUS, Pemphigus vegetans. *Münch. med. Woch.*, 1899, n° 20.

([16]) R. STÜVE, Stoffwechsel untersuchung betreffend einem Fall von Pemphigusvegetans. *Arch. für Dermat. und Syph.*, 1896, t. XXXVI, p. 191.

([17]) G. PINI, Ricerche chimiche e sperimentale in un caso di pemfigo vegetante. *Giornale ital. delle malattie veneree e della pelle*, 1898, p. 354.

Luithlen, de L. Waelsch (1), de Danlos et Hudelo (2), de W. Dubreuilh (3), de Matzenauer (4), etc. Mentionnons enfin une observation de Jacquet des plus complètes, encore inédite, riche de minutieux détails cliniques (5).

En 1889, au Congrès de dermatologie et de syphiligraphie de Paris, Hallopeau fit une communication sur une nouvelle forme de dermatite pustuleuse chronique en foyers à progression excentrique, et Feulard montra aux congressistes un deuxième exemple de cette affection provenant du service de son maître Fournier.

Depuis lors Hallopeau (6) a fait paraître plusieurs travaux sur ce point pour établir qu'il s'agissait bien là d'un type à part.

Cette opinion a été combattue par plusieurs auteurs, entre autres par Leredde (7) qui s'est efforcé de démontrer que les deux processus de la maladie d'Hallopeau et de la maladie de Duhring, en apparence différents au point de vue objectif, sont en réalité identiques. Ces deux affections ne seraient que des variétés cliniques d'une maladie du sang qui constitue l'essence même des dermatites polymorphes douloureuses, maladie du sang qui se traduit d'une manière tangible par l'éosinophilie. Le pemphigus végétant de Neumann devrait d'ailleurs, pour lui, rentrer dans le même groupe morbide, et ne serait qu'une troisième forme clinique de la même maladie fondamentale.

Dans une dernière série de publications (8), après avoir d'abord soutenu ses idées anciennes sur son type morbide qu'il considérait comme formant réellement une affection bien à part, Hallopeau les a abandonnées en partie, et a nettement déclaré que *sa dermatite pustuleuse chronique en foyers à progression*

(1) L. Waelsch, Weitere Mittheilungen über einen Bacterien Befund bei Pemphigus vegetans. *Arch. für Dermat. und Syphil.*, 1900, t. LII, p. 367. — Voir aussi son mémoire, *cod. loc.*, 1899, Bd L, p. 71.

(2) Danlos et Hudelo, Pemphigus végétant. *Société franç. de dermatol. et de syphil.*, nov. 1900.

(3) W. Dubreuilh, Pemphigus végétant. *Festschrift zu Ehren von M. Kaposi*, 1900,

(4) Matzenauer, *Comptes rendus du IVe Congrès internat. de dermatol. et de syphil. de Paris*, 1900, p. 731.

(5) La planche en couleurs annexée à ce chapitre représente la malade de Jacquet : nous remercions notre ami et collaborateur d'avoir bien voulu nous la communiquer.

(6) Hallopeau, Étude comparative sur la dermatite pustuleuse végétante en foyers à progression excentrique et la dermatite herpétiforme de Duhring. Société française de dermat. et de syphil., 14 janvier 1892. — Hallopeau et Monod, Sur un cas de dermatite pustuleuse végétante en foyers à progression excentrique et un cas de dermatite herpétiforme végétante : *Soc. franç. de dermat. et de syphil.*, 11 juillet 1895.

(7) Leredde, Lésions de la peau et du sang dans la Dermatite d'Hallopeau et rapports de cette maladie avec la dermatite herpétiforme de Duhring et le Pemphigus végétant. *Monatshefte für prakt. Dermat.*, 1898, t. XXVII, p. 381.

(8) Hallopeau, Pyodermite végétante, ihre Beziehungen zur Dermatitis herpetiformis und den Pemphigus vegetans. *Arch. für Dermat. und Syph.*, 1898, XLIII, p. 289. — Zweite Mittheilung ueber Pyodermite vegetante. *Arch. f. Dermat. und Syph.*, 1898, t. XLV, p. 323. — Nouvelle étude sur une forme pustuleuse et bulleuse de la maladie de Neumann, dite pemphigus végétant. *Soc. de dermat. et de syphil.*, 10 nov. 1898. — Sur une forme bulleuse, suppurative et cicatricielle de maladie de Neumann (variété morbide nouvelle) considérée antérieurement comme un cas d'iodisme : *Soc. fr. de dermat. et de syph.*, 7 nov. et 5 déc. 1901.

excentrique ou pyodermite végétante est une forme suppurative de la maladie que Neumann a fait connaître sous le nom de Pemphigus végétant (1).

Nous serons donc obligés de dire dans ce chapitre un mot de la forme morbide décrite par Hallopeau.

Symptômes. — *Mode de début.* — Dans la majorité des cas le pemphigus végétant débute par les muqueuses buccales ou génitales. Les malades éprouvent tout d'abord des sensations de gêne dans la gorge, de la difficulté à avaler, parfois même de véritables douleurs dans la bouche et le pharynx. Ces phénomènes subjectifs sont en relation avec la formation de bulles sur la langue, la face interne des joues, la voûte palatine, le voile du palais et le pharynx (2).

Dans un cas de Riegel c'est la muqueuse nasale qui a été la première atteinte.

Parfois la maladie débute par un point quelconque des téguments, par exemple par le creux axillaire, comme dans un cas de Neumann, par des ulcérations au niveau des ongles comme dans un cas d'Herxheimer, par l'abdomen, par les membres inférieurs, comme dans les cas d'Auspitz, etc.

Peu à peu l'éruption s'aggrave et s'étend, les lèvres se prennent, puis des bulles se montrent en d'autres points du corps. L'affection met environ de quelques jours à quelques semaines, parfois même quelques mois, pour arriver à la période d'état.

Période d'état. — La lésion élémentaire du pemphigus végétant est une bulle, parfois tendue et renfermant, du moins dès son apparition, un liquide transparent, parfois plus flasque, aplatie, contenant un liquide trouble, séro-purulent. Ces bulles peuvent tout d'abord évoluer comme des bulles de pemphigus vulgaire et guérir rapidement : puis peu à peu, au lieu de se conduire comme les bulles ordinaires de pemphigus ou de dermatite polymorphe douloureuse, au lieu de se rompre ou de se dessécher et de disparaître en laissant une croûte ou des débris épidermiques, puis une tache plus ou moins pigmentée, la bulle ou la pustulo-bulle du pemphigus végétant laisse après elle une surface à vif, suintante, qui sécrète un liquide séro-purulent horriblement fétide, surtout aux pieds et aux grands plis articulaires. Cette surface excoriée ou mieux exulcérée et qui ne présente aucune tendance à la cicatrisation, végète, se couvre de saillies papillomateuses plus ou moins développées et inégales, lesquelles continuent à suinter, et se recouvrent de croûtes fétides d'un jaune noirâtre, en même temps que de nouveaux éléments bulleux ou pustuleux se développent dans le voisinage (3).

(1) Voir en outre le mémoire récent de Hartzell, A case of Dermatitis vegetans. *Journ. of cut. and gen.-urin. diseases*, oct. 1901, p. 465. — L'auteur y décrit un cas assez analogue à ceux d'Hallopeau, et il a une certaine tendance à le ranger à côté des faits décrits sous le nom de dermatite herpétiforme forme végétante.

(2) Dans le cas de Jacquet, le premier phénomène morbide a été un prurit ano-génital intense : puis survinrent des excoriations et des « cloques » aux mêmes régions.

(3) Voici, d'après Jacquet (*loc. cit.*), l'évolution de ces pustulettes périphériques : « D'abord paraît une vésico-pustule acuminée; le lendemain le cône épidermique a disparu; il reste

D'après Köbner c'est cinq ou six jours après la rupture des bulles que la transformation caractéristique en élevures devient apparente : celles-ci commencent par le centre, se développent rapidement en largeur et en hauteur, forment bientôt des proliférations groupées, confluentes, mamelonnées, semblables à des condylomes larges : elles sont limitées par une aréole excoriée, autour de laquelle se voit d'ordinaire une saillie épidermique serpentine bulleuse, en forme de collerette.

Ces groupes de prolifération s'étendent ainsi d'une manière serpigineuse; en outre, à côté d'eux, se forment des foyers nouveaux plus petits, le tout donnant l'impression d'une infection locale extensive.

Parfois cependant quelques-uns de ces éléments finissent par se cicatriser après une évolution plus ou moins longue. Ils laissent dans ce cas après eux une surface fortement pigmentée. Au début même ces cicatrisations peuvent se faire relativement vite, mais peu à peu elles sont plus tardives; enfin elles ne se produisent plus.

Les régions cutanées qui sont le plus fréquemment atteintes sont les lèvres, surtout vers leurs commissures où les saillies végétantes forment deux sortes de bourrelets de 1 à 3 centimètres de largeur lesquels impriment immédiatement au malade un aspect caractéristique, les régions axillaires, les régions inguinales et les parties génitales, les espaces interdigitaux aux mains et surtout aux pieds, le sillon sous-mentonnier, l'abdomen, la poitrine, parfois le dos, le cuir chevelu, les points de pression tels que l'occiput, les épaules, les hanches, le sacrum, les diverses muqueuses que nous avons déjà signalées, y compris les conjonctives, le vagin et le rectum.

Mais les localisations de beaucoup les plus importantes, pathognomoniques pour ainsi dire, sont les commissures des lèvres, les aisselles, les aines, les plis génitaux cruraux, la partie inférieure de l'abdomen, le pourtour des organes génitaux chez la femme, l'intervalle des orteils, en un mot, comme l'a fort bien fait remarquer Radcliffe Crocker, toutes les régions où les téguments

une sorte de petit cratère, bordé par une collerette épidermique blanchâtre, et au fond duquel se voit le derme rouge vif et comme saignant. Le surlendemain, le derme tuméfié a rempli le cratère épidermique et affleure sa surface ou la déborde. Pendant ce temps, la collerette épidermique s'élargit et l'élément gagne en surface. C'est par ce mécanisme que se constituent les éléments aberrants qui eux-mêmes sont bientôt englobés dans la nappe principale du fait de son extension périphérique. »

PLANCHE XIV. — **Pubis.** — La région a été réduite au 1/5 environ. La partie inférieure de l'abdomen retombait en besace sur le pubis et le recouvrait en partie; le pli abdomin-opubien est visible sur la planche, l'abbomen étant maintenu relevé. La partie supéro-interne des cuisses remontait aussi sur la région pubienne; il était très difficile d'apercevoir la vulve. Toute la région du bas abdomen au coccyx était recouverte d'une nappe continue, bourgeonnante, suintante et exulcérée. En bordure se voyaient les éléments initiaux, sous forme de pustules, perdant leur opercule épidermique, puis bourgeonnantes et bientôt englobées dans la masse principale.

Nuque. — Aire bourgeonnante, plus saillante en périphérie; tendant à la guérison au centre, et cerclée par un ourlet périphérique d'épiderme.

Lèvres. — Surfaces végétantes et exulcérées des lèvres. Bordure épidermique, opaline, festonnée, végétations commissurales velvétiques. (Planche due à l'obligeance de Jacquet auquel nous adressons tous nos plus vifs remerciements.)

Masson et Cie Éditeurs, Paris

Imp^{ie} Firmin Didot et Cie Paris.

sont soumis à la macération et à la chaleur par suite de la pression constante de la peau contre la peau.

C'est en ces points qu'après la rupture rapide des bulles, les proliférations papillomateuses atteignent leur maximum de développement et arrivent parfois à faire des saillies de 5 millimètres à 1 centimètre et même plus au-dessus du niveau normal des téguments. La fétidité des sécrétions y est extrême.

On comprend que ces exulcérations fongueuses, suintantes, associées à des lésions des muqueuses, donnent tout d'abord aux observateurs l'idée d'accidents spécifiques, et c'est très probablement ainsi qu'ont dû être diagnostiqués autrefois les cas de pemphigus végétant.

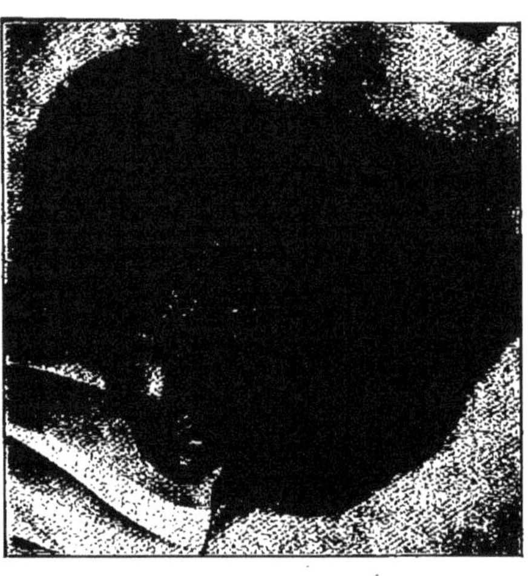

Fig. 192. — Pemphigus végétant : lésions des parties génitales et des plis inguinaux. (Figure empruntée à l'atlas de Kaposi : III. Abtheilung N. Z. Taf. 265.)

Marche. — Durée. — Terminaison. — Il semble que la marche de cette maladie soit constamment et fatalement progressive. Des éléments nouveaux se produisent par poussées successives. Les points d'attaque primitifs s'étalent; il s'en forme de nouveaux. Il survient parfois, mais rarement, des périodes de calme, pendant lesquelles les lésions semblent entrer en régression et même guérir en partie, puis la maladie reprend son cours. Peu à peu l'alimentation devient de plus en plus difficile grâce aux lésions de la bouche et du pharynx. En outre les progrès même de l'affection épuisent le malade qui arrive ainsi, par déchéance générale, par diarrhée incoercible, par insuffisance de nutrition, et par anorexie, à un extrême degré d'émaciation et de cachexie. La mort survient dans le marasme progressif, par auto-infection et épuisement, avec délire et coma terminal, ou bien elle est hâtée par une complication quelconque, diarrhée profuse, pneumonie. Cette terminaison fatale se fait en quelques semaines, quelques mois, plus rarement quelques années : la durée moyenne de l'affection est, d'après Köbner, de trois à sept mois.

Il est fréquent de voir les lésions cutanées rétrocéder et tendre à s'évanouir, dès que les accidents graves ultimes font leur apparition.

Il semble cependant qu'il y ait des cas de cette affection où le pronostic soit moins sombre. On en a publié un dans lequel on a vu survenir une quasi guérison qui a persisté pendant quelques années, puis la mort s'est produite pendant une récidive. Dans le cas de Jacquet il y eut une phase de quasi guérison trois mois et demi après le début, mais la mort est survenue après récidive.

Il y a des maladies bulleuses avec végétations qui durent pendant plusieurs années sans que les sujets arrivent au marasme : il y en a même qui aboutissent à la guérison. Ces faits doivent-ils être rangés dans le Pemphigus végétant vrai? doivent-ils être considérés comme constituant d'autres entités morbides? Telle est la question, fort difficile à résoudre, qui se pose à l'heure actuelle. Nous allons en parler un peu plus loin en traitant : 1° de la maladie d'Hallopeau, 2° du diagnostic du Pemphigus végétant.

Formes anormales et phénomènes insolites. — Dans sa très intéressante monographie, Radcliffe Crocker fait remarquer que dans quelques cas l'éruption commence par les téguments externes au lieu de débuter par les muqueuses buccales et pharyngées.

Assez fréquemment on observe de l'onyxis suppurative des ongles des doigts et des orteils; elle peut les envahir en totalité ou en partie : dans un de nos cas tout le pourtour des ongles était papillomateux, fongueux et suintant aux mains et aux pieds.

Hallopeau a vu les végétations donner lieu en rétrocédant à la formation de cicatrices indélébiles. Dans ce fait remarquable, l'éruption était constituée « en premier lieu par un soulèvement bulleux : ce soulèvement s'étendait excentriquement sous forme d'un bourrelet saillant; le tissu mis à nu devenait le siège d'innombrables foyers de suppuration, les uns en petites nappes planes comparables à celles de l'impétigo herpétiforme, les autres, beaucoup plus nombreux, sous forme de gouttelettes qui venaient sourdre comme d'un crible et laissaient après évacuation du pus, qui était crémeux et jaunâtre, une dépression cratériforme.... Il y avait trois zones : une périphérique, caractérisée par le soulèvement bulleux et les foyers de suppuration; une intermédiaire, offrant l'aspect d'une membrane de bourgeons charnus; une centrale, cicatricielle et végétante. »

Hutchinson et Neumann ont noté du ptyalisme : il est vrai que dans un de ces cas on avait donné du mercure. Dans un fait d'Herxheimer, il existait un tremblement plus ou moins caractérisé des muscles à l'état de repos; il s'exagérait dès que le malade voulait faire un effort musculaire.

Neumann a observé des convulsions cloniques, de l'exagération des réflexes, avant que la mort ne survienne dans le coma.

La malade de Jacquet avait de l'hypoazoturie. Pini a noté une diminution marquée de l'excrétion de l'acide urique, et il a trouvé dans l'urine des substances toxiques qui provoquaient chez les animaux de l'hypothermie, de l'anémie, du myosis, et même la mort.

La fièvre est rare, cependant elle a existé par périodes dans un cas qui nous est personnel.

Phénomènes subjectifs. — Les malades souffrent de douleurs des plus pénibles aux régions atteintes, en particulier à la bouche et au pharynx; la mastication et même la déglutition deviennent des plus difficiles. Il peut y avoir aussi, d'après Köbner et Jacquet, un prurit plus ou moins violent survenant par crises.

Anatomie pathologique. — L'anatomie pathologique du Pemphigus végétant a été faite par de nombreux auteurs, parmi lesquels il convient de citer Neumann, Radcliffe Crocker, Marianelli, C. Müller, Köbner, Leredde, Gastou [1].

La bulle du pemphigus végétant ne semble rien présenter de spécial. D'après Luithlen il y aurait soulèvement complet du corps de Malpighi par clivage, et dénudation du corps papillaire. La bulle serait donc formée par le détachement total du rete de la couche basilaire de l'épiderme; il ne resterait adhérent au derme que quelques prolongements interpapillaires.

Quant aux végétations, elles ont été très soigneusement étudiées. Elles sont revêtues d'un stratum corné et granuleux intact : le corps muqueux de Malpighi y est très augmenté de volume, surtout au niveau des prolongements interpapillaires; il peut y atteindre jusqu'à 5 ou 6 fois ses dimensions normales. Les cellules épineuses y sont nettement en voie de prolifération et de division. Il renferme à diverses hauteurs, mais surtout vers la couche cornée des nids isolés de cellules rondes, arrondies ou ovalaires, parmi lesquelles, d'après Gastou, se voient des éosinophiles; ces amas cellulaires donnent l'impression de petits abcès intra-épidermiques; ils sont entourés de cellules épineuses en voie de dégénérescence. Unna les décrit sous le nom d'abcès secs, et les distingue des larges dilatations séreuses qui se forment dans l'épithélium par communication avec les lymphatiques dilatés du corps papillaire. Ce sont ces petites collections qui, en s'ouvrant à la surface, donnent naissance aux points humides que l'on aperçoit au niveau des plaques végétantes.

Au-dessous d'eux, en allant vers le corps papillaire, se voient des traînées étroites de cellules migratrices.

Herxheimer a noté dans l'épiderme la présence des cellules de Langerhans.

Les papilles dermiques sont énormément hypertrophiées, parfois renflées vers le haut, très longues, souvent filiformes, déformées de manières fort variables, soit à leur base qui est mince ou large, soit en leur milieu, soit à leur sommet, de telle sorte qu'elles offrent les aspects les plus divers. Elles sont constituées par un tissu fibreux très délicat, œdématié, dans lequel se voient fort nettement de nombreuses cellules fixes du tissu conjonctif, et, d'après Gastou, des cellules éosinophiles qui, dans la région papillaire, forment même de véritables amas.

Tous les vaisseaux sanguins et lymphatiques du corps papillaire sont très dilatés. A la partie inférieure du derme et dans le tissu sous-cutané se trouvent quelques artères et quelques veines rétrécies par prolifération de leur membrane interne, c'est-à-dire par artérite ou phlébite oblitérante.

(1) Gastou, *Ann. franç. de dermat. et de syphil.*, 1900, p. 1160. — Voir en outre l'*Histopathologie* de Unna, chap. *Erythema bullosum vegetans.*

Les couches supérieures du derme sont d'ailleurs infiltrées de cellules rondes.

Les glandes sudoripares sont légèrement atteintes : leur épithélium est tuméfié, œdématié, irrégulièrement proliféré par place ; leurs conduits excréteurs sont çà et là dilatés, leur cuticule est tuméfiée (1).

Les glandes sébacées sont également un peu altérées : elles sont entourées d'une infiltration assez marquée de cellules embryonnaires.

Ehrmann et Török ont trouvé des lésions dans la moelle épinière, Marianelli dans le ganglion cervical supérieur du grand sympathique. Westberg (2) a signalé vers la moelle cervicale une coloration plus claire des cordons de Goll et de la zone des racines postérieures ; en outre les cordons antérieurs étaient un peu plus pâles qu'à l'état normal. Dans la moelle dorsale supérieure, sur toute la coupe, on voyait une teinte claire anormale. Cette modification de coloration tenait à une diminution considérable des fibres et à une augmentation correspondante de la névroglie ; il y avait surtout une atrophie marquée des racines antérieures de la moelle lombaire.

On a signalé aussi de nombreuses lésions viscérales, pneumonie, congestion pulmonaire, dégénérescence graisseuse des reins et du foie, etc.

Neumann (3) a pratiqué l'examen du sang ; dans un cas, il a trouvé : hémoglobine, 85 pour 100 ; corpuscules rouges du sang, 4 100 000 ; corpuscules blancs 16 000 ; éosinophilie marquée ; cellules éosinophiles nombreuses dans les bulles. Leredde et Dubreuilh ont, eux aussi, noté la présence dans le sang de nombreuses cellules éosinophiles.

Dans deux cas de Pemphigus végétant L. Waelsch (4) a constaté la présence, dans les bulles et dans le sang, d'un bacille pseudo-diphtérique qu'on ne peut encore regarder comme étant l'agent pathogène de l'affection. Marianelli n'a pu cultiver chez son malade que du staphylocoque doré. Il en a été de même pour Strélitz (5). Pfeiffer a inutilement cultivé le liquide du péricarde, le sang, etc., d'un malade de Köbner. Herxheimer n'a jamais pu découvrir de microorganisme pathogène par aucun des procédés de coloration connus.

Étiologie. Pathogénie. — Rien de plus obscur que l'étiologie du Pemphigus végétant.

Les deux sexes semblent être atteints dans des proportions à peu près égales. Radcliffe Crocker relève dans sa statistique 7 hommes et 7 femmes, Neumann 7 femmes et 2 hommes seulement. C'est une maladie de l'âge

(1) Voir pour toute cette histologie, KÖBNER, *loc. cit.*

(2) WESTBERG, *Ve Congrès allemand de dermatologie*, Graz, 1895.

(3) NEUMANN, Pemphigus végétant. *Société viennoise de dermatologie*, 25 octobre 1895.

(4) L. WAELSCH, Ueber einen Bacterienbefund bei Pemphigus vegetans nebst Bemerkungen zur Differentialdiagnose zwischen Diphtherie und Pseudodiphtheriebacillen. *Arch. f. Dermat. und Syphil.*, 1899, t. L, p. 71, et 1900, t. LII, p. 367.

(5) Cité par KÖBNER, *loc. cit.*

adulte; elle est possible, mais rare après soixante ans. Riehl en a fait connaître un cas chez une jeune fille de treize ans, et Matzenauer, un autre chez une jeune fille de douze ans.

Dans le cas d'Haslund, l'affection débuta quelques jours après l'introduction d'un éclat de bois sous l'ongle d'un doigt. Dans un cas qui nous est personnel le début sembla se faire par une stomatite aphteuse provoquée par du lait provenant de vaches atteintes de fièvre aphteuse.

Jacquet a noté de l'éthylisme chez sa malade. Köbner croit que l'on doit incriminer une intoxication générale analogue à celle que provoque par exemple l'iodure de potassium, quand il donne lieu à de l'iodisme bulleux végétant. Westberg admet lui aussi qu'il s'agit d'une toxine qui détermine l'apparition de bulles, une dégénérescence parenchymateuse des organes, enfin l'atrophie de la moelle. Unna en fait une dermatose locale, infectieuse, auto-inoculable, à laquelle, comme nous l'avons dit dans l'historique, il donne le nom d'*Erythema bulloscum vegetans*.

En réalité on ne sait rien de précis sur l'origine du Pemphigus végétant.

Nature de la maladie (1). — Elle est totalement inconnue, et l'on n'a pu jusqu'ici que formuler des hypothèses. Certains auteurs nient qu'il existe une entité morbide définie digne du nom de Pemphigus végétant; pour eux la végétation dans les éruptions bulleuses, n'est qu'un mode de réaction de la peau sous l'influence d'une cause occasionnelle ou d'une prédisposition spéciale. D'autres, au contraire, en font une entité morbide bien définie, une maladie spécifique dont il faut trouver l'agent pathogène.

Il est certain qu'il se produit parfois, dans des maladies bulleuses assez bien définies, des végétations qui semblent dépendre uniquement de causes occasionnelles ou de prédispositions: tel est l'iodisme bulleux végétant; telles sont probablement aussi les complications végétantes qui se voient dans quelques cas rares de dermatite herpétiforme. Mais l'affection que nous venons de décrire ne présente-t-elle pas les allures d'une maladie bien définie? Et n'y a-t-il pas, à côté des végétations sans grande signification qui compliquent certaines affections bulleuses, une maladie spéciale et spécifique vraiment digne du nom de Pemphigus végétant? C'est ce que nous serions tenté de croire (2).

Diagnostic. — Il y a trois affections qui offrent de frappantes ressem-

(1) Voir la discussion du 8 novembre 1900 à la Soc. franç. de dermat. et de syphil., et les Communications de Leredde, Gastou, Brocq, Hallopeau, Jacquet, etc.

(2) Tommasoli pense qu'il faut distinguer deux ordres de faits dans ce que les divers auteurs ont décrit sous le nom de Pemphigus végétant de Neumann : 1° des cas de pemphigus bulleux chronique accidentellement compliqués de végétations, qu'il propose d'appeler *Pemphigus chronique fongueux*; 2° des cas où l'éruption bulleuse n'est qu'esquissée et reste au second plan, les bulles n'étant que le mode de début d'une lésion plus grave qui se dessine sous les bulles elles-mêmes. Cette forme qui répond au type de Neumann, il l'appelle *condylomatose pemphigoïde maligne*.

Pour Dubreuilh, le Pemphigus végétant de Neumann est une maladie très voisine du pemphigus bulleux chronique, appartenant à la même famille, mais constituant cependant un type bien distinct.

blances avec le Pemphigus végétant, et dont il est fort important de le différencier : ce sont les syphilides végétantes, les accidents bulleux et végétants de l'iodisme, les formes végétantes des dermatites polymorphes douloureuses.

1° *Syphilides végétantes.* — Voici, d'après Köbner, comment on peut les distinguer : *a*, la rapidité du développement des proliférations papillomateuses dans le Pemphigus végétant est parfois extraordinaire; c'est même dans quelques cas une cause d'erreur s'il ne se reproduit pas de nouvelles bulles pendant un certain temps; les accidents des muqueuses sont plutôt un autre élément d'erreur, car ils appellent invinciblement l'idée d'une syphilis : il faudra donc, dans les cas un peu douteux, rechercher avec le plus grand soin s'il existe des soulèvements bulleux; *b*, dans le Pemphigus végétant il peut y avoir du prurit intense ou des sensations lancinantes qui font défaut dans la syphilis; *c*, la périphérie des proliférations papillomateuses est entourée de petites bulles intactes ou à moitié ouvertes, ou d'une collerette épidermique onduleuse qui est un vestige de cette couronne de soulèvements bulleux; *d*, l'épiderme peut manquer partiellement sur les proliférations du Pemphigus végétant, où l'on peut voir de petits points blancs [1], des excoriations et des nécroses superficielles; *e*, dans le Pemphigus végétant la marche de l'affection est éminemment chronique, rebelle, extensive, tandis que de simples soins de propreté et des pansements secs suffisent pour améliorer les condylomes syphilitiques; *f*, le mercure et l'iodure aggravent singulièrement les accidents buccaux et cutanés dans le Pemphigus végétant.

2° Dans l'*iodisme bulleux et végétant*, les lésions éruptives sont disséminées çà et là sans ordre aucun sur les téguments; elles ne sont pas systématisées comme celles du Pemphigus végétant; il faut toujours penser, en présence de bulles végétantes, à la possibilité de l'iodisme, et rechercher si l'iodure de potassium n'a pas été administré.

3° *Les formes végétantes des dermatites polymorphes douloureuses* semblent au premier abord difficiles à distinguer du Pemphigus végétant de Neumann; cependant nous pensons, après avoir vu des exemples de ces deux dermatoses, que la confusion n'est guère possible, à moins que l'on n'admette que dans le Pemphigus végétant, il y ait des formes prolongées, bénignes, à éruption polymorphe. En effet, dans les formes végétantes des dermatites polymorphes douloureuses, on observe : 1° une éruption polymorphe d'aspect, érythémateuse, souvent figurée, vésiculeuse, bulleuse; 2° des phénomènes douloureux et surtout prurigineux de la plus grande intensité; 3° une longue évolution par poussées successives, une persistance du mal pendant plusieurs années; 4° une conservation notable du bon état général pendant toute cette période; 5° enfin les végétations se produisent d'ordinaire aux pieds, aux orteils, parfois aux aines, au scrotum, ou aux aisselles, bien rarement aux commis-

[1] Ce symptôme n'est guère caractéristique, car il s'observe fréquemment sur les syphilides papulo-hypertrophiques.

sures des lèvres, bien que les muqueuses buccales soient fréquemment intéressées.

Rappelons que Leredde soutient que, dans le Pemphigus de Neumann, on observe de l'éosinophilie tout aussi bien que dans la maladie de Duhring, et que, pour lui, dermatites polymorphes douloureuses, dermatites pustuleuses d'Hallopeau et Pemphigus végétant, ne sont que des formes morbides diverses d'une seule et même maladie fondamentale, dont la caractéristique anatomique serait l'éosinophilie.

Nous ne pouvons dire si cette conception est exacte; mais nous devons faire remarquer que, si l'on rattache les formes végétantes des dermatites polymorphes douloureuses au Pemphigus végétant, il faut en faire une variété polymorphe, bénigne, prolongée.

Depuis longtemps, en Allemagne, on discute sur la place que doit occuper le Pemphigus végétant en nosographie : Kaposi le rattache complètement au pemphigus vulgaire, dont il ne serait qu'une variété; Neumann, Köbner et Neisser en font une maladie vraiment spéciale (¹).

Le diagnostic du Pemphigus végétant au début, lorsqu'il est localisé aux muqueuses, en particulier à la muqueuse buccale, est des plus difficiles. Il peut être confondu avec la *stomatite ulcéro-membraneuse*, dont il diffère par la plus grande superficialité des lésions ; avec la *stomatite aphteuse simple*, avec l'*Hydroa vésiculeux*, avec les *dermatites polymorphes douloureuses*. Dès que la muqueuse buccale prolifère dans ces cas, l'attention du médecin doit être éveillée.

Pronostic. — Le tableau primitif du Pemphigus végétant, tel que l'avait tracé Neumann, était éminemment sombre : la mort était la terminaison constante de cette maladie.

Il est probable que cet auteur a observé, depuis lors, des cas de Pemphigus avec végétations qui ont eu une terminaison heureuse, car le 15 mai 1898, à la Société des médecins de Vienne, à propos d'une communication de Mracek sur un cas de Pemphigus végétant observé chez une femme de soixante-huit ans, depuis plusieurs années, avec périodes d'accalmie et de poussées successives et conservation d'un bon état général, il a déclaré que son opinion première s'est modifiée au point de vue du pronostic de cette affection : si les végétations se dessèchent et s'épidermisent, le pronostic, quant à la vie, devient meilleur, en ce sens que ces cas n'entraînent pas la mort dans l'espace de quelques mois, mais guérissent en un laps de temps plus ou moins long.

Il y aurait donc une forme grave fatale, et une forme bénigne de Pemphigus végétant; reste à savoir si ces dernières ne sont pas des dermatites polymorphes douloureuses végétantes.

(¹) Voir la discussion de la séance du 4 décembre 1895 de la Soc. de dermat. de Vienne. — Mracek, Neumann, Kaposi, Kohn, etc.... (Voir pour tous ces points le dernier travail de DUBREUILH, *loc. cit.*).

[L. BROCQ.]

Traitement. — Jusqu'ici toutes les médications possibles ont échoué dans les formes graves, c'est-à-dire typiques du Pemphigus végétant.

Radcliffe Crocker, d'après Hutchinson, préconise l'opium à hautes doses comme médicament interne; cependant cette substance a échoué dans le cas qu'il a observé. Il en a été de même pour la strychnine, que Neisser a conseillée en injections hypodermiques. Il en a été de même pour l'arsenic, que de nombreux auteurs ont essayé par la bouche ou en injections sous-cutanées. Nous ne savons si l'on a déjà expérimenté le cacodylate de soude.

Il est évidemment indiqué de tâcher de soutenir le malade par toute espèce de toniques (1) et par une alimentation appropriée sous forme liquide ou en consistance pâteuse, qui puisse être absorbée sans difficulté.

Au point de vue local, Köbner recommande de faire des raclages énergiques et d'aussi bonne heure que possible de toutes les surfaces papillomateuses. Il emploie, pour cela, la curette tranchante, puis il cautérise les surfaces ainsi mises à vif avec le thermocautère (2).

Ultérieurement, s'il se produit de nouveaux éléments à la périphérie des points touchés, il les cautérise avec de la teinture d'iode aussi fréquemment qu'il le juge utile. Il croit que le trichlorure d'iode en solution à 1 pour 1000 est le topique qui lui a donné les meilleurs résultats.

L'alumnol, comme poudre, lui a paru tout à fait inefficace; il préfère le dermatol ou toute autre poudre inerte moins chère.

Neumann et Radcliffe Crocker ont employé, avec un certain succès, des bains prolongés pour nettoyer les malades et les soulager. Ils recommandent aussi de fréquents lavages de la bouche avec des solutions de chlorate de potasse, et des pulvérisations avec des solutions faibles de permanganate de potasse (3).

(1) Voir *Traitement du Pemphigus chronique.*

(2) Dubreuilh proteste contre cette pratique un peu brutale : il croit que l'on peut obtenir la disparition des végétations à moins de frais en les couvrant de poudre de sabine et d'acide salicylique.

(3) *Maladie* d'Hallopeau. — Nous avons vu dans l'historique qu'Hallopeau avait décrit, en 1889, comme étant une forme morbide spéciale, une affection à laquelle il avait donné le nom de *dermatite pustuleuse chronique en foyers à progression excentrique*, puis de *pyodermite végétante* : en 1898, il l'a réunie au Pemphigus végétant de Neumann dont il la considère comme constituant une forme suppurative.

Il la rapproche de notre dermatite herpétiforme végétante. Nous ne reviendrons pas sur ce point à propos duquel nous avons déjà donné quelques explications au chapitre du diagnostic. Nous ne pouvons entrer dans d'amples détails sur la forme décrite par Hallopeau : les limites de cet ouvrage ont leurs exigences. Nous renvoyons donc nos lecteurs aux mémoires originaux dont nous avons donné plus haut l'exacte nomenclature. Nous nous contenterons ici de transcrire les conclusions d'un des mémoires d'Hallopeau, certains ainsi de ne pas dénaturer sa pensée.

« 1° Ce type morbide.... est une forme suppurative de la maladie que Neumann a fait connaître sous le nom désormais impropre de Pemphigus végétant.

« 2° Cette maladie peut se présenter sous une forme bulleuse, sous une forme pustuleuse et sous une forme mixte, à la fois bulleuse et pustuleuse.

« 3° L'existence de la forme exclusivement pustuleuse ne permet pas de conserver à cette maladie le nom de Pemphigus végétant : nous avons proposé de l'appeler Maladie

IV

PEMPHIGUS FOLIACÉ

Historique. — Comme beaucoup d'autres questions dermatologiques, le Pemphigus foliacé réclame encore un grand travail de critique qui passe soigneusement au crible les cas publiés sous ce nom, et les catégorise. A l'heure actuelle on ne peut faire avec quelque précision l'histoire d'un type clinique bien net digne de ce nom.

Créé par Cazenave (¹), le mot *Pemphigus foliacé* était destiné à désigner des dermatoses primitivement bulleuses, mais à bulles mal formées et aplaties, ayant de la tendance à dégénérer en érythrodermies généralisées exfoliantes, plus ou moins lamelleuses, un peu humides, avec çà et là vestiges de bulles avortées. Ce terme eut la bonne fortune d'être accepté par presque tous les auteurs : F. Hebra, Kaposi, Neumann et toute l'école allemande, E. Wilson, Tilbury Fox (²), Radcliffe Crocker et toute l'école anglaise adoptèrent la conception de Cazenave. Bazin rangea ces faits dans ses herpétides malignes exfoliatrices consécutives aux pemphigus. Hardy étendit singulièrement le sens du mot Pemphigus foliacé et en fit presque le synonyme de pityriasis rubra ou d'érythrodermies exfoliantes. Nous réagîmes vigoureusement contre

de Neumann jusqu'au jour où l'on connaîtra l'agent infectieux, microbe ou toxine, qui en est la cause prochaine.

« 4° Cette maladie est souvent d'un pronostic relativement bénin : ses manifestations disparaissent sous l'influence d'un traitement approprié, malheureusement ses localisations fréquentes au pourtour des orifices, ainsi que dans la cavité buccale rendent souvent incomplet son traitement antiseptique.

« 5° Elle diffère de la dermatite herpétiforme par sa progression par auto-inoculation, par le caractère végétant de ses bulles, par son asymétrie fréquente, par le volume considérable que peuvent prendre ses végétations, par l'inconstance des sensations douloureuses, par la persistance pendant des mois et des années, au pourtour des orifices ou dans la cavité buccale, de lésions végétantes suppuratives sous l'influence locale d'irritations incessamment renouvelées.

« 6° L'éosinophilie est un phénomène commun à un trop grand nombre d'états morbides pour que l'on puisse lui attribuer une valeur dans la classification nosologique.

« 7° Cette maladie diffère de l'impétigo herpétiforme par la profondeur des suppurations, par l'absence de soulèvements épidermiques en nappes curvilignes, par l'absence de réaction fébrile, et par son pronostic beaucoup moins grave; elle ne mérite pas, comme cette maladie, le nom d'*infection purulente tégumentaire maligne*.

« 8° Un érysipèle intercurrent augmente passagèrement l'acuité des lésions dans les parties qu'il envahit; ce fait contraste avec l'action bienfaisante et parfois curative de cette même complication dans le lupus.

« 9° Le type morbide que nous avons décrit n'est pas une maladie, mais seulement une forme morbide nouvelle : celle-ci est néanmoins nettement différenciée : c'est la forme pustuleuse de la maladie de Neumann dite à tort Pemphigus végétant. » (HALLOPEAU, loc. cit. *Soc. franç. de dermat. et de syphil.*, 10 nov. 1898.)

(¹) CAZENAVE, *Gazette des hôp.*, oct. 1850, et *Leçons sur les maladies de la peau*, Paris, 1856, p. 62, avec atlas.

(²) TILBURY FOX, Clinical Lecture on pemphigus foliaceus delivered at University College Hospital. *Medical Times and Gazette*, 4 nov. 1876, p. 510.

cette généralisation abusive dans nos travaux de 1882 sur la dermatite exfoliative généralisée, et de 1884 sur le pityriasis rubra.

Depuis cette époque les publications sur le Pemphigus foliacé ont été des plus nombreuses. Parmi les plus importantes citons :

La communication de Quinquaud sur un Pemphigus foliacé avec papillomatose généralisée (1), celles d'E. Besnier (2), de H. Hallopeau et H. Fournier (3), de Brocq (4), de Hallopeau et Jousset (5), de Nikolsky (6), de Hallopeau et Constensoux (7); le mémoire de Petrini de Galatz (8) sur l'anatomie pathologique de cette affection, les thèses de Rivet (9) et de Lansac (10), mais surtout la thèse de Nikolski (11) où l'on trouvera l'analyse et la discussion de 17 cas publiés par différents auteurs et la description détaillée de 5 cas inédits observés à la clinique de Stoukowenkoff, de Kiew.

Citons encore parmi les documents à consulter sur ce point, le mémoire récent de Leredde (12), les travaux de Sherwell (13), d'Hardaway (14), de Graham (15) de Pasquale Ferraro (16), de Morrow, de Meyer, de Lassime, d'Artignolles, de W. L. Munro et G. T. Swarts (17), de Hermann G. Klotz (18), de Spiegler, de

(1) Ch. E. Quinquaud, *Soc. franç. de dermat. et de syphil.*, 28 janv. 1892.

(2) E. Besnier, Observations pour servir à l'histoire du Pemphigus foliacé; dermatite bulleuse et exfoliante mixte primitive. *Soc. franç. de dermat. et de syphil.*, 11 fév. 1892.

(3) H. Hallopeau et H. Fournier, Sur trois cas de pemphigus foliacé étudiés dans leurs rapports avec la dermatite herpétiforme. *Société française de dermatol. et de syphil.*, nov. 1892.

(4) L. Brocq, Des rapports qui existent entre la dermatite herpétiforme et les affections dites, à l'heure actuelle, Pemphigus foliacé. *Société française de dermatol. et de syphil.*, 8 déc. 1892.

(5) Hallopeau et Jousset, Sur un nouveau cas de Pemphigus foliacé consécutif à une dermatite herpétiforme. *Soc. franç. de dermat. et de syphil.*, 12 mars 1896.

(6) Nikolsky, Trois nouveaux cas de Pemphigus foliacé étudiés au point de vue de la symptomatologie. *Soc. franç. de dermat. et de syphil.*, 10 nov. 1898, p. 401. — *Bull. de la Soc. franç. de dermat. et de syphil.*, 1898, p. 401; Communication faite sous le nom de Lindstroem.

(7) H. Hallopeau et Constensoux, Sur un cas de Pemphigus foliacé avec ostéomalacie. *Soc. franç. de dermat. et de syphil.*, 10 nov. 1898. — Hallopeau, *Soc. franc. de dermat*, 4 juillet 1901.

(8) Petrini (de Galatz), Du pemphigus foliacé. Étude histologique des lésions trouvées dans trois cas semblables. IIe Congrès de dermat. et de syphil. à Vienne, du 5 au 10 septembre 1892.

(9) J. Rivet, *Étude sur le Pemphigus foliacé*. Thèse de Paris, 7 avril 1897.

(10) L. Lansac, *Du Pemphigus foliacé mixte primitif*. Toulouse, 1898.

(11) Nikolski, *Le Pemphigus foliacé de Cazenave*. Kiew, 1896.

(12) Leredde, Étude sur le Pemphigus foliacé de Cazenave. *Ann. de dermat. et de syphil.*, 1899, 3e série, t. X, p. 595.

(13) Sherwell, *Arch. of Dermat.*, janv. 1877, p. 97.

(14) Hardaway, *Journal of cut. and gen.-urin. diseases*, 1890, p. 22.

(15) Graham, *Canadian Journal of med. sciences*, juin 1897.

(16) Pasquale Ferraro, Altérations histologiques du système nerveux dans le Pemphigus foliacé. *Il Morgagni*, août et mai 1886, et *Giornale intern. delle science mediche*, 1881.

(17) Pemphigus foliaceus malignus. *Journal of cut. and gen.-urin. diseases*, septembre 1891, p. 332.

(18) Pemphigus foliacé se terminant par la mort en huit mois. *American Journal of the med. sciences*, déc. 1891, p. 620.

E. Regenesburger [1], de Mracek, de J.-B. Hellier [2], de J. W. Hastings [3], de Savine [4], de Nasarow [5], enfin les nombreuses présentations de malades atteints de cette affection faites par Kaposi et Neumann à la Société viennoise de dermatologie.

Vue d'ensemble de la question. — Le mot de *Pemphigus foliacé* a été créé pour des dermatoses caractérisées primitivement au point de vue objectif par des bulles, mais dans lesquelles les bulles se forment mal, sont flasques, aplaties, se vident vite, en laissant de la rougeur du derme et de la desquamation lamelleuse. Or, ce groupe morbide ainsi compris renferme de nombreuses variétés éruptives. En voici les principales :

A. D'emblée, dès le début, les bulles sont flaccides, mal tendues ; ou si les premières poussées bulleuses sont nettement formées, elles perdent ce caractère en quelques jours pour prendre l'aspect flaccide. A ce premier type se rattachent les sous-variétés suivantes :

a. Ces bulles flaccides sont pendant longtemps visibles, reconnaissables, et dans ce cas :

α. Elles sont isolées les unes des autres, discrètes, collées sur la peau saine comme des pains à cacheter, puis elles desquament en laissant des taches brunes, et l'affection évolue ainsi par poussées successives : presque toujours dans ce cas elle finit par aboutir au bout d'un laps de temps variable à la forme suivante :

β. Les bulles sont nombreuses, de plus en plus rapprochées les unes des autres, elles finissent par être confluentes, par se former sur des points déjà atteints et non encore complètement guéris, et dès lors les téguments envahis dans leur totalité prennent un aspect tout spécial : ils sont rouges, d'une rougeur plus ou moins vive selon les cas et selon les régions, analogue à celle des érythrodermies généralisées ; sur cette rougeur se voient des squames irrégulières, plus ou moins considérables, en partie flottantes, adhérentes parfois par leur centre, plus souvent par un de leurs bords, jaunâtres et un peu humides pour la plupart, rarement sèches, lamelleuses et nacrées ; par places l'épiderme est nettement soulevé par un peu de sérosité et glisse sous le doigt : ce sont des bulles nouvelles en apparition.

Le malade exhale presque toujours une odeur fétide.

Le derme peut proliférer et prendre un aspect papillomateux plus ou moins prononcé.

b. Les bulles flaccides ne sont reconnaissables que pendant un laps de temps assez court : elles se produisent avec une grande abondance, envahis-

(1) Report of a case of Pemphigus foliaceus. *Journal of cut. and gen.-urin. diseases*, fév. 1893, p. 70.

(2) A case of Pemphigus foliaceus in a new-born. *British Journal of derm.*, janv. 1893, p. 18.

(3) Report of a case of Pemphigus foliaceus. *The Boston med. and surg. Journal*, 5 mars 1896, p. 229.

(4) Cas de Pemphigus foliacé de Cazenave. *Journal de méd. milit. russe*, juillet 1897.

(5) Nasarow, Ein Fall von Pemphigus foliaceus Cazenave. *Dermat. Zeitschrift*, 1899, t. VI, p. 719.

sent tout le corps, et rapidement la dermatose prend l'aspect d'une dermatite exfoliative généralisée ou mieux d'une érythrodermie exfoliante généralisée. Les téguments dans leur totalité sont d'un rouge vif, et sur ce fond rouge se forment des squames abondantes, nacrées, plus ou moins volumineuses, n'atteignant pas cependant, dans la majorité des cas, les énormes dimensions qu'elles peuvent avoir dans les dermatites exfoliatives généralisées vraies.

Ce type, qui est celui de la communication que Quinquaud a faite en 1892, à la Société de dermatologie, peut se compliquer ou non de papillomatose. Il a d'étroites relations avec les grandes érythrodermies.

Tout comme le précédent, il nous paraît constituer une forme morbide à part.

B. Les bulles sont tout d'abord analogues à celles des Pemphigus ordinaires, c'est-à-dire qu'elles sont transparentes, bien tendues. Ce groupe renferme plusieurs sous-variétés :

a. Les bulles sont bien tendues, transparentes : elles apparaissent d'emblée sur la peau saine : la maladie offre pendant assez longtemps tous les caractères que nous avons décrits au Pemphigus chronique vrai forme maligne, puis peu à peu les bulles perdent leur caractère primitif : elles deviennent flasques, se forment de plus en plus mal, et l'affection prend l'aspect de la variété Aβ. C'est ce que Bazin a décrit sous le nom d'herpétide maligne exfoliatrice consécutive au Pemphigus.

b. Les bulles sont bien tendues, transparentes ; l'affection offre pendant assez longtemps tous les caractères des dermatites polymorphes douloureuses ; puis peu à peu elle prend l'aspect de la variété Aβ. Ce sont des faits dignes du nom d'herpétide maligne exfoliative consécutive aux dermatites polymorphes douloureuses, quelle que soit d'ailleurs la théorie que l'on adopte à leur égard, qu'on en fasse des modifications objectives du type morbide primitif, qu'on en fasse un Pemphigus foliacé vrai surajouté à la dermatose première.

D'ailleurs, au point de vue de la conception même du Pemphigus foliacé vrai d'emblée, les mêmes hypothèses peuvent être formulées ; on peut en faire une forme morbide spéciale présentant cette évolution particulière, on peut en faire une érythrodermie exfoliante généralisée venant compliquer un Pemphigus et en modifier totalement la physionomie.

Cette rapide esquisse montre toute la complexité de la question du Pemphigus foliacé, mais elle est loin de l'épuiser.

On voit donc qu'il faut tout d'abord distinguer des cas primitifs dans lesquels les bulles ont d'emblée des caractères spéciaux ; des cas secondaires dans lesquels les symptômes pathognomoniques du Pemphigus foliacé ne semblent s'installer que secondairement dans le cours d'une dermatose ayant, du moins en apparence, une autre physionomie.

C'est ce que nous nous étions efforcés de mettre en relief, dès 1892, dans notre communication à la Société française de dermatologie [1].

[1] Nous citons textuellement pour que l'on puisse bien se rendre compte de l'état de la question :

Qu'est-ce que le Pemphigus foliacé? Nous avons été fort embarrassés pour répondre.

Symptômes. — Les longs préambules qui précèdent étaient nécessaires pour que le lecteur ne s'égarât pas dans l'étude des symptômes forcément un

Nous consultons les auteurs classiques : c'est le chaos le plus complet. Cette année même — 1892 — trois communications sur le Pemphigus foliacé ont été faites à cette Société.

Dans la première — 28 janvier — notre excellent maître, M. le Dr Quinquaud, désigne sous ce nom une dermatose chronique qui a débuté par une phase bulleuse éphémère, suivie d'une longue période d'exfoliation, puis d'une papillomatose généralisée avec rougeur généralisée, desquamation fine de l'épiderme, conservation du bon état général, démangeaisons assez modérées.

Dans la deuxième — 11 février — notre excellent maître, M le Dr E. Besnier, donne comme grands caractères du Pemphigus foliacé « son caractère mixte primitif, la longue conservation d'un bon état général, la faible intensité relative des phénomènes douloureux et prurigineux, la fréquence avec laquelle, dans les phases avancées, la dermatite revêt un aspect nouveau, la kératopapillomatose, etc., enfin sa résistance à tous les agents de la thérapeutique interne ou externe ».

Dans la troisième enfin — 10 novembre — MM. Hallopeau et H. Fournier disent que « l'intensité des sensations douloureuses ou prurigineuses peut être invoquée plutôt en faveur du diagnostic de Pemphigus foliacé que contre lui », qu'il se distingue de la dermatite herpétiforme par les troubles graves qu'il entraîne dans la nutrition générale, troubles qui se terminent presque constamment par la mort.

Tout cela ne cadre guère ensemble, et cependant nous avons tenu à ne vous parler que des travaux sur le Pemphigus foliacé qui ont été publiés ici même, dans cette enceinte, cette année-ci! Que l'on juge par là de ce qui a été dit sur ce sujet en d'autres temps et en d'autres lieux!...

Si l'on examine d'un peu haut les diverses observations récentes publiées sous l'étiquette de Pemphigus foliacé, on voit qu'elles ne sont pas absolument comparables entre elles, et qu'on peut à la rigueur les diviser, du moins provisoirement, en trois groupes principaux. (*N. B.* Nous venons de voir que cette division est un peu insuffisante, le tableau d'ensemble qui précède le démontre expressément.)

Premier groupe. — Dans un premier groupe nous rangerons des faits dans lesquels on observe un prurit modéré et une éruption constituée au début par des bulles plus ou moins tendues ou aplaties; puis survient, presque toujours rapidement, une fort longue période dans laquelle il ne se produit plus de bulles; l'affection est alors objectivement constituée par de la rougeur généralisée du derme, parfois par du suintement dans les premiers temps, puis de la sécheresse des téguments, par une desquamation lamelleuse d'abord, puis ayant de plus en plus de tendance à devenir furfuracée, en même temps qu'il se produit une papillomatose généralisée plus ou moins accentuée. Malgré l'intensité des phénomènes éruptifs, l'état général se maintient relativement bon pendant des années.

Telle est, d'après nous, la dermatose vraiment spéciale, ayant bien la physionomie générale d'un type morbide à part, nettement spécifié, à laquelle nous donnons le nom de *Pemphigus foliacé vrai* : c'est le type de M. Quinquaud. (*N. B.* C'est notre type actuel A*b*.)

Deuxième groupe. — Dans un deuxième groupe nous rangeons les faits caractérisés par un prurit assez modéré, par une éruption constituée au début par des bulles, mais devenant assez rapidement mixte, c'est-à-dire composée de bulles, de squames, de rougeurs avec suintements et croûtes; peu à peu, assez lentement, la dermatose s'étend, se généralise, les téguments dans leur totalité ou leur presque totalité sont rouges et desquament, mais constamment il se produit du suintement, des bulles ou des phlyctènes plus ou moins accusées : il n'y a que peu ou point de papillomatose, mais, comme dans les faits du groupe précédent, malgré l'intensité des phénomènes éruptifs, l'état général se maintient généralement bon pendant des années.

Ce type est déjà moins pur et moins net que le premier; il prête plus à la discussion : en somme il est soutenable comme type morbide spécial fort voisin du précédent. (*N. B.* C'est notre type actuel Aβ.)

Troisième groupe. — Dans un troisième groupe nous rangeons des faits caractérisés peu schématisés et concrétés du Pemphigus foliacé. Nous ne pouvons, en effet, décrire à part chacune des formes précédentes; ce serait nous exposer à des redites inutiles. Nous nous contenterons de distinguer ici : 1° des formes primitives, A; 2° des formes secondaires, B.

A. *Formes primitives.* — Le premier phénomène éruptif qui se montre est une éruption de bulles. D'ordinaire elles paraissent d'abord sur la partie antérieure du thorax, sur l'abdomen, à la figure, plus rarement sur les membres.

Parfois elles sont bien formées, tendues, remplies d'un liquide transparent, comme dans le cas de Quinquaud. Elles perdent alors rapidement ce caractère, soit pour faire place à l'érythrodermie exfoliante, soit pour prendre l'aspect de bulles flasques, aplaties, au niveau desquelles l'épiderme semble simplement décollé par un peu de sérosité louche, aspect qu'elles ont souvent d'emblée dans ces formes dites primitives.

Dans ce dernier cas, elles peuvent, pendant longtemps, pendant des mois et même pendant des années, affecter l'aspect de sortes de disques ou, pour mieux dire, de larges pains à cacheter collés sur les téguments, au-dessous

par un prurit extrêmement intense, par une première période des plus nettes, assez longue, dans laquelle l'éruption est constituée par des plaques érythémateuses, des vésicules, des bulles, etc..., en un mot par une éruption polymorphe absolument identique à celle de la dermatite herpétiforme, et évoluant comme celle de cette dernière affection par poussées successives; puis, plus tard, cette éruption change peu à peu de caractère, il se produit une rougeur plus ou moins généralisée des téguments avec desquamations foliacées et toujours des vésicules, des bulles, des phlyctènes, des croûtes, etc.... Quelquefois, mais rarement, et pendant d'assez courtes périodes, l'aspect peut même être tout à fait celui d'une herpétide maligne exfoliative. On n'observe que peu ou point de papillomatose. L'état général devient assez rapidement mauvais en même temps que l'éruption change de caractère, et tout se termine par la mort en un laps de temps probablement variable, mais qui paraît être en moyenne de un an et demi à deux ans. (*N. B.* C'est notre type actuel B*b*.)

Si l'on a suivi avec quelque soin ce qui précède, on voit qu'il n'était nullement oiseux d'essayer de préciser cette question du Pemphigus foliacé : il y a en effet des différences capitales entre les faits qui rentrent dans nos deux premiers groupes et ceux de notre troisième groupe. D'un côté un prurit modéré, des dermatoses peu bulleuses, rapidement généralisées, rouges et desquamatives, de la tendance à la papillomatose généralisée, une conservation du bon état général pendant de longues années.

De l'autre au contraire un prurit extrêmement intense, une éruption à type de dermatite herpétiforme au début pendant une période relativement assez longue, puis de la tendance à prendre l'aspect de l'herpétide maligne exfoliative, peu ou point de tendance à la papillomatose, et un état général assez mauvais pour que la mort survienne au moins au bout de deux ans. (L. Brocq, *loc. cit.*, 8 déc. 1892.)

Consulter également à ce sujet les idées d'Audry contenues dans la thèse de son élève Lansac (p. 17, 18, 19). Les limites imposées à cette publication ne nous permettent pas de les citer *in extenso*. Voici néanmoins sa définition du Pemphigus foliacé : « Nous définirons le Pemphigus foliacé une affection de la série du Pemphigus vrai, dans laquelle, soit d'emblée, soit après avoir revêtu un espace de temps court et limité l'aspect du Pemphigus bulleux dans ses phases initiales, l'éruption prend les caractères suivants : la bulle proprement dite, pleine de liquide, n'apparaît que temporairement; souvent, pour la constater, il faut assister à la reproduction épithéliale, à la suite d'un bain par exemple, dans lequel on a fait tomber l'exfoliation adhérente. Comme caractères généraux de la maladie, nous citerons son caractère mixte primitif, sa longue durée et la conservation d'un bon état général. » (Lansac, thèse de Toulouse, 1898, p. 19.)

desquels suinte abondamment un liquide d'une odeur fétide, comme dans un des cas d'E. Besnier.

Peu à peu l'éruption s'étend, gagne tout le corps, et prend progressivement l'aspect d'une érythrodermie généralisée, plus ou moins suintante, plus ou moins exfoliante suivant les cas, et dans laquelle il faut étudier les éléments suivants : 1° les bulles; 2° l'état du derme et la rougeur des téguments; 3° les squames; 4° le suintement; 5° l'état des muqueuses; 6° les phénomènes subjectifs.

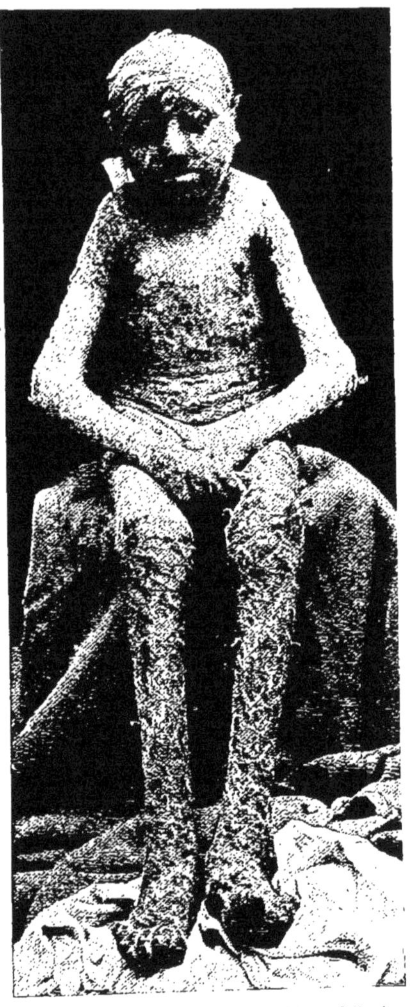

FIG. 193. — Malade atteinte de pemphigus foliacé : vue d'ensemble. (D'après Audry.)

1° *Les bulles.* — D'après ce qui précède, on comprend combien cet élément est variable. Il peut exister pendant assez longtemps à l'état flaccide, rarement à l'état de bulles de pemphigus ordinaire; il peut faire totalement défaut quelques jours, quelques semaines ou quelques mois après le début de la maladie.

Voici leur description notée par E. Besnier dans un de ses cas, le dix-septième mois de la maladie : « Les bulles ont existé dès le début et ne cessent de se produire incessamment encore aujourd'hui. On les observe naissantes sur tous les points du corps, le cuir chevelu excepté; mais leur lieu de production essentiel réside aux avant-bras, aux mains, aux pieds, aux jambes. Leur dimension varie de celle d'un pois à celle d'une amande, leur paroi est extrêmement mince, toujours opaque et finement plissée, très fragile et se rompant à la moindre violence; si elle reste appliquée à la surface qu'elle occupait, elle se dessèche rapidement, se double par sa face profonde du produit exsudé au-dessous d'elle, s'épaissit, reste adhérente un certain nombre de jours, puis se détache par les bords et tombe en se desséchant alors très rapidement. Si la surface bullaire est dépouillée de sa cuticule pendant la période d'activité, on trouve le réseau à peu près à nu, la couche papillaire du derme rosée ou rouge, un peu granuleuse, succulente, humide, très analogue à la surface de la peau phlycténifiée par la cantharide. Il continue plus ou moins longtemps à en suinter un exsudat qui, se mêlant à l'exfoliation épidermique qui continue, constitue des squames jaunâtres recouvrant tout le corps. Quand plusieurs bulles coalescent, elles forment des agglomérats phlycténoïdes flasques incomplètement dénudés, à bords décollés, comme macérés, véritables lacs bullaires. »

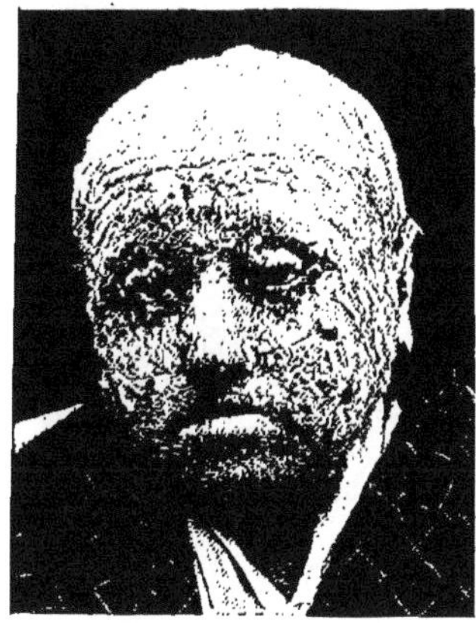

FIG. 194. — Tête agrandie de la figure précédente.

Mais, fort souvent, les bulles sont bien moins apparentes qu'il ne l'est dit dans la description précédente. Au bout d'un certain temps, on n'en voit que par moments, çà et là disséminées, sous la forme de simples décollements de l'épiderme, de phlyctènes affaissées plus ou moins volumineuses, assez mal limitées, à enveloppe mince, fragile, plissée, qui s'ouvrent tout de suite, au-dessous desquelles le derme rouge vif, un peu suintant, sécrète un liquide séreux ou séro-purulent fétide; puis il sèche peu à peu, et se recouvre d'une sorte d'exsudat collant, poisseux, très fétide, qui se mélange à des squames un peu humides.

Nikolsky [1], dans sa thèse et dans la communication qu'il a faite à la Société française de dermatologie et de syphiligraphie, insiste tout particulièrement sur l'importance d'un symptôme qu'il a le premier bien mis en relief et qu'il considère comme pathognomonique du pemphigus foliacé; c'est que dans cette maladie, même dans les régions qui paraissent tout à fait normales, aux points où il n'y a jamais eu ni bulles ni exsudation liquide, la couche cornée est peu solide, on peut l'enlever facilement sur une grande étendue à l'aide du simple frottement, et elle se détache toujours au même niveau entre le stratum lucidum et le stratum granulosum.

Ce symptôme constitue pour lui la caractéristique anatomo-pathologique primitive de l'affection; loin d'être une conséquence de la formation bulleuse, il domine, au contraire, tout le processus morbide, il en est le symptôme primordial. Il explique la facilité avec laquelle le liquide plasmatique inter-

[1] La première communication de Nikolsky sur ce symptôme a été faite au Ve Congrès des médecins russes en janvier 1894. — Stoukowenkoff l'a décrit sous le nom d'écorchement facile de la couche cornée dans une communication faite à la Société française de dermatologie le 15 déc. 1894. (Voir *Bulletins*, 1894, p. 507.)

cellulaire soulève la couche cornée, d'où production par clivage de la bulle flétrie.

D'ailleurs cette faiblesse d'adhérence de la couche cornée est éminemment

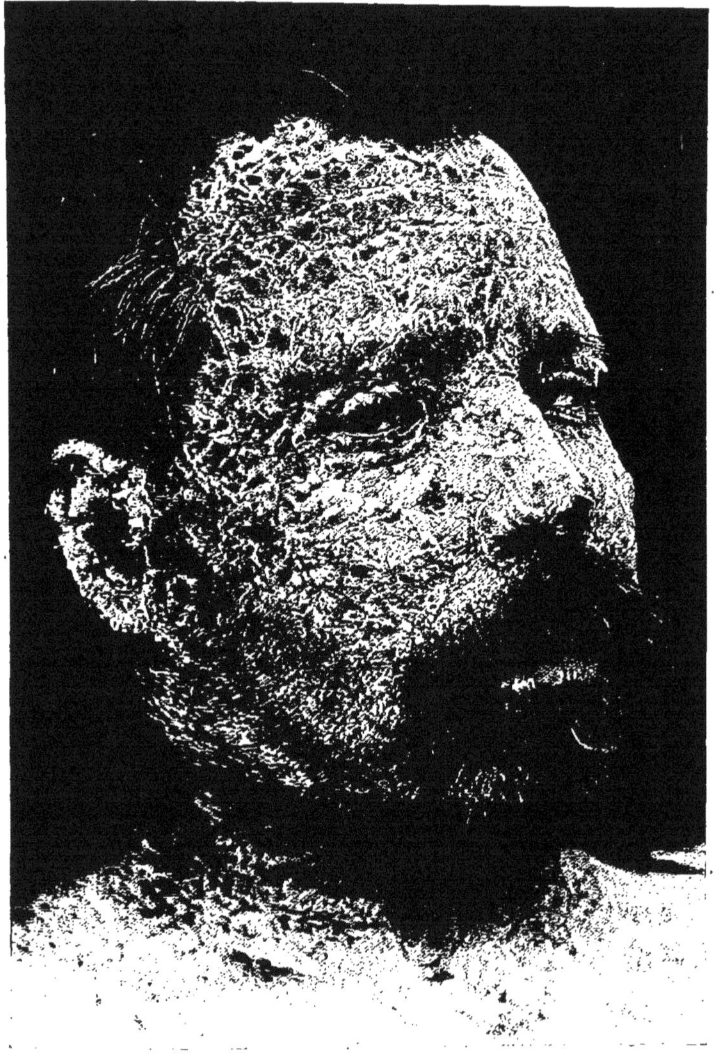

FIG. 195. — Pemphigus foliacé. (Photographie due à l'obligeance de E. Besnier.)

variable dans cette maladie d'un jour à l'autre, ce qui explique la variabilité de la symptomatologie; peu à peu elle finit par être moins accentuée, puis, tout d'un coup, elle reparaît, et les bulles renaissent.

[L. BROCQ.]

2° *État du derme.* — Il varie suivant les cas. D'une manière générale, à la période d'état, lorsque la maladie est généralisée, le derme est d'un rouge plus ou moins vif suivant les régions du corps. Assez pâle au visage où il a souvent subi un processus de rétraction assez net pour produire de l'ectropion, un peu plus foncé à la partie antérieure du thorax, vers les épaules, il a une teinte d'un rouge vif à l'abdomen, aux membres supérieurs, aux cuisses; une teinte d'un rouge sombre aux lombes, aux fesses, aux jambes, aux grands plis articulaires.

Il peut être à peine épaissi, un peu œdématié par places.

Dans quelques cas, dont le type est donné par le fait de Quinquaud, il présente une modification toute particulière : la *papillomatose.*

« L'état grenu, papillomateux, caractérisé par une exagération des plis normaux de la peau et par des myriades de granulations kératosiques en desquamation légère, furfuracée, commence à être net sur les lèvres. A la région cervicale on aperçoit une exagération très accentuée des plis cutanés et une papillomatose considérable avec état kératosique. Au niveau des épaules, des omoplates, de toute la région dorsale et lombaire, l'état kératosique granuleux est extrêmement développé. Sur la région thoracique, l'aspect papillomateux est un peu atténué, mais il reprend son développement sur la région abdominale. Vers les régions brachiales et antibrachiales, l'aspect grenu kératosique est très net; les plicatures avec la kératose sont exagérées vers le pli du coude, où l'on remarque des fissures douloureuses. L'état granuleux kératosique se voit bien à la face dorsale des doigts, mais il est très manifeste à la face palmaire des doigts et de la main, surtout vers les régions thénar et hypothénar; dans toutes ces régions, on constate une exagération remarquable des sillons normaux de la peau avec kératose; les doigts sont volumineux; les ongles profondément altérés, rugueux et dépolis, offrent un aspect vermoulu, squameux; plusieurs sont tombés dans le cours de la maladie; ils repoussent irréguliers et déformés.

« Les régions fessières, les cuisses, présentent l'état granuleux kératosique très développé. Au niveau des jambes, il y a encore des vestiges de la desquamation lamellaire; mais vers les régions tibio-tarsiennes, la face dorsale des pieds et des orteils, on voit l'état kératosique granuleux; les ongles des orteils présentent les mêmes altérations que les ongles des doigts.

« Toutes ces surfaces granuleuses kératosiques sont le siège d'une desquamation poussiéreuse furfuracée.

« La peau est épaissie, légèrement œdématiée, succulente, sans suintement appréciable, excepté au niveau des plis articulaires. Les ganglions lymphatiques sont tuméfiés [1]. »

Ces lésions papillomateuses sont relativement rares dans le pemphigus foliacé, et il sera nécessaire de les étudier à nouveau et de voir dans quelle mesure elles sont indépendantes de l'arsenicisme, question qu'E. Besnier a

[1] QUINQUAUD, *loc. cit.*, 1892.

fort judicieusement soulevée. Ce dernier auteur déclare en effet péremptoirement que, dans le P. foliacé, le derme n'est nullement épaissi, ni succulent.

Sur les points de pression il peut se produire, à la suite des bulles, des ulcérations plus ou moins profondes.

Aux endroits momentanément cicatrisés, ou pour mieux dire à l'état de repos momentané, on peut voir des macules pigmentaires consécutives aux bulles et aux autres accidents éruptifs.

3° *Squames.* — Nous venons de voir, par la citation précédente, que, dans une forme spéciale et une phase avancée du pemphigus foliacé, le derme peut être à peu près sec et la desquamation furfuracée. Telle n'est pas la règle. Les anciens auteurs, Hardy en particulier, ont beaucoup insisté sur l'importance de la desquamation dans le pemphigus foliacé : « Dans cette affection, les bulles sont rudimentaires et avortées, et la maladie est caractérisée par des squames. En effet, l'épiderme, à peine soulevé par la sérosité sous-jacente, au lieu de se distendre en ampoules, se rompt de suite et se présente sous la forme d'une squame ordinairement arrondie ou ovalaire, d'une étendue de 2 à 4 centimètres, détachée sur ses bords, souvent enroulée en dehors et peu adhérente, de manière que la moindre traction la détache, et laisse voir au-dessous une ulcération superficielle. Ces squames sont ordinairement juxtaposées sans se recouvrir; elles sont nombreuses et occupent habituellement la totalité de l'enveloppe cutanée. Il résulte de cette altération de la peau chez les malades qui en sont atteints, un aspect tout particulier : par la présence de croûtes peu épaisses ou d'écailles épidermiques, le corps a une apparence foliacée; le visage, fendillé et écailleux, est pâle et amaigri.... Les cils sont ordinairement tombés.... Le cuir chevelu lui-même n'est pas épargné; il est le siège de squames sèches et il n'est souvent recouvert que par quelques rares cheveux. Les squames du P. foliacé se détachent et se renouvellent incessamment, de manière qu'on en trouve toujours une quantité considérable dans les vêtements et dans le lit du malade, et qu'il se produit une dépense énorme d'épiderme [1]. »

Voici maintenant ce qu'en dit E. Besnier : « Les squames succèdent à la bulle ou à une phlyctène, ou à une exsudation localisée, et, étant incessamment soulevées et éliminées, occupent la place de la lésion dont elles dépendent, en prennent la forme, restent comme les bulles ou les phlyctènes juxtaposées, jamais imbriquées, et donnent une mosaïque à grands ou à petits dessins. Le plus ordinairement elles sont très irrégulières ; parfois, si elles succèdent à une bulle bien limitée, elles forment des squames croûteuses, arrondies, collées comme des pains à cacheter, quelquefois déprimées à leur centre en verre de montre plat, et striées de lignes concentriques. Le plus généralement ce sont de larges lambeaux irréguliers de 3 à 4 centimètres, plus ou moins. Au-dessous d'elles, quand on les enlève avant leur chute, on trouve la peau tantôt rosée et suintante, tantôt déjà vernissée d'une nouvelle lame en voie

(1) Hardy, *Traité pratique et descriptif des maladies de la peau*, 1886, p. 263-264.

d'évolution exfoliative. Si on dénude une surface étendue par le bain, un cataplasme, le maillot humide, les enveloppements gras ou huileux, on voit le derme rouge, comme vésiqué superficiellement, suintant et exfoliant. Mais, dans tous les cas, la dénudation reste superficielle, le processus est certainement épithélial, la dermite proprement dite, secondaire et accessoire (1). »

En somme, les squames sont variables de provenance, d'aspect, de forme et de consistance dans le pemphigus foliacé.

A. Elles peuvent provenir de soulèvements bulleux nets : *a*. tendus, véritables bulles de pemphigus ordinaire; *b*. flasques, lésion élémentaire regardée comme typique du P. foliacé. Dans ces cas elles sont volumineuses, flottantes parfois, parfois adhérentes et semblables à des pains à cacheter, parfois un peu lamelleuses, sèches, plus souvent épaissies, jaunâtres, un peu humides.

B. Elles peuvent se former sans bulles prémonitoires sur un derme rouge, en état d'érythrodermie exfoliante; dans ce cas elles sont presque toujours sèches, sauf dans les plis où il y a parfois du suintement et où elles sont jaunâtres, molles, comme graisseuses. Elles peuvent être fines et furfuracées; plus souvent elles sont lamelleuses et se rapprochent un peu des squames des affections dites herpétides malignes exfoliatives de Bazin.

Dans certains cas rares il se forme sur les téguments des croûtes épaisses et persistantes (2).

Phanères. — Les lésions des phanères sont des plus variables selon les cas.

Les cheveux peuvent être conservés quoiqu'ils soient assez peu adhérents; presque toujours ils sont fort atteints, et tombent presque tous, sinon en totalité. Les malades n'ont plus que quelques cheveux clairsemés, petits, courts, lanugineux, peu adhérents : il en est de même des cils et des sourcils. Cependant le système pileux peut rester indemne (3).

Les ongles peuvent tomber et se renouveler très mal formés et irréguliers à plusieurs reprises. Quand ils ne tombent pas, ils sont rugueux, dépolis, comme vermoulus. Parfois ils semblent être absolument normaux (4).

4° *Suintement*. — D'après ce qui précède, on voit que le suintement est un symptôme assez constant dans le P. foliacé, mais il est fort variable comme intensité. Il peut manquer dans les phases ultimes et dans certaines formes rares de cette affection.

Il dépend surtout des soulèvements bulleux ou phlycténulaires complets ou incomplets qui se produisent. Il peut se produire sans soulèvements phlycténulaires nets en certains points du corps tels que les grands plis articulaires, le nombril, les organes génitaux. Il peut même exister sans soulèvement phlycténulaire sur tout le corps dans certains cas rares, comme dans le fait de

(1) E. Besnier, *loc. cit.*, 1892.

(2) Hallopeau et Bouchot, Sur une forme croûteuse et villeuse de pemphigus foliacé, variété nouvelle. *Soc. franç. de Dermat. et de Syphiligr.*, 5 déc. 1901.

(3) Quinquaud, *loc. cit.*

(4) E. Besnier, *loc. cit.*

Quinquaud où il fut la caractéristique de la 2e période de l'affection ([1]). Il donne naissance par son mélange avec les squames à une sorte de magma jaunâtre, mollasse, presque toujours horriblement fétide.

5° *Lésions des muqueuses.* — Elles sont peu importantes dans la plupart des cas de P. foliacé. D'ordinaire les muqueuses buccale, pharyngée, vulvaire, rectale restent indemnes. Les lèvres sont prises et s'exfolient, mais seulement au niveau de leurs bords libres. Les conjonctives peuvent être atteintes d'après Hardy. Il est plus ordinaire de ne les voir envahies que secondairement, consécutivement à l'ectropion qui survient assez souvent par suite de la rétraction des téguments de la face : elles sont parfois ulcérées. En tout cas, les paupières inférieures et supérieures sont intéressées; leurs bords libres sont encombrés de sécrétions humides ou concrétées, de débris de squames et de croûtes; les cils sont assez souvent absents en partie ou en totalité. Weidenfeld ([2]) a décrit des ulcérations de la cornée qui seraient consécutives à des bulles de pemphigus à marche annulaire.

Les narines peuvent présenter des croûtelles, des excoriations, un peu de suintement sanguinolent.

6° *Phénomènes subjectifs.* — D'après Hardy, dans le pemphigus foliacé les malades accusent ordinairement des sensations de cuisson et de chaleur, plus rarement des démangeaisons; quand elles existent, elles ne sont pas extrêmement vives. En outre, les mouvements, en déchirant l'épiderme, en enlevant les squames, déterminent de la douleur, et le séjour au lit est presque obligatoire.

D'après E. Besnier, quand le malade est pansé, enveloppé de vaseline ou de liniment oléo-calcaire, emmailloté de lint ou de mousseline, il peut n'éprouver aucune douleur. Il perçoit parfois un prurit à peu près constant, mais jamais terrible : il faut provoquer ses réponses pour qu'il accuse de la démangeaison; alors même qu'il dit parfois ne rien sentir, on le voit se gratter doucement avec la pulpe des doigts. Il peut aussi accuser une certaine gêne dans les mouvements par suite de la tension de la peau, et une sensation de sécheresse des téguments fort pénible quand on ne les enduit pas d'un corps gras.

Il est bon cependant de noter que pour quelques auteurs ([3]) on observerait dans certains cas et par périodes du prurit fort pénible.

En outre, les malades, dès qu'ils sont découverts, éprouvent une vive impression de froid et se mettent à grelotter : ce symptôme est d'ailleurs constant dans toutes les érythrodermies généralisées.

7° *Phénomènes généraux. Complications.* — Dans le pemphigus foliacé primitif, du moins dans les premières périodes de la maladie, les phénomènes généraux sont réduits à un minimum assez étonnant, étant donnée l'intensité des accidents cutanés.

([1]) Dans ce cas si intéressant il y eut : 1re période de quelques jours seulement de durée, bulleuse; 2e période d'un an de durée, suintement très abondant sans bulles; 3e période de desquamation avec rougeur et papillomatose.

([2]) WEIDENFELD, Pemphigus foliacé de la cornée. *Wiener Dermat. Gesellschaft*, 1900.

([3]) Voir TILBURY FOX, *loc. cit.*

Il y a une hyperthermie légère déterminée par les poussées éruptives. Nous l'avons vue osciller pendant plusieurs mois entre 38° et 39°,5. On a noté aussi des malaises passagers. Mais en réalité l'appétit se maintient; les forces ne diminuent qu'avec la plus grande lenteur, l'amaigrissement ne se produit lui aussi qu'après des mois ou des années.

Comme dans toutes les érythrodermies exfoliantes généralisées il y a une hypoazoturie marquée et constante; les malades peuvent ne rendre parfois que de 2 à 4 grammes d'urée en 24 heures.

Hallopeau et Constensoux ont relevé dans un cas de P. foliacé une ostéomalacie des plus accusées. Audry et Lansac ont noté de la scoliose acquise depuis le début de la dermatose dans un cas de pemphigus foliacé primitif. Leredde s'est en partie appuyé sur ces constatations pour incriminer dans la pathogénie de cette affection des lésions de la moelle osseuse.

Les *complications* les plus fréquentes sont avant tout la *diarrhée*, qui peut être *transitoire*, se produisant alors sous l'influence du plus petit écart de régime, d'un médicament mal toléré, d'une émotion, ou *permanente et grave*, ultime, et qui prend alors une intensité extrême, et aboutit à l'affaiblissement général, à la cachexie et à la mort.

Un autre accident ultime assez commun est la *bronchopneumonie* : plus rarement on observe de l'*anurie*.

On a signalé parfois des *lymphangites* et des *abcès*.

Marche. — Durée. — Terminaisons. — D'après Hardy, la terminaison du pemphigus foliacé primitif vrai par la guérison est tout à fait exceptionnelle. C'est, comme nous venons de le voir, une affection qui n'évolue d'ordinaire qu'avec la plus grande lenteur. Hardy cite des cas rares dans lesquels la mort est arrivée au bout de 3 ou 4 mois. Il est beaucoup plus fréquent de voir cette dermatose persister pendant plusieurs années, pendant 4, 6 ans, et plus.

Peu à peu le malade s'affaiblit et succombe à l'urémie par hypoazoturie, à l'affaiblissement graduel que déterminent les suintements et les desquamations incessantes auxquels sont soumis ses téguments : il s'éteint donc ainsi par auto-intoxication et cachexie, ou bien il est enlevé par une des complications que nous venons de signaler.

B. *Formes secondaires.* — Nous avons peu de chose à dire des formes secondaires dont nous avons déjà parlé plus haut.

Qu'elles soient consécutives à une dermatite herpétiforme ou à un pemphigus vulgaire chronique, elles offrent un caractère de gravité exceptionnel, et elles s'installent par le même mécanisme.

« Il est des cas où l'éruption bulleuse devient tellement intense et étendue, où les poussées éruptives sont tellement continuelles et subintrantes, où les bulles se forment si mal et crèvent ou se dessèchent si vite, que les téguments rouges, infiltrés, douloureux, sont complètement couverts de squames foliacées en desquamations incessantes, et de croûtes qui constituent des sortes de carapaces. L'aspect du malade est alors tout à fait semblable à celui des sujets qui sont atteints d'eczémas généralisés ou de psoriasis passés à l'"état d'herpétides malignes exfoliatives de Bazin ; en un mot c'est un pemphigus foliacé [1]. »

Anatomie pathologique. — Voici comment Leredde [2] résume les lésions du pemphigus foliacé d'après ses recherches personnelles et d'après celles d'Unna et de Nikolsky [3] :

« L'épiderme est déformé par l'allongement simultané des papilles et des cônes interpapillaires, allongement excessif; les cônes épidermiques forment de véritables expansions digitiformes d'égale longueur. Au-dessus des papilles œdématiées, l'épaisseur du corps muqueux est extrêmement réduite.

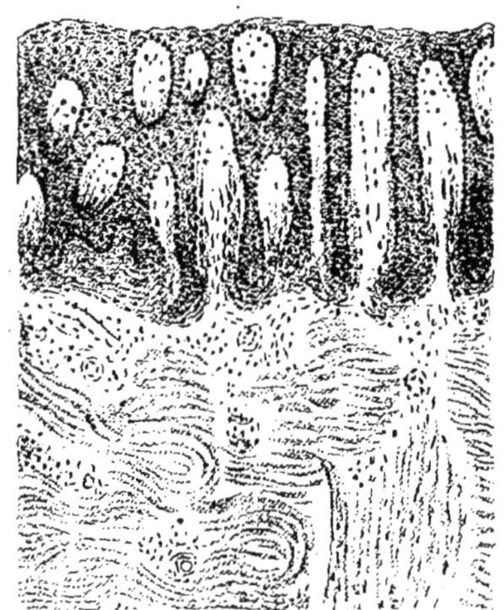

Fig. 196. — Pemphigus foliacé. — Hypertrophie des cônes interpapillaires. Allongement des papilles. — Atrophie de l'épiderme au sommet des papilles. — Les couches superficielles de l'épiderme se sont détachées. — Dilatation des vaisseaux sanguins intrapapillaires et sous-papillaires avec épaississement de leurs parois. — Dilatation du réseau lymphatique avec condensation du tissu conjonctif sur le bord des papilles. — Œdème du derme : on y trouve des amas cellulaires et des blocs pigmentaires. (Fig. 1 de la Planche IV, 3e série, t. X des *Ann. de dermat.* Empruntée au mémoire de Leredde, *Étude sur le pemphigus foliacé de Cazenave.*)

« Dans les cônes hypertrophiés, on trouve en général des figures de karyokinèse [4]; l'épiderme se reproduit donc d'une manière active. Les cellules épithéliales sont tuméfiées, ramollies, œdémateuses; entre elles les fentes du corps muqueux sont élargies, et on trouve, d'après Unna, de nombreuses cellules migratrices, dans les périodes où l'hyperémie et l'œdème dermique atteignent leur maximum.

« Les lésions de la couche granuleuse et de la couche cornée sont mal déterminées, sans doute parce qu'elles peuvent varier suivant les points de la peau qu'on examine et d'un moment de la maladie à un autre. La couche cornée contient des noyaux tuméfiés; on peut y trouver de nombreuses cellules en diapédèse comme dans l'épaisseur du corps muqueux.

« La structure des bulles n'est

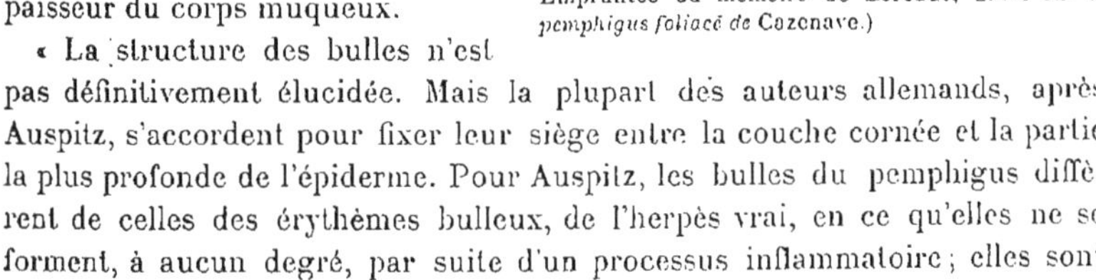

pas définitivement élucidée. Mais la plupart des auteurs allemands, après Auspitz, s'accordent pour fixer leur siège entre la couche cornée et la partie la plus profonde de l'épiderme. Pour Auspitz, les bulles du pemphigus diffèrent de celles des érythèmes bulleux, de l'herpès vrai, en ce qu'elles ne se forment, à aucun degré, par suite d'un processus inflammatoire ; elles sont

(1) L. Brocq, *Étude sur la dermatite herpétiforme*, 1888, p. 85.
(2) Leredde, *loc. cit. Ann. de dermat.*, 1890, p. 596-597.
(3) Voir également Lassime, *Ann. de la policlinique de Bordeaux*, 1889, p. 59.
(4) Leredde n'en a pas trouvé dans les cas qu'il a examinés.

[L. BROCQ.]

caractérisées par leur apparition rapide, sur la peau normale, sans lésion préexistante ; à leur base on peut constater une légère fluxion collatérale, mais sans état inflammatoire cliniquement perceptible.

« Dans le derme[1], on constate une dilatation parfois excessive des vaisseaux sanguins. Unna la compare même à celle des angiomes.

« Les vaisseaux lymphatiques, et, à un moindre degré, les fentes lymphatiques, sont également dilatés. Le tissu conjonctif est tuméfié, surtout autour des glandes sudoripares et des follicules pileux, et présente des altérations dégénératives analogues à celles que l'on observe dans diverses inflammations prolongées de la peau.

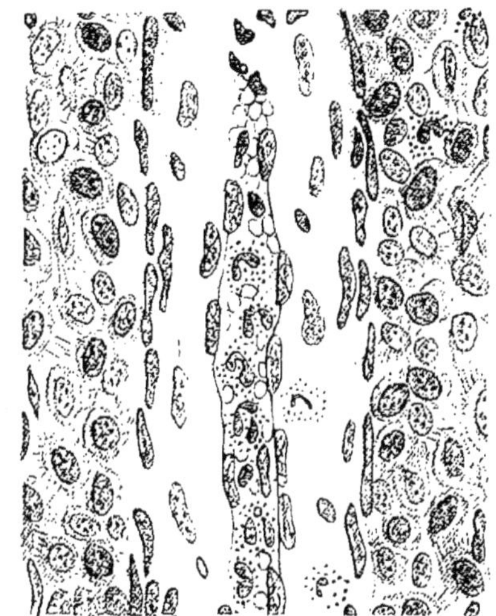

Fig. 197. — Pemphigus foliacé. — Au centre : capillaire central de la papille dilaté. — Des deux côtés, cônes interpapillaires de l'épiderme. — Éosinophiles accumulées dans le capillaire central. — Éosinophiles en diapédèse dans la papille et dans l'épiderme. — Les autres éléments figurés dans la papille sont des cellules fixes et des lymphocytes. — Coupe d'une papille : fort grossissement. (Leitz, ocul. 3, ob. imm. 1/12.) — Fig. 3 de la Planche IV, 3e série, t. X. des *Ann. de dermat.* Empruntée au mémoire de Leredde, *Étude sur le pemphigus foliacé* de Cazenave.)

« Enfin dans le derme et jusque dans l'hypoderme, on trouve des cellules migratrices uniformément réparties d'après Unna et en nombre modéré. »

D'après Leredde les cellules à noyau polylobé qu'il a trouvées, dans le cas qu'il a examiné en migration dans le corps muqueux, n'étaient pas en majeure partie les cellules polynucléaires que l'on observe dans les inflammations aiguës, mais des cellules éosinophiles. Les globules blancs contenus dans les vaisseaux des papilles sont également en majeure partie des éosinophiles. Des éléments identiques se trouvent dans le tissu de la papille, entre le vaisseau et le corps muqueux.

Les globules blancs appartenant à d'autres types sont moins nombreux; dans le tissu lâche des papilles, on peut voir de très rares polynucléaires, et quelques lymphocytes. Les papilles contiennent surtout des cellules fixes dont le noyau est aplati lorsqu'elles sont situées sur les bords au contact du corps muqueux ; ce noyau est au contraire volumineux dans toute la région moyenne de la papille, laquelle est occupée par un tissu lâche extrêmement œdémateux. On trouve aussi quelques plasmazellen, des cellules pigmentaires et des grains de pigment libres.

« Les mêmes formes cellulaires se rencontrent autour des vaisseaux dilatés

[1] Dans le cas de Leredde les papilles étaient œdémateuses.

du plan sous-papillaire; mais ici les plasmazellen sont beaucoup plus nombreuses, presque dans tous les foyers on trouve des éosinophiles ([1]). »

D'après la plupart des auteurs le nombre des globules rouges du sang est diminué dans le pemphigus foliacé. Le chiffre moyen obtenu par Nikolsky dans un de ses cas a été de 3 360 000. Le nombre des globules blancs est souvent augmenté : il peut s'élever à 10 000 et plus. Ses recherches prouvent en outre que dans cette affection ces chiffres varient chez le même sujet avec la plus grande rapidité en quelques jours. Il a constaté la diminution de l'hémoglobine et la présence de la méthoglobine. Bien avant lui Quinquaud avait constaté une diminution de l'hémoglobine qui peut descendre à 80 grammes au lieu du taux moyen de 125 grammes par kilogramme de sang.

Leredde est arrivé aux mêmes conclusions que les auteurs précédents, mais en outre il existerait, d'après lui, une éosinophilie considérable d'autant plus marquée que les lésions de la peau sont plus intenses. Le nombre des polynucléaires serait très inférieur au nombre normal.

Schwimmer, Meyer, Ferraro, Sormani, Petrini, Nikolsky, ont décrit de nombreuses lésions de la moelle épinière chez des malades morts de pemphigus foliacé. Mais, d'après la remarque de Petrini qui en a trouvé dans ses deux premiers cas et non dans son troisième cas, on ne peut leur attacher une grande importance. On a signalé de l'oblitération du canal de l'épendyme, de la pigmentation des méninges de la région cervicale avec épaississement du tissu conjonctif dont les prolongements pénétraient à travers la zone de Lissauer, de l'œdème myélinique à la périphérie de la moelle dorsale, de l'œdème des cornes antérieures, de la sclérose des cordons de Goll, de la sclérose des cordons postérieurs avec dégénérescence par places des fibres nerveuses, lésion qui était surtout prononcée vers la région lombaire moyenne, où elle intéressait la partie postérieure des cordons de Burdach dans un cas de Petrini.

On a noté aussi de la dégénérescence des fibres nerveuses au niveau des racines postérieures, et dans quelques nerfs de la fragmentation et de la disparition de la myéline.

Étiologie. — Pathogénie. — Les deux sexes semblent être à peu près également exposés au pemphigus foliacé. Cependant sur trente cas que Lansac a réunis dans sa thèse on compte vingt femmes.

Le pemphigus foliacé primitif est une maladie de l'âge adulte : on en a signalé un cas chez un tout jeune enfant ([2]); on l'a aussi observé chez les vieillards.

Le pemphigus foliacé secondaire semble se développer surtout chez les sujets débilités, en état de déchéance physique et morale.

Quant à la pathogénie de cette affection, il est trop vrai de dire qu'elle est totalement inconnue.

([1]) Leredde, *loc. cit.*, p. 599-600.
([2]) J.-B. Hellier, *loc. cit.*

On a voulu en faire une maladie d'origine nerveuse [1]; rien n'est moins démontré : les lésions nerveuses constatées dans quelques autopsies sont inconstantes : elles peuvent faire totalement défaut comme dans le cas de du Mesnil de Rochemont. Chez une des malades de Rivet et chez la malade de Lansac, l'apparition des bulles a été consécutive à une peur des plus vives. Mais il n'y a là en somme qu'une cause occasionnelle assez banale de dermatose.

Toutes les tentatives que l'on a faites pour découvrir un microbe dans cette affection ont échoué.

Il est possible que ce soit une toxémie, c'est-à-dire le résultat d'une intoxication de l'organisme ou pour mieux dire d'une auto-intoxication. Les quelques recherches qui ont été déjà instituées au point de vue de la chimie urinaire et sanguine sont assez encourageantes : mais on ne connaît encore rien d'assez précis pour que l'on puisse affirmer la réalité de cette hypothèse.

Leredde, s'appuyant sur les examens histologiques dont nous avons parlé plus haut, croit pouvoir établir que les lésions sanguines et cutanées du pemphigus foliacé et de la maladie de Duhring sont identiques : pour lui les lésions cutanées dans ces deux affections sont secondaires aux lésions sanguines : ces deux maladies — et le pemphigus végétant de Neumann qui rentre dans le même groupe — sont des affections sanguines qui produisent des réactions cutanées; ce sont des *hématodermites*. Il croit par suite que la moelle osseuse joue un rôle prépondérant dans leur genèse [2].

D'après Audry et son élève Lansac [3] « le pemphigus foliacé serait dû à une irritation des nerfs sensitifs à leur origine dans la substance grise des centres nerveux. Cette irritation serait causée par les toxines fabriquées soit par l'organisme, soit par un microbe. Elle se traduirait par l'atrophie cellulaire des cornes postérieures où les nerfs trophiques de la peau auraient leur centre [4], et s'accompagnerait de la dégénérescence de la fibre nerveuse sous-cutanée. »

Diagnostic. — Dans les formes typiques $A\alpha$ et $A\beta$, le diagnostic du pemphigus foliacé primitif s'impose : l'aspect caractéristique des bulles, la tendance à la généralisation de l'éruption, la rougeur du derme, les squames un peu humides et comme graisseuses, tout cet ensemble ne permet pas une autre interprétation du cas.

[1] Voir pour la réfutation de cette opinion Leredde, *loc. cit.*, 1899, p. 595

[2] Voir le travail déjà cité de Leredde (Étude sur le Pemphigus foliacé de Cazenave : *Ann. de dermat. et de syphil.*, 1899, p. 606 et suiv. pour l'exposé et la discussion de tous ces points. On y trouvera réfutées les théories de Neusser, d'Ehrlich et de Lazarus sur l'éosinophilie sanguine, exposée in extenso la théorie de l'action pathogène de la moelle osseuse à laquelle les faits de scoliose observés dans un cas de P. foliacé par Lansac, et d'ostéomalacie relaté par Hallopeau et Constensoux viennent apporter un nouvel appui.

[3] Audry et Lansac, *Loc. cit.*, p. 47.

[4] Voir Ferraro, *loc. cit.*

Mais il n'en est plus de même quand la période bulleuse est terminée, et que l'on se trouve en présence d'une érythrodermie exfoliante généralisée.

Trop souvent, comme dans le cas si souvent cité de Quinquaud, on n'aura que les commémoratifs fournis par le malade pour établir son diagnostic.

Cependant la papillomatose généralisée pourrait peut-être dans les formes sèches mettre sur la voie, en admettant que ce symptôme soit réellement inhérent au pemphigus foliacé et ne soit pas une conséquence de l'arsenicisme.

On devra, en présence d'un cas douteux, rechercher avec soin si en quelques points du corps il ne se produit pas des soulèvements bulleux éphémères, aplatis, vestiges de l'éruption bulleuse primitive. Mais combien trompeur peut être ce symptôme, puisque l'on a signalé des éruptions bulleuses discrètes dans le cours de certains pityriasis rubra, et surtout de certaines dermatites exfoliatives généralisées absolument hors de discussion comme types morbides (1).

Cependant dans la plupart des cas le pemphigus foliacé se distingue à première vue des dermatites exfoliatives généralisées vraies par ses squames moins lamelleuses, moins nacrées, moins transparentes, plus épaisses, plus jaunâtres, comme graisseuses et humides. Le derme sous-jacent est plus suintant, et paraît légèrement macéré; les sécrétions cutanées sont plus abondantes et beaucoup plus fétides. Il y a moins d'alopécie et moins de chute totale des ongles.

Des caractères analogues permettent de le distinguer du pityriasis rubra typique de Hebra et des herpétides exfoliatives consécutives au psoriasis, aux séborrhéides psoriasiformes et aux eczémas vrais.

D'après Nikolsky il est toujours facile de reconnaître d'emblée dans ces cas le pemphigus foliacé, grâce au symptôme capital qu'il a décrit de la non-adhérence de la couche cornée dans cette affection. L'existence ou la non-existence de ce symptôme permet, d'après lui, de distinguer immédiatement une érythrodermie exfoliante symptomatique d'un pemphigus foliacé de toutes les autres érythrodermies exfoliantes que nous avons étudiées.

Hardy insiste beaucoup sur l'importance du diagnostic différentiel avec l'eczéma : jamais dans l'eczéma l'éruption ne gagne la totalité des téguments, tandis que dans le P. foliacé elle est absolument universelle. C'est exact : par malheur ce n'est pas de l'eczéma à l'état d'eczéma qu'il est difficile de distinguer le pemphigus foliacé, mais de ce que l'on désigne avec Bazin sous le nom d'herpétide maligne exfoliative consécutive à l'eczéma, et, dans ce dernier cas, il s'agit aussi d'érythrodermies exfoliantes complètement généralisées.

Il convient aussi de distinguer le pemphigus foliacé du type nouveau que nous avons fait connaître au Congrès de Paris de 1900 et dans lequel on voit coexister chez le même sujet, dès la naissance ou dès la première enfance, une rougeur généralisée du derme avec exfoliation lamelleuse, et des poussées

(1) Cas personnel. — Voir en outre MORROW, Pityriasis rubra avec lésions vésiculeuses : *N. Y. dermat. Soc.*, 27 avril 1886. — HARDAWAY, Pityriasis rubra ou dermatite exfoliatrice avec lésions bulleuses. *Journal of cut. and ven. diseases*, nov. 1886, p. 330.

intermittentes de bulles pemphigoïdes : ce dernier symptôme semble devenir de plus en plus atténué à mesure que le sujet avance en âge. Ces cas, dans lesquels la dermatose semble durer toute la vie, ont été décrits sous les noms d'ichtyose congénitale, de pityriasis rubra, d'hyperépidermotrophie, etc.... Nous leur avons donné provisoirement le nom d'érythrodermie exfoliante ichtyosiforme généralisée avec hyperépidermotrophie.

Traitement. — Nous ne connaissons aucun médicament interne qui exerce une action curative quelconque sur le P. foliacé. Nous renvoyons donc simplement pour la question du traitement interne à ce que nous avons dit à propos du P. vulgaire vrai [1].

Pour la médication locale nous renvoyons au même article et aux articles dermatites polymorphes douloureuses et érythrodermies exfoliantes généralisées. Contentons-nous de dire que les pansements humides à la vaseline, au cold-cream frais, au liniment oléo-calcaire avec enveloppements hermétiques, au besoin les bains continus, semblent convenir beaucoup mieux que les pansements secs ou que la non-intervention absolue. Cependant E. Besnier ne semble pas être partisan des bains ; il préconise les enveloppements moites, simples ou huileux, et les pansements avec les corps gras, selon les indications successives. Toutes les fois qu'il a voulu employer un topique quelque peu actif : sublimé, salol, iodoforme, ichtyol, acide pyrogallique, il n'en a obtenu aucun effet utile, et il a eu souvent des accidents d'intoxication.

Il nous a semblé dans un cas avoir retiré quelques bons effets de l'emploi de pommades faibles à base d'hamamelis, d'ichtyol, de goudron.

V

PEMPHIGUS HYSTÉRIQUE

La question du *pemphigus des jeunes filles* qu'avait décrit Hardy, et celle du *pemphigus des hystériques*, formes morbides qui sont fatalement associées, demandent des recherches nouvelles et précises.

Nous ne savons pas si l'existence de ces types est au-dessus de toute discussion.

Nous croyons en avoir vu des cas, un en particulier chez une jeune femme de vingt-deux ans, que nous avons longuement et étroitement observée dans notre service de l'hôpital Broca, et chez laquelle se produisaient de temps en temps en deux ou trois régions du corps toujours les mêmes, face interne des

[1] Lansac a signalé dans sa thèse la tentative thérapeutique de De Amicis qui, partant de cette idée que le pemphigus foliacé est une affection d'origine nerveuse, en traita un cas avec grand succès par les courants induits et continus. Malheureusement le malade dont il s'agit dans cette observation n'était atteint que d'une dermatose bulleuse localisée à la face interne de la jambe droite. C'était donc simplement un trouble trophique, et non un vrai pemphigus foliacé.

cuisses, partie postérieure du tronc, épaules, abdomen, une ou plusieurs bulles transparentes, bien tendues; la plupart se formaient d'emblée sur la peau saine, sans aréole inflammatoire périphérique; certaines autres étaient précédées d'éléments érythémateux, urticariens, et d'un prurit assez intense; ces poussées semblaient être consécutives aux émotions. Mais ce cas ne nous a cependant pas tout à fait convaincus.

Nous croyons qu'il y a matière à trop de causes d'erreurs, simulation d'abord de la part de la malade, puis éruptions pathogénétiques, enfin dermatites polymorphes douloureuses frustes, etc.

Il y aura en outre à étudier de nouveau à ce point de vue certains des cas décrits anciennement sous le nom de *pemphigus solitarius*.

Il est bien entendu que nous n'entendons pas parler ici de toute la série des éruptions bulleuses trophiques par blessure ou par lésion des nerfs, par syringomyélie, lèpre, etc., qui doivent être soigneusement distraites du cadre des pemphigus.

La littérature médicale est d'ailleurs très peu riche de documents sérieux sur cette question du pemphigus hystérique.

Hardy[1] a parlé sous le nom de *pemphigus des jeunes filles* (pemphigus *virginum*) « d'une singulière maladie qui n'a pas été décrite », et qu'il a rencontrée quatre fois.... « Elle débute par des plaques rouges, ordinairement arrondies ou ovalaires, de 5 à 6 centimètres, sur lesquelles apparaissent quelques vésicules d'un volume inégal; ces vésicules se rompent promptement, et sont remplacées par des croûtes noirâtres qui ressemblent assez à des escarres superficielles consécutives à une légère cautérisation par le fer rouge ou par un liquide caustique. Ces croûtes persistent pendant huit ou dix jours, puis tombent en laissant une tache violette qui ne tarde pas elle-même à disparaître. Ces plaques peuvent être assez nombreuses et se développer successivement ou simultanément dans les diverses régions du corps; séparées les unes des autres par des intervalles de peau saine, elles donnent à la peau un aspect tigré tout particulier. Elles sont accompagnées d'une sensation assez vive de cuisson et de chaleur. La santé générale est peu affectée; il existe seulement quelques signes et quelques symptômes de chloro-anémie. Cette maladie est d'assez longue durée; je l'ai vue se prolonger pendant plusieurs mois. Deux fois j'ai constaté la terminaison par la guérison; dans deux autres cas j'ai perdu de vue les malades alors que l'affection persistait encore. J'ai rencontré cette maladie uniquement chez des jeunes filles de quatorze à vingt ans chez lesquelles la menstruation avait été interrompue, et, dans les deux cas de guérison que j'ai observés, la cessation des éruptions a coïncidé avec le retour des règles. »

Mermet[2] en 1877 a fait paraître un travail intitulé : *Du Pemphigus dans les névroses*, dans lequel il mentionne de fort intéressantes observations d'érup-

(1) HARDY, Voir thèse de Hassan Effendi Mahmoud, Paris, 1869, p. 98; et *Traité pratique et descriptif des mal. de la peau*, 1886, p. 268.

(2) L.-G. MERMET, thèse de Paris, 1877.

tions de bulles pemphigoïdes se faisant chez des hystériques quand les accès nerveux cessent de se produire, et alternant avec des crises d'hystéro-épilepsie, etc.... Il conclut que dans les névroses le pemphigus est fugace, affecte une distribution des plus irrégulières, se caractérise par des bulles citrines qui ne laissent pas de cicatrices, et alterne avec les manifestations de la névrose.

Franceschi reprend cette question en 1883 (1). Il rappelle que Hebra admettait l'existence d'un pemphigus hystérique; il cite des observations de Landgraf, de Frank, de Schultze, de Gignoux, et il en publie trois personnelles qui sont assez discutables.

En 1887 paraît une leçon d'Augagneur (2) sur un cas de pemphigus hystérique qu'il avait observé.

En 1890 F. Raymond (3) présente à la Société médicale des hôpitaux de Paris une hystérique de vingt-six ans qui avait des ecchymoses et des éruptions pemphigoïdes. Claveria (4) publie en 1893 une observation qui n'est, suivant toute apparence, qu'une dermatose simulée. Citons en outre le cas assez probant de Bondet (5), celui de Du Mesnil de Rochemont (6), ceux de Kaposi (7), de Neuberger (8), de V. Durand (9), les deux faits bien douteux de Bennati (10), etc.

En 1895 Tommasoli (11) a fait paraître sur cette question un travail des plus remarquables que l'on consultera avec fruit. Il y décrit d'abord :

I. Un *pemphigus des jeunes filles* ou *pemphigoïde chlorotique* dont il publie un cas et pour lequel il admet la conception de Hardy; il en relate 15 autres exemples qu'il a retrouvés dans les auteurs, et il se fonde sur cet ensemble de documents pour établir un type morbide analogue à celui de Hardy, mais à base plus large, comprenant certains faits d'érythème polymorphe bulleux, et même de dermatite herpétiforme et d'herpes gestationis, ayant pour cause première la chlorose, et pour lequel il propose le nom de *Pemphigus de* Hardy ou mieux de *Pemphigus chlorotique de* Hardy;

(1) Franceschi, *Du Pemphigus chez les hystériques.* Thèse de Paris, 31 juillet 1882.

(2) V. Augagneur, *Province médicale*, 7 mai 1887.

(3) F. Raymond, Ecchymoses et éruptions pemphigoïdes de nature hystérique. Société méd. des hôp., 26 déc. 1890. (Voir *Bull. de la Soc. méd. des hôp.*, p. 978.)

(4) Ramon Claveria, Un caso curioso de penfigo. *Revista de med. y cirurgia practicas*, Madrid, 1893, p. 32.

(5) Bondet, Soc. nationale de méd. de Lyon, 1893. — Voir le *Mémoire de Tommasoli*, p. 468.

(6) Du Mesnil de Rochemont, Zur Ætiologie des Pemphigus vulgaris. *Arch. f. Dermat. und Syphil.*, 1895, t. XXX, p. 165.

(7) Kaposi. Soc. viennoise de dermat., 4 mai 1890.

(8) Neuberger, IIe Congrès de la Soc. allem. de dermat. de Leipzig, 19 sept. 1891.

(9) V. Durand, Pemphigus hystérique avec œdème bleu. *Journal des mal. cutanées et syphilitiques*, sept. 1898, p. 533. (La photographie reproduite ici est celle de la malade de Durand.)

(10) A. Bennati, Pemfigo isterico e pemfigo chlorotico, contributo clinico alla nosologia delle dermatosie bullose. *Acad. delle Scienze med. e naturali di Ferrara*, 15 mai 1896.

(11) Tommasoli, Du Pemphigus des jeunes filles et du Pemphigus des hystériques. *Journal des maladies cutanées et syphilitiques*, 1895, p. 449.

II. Un *Pemphigus hystérique* (*Pemphigoïde hystérique*) constituant « un type caractéristique de pemphigoïde bénigne, récidivante, laquelle : 1° est constituée par une *éruption polymorphe érythémato-vésiculo-bulleuse* ou aussi *phlycténuleuse*, dans laquelle les lésions bulleuses ou phlycténuleuses rappellent plus souvent celles qu'on produit par l'application de vésicatoires, et dont elles ont l'évolution; 2° a une distribution tout à fait *irrégulière*; 3° a une durée moyenne de une à deux semaines pour chaque crise; 4° a un décours spécial assez bizarre, *mais toujours bénin*; 5° aboutit *toujours favorablement*; 6° est presque *exclusive à la femme* et aux sujets visiblement affectés par la *névrose hystérique*; 7° *peut se présenter à tous les âges*, prédominant quand même dans la jeunesse; 8° se renouvelle par crises ou par *attaques successives irrégulières*; 9° affecte plusieurs fois dans ses retours le rythme des menstrues; 10° plus communément *suit les grandes crises hystériques*, ou *s'associe* ou *alterne* avec celles-ci. [1] »

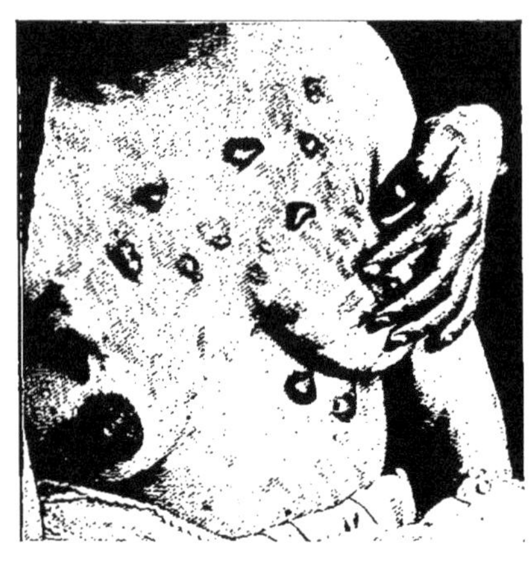

FIG. 198. — Pemphigus hystérique. — Malade de Audry. (Planche empruntée au *Journal des maladies cutanées et syphilitiques*.)

Mais tous ces documents ne sont pas assez précis pour que nous puissions d'après eux donner une description didactique du Pemphigus des hystériques et du Pemphigus des jeunes filles. Nous nous contentons de les signaler en appelant de tous nos vœux un travail d'ensemble sur cette question, travail qui comprendrait une critique raisonnée de tout ce qui a été déjà publié, et surtout des documents nouveaux complètement étudiés.

VI

PEMPHIGUS TRAUMATIQUE

Nous désignons sous ce nom générique toute une série de faits qui ont été décrits sous des noms divers. Il nous semble qu'ils doivent être divisés en deux grandes catégories.

A. Dans l'une, il s'agit de sujets, d'ailleurs bien portants en apparence, qui ont naturellement dès leur naissance une prédisposition toute spéciale à voir se développer des bulles aux points du corps soumis à des pressions, à des frottements, et cela surtout pendant les chaleurs. Cette prédisposition semble être

(1) TOMMASOLI, *loc. cit.*, p. 469.

héréditaire et familiale. D'ailleurs elle n'entraîne, le plus souvent, aucune conséquence fâcheuse; elle constitue simplement une gêne, parfois une sérieuse entrave à la marche. Les bulles guérissent sans laisser la moindre cicatrice.

Cette affection, à laquelle on ose à peine donner le nom de maladie, a été surtout étudiée en Allemagne. C'est Goldscheider (1) qui en a donné la première description sous le nom de *Hereditäre Neigung zur Blasenbildung*, c'est-à-dire de tendance héréditaire à la formation de bulles, et *d'Acantholysis bullosa*. Mais il est possible que ce soit Tilbury Fox (2) qui en ait publié les premières observations en mai 1879.

Puis vinrent les travaux de Valentin (3), qui l'appela Hereditäre Dermatitis bullosa und hereditares acutes œdema, de Joseph (4), de H. Köbner (5), qui lui donna le nom d'Epidermolyse bulleuse héréditaire. Blumer (6) a fait paraître, en 1892, un fort remarquable travail sur le même sujet, sous le nom de *Hereditäre Neigung zu traumatischer Blasenbildung*, c'est-à-dire tendance héréditaire à la formation de bulles sous l'influence d'un traumatisme, ce qui est bien la véritable dénomination pathogénique et symptomatique de cette curieuse affection.

Dès lors, le type était créé, et les observations se sont multipliées. Citons les cas de Bonajute (7), de Payne (8), d'Elliot (9), de Wechselmann (10), d'Hoffmann (11), de Ledermann (12), de Varga (13), de Crunfeld (14), de C. S. Russell (15), de Michaelsen (16), de E. B. Bronson (17), de Pignatelle (18), etc.... Enfin, dans

(1) ALFRED GOLDSCHEIDER, Hereditäre Neigung zur Blasenbildung. *Monatshefte f. prakt. Dermat.*, n° 6, 1882.

(2) TILBURY FOX, Notes on unusual or rare forms of skin disease, IV, congenital ulceration of the skin (two cases) with pemphigus eruption and arrest of development generally. *Lancet*, vol. I, p. 766, 1879.

(3) VALENTIN, *Berliner klin. Woch.*, XXII, n° 10, 1885.

(4) JOSEPH MAX, *Monatshefte für prakt. Dermat.*, Bd. V, n° 1, 1886.

(5) H. KÖBNER, Hereditäre Anlage zur Blasenbildung (Epidermolysis bullosa). *Deutsche med. Woch.*, XII, n° 2, p. 21, 1886.

(6) CARL BLUMER, *Arch. f. Dermat.*, Ergänzungsheft, 1892, Bd. XXIV, p. 105.

(7) F. BONAJUTE, Contributo alle studio della epidermolysis bullosa hereditaria de Köbner. *Il Morgagni*, décembre 1890.

(8) PAYNE, Congenital traumatic bullous disease. *Lancet*, août 1893, p. 425, et *St. Thomas's hospital Reports*, vol. XII, 1882, p. 187; 1884, p. 225, et 1886, p. 281.

(9) G. T. ELLIOT, Two cases of epidermolysis bullosa. *Journal of cut. and genito-urinary diseases*, janvier 1895, p. 10.

(10) WECHSELMANN, *Berliner klin. Woch.*, 1895, n° 42, p. 921.

(11) HOFFMANN, *Münch. med. Woch.*, 1895, n°s 3 et 4.

(12) LEDERMANN, Société berlin. de dermat., 7 nov. 1897.

(13) VARGA, *Ein Fall von Epidermolysis bullosa hereditaria.* Verhandlungen des Vereines ungarischer Dermatologen und Urologen, Sitzung vom 23 September 1897.

(14) A. GRÜNFELD, *Arch. f. Dermat. und Syph.*, 1898, XLIII, p. 281.

(15) C. S. RUSSELL, A case of epidermolysis bullosa. *Journal of cut. and genito-urinary diseases*, sept. 1900, p. 405.

(16) MICHAELSEN, Ueber Epidermolysis bullosa hereditaria. *Deutsche med. Wochenschrift*, 19 avril 1900.

(17) BRONSON, *Épidermolyse bulleuse chez un enfant de deux ans et demi.* New-York derm. Society, 23 oct. 1900.

(18) PIGNATELLE, Pemphigus chronique familial. *Province méd.*, 4 fév. 1899.

ces derniers temps, ont paru sur cette question les deux importants travaux d'ensemble d'Hallopeau (¹) et de Colombini (²).

B. Dans la deuxième catégorie de faits, il s'agit de dermatoses caractérisées par des productions de bulles incessantes quoique avec de nombreux intervalles de repos; elles se font toujours aux mêmes régions, — surtout aux points qui sont soumis à des pressions ou à des traumatismes, — mais peu à peu les téguments s'altèrent à ce niveau, prenant de plus en plus l'aspect cicatriciel, et dès lors il s'y forme des kystes épidermiques comme c'est la règle dans les dermatites polymorphes douloureuses circonscrites à tendances cicatricielles et dans beaucoup d'autres dermatoses évoluant vers la cicatrice. La grande caractéristique de cette autre variété de bulles d'origine congénitale est donc la tendance à la formation de cicatrices, ce qui donne à l'affection une physionomie assez spéciale de troubles trophiques.

Les premiers faits connus de cette variété sont dus à Wickham Legg (³), qui en a publié 2 cas, en 1883, sous le nom de *Pemphigus congénital persistant*, puis à E. Vidal (⁴), qui en présenta un exemple à la réunion hebdomadaire des médecins de l'hôpital Saint-Louis, le 4 avril 1889, sous le nom de *Lésions trophiques d'origine congénitale à marche progressive*.

Nous décrivîmes, en 1890, cette affection, d'après 3 cas que nous avions observés, sous le nom de Pemphigus successif à kystes épidermiques (⁵). Puis vinrent les cas d'Hallopeau (⁶), de Balzer et Alquier (⁷), de Lesser (⁸), de von Düring (⁹), de Herzfeld (¹⁰), de Duhring (¹¹), de Bowen (¹²), d'Augagneur (¹³),

(¹) Hallopeau, Nouvelle note sur la dermatose bulleuse héréditaire et traumatique. *Ann. de dermat. et de syph.*, 1898, p. 721.

(²) Colombini, Beitrag zum Studium der Epidermolysis bullosa hereditaria. *Monatshefte f. prakt. Derm.*, 15 mai 1900.

(³) Wickham Legg, Cases of congenital pemphigus persistent from birth. *St. Bartholomew's hospital Reports*, vol. XIX, 1883, p. 197.

(⁴) E. Vidal, Réunion des médecins de l'hôpital Saint-Louis, 4 avril 1890.

(⁵) L. Brocq, *Traitement des dermatoses*, 1re éd., 1890.

(⁶) Hallopeau, Dermatite bulleuse infantile avec cicatrices indélébiles, et kystes épidermiques. *Ann. de dermat.*, 1898. Société française de dermatol., 4 mai 1890; 11 avril 1896; 16 avril 1890.

(⁷) Balzer et Alquier, Dermatite bulleuse congénitale à kystes épidermiques. *Soc. franç. de dermat. et syph.*, 7 juin 1900.

(⁸) Lesser, Ueber Epidermolysis bullosa hereditaria. *Arch. f. Dermat.*, Ergänzungsheft, 1892, Bd. XXLV, p. 247.

(⁹) Von Düring, Ichthyosis mit pemphigoïden Eruptionen. *Monatshefte für prakt. Derm.*, Bd. XV, 1892.

(¹⁰) Herzfeld, Ueber Epidermolysis bullosa hereditaria. *Berliner klin. Wochenschrift*, 1893, n° 34.

(¹¹) Duhring, *Intern. Clinics*, vol. III, second series, 1893, p. 554.

(¹²) J. Bowen, Congenital bullous dermatitis with epidermic cysts. *Journal of cut. and genito-urinary diseases*, juin 1898, p. 253.

(¹³) V. Augagneur, Un cas de dermatite bulleuse congénitale. *Soc. franç. de dermat. et de syph.*, 10 juin 1897.

d'Adrian (1), de Rona (2), de Philipson (3), et surtout le mémoire récent de Bettmann (4).

Nous allons donner une description succincte de ces deux formes morbides, en faisant remarquer qu'il existe entre elles de nombreuses analogies et de fréquents faits de passage; aussi les auteurs les plus compétents ont-ils pu en faire une seule et même affection. Telle est l'opinion d'Hallopeau et de Wallace Beatty (5).

A. — Pemphigus héréditaire traumatique simple.

Symptômes. — Ils sont de la plus grande simplicité. Sous l'influence d'une irritation mécanique quelconque, pression, frottement, marche, souvent même contact d'un instrument comme celui d'une aiguille à tricoter, d'un vêtement un peu serré comme les bottines, les jarretières, le corset, le faux col, le ceinturon, les bretelles, etc., les couches superficielles de l'épiderme se soulèvent et sont détachées des couches profondes par de la sérosité transparente; en un mot, il se forme une phlyctène ou, pour mieux dire, une ampoule.

Parfois la susceptibilité des téguments est telle qu'il suffit d'une légère friction, d'une simple chiquenaude pour déterminer l'apparition de la lésion.

Plus souvent, comme dans des cas qui nous sont personnels, l'adhérence de la couche cornée de l'épiderme est beaucoup moins fragile, et ce n'est que vers le printemps, et surtout en été, que les malades souffrent de cette infirmité qui siège alors au talon, à la partie inférieure du pied et au niveau des orteils après la moindre marche.

Ces bulles sont transparentes; leur contenu est séreux, un peu jaunâtre et alcalin; il se trouble légèrement par l'ébullition et l'acide nitrique. Elles sont bien tendues, plus rarement flasques. Leurs dimensions varient de celles d'un pois à celle d'une noix et même davantage. Elles sont rarement hémorragiques; elles peuvent devenir séro-purulentes, surtout si elles se rompent et si elles s'infectent secondairement. D'ordinaire, si les malades prennent quelques précautions, elles se résorbent peu à peu, s'affaissent, se dessèchent et disparaissent en quelques jours; l'épiderme décollé se détache et tombe en laissant au-dessous de lui un épiderme nouveau reformé, puis, d'après Valentin, des taches rougeâtres qui s'effacent sans laisser de cicatrices.

(1) ADRIAN, Dermatolyse bulleuse. *Deutsche derm. Gesellschaft,* VIe congrès. Strasbourg, mai-juin 1898.

(2) RONA, Zwei Fälle einer mit Epidermolysis bullosa consecutiver Hautatrophie, Epidermiscysten und Nagelverkümmerung einhergehenden Hautkrankheit. *Arch. für Derm. und Syph.*, Bd. I, Heft 3, p. 339, 1899.

(3) PHILIPPSON, Epidermolisi bullosa abituale traumatica. *Giornale italiano delle malattie veneree e della pelle*, 1900, p. 586.

(4) BETTMANN, Ueber die dystrophische Form der Epidermolysis bullosa hereditaria. *Arch. f. Derm.*, Bd. LV, Heft 3, p. 323, 1901.

(5) Voir en détail le travail de WALLACE BEATTY, Epidermolysis bullosa. *The British Journal of derm.*, août 1897, p. 301, avec de bonnes planches.

Leurs sièges de prédilection sont, comme nous l'avons vu, toutes les surfaces qui sont exposées à des pressions, orteils, plante du pied, talon, paumes des mains et face palmaire des doigts, poignets, coudes, épaules, ischions, fesses, genoux, cou, muqueuse buccale, œsophage (1), etc. Tous les téguments en un point quelconque peuvent présenter cette lésion, pourvu qu'ils soient soumis à un traumatisme suffisant.

Il est assez fréquent de voir cette prédisposition congénitale à la formation de bulles devenir de moins en moins marquée à mesure que le sujet avance en âge. D'après Colombini, elle peut disparaître complètement dans la vieillesse.

Les *sensations douloureuses* qui accompagnent la formation de ces phlyctènes sont éminemment variables selon les cas. Presque toujours elles sont nulles ou à peu près nulles; parfois cependant les phlyctènes, quand elles sont formées, sont douloureuses et gênent pour la marche; elles agissent alors en leur qualité de plaies constituées. Il est rare, mais possible, que leur apparition soit précédée de prurit.

D'après Grünfeld, ces lésions coexisteraient avec l'hyperhidrose. Cette remarque est exacte en ce qui concerne les formes atténuées, celles qui se localisent aux pieds et qui surviennent pendant l'été.

Blumer (2) a étudié avec beaucoup de soin le mode de développement de ces phlyctènes. « Si l'on frotte doucement, sans pression, le dos du pied d'un sujet atteint de cette dermatose, on perçoit, au bout d'environ trois minutes, ou même plus rapidement, une sensation de légère humidité visqueuse; la surface frottée a pâli, elle s'est plissée; il s'est fait dès lors un léger soulèvement de la couche superficielle de l'épiderme. Après une heure, ou plus tôt, — au bout d'un quart d'heure chez un malade d'Hallopeau, — une bulle se développe; son apparition est beaucoup plus rapide si la friction est continuée; l'étendue et la forme du soulèvement correspondent à celles de la friction; pourtant, le centre de la bulle peut être déplacé si un plan résistant, tel qu'un os, est sous-jacent à une partie de la surface frottée; il se produit aussi une hyperémie de la partie frictionnée. D'après Blumer, on ne l'observe que quelques instants après l'apparition de la bulle; nous l'avons vue, au contraire, la précéder; il en a été de même d'Augagneur, qui a observé successivement, après excitation avec la pointe d'un stylet, un prurit intense, une traînée hyperémique et enfin une bulle (3). Le soulèvement se produit plus vite au niveau de la muqueuse buccale que sur la peau.

« Si l'on a préalablement anémié le membre par une compression avec la bande d'Esmark, le détachement épidermique a lieu, mais il ne se fera pas de bulle aussi longtemps que l'on prolonge l'ischémie. Suivant Blumer, les exci-

(1) G. Spiess, Epidermolysis bullosa hereditaria der Schleimhaut. *Arch. für Laryngol.*, IX, p. 426, 1899.

(2) Voir le mémoire cité de Blumer, et l'analyse qu'en fait Hallopeau dans son article de 1898.

(3) Ce point est déjà beaucoup plus discutable, car le processus observé par Augagneur rappelle singulièrement l'évolution de l'urticaire bulleuse.

tations autres que les frictions, par exemple les applications de substances irritantes telles que la teinture d'iode ([1]), les emplâtres, ne donnent pas lieu à l'éruption bulleuse; sous un jet d'éther, la production de la bulle par frictions fait défaut, mais elle a lieu ultérieurement.

« Un bain chaud favorise l'éruption; ce fait est d'accord avec cette observation clinique que les bulles se produisent plus facilement et plus fréquemment pendant la saison chaude qu'en hiver. C'est donc constamment sous l'influence d'excitations extérieures que se développent les bulles, du moins dans cette forme ([2]). »

La plupart des malades qui sont atteints de cette affection présentent des ongles secs, cassants ou même mal formés.

Anatomie pathologique. — L'examen des bulles a été très complètement fait par Blumer ([3]).

Le décollement des couches superficielles de l'épiderme se fait d'ordinaire au niveau de la partie supérieure du corps muqueux; il est rare que les prolongements interpapillaires soient intéressés.

La paroi supérieure de la bulle est formée par la couche cornée, par le stratum granulosum et par un nombre variable de couches cellulaires du corps muqueux; de sa face profonde se détachent des franges épidermiques ou des conduits de glandes sudoripares.

La paroi inférieure comprend une sorte de détritus reposant sur les cellules du corps muqueux qui recouvrent les papilles.

Le contenu des bulles est constitué par de la sérosité renfermant des débris de cellules épidermiques et des grumeaux fibrineux; les globules blancs et les globules rouges ne s'y montrent que secondairement. Valentin et Colombini n'y ont pas trouvé de micro-organismes.

Elliot et Colombini ont signalé de l'hypertrophie des papilles qui étaient œdématiées, de l'hypertrophie des prolongements interpapillaires; de l'hypertrophie de la couche basale et de la couche épineuse. Par places, les vaisseaux de la couche papillaire étaient élargis, et l'on constatait, dans cette couche, de l'œdème léger et une faible infiltration avec quelques grains de pigment.

La réparation se fait tout simplement par reconstitution graduelle de la couche cornée.

Étiologie. — Pathogénie. — Nous ne reviendrons pas ici sur tout ce que nous avons dit sur l'influence prépondérante du traumatisme.

Le fait majeur qui domine l'histoire de cette affection, c'est l'hérédité de

([1]) Tous ces faits avaient été déjà observés par Goldscheider, *loc. cit.*

([2]) HALLOPEAU, *loc. cit.*, p. 722-723.

([3]) Voir en outre le travail d'ELLIOT, *A contribution to the histology of epidermolysis bullosa.* American dermat. Association, mai 1899, et l'intéressante discussion qui a suivi sa communication. *Journal of cut. and genito-urinary diseases*, nov. 1899, p. 539.

cette prédisposition à la formation des bulles. C'est une sorte de malformation familiale : mais elle n'est pas fatale pour tous les membres de la famille. On peut en constater l'existence à la fois chez plusieurs frères et sœurs, avec une prédominance marquée pour le sexe masculin, et cela pendant plusieurs générations successives. Des généalogies ont été publiées par les divers auteurs; c'est ainsi que Bonajuti a pu retrouver dans une même famille 31 sujets qui en avaient été atteints. Voici une statistique due à Colombini : nombre total des membres de la famille en 3 générations, 47; membres malades, 24; non atteints, 23; hommes atteints, 18; femmes atteintes, 6.

Comme nous l'avons déjà dit, dans la plupart des cas ce curieux phénomène se produit surtout pendant la saison chaude, du printemps à l'automne; il manque ou n'est que fort peu marqué pendant l'hiver.

On a proposé beaucoup de théories pour expliquer la pathogénie de ces accidents.

« Suivant les auteurs allemands, qui en ont publié les premiers cas, le fait essentiel est une diminution de la résistance de la couche épineuse — acantholysis d'Auspitz — d'où le nom d'épidermolysis proposé par Köbner. D'autre part, Blumer, d'accord avec Klebs, admet qu'il s'agit d'une *angiopathie*; dans cette maladie, comme dans l'hémophilie, on trouverait le derme irrigué par de nombreux vaisseaux à parois encore embryonnaires; il y aurait *dysplasia vasorum*; sous l'influence d'un traumatisme, il se produirait un exsudat qui s'accumulerait par effraction dans l'épaisseur du corps muqueux; ce serait une forme rudimentaire d'hémophilie. Blumer invoque, à l'appui de cette thèse, les caractères communs d'hérédité et la tendance aux hémorragies chez les malades atteints de cette dermatose bulleuse; nous notons cependant des différences entre les deux maladies, en particulier la possibilité pour la dermatose bulleuse d'être transmise par le père, et la rareté des hémorragies traumatiques chez les sujets qui en sont atteints; d'autre part, cet état embryonnaire des parois vasculaires du derme n'a pas été signalé par d'autres auteurs. Suivant Kaposi, il s'agirait, non d'une maladie spéciale, mais d'une urticaire bulleuse [1]; l'absence d'éléments ortiés a été constatée par Grünfeld et par nous-même. Pour nous, ayant observé comme phénomène initial, après l'irritation provocatrice, l'apparition d'une rougeur hyperémique, nous pensons plutôt à une angio-névrose [2]. »

Colombini croit avoir démontré que le contenu des bulles n'est pas simplement du sérum sanguin pur, mais du sérum mélangé à des substances spécifiques, telles que des alcaloïdes, capables de provoquer des altérations considérables dans les tissus. Il est donc porté à attribuer la genèse de l'épidermolyse à un défaut d'élimination ou à une production exagérée de substances nocives, ptomaïnes ou leucomaïnes. Il s'appuie même sur cette théorie pour en déduire une thérapeutique rationnelle de l'affection par l'élimination des produits nocifs.

(1) Voir ce que nous avons dit plus haut à propos du cas d'Augagneur.
(2) HALLOPEAU, *loc. cit.*, p. 727.

Elliot et Unna, se fondant sur des examens microscopiques, ont de la tendance à faire de cette affection une véritable dermatite traumatique.

La plupart des explications précédentes nous paraissent bien savantes; il nous semble bien plus simple d'admettre une malformation héréditaire des téguments, telle que l'adhérence des couches superficielles de l'épiderme est diminuée (¹).

Traitement. — On ne connaît bien évidemment aucune médication efficace. On ne peut que conseiller aux personnes qui sont atteintes de cette infirmité d'éviter tout frottement, toute pression forte, tout traumatisme dans la mesure du possible.

Elles ne doivent manger que des aliments divisés d'avance et réduits en pulpe. En été, elles doivent éviter la marche autant qu'elles le peuvent.

On doit essayer de leur donner des préparations toniques et vaso-motrices, comme les préparations de fer, et surtout le quinquina, la quinine, l'ergotine.

Localement il faut recommander des lotions astringentes au tanin, à l'eau de feuille de noyer, à l'alun, des applications de tannoforme, etc. Mais il est évident que ce ne sont là que des indications théoriques qui n'ont été sanctionnées par aucun résultat pratique réel.

B. — **Pemphigus congénital à tendances cicatricielles (Pemphigus successif à kystes épidermiques).**

Il serait peut-être nécessaire d'établir ici une subdivision suivant que l'affection existe chez les sujets dès la naissance, suivant qu'elle a débuté à un âge quelconque de la vie. Il semble en effet résulter d'observations indiscutables que le type morbide que nous allons décrire comme congénital peut se développer dans la seconde enfance, pendant l'adolescence et même chez l'adulte. Ce sont là des questions fort importantes à élucider et qui nécessitent de nouvelles recherches plus précises (²). Quoi qu'il en soit, nous allons décrire la forme congénitale.

Symptômes. — Ce type morbide constitue la forme bulleuse et dystrophique de la dermatose bulleuse héréditaire et traumatique d'Hallopeau,

(¹) Voir aussi le mémoire de Bettmann, bien qu'il repose sur des observations de la forme suivante qu'il appelle dystrophique.

(²) Voir pour cela les observations d'E. BESNIER, *Soc. franç. de dermat. et de syphil.*, 10 avril 1890. — T. COLCOTT FOX, Pemphigus in a woman of nine years' duration, at first indistinguishable from ordinary pemphigus; afterwards with all the clinical characteristics of pemphigus congenitalis (epidermolysis); epidermic cysts; essential shrinking of the conjunctiva. *The British Journal of dermat.*, n° 107, vol. IX. — E. QUINQUAUD, *Note sur un cas de maladie bulleuse à kystes épidermiques développée dans le jeune âge.* Soc. franç. de dermatol. et de syphil., 8 juin 1893. — GAETANO CIARROCCHI, Su di una eruzione cutanea d'aspetto di Milium, osservata nel decorso di talune dermopatie. *Atti della Società italiana di dermat. e syph.*, 1899, p. 217. — Consulter en outre nos travaux sur les variétés circonscrites de la dermatite herpétiforme avec cicatrices et kystes épidermiques.

tandis que le type précédent constitue la forme bulleuse simple de la même affection.

Les bulles se montrent dès la naissance ou dès les premiers mois de la vie. Elles peuvent être tout d'abord fort nombreuses, même généralisées à toute l'étendue des téguments comme dans le cas d'Hallopeau de 1890, plus souvent elles se circonscrivent en quelques régions du corps. Presque toujours même, lorsqu'elles ont été tout d'abord généralisées, elles finissent par prendre ce dernier caractère.

Elles sont alors surtout localisées aux extrémités, aux mains, à leur face dorsale, aux pieds, aux talons, au pavillon de l'oreille, plus rarement sur les membres, quoiqu'elles soient fréquentes aux genoux et aux coudes, enfin à la muqueuse linguale et buccale, peut-être aux fosses nasales et au rectum.

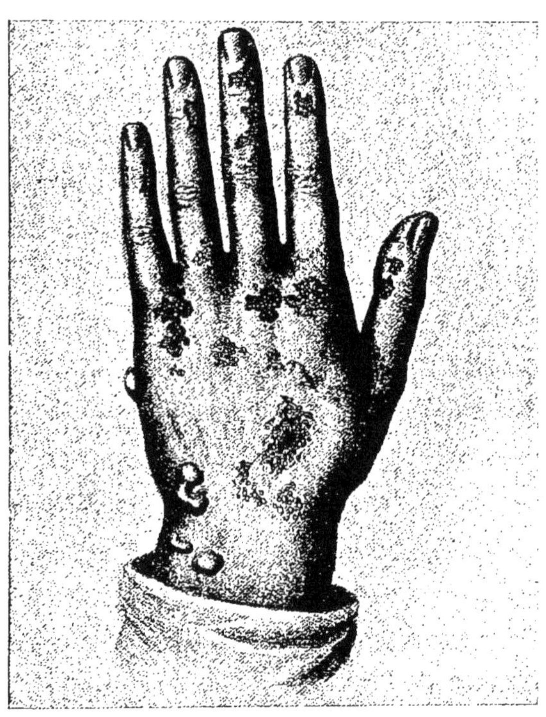

Fig. 199. — Figure tirée du mémoire de Gaetano Ciarrocchi, *Su di una eruzione cutanea d'aspetto di milium osservata nel decorso di talune dermopatie*, Roma, 1899. — La planche originale porte cette mention : *Eruzione cutanea a forma di milium in un caso di penfigo volgare*. — Bien que cette figure ne représente pas un cas type de la forme dystrophique du pemphigus traumatique, nous la reproduisons ici parce que l'aspect est absolument celui de cette forme morbide.

Elles se développent avec rapidité, sans cause appréciable, le plus souvent sans souffrances, parfois avec des sensations de brûlure ou de cuisson [1].

Elles sont bien tendues, transparentes ou hémorragiques dès leur apparition ; presque toujours fort irrégulières comme si elles résultaient de la confluence de plusieurs bulles voisines. Elles peuvent se troubler et même suppurer.

[1] Ces faits sont alors extrêmement voisins de certaines formes circonscrites, avec production de cicatrices et de kystes épidermiques, des dermatites polymorphes doulou-

Le plus souvent elles se dessèchent peu à peu par résorption : il se forme une mince croûtelle ou une squame qui se détache en laissant un épiderme reformé; puis, au bout d'un laps de temps variable, tout le cycle recommence. D'après Bettmann, le liquide des bulles est alcalin : il ne contient que quelques rares cellules éosinophiles et pas de micro-organismes.

Il n'y a là rien de bien particulier : ce qui fait l'individualité de ce type morbide, c'est que peu à peu les régions sur lesquelles se produisent habituellement les bulles subissent un processus de cicatrice d'abord superficiel, puis de plus en plus profond. Le derme reste rouge plus ou moins pigmenté, il s'amincit peu à peu, arrive jusqu'à l'état de pelure d'oignon, et il s'y forme avec une assez grande abondance de petits kystes épidermiques blancs, ou un peu jaunâtres, analogues à des grains de milium [1], ressemblant au premier abord à de toutes petites pustules ou à des perles. Quand on déchire l'épiderme, on voit que ces points sont constitués par une matière blanchâtre solide épidermique et sébacée.

Ces atrophies cicatricielles du derme s'observent surtout aux pieds, à la plante, au talon, aux poignets, mais elles atteignent leur maximum aux coudes et aux genoux : la peau y est amincie, tendue, d'un rouge sombre ou d'un blanc mat; l'épiderme y est plissé, comme froissé. Parfois, comme dans un cas d'Hallopeau, les cicatrices sont saillantes, gaufrées, chéloïdiennes, d'apparence ortiée, fort étendues : chez ce malade elles dataient de la première enfance et occupaient le front, le cou, la partie supérieure du tronc. On a observé des dépressions cicatricielles à la partie postérieure du pharynx.

C'est sur ces parties atrophiées ou cicatricielles que se voient les kystes épidermiques dont nous venons de parler. Ils y sont plus ou moins nombreux : parfois fort disséminés, parfois au contraire presque confluents. Ils atteignent les dimensions d'une petite ou d'une moyenne tête d'épingle : on peut en énucléer le contenu qui est formé d'un magma de cellules cornées.

D'après la remarque d'Hallopeau ils n'ont qu'une durée éphémère : « prenant naissance au moment où l'épiderme se régénère après dessiccation de la bulle, ils disparaissent spontanément au bout de quelques semaines [2] ».

Nous avons vu dans un cas où la muqueuse nasale était atteinte, survenir assez fréquemment des épistaxis. Bettmann a signalé, outre des épistaxis, des hémorragies rectales. Cette tendance aux légères hémorragies au niveau des bulles semble être assez fréquente dans cette affection.

La peau des malades est sèche, xérodermique; elle présente de la kératose

reuses. Voir pour cela nos travaux sur ce point. Toutes ces questions sont à reprendre sur de nouvelles bases.

(1) Il ne faudrait pas croire que nous attribuons à cette formation de kystes épidermiques une importance considérable. Il y a d'autres dermatoses bulleuses (voir plus haut la note de la page 745, et la description des dermatites polymorphes douloureuses circonscrites), qui peuvent s'accompagner des mêmes particularités. Mais ici ce symptôme se produit avec une fréquence extrême, et il coïncide avec l'atrophie cicatricielle du derme; c'est ce dernier caractère qui nous paraît capital.

(2) HALLOPEAU, *loc. cit.*, p. 724.

pilaire : dans un cas que nous avons vu chez notre maître E. Besnier, elle était franchement ichtyosique ; aussi le savant dermatologiste a-t-il pu considérer cette dermatose comme une forme particulière d'ichtyose, et l'a-t-il appelée *ichtyose à poussées bulleuses* (1). Bettmann, par contre, a signalé la coexistence de l'hyperidrose palmaire et plantaire.

On peut en outre observer dans ces cas des troubles trophiques de nature variée, des dystrophies unguéales qui sont « probablement consécutives à la formation de bulles sur le lit ou dans la matrice de ces organes; on les trouve doublés de masses incomplètement kératinisées; leur surface est rugueuse, creusée de stries longitudinales et transversales; très épaissis, ils sont rétrécis transversalement et recourbés à leurs extrémités, en bec de perroquet(2); parfois ils peuvent tomber, persister partiellement ou même disparaître comme dans un fait de Sherwell.

Hallopeau a vu les poussées éruptives se localiser d'une manière zoniforme suivant des trajets nerveux.

Bettmann a noté dans un de ses cas une leucoplasie très accusée et étendue de la muqueuse buccale.

Marche. Évolution. — Il semble que dans cette forme morbide, la tendance à la production des bulles diminue sensiblement à mesure que le sujet avance en âge (3). Peu à peu les bulles se circonscrivent de plus en plus : elles peuvent même cesser de se produire, et la maladie n'est plus alors caractérisée que par les plaques cicatricielles que nous avons décrites : mais elle offre aussi parfois une tendance désespérante à la production de bulles nouvelles : c'est une sorte de pemphigus successif permanent, parfois solitarius.

Anatomie pathologique. — D'après Bettmann, les bulles se forment dans le corps muqueux : il ne peut dire si l'épiderme est tout d'abord complètement séparé du corps papillaire. Elles renferment de 6 à 8 pour 100 de cellules éosinophiles.

« D'après Darier qui a étudié un des malades d'Hallopeau le corps papillaire disparaît, un tissu de cicatrice se développe dans le derme, de petits amas de cellules lymphoïdes s'infiltrent dans ses mailles; les capillaires sont abondants.

« Les kystes miliaires sont limités par la couche malpighienne à laquelle succèdent, comme dans l'épiderme normal, une couche granuleuse peu riche en éléidine, une couche lucide et une couche cornée. La cavité du kyste est exclusivement remplie de couches concentriques de cellules cornées. Des coupes transversales montrent que ces kystes présentent, dans leur partie

(1) Voir E. von Düring, Ichthyosis mit pemphigoïden Eruptionen. *Monatshefte für prakt. Dermat.*, Bd. XV, 1892.

(2) Hallopeau, d'après Vidal, *loc. cit.*, p. 723.

(3) Dans le cas de Balzer et Alquier le malade aurait pu, dès le début de son affection, produire des bulles à volonté par simple friction de la peau; mais, quand ces auteurs l'ont observé, ce n'était plus possible. Ce malade avait une hérédité nerveuse des plus nettes; il était lui-même probablement épileptique.

profonde, un prolongement épidermique, comme une queue, dans lequel il est facile de reconnaître le conduit excréteur d'une glande sudoripare.

« Il résulte de ces faits qu'il s'est développé secondairement, en pareil cas, un processus phlegmasique, et que les nodules miliaires sont constitués par des conduits sudoripares momentanément oblitérés(1). »

Diagnostic. — Le diagnostic du *Pemphigus héréditaire traumatique simple* s'impose. Il n'est pas nécessaire de l'exposer ou de le discuter.

Il en est autrement du *Pemphigus congénital à tendances cicatricielles*, et voici à ce sujet quelles sont les principales questions qui se posent :

1° Est-ce, comme le veulent la plupart des auteurs, la même affection que le Pemphigus héréditaire traumatique simple? Pour nous il est impossible de l'admettre ; il y a en effet une évolution spéciale de l'affection avec éruptions bulleuses abondantes, parfois généralisées dans le jeune âge, puis une tendance à la production de cicatrices et d'atrophies cutanées qui lui impriment une physionomie à part.

2° Doit-il être considéré comme une variété du Pemphigus héréditaire traumatique simple? Nous ne faisons pas d'objection *a priori* à cette conception d'Hallopeau ; mais nous demandons qu'on démontre pour cela d'une manière péremptoire le caractère héréditaire, familial, de cette dermatose et sa pathogénie par le traumatisme seul.

3° Quelles sont les relations de ce type morbide avec les faits analogues d'aspect, non congénitaux, qui ont été observés?

Avec ceux qui ont été étiquetés *dermatite polymorphe douloureuse circonscrite avec cicatrices consécutives et kystes épidermiques* et qui en diffèrent par les phénomènes douloureux intenses éprouvés par les malades, par la non-congénitalité, etc... ?

Avec le *pemphigus solitaire* et *successif* des anciens auteurs?

Avec ceux qui ont été publiés çà et là sous des noms divers, *hyperépidermotrophie, ichtyose congénitale, ichtyose congénitale avec bulles, pemphigus foliacé congénital*, etc..., etc... ?

Tous ces faits, nous ne saurions trop le répéter, doivent être repris, discutés, classifiés dans une sérieuse étude d'ensemble.

Traitement. — Le traitement du Pemphigus congénital à tendances cicatricielles est inconnu. On s'inspirera en présence d'un cas de cette affection des règles que nous avons posées à propos du Pemphigus traumatique simple,

(1) HALLOPEAU, d'après Darier, *loc. cit.*, p. 726. — Grouven (*Arch. für Dermat. und Syph.*, 1901, t. LV) a bien étudié ces éléments qui ressemblent à du milium, et il croit qu'ils peuvent s'observer dans le pemphigus vulgaire. Il ne regarde pas ces miliums comme des kystes de rétention des conduits excréteurs des glandes sudoripares, car ces glandes ne présentent aucun signe de stase ou de dégénérescence, comme cela devrait survenir inévitablement avec l'hypothèse d'une oblitération du conduit excréteur. Histologiquement on peut constater que ces miliums, situés assez superficiellement, représentent des boules épidermiques kératinisées au centre avec une enveloppe conjonctive mince (trad. Doyon).

d'une part au point de vue médication générale, et à propos des dermatites polymorphes douloureuses d'autre part au point de vue pansement local.

VII

PEMPHIGUS ÉPIDÉMIQUE

Sous le nom de *Pemphigus épidémique* nous désignons en la spécifiant au point de vue étiologique une assez curieuse affection qui a été assez souvent décrite chez les enfants, sous le nom de *Pemphigus épidémique des nouveau-nés*, plus rarement chez l'adulte sous le nom de *Pemphigus castrensis*, etc., et qui est caractérisée objectivement par une éruption bulleuse, étiologiquement par l'inoculabilité et l'auto-inoculabilité des lésions cutanées.

Il ne faudrait pas croire que dans ce que nous désignons sous le nom de Pemphigus épidémique des nouveau-nés doivent rentrer toutes les éruptions bulleuses dont les nouveau-nés peuvent être atteints en dehors du trop fameux pemphigus syphilitique lequel n'est en somme qu'une syphilide bulleuse de la paume des mains et de la plante des pieds, rarement des membres supérieurs et inférieurs.

Les enfants en bas âge peuvent présenter d'autres affections bulleuses qui réclament de nouvelles recherches précises. Il semble que, comme les adultes, ils puissent avoir :

1° Des éruptions pemphigoïdes d'origine médicamenteuse;

2° Des urticaires bulleuses qui sont chez eux beaucoup plus fréquentes que chez les adultes;

3° Des varicelles bulleuses;

4° Des érythèmes polymorphes vésiculo-bulleux;

5° Des dermatites polymorphes douloureuses aiguës, subaiguës, et même chroniques à poussées successives;

6° Peut-être du Pemphigus aigu fébrile grave [1];

7° Peut-être du Pemphigus foliacé;

8° Des éruptions bulleuses dans le cours d'autres dermatoses, comme l'ichtyose fœtale; la dermatite exfoliative épidémique des nouveau-nés, etc.

On voit donc combien la question des éruptions bulleuses chez les enfants est complexe. Ajoutons qu'elle doit être reprise par la base avec les nouvelles méthodes d'investigation et les nouveaux points de repère que nous avons à notre disposition.

Après ce court exposé on comprend combien est superficielle la division que

[1] Voir Wilhelm Bloch, Pemphigus acutus malignus neonatorum. *Arch. f. Kinderheilk.*, Bd. XXVIII, p. 1. — H. Kennan, A fatal case of congenital bullous eruption in an infant. *The Dublin Journal of med. sc.*, avril 1900, p. 241, et l'analyse avec commentaires du cas par Mac Leod. *The British Journal of derm.*, p. 305, août 1900. — F. Meara : Two fatal cases in infants, Pemphigus und erysipeles. *Medical News*, 31 août 1901, p. 333, etc.

quelques auteurs tentent d'établir dans le Pemphigus non syphilitique des nouveau-nés en forme bénigne et forme grave.

Nous nous contenterons de donner un court aperçu de l'état actuel de la question du Pemphigus épidémique.

En réalité, comme nous allons le voir, le pemphigus épidémique des nouveau-nés n'est pas un vrai pemphigus; c'est tout simplement une variété bulleuse d'impetigo contagiosa de Tilbury Fox, et il est véritablement abusif de décrire cette affection à côté des autres pemphigus. Nous ne le faisons qu'à notre corps défendant, et pour nous conformer à l'usage : mais nous protestons avec la dernière énergie contre cette colossale erreur de classification.

Historique (1). — Depuis longtemps on connaît l'existence d'épidémies d'éruptions bulleuses. Thierry en 1756 en a relaté une chez les soldats français qui occupaient Prague, ce fut alors le *Pemphigus castrensis*; *Langhans* en a décrit une seconde en Suisse, ce fut le *Pemphigus Helveticus*. Ces faits furent observés chez des adultes. Mais c'est surtout chez les enfants que surviennent de semblables épidémies, d'où le nom qui a été donné à cette affection de *Pemphigus épidémique des nouveau-nés*.

La première relation véritablement incontestable d'une épidémie de pemphigus des nouveau-nés est celle que Rigby fit connaître en 1835 : il l'observa en 1834 dans une maison d'accouchements à Londres; plusieurs mères furent contaminées par leurs enfants, et l'auteur lui-même fut atteint de cette affection après s'être blessé à l'autopsie d'un des sujets (2). Puis vint celle que Reinbold étudia en 1837, à Wenden (3). Le cas de Scharlot (4) dans lequel un enfant contagionna plusieurs personnes, et dans lequel l'auteur put par inoculation du liquide des bulles reproduire sur lui-même d'autres bulles de pemphigus, fut très probablement un exemple de la même affection.

Lasègue et Trousseau en ont sans doute décrit une épidémie en 1850 à Necker sous le nom de *varicelle Pemphigoïde* (5). Ollivier et Ranvier en observèrent une autre à l'hospice des Enfants Assistés en 1861. Citons ensuite les épidémies relatées par Hervieux (6), Olshausen et Mekus (7), Klemm (8), Koch (9),

(1) Voir Rœser, Thèse de Paris, 1876, pour cet historique; mais il faut remarquer que Rœser n'a pas distingué avec une netteté parfaite ce qui appartient au pemphigus épidémique et aux autres variétés de pemphigus.

(2) Rigby, *The London med. Gaz.*, 1835, XVII.

(3) Reinbold, *Schmidt's Jahrb. der ges. Med.*, t. XXVII, p. 72.

(4) Cité par Auguste Ollivier et Louis Ranvier dans leur travail sur le pemphigus des nouveau-nés, 1864. *Casper's Wochenschrift für die ges. Heilkunde*, 1841.

(5) *Gazette méd.*, 1850, p. 478.

(6) Hervieux, *Bull. de la Société méd. des hôpitaux de Paris*, 1868, et *Union médicale*, n° 30, p. 374, 1868.

(7) Olshausen et Mekus, Ueber acuten contagiosen, afebrilen Pemphigus der Neugeborenen und Wöchnerinnen. *Arch. f. Gyn.*, 1870, I, p. 392-402.

(8) Klemm, Zur Kenntniss des Pemphigus contagiosus. *Deutsches Arch. f. klin. Medicin*, IX, Heft 2.

(9) Koch, Zur Aetiologie des Pemphigus neonatorum. *Jahrb. für Kinderheilk.*, 1875, VI, p. 412, et 1875, VII, p. 425.

Homolle ([1]), Ahlfeld ([2]), Moldenhauer ([3]), Huart ([4]), Padowa ([5]), E. Vidal ([6]), qui en étudia en 1875 une cinquantaine de cas à la maternité de l'hôpital Saint-Louis à Paris.

Après ces observations précises, la nature contagieuse et épidémique de cette affection ne pouvait plus être mise en doute. Des recherches récentes sont venues mettre ces faits en complète lumière. Citons parmi les travaux de ces vingt dernières années les mémoires de Colrat ([7]), de Pulvermacher ([8]), de Wichmann ([9]), de Pontoppidan ([10]), de Manson d'Amoy ([11]), de Marrican ([12]), de Joukowski ([13]), d'Almquist ([14]), de Peter ([15]), de Knud Faber ([16]), de Bodenstab ([17]), de Brosin ([18]), de Kilham ([19]), de Hauch ([20]), de S. Beck ([21]), de Munro ([22]), de Soltmann ([23]), de Rudolf Matzenauer ([24]), d'Eng-

([1]) Homolle, *Comptes rendus de la Commission des maladies régnantes*, fasc. 8, 1874-1875.

([2]) Ahlfeld, *Arch. für Gyn.*, t. V, fasc. 1, 1873.

([3]) Moldenhauer, Ein Beitrag zur Lehre vom Pemphigus acutus. *Archiv für Gynækol.* 1874, VI, p. 369.

([4]) Huart, *Presse méd. belge*, déc. 1877.

([5]) Padowa, Alcuni casi di pemfigo in forma epidemica. *Giornale italiano delle mal. ven. e della pelle*, 1876, p. 30.

([6]) Roeser, *Du pemphigus chez les nouveau-nés.* Thèse de Paris, 1876.

([7]) Colrat, Contribution à l'étude du pemphigus épidémique. *Revue de médecine*, p. 935, 10 déc. 1884.

([8]) Pulvermacher, Épidémie de pemphigus idiopathique. *Monatshefte für prakt. Dermat.*, février 1885, p. 45.

([9]) Wichmann, Épidémie de pemphigus contagieux des nouveau-nés observée à Kristiansund de septembre 1882 à janvier 1885. *Tidsskrift für prakt. Med.*, n° 21, 1887.

([10]) E. Pontoppidan, Pemphigus acutus contagiosus adultorum. *Viertelj. f. Dermat. und Syph.*, p. 275, 1885.

([11]) Manson d'Amoy, Pemphigus contagieux. *Trans. Hong-Kong med. Soc.*, vol. I, 1889.

([12]) Marrican, Pemphigus des nouveau-nés. *Medycyno*, 32-33, 1895.

([13]) Joukowski, *Wratch de Saint-Pétersbourg*, n° 15, 1891.

([14]) Almquist, Recherches bactériologiques et épidémiologiques sur le pemphigus neonatorum. *Zeitschrift f. Hygiene*, vol. X, livre 2.

([15]) W. Peter, Zur Actiologie des Pemphigus neonatorum. *Berliner klin. Wochenschrift*, 1896, p. 124.

([16]) Knud Faber, Ueber den acuten contagiosen Pemphigus. *Monatsh. f. prakt. Dermat.*, 15 mars 1890, p. 253.

([17]) Bodenstab, Beitrag zur Aetiologie des Pemphigus neonatorum. *Dissertat.* Halle, 1890.

([18]) Brosin, Du pemphigus chez le nouveau-né. *Zeitschrift f. Geburtsh. und Gynæk.* XL, p. 3.

([19]) Kilham, Épidémie de pemphigus des nouveau-nés. *American Journal of obstetrics*, octobre 1889, p. 1039.

([20]) Hauch, *Der ärztliche Praktiker*, 1897, n° 6.

([21]) S. Beck, Ein Beitrag zur Actiologie des Pemphigus simplex neonatorum. *Ungarische dermat. und urolog. Gesellschaft in Budapest*, 26 janv. 1899.

([22]) G. Munro (de Yokohama), Pemphigus contagieux. *British medical Journal*, 29 avril 1899, p. 1021.

([23]) Soltmann, Le pemphigus des nouveau-nés. *Annales de méd. et de chir. infant.*, p. 100, 1899. Traduit de la *Reale Encycl. der ges. Heilkunde.* Vienne, 1898.

([24]) Rudolf Matzenauer, Zur Frage der Identität des Pemphigus neonatorum und der Impetigo contagiosa. *Wiener klin. Woch.*, 1900, n° 47.

[L. BROCQ.]

man (1), de Salvage (2), de Shukowsky (3), de Semtchenko (4), de Löwy (5), etc.

Il convient de ne pas oublier qu'un assez grand nombre de faits publiés sous le nom de Pemphigus des nouveau-nés ne sont pas des Pemphigus *épidémiques* des nouveau-nés, mais d'autres formes morbides bulleuses plus ou moins graves survenues chez des enfants. Tels sont peut-être les cas de Martinez Vargas (6), de Marcuse (7), de Bloch (8), etc.

Symptômes. — Le Pemphigus épidémique débute d'ordinaire chez les enfants, alors qu'ils jouissent encore d'une excellente santé : cependant les nouveau-nés peuvent avoir déjà de la diarrhée, des vomissements, présenter d'autres symptômes d'athrepsie tels que de l'amaigrissement quand les premières bulles surviennent. Ce sont là des coïncidences malheureusement assez fréquentes, car le pemphigus épidémique semble se développer avec d'autant plus d'intensité sur les sujets qu'ils sont plus débilités : mais ce ne sont que des coïncidences, ainsi que la coexistence possible de la syphilis héréditaire, et ce sont elles qui ont contribué au début à tant obscurcir cette question : elles expliquent les discussions si passionnées qui ont eu lieu dans les sociétés savantes de 1855 à 1875 sur le pemphigus syphilitique ou non syphilitique des nouveau-nés, discussions qui n'ont plus aucun intérêt à l'heure actuelle.

Rien de plus variable que le mode de début du Pemphigus épidémique chez l'enfant. Les bulles semblent apparaître d'ordinaire quand il n'y a aucune complication préexistante, en quelque sorte spontanément, sans le moindre prodrome, sans la moindre réaction fébrile; parfois au contraire les petits malades ont tout d'abord un peu d'agitation, et un mouvement fébrile plus ou moins accentué : d'où la division que certains auteurs ont voulu établir en P. pyrétique et P. apyrétique. Cette distinction est pour nous sans importance : disons plus, elle nous paraît consacrer une erreur de clinique, car, lorsqu'il y a de la fièvre intense dès le début, c'est presque toujours ou bien qu'il s'agit d'une autre dermatose que le Pemphigus épidémique vrai, ou bien qu'il existe une complication quelconque.

On voit d'abord se produire une tache rosée, plus souvent d'un rouge foncé, lie de vin, et alors ne disparaissant pas totalement par la pression, au niveau

(1) ENGMANN, Impetigo contagiosa bullosa; its relation to pemphigus neonatorum, with bacteriology of eigth cases. *St.-Louis med. Review*, 10 nov. 1900.

(2) SALVAGE, A case of acute pemphigus with transference of the local lesion by direct contagion. *The Lancet*, 1890, n° 3477, p. 850.

(3) SHUKOWSKY, *Vratch*, 1891, n° 15.

(4) SEMTCHENKO, Pemphigus des nouveau-nés. *Vratch*, n° 48, 1892.

(5) LÖWY, Pemphigus infantum contagiosus und Impetigo contagiosa. Ergänzungsband, enthaltend die *Festschrift Kaposi*, 1900.

(6) MARTINEZ VARGAS, Pemphigus toxique chez un nouveau-né. *Festschrift de Jacobi*, 1900, p. 363.

(7) MARCUSE, Pemphigus hæmorragicus malignus neonatorum. *Berl. dermat. Gesellschaft*, 6 mars 1900, et discussion.

(8) BLOCH, Pemphigus aigu malin des nouveau-nés. *Arch. für Kinderheilk.*, vol. XXVIII, p. 61, 1900. Analysé par ROMME dans la *Presse méd.*, 14 février 1900.

de laquelle l'épiderme se détache très facilement par le grattage, et prend un aspect réticulé dû à de petits soulèvements partiels. A cette période de début l'éruption peut quelquefois avorter d'après E. Vidal, sinon le soulèvement épidermique se produit avec la plus grande rapidité, et en « deux, quatre ou six heures, rarement plus, la bulle a acquis toute sa hauteur(1). » C'est une véritable bulle de Pemphigus, du moins comme aspect objectif, c'est-à-dire qu'elle est régulière, hémisphérique, bien distendue par de la sérosité citrine, d'abord transparente, puis qui se trouble bientôt quand la bulle ne se rompt pas, devient séro-purulente, parfois franchement purulente, quelquefois hémorragique.

Il peut ne pas y avoir d'aréole inflammatoire périphérique visible, cependant dans beaucoup de cas, quand elle n'existe pas dès le début, elle ne tarde pas à se produire. Il n'y a jamais ni base indurée, ni lésion profonde du derme ou du tissu cellulaire sous-cutané au niveau de l'éruption.

Une fois formée, la bulle ne persiste pas longtemps : elle peut s'étendre par les bords de manière à devenir très volumineuse; le plus souvent elle se rompt au bout de quelques heures : le liquide qu'elle contenait s'écoule, et la couche épidermique soulevée disparaît en laissant à nu une surface rouge, lisse, qui s'agrandit parfois par les bords, grâce à un décollement graduel de l'épiderme par de la sérosité purulente, à la manière de l'ecthyma superficiel; ce dernier processus s'observe surtout vers les plis de la peau, et c'est en ces régions que l'on voit les surfaces à vif acquérir de grandes dimensions et sécréter pendant un certain temps du liquide; puis la cicatrisation s'opère lentement par dessiccation des parties dénudées et production d'un épiderme nouveau.

Parfois, surtout au niveau des bulles isolées et de petites dimensions, il se forme, après leur rupture, de minces croûtelles jaunâtres peu adhérentes qui persistent pendant un laps de temps qui varie de trois à six jours, puis qui tombent en laissant une macule rougeâtre, laquelle ne tarde pas elle-même à disparaître complètement. Enfin l'épiderme ancien peut persister pendant un certain temps après la rupture de la bulle, et l'épiderme nouveau a alors le temps de se reformer au-dessous avant que l'épiderme ancien ne disparaisse.

Il est très rare d'observer la terminaison de l'éruption bulleuse par ulcération. Dans l'épidémie qu'il a étudiée, E. Vidal n'a pas vu cette complication se produire. Sur 150 cas, Hervieux ne l'a constatée qu'une seule fois.

Le liquide des bulles est presque toujours alcalin, quelquefois neutre, mais jamais acide; il ne se résorbe point, du moins en totalité : presque toutes les bulles se terminent par rupture.

Le nombre des bulles est éminemment variable suivant les cas : il y a des enfants qui n'en présentent qu'une seule siégeant soit à la face, soit aux membres; mais d'ordinaire il y en a un plus grand nombre, de 20 à 30, et alors elles ont pour siège de prédilection le cou, la face, les membres. On peut aussi les observer sur le tronc, le dos des mains, autour des poignets. Jamais

(1) Roeser, *loc. cit.*, p. 61.

ni E. Vidal, ni Wichmann ne les ont vues se développer ni à la paume des mains, ni à la plante des pieds.

Au cou et aux plis articulaires, au pli de l'aine en particulier, elles sont plus volumineuses qu'aux autres régions du corps : elles y sont allongées suivant la direction des plis des téguments; parfois elles arrivent par confluence après leur rupture à y former de véritables bandes ulcérées.

Dans un cas, E. Vidal a vu survenir sur les gencives d'un enfant des excoriations en forme de coup d'ongle en même temps qu'une éruption de pemphigus apparaissait sur la peau. Ce fait semble prouver que le pemphigus épidémique des nouveau-nés peut dans quelques cas rares envahir les muqueuses.

Les dimensions des bulles varient beaucoup suivant les sujets et suivant les régions chez un même sujet. Les plus petites ont le volume d'une lentille et même d'une tête d'épingle; les plus volumineuses ont celui d'une noix et même davantage. Elles ont, en général, des dimensions qui varient de celles d'un pois à celles d'une noisette. Elles se rompent d'autant plus rapidement qu'elles sont plus volumineuses.

Chaque bulle, telle que nous venons de la décrire, évolue complètement en l'espace de cinq à quinze jours.

Toutes les bulles qui doivent se développer chez un malade n'apparaissent pas en même temps; l'éruption se fait par poussées successives, poussées qui se succèdent assez régulièrement comme celles de la varicelle, ou bien qui sont quelquefois séparées par des intervalles assez longs pour que la dernière poussée soit presque complètement guérie quand survient la poussée nouvelle.

Rien de plus variable d'ailleurs que le nombre de ces poussées successives; il peut n'y en avoir qu'une seule; il peut, au contraire, s'en faire un nombre assez considérable pour que la maladie persiste pendant quelques semaines.

Les *phénomènes subjectifs* éprouvés par les petits malades ne semblent pas être bien accentués. Cependant quand les surfaces atteintes sont à vif, elles sont certainement douloureuses, et les pansements sont pénibles, comme le prouvent les cris poussés par les enfants. D'après ce que l'on a observé chez l'adulte [1], il y aurait au début des démangeaisons variables d'intensité, presque toujours légères.

Cette affection est d'ordinaire assez bénigne et se termine par la guérison dans la grande majorité des cas. Cependant il n'est pas rare d'observer des complications, des ophtalmies, de la diarrhée, des vomissements, divers autres symptômes d'athrepsie, et dans ces cas la mort peut survenir. Mais ce ne sont là, comme nous l'avons dit plus haut, que des symptômes surajouté à l'affection cutanée.

Il semble néanmoins possible, d'après certains faits qui ont été publiés, que le pemphigus épidémique des nouveau-nés donne parfois lieu à des phénomènes d'infection générale des plus graves, à une sorte de staphylococcie ou de

[1] MANSON et MUNRO, *loc. cit.*, et *British med. Journal*, 29 avril 1899, p. 1021.

streptococcie généralisée qui se termine par la mort avec des symptômes d'infection purulente, abcès, complications viscérales, etc.

Des auteurs récents [1] soutiennent qu'il faut distinguer deux formes dans le Pemphigus aigu des nouveau-nés : une forme bénigne qui est celle que nous venons de décrire, une forme maligne qu'on confond fréquemment avec le Pemphigus foliacé de Cazenave, avec la dermatite exfoliative de Ritter, et qui est presque toujours mortelle : elle ne serait que la manifestation d'un état septicémique, d'une infection générale le plus souvent à streptocoques.

Nous renvoyons à tout ce qui précède pour justifier la description que nous venons de donner de la maladie.

Anatomie pathologique. — D'après Homolle qui a pu faire l'examen histologique des bulles du pemphigus des nouveau-nés, les lésions de l'épiderme et du derme seraient analogues à celles de toutes les affections bulleuses.

On discute encore pour savoir s'il y a réellement un microbe pathogène dans le pemphigus épidémique.

Colrat a trouvé dans le liquide des bulles un micro-organisme abondant qu'il a pu cultiver et isoler.

Almquist a décrit un coccus avec lequel il a reproduit des bulles superficielles : il ne croit pas qu'il soit identique au staphylococcus pyogenes aureus.

Peter a obtenu avec le liquide des bulles des cultures pures de staphylocoque pyogène doré et un diplocoque, et en colonies isolées le staphylocoque pyogène blanc [2].

Soltmann ne peut attribuer à ces microbes une influence pathogène. Pour notre part nous ne comprenons pas ces réserves. Le Pemphigus épidémique des nouveau-nés n'est qu'un impetigo contagiosa, comme l'a dit G.-H. Rohé, dès 1884 : c'est certainement une affection microbienne due à l'inoculation et au développement d'un microbe, streptocoque pour Sabouraud, staphylocoque peut-être pour d'autres. Les bactériologistes devront se mettre d'accord sur ce point.

Étiologie. Pathogénie. — La dermatose bulleuse que nous étudions s'observe d'ordinaire chez les tout jeunes enfants, surtout du quatrième au neuvième jour après la naissance : cependant elle est assez fréquente jusqu'à l'âge de trois ans. A partir de six ans, la réceptivité morbide est beaucoup moindre. Cependant on peut l'observer aussi chez les adultes [3].

C'est une affection *épidémique*, tel est le fait majeur qui domine toute son histoire.

[1] Bloch, *loc. cit.*

[2] N.-G. Munro a trouvé dans le pemphigus contagiosus des pays chauds d'Extrême Orient un microcoque spécial, le micrococcus vésicant, qui a de la tendance à se grouper en diplocoque, qu'il a pu cultiver sur des milieux divers, et avec lequel il a pu reproduire les bulles caractéristiques. Il croit qu'il doit être distingué de l'impetigo contagiosa vrai, car il affecte surtout les jambes et le tronc.

[3] J. Windisch, Pemphigus contagiosus tropicus, pemphigus contagiosus, epidemic pemphigus. *Journal of the American med. Association*, 13 janvier 1900, p. 77.

Pour expliquer cette épidémicité qui est devenue évidente dès les premières séries de cas que l'on a relevées, on a d'abord invoqué des causes banales, telles que la malpropreté, la misère, l'alimentation défectueuse, le séjour dans les hôpitaux, etc. On a même, bien à tort, incriminé la vaccine et la puerpéralité.

E. Vidal a mis en relief deux autres caractères des plus importants de cette dermatose qui se relient intimement au précédent; ce sont sa *contagiosité* et *l'inoculabilité* de ses lésions cutanées. « Le pemphigus épidémique se transmet non seulement de l'enfant à l'enfant, mais encore de l'enfant à l'adulte. Les divers auteurs ont cité des exemples de transmission à la mère et même à des infirmières. J'ai observé deux cas de contagion chez deux femmes dont les enfants étaient déjà atteints de cette affection dans mes salles. Toutes deux présentèrent d'abord des bulles sur les cuisses, et l'une d'elles eut ensuite de nombreuses bulles sur le cou et sur la face.

« Je fis sur le bras gauche de cette dernière malade des auto-inoculations qui ne réussirent pas. En même temps, j'inoculai son bras droit avec le produit des bulles d'un enfant, et j'obtins sur trois piqûres deux bulles très caractérisées.

« Rœser a plusieurs fois réussi à s'inoculer la bulle de la variété de pemphigus que nous étudions. Par des auto-inoculations il a obtenu des secondes générations, rarement une troisième rudimentaire et comme avortée. Un autre de mes élèves, Coudoin, s'inocula sur l'avant-bras gauche avec du liquide pris sur une des bulles d'inoculation de Rœser; le résultat fut négatif, mais en même temps il s'inoculait sur l'avant-bras droit avec la bulle de pemphigus d'un enfant, et obtenait au bout de trente-six heures une bulle parfaitement caractérisée. A quelques jours de là deux autres inoculations étaient suivies de succès (1).

« C'est entre vingt-quatre et quarante-huit heures, le plus souvent trente-six heures après l'inoculation, qu'on voit apparaître une petite bulle remplie de liquide clair plus ou moins citrin, bulle qui atteint son maximum de développement le deuxième ou le troisième jour. Elle se flétrit ensuite, sèche du cinquième au huitième jour, et disparaît promptement sans laisser de traces (2). »

Cette importante particularité, l'inoculabilité et la contagiosité de cette affection, explique le développement des épidémies de maison et de salle d'hôpital. Elle peut aussi expliquer l'extension de la maladie sur le même malade, le siège de prédilection de l'éruption sur les régions du corps qui sont le plus exposées aux frottements et aux excoriations.

Elle permet également de relier les cas observés chez les nouveau-nés et chez les adultes, et de faire une seule et même maladie du pemphigus épidémique des enfants et des divers pemphigus épidémiques de l'adulte qui ont

(1) Voir les résultats positifs obtenus également par Scharlot, par Colrat, *loc. cit.*, et tous les faits de contagion et de transmissibilité cités par Soltmann dans son travail.

(2) E. Vidal, *loc. cit.*

été décrits, puisque les grandes personnes qui avoisinent les enfants atteints peuvent être infectées.

Le pemphigus une fois développé à l'état épidémique semble attaquer tout aussi bien les enfants bien portants que ceux qui sont faibles, ceux qui sont bien allaités, bien soignés, que ceux qui sont mal alimentés, mal soignés, dont les mères sont affaiblies. Cependant il est incontestable que la possibilité de complications graves, infectieuses, est plus grande chez ceux qui sont débilités, et surtout que la mortalité est beaucoup plus forte quand il existe déjà chez les sujets de l'athrepsie ou de la syphilis héréditaire.

Nature de la maladie. — Tout ce qui précède montre que l'affection à laquelle on a donné le nom de Pemphigus épidémique des nouveau-nés est une maladie locale, externe, tout à fait différente des autres éruptions connues rangées sous le vocable de pemphigus, puisque aucune de ces dernières n'est ni inoculable, ni auto-inoculable.

Elle est donc absolument comparable à l'impetigo contagiosa de Tilbury Fox à laquelle elle doit être assimilée. On ne peut la laisser plus longtemps dans le groupe des dermatoses dites Pemphigus vrais(1).

Diagnostic. — Les caractères que nous venons de mettre en relief sont suffisamment pathognomoniques pour que le diagnostic soit presque toujours facile.

L'épidémicité, l'inoculabilité, l'auto-inoculabilité, le peu de retentissement de l'affection, du moins au début, sur l'état général, voilà autant de caractéristiques.

L'*urticaire bulleuse* a une base urticarienne typique : les bulles sont beaucoup moins volumineuses; l'éruption est disséminée, sans systématisation aucune.

La *varicelle bulleuse* s'accompagne de fièvre; les éléments sont beaucoup plus abondants d'emblée, beaucoup moins volumineux, moins superficiels.

Il n'y a pas lieu d'après nous de distinguer le Pemphigus épidémique de l'*impetigo contagiosa* de Tilbury Fox.

Quant aux affections bulleuses de la série du Pemphigus, l'épidémicité et l'auto-inoculabilité permettront d'en séparer la forme morbide que nous étudions.

Nous ne parlons pas du *Pemphigus syphilitique* qui n'en a ni l'aspect, ni les bulles volumineuses, ni les localisations.

Traitement. — Le traitement général n'est nécessaire que lorsque les enfants sont un peu chétifs : l'allaitement au sein doit dans ces cas être préféré à tout autre. On combattra tout symptôme diarrhéique dès son apparition.

Dans les cas graves, on essayera de soutenir les forces de l'enfant; on lui

(1) Voir pour ce point particulier les mémoires déjà cités de Knud Faber, 1890, de Waldemar Peter (*Berl. klin. Woch.*, 10 février 1896), et de Rudolf Matzenauer, 1900; on y trouvera exposés tous les arguments décisifs et la bibliographie.

fera respirer un air sain chargé d'oxygène ; s'il y a une forte fièvre, on la combattra par des préparations appropriées de quinine.

Avant tout il faut soustraire le malade à toutes les causes d'inoculation et d'auto-inoculation. En temps et en foyer d'épidémie on éloignera immédiatement les sujets indemnes; on isolera ceux qui sont atteints. Les personnes qui les soigneront seront soumises à de très sérieuses précautions de désinfection et d'asepsie avant et après les pansements : ces précautions sont indispensables et pour elles et pour les autres bébés qu'elles auront à manier.

Quand les enfants sont bien portants et bien nourris, quelques soins de propreté suffisent dans la majorité des cas pour amener une guérison complète. On doit s'efforcer de soustraire la région malade à tout frottement, à tout traumatisme. Quand les bulles sont ouvertes, on fait des lotions fréquentes avec des liquides émollients ou mieux un peu astringents, comme l'eau de feuilles de noyer boriquée. On touche une fois par jour ou tous les deux jours les surfaces malades avec de l'eau d'Alibour, coupée de 20 fois à 5 fois son volume d'eau bouillie, ou bien avec une solution de nitrate d'argent allant, suivant les nécessités du cas, du 100e au 20e. Puis on panse simplement avec des poudres inertes, telles que le sous-nitrate de bismuth, l'oxyde de zinc, le talc, à la rigueur le lycopode; ou bien on applique d'abord une pommade à l'oxyde de zinc boriquée au 20e, par-dessus laquelle on met une de ces poudres. Quand les bulles sont confluentes et que de vastes étendues de peau sont dénudées, Comby traite le pemphigus comme les brûlures graves par la solution d'acide picrique au 100e et le pansement ouaté [1]. Nous préférerions dans ce cas le simple pansement avec le liniment oléo calcaire aseptique, ou la très belle vaseline boriquée au 20e.

PERFORANT (MAL). — Voir l'article : *Trophonévroses*.

PÉRIFOLLICULITES. — Voir l'article : *Folliculites*, t. II, p. 651.

[1] Baginsky et Bloch auraient réussi à sauver plusieurs nourrissons atteints de pemphigus malin, en leur faisant prendre chaque jour un bain préparé avec une décoction d'écorce de chêne, puis en recouvrant les parties atteintes d'une couche épaisse d'un mélange d'oxyde de zinc et de talc. Nous avons vu plus haut qu'il est nécessaire de reprendre l'étude de tous ces faits, car ils n'ont pas été jusqu'ici, au point de vue de leur nature réelle, soumis à une critique suffisamment rigoureuse.

PERLÈCHE.

Par L. JACQUET.

PERLÈCHE

Étym : perlèche, ou *pourlèche* [1]; ce nom vient sans doute de la petite cuisson qui oblige les enfants à « pourlécher » leurs lèvres.

Définition. — Historique. — La perlèche est une variété de stomatite chronique, une *labialite*, atteignant surtout les *commissures*, et à peu près spéciale aux *enfants*.

Elle a été étudiée pour la première fois par Justin Lemaistre, qui, en 1885, en décrivit tout à la fois les symptômes, en indiqua la nature contagieuse, et peut-être en trouva l'organisme pathogène [2].

Depuis Lemaistre, elle a été étudiée par quelques auteurs : Fl. Jaja [3], Moretti de Bologne [4], P. Raymond qui l'observa chez les adultes [5] et en donna une excellente description, par R. Planche qui lui consacra sa thèse inaugurale [6].

Symptômes. — La perlèche est caractérisée essentiellement par une lésion, presque constamment symétrique, des commissures labiales (voir Fig. 200). L'épithélium commissural est exubérant, plissé, blanchâtre, d'aspect *macéré*, et se laisse assez aisément détacher. La même modification atteint d'ordinaire l'épiderme juxta-commissural, et s'étend parfois plus ou moins loin sur la bordure cutanéo-muqueuse du limbe labial.

L'épithélium et l'épiderme sont en général seuls atteints; le derme n'est pas dénudé : on voit, dit P. Raymond, une sorte de pellicule blanchâtre, saillante et plissée, du coin des lèvres, qui ont ainsi l'aspect fissuré, *bridé*, d'où, d'après J. Lemaistre, le nom patois de *bridou*.

Cette fissuration atteint parfois le derme, que l'on trouve, au-dessous de la pellicule épithéliale, rouge et parfois saignant. Elle peut être unique : la perlèche est alors constituée par une plaque commissurale, blanchâtre et macérée, divisée par une fissure en deux parties égales. Elle reproduit ainsi, comme le fait remarquer P. Raymond, l'aspect dit « en feuillet de livre ». D'autres fois elle est multiple, *rayonnée*, et peut atteindre la muqueuse labiale, à la partie interne de la commissure.

[1] La perlèche est appelée parfois : *bridou*, parce que, dit J. Lemaistre, les lèvres semblent bridées. Dans certaines parties du Limousin, on la nomme encore *poissonnade* ou *niarde*.

[2] Justin Lemaistre, Discours d'ouverture de l'École de médecine de Limoges : *De la perlèche et du streptococcus plicatilis*, nov. 1885. Limoges, Ducourtieux, éditeur.

[3] Fl. Jaja, *Giornale italiano di mal. ven. e de pelle*, 1887.

[4] Moretti, *Rivista clinica di Bologna*, 1886.

[5] P. Raymond, *Bull. de la Soc. de dermat. et de syphil.*, 1893, p. 289.

[6] R. Planche, La perlèche. *Thèse de Paris*, 1897. Jouve, éditeur.

[*L. JACQUET.*]

La perlèche n'est pas douloureuse; les enfants éprouvent seulement, d'après J. Lemaistre, une sensation de gêne, de cuisson, les obligeant à « pourlécher » leurs lèvres, à tout moment.

Parfois pourtant, quand la perlèche est *fissuraire* et que l'enfant ouvre largement la bouche, il peut y avoir de la douleur et de petites hémorragies.

Assez souvent, il y a coexistence chez les enfants atteints de perlèche, de lésions associées telles que la stomatite *diphtéroïde*, ou *impétigineuse* (¹), de labialite croûtelleuse et saignante, d'érythème vésiculeux, d'impétigo, etc. Peut-être, suivant l'opinion de Planche, n'y a-t-il là que des manifestations différentes d'une même infection (²).

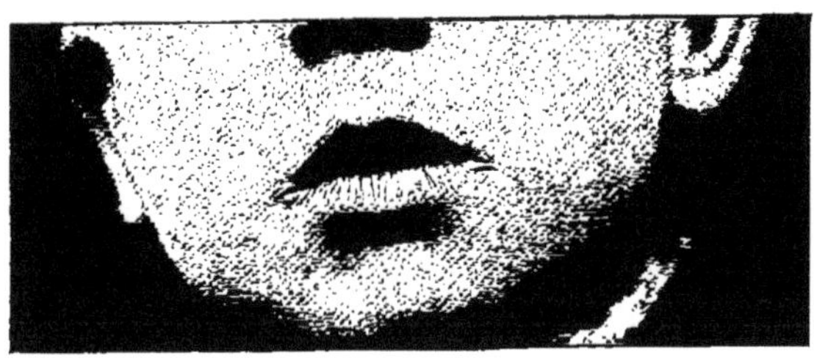

Fig. 200. — Perlèche. Malade de L. Jacquet (cliché Dubray.)

Personnellement, je l'ai observée chez un enfant atteint de pelade d'origine dentaire (³).

La perlèche dure peu : quinze jours à un mois d'après J. Lemaistre qui admet aussi des formes prolongées « peut-être par suite d'inoculations successives ». Elle tend à guérir spontanément, mais elle laisse pendant plusieurs mois une surface blanche, nacrée, lisse, qui ne recouvre que progressivement la couleur rosée des muqueuses, et permet de reconnaître longtemps les enfants antérieurement atteints. Comme l'a dit J. Lemaistre, les récidives sont fréquentes : c'est là le seul point noir de cette dermatose légère.

Diagnostic. — Il est d'ordinaire très facile : la localisation symétrique, l'aspect spécial de commissures *bridées*; la marche subaiguë et froide, l'absence de réaction inflammatoire et d'autres localisations cutanées ou muqueuses suffisent en général à différencier aisément la perlèche de l'*herpès* labial; de l'*impétigo* et de l'*eczéma* de même siège, et des *stomatites* bulleuses.

Il n'est vraiment qu'une difficulté et elle est créée par la *syphilis* : il est certain que les plaques muqueuses commissurales peuvent, quand elles sont bien limitées à cette région labiale, où elles prennent justement l'aspect *fissuraire*, « en feuillet de livre », créer une très sérieuse et très importante difficulté clinique. Il est certain aussi que tout enfant considéré comme atteint de *perlèche* devra être soigneusement examiné au point de vue d'une syphilis possible.

Je ne pense pas pour ma part que les *nuances*, les petits signes distinctifs de coloration, siège, profondeur, etc., considérés par quelques auteurs comme

(¹) Sevestre et Gastou, *Soc. des hôp.*, 1891.
(²) Planche, *Thèse citée*, p. 26.
(³) L. Jacquet, La pelade d'origine dentaire. *Ann. de dermat.*, février et mars 1902, p. 29.

différentiels, doivent être pris en grande considération; c'est aussi l'opinion de A. Fournier. Aussi toute lésion commissurale, aussi légère soit-elle, observée chez un enfant, à parents syphilisés, ou présentant lui-même une manifestation *quelconque*, suspecte à ce point de vue, devra provisoirement tout au moins être soupçonnée de *syphilis* (¹).

Étiologie. — Pathogénie. — La perlèche est parasitaire, contagieuse et épidémique. On en doit l'affirmation et la preuve à Justin Lemaistre.

Cet auteur a découvert entre les cellules épithéliales, et à leur intérieur, une variété de streptocoque, nommé par lui *streptococcus plicatilis*, qu'il a cultivé et qu'il considère comme l'organisme pathogène de la perlèche.

J. Lemaistre a isolé ce microbe, dans tous les cas de perlèche, sauf chez un enfant presque complètement guéri.

Enfin il l'a trouvé dans les ustensiles de ménage (seaux, cruches, etc.), des maisons habitées par des enfants contaminés et jusque dans les fontaines et puits des régions où sévit la perlèche.

On comprend ainsi que les enfants d'une même maison et d'une même école, buvant au même godet de bois, puissent s'infecter et se réinfecter fréquemment.

Les conclusions bactériologiques de J. Lemaistre n'ont pas été acceptées par tous les auteurs : P. Raymond a trouvé une variété de staphylocoque *blanc*; Planche le staphylocoque *doré*; Guibert et H. Malherbe le staphylocoque *blanc*; Eymeri ces diverses variétés. Aussi P. Raymond pense-t-il que la maladie peut être éventuellement produite par tous les microbes de la cavité buccale, et Planche tend à la rapprocher, vu leurs coïncidences fréquentes et l'analogie de leur flore microbienne, de la stomatite diphtéroïde et de l'impétigo.

Plus récemment J. Lemaistre a nié ces analogies et affirmé à nouveau la spécificité de la perlèche, et du streptocoque isolé par lui. Bureau et Fortineau, ayant eu l'occasion d'observer une épidémie de perlèche, ont dans 16 cas trouvé le streptocoque : ils se rallient donc à l'opinion de J. Lemaistre (²).

Quoi qu'il en soit de ces divergences, la perlèche semble bien à tous être parasitaire, épidémique et contagieuse : elle sévit surtout chez les enfants des deux sexes, principalement chez ceux du premier âge. Aussi l'observe-t-on surtout dans les salles d'asile, les écoles maternelles, et d'une manière générale, dans les classes inférieures des autres écoles.

Les enfants de la classe populaire sont de beaucoup les plus atteints : l'influence de la malpropreté, du manque de soins, paraît évidente.

La saison *chaude* est plus favorable au développement de la perlèche.

(¹) Voir dans la *Thèse* de Planche, p. 55, la discussion soignée d'un fait d'interprétation délicate au point de vue médico-légal.

(²) Bureau et Fortineau, Recherches bactériologiques sur la perlèche. *Gaz. hebd. méd. et chir.*, oct. 1901.

[L. JACQUET.]

Prophylaxie. — Traitement. — La notion de contagiosité impose certaines précautions élémentaires : on doit éviter les contacts intimes avec les sujets contaminés; prescrire aux enfants de ne pas échanger leurs ustensiles de classe (crayons, porte-plume, etc.), et de ne pas les porter à leur bouche; veiller à la propreté absolue des seaux placés dans les écoles; exiger que chaque enfant ait sa tasse ou son gobelet personnels.

Le traitement local est fort simple : J. Lemaistre touche les commissures malades à l'alun et au crayon de sulfate de cuivre.

Moretti, P. Raymond badigeonnent la région atteinte avec une solution de nitrate d'argent à 1/50e. On se sert, dans ce but, d'un petit tampon d'ouate hydrophile emmanché que l'on trempe dans la solution, et que l'on exprime soigneusement pour éviter l'écoulement diffus du liquide caustique sur la joue ou dans la bouche.

La cautérisation faite, on applique matin et soir un peu d'une pâte épaisse et inerte qui protège la région, et telle, par exemple, que la suivante :

Vaseline.	20 grammes.
Oxyde blanc de zinc. . . . . }	āā 8
Talc pulvérisé. . . . . }	

La cautérisation doit être renouvelée au besoin

PERNIO ET PERNION. — Étym. : *pernio*, engelure.

C'est un synonyme d'engelures.

Voir l'article : *Érythème*, t. II, p. 530

PÉTÉCHIES. — Étym. : Italien *petecchie*, de *pestis*, peste, parce que la peste s'accompagne souvent de pétéchies.

La *pétéchie* est une des lésions élémentaires de la peau.

Voir les articles : *Lésions élémentaires*, t. I, p. 140 et 146 (paragraphe *purpura*), et *Purpura*.

PHÉNIQUE (ACIDE). — Étym. : phénol, de Φαίνειν, briller.

L'acide phénique, *intùs et extrà*, peut être l'origine d'éruptions diverses.

Voir l'article : *Éruptions artificielles et médicamenteuses*, t. II, p. 425 et 461.

PHLYCTÈNE. — Étym. : Φλύκταινα, de φλύζειν, bouillonner.

La phlyctène est une variété de bulles résultant du décollement en masse de l'épiderme sous l'action d'un agent chimique ou physique.

Voir l'article : *Lésions élémentaires*, t. I, p. 140 et 155.

PHLYCTÉNOSE RÉCIDIVANTE DES EXTRÉMITÉS.

Par **CH. AUDRY.**

PHLYCTÉNOSE RÉCIDIVANTE DES EXTRÉMITÉS

Étym. : Φλύκταινα, de φλύζειν, bouillonner.

Historique. — J'ai décrit sous ce nom une affection antérieurement signalée et décrite par Hallopeau qui l'avait appelée : acrodermatite continue. Il en existe un petit nombre d'observations publiées par Hallopeau, Stowers, Frèche et moi-même(1) sous des rubriques variées.

Description. — On peut en distinguer trois formes : type, fruste, maligne.

1° *Forme type.* — La maladie est caractérisée par la production incessante et indéfinie de phlyctènes purulentes qui se développent dans l'épaisseur de l'épiderme des extrémités digitales, plus rarement sur les orteils. Ces phlyctènes arrondies se terminent par la chute de leur couvercle épidermique qui laisse des surfaces érosives et suintantes, jamais ulcérées.

Habituellement, la lésion débute dans la rainure péri-unguéale et pendant les premiers temps elle affecte tout à fait les allures d'une tourniole vulgaire. Au bout d'un certain temps, le même processus, c'est-à-dire la production de phlyctènes purulentes intra-épidermiques s'étend à une partie des paumes ou des plantes des pieds. Jamais dans cette forme la maladie ne dépasse les extrémités; mais elle gagne successivement tous les doigts.

Les phénomènes subjectifs sont variables; cependant, il existe presque constamment du prurit, ou de vives douleurs locales ou irradiées dans le bras. L'affection persiste pendant un nombre d'années illimitées, avec des alternatives d'amélioration et d'aggravation; mais elle ne guérit jamais. Au bout d'un certain temps, un ou plusieurs ongles tombent, en tout ou en partie, d'une manière définitive, et les extrémités des doigts se transforment en moignons lisses et ratatinés sur lesquels apparaissent encore des phlyctènes purulentes.

L'état général des sujets est absolument intact. Il n'existe aucune altération du sang ou des urines, aucun trouble nerveux central ou périphérique : ni anesthésies, ni atrophies; seulement, quelquefois, des névralgies irradiées dans le bras. L'étiologie est entièrement indéterminée.

La maladie frappe indifféremment les deux sexes, et débute à n'importe quel âge; elle a duré 45 ans dans un cas de Stowers. J'ai dit qu'aucun malade n'avait guéri.

(1) Ch. Audry, *Annales de Dermatologie et de Syph.*, novembre 1901, p. 913. Cf. aussi : Carle, *Ann. de Derm. et de Syph.*, février 1902.

[*CH. AUDRY.*]

2° *Formes frustes.* — Elles comprennent quelques cas où l'on a vu des individus, hommes ou femmes adultes, offrir sur un ou plusieurs doigts de la main, ou sur un seul côté d'un seul doigt, des éruptions tantôt vésiculeuses, tantôt phlycténulaires et purulentes comme dans la variété type; les ongles sont respectés; il n'y a guère d'autres symptômes subjectifs que du prurit. Aucune atrophie; aucun trouble de la sensibilité; aucune anomalie n'est notée dans l'état général.

La maladie est infiniment récidivante.

Parmi les cas que j'ai définis comme variétés frustes des phlycténoses récidivantes, il en est qui représentent assurément des formes incomplètes, légères, de la maladie type; il en est dont la détermination n'est pas encore complètement assurée.

3° *Forme maligne, progressive.* — Elle est représentée par un seul cas de Frèche-Hallopeau. Après être restée pendant 3 ou 4 ans fidèle à son type ordinaire, la maladie affecta une extension progressive tout à fait maligne; le tégument se couvrit de phlyctènes purulentes, érosives, plus ou moins comparables aux lésions de l'impétigo herpétiforme, et le malade finit par succomber dans le marasme.

Anatomie pathologique. — Il n'existe à ce sujet que les examens faits par Laffitte sur le malade Frèche-Hallopeau, il note expressément de la névrite légère dans le cubital, intense sur un collatéral d'un orteil.

Sur la peau : disparition de la couche cornée; amincissement du corps muqueux; disparition des papilles; violente inflammation sous-épidermique. Dans les viscères, signes d'infection.

Étiologie. — Nature. — Nous ne savons rien de précis sur l'origine de la maladie. Provisoirement, on peut la considérer comme le résultat d'une névrite périphérique entraînant des altérations trophiques de l'épiderme auxquelles s'associent des troubles infectieux causés par des microbes variables.

Diagnostic. — Elle se différencie de la maladie de Raynaud par l'absence de tout signe asphyxique, par l'aspect et la marche des éléments éruptifs dont la forme est constante; l'absence de toute espèce de troubles nerveux concomitants, le caractère constamment superficiel des phlyctènes, l'absence des mutilations profondes permettent d'éliminer facilement le panaris syringomyélique. Le siège et la limitation aux extrémités, la marche et la durée de l'affection, l'intégrité de l'état général séparent les phlycténoses récidivantes de l'impétigo herpétiforme. Au début, au moins pendant les premières semaines, l'affection se confond presque fatalement avec de simples tournioles.

Pronostic. — La maladie est incurable. D'une manière générale, elle ne paraît pas compromettre l'existence; mais elle rend difficile ou impossible tout travail utilisant un toucher délicat. Il faut toutefois se souvenir qu'un malade a succombé après avoir présenté des accidents d'infection purulente généralisée de la peau.

Traitement. — Aucun traitement n'a donné de résultats appréciables et durables.

PHTIRIASES.

Par **W. DUBREUILH.**

PHTIRIASES[1]

Étym. : Φθειρίασις, de φθείρ, pou.

Les phtiriases sont des dermatoses causées par la présence et le parasitisme des poux.

Les poux sont des *hémiptères* du sous-ordre des *aptères* qui est caractérisé par l'absence d'ailes et de métamorphoses. Ce sous-ordre contient deux familles, les *ricinidés* qui ont un appareil buccal masticateur, une tête large et un prothorax distinct : ce sont des parasites des animaux dont nous n'avons pas à nous occuper; et les *pédiculidés* qui ont un appareil buccal en suçoir, une tête ordinairement allongée et un prothorax non distinct.

Les pédiculidés sont tous parasites; on y distingue sept genres dont deux seulement, *Pediculus* et *Phtirius*, vivent sur l'homme. L'un et l'autre ont des antennes à cinq articles et des pattes à une seule griffe, mais les Pediculus ont le thorax plus étroit que l'abdomen tandis que les Phtirius l'ont plus large.

Le genre Pediculus comprend deux espèces : *Pediculus capitis* ou pou de tête et *Pediculus corporis* ou pou du corps. Le genre Phtirius ne comprend qu'une seule espèce : *Phtirius pubis*. A ces trois espèces correspondent trois tableaux cliniques distincts.

I

POU DE TÊTE

Description zoologique. — Le pou de tête présente une longueur de 2mm,7 et une largeur de 1 millimètre, au moins chez la femelle, car le mâle est un peu plus petit. La tête est irrégulièrement losangique et réunie au thorax par un cou relativement mince. Le thorax, trapézoïde, est intimement uni à l'abdomen; il porte à sa face supérieure trois stigmates et à sa face inférieure les trois paires de pattes. Celles-ci sont divisées en cinq segments dont le dernier porte une griffe qui s'oppose à une saillie du quatrième segment en formant une pince qui permet au pou de s'accrocher aux cheveux. L'abdomen ovalaire est constitué par sept anneaux; les six premiers portent seuls des stigmates et présentent une tache noire sur le bord de chaque côté. Chez la femelle ces anneaux sont séparés par des échancrures latérales bien indiquées;

[1] Voir, pour les généralités, l'article : *Dermatozoaires*; t. I, p. 842.

le dernier anneau porte une échancrure médiane et postérieure à la partie ventrale de laquelle se trouve la vulve. Chez le mâle les bords latéraux sont plus unis; l'extrémité postérieure est arrondie et le dernier anneau porte sur sa face supérieure et sur la ligne médiane une ouverture par laquelle fait saillie le pénis. Le rostre comporte extérieurement une gaine molle et rétractile formée par les lèvres supérieure et inférieure soudées; intérieurement un dard très aigu formé par les mandibules et les mâchoires. Pendant la succion la gaine molle s'applique sur la peau et s'y cramponne par de petits crochets disposés sur son bord.

La coloration générale du corps est d'un gris cendré à cause des points noirs qui bordent l'abdomen, mais cette teinte est assez variable; le pou de tête devient plus pâle et blanchâtre chez les Lapons et au contraire plus foncé, presque noir, chez les nègres. Il en résulte qu'on peut reconnaître un pou de nègre égaré sur la tête d'un blanc. Il ne s'agit pas là comme l'avait cru Fabricius d'espèces ou tout au moins de variétés différentes, mais simplement d'un phénomène d'adaptation au milieu.

La femelle pond une cinquantaine d'œufs ou *lentes* longs d'un peu moins d'un millimètre et d'un éclat gris nacré; ils sont fixés obliquement sur le cheveu par un anneau chitineux très adhérent. Ils sont toujours pondus très près de la peau, dont ils sont ensuite éloignés par la croissance du cheveu. On trouve ainsi des lentes échelonnées sur une très grande longueur, ceux qui sont le plus bas étant seuls vivants, les autres étant éclos et vides. J'en ai compté jusqu'à cinquante-trois sur un seul cheveu. On peut par la distance de la racine des lentes les plus éloignées juger approximativement de l'époque à laquelle remonte le début de la pédiculose.

Les œufs éclosent au bout de cinq ou six jours, les petits sont en tout semblables à leurs parents, ne subissent aucune mue et trois ou quatre semaines après ils peuvent déjà se reproduire.

Description clinique. — Le pou de tête s'observe presque exclusivement chez les enfants des deux sexes, chez les jeunes filles. On en voit aussi chez certains malades, notamment chez les phtisiques jeunes. Dans les écoles primaires fréquentées par des enfants de la classe ouvrière, la pédiculose du cuir chevelu est d'une extrême fréquence, et ce n'est que par des soins méticuleux qu'un enfant peut échapper à la contagion. Aubert (¹) a trouvé que sur 105 enfants de la clientèle hospitalière, 78 avaient des lentes ou des poux, 18 en avaient eu et 8 n'en avaient jamais eu. Greene (²), de Boston, sur 756 enfants des écoles primaires, trouve que 26 pour 100 n'avaient pas de lentes, 31 pour 100 en avaient quelques-unes, 36 pour 100 en avaient beaucoup et 7 pour 100 en avaient énormément. D'une façon générale les poux sont plus fréquents et plus abondants chez les enfants lymphatiques, mais il doit

(¹) P. Aubert, Un point d'hygiène scolaire. Les poux, les écoles. *Lyon médical*, 1879 III, p. 318.

(²) Greene, Pediculosis in Boston's public schools. *Boston med. and surg. Journal*, 1898, t. CXXXVIII, p. 70.

exister pour les poux de tête comme pour les autres parasites des prédispositions individuelles, certains individus ayant pour ces parasites un attrait que n'ont pas d'autres personnes. La fréquence de la pédiculose est encore accrue par le préjugé qui veut que la présence des poux de tête soit une condition de bonne santé chez les enfants et l'on trouve encore des mères qui se refusent à débarrasser leurs enfants de la vermine; l'on en trouve même qui vont jusqu'à leur ensemencer la tête pour les protéger contre toute sorte de maux.

Le pou de tête a pour habitat exclusif le cuir chevelu, bien que Lydston (1) ait rapporté un cas d'envahissement de la région génitale chez une jeune fille. Il occupe surtout la région occipitale et c'est uniquement là qu'on trouve des lentes et des lésions de grattage dans les cas discrets.

Chez l'adulte le prurit s'étend souvent à la nuque et jusqu'à la base du cou.

Les piqûres déterminent un prurit très vif et par suite du grattage. Chez les enfants bien portants on ne trouve que du prurit et quelques légères écorchures à la région occipitale, mais chez les enfants lymphatiques, mal nourris, mal tenus, le grattage détermine des lésions d'impétigo; il se forme des amas de croûtes qui arrêtent le peigne et constituent autant d'asiles pour les parasites. Les croûtes s'étendent à tout le cuir chevelu et les poux se multiplient en proportion. Il se forme ainsi une calotte épaisse de plusieurs centimètres couvrant toute une partie du cuir chevelu, formée de pus desséché, agglutinant les cheveux; sous la croûte se trouve une nappe de sérosité purulente, fétide, dans laquelle macère le cuir chevelu érodé mais non ulcéré. Dans ces croûtes les poux fourmillent.

L'impétigo né sur le cuir chevelu peut se propager à la face sous l'influence du grattage. Il provoque souvent de l'adénopathie rétro-cervicale et quelquefois des adéno-phlegmons graves de la nuque.

La suppuration abondante, la résorption de produits putrides par le cuir chevelu érodé altèrent l'état général : les enfants deviennent anémiques, pâles, bouffis, perdent l'appétit, ils ont de l'albuminurie et se cachectisent. Picard (2) a rapporté des cas de cachexie pouvant aller jusqu'à la mort; Aubert (3) a montré par des observations précises que l'anémie et la cachexie sont bien le résultat de la pédiculose, car elles disparaissent aussitôt et l'enfant se met à augmenter de poids dès qu'un traitement purement local a fait disparaître les poux. Laurent (4) a rapporté un cas d'impétigo pédiculaire chez une fille de trois ans terminé par la mort.

Il faut songer à la pédiculose dans tous les cas d'impétigo du cuir chevelu chez les enfants, surtout si l'éruption est limitée ou prédomine à l'occiput; ou même quand il y a simplement du prurit dans cette région; il y faut songer encore quand chez une jeune femme on trouve du prurit et du grattage de la nuque et de la partie supérieure du dos, et cela quelle que soit sa position

(1) F. Lydston, Pediculi capitis as a cause of pruritus vulvæ. *Journal of cutaneous and gen. urin. dis.*, 1892, p. 399.

(2) Picard, De la cachexie pédiculaire. *Bull. gén. de thér.*, 1858, t. XIV, p. 177.

(3) Aubert, *loc. cit.*

(4) Laurent, Impétigo pédiculaire mortel. *Arch. méd. de Toulouse*, 1er août 1901.

sociale. Le diagnostic sera fixé par la découverte des poux ou plus souvent des lentes beaucoup plus faciles à trouver.

On ne confondra pas les lentes avec les grains épithéliaux nacrés qui sont enfilés sur les cheveux dans certaines formes d'eczéma séborrhéique ; ceux-ci n'adhèrent pas aux cheveux, on les fait glisser facilement et ils n'ont pas la forme caractéristique des lentes.

Traitement. — L'impétigo pédiculaire disparaît généralement très vite par la seule destruction des parasites, de sorte que, quelle que soit son intensité, il n'y a pas lieu de faire de traitement préparatoire et qu'on peut s'adresser de suite aux préparations parasiticides. Chez les garçons on devra faire couper les cheveux ras, ce qui facilite le traitement ; mais avec un peu de soin on pourra toujours s'en dispenser chez les jeunes filles. Les poudres insecticides qui pénètrent mal et les lotions aqueuses qui ne mouillent pas les cheveux et ne tuent pas les lentes sont des moyens médiocres. On réussit mieux avec des pommades au soufre, au baume du Pérou, au précipité blanc, au naphtol. J'emploie habituellement la pommade suivante :

Axonge	30	grammes.
Précipité blanc	2	—
Naphthol β	2	—

On en sature le cuir chevelu et la chevelure le soir, et le lendemain on lave la tête avec de l'eau chaude et du savon. Plusieurs applications sont nécessaires si l'abondance des croûtes et l'intrication des cheveux gênent la pénétration parfaite de la pommade.

Dans les milieux misérables, où la plus stricte économie s'impose, on peut se contenter d'un mélange en parties égales d'huile d'olives et d'huile de pétrole, on en imbibe la chevelure le soir et on savonne le lendemain matin.

Ces préparations tuent les lentes mais ne les font pas tomber. On ne peut s'en débarrasser qu'en ramollissant la chitine qui les fixe au cheveu. Il faut savonner la chevelure pour la dégraisser, laver avec du vinaigre chaud et peigner au peigne fin, on parvient ainsi, mais non sans peine, à faire glisser les lentes jusqu'à l'extrémité du cheveu.

II

POU DU CORPS

Description zoologique. — Le pou du corps (*Pediculus corporis* Lamark ; *Pediculis vestimenti* Nitsch) présente un aspect général analogue à celui du pou de tête. Il est cependant un peu plus grand ; le mâle mesure 3 millimètres sur 1, et la femelle $3^{mm},3$ sur $1^{mm},14$. Sa couleur générale est d'un blanc jaunâtre et il n'a pas la bordure de points noirs qui caractérise le pou de tête. On a signalé aussi quelques variations de teinte en rapport avec la couleur de

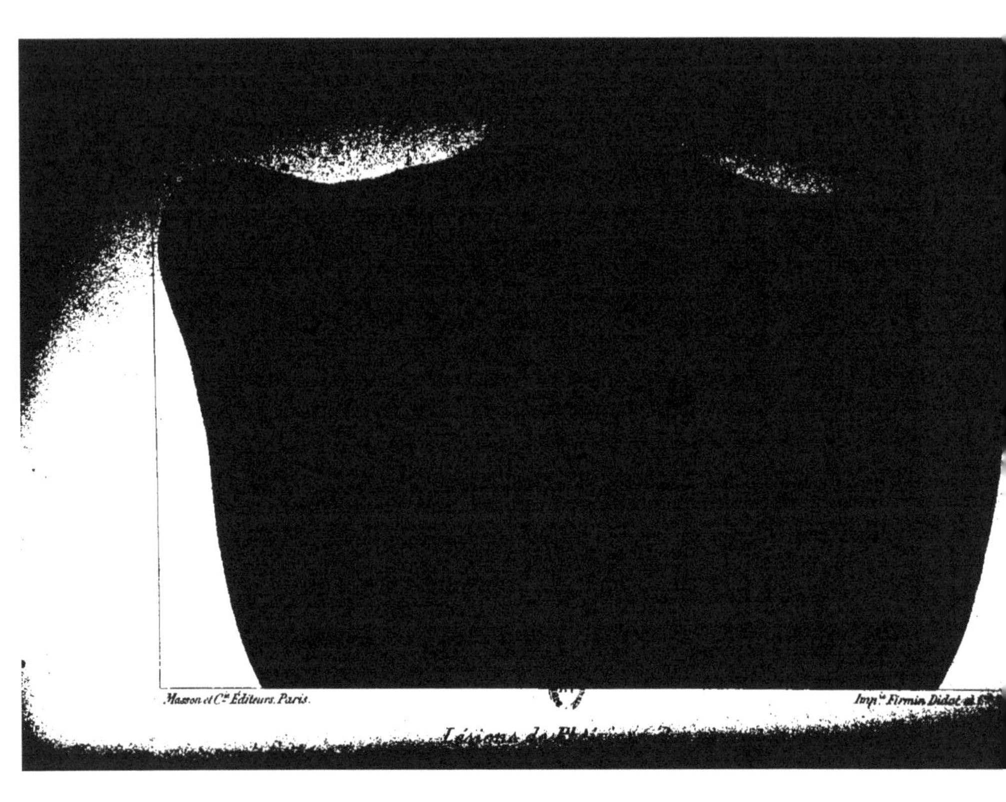

Masson et Cie Éditeurs, Paris. Imp^ie Firmin Didot et Cie

Lésions de [illegible]

la peau de son hôte. Les antennes sont un peu plus longues, les pattes un peu plus grêles. Les bords de l'abdomen sont un peu sinueux, mais ne présentent ni les échancrures ni les points noirs du pou de tête.

La femelle pond de 70 à 80 œufs qu'elle dépose dans les plis des vêtements, rarement sur les poils follets du corps. Les lentes, oblongues, ayant environ 1 millimètre de long, avec un éclat nacré très frappant, se trouvent quelquefois en quantité énorme dans les vêtements qui sont en contact avec la peau. La puissance de prolifération du pou du corps est considérable. Pignot rapporte que Leuwenhoek déposa deux femelles dans un bas de soie qu'il s'astreignit à porter nuit et jour. A la fin de la première semaine, les deux femelles avaient pondu une centaine d'œufs et en deux mois leur descendance s'élevait à 18 000 individus.

Description clinique. — Le pou du corps est, à l'inverse du pou de tête, un parasite des vieillards. Il est très rare chez l'enfant et augmente de fréquence avec l'âge. On l'observe surtout chez des vieillards débilités par la maladie et la misère, mais cela n'est pas constant, car on peut le voir s'installer et pulluler sur des individus parfaitement bien portants. Il a du reste des préférences inexplicables, de même du reste que tous les parasites animaux, et Crocker(1) rapporte à ce sujet une expérience assez curieuse faite par quatre étudiants en médecine. Ils se plaçaient autour d'une petite table sur laquelle était posé un pou; quelle que fût la position des expérimentateurs, c'était toujours vers la même personne que se dirigeait le pou.

Le pou du corps habite les parties du vêtement qui sont en contact avec la peau, surtout les vêtements de laine, peut être parce qu'ils sont changés moins souvent. La chemise, et notamment les plis qui sont au-dessous du col, les gilets de flanelle, les pantalons, surtout dans les coutures, sont les endroits où l'on trouve le plus souvent les poux et leurs lentes; on peut encore en trouver dans le collet de l'habit ou du corsage des robes, dans le gilet, les bas, la ceinture des jupons, car, lorsque les poux sont nombreux, ils débordent dans les parties du vêtement dont le contact avec la peau est moins immédiat. Il est exceptionnel d'en rencontrer sur la peau, si ce n'est quand on déshabille rapidement un malade : on peut alors trouver quelques poux surpris dans leur repas.

Les régions le plus fréquemment piquées par les poux du corps sont la partie supérieure du dos, le ventre, la ceinture, la poitrine et les segments supérieurs des membres. Les jambes sont rarement atteintes; les pieds, les mains, les avant-bras, la face, ne le sont presque jamais. Le premier symptôme déterminé par la piqûre du pou est le prurit accompagné d'une petite élevure urticarienne. Le prurit se fait surtout sentir le soir à la tombée de la nuit; la nuit est relativement assez tranquille, parce que les vêtements de nuit sont généralement moins infestés; du reste, les malades se grattent aussi dans la journée, et le prurit n'a pas d'horaire aussi bien déterminé que celui de la gale.

(1) R. CROCKER, *Diseases of the skin.*

(Pl. XVI.) [W. DUBREUILH.]

Les lésions de grattage sont d'habitude extrêmement marquées. Les régions d'élection de la phtiriase, la partie supérieure du dos, le ventre, la partie externe des cuisses, les hanches, sont couvertes de papules écorchées et surmontées d'une croûte brune, de longues écorchures linéaires, toutes orientées dans la même direction pour une région donnée, direction qui est celle du grattage instinctif. Les lésions eczémateuses sont rares ; mais il y a souvent de la lichénisation et surtout des pyodermites variées, ecthyma, furoncles ou même abcès sous-cutanés. Dans tous les cas de phtiriase ancienne, les cicatrices blanches et souvent linéaires, dans le sens des stries de grattage, sont un symptôme habituel.

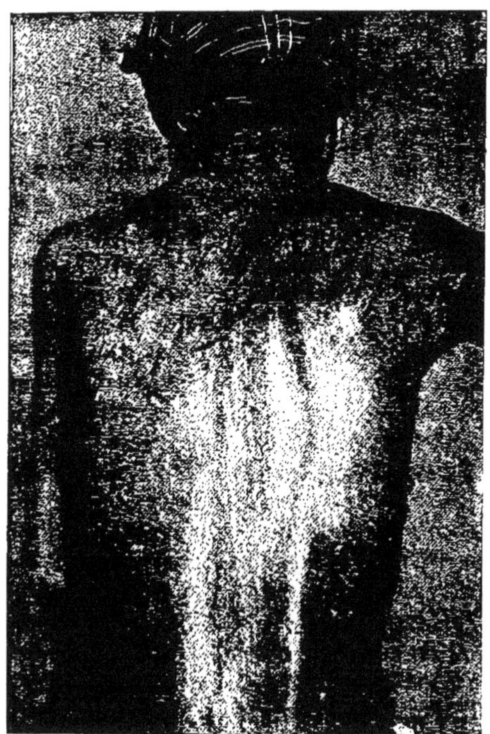

Fig. 201. — Phtiriase du corps : lésions de grattage.

Le prurit n'est pas toujours perçu, surtout chez des vieillards ou des miséreux dont la sensibilité est un peu émoussée, mais souvent des malades qui affirment n'avoir pas de démangeaisons présentent des traces manifestes d'un grattage violent ; on les voit se gratter au moment même où ils affirment n'avoir pas de démangeaisons. Le phénomène du grattage inconscient et du prurit non perçu est particulièrement fréquent dans la phtiriase du corps.

La *mélanodermie phtiriasique* est une pigmentation anormale qui a été signalée par Greenhow[1] et étudiée par Fabre[2]. Elle s'observe surtout chez les individus âgés, misérables, épuisés et cachectisés, et caractérise ce qu'on a appelé la « maladie des vagabonds » [3]. La peau est épaissie, sèche, fari-

(1) Greenhow, *Trans. path. Soc. of London*, 1864, t. XV. — *Lancet*, 1865, I, p. 415. — *Clinical Soc. of London*, 1876.

(2) Fabre, *Des mélanodermies et en particulier d'une mélanodermie parasitaire*. Thèse de Paris, 1872.

(3) On l'appelle souvent maladie des vagabonds de Vogt. En réalité, ce que Vogt (de Berne) a décrit ou plutôt fait décrire sous ce nom par son élève Max Küchler (*Ueber die*

neuse, et présente une teinte brunâtre ou noirâtre quelquefois très accusée. La mélanodermie forme des nappes à limites dégradées ou s'étend à toute la surface du corps, en respectant presque complètement la face, les mains, les pieds, et en prédominant à la partie supérieure du dos, à la taille, au ventre, un peu moins à la poitrine et aux hanches. Les organes génitaux, l'aréole du mamelon, ne présentent qu'une teinte modérément foncée. Sur le fond brunâtre de la peau se détachent des macules blanches cicatricielles dues aux lésions suppuratives qui ont compliqué la phtiriase. Greenhow et Duffey (¹) ont vu un vésicatoire produire une décoloration locale.

Les premiers auteurs qui se sont occupés de la mélanodermie phtiriasique ont insisté sur l'absence de pigmentation de la muqueuse buccale comme caractère distinctif d'avec la maladie d'Addison. Mais une série d'observations publiées par Greenhow, Besnier, Thibierge, Chauffard, Grisel, Danlos, Chatin (²), ont montré qu'il peut y avoir des taches noirâtres ou ardoisées sur la muqueuse des joues ou du palais. La pigmentation, tant celle des muqueuses que celle de la peau, diminue en quelques semaines et disparaît en quelques mois quand on débarrasse le malade de ses poux et qu'on lui donne une bonne alimentation.

Cette mélanodermie ne paraît pas être due uniquement au grattage, car dans la gale, où le grattage est violent, on ne voit rien d'analogue. Il est des cas où les poux étaient très nombreux, le grattage insignifiant et la pigmentation très marquée. Elle est très probablement due au venin même inoculé par les poux, venin produisant à la fois le prurit et de la pigmentation, exactement comme le fait le pou du pubis. Mais, tandis que la tache ombrée du pubis est localisée au niveau de la piqûre et passagère, la pigmentation du pou du corps est plus diffuse, peut être transportée à distance et persiste plus longtemps. Ce n'est pas le venin qui est lui-même pigmentaire, mais il détermine la production du pigment. L'anatomie pathologique de la mélanodermie pthiriasique a été étudiée par Audry (³). Il a trouvé des infiltrats leucocytaires autour des vaisseaux et surtout des lymphatiques. Dans le derme le pigment se trouve, surtout au voisinage des lymphatiques, contenu dans des cellules rameuses ou en grains disséminés entre les faisceaux conjonctifs. Dans l'épidémie, le pigment très abondant se trouve surtout à la surface des cellules des couches génératrice et filamenteuse.

Sous le nom de phtiriase ou *maladie pédiculaire*, les auteurs anciens décrivent des cas de production spontanée dans la peau de poux en quantité

Krankheit der Vaganten in der Schweiz. Thèse de Berne, 1855) est l'éruption pédiculaire que nous étudierons plus loin et caractérisée par des bulles pleines de poux. — Voir Ch. Huber, *Bibliographie der klinischen Entomologie*, fasc. 1, p. 19.

(¹) Duffey, A case ressembling one of Addison's disease. *Dublin Journal of med. sciences*, mars 1877.

(²) P. Chatin, Cas de mélanodermie phtiriasique avec cachexie et pigmentation de la muqueuse buccale. *Ann. de dermat.*, 1900, p. 1215.

(³) Ch. Audry, Note sur l'histologie de la mélanodermie parasitaire. *Journal des mal. cut. et syph.* Avril 1901, p. 215.

[W. DUBREUILH.]

innombrable; un certain nombre de personnages historiques, entre autres Hérode, le cardinal Duprat, Philippe II d'Espagne, etc., seraient morts de cette façon misérable. Il ne saurait être question, bien entendu, de la production spontanée des parasites, mais certains faits ont pu justifier cette erreur. Il est des malades qu'on ne parvient pas à débarrasser de leurs poux; malgré le changement complet et répété de tous leurs vêtements et de leur literie, malgré le nettoyage complet de leur peau, ils persistent à être couverts de poux. Il est probable que ce sont des individus qui exercent sur ces parasites une attraction particulière comme dans l'observation précitée de Crocker; ils attirent tous les poux de la salle d'hôpital où ils sont placés, et, tant qu'il y a un pou dans la salle, ils sont infestés.

Les cas de *fièvre pédiculaire* [1] caractérisés par l'apparition subite d'une quantité colossale de poux coïncidant avec un accès de fièvre s'expliquent probablement par l'observation inexacte et l'exagération d'un fait vrai, la pullulation plus rapide des poux chez les malades.

Les *éruptions pédiculaires* sont constituées par des bulles remplies de poux. Les observations de Gaulke [2] sont les plus précises que j'aie pu trouver. Il rapporte plusieurs cas dans lesquels on voyait une centaine de nodules du volume d'un pois à une noisette, les uns ouverts, les autres recouverts d'un épiderme mince, d'un rouge livide, siégeant sur la poitrine, le ventre et surtout la face interne des membres. Les quelques tumeurs non encore ouvertes donnaient au toucher la sensation d'un sac plein de grenaille de plomb. La démangeaison était si violente que les malades n'avaient pas de trêve qu'ils n'eussent écorché ces tumeurs qui donnaient alors issue à un grand nombre de poux sans une goutte de liquide. Gaulke enleva une de ces « pustules » d'un coup de ciseaux et en examinant à la loupe la membrane parcheminée qui les recouvrait y constata de petits trous par lesquels des poux auraient pénétré.

Ces observations confirmées par Landois [3] ont donné lieu à une vive polémique entre lui et Hebra père dans le *Wiener medicinische Wochenschrift* de 1866. Ce dernier déclare que sur 11 000 cas de pédiculose du corps il n'a jamais vu de ces pustules phtiriasiques que décrivent Landois et Gaulke. Mais, d'autre part, Railliet [4] a vu sur une vieille jument non pansée des *hématopinus* former de véritables nids sous-épidermiques, et nous connaissons des faits pour le moins aussi étranges de pénétration d'ixodes sous la peau. Ces faits d'éruption pédiculaire, pour invraisemblables qu'ils paraissent, ne doivent pas être rejetés comme absurdes, mais étudiés scientifiquement si l'occasion s'en présente.

(1) BLYCKÆRTS, Observation d'un accès de fièvre pédiculaire aiguë. *Presse médic. belge*, 1875, n° 1. — Observations curieuses de fièvre pédiculaire. *Ibid.*, 1884, n° 15.

(2) GAULKE, Ueber die Läusesucht. *Wiener med. Woch.*, 1866, n° 24-25, d'après *Virchow-Hirsch*, 1866, II, 483.

(3) L. LANDOIS, Ueber die Existenz der echten Läusesucht. *Wiener med. Wochen.*, 1865, n°s 17, 18, 19, 39.

(4) RAILLIET, *Zoologie méd.*, 1895, p. 828.

Diagnostic. — Le diagnostic de la phtiriase du corps est souvent très difficile. Il se base sur l'existence d'un prurit généralisé, plutôt vespéral, et sur la présence des poux dans les vêtements. Mais le prurit est un phénomène bien banal; la présence des poux est presque toujours ignorée du malade et souvent très difficile à constater. Ajoutons que, la phtiriase étant généralement une maladie de misère, on n'y songe pas en présence d'un malade aisé et bien habillé.

Les signes de probabilité sont d'abord le prurit vespéral survenant plus tôt que celui de la gale qui est franchement nocturne; le siège du prurit et des éruptions de grattage qui prédominent à la partie supérieure du dos et y sont même souvent exclusivement limités, la trace des ongles y est même plus manifeste que dans aucune autre maladie; enfin la pigmentation spéciale, celle-ci fort inconstante.

Les signes de certitude sont la découverte des poux et des lentes. Les poux se trouvent dans les vêtements qui sont en contact avec la peau, les lentes sont cachées dans les plis et les coutures de ces mêmes vêtements. Quand il y en a beaucoup, on les reconnaît facilement à l'œil nu sous forme d'un semis très dense de petits grains nacrés et brillants; si elles sont rares, il faut la loupe pour les reconnaître. Les parasites et les œufs sont souvent d'autant plus rares que le malade a changé de linge pour venir voir le médecin. Si l'on a des soupçons, il faut revoir le malade qui sera quelquefois moins soigneux à une seconde visite.

Le diagnostic différentiel comporte la distinction d'avec la phtiriase pubienne, la gale, l'urticaire chronique, le prurit hivernal, les prurits toxiques et le prurit sénile.

La *phtiriase pubienne* se distingue par le siège du prurit et du grattage et par la découverte du parasite.

La *gale* respecte toujours le dos, siège de prédilection de la phtiriase, elle atteint de préférence la verge et les mains où le pou des vêtements ne va presque jamais.

L'*urticaire chronique* est caractérisée par des élevures fugaces sans localisations, déterminées par l'exaspération et la généralisation qu'amène le grattage. Du reste, il n'est rien de plus variable que l'urticaire chronique, et, chez les jeunes gens surtout, la phtiriase du corps peut elle-même se manifester par une véritable urticaire chronique.

Le *prurit hivernal* atteint plutôt les adultes jeunes que les vieillards; il n'apparaît qu'en hiver par le froid vif et sec, et il est souvent provoqué par la chaleur du lit ou d'un foyer, enfin il se localise surtout aux membres.

Les *prurits toxiques* et *séniles* sont ceux qui soulèvent les plus grosses difficultés. Quelques-uns sont assez faciles, ainsi le prurit hépatique trahi le plus souvent par l'ictère, le prurit diabétique ou albuminurique décelé par l'analyse des urines, pourvu qu'on songe à la faire. Mais il y a des prurits hépatiques sans ictère, des prurits rénaux sans albuminurie et toutes sortes de prurits autotoxiques mal déterminés parmi lesquels figure le prurit sénile.

Dans ces cas, il faut toujours songer à la possibilité de la phtiriase et chercher les parasites discrètement, mais soigneusement et à fond, quelle que soit la situation sociale du malade ; on aura quelquefois des surprises et on pourra guérir radicalement des prurits persistants depuis longtemps malgré tous les traitements internes et tous les régimes. D'une façon générale il ne faut pas faire le diagnostic de prurit sénile avant d'avoir sûrement éliminé la phtiriase du corps.

Traitement. — Le traitement de la phtiriase du corps comme celui de toutes les maladies parasitaires consiste à détruire les parasites. Or, comme les poux habitent les vêtements et non la peau, ce sont les vêtements qu'il faut désinfecter. Il y a cependant quelquefois des lentes sur les poils follets et Jamieson pense qu'il faut chercher là l'origine de bien des récidives de phtiriase. On peut toujours, sans inconvénient, donner quelques bains de sublimé ou appliquer une pommade parasiticide avec du soufre ou du naphtol ou du précipité blanc, d'autant plus que le malade, qui ne voit que le prurit, réclame un traitement pour sa peau et l'accepte beaucoup plus facilement que les recommandations qu'on lui fera pour ses vêtements.

Pour les vêtements, l'idéal c'est la désinfection en masse dans l'étuve de Geneste et Herrscher ou par le formol, mais cela n'est applicable que dans les grands hôpitaux. Les vêtements de fil et de coton, certains vêtements de laine, peuvent être envoyés à la lessive ou simplement bouillis. On peut encore les humecter copieusement de pétrole et les exposer ensuite au soleil ou les humecter d'une solution d'acide phénique et les repasser avec un fer aussi chaud que possible. Mais ces procédés, si simples soient-ils, sont impraticables pour de pauvres diables qui n'ont pas une chemise de rechange. On peut alors saupoudrer les vêtements de poudre insecticide pendant une quinzaine de jours de suite, de façon à tuer les poux éclos et les jeunes au fur et à mesure de l'éclosion des lentes existantes. Jamieson (¹) recommande de faire porter aux malades un sachet de soufre appliqué sur la peau ; le lent dégagement d'acide sulfureux serait d'après lui suffisant pour exterminer graduellement tous les parasites. Un moyen plus actif et qui serait mieux compris par les malades serait l'application quotidienne de pommade soufrée sur le corps.

III

POU DU PUBIS

Description zoologique. — Le pou du pubis (*Phtirius pubis*, Küch.) est caractérisé par le thorax confondu avec l'abdomen et plus large que lui. C'est un insecte d'un blond cendré ; la femelle mesure $1^{mm},5$ et le mâle est un peu

(¹) A. JAMIESON, The treatment of pediculosis vestimenti. *British Journal of dermatol.*, 1895, 248.

plus petit. La tête est large et enfoncée dans une échancrure du thorax; les trois premiers anneaux de l'abdomen sont confondus; sur ses bords sont quatre petites saillies coniques garnies de poils. La première paire de pattes est très grêle, la seconde et surtout la troisième sont très fortes et terminées par une pince qui permet au parasite de se cramponner énergiquement aux poils. Quand on cherche à l'arracher, il se laisse glisser le long du poil qu'il tient mais ne le lâche pas. La femelle pond 10 ou 15 œufs piriformes qu'elle accroche aux poils de la région.

Description clinique. — Le morpion habite généralement la région velue du pubis chez les adultes des deux sexes; chez les hommes velus il se répand sur la poitrine et sous les aisselles. Très exceptionnellement on peut le trouver chez l'enfant au cuir chevelu ou dans les cils. On le voit comme une petite tache blond grisâtre appliqué sur la peau à la base d'un poil auquel il est cramponné et il se laisse difficilement arracher. Les lentes ressemblent à celles du pou de tête et sont de même fixées obliquement aux poils mais ne sont jamais aussi abondantes.

Les morpions sont les plus vénériens des poux et c'est généralement par la cohabitation nocturne qu'ils se transmettent. On dit bien qu'on peut en prendre sur les bancs publics, les sièges de cabinets d'aisances, dans les voitures de chemin de fer ou autres, mais cela doit être très rare, étant donné que c'est le moins voyageur des poux, que c'est celui qui habite la région la mieux fermée et que les poux de tête et du corps, qui se déplacent beaucoup plus, ne se prennent pas très souvent de cette façon. Ce qui peut souvent faire croire à cette origine non vénérienne, c'est que l'on peut avoir des morpions très longtemps sans s'en apercevoir, et, quand on les remarque, le contact sexuel qui a occasionné la contagion est fort éloigné et oublié. Je n'en ai jamais observé chez des individus qui n'avaient pas eu des contacts sexuels risqués. On dit aussi que la phtiriase pubienne est plus fréquente dans les classes aisées; cela tient peut-être à ce que les malades de cette catégorie y font plus attention et s'en préoccupent; les autres ne la remarquent pas, et, s'ils le font, savent fort bien se soigner eux-mêmes. En tout cas, les morpions ne sont pas rares dans les classes inférieures. La phtiriase pubienne est rare chez les enfants, sauf les exceptions sur lesquelles nous reviendrons tout à l'heure, et plus rare encore chez les vieillards; c'est une maladie des adultes jeunes, de la période d'activité sexuelle.

Le premier et principal symptôme de la phtiriase pubienne est le prurit nocturne et très variable comme intensité. On voit des malades couverts de morpions, qui n'ont pas de démangeaisons et sont très surpris quand on les informe qu'ils ont des parasites; d'autres, bien moins infestés, se grattent violemment. Lailler (¹) a remarqué que tel malade qui a longtemps porté des poux du pubis sans s'en douter et sans se gratter devient pruritomane dès

(¹) LAILLER, Réunion clinique hebdom. de l'hôpital Saint-Louis. *Ann. de dermat.*, 1889, p. 28.

qu'il s'en aperçoit et continue à se gratter, alors même qu'il en est débarrassé. Le prurit s'accompagne d'une éruption de petites papules miliaires et de lésions de grattage généralement sèches; dans un cas de Krefting, les lésions de grattage s'étaient eczématisées et avaient donné naissance à des adénites inguinales suppurées. Les lésions de grattage occupent surtout le pubis, le scrotum, les cuisses, le ventre, la poitrine et les aisselles; la verge est généralement indemne, à la différence de la gale.

Un phénomène spécial à la phtiriase est la production des *taches ombrées*. Ce sont des macules arrondies de 1 à 2 centimètres de diamètre, de couleur gris-bleuâtre; elles semblent légèrement déprimées et ressemblent à la trace que laisserait sur la peau l'application d'une estompe à dessin peu chargée de matière colorante. Elles sont quelquefois difficiles à apercevoir et leur recherche exige un bon éclairage. Elles siègent généralement sur le ventre, les flancs et la partie supérieure des cuisses; on en a observé sur la poitrine et même jusqu'aux malléoles. Ce n'est que sur les parties relativement glabres qu'on les trouve, probablement parce qu'elles sont plus difficiles à voir dans les régions ombragées par les poils. Il est quelquefois possible de trouver au centre d'une tache ombrée, une trace de piqûre, un morpion encore fixé à la peau ou une lente récente. La fréquence de ces taches est variable suivant les individus; certaines personnes en ont en abondance, d'autres n'en ont que fort peu, malgré une phtiriase intense. Elles apparaissent quelques heures après la piqûre et durent quelques jours; le lavage ne les enlève pas, mais, d'après Moursou, elles disparaissent promptement par l'application de compresses d'hypochlorite de soude.

L'histoire des taches ombrées est très curieuse. Elles sont connues depuis fort longtemps et ont été étudiées par Piédagnel, Davasse, Monneret, Béhier, Trousseau, Jaccoud, avant que leur nature fût reconnue Elles avaient été surtout remarquées chez les malades atteints de fièvre gastrique ou typhoïde; elles étaient même considérées comme plus fréquentes dans les formes bénignes et comme comportant un pronostic favorable. En somme, elles étaient rangées parmi les symptômes de la fièvre synoque au même titre que les taches rosées dans la fièvre typhoïde. On les avait attribuées aux fièvres gastriques parce que dans ces maladies on examine plus attentivement le ventre des malades, notamment pour y chercher des taches rosées. C'est exactement pour la même raison que Duguet avait été un moment tenté de les attribuer à la blennorragie, parce qu'il les avait observées en grand nombre chez des individus atteints de cette affection.

Dès 1868, Falot, de Toulon, avait remarqué que les taches ombrées coïncidaient toujours avec les poux du pubis. Moursou, en 1877, publia un mémoire important montrant que, si tous les individus porteurs de morpions n'ont pas de taches ombrées, au moins tous les individus qui ont des taches ombrées ont aussi des morpions. En 1880, Duguet [1] produit expérimenta-

[1] Duguet *Ann. de dermat.*, 1880, p. 544. *Société de biol.*, février 1881, août 1882.

lement des taches ombrées par l'inoculation à la lancette de morpions broyés; puis, poussant plus loin, il montre que l'expérience ne réussit que si l'on inocule les glandes salivaires qui sont situées dans la partie antérieure du thorax correspondant à la première paire de pattes. Toutes les autres parties du corps ne donnent aucun résultat. Les taches ombrées sont donc provoquées par l'inoculation de la salive venimeuse du pou. Il est probable que ce venin ne cause pas la coloration par lui-même, mais en déterminant une production de pigment aux dépens du sang ou des tissus.

Localisations anormales. — En dehors de ses localisations habituelles, le morpion peut atteindre exceptionnellement les régions velues de la tête. C'est ainsi que Trouessart a publié l'observation d'un enfant qui avait des poux du pubis dans les cils et dans les cheveux. Heisler a vu un enfant de quatorze mois, qui en avait dans les cils, les sourcils et sur tout le cuir chevelu. Grindon en a trouvé sur le cuir chevelu chez cinq enfants d'une même famille dont les parents en avaient dans les régions habituelles. Rona en a trouvé dans le cuir chevelu d'une jeune fille de vingt-deux ans.

La phtiriase des cils, qui est fort rare, a été l'objet de plusieurs travaux dans ces dernières années et Jullien[1], Burdin, Guyard, etc., ont montré qu'elle est presque toujours due au pou du pubis. Il s'agit le plus souvent d'enfants; il n'y a pas d'autres symptômes qu'une démangeaison modérée, quelquefois nulle, une blépharite d'apparence eczémateuse et quelquefois un peu de conjonctivite. Les poux sont parfois très nombreux puisque Jullien a pu en extraire 100 d'une seule paupière, mais ils sont très difficiles à voir, fixés qu'ils sont à la base du cil. Les lentes sont beaucoup plus faciles à reconnaître comme des grains gris appendus aux cils.

Diagnostic. — Le diagnostic des poux du pubis est généralement facile, mais il faut se souvenir que certains individus peuvent être couverts de morpions sans en éprouver aucune démangeaison.

D'autre part, en présence d'un prurit de la région génitale, il ne faut jamais omettre d'examiner la région et ne pas s'en rapporter simplement au récit du ou de la malade, car la découverte des lentes ou des poux révélera quelquefois la cause très simple d'un prurit très rebelle.

Traitement. — Le traitement populaire des poux du pubis consiste en frictions avec de l'onguent gris. C'est là un traitement très efficace, mais qui n'est pas sans inconvénients parce qu'il détermine facilement de l'hydrargyrisme ; il est même l'origine la plus fréquente des éruptions hydrargyriques de cause externe. On peut les prévenir dans une large mesure en enlevant la pommade mercurielle au bout de deux heures par un savonnage.

On peut remplacer l'onguent gris par la pommade suivante :

Axonge	20
Précipité blanc	2
Naphthol β	1

(1) JULLIEN, De la phtiriase des paupières. *Société de dermat.*, 10 déc. 1891.

[W. DUBREUILH.]

ou bien par une pommade au pétrole comme la suivante :

Pétrole.	} ãã 15
Baume du Pérou.	}
Huile de laurier	1 (Brocq)

Pour la phtiriase des cils, Jullien recommande d'enlever à la pince tous les parasites. Il est plus simple de mettre une pommade à l'oxyde jaune de mercure telle qu'on l'emploie pour certaines blépharites :

Vaseline.	5 grammes.
Oxyde jaune de mercure finement pulvérisé .	5 centigrammes.

PHTIRIUS. — Étym. : φθείρ, pou ; φθείρειν, corrompre.

Insecte aptère, cause des diverses variétés de phtiriase.

Voir les articles : *Dermatozoaires*, t. I, p. 843 et *Phtiriases*, t. III, p. 845.

PIAN.

E. JEANSELME.

PIAN [1]

Syn. : PIAN, YAWS, FRAMBŒSIA, sont les trois dénominations les plus usitées. — BOUBAS (Antilles). — TONO (Iles Samoa). — TONA (Iles Tonga). — TONGA (Nouvelle-Calédonie, Iles Loyalti). — PATEK, BOUTON D'AMBOINE (Indes néerlandaises). — YANG MEY TCHEANG (Chine). — DAM BAO (Cambodge). — KHUNXARAT (Siam). — KHI KAT.CHINE, KHI MO (Laos). — ABOUKOUÉ (GABON). — KEISSE (Madagascar) [2].

Définition. — Le pian, maladie spécifique, inoculable et contagieuse, est caractérisée par une éruption de tubercules mûriformes dont la structure est celle du papillome.

Distribution géographique. — Son domaine s'étend à toute la zone inter-tropicale.

Extrêmement commune dans l'Afrique para-équatoriale, où son principal foyer couvre le Soudan occidental et la côte ouest depuis la Sénégambie

(1) Cet article et les figures qui l'accompagnent sont, en grande partie, la reproduction d'un mémoire que j'ai publié dans la *Gazette hebd. de méd. et de chir.*, 1er déc. 1901.

(2) Il est possible que le PURRU, dermatose commune dans certaines parties de la péninsule malaise, d'après W. C. Brown (*British Journal of Dermat.*, n° 56, vol. V), soit une variété de pian.

Nicholls (*Report on Yaws, Blue Book.* 1894) regarde le PARANGI de Ceylan, le COKO des Fidji, comme des maladies distinctes du pian. — Daniels, au contraire, soutient que la maladie qu'il a étudiée aux Fidji est identique au Yaws de la Guyane anglaise.

Le PIAN-BOIS, affection très commune dans la région boisée de la Guyane, au début de la saison des pluies, ne paraît avoir aucun rapport avec le pian proprement dit. A son sujet, voir : DARIER et de CHRISTMAS, *Bull. de la Soc. franç. de dermatol.*, 1901, p. 308 ; — JEANSELME, *Ibid.*, p. 422.

jusqu'à Angola, l'infection pianique sévit avec plus ou moins d'intensité sur l'Algérie, le bassin du Nil, le Mozambique, la Cafrerie, l'archipel des Comores, Madagascar et l'île Maurice.

En Amérique, le pian règne dans les Antilles, les Guyanes, l'État de Costa-Rica, le Venezuela et le Brésil.

En Océanie, il ravage toute la Polynésie, en particulier la Nouvelle-Calédonie, les îles Fidji, Loyalti, Samoa, Tonga, Salomon et Marshall.

En Asie, le pian occupe certaines parties de l'Inde anglaise, les côtes de Malabar et de Coromandel, l'île de Ceylan, l'Assam et la Birmanie. Il est très répandu dans la presqu'île de Malacca, le Siam et la Malaisie. Il a été observé sur la côte méridionale de la Chine.

Le pian n'épargne pas l'Indo-Chine française, située tout entière dans la zone tropicale. J'ai montré qu'il sévit avec intensité sur la Haute-Cochinchine, le Cambodge, le bas et le moyen Laos jusqu'à la hauteur de Vien-Tian (18° parallèle N.) [1].

Description clinique. — Les premiers signes apparents sont précédés d'un stade d'incubation de durée variable, mais toujours assez long. Ils ne surviennent jamais avant le quinzième jour et la période silencieuse peut se prolonger pendant plusieurs mois [2].

L'*invasion* est annoncée par des phénomènes généraux plus ou moins accusés. Les uns n'ont rien de caractéristique, tels sont des mouvements fébriles irréguliers, un état de malaise vague et des troubles digestifs. Les autres ont un cachet manifestement spécifique, ce sont : la céphalée, qui parfois s'exacerbe « depuis le moment où le soleil se couche jusqu'au moment où le soleil se lève », suivant une expression laotienne, et un pseudo-rhumatisme infectieux qui se traduit par des douleurs articulaires et ostéocopes plus ou moins prononcées.

Dès le début de cette période, la peau devient rude au toucher et perd son lustre. Des plaques recouvertes d'une fine desquamation furfuracée apparaissent çà et là. Elles figurent des cercles, des anneaux ou des dessins irréguliers qui se détachent en clair sur la peau des indigènes de couleur bistre ou noire [3] (Fig. 202). Les surfaces palmaires et plantaires sont doublées d'une couche cornée épaisse et inextensible qui se crevasse au niveau des plis cutanés.

Alors survient l'*éruption* caractéristique. Parfois le premier bouton de pian persiste à l'état solitaire pendant plusieurs mois. Cet élément, qui indique le point de pénétration du virus, ne diffère en rien, au point de vue morphologique, de ceux qui se développeront plus tard. Il passe souvent inaperçu en clinique et peut faire réellement défaut, comme le prouvent les inoculations expérimentales.

(1) Pour plus de détails sur la répartition du pian dans la presqu'île indo-chinoise, voir E. JEANSELME, Le Pian dans l'Indo-Chine française, *Gaz. hebd. de méd. et de chir.*, 1er déc. 1901.

(2) C'est, en général, du douzième au vingtième jour qu'apparaissent les manifestations initiales, dans les inoculations expérimentales.

(3) Cette exfoliation épidermique peut exister pendant tout le cours de la maladie ou reparaître par poussées successives aux divers stades de l'évolution.

Cet *accident primitif* a pour siège d'élection la partie sous-diaphragmatique du corps, en particulier le pied ou le bas de la jambe. C'est une sorte de furoncle dur, couronné d'une croûte, sous laquelle se développe une ulcération tenace dont les bourgeons exubérants font une saillie en forme de chou-fleur (¹). Après être resté stationnaire pendant plusieurs semaines, cet élément végétant rétrocède spontanément, sans qu'aucun traitement ait de prise sur lui. Une simple macule achromique qui disparaît peu à peu, ou une cica-

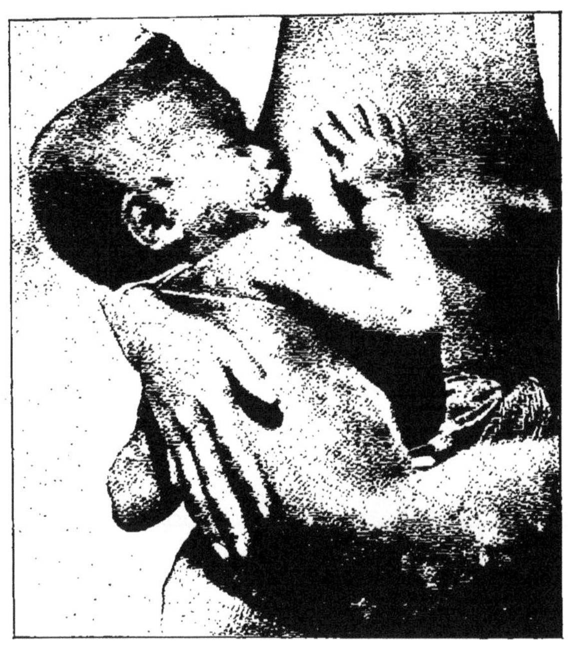

Fig. 202. — Placards disséminés sur tout le corps et recouverts d'une desquamation pityriasiforme. Deux groupes de nodules pianiques situés sur la joue.

trice superficielle légèrement gaufrée, est le seul vestige qui survit à cet accident primitif (²).

Plusieurs semaines ou plusieurs mois après la guérison de l'ulcération primitive, une exacerbation fébrile et des douleurs rhumatoïdes plus ou moins vives annoncent que l'éruption va *se généraliser*.

Chaque bouton de pian, observé à l'état naissant, est une petite élevure conique, cerclée d'un liséré érythémateux à sa base et ponctuée d'un petit

(¹) C'est le *Dâm Bâo Lech* et le *Dâm Bào Pok* des Cambodgiens, la *mère du Khimo* des Laotiens.

(²) D'après Bestion, qui a donné une bonne description du pian au Gabon, où il porte le nom d'Aboukoué, l'élément initial persiste pendant toute la durée de la maladie et laisse une cicatrice très visible. (*Arch. de méd. nav.*, 1881, t. XXXVI, p. 409.)

foyer de couleur jaunâtre à son sommet. Arrivé à ce stade, l'élément peut rétrograder ou, au contraire, progresser. Dans ce dernier cas, l'ulcère qui surmonte l'élément se déterge, s'élargit et pousse une infinité de prolongements papillomateux. La petite tumeur ainsi constituée ressemble, suivant la comparaison très heureuse des Laotiens, au contenu filamenteux d'une figue entr'ouverte. Elle rappelle aussi, par sa surface polylobée, certains fruits composés, tels qu'une mûre ou une framboise, d'où le nom de *Frambœsia* donné à cette production par Sauvages dans sa *Nosographie médicale*.

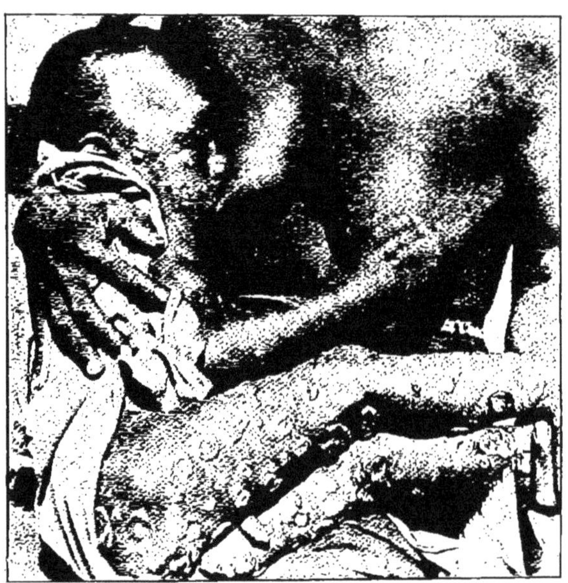

FIG. 205. — Éruption pianique, de forme circinée, simulant la syphilis maligne précoce.

Arrivé à son complet développement, le papillome fait une saillie ordinairement hémisphérique de 1 à 2 centimètres de diamètre qui, à l'air libre, se coiffe d'une croûte épaisse et très adhérente. L'élément, mis à découvert, apparaît hérissé de végétations molles et succulentes, de nuance jaunâtre ou rose vif, qui saignent facilement. Un liquide brillant, gommeux, exhalant une odeur fétide, vient immédiatement sourdre à la surface et se concrète bientôt en une croûte jaune soufre parsemée de points rouges, qui se modèle sur les filaments papillaires.

Tels sont les caractères les plus habituels du bouton de pian. Mais il n'est pas rare qu'il s'écarte plus ou moins de ce type moyen. Quelques éléments grossissent démesurément, s'étalent en surface et atteignent le volume d'un gros macaron (Fig. 204). D'autres papillomes affectent la forme nummulaire ; les papilles, semblables à du velours rasé, émergent d'un plateau qui fait un relief de quelques millimètres au-dessus de la peau saine; souvent le centre se déprime et guérit avant la circonférence, de sorte que l'élément primitivement plein devient annulaire ou réniforme (Fig. 203, 205 et 209). Du reste, le type annulaire d'emblée s'observe très communément, et sur la portion de peau normale inscrite dans le cercle peut naître un nouvel élément. Cette disposition en cocarde n'est pas exceptionnelle. Très souvent les anneaux sont incomplets et se coupent sous des incidences variables; les arceaux conjugués dessinent alors des franges polycycliques.

Les éléments du type nummulaire, arciforme ou annulaire, se coiffent ordinairement d'une croûte de rupia. Celle-ci se forme de la manière suivante : tant que l'élément est en progrès, il est limité par un liséré bulleux circonférentiel dont le bord interne se dessèche à mesure que l'externe se porte en dehors. La croûte est donc constituée par l'adjonction successive de zones concentriques étagées en gradins.

Des groupes de petits éléments gravitent autour des plus grands. Ils reconnaissent peut-être pour origine des auto-inoculations, car le prurit est très vif pendant toute la durée de la période éruptive. Les démangeaisons occupent les régions couvertes de placards furfuracés ou la peau d'apparence normale, mais non les papillomes, qui sont remarquables par leur indolence.

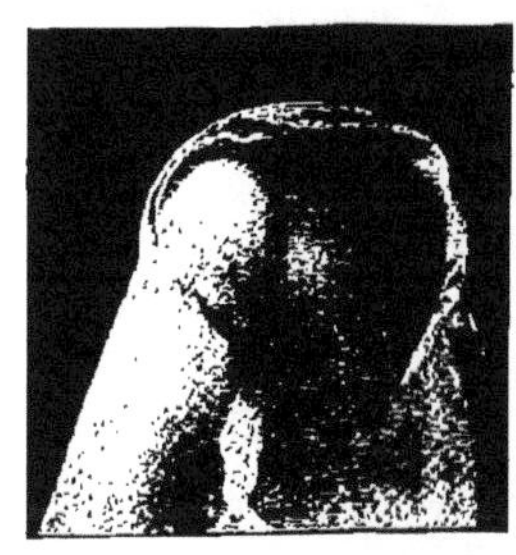

Fig. 204. — Gros tubercule de pian, en forme de chou-fleur.

Le bouton de pian s'accroît pendant deux à trois semaines, et, après être demeuré un certain temps stationnaire, il tend vers la guérison. Pendant ce stade de déclin, la croûte s'amincit, les papilles se dessèchent, se momifient, pour ainsi dire, et se transforment en filaments cornés. La nappe verruqueuse s'aplanit et disparaît par résorption insensible. Des taches achromiques ou hyperchromiques, de forme arrondie, annulaire ou curviligne, sont les seuls vestiges qui indiquent la place des éléments disparus.

Toute la surface de la peau peut être bigarrée par cette sorte de vitiligo, qui disparaît peu à peu. Mais il n'est pas rare d'observer çà et là quelques cicatrices arrondies, superficielles, minces et lisses, ou légèrement gaufrées, en tout semblables aux traces que laissent la vaccine ou l'ecthyma syphilitique.

L'éruption pianique se rencontre de préférence au voisinage des *orifices naturels* et dans la région *génitale*. Des végétations à surface humide et opaline, très analogues d'aspect aux plaques muqueuses hypertrophiées, garnissent les commissures labiales, le pourtour de la bouche et débordent dans le sillon labio-mentonnier (Fig. 202, 205 et 209). D'autres papillomes comblent le vestibule des narines, se greffent sur les ailes du nez et la lèvre supérieure. D'épaisses nappes villeuses et suintantes, tapissées d'un enduit grisâtre diphtéroïde, couvrent la vulve, le pli cruro-génital et la région périnéo-scrotale. Plusieurs fois j'ai vu les amas papillomateux former une couronne à la base du gland et déterminer un phimosis. Souvent l'orifice anal est entouré d'un bourrelet papillomateux, tailladé d'incisures multiples, et il ne faut rien moins qu'une étude fort attentive de la lésion, jointe à une connaissance approfondie de la syphilis et du pian, pour distinguer les unes des autres les manifestations de ces deux maladies.

Du reste, l'éruption ne reste pas limitée à ces deux foyers. Rare sur le cuir chevelu, elle envahit les joues, la paupière supérieure, le sourcil, le front, la conque des oreilles, la nuque et le creux sus-claviculaire. Elle ne respecte aucun point du tronc et des membres, mais elle affectionne surtout les *plis de flexion*, l'aine, l'aisselle, la saignée du bras et le creux poplité.

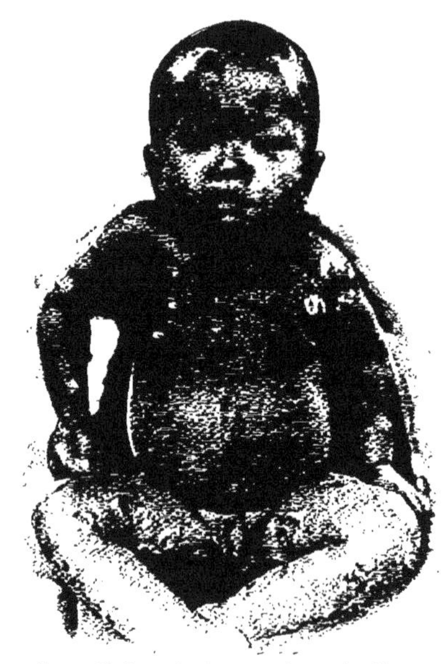

Fig. 203. — Nodules de pian groupés sur les lèvres. — Nappes pianiques de forme circinée, couvrant les membres inférieurs.

Les ulcérations pianiques sont fréquentes aux mains et aux pieds. Des plaques bourgeonnantes se cantonnent dans les espaces interdigitaux des doigts et des orteils. D'autres contournent la base de l'ongle qu'elles peuvent désinsérer. Cette périonyxis pianique est un facteur étiologique important, car elle favorise certainement et la transmission de la maladie, et la dissémination des éléments éruptifs sur le sujet lui-même par auto-inoculation.

Dans les régions palmaires et plantaires, les boutons de pian comprimés par l'hyperkératose s'accompagnent de vives douleurs qui se dissipent si l'on abrase l'épiderme. Abandonné à lui-même, le papillome se fraie péniblement un chemin à travers les stratifications épithéliales, et l'élément apparaît au fond d'une ulcération en forme de puits garnie d'une margelle cornée qui n'est pas sans analogie avec le mal perforant. Toute la coque talonnière peut être sillonnée de fissures d'où s'écoule un liquide infect sécrété par la couche papillomateuse sous-jacente.

Des papules obtuses, au centre desquelles est sertie une perle cornée, sont encastrées dans la kératose. Ces éléments dont j'ignore la signification sont peut-être les vestiges d'une éruption avortée ou en voie de rétrocession [1].

[1] Chacune des variétés objectives du pian porte un nom spécial dans le jargon des

Jamais le pian ne germe sur les muqueuses. Jamais il ne s'accompagne de localisations oculaires ou viscérales. Il ne paraît pas exister d'exceptions à cette règle. Ces caractères négatifs comptent parmi les meilleurs dont la clinique puisse faire état pour distinguer la syphilis de la maladie exotique qui la copie en presque toutes ses manifestations [1].

Évolution. — Complications. — Le pian est une maladie à marche chronique, qui procède par poussées successives dont la durée varie de quelques semaines à plusieurs mois. Chaque reprise de l'éruption est marquée par le retour de phénomènes généraux et de douleurs rhumatoïdes plus ou moins accusées.

L'évolution morbide peut ainsi se poursuivre pendant plusieurs années; mais *toutes les manifestations cutanées, à quelque période qu'elles appartiennent, ont des caractères identiques, elles ne sont pas hiérarchisées comme dans la syphilis, et il n'y a pas lieu de décrire comme dans cette dernière des accidents primaires, secondaires et tertiaires.*

La terminaison, sauf complications rares, est généralement favorable [2]. Cependant le pronostic est loin d'être toujours bénin. Des séquelles, dont la plus redoutable est le *phagédénisme*, prolongent souvent la maladie, bien au delà du terme habituel, et peuvent entraîner des infirmités incurables.

La chronicité des ulcérations, l'envahissement progressif de la peau saine suivant un trajet serpigineux, l'affouillement des tissus jusqu'aux aponévroses et même jusqu'aux os, voilà ce qui assombrit singulièrement le pronostic de certains cas de pian. Ces ulcères phagédéniques, dont une extrémité se répare tandis que l'autre est en voie d'extension, laissent des cicatrices difformes, semblables aux reliquats de la scrofule et des brûlures. Des traînées de tissu inodulaire hérissées de ramifications kéloïdiennes parcourent les membres dans leur longueur et immobilisent l'avant-bras ou la jambe en demi-flexion. Ce phagédénisme que les Laotiens appellent *khi maheng* n'appartient pas en propre à la maladie pianique; c'est un élément surajouté qui se juxtapose à la plupart des affections ulcéreuses de l'Extrême-Orient

nègres des Indes occidentales. En voici la liste d'après P. Manson (*Tropical diseases*, New-York, 1899). Les placards écailleux s'appellent dans quelques îles *pian dartres*, et à la Jamaïque *yaws cacca*. — Le stade papuleux de l'éruption est connu sous le nom de *pian gratelle*. — L'élément de pian arrivé à son complet développement prend le nom de *Bouton pian*. — *Tubboes*, *tubba*, *crabs*, *crappox*, *crabes*, sont des expressions qui désignent les manifestations douloureuses de la plante des pieds. — Un grand élément, de longue durée, est la *mère* ou la *grand'mère* du pian ou *mama-pian*, tandis que les boutons plus petits sont les *filles-pian*. — Un nouvel élément qui apparaît, alors que la maladie semblait éteinte, s'appelle *memba*, abréviation de *remember yaws*. — Les formes annulaires du pian deviennent dans ce langage des *ringworm yaws*.

(1) Une adénopathie, d'abord partielle et limitée au territoire cutané le plus éprouvé, accompagne l'exanthème pianique. Plus tard, elle se généralise, mais les ganglions en connexion directe avec les éléments éruptifs sont toujours les plus volumineux. Ils restent ordinairement indolents et aphlegmasiques.

(2) La mortalité causée par le pian est faible. Sur 7157 cas traités dans des hôpitaux de Yaws, aux Indes occidentales, le pourcentage des décès a été de 25 pour 1000 (Nicholls).

et qui ne me paraît pas susceptible de transmettre la maladie dont il n'est qu'une complication fortuite [1].

En terminant cette étude clinique, je dois signaler certains faits qui ont donné lieu à des interprétations diverses. Nombre d'individus atteints de pian ont des exostoses douloureuses marchant de pair avec l'éruption. S'agit-il en l'espèce d'altérations osseuses ressortissant au pian ou à une syphilis concomitante? C'est ce qui n'a pu être décidé jusqu'ici, grâce à la coexistence presque constante des deux maladies dans la plupart des pays exotiques [2].

Étiologie. — Les expériences déjà anciennes de Paulet (1848), celles plus récentes de Charlouis (1881), mettent hors de doute l'inoculabilité du pian, et démontrent de plus que ce type morbide est absolument distinct de la syphilis. De ses expériences, Charlouis conclut : que le pian est inoculable et auto-inoculable; — qu'une première atteinte ne confère pas l'immunité; — que le sang et les sécrétions des éléments éruptifs sont virulents dans leur période d'augment et d'acmé, mais qu'ils cessent d'être contagieux quand le bouton de pian est arrivé au stade de déclin.

Ces expériences excluent tout rapprochement entre le pian et la vérole. Cependant Charlouis crut devoir compléter sa démonstration par une preuve inutile et blâmable. Il inocula la syphilis à un indigène atteint de pian qui, averti des suites possibles de la tentative, s'y somuit volontairement. Charlouis vit évoluer sous ses yeux le chancre induré et tout le cortège des accidents secondaires [3]. Bestion (*loc. cit.*) a vu des indigènes du Gabon, qui avaient eu le pian, contracter la syphilis.

Entre les faits expérimentaux et les enseignements de la clinique, il existe un certain désaccord. L'observation prouve en effet qu'une atteinte de pian confère une immunité, sinon définitive, du moins durable. L'état réfractaire, il est vrai, n'est pas acquis d'emblée. Plusieurs semaines, ou même plusieurs mois après l'introduction du virus pianique dans l'organisme, les auto-inoculations sont encore possibles. Mais la réceptivité finit par s'éteindre. A ce point de vue, le pian se rapproche de la vaccine qui, avant d'immuniser le

(1) D'après Nicholls, ces ulcères phagédéniques existent dans 8 pour 100 des cas à la Guyane anglaise et dans les îles du Pacifique.

(2) Daniels dit qu'aux Fidji, où la syphilis est inconnue chez les natifs (?), les destructions du nez et du palais sont communes. Il tend à les considérer comme des séquelles du pian.

(3) Cet indigène du nom de Kauwno fut inoculé sur le côté droit de la poitrine avec la sécrétion d'un chancre induré. Un mois après apparut un *ulcus durum* (chancre induré) au point correspondant. Une des glandes de l'aisselle droite fut fort tuméfiée et très douloureuse. Après une durée de trois mois et demi, Kauwno présenta sur tout le corps un exanthème syphilitique maculeux et bientôt après papuleux. Kauwno avait en même temps ses tubercules de frambœsia qui ne furent en rien modifiés par la survenue de la syphilis. (Charlouis, Ueber papilloma tropicum (Frambœsia). *Vierteljahr. f. Dermat. u. Syph.*, 1881, vol. II, p. 431-466.)

terrain, est réinoculable en série sur le vaccinifère pendant un certain temps [1].

Nulle infection n'est plus *contagieuse* que le pian. Quand, dans une case, un enfant est atteint, tous ceux qui jusqu'alors avaient été indemnes contractent presque fatalement cette maladie. L'endémie trouve toujours quelque aliment dans les jeunes sujets, encore réceptifs, et de temps à autre elle prend un caractère épidémique. Si le pian s'abat de préférence sur les jeunes générations, c'est que les adultes sont devenus le plus souvent réfractaires par le fait d'une atteinte antérieure; mais ceux qui, pour une cause quelconque, ont échappé à la contagion dans l'enfance, ne sont pas à l'abri du pian, quel que soit leur âge [2].

En l'absence totale de précautions hygiéniques, les occasions offertes à la transmission du pian sont si nombreuses qu'aucun indigène ne peut s'y soustraire. Elles assaillent l'enfant dès sa naissance. Au Cambodge et au Laos, il est commun de voir un nourrisson allaité par une femme dont les seins sont couverts de boutons de pian [3]. Jusqu'à l'âge de cinq à six ans, les enfants des deux sexes sont complètement nus. La peau non protégée est couverte d'excoriations qui sont autant de points d'appel à l'infection. Elle est exposée aux piqûres des moustiques et très souvent labourée par les sillons de la gale. Ces parasites, qu'ils soient les vecteurs du pian ou qu'ils aident indirectement à sa germination en créant des portes d'entrée multiples, sont certainement des agents très actifs de dissémination. Du reste, comme le pian est généralement une maladie peu grave, qu'elle confère une immunité plus ou moins durable et que la contagion ne saurait être évitée, au dire des indigènes, les parents n'essayent pas de protéger leurs enfants contre cette infection; d'aucuns même pensent que l'évolution du pian est moins sévère dans le bas âge et favorisent l'inoculation par tous les moyens possibles [4].

A l'âge adulte, les bâtonnets qui tiennent lieu de fourchette, la pipe à eau qui circule de bouche en bouche, les nattes qui servent indistinctement à la famille et aux étrangers de passage, peuvent être des intermédiaires qui propagent la contagion. Plusieurs fois j'ai pu surprendre sur le fait la transmission du pian de l'enfant à sa mère pendant la période d'allaitement. Dans ce cas, la maladie débute par des plaques végétantes situées sur le mamelon et l'aréole des seins, régions en contact avec les lèvres du nourrisson hérissées d'élé-

[1] D'après Gewand, la réinoculation est possible pendant les poussées éruptives et dans leur intervalle, mais elle est toujours négative quand la maladie est complètement éteinte. — Avec Angier (de Pnom-Penh) j'ai fait sur un Cambodgien en pleine poussée de pian deux tentatives d'auto-inoculation, l'une quatre mois, l'autre cinq mois après le début de la maladie. Aucun élément ne se développa au niveau des piqûres.

[2] Les colons des Antilles avaient établi sur leurs plantations, avant la libération des esclaves, des « yaws houses » dans lesquelles ils internaient les noirs atteints de pian. Depuis l'émancipation, les nègres sont retournés à l'état sauvage et le yaws est devenu un des facteurs principaux de la morbidité des Antilles.

[3] Le pian n'est pas transmissible par le lait.

[4] Aux îles Fidji, d'après Daniels, presque tous les enfants ont une atteinte de yaws. Ceux qui ne contractent pas spontanément cette maladie, considérée comme une épreuve nécessaire et utile à la santé, sont inoculés par leurs parents.

ments caractéristiques. J'ai vu aussi des femmes nourrir impunément des enfants couverts de pian; certaines d'entre elles portaient au pourtour du nez et des lèvres, ou sur toute autre partie du corps, des stigmates certains d'une atteinte antérieure et elles savaient fort bien qu'elles étaient désormais réfractaires à la maladie [1].

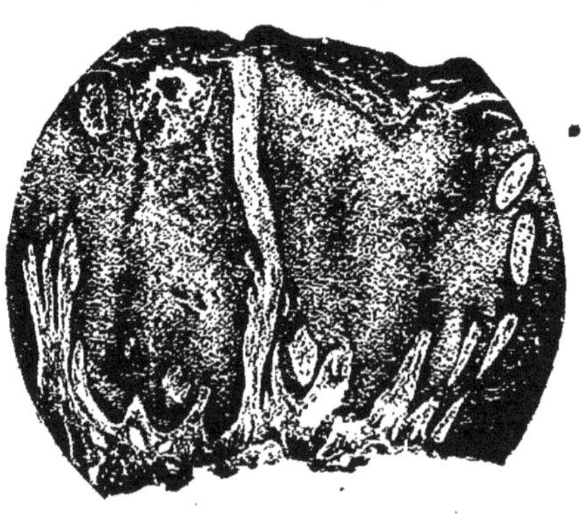

Fig. 206. — Coupe d'une végétation pianique. — Les espaces qui séparent les papilles hypertrophiées sont comblés par la couche malpighienne extraordinairement proliférée. Abcès miliaire intra-épidermique situé immédiatement sous le revêtement croûteux du bouton de pian.

L'épiderme sain paraît opposer une barrière qui ne se laisse pas forcer par l'infection pianique. Mais l'érosion cutanée la plus minime permet l'implantation du virus. Toute plaie ou ulcère non pansé peut se transformer en bouton de pian. Les Européens, plus soucieux de leur personne et moins sommairement vêtus, restent presque toujours indemnes dans l'Indo-Chine française; toutefois il ne s'agit probablement pas d'une immunité de race, car dans d'autres régions du globe le pian a été signalé sur les blancs.

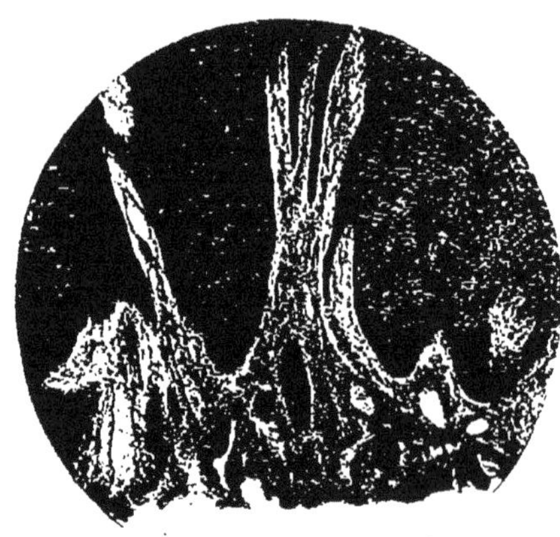

Fig. 207. — Un fragment de la préparation précédente vu à un fort grossissement. — La base des papilles est infiltrée de plasmazellen, leur sommet et la couche de Malpighi sont envahis par des leucocytes polynucléaires.

Cette maladie *n'est pas héréditaire*. L'éruption n'apparaît jamais sur le nouveau-né avant le vingtième ou le trentième jour après la naissance. Dans les cas précoces, il est possible que l'enfant s'inocule en franchissant le conduit génital de la mère. La section du cordon est peut-être aussi une des sources de la contamination.

Anatomie pathologique. — Malgré les examens de Charlouis et de Unna, la structure des papillomes pianiques est encore imparfaitement connue.

Sur un Cambodgien d'âge moyen, entré dans le service d'Angier, à

[1] J'ignore si la vaccination et l'opération du tatouage, en honneur chez les Laotiens, les Siamois et les Birmans, jouent un rôle dans la diffusion de l'endémie.

l'hôpital de Pnom-Penh, j'ai pu exciser un élément datant de plusieurs mois, dont voici la description histologique :

La lésion initiale occupe la couche papillaire dont les vaisseaux sont très dilatés. Les papilles augmentent graduellement de longueur en allant de la zone marginale vers le centre de l'élément. Le long des capillaires turgides se groupent des amas de *plasmazellen* qui montent sous forme de traînées linéaires dans l'axe des papilles. Ces cellules, de forme irrégulièrement cuboïde, ont un protoplasma basophile et un noyau volumineux, ordinairement excentrique, arrondi, vésiculeux, contenant de nombreux grains de chromatine.

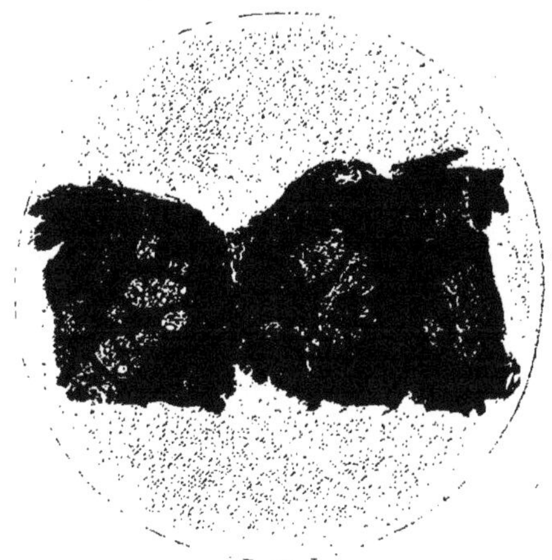

FIG. 208. — Coupe horizontale d'un bouton de pian. — Les formes arrondies qui se détachent en clair sont des prolongements papillaires sectionnés en travers et noyés dans la couche de Malpighi hypertrophiée.

Le réseau élastique du derme, recherché par les procédés appropriés (orcéine acide et bleu polychrome) paraît avoir totalement disparu.

L'épiderme considérablement épaissi, grâce à la multiplication des assises du corps muqueux de Malpighi, envoie des prolongements interpapillaires qui s'enfoncent profondément dans le derme. L'éléidine n'existe qu'à l'état de vestige. Les cellules épithéliales superficielles s'aplatissent et se dessèchent sans se charger de matière cornée. Elles deviennent indistinctes et contribuent à former la croûte qui surmonte le papillome.

La lumière des capillaires est encombrée de leucocytes polynucléaires. Ceux-ci émigrent des vaisseaux, infiltrent le corps muqueux et forment de nombreux abcès miliaires intra-épidermiques. De ces petites collections, les unes de forme arrondie sont taillées comme à l'emporte-pièce, d'autres ont une disposition aréolaire. Les cellules épithéliales dissociées, aplaties, reconnaissables encore à leurs noyaux, forment un réseau dont les mailles sont comblées par des leucocytes polynucléaires. Ceux-ci s'observent en grand nombre dans la croûte qui coiffe le papillome [1].

Malgré des recherches réitérées, je n'ai pu déceler de micro-organismes sur les coupes. Mais la biopsie avait porté sur un élément déjà ancien et proba-

[1] D'après Charlouis, les poils restent normaux à tous les stades, les glandes sébacées et sudoripares sont très hypertrophiées. Les *arrectores pilorum* sont très développés. Unna, comme Charlouis, définit la lésion du pian : une dermatite chronique ayant pour point de départ la couche papillaire du derme. L'infiltration cellulaire est composée de leucocytes pour Charlouis, de plasmazellen pour Unna.

blement dépourvu de virulence. Cette étude histo-bactériologique, fort incomplète, appelle donc de nouvelles recherches [1].

Diagnostic [2]. — Le bouton d'Orient ou clou de Biskra, maladie inoculable et contagieuse, pourrait, principalement dans sa forme villeuse, être confondu avec le pian; mais ce dernier s'annonce par des troubles généraux et a pour foyers d'élection le pourtour de la bouche et la région ano-génitale, tandis que le bouton d'Orient ne s'accompagne pas de phénomènes réactionnels et occupe de préférence les parties découvertes.

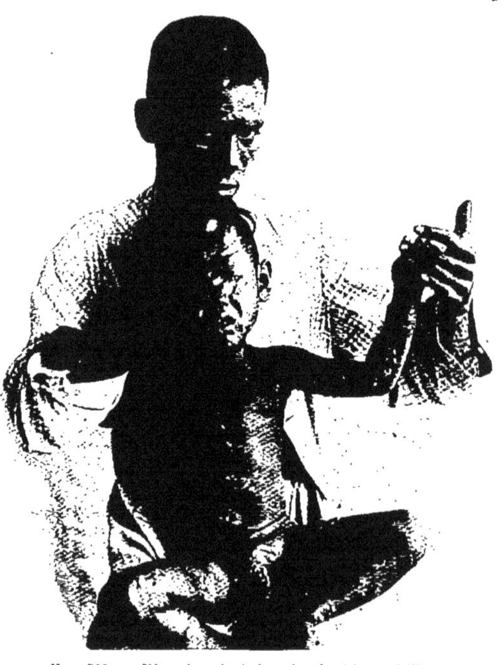

Fig. 209. — Pian des circinées simulant la syphilis. Photographie d'Angier (de Pnom-Penh).

Le pemphigus végétant de Neumann, arrivé à son complet développement, se présente sous l'aspect de nappes papillomateuses qui occupent de préférence les plis articulaires, le scrotum, la vulve, l'anus, et sécrètent un liquide fétide. Mais le pemphigus végétant, qui est une dermatose bulleuse à sa phase initiale, envahit souvent les muqueuses et se termine presque toujours par la mort. Elle ne sévit d'ailleurs jamais sous forme épidémique.

La Verruga, à laquelle on a parfois donné le nom de pian hémorragique, est une maladie infectieuse et inoculable, dont une première atteinte confère l'immunité. Elle a pour caractéristique une éruption de papillomes très vasculaires qui donnent lieu à des hémorragies répétées et parfois mortelles. Cette maladie, dont le pronostic est toujours grave, diffère notablement du pian : 1° par sa circonscription régionale très étroite (Haut-Pérou); 2° par la morphologie de ses éléments à structure érectile; 3° par ses localisations sur les muqueuses et sur les organes internes [3].

(1) L'agent spécifique du pian est encore à trouver. Eijkmann, Breda ont vu des bacilles. Pierez, Nicholls et Watts, Hirsch ont cultivé des microcoques que ce dernier aurait inoculés avec succès à des chiens.

(2) Je crois inutile d'énumérer les caractères différentiels qui séparent le pian de l'impétigo, de l'ecthyma, de l'érythème vacciniforme des nouveau-nés et de la furonculose.

(3) Voir l'article : *Verruga*.

Entre toutes, la syphilis est la maladie qui copie le plus fidèlement le pian. Les douleurs ostéo-articulaires à recrudescences nocturnes, la tendance de l'éruption à prendre la forme circinée, le groupement des éléments au voisinage des orifices naturels, l'action curative de l'iodure de potassium et du mercure, voilà autant de caractères communs aux deux affections. Le pian est donc réellement le sosie de la syphilis. Cependant, entre ces deux entités morbides, il existe des différences fondamentales. Je les résume dans le tableau comparatif suivant :

SYPHILIS	PIAN
Maladie pandémique.	Maladie tropicale.
Maladie acquise par hérédité et par contagion.	Maladie acquise uniquement par contagion.
Début par un accident primaire pathognomonique, siégeant au point d'inoculation.	L'accident initial, au niveau de la porte d'entrée, est inconstant. Il ne diffère pas des éléments qui apparaîtront ultérieurement.
L'immunité conférée par la syphilis est quasi définitive.	La réinfection du pian est possible.
Toutes les tentatives d'auto-inoculation sur un sujet en puissance de syphilis demeurent infructueuses.	L'auto-inoculation du pian est possible pendant un laps de temps d'une durée indéterminée, mais assez longue.
Le chancre induré et les autres signes de la syphilis peuvent apparaître sur un sujet qui vient d'avoir le pian.	Le pian peut se développer sur un sujet syphilitique.
Polymorphisme des manifestations syphilitiques.	Monotonie de l'éruption dont le type unique est le papillome.
Les syphilides, du moins celles de la période tertiaire, désorganisent la peau et laissent, après guérison, des cicatrices indélébiles.	Le bouton du pian qui n'est exposé à aucune cause d'irritation guérit sans laisser de trace.
La syphilis est une affection disciplinée, dont les manifestations hiérarchisées correspondent aux trois périodes, primaire, secondaire et tertiaire.	Toutes les manifestations du pian sont identiques, quelle que soit leur date.
Les éruptions syphilitiques intéressent les muqueuses.	Les éruptions pianiques respectent les muqueuses.
Localisations sur les viscères.	Pas de localisations viscérales.
Les syphilides ne sont pas prurigineuses.	Vives démangeaisons accompagnant les poussées de pian.
Alopécie de la période secondaire.	Pas d'alopécie dans le cours du pian.

L'épreuve thérapeutique ne peut être considérée comme un argument en faveur de l'identité de la vérole et du pian, car l'iodure de potassium guérit l'actinomycose, affection qui ne peut être rattachée à la syphilis.

Traitement. — L'emploi du mercure donne d'excellents résultats, bien que les récidives soient la règle. A Vien Tian (Moyen-Laos), j'ai soumis au traitement mercuriel seize enfants de trois à douze ans atteints de pian. Ils prirent régulièrement pendant quinze jours 2 à 4 cuillerées à café de liqueur de Van Swieten suivant l'âge. Les éléments turgescents et suintants se desséchèrent assez rapidement et se couvrirent d'une mince croûte jaune soufre. Quand je fus obligé de mettre fin à cette expérience, cinq sujets étaient déjà blanchis et neuf sensiblement améliorés. Deux enfants ne retirèrent aucun bénéfice appréciable de la médication mercurielle et de nouveaux éléments apparurent sur eux pendant le cours du traitement. Les pansements et les bains de sublimé influencent très heureusement l'éruption.

L'iodure de potassium, employé aux mêmes doses que dans la syphilis, a une action certaine sur le pian. Il amène rapidement la rétrocession des éléments [1]. Tous les observateurs sont d'accord sur ce point.

Dans les cas rebelles, la cautérisation des ulcérations végétantes avec du sulfate de cuivre ou du nitrate acide de mercure, et au besoin le raclage à la curette suivi de l'application du fer rouge, donnent de bons résultats.

PROPHYLAXIE. — Dans les régions où la maladie est endémique, les plaies les plus simples doivent être pansées avec soin. Les boutons de pian, qui sont autant de sources de contagion, seront traités antiseptiquement et recouverts d'emplâtres occlusifs.

Défense sera faite aux malades de se baigner et de laver leur linge dans les eaux qui servent aux usages de la population saine. Les vêtements et les cases infectés seront détruits par le feu. Enfin la propreté, sous toutes ses formes, — qui a pour principal effet de prévenir l'inoculation, tout en laissant l'individu dans le milieu contaminé, — est le plus utile adjuvant de la prophylaxie.

La séquestration des individus atteints de pian dans des établissements spéciaux ne me paraît pas recommandable. La bénignité de cette maladie ne justifierait pas l'atteinte portée à la liberté individuelle et les énormes dépenses que nécessiterait la création d'hôpitaux d'isolement.

PIEDRA. — Étym. : piedra (espagnol), pierre.

Affection exotique et parasitaire des poils, qui tire son nom des concrétions dures qui granulent le poil et crépitent au passage du peigne.

Voir l'article : *Poils (maladie des).*

PIGMENT. — Étym. : *pigmentum*, couleur pour peindre; de *pingere*, peindre.

Voir les articles : *Anatomie et physiologie de la peau*, t. I, p. 7, et *Mélanodermie*, t. II, p. 456.

PIGMENTATION. — Voir l'article : *Mélanodermie*, t. II, p. 456.

[1] D'après Rouffiandis, observant à Pak In Boun (Laos), l'iodure de potassium blanchit les enfants dans l'espace d'un à trois mois. (Comm. orale.)

[E. JEANSELME.]

PINTA OU PINTO. — Affection à peu près spéciale à l'Amérique centrale et caractérisée par l'apparition lente sur les téguments de taches de coloration variable, noires, rouges, bleues ou blanches, avec parfois desquamation et épaississement de la peau.

Ce sont là des caractères assez voisins de ceux des « *Caratés* ». Cependant, plus récemment, on a décrit le Pinto, comme une affection distincte des « Caratés » et due à un parasite distinct [1].

Voir l'article : *Caratés*, t. I, p. 522.

PITYRIASIS. — Voir l'article ci-après.

(1) GASTERANBIDE, *Presse méd. belge*, 1881, n° 33, p. 261.

PITYRIASIS.

Par **Georges THIBIERGE.**

PITYRIASIS

Étym. : πίτυρον, son.

Le terme de pityriasis a été appliqué en dermatologie à une série d'états morbides ayant pour caractère commun la présence d'une desquamation plus ou moins analogue à la farine ou aux écailles du son.

Depuis les premiers médecins grecs, qui l'ont employé sans en indiquer nettement la valeur, et depuis Galien, qui désignait sous le nom de πιτυρώδεις les personnes portant des pellicules dans les cheveux, ce terme a varié fréquemment et considérablement de compréhension.

Au commencement du XIXe siècle, Willan l'attribuait à une maladie de l'ordre des squames, comprenant quatre variétés : le pityriasis *capitis*, le pityriasis *rubra*, le pityriasis *versicolor* et le pityriasis *nigra*, classification que reproduisit Biett. Avec des variations, les dermatologistes qui ont suivi ont continué à regarder le pityriasis comme une maladie, comprenant un certain nombre de variétés, à limites plus ou moins bien déterminées; ces variations présentent peu d'intérêt, elles ne traduisent que les incertitudes de doctrines et de classifications presque exclusivement théoriques et ne reposant ni sur une observation clinique attentive, ni sur une pathogénie précise des dermatoses. Cependant, peu à peu, quelques notions se précisèrent, quelques types apparurent : Devergie décrivit sous le nom de pityriasis *pilaire* le type que E. Besnier devait plus tard appeler le pityriasis *rubra pilaire*, mais il n'en comprit ni la signification, ni la place nosographique ; Gibert rangea dans le pityriasis un type nouveau, le pityriasis *rosé*, qu'il distingua nettement des eczémas avec lesquels il avait été confondu jusque-là; la nature parasitaire du pityriasis *versicolor* fut démontrée et aurait dû conduire au démembrement des affections comprises sous le même vocable.

Bazin [1], dans ses Leçons sur les affections génériques, définit le pityriasis « une affection cutanée en voie d'évolution caractérisée à la période d'état par des squames minces, sèches, furfuracées ou foliacées, et siégeant sur des surfaces tégumentaires qui ne font aucune saillie appréciable au-dessus des parties voisines, offrent une étendue plus ou moins considérable et présentent ou non un changement dans leur coloration normale ». Par cette définition, Bazin distingue, et c'est là son but, le pityriasis de l'ichtyose, de l'eczéma et du psoriasis. Avec les habitudes terminologiques actuelles, on s'attendrait à trouver dans une « affection » ainsi définie une entité comparable à l'ichtyose

(1) Bazin, *Leçons théoriques et cliniques sur les affections génériques de la peau*. Paris, 1862, t. I, p. 531.

ou au psoriasis. Or le chapitre se termine par la classification suivante des espèces de pityriasis :

1° PITYRIASIS DE CAUSE EXTERNE

a. *Artificiel.* . . .	Pityriasis dû au rasoir, etc.
b. *Parasitaire.* . .	Pityriasis versicolore (microsporon furfur). Pityriasis alba trichophytique (trichophyton).

2° PITYRIASIS DE CAUSE INTERNE

a. *Arthritique.* . .	Pseudo-exanthématique . . .	Pityriasis rubra aigu. { maculata. circinata.
	Chronique (arthritide sèche).	Pityriasis pilaris.
b. *Herpétique* . .	Pseudo-exanthématique . . .	Pityriasis rubra aigu.
	Chronique (herpétide sèche).	Pityriasis { simplex, rubra chronique ou inflammatoire.

Il est difficile de confondre plus complètement des affections plus différentes.

Hardy commença une réaction en séparant nettement le pityriasis versicolore et en le rangeant dans les affections parasitaires.

Peu à peu la dissociation s'est poursuivie.

La dénomination de pityriasis *alba*, attribuée aux formes squameuses de la trichophytie, n'est plus restée que comme une sorte de synonyme symptomatique, peu usité d'ailleurs, et sans signification nosologique.

Le pityriasis *simplex*, sur les parties glabres, a été rangé dans les formes superficielles, épidermiques de l'eczéma, par Unna dans l'eczéma séborrhéique. Le pityriasis *simplex* du cuir chevelu, qui a dû un regain d'intérêt aux recherches microscopiques de Malassez et à la constatation dans ses squames d'un parasite sporulaire et qui a conservé plus longtemps cette dénomination, est généralement rangé dans le cadre de la séborrhée, et Unna en fait le premier degré de son eczéma séborrhéique (voir l'article *Séborrhée*).

Le pityriasis *rubra*, que Wilson avait désigné sous le nom de dermatite exfoliatrice, a bien conservé, dans le langage dermatologique courant, la dénomination sous laquelle Bazin le connaissait; mais il est considéré comme absolument distinct des autres pityriasis, comme un groupe spécial d'affections ayant en commun l'exfoliation généralisée de l'épiderme, la rougeur diffuse du tégument, d'où le nom d'*érythrodermies exfoliantes* sous lequel il a été désigné et auquel il est décrit dans cet ouvrage.

D'élimination en élimination, le pityriasis de Bazin s'est trouvé dissocié et a cessé d'exister. Comme le disait Vidal [1], « le pityriasis, considéré comme entité morbide, doit être rayé du cadre nosologique. Si l'on conserve ce nom, il ne devra plus servir qu'à désigner un mode de desquamation par fines écailles, furfuracée et nullement une espèce pathologique ».

Néanmoins, cette lésion-symptôme a continué, avec l'adjonction de qualifi-

[1] E. VIDAL, Du pityriasis. *Progrès médical*, 1877.

catifs, à servir à dénommer plusieurs états morbides; disparates au point de vue clinique comme au point de vue étiologique, ils ne forment plus un groupe morbide, mais un assemblage hétéroclite, que le manque de dénomination plus exacte réunit au voisinage les uns des autres.

Pour cette raison nous ne décrirons ici que les trois dermatoses auxquelles l'accord général des dermatologistes a conservé la dénomination de pityriasis :

1° Le pityriasis versicolore ;

2° Le pityriasis rubra pilaire ;

3° Le pityriasis rosé de Gibert.

Nous nous contenterons de signaler une affection appelée pityriasis *circiné et marginé* par Vidal (1), qui avait trouvé dans ses lésions un champignon décrit par lui sous le nom de microsporon anomœon ou dispar. Ce parasite n'a pas été signalé par d'autres auteurs, et il semble que l'affection en question, caractérisée par des cercles arrondis de coloration variée, légèrement squameux, de dimensions variées, occupant le tronc, les bras ou les cuisses, soit une variété d'eczéma séborrhéique circiné.

Le nom de pityriasis *lichénoïde chronique* a été donné par Juliusberg (2) à un type morbide décrit par Neisser et par ses élèves Jadassohn et Pincus sous le nom d'exanthème psoriasiforme et lichénoïde. Brocq, qui avait donné la description d'un type voisin, l'érythrodermie pityriasique en plaques, vient de réunir tous ces faits sous la dénomination commune de parapsoriasis (3). La description de ces affections ne saurait être donnée dans le présent chapitre.

PITYRIASIS VERSICOLORE

On donne le nom de pityriasis versicolore à une dermatose caractérisée par des taches de coloration variant du rose au jaune et au fauve, occupant de préférence le tronc et produite par la germination dans l'épiderme d'un champignon parasite spécial, le microsporon furfur.

Historique. — Cette dénomination a été appliquée par Willan, pour la distinguer des éruptions dues à une modification de la coloration de l'épiderme lui-même, des hyperchromies proprement dites, à une affection dont plusieurs auteurs, notamment Sennert, avaient déjà soupçonné ou reconnu l'individualité.

Toutefois, la nature véritable de cette affection resta méconnue, et l'appellation de taches hépatiques qui lui fut conservée longtemps après que Willan

(1) E. Vidal, Le pityriasis circiné et marginé, description de son mycoderme, le microsporon anomœon (microsporon dispar). *Annales de dermat.*, 1882.

(2) Juliusberg, Ueber die Pityriasis lichenoides chronica (psoriasiforme lichenoides Exanthem). *Arch. f. Dermat. und Syph.*, 1899, t. L, p. 359.

(3) L. Brocq, Les parapsoriasis. *Ann. de dermat.*, 1902, p. 433.

en eût donné la description, suffit à montrer quelle signification lui attribuaient les dermatologistes du commencement du XIXe siècle.

En 1846, Eichstedt démontra son origine parasitaire et décrivit aussi exactement qu'on pouvait le faire alors les caractères du champignon causal. La découverte d'Eichstedt resta cependant lettre morte pour plusieurs de ses contemporains : Wilson en contesta la réalité, Hebra rattacha le pityriasis versicolore aux hyperchromies et Bazin, confondant sans raison les pigmentations de la grossesse et les éphélides lenticulaires avec le pityriasis versicolore, attribuait toutes ces affections au même parasite, le microsporon d'Eichstedt.

Depuis lors, ces confusions ont cessé, les dermatologistes sont tombés d'accord sur la dénomination à donner à l'affection, sur l'existence et la spécialisation du parasite causal; leurs recherches ont précisé les caractères cliniques de la lésion cutanée, en même temps qu'on essayait de déterminer les conditions d'existence, de pullulation et de transmission de son agent pathogène.

Description clinique. — Les caractères cliniques du pityriasis versicolore sont des plus simples.

L'affection est constituée par des taches de forme arrondie, isolées ou confluant en nappes irrégulières, de coloration variable, ne faisant aucune saillie sur la peau, et au niveau desquelles le grattage permet de détacher une couche épidermique sous la forme d'un lambeau d'aspect caractéristique.

Précisons ces différents caractères.

A son début, la tache de pityriasis versicolore est punctiforme et arrondie; il est facile de constater qu'elle est développée autour d'un orifice folliculaire; un examen attentif permet bien de reconnaître qu'elle dépasse très légèrement le niveau des parties adjacentes de la peau, mais cette saillie est et reste toujours peu prononcée.

Ultérieurement, mais toujours très lentement, dans l'espace de quelques semaines, la tache périfolliculaire s'étale, atteint la dimension d'une lentille ou plus, tout en conservant sa forme arrondie.

Les taches, se développant toujours en nombre plus ou moins considérable sur les régions atteintes, arrivent, du fait de leur progression excentrique, à se toucher par leurs bords et à se réunir les unes aux autres. Ainsi se trouvent constituées, par confluence des éléments voisins, des taches de configuration irrégulière, de véritables lacs éruptifs à contours variables mais toujours formés de segments de cercles plus ou moins reconnaissables. Ces lacs ont une étendue variable, arrivent parfois à couvrir des surfaces larges comme la paume de la main. Dans leurs intervalles, la peau est saine, ou parsemée d'éléments éruptifs isolés ou confluents, de dimensions diverses. De la sorte, se trouvent réalisés des aspects très divers, très polymorphes sous le rapport purement topographique.

Il convient d'ajouter que les taches peuvent présenter une configuration un peu différente; tandis que les bords continuent leur progression excentrique, le centre reprend ses caractères normaux, et l'élément est représenté par un contour circulaire affectant quelque analogie avec les cercles de la trichophytie circinée. Cette variété éruptive, sur laquelle Unna a attiré l'attention, est très rare.

Le caractère polymorphe de l'éruption du pityriasis rosé, qui, déjà, résulte de la configuration de ses éléments, est encore accentué par la diversité des nuances de leur coloration.

Peu de dermatoses présentent en effet une gamme de couleurs aussi étendue et aussi variée, à tel point qu'il n'est guère possible de dire s'il existe une coloration qui lui soit spéciale ou qui s'y observe plus fréquemment.

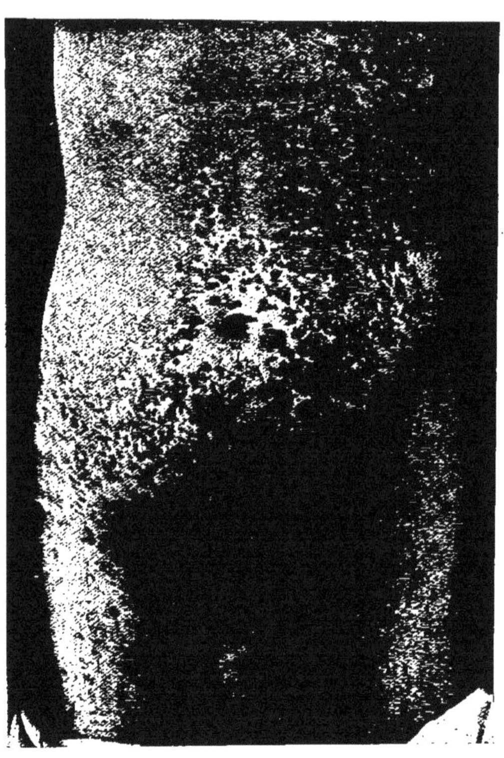

Fig. 210. — Pityriasis versicolore généralisé. Éruption très étendue sur le tronc. Malade de L. Jacquet. (Cliché de Dubray).

D'une façon générale, cependant, la coloration des taches du pityriasis versicolore peut être souvent comparée à celle du café au lait, mais avec « la série entière des teintes du mélange de lait et de café à tous les degrés imaginables, y compris les plus foncés (¹) » : à une extrémité de cette échelle, la teinte est brun foncé, presque noir, crasseuse, que l'on observe surtout lorsque les lésions occupent les parties découvertes ; à l'autre extrémité elle est brun clair, à peine apparente. Une autre gamme est fournie par les teintes jaunes, depuis le jaune paille le plus clair, tranchant à peine sur le fond normal de la peau, jusqu'au jaune chamois plus ou moins foncé. Le mélange avec des tons roses et rouges donne une troisième gamme, dans laquelle se rencontrent des teintes rosées claires analogues à celle des taches de roséole, d'autres foncées

(¹) Besnier et Balzer, Le pityriasis versicolore. *Gaz. hebd. de méd. et de chir.*, 1882.

rappelant celles de certains eczémas secs, d'autres encore estompées de jaune et se rapprochant des différents tons des roses-thé.

Dans les éruptions peu étendues, les éléments en nombre restreint sont tous et dans toute leur étendue de couleur et de teinte sensiblement identiques. Dès que les taches atteignent une certaine extension, elles tendent à prendre des colorations variées, différentes même sur les diverses parties des plaques; on voit ainsi, sur une seule et même plaque, progressivement ou brusquement, le brun clair ou le jaune virer au rose ou au rouge ardent. D'un élément à l'autre, même diversité.

Bien plus, d'un moment à l'autre, au cours d'un même examen, se produisent sur un même point des variations dans la couleur, en fonction de la vascularisation et de la congestion cutanées qui teintent en rose les portions jaunâtres ou brunâtres de l'éruption et les font passer d'une gamme à une autre. Par la même raison, la coloration des plaques peut différer à plusieurs examens consécutifs.

Ainsi se justifie pleinement et dans le temps et dans le lieu la dénomination de versicolore attribuée à cette affection.

Un examen attentif permet de constater que les taches font sur les parties saines une légère saillie, surtout marquée à la périphérie.

La surface épidermique à leur niveau est sèche, ses plis normaux deviennent plus apparents.

Parfois, sur les taches anciennes, l'épiderme est soulevé par places en squames de petites dimensions, grisâtres le plus souvent, largement adhérentes par leur base. Le plus souvent, toute desquamation fait défaut, ou plus exactement les squames ne sont pas soulevées et détachées de la surface, mais elles existent pour ainsi dire à l'état virtuel et il suffit d'un artifice pour les mettre en évidence. Cet artifice consiste à gratter la surface de la tache avec l'ongle, tout en exerçant une traction un peu énergique : on arrache ainsi de la surface un lambeau mou et plissé, constitué par les couches les plus superficielles de l'épiderme infiltrées par le champignon, et dont l'enlèvement laisse voir les couches sous-jacentes lisses, brillantes, comme vernissées, mais non suintantes. C'est là le *signe du coup d'ongle*, lequel est à peu près pathognomonique du pityriasis versicolore : dans le lambeau ainsi arraché, on peut constater au microscope la présence du parasite.

Le signe du coup d'ongle peut cependant manquer ou être peu net. Il en est ainsi sur des lésions anciennes, au niveau desquelles l'épiderme desséché et raccorni se détache en copeaux secs, peu étendus, mal caractérisés. Inversement, chez les sujets en cours de traitement, ayant pris des bains répétés, la squame épidermique est amincie, forme une couche mince, difficile à détacher, et passe presque inaperçue; on peut cependant toujours, en pareil cas, en grattant avec la curette ou avec une lame de couteau, détacher des squames suffisantes pour en pratiquer l'examen microscopique.

Le pityriasis versicolore peut occuper les sièges les plus divers, atteindre même toutes les régions de la surface cutanée à l'exception de la paume des mains, qui cependant dans un cas unique de Gottheil [1] était le siège unique des lésions, et de la plante des pieds; mais il affecte de préférence les régions couvertes par les vêtements.

Son siège de prédilection est le thorax, plus spécialement la partie médiane, en avant et en arrière, et les régions sous-claviculaires. C'est généralement en ces points, en particulier au devant de la portion moyenne du sternum, que se montrent les premiers éléments. De là ils se répandent irrégulièrement sur les deux faces du thorax, sur les côtés, sur la partie supérieure de l'abdomen, affectant une vague symétrie; on les voit encore fréquemment sur les épaules, à la face externe des bras, puis dans les plis articulaires, aisselles, coudes, aines et creux poplités; parfois ils occupent toute l'étendue des membres à l'exception de leurs extrémités; dans des cas rares, ils peuvent occuper le cou et même la face, ainsi qu'Unna, Besnier, Allen, Gottheil, Powel, Mac Leod l'ont observé.

La localisation du pityriasis versicolore, le plus fréquemment, correspond aux régions où la sécrétion grasse du tégument atteint son maximum. Elle correspond aussi, souvent, aux zones de contact avec la peau des vêtements : c'est ainsi qu'il n'est pas rare de voir l'éruption reproduire exactement la forme et le contour d'un gilet de flanelle ou d'une pièce de laine appliquée de façon habituelle sur la peau.

Le pityriasis versicolore s'observe quelquefois dans les plis articulaires, où son aspect est modifié par les conditions d'humidité propres à ces régions, l'abondance de sécrétions et souvent l'absence de soins suffisants de propreté.

Marche. — Débutant dans une de ses régions de prédilection, l'éruption du pityriasis versicolore s'étend progressivement, mais irrégulièrement, d'une façon continue ou par poussées à intervalles inégaux, souvent avec une certaine symétrie; elle envahit ainsi de proche en proche des territoires cutanés de plus en plus étendus, ou atteint diverses régions éloignées les unes des autres, au hasard des inoculations secondaires.

Il en résulte une grande variabilité dans la topographie d'ensemble des lésions, qui peuvent être discrètes, plus ou moins étendues, ou parfois mériter la qualification de généralisées. C'est à la généralisation absolue qu'elles aboutiraient vraisemblablement, avec une rapidité variable d'ailleurs suivant les cas, si l'intervention thérapeutique ne venait en entraver la marche.

On peut, en effet, par un traitement approprié, faire disparaître complètement toute trace apparente du pityriasis versicolore. Mais l'observation montre que, si complète qu'elle soit, la guérison est toujours passagère, ou mieux apparente; dès qu'on a obtenu la disparition des lésions, on les voit se reproduire presque sans interruption.

Le parasite dont les éléments subsistent à l'orifice des follicules pilaires, dans les cellules cornées superficielles de l'infundibulum, se répand de là

[1] Gottheil, A unique case of pityriasis versicolor. *Medical record*, 1er juillet 1899, p. 15.

dans l'épiderme vague adjacent, reproduisant des éléments arrondis, qui s'accroissent à la manière de ceux de l'éruption précédente.

Avec une rapidité variable suivant les cas, parfois extrême, les lésions ont atteint de nouveau leur intensité initiale, ou l'ont même dépassée.

Et il en est ainsi tant qu'une action thérapeutique assez énergique et assez continue n'a pas atteint sans exception la totalité des éléments parasitaires occupant la surface de l'épiderme et l'ostium infundibulaire de ses annexes.

Description du parasite. — Il n'est pas, dans la série des dermatophytes, de parasite plus facile à trouver et à étudier morphologiquement que le microsporon furfur.

Il suffit de placer sur un porte-objet une lamelle épidermique enlevée au moyen de l'ongle, de faire tomber sur elle une goutte de solution de potasse caustique, de recouvrir d'une lamelle, de chauffer légèrement et de porter sous une lentille de microscope donnant un grossissement de 300 diamètres pour voir tous les détails de ce parasite. L'examen est rendu plus facile par la coloration au moyen d'une solution faible d'éosine, d'une solution de violet d'aniline, ou même simplement de la teinture d'iode, mais cette coloration n'est pas nécessaire.

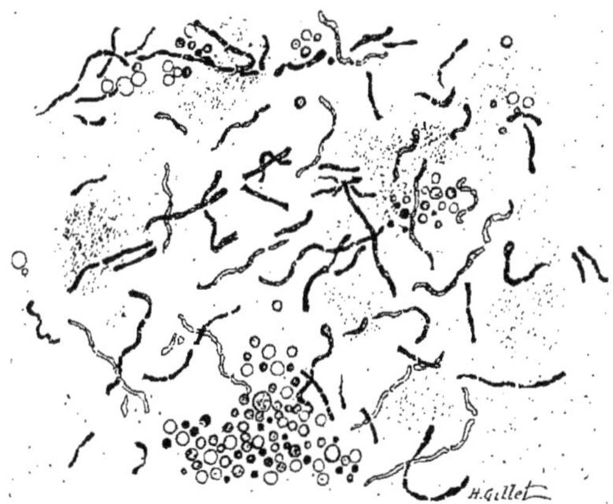

Fig. 211. — Pityriasis versicolore (microsporum furfur). Préparation extemporanée d'un squame prélevée par raclage. (Obj. 7, ocul. 5, Leitz.)

Le parasite est, presque toujours, tellement abondant qu'on le voit dans toutes les parties de la préparation. Il se présente sous deux formes, la forme mycélienne et la forme sporulaire, qui sont toujours associées l'une à l'autre.

Les *spores* sont réunies sous forme d'amas circonscrits, de grappes arrondies ou lobulées, de volume variable, qui arrivent quelquefois à se réunir pour former une couche uniforme dans la préparation; dans chaque grappe, elles sont disposées sans ordre, en nombre variable, de 5 à 20 ou 30; leur volume varie, dans un même amas, de 2 μ 1/2 à 5 μ, et cette extrême diversité de volume est un de leurs caractères les plus typiques. Quel que soit leur volume, les spores du microsporon furfur ont un contour arrondi, quelquefois légèrement polygonal par pression réciproque au centre des amas; elles sont généralement aplaties, rappelant quelque peu l'aspect d'un globule sanguin. Sur des préparations colorées, on peut constater qu'elles sont constituées par un noyau grenu, par une gaine homogène et transparente ne prenant pas la matière colorante, dont le double contour est difficilement constatable.

Les *tubes mycéliens* sont de diamètre un peu variable, atteignant en moyenne 3 μ; ils sont courts, droits ou plus souvent légèrement flexueux, irrégulièrement disposés, séparés à intervalles irréguliers par des cloisons transversales et sont, comme les spores, constitués par un contenu légèrement granuleux et par une enveloppe transparente et homogène, ne se laissant pas teindre par les réactifs colorants; les tubes sont parfois renflés à leur extrémité.

Les deux éléments, spores et mycélium, ont entre eux des rapports variables: le plus grand nombre des tubes mycéliens sont disséminés irrégulièrement entre les groupes des spores, d'autres pénètrent dans les grappes ou sont situés sur leurs bords.

L'étude des cultures du microsporon furfur pourrait seule fournir les éléments de sa détermination botanique et faire connaître la famille à laquelle il appartient.

Des tentatives nombreuses ont été faites dans ce sens. Les divers milieux usuels ont été employés sans succès par les expérimentateurs les plus autorisés. Kotliar [1], et plus récemment Matzenauer [2] et Gastou [3], ont annoncé qu'ils avaient obtenu des cultures du microsporon; le premier sur un milieu spécial, l'épidermin-agar, à réaction neutre, le deuxième sur agar additionné de l'extrait obtenu par macération et compression de placenta.

Étiologie. — La notion de la nature parasitaire du pityriasis versicolore entraîne presque par définition celle de sa transmission par contagion.

De fait, H. Köbner [4] a pu inoculer sur la peau, chez l'homme et chez le lapin, le champignon renfermé dans les squames épidermiques de cette affection et a constaté que les lésions ainsi produites ne se développaient qu'au bout de trois ou quatre semaines au minimum.

L'observation clinique permet aussi de relever la transmission du pityriasis d'un sujet à un autre. Cette transmission, pour réelle qu'elle soit, n'en est pas moins inconstante, quelles que soient la fréquence et l'intimité des contacts: dans un ménage, il est commun de ne voir qu'un des conjoints porteur de l'affection.

Il faut donc admettre que tous les sujets ne sont pas également aptes à la contracter. Et les faits sont là pour établir l'exactitude de cette vue et pour montrer quelques-unes au moins des conditions de la prédisposition.

Il est d'observation courante que le pityriasis versicolore s'observe de préférence chez les sujets arthritiques ayant tendance à l'obésité, sujets aux trans-

(1) Kotliar, Microsporon furfur (en russe). *Vratch*, 1892, p. 1055.

(2) Matzenauer, Zur Bacteriologie der Pityriasis versicolore. *Arch. f. Dermat. u. Syph.*, t. LVI, 1901, p. 163.

(3) Gastou et Nicolau, Culture du microsporon furfur sur milieu solide placentaire. *Soc. franç. de dermat.*, 2 avril 1902.

(4) Köbner, *Klinische und experimentelle Mittheilungen aus der Dermatologie*. Erlangen, 1864.

pirations abondantes, aux sécrétions cutanées fortement chargées de graisse, chez ceux que les troubles de leur fonctionnement gastro-intestinal exposent aux résorptions de produits toxiques ; chez ceux, en d'autres termes, qui sont particulièrement sujets aux dermatoses dites séborrhéiques. D'autre part, et dans un cadre pathologique bien différent, il est fréquent chez les tuberculeux, surtout chez ceux dont l'affection évolue lentement, dont l'état cachectique se prolonge pendant des mois et des années, dont les sécrétions cutanées sont perverties et ressentent l'effet d'intoxications diverses d'origine pulmonaire et intestinale. Chez ces malades encore, on voit, en diverses régions, des altérations cutanées liées à un trouble de la sécrétion grasse du tégument.

Outre les modifications apportées par les conditions générales de la nutrition au fonctionnement des glandes cutanées, il faut faire, dans l'étiologie du pityriasis versicolore, une place à l'action locale des vêtements et à celle des soins externes de propreté : il est surtout l'apanage des sujets que les conditions de leur profession, l'abondance de leur transpiration, ou la crainte de refroidissements obligent à porter directement sur la peau des vêtements de laine et qui négligent de les changer ou de les nettoyer. Ces conditions locales, en entretenant une chaleur constante, en maintenant au contact de la peau les sécrétions qui s'y altèrent et en y retenant les parasites accidentellement recueillis, agissent ici comme elles agissent dans la production des lésions dites séborrhéiques. Leur rôle est parfois dénoté par la limitation exacte de l'éruption pityriasique aux portions de téguments recouvertes par le gilet de flanelle.

Plus fréquent chez l'homme que chez la femme, le pityriasis versicolore est essentiellement une affection de l'âge adulte.

Diagnostic. — Avec des caractères aussi précis et de constatation aussi facile que le signe du coup d'ongle et la présence du champignon dans la squame ainsi détachée, le pityriasis versicolore semble ne pouvoir jamais être l'occasion d'une erreur de diagnostic et ne devrait, en réalité, jamais être confondu avec une autre affection.

Et cependant, il est journellement méconnu et pris pour les affections les plus diverses. Faute d'avoir songé à son existence, on néglige de rechercher ses signes capitaux et on croit à une dermatose très différente.

Il faut donc, pour ne pas le laisser passer inaperçu, rechercher le signe du coup d'ongle dans toutes les dermatoses caractérisées par la production de taches d'apparence pigmentaire, et généralement dans toutes celles qui, occupant le tronc, et revêtant le type maculeux, n'offrent pas les caractères nets d'une dermatose bien déterminée ; il faut, en outre, si on conserve quelque doute sur le diagnostic, si on a quelque hésitation sur la netteté du signe du coup d'ongle, recourir à l'examen microscopique des produits épidermiques avulsés.

Il n'est, en réalité, pas d'affection à propos de laquelle on puisse dire plus justement que l'avoir soupçonnée est déjà l'avoir diagnostiquée.

Il suffira donc de rappeler sommairement les caractères différentiels principaux — autres que ceux tirés de l'examen des squames — des diverses dermatoses qui présentent quelque ressemblance avec elle sous le rapport de la coloration.

Les diverses *hyperchromies*, celles consécutives à l'application d'un vésicatoire, à l'évolution d'une lésion syphilitique, le chloasma de la grossesse, etc., se traduisent généralement par une coloration plus foncée, tirant plus sur le brun que les taches du pityriasis versicolore, elles sont plus uniformes de coloration, ont une disposition très différente de celle des taches du pityriasis, elles ont enfin une topographie tout autre, les hyperchromies consécutives aux vésicatoires succédant *in situ* à ceux-ci, le masque de la grossesse occupant la face, les pigmentations secondaires aux lésions syphilitiques pouvant siéger dans les régions les plus variées, la syphilide pigmentaire enfin se localisant presque uniquement au cou où elle forme un réseau brunâtre très différent des taches du pityriasis.

Les *roséoles*, et en particulier la roséole syphilitique, peuvent être simulées par le pityriasis versicolore; mais, dans cette dernière affection, on trouve toujours, au moins par places, des taches de coloration jaune ou brunâtre, tandis que celles de la roséole sont toujours rosées ou au plus d'un jaune rosé; en outre, les taches de la roséole revêtent une forme plus régulière, ont une coloration plus uniforme et ne deviennent pas cohérentes comme le font fréquemment celles du pityriasis.

Le *pityriasis rosé*, outre qu'il a une marche cyclique et qu'il affecte une distribution assez régulière sur le thorax, est constitué par des éléments de dimensions très variées; un grand nombre de ces éléments revêtent une forme circinée qui est rare dans le pityriasis versicolore, leur bordure a sur toute son étendue une coloration rosée et leur centre est d'un jaune pâle, tandis que sur les taches du pityriasis versicolore les différences de coloration ne sont pas aussi régulièrement ordonnées; au centre des éléments, l'épiderme a un aspect plissé caractéristique, qui n'a aucun analogue dans le pityriasis versicolore.

L'*érythrasma* est une des affections qui risquent le plus d'être prises pour le pityriasis versicolore : outre que son existence et ses caractères sont presque ignorés de beaucoup de médecins, il a une localisation particulière dans les plis articulaires, les creux axillaires et les plis des aines, régions dans lesquelles le pityriasis versicolore change quelque peu d'aspect, et devient facilement méconnaissable. La distinction se base surtout sur la durée différente des deux affections, l'érythrasma évoluant beaucoup plus lentement que le pityriasis et, au point de vue objectif, sur la disposition de l'érythrasma en plaques continues à bords convexes et assez régulièrement polycycliques, sur la coloration plutôt rouge brunâtre de ces plaques, sur l'adhérence plus grande des squames qui se détachent par le grattage en lambeaux furfuracés.

La *trichophytie cutanée* simule rarement le pityriasis versicolore : ses éléments sont plus larges, limités par une bordure rouge ou vésiculeuse, présentant à leur centre de minces squames blanches et sèches; ils sont irrégulièrement distribués, et évoluent rapidement.

L'*eczéma séborrhéique des régions médianes du thorax* peut quelquefois rappeler d'assez près le pityriasis versicolore, lorsque ses éléments nombreux et confluents forment de larges placards de configuration irrégulière; cependant, on peut toujours discerner la forme arrondie de ses éléments primitifs, l'incision épidermique superficielle qui les limite, en dedans de celle-ci une bordure rouge assez vive centrant une surface de coloration jaunâtre presque uniforme. Les lésions occupent, d'une façon assez régulière, les régions présternale et interscapulaire; cependant, surtout dans les formes à éléments confluents, il n'est pas rare de les voir déborder sur les régions mammaires et sous-épineuses et simuler la topographie de l'éruption du pityriasis versicolore.

Traitement. — Des médications externes très diverses ont été préconisées contre le pityriasis versicolore et, de fait, des médications très variées dans leurs agents peuvent donner plus ou moins rapidement un résultat appréciable, à savoir la disparition des lésions épidermiques grossières qui traduisent la pullulation du champignon causal; mais, on ne saurait trop insister sur ce point, la disparition de ces lésions grossières n'est pas la guérison de la maladie, qui reparaît presque aussi rapidement qu'elle a disparu, les vestiges du champignon qui persistent soit au niveau des orifices folliculaires soit dans les vêtements ne tardant pas à pulluler à nouveau.

Il est donc nécessaire, pour obtenir la guérison réelle du pityriasis versicolore, de lui opposer une médication à la fois énergique et prolongée.

Toutes les méthodes thérapeutiques qui jouissent de quelque efficacité dans cette affection ont pour mode d'action la desquamation épidermique, laquelle entraîne le champignon pathogène en même temps que les couches tégumentaires qui lui servent de support.

A la vérité, la plupart de ces médications comprennent des agents doués de propriétés parasiticides, et ont été préconisées en raison de ce dernier fait. Mais ces propriétés parasiticides ne jouent ici qu'un rôle secondaire, parfois même absolument nul : avant d'avoir atteint le parasite et suspendu sa vitalité, elles ont déjà traumatisé les couches épidermiques qui le renferment, provoqué leur nécrose ou leur déhiscence et rempli leur rôle utile; l'action parasiticide vient en surcroît, et encore à la condition que l'agent thérapeutique puisse atteindre les éléments mycodermiques protégés par les cellules épidermiques chimiquement altérées.

Ce mécanisme de la guérison des dermatomycoses, sur lequel Ernest Besnier a insisté à maintes reprises, explique à la fois et les résultats utiles des médications locales diverses et leur échec en tant que procédé de guérison rapide et définitive, les agents de la desquamation épidermique ne pouvant atteindre les parasites logés dans l'infundibulum pilaire où ces mêmes agents ne pénètrent que très irrégulièrement.

Les agents caustiques les plus divers et les plus énergiques, les solutions de nitrate d'argent, d'iode, de chlorure de zinc, plus récemment les préparations d'acide chrysophanique, de formol, d'acide phénique, etc., ont été vantés contre cette affection.

En réalité, les préparations les plus faciles à manier en même temps que les plus actives pour déterminer la chute de l'épiderme parasité sont les préparations de savon, qui ont sur les autres agents de desquamation l'avantage de dissoudre la graisse du tégument, de désobstruer les orifices folliculaires et de pénétrer ainsi aussi profondément que possible.

Toute la gamme des savons employés en thérapeutique dermatologique peut être utilisée dans ce but, le choix du savon et de son mode d'emploi se basant sur l'intensité de l'éruption et sur la résistance probable de l'épiderme à l'irritation chimique provoquée par la base du savon et par les substances incorporées.

Sur une peau d'homme adulte, à épiderme épais, fortement infiltrée de produits des sécrétions grasses de la peau, on pourra sans inconvénients faire des frictions avec du savon mou de potasse, lequel renferme toujours une proportion assez élevée d'alcali libre, laisser la mousse sécher sur la peau et ne l'enlever qu'au bout de plusieurs heures, voire même après une nuit entière; il suffira après ce temps d'enlever le reste du savon avec de l'eau chaude et de poudrer à l'amidon; même à la suite d'applications semblables répétées plusieurs jours de suite, l'irritation cutanée sera peu intense et il suffira pour la calmer de prendre quelques bains d'amidon et d'appliquer une pommade à l'oxyde de zinc.

On peut même, dans les cas anciens et rebelles, accroître encore l'action du savon en le mélangeant de soufre dans la proportion de 10 à 25 pour 100, ou de pierre ponce pulvérisée dans la proportion de 15 à 40 pour 100.

Lorsque ces applications sont bien supportées, on arrive assez rapidement à venir à bout de l'affection, en leur associant des bains sulfureux répétés.

Au contraire, chez les sujets à peau fine, à sécrétions grasses peu abondantes, chez les femmes surtout, on devra employer des savons moins irritants, faiblement alcalins, ou même des savons avec excès de graisse, réduire la durée des contacts sous peine de provoquer des éruptions érythémateuses, voire même des éruptions vésiculeuses se rapprochant du type de l'eczéma, et parfois très persistantes.

On devra se contenter de frictions avec des savons durs (à base de soude) au soufre, à l'acide salicylique ou au goudron, dont on laissera la mousse en place pendant une ou deux heures au début, et ne répéter les applications que tous les deux ou trois jours; si l'irritation consécutive est nulle ou peu prononcée, si de plus l'effet exfoliatif est peu accusé et insuffisant, on prolongera la durée du contact de la mousse, on rapprochera les applications en procédant toujours avec précautions; on modérera d'ailleurs les effets irritatifs, lesquels sont sans utilité au point de vue thérapeutique, en ayant soin de faire prendre des bains émollients, à l'amidon ou au son.

Au bout d'un temps variable suivant l'activité du traitement, plus encore

[G. THIBIERGE.]

que suivant l'intensité des lésions, on parviendra ainsi à faire disparaître toute trace apparente de végétation parasitaire.

La guérison réelle, la stérilisation absolue du terrain ne pourra être obtenue que par la prolongation du traitement, par les applications répétées de mousse de savon, ou, si la peau ne les supporte pas, par les savonnages quotidiens avec des savons soufrés ou salicylés, suivis de frictions sèches ou alcooliques, et par l'usage répété des bains sulfureux pendant plusieurs semaines ou même plusieurs mois. La pommade soufrée au 10e, additionnée de 1 à 2 pour 100 d'acide salicylique, la pommade au turbith minéral au 40e sont encore de bons topiques, d'action lente, mais utiles pour prévenir les poussées consécutives du pityriasis versicolore.

On devra, en outre, pour prévenir les récidives dues à la réimplantation des parasites qu'ils contiennent, faire désinfecter par passage à l'étuve ou à la lessive ou par soufrage tous les vêtements qui ont été en contact avec la peau des malades.

En outre, il est nécessaire de combattre les troubles digestifs et les états constitutionnels qui, ayant favorisé l'éclosion de la maladie, contribuent à l'entretenir. On obtient ainsi, souvent, la guérison complète de l'affection dans des cas où l'éruption résistait à tous les moyens externes de traitement et récidivait malgré la persévérance mise dans leur emploi.

PITYRIASIS RUBRA PILAIRE

On donne le nom de pityriasis rubra pilaire à une affection chronique de la peau, caractérisée par des productions cornées et squameuses ayant surtout pour siège l'orifice des follicules pilo-sébacés et par une hyperémie cutanée plus ou moins généralisée.

Décrite par Devergie (1857) sous le nom de pityriasis pilaire, cette affection a été confondue pendant longtemps avec le psoriasis. Son existence et son individualité ont été établies par les travaux de Besnier qui a inspiré la thèse de Richaud (1) et lui a consacré un très important mémoire (2).

Hebra avait compris le pityriasis rubra pilaire dans sa description du lichen ruber, et Kaposi, lorsqu'il établit la différenciation de quelques-uns des types cliniques confondus dans la description de Hebra, donna le nom de lichen ruber acuminatus à un type dans lequel on reconnait le pityriasis rubra pilaire de Devergie, Besnier, Richaud.

L'identité du pityriasis rubra pilaire et du lichen ruber acuminatus de Kaposi est résultée, sans contestation possible, des discussions et des présentations de malades au Congrès international de dermatologie de Paris en 1889.

(1) Richaud, Étude sur le pityriasis pilaire. *Thèse de Paris*, 1877.

(2) E. Besnier, Observations pour servir à l'histoire du pityriasis rubra pilaire. *Ann. de dermat.*, 1889, p. 253, 398 et 485.

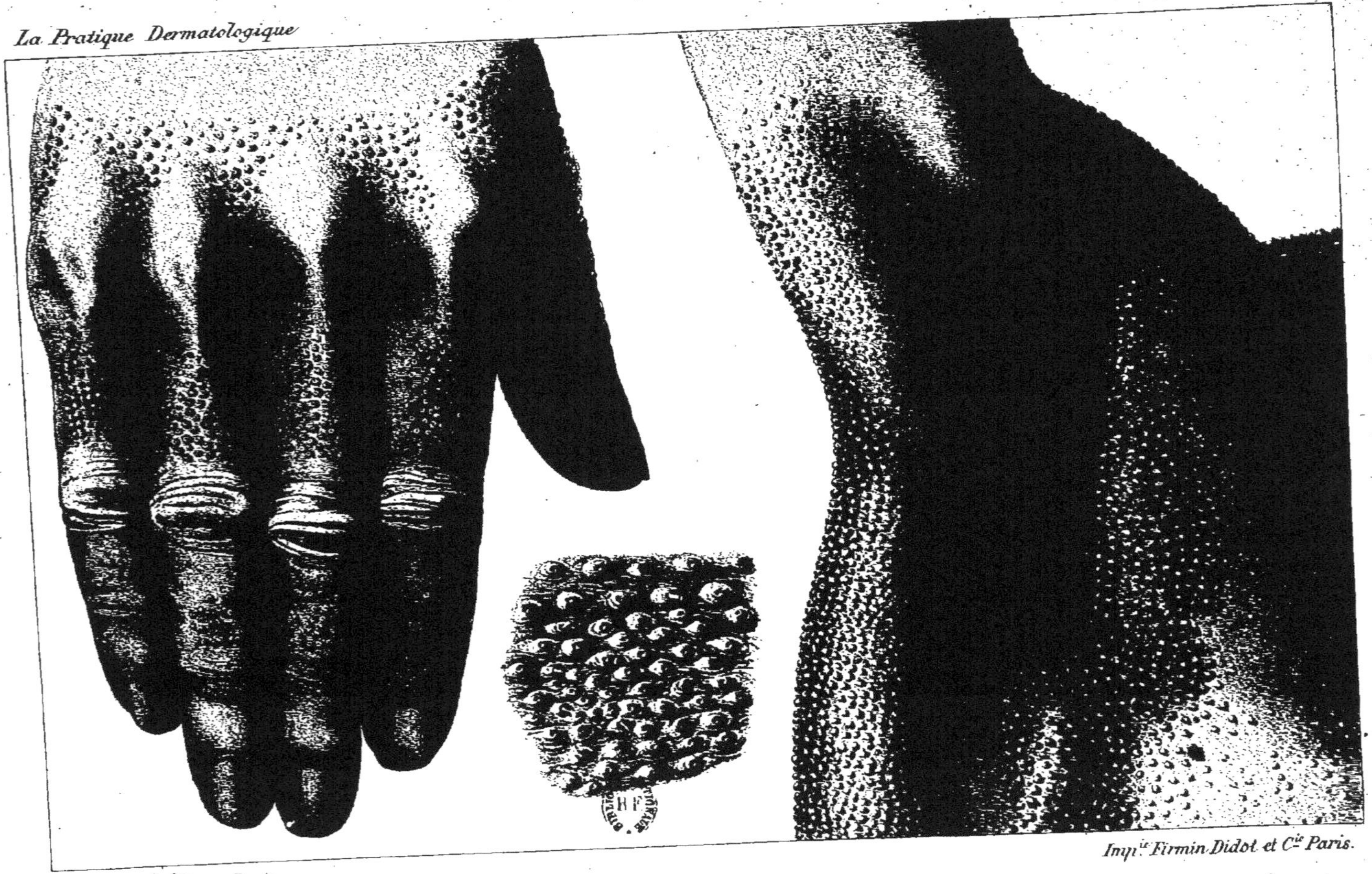

Impie Firmin Didot et Cie Paris.

Elle est démontrée encore par la comparaison des planches sur lesquelles ont été figurés le pityriasis rubra pilaire par Besnier, le lichen ruber acuminatus par Kaposi et par les partisans de son opinion, notamment par Taylor [1].

Les descriptions publiées depuis 1889 ont pleinement confirmé celle qu'avait donnée E. Besnier. Quelques auteurs cependant, entre autres Neisser, continuent à décrire un type de lichen ruber acuminatus à lésions généralisées, s'accompagnant de phénomènes généraux graves, qu'ils distinguent cliniquement et anatomiquement du pityriasis rubra pilaris.

Description. — Au point de vue morphologique et dermatographique, deux ordres de lésions caractérisent essentiellement le pityriasis rubra pilaire et en constituent les lésions élémentaires : ce sont les saillies cornées ou squameuses périfolliculaires d'une part, et d'autre part l'hyperémie cutanée diffuse.

Les productions cornées périfolliculaires sont constituées, dans leur type classique le plus commun, par des *cônes* saillants au-dessus des parties adjacentes, plus ou moins étalés à leur base qui se confond avec l'épiderme périphérique; ces cônes, de dimensions variées, mais ne dépassant guère 1 millimètre de diamètre, sont tronqués à leur sommet, au niveau duquel on voit à la loupe une légère dépression centrée par un poil ou par un point noir qui n'est autre qu'un poil cassé au niveau de son émergence (Voir les trois figures de la planche XVII, et spécialement la figure 3, reproduisant le détail des lésions examinées à la loupe).

Ces cônes ont une consistance dure, cornée: lorsqu'ils sont réunis en nombre sur une région, ce qui est le fait habituel, ils donnent à la main la sensation d'une râpe.

Si on vient à les arracher, ce qui se fait sans difficulté, on constate qu'ils s'enfoncent dans l'épiderme, et que la partie intra-épidermique revêt, comme la partie extra-épidermique, la forme d'un cône, de sorte que la production est en réalité constituée par deux cônes réunis par leur base; en avulsant la production cornée, on extirpe souvent le poil qui la centre et la perfore de part en part, on le met ainsi en évidence dans les productions où il est caché par le cône épidermique.

Les cônes péripilaires sont généralement développés d'une façon symétrique; ils sont en nombre variable sur une région donnée, peuvent être disséminés sans ordre apparent et isolés les uns des autres, ou au contraire se disposer en lignes régulières, ou devenir confluents, former des ilots réguliers ou irréguliers, des plaques psoriasiformes ou lichénoïdes.

Ils peuvent se développer sur toutes les régions pourvues de poils, à l'exception du cuir chevelu, où ils manquent toujours; mais ils ont certaines régions de prédilection sur lesquelles ils sont à la fois plus constants et plus

(1) Taylor, Lichen ruber as observed in America. *New York medical Journal*, janv. 1889. — Brocq, La question du lichen ruber en Amérique. *Annales de dermat.*, avril 1889, p. 301.

nets, partant plus caractéristiques, souvent tellement bien limités que les figures qui les représentent le plus exactement paraissent être schématiques. D'autres fois, et surtout en d'autres régions, ils sont moins nets, leur saillie est moindre, ils peuvent n'être plus représentés que par des plaques opaques, arrondies, légèrement saillantes, de coloration blanche ou un peu grisâtre, qui à proprement parler constituent plutôt des squames que des cônes cornés, mais dont l'analogie avec ceux-ci résulte de leur configuration arrondie et de leur siège péripilaire.

La peau sur laquelle reposent les cônes est de coloration tantôt normale, tantôt rouge.

L'altération des couches épidermiques se traduit encore dans le pityriasis rubra pilaire par la présence de squames et d'exfoliations épidermiques, ayant habituellement pour point de départ les orifices folliculaires, et revêtant des types divers : desquamation pityriasique, sous forme de pellicules blanchâtres ou grisâtres, minces, se détachant facilement, ou au contraire s'accumulant en quelques régions pour former des amas épais, secs et adhérents; production de squames larges, feuilletées, infiltrées d'air, semblables à celles du psoriasis, formant des taches peu étendues, ou des lamelles larges et discoïdes; épaississement de la couche cornée, qui présente des craquelures, des lambeaux d'étendue variable, adhérents par leur centre. Ces différents types de desquamation et d'altérations épidermiques ont, comme les cônes circumpilaires, leurs régions de prédilection qui seront indiquées plus loin à propos des formes régionales de l'affection.

La rougeur, qui représente un des éléments symptomatiques du pityriasis rubra pilaire, peut faire défaut pendant tout ou partie de son cours; chronologiquement, elle apparaît après les lésions épidermiques qui viennent d'être décrites, mais persiste une fois produite, pour ne disparaître guère qu'au moment où les autres manifestations prennent fin.

La rougeur peut se localiser au pourtour des cônes cornés, leur former un anneau de largeur variable, parfois même si restreint qu'il est caché entièrement par l'épiderme hyperkératosique et ne devient apparent qu'après son avulsion. Le plus souvent, elle s'étend plus ou moins dans les intervalles des éléments hyperkératosiques, forme des nappes, des îlots, d'étendue variable, peut même envahir de larges surfaces sur lesquelles la desquamation est nulle ou peu apparente; uniforme, d'intensité variable, tantôt pâle, plus ou moins teintée de jaune, ou tirant sur le violet, elle disparaît en général incomplètement par la pression du doigt; elle s'accompagne le plus ordinairement, lorsqu'elle a duré un certain temps, de tuméfaction légère et d'infiltration du derme, d'exagération des plis épidermiques, et de desquamation pityriasique plus ou moins prononcée.

Les lésions du pityriasis rubra pilaire ont toujours une tendance manifeste à se disposer symétriquement et à affecter, dans les régions homologues, des caractères et une intensité semblables.

Suivant les régions du tégument, les lésions du pityriasis rubra pilaire offrent des différences symptomatiques très appréciables, qui nécessitent une description spéciale, dont nous puiserons les éléments dans l'importante monographie d'Ernest Besnier.

Le visage, qui est très rarement indemne ou peu atteint, peut être le siège d'altérations occupant toute sa surface ou localisées à certains points seulement. Dans les formes les plus accusées (type sébacéo-squameux ou plâtreux), il est recouvert, en totalité ou dans une grande partie de son étendue, d'un enduit plâtreux, épais, blanc grisâtre, granité, qui recouvre et dissimule la rougeur du tégument et qui se réduit par le grattage en fines lamelles squameuses. Dans un type opposé (type rouge pityriasique), la peau du visage est rouge pâle, ou rouge vif, ou rouge orangé, lisse, tendue, luisante, desquame très finement spontanément ou par le grattage; sur le fond rouge, les plis cutanés forment de très fines lignes blanches d'hyperkératose, constituées par de fines saillies papillaires alignées en séries parallèles; ou bien la desquamation spontanée s'accentue en des points symétriques, au niveau desquels la peau est lisse, tendue, brillante, avec un fendillé squameux correspondant à tous les plis et de fines rhagades aux commissures. Dans un troisième type, qui est surtout un type de début (type ansérin ou xérodermique), on ne voit qu'une multitude de petites saillies très fines, ponctuées, rouges ou squameuses, de la dimension de la pointe ou de la tête d'une épingle, sèches, très rudes au toucher.

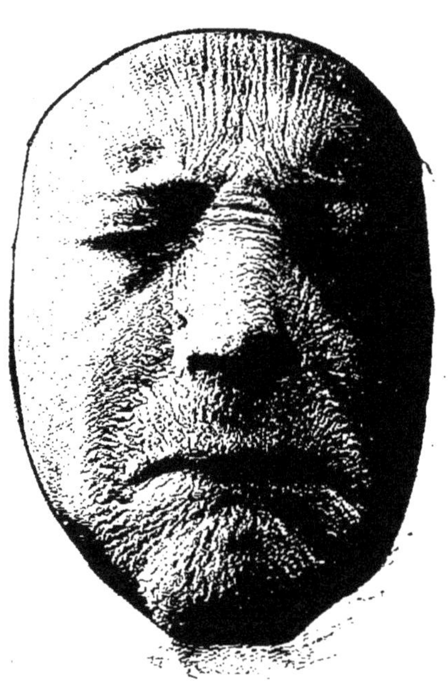

Fig. 212. — Pityriasis rubra pilaire. Lésions des régions médianes du visage. (Pièce du musée de l'hôpital Saint-Louis.)

Les oreilles, qui restent très rarement indemnes, peuvent être atteintes suivant les différents types observés à la face; les lésions s'étendent jusqu'au fond du conduit auditif externe et se prolongent jusque sur la région mastoïdienne.

Le cuir chevelu est le siège de lésions variant de la desquamation avec rougeur légère aux croûtes épaisses et plâtreuses recouvrant sa totalité; il offre le type complet du pityriasis avec de très nombreuses variantes; les squames, blanches et minces, agglutinent les cheveux en petits pinceaux plats qui s'arrachent ordinairement avec facilité en entraînant les gaines adhérentes au poil. Après l'enlèvement des squames, le cuir chevelu est rouge, assez lisse, brillant de graisse, mais jamais saignant, et on n'observe ni cônes à la base des poils ni état ansérin.

Les cheveux, chez certains sujets, sont abondants, croissent rapidement et tombent peu; chez d'autres, ayant déjà un état alopécique antérieur, ils s'éclaircissent, deviennent secs, cassants, tombent.

Au pourtour des sourcils, des cils et des poils du visage, la prolifération épithéliale se produit au même titre et quelquefois au même degré que sur la tête, mais ces poils ne sont pas toujours altérés en proportion de la desquamation et ils résistent fort longtemps ou se reproduisent intacts dans les intervalles des crises. La desquamation pityriasique est aussi abondante à leur niveau qu'au cuir chevelu, et les squames y sont généralement plus larges.

Au col, dans toute son étendue, les lésions peuvent se présenter sous tous les aspects divers qu'elles revêtent sur les autres régions du tégument.

Sur le tronc, on peut voir également, isolées, réunies ou se succédant, toutes les variétés morphologiques du pityriasis rubra pilaire; plus généralement, on voit simultanément des lésions d'aspects variés sur les divers territoires de cette large région. Le plus ordinairement aussi, les lésions sont d'autant plus accusées qu'on les examine plus près de la portion supérieure du tronc. Elles débutent généralement par de petites saillies miliaires, blanches ou grises, ou d'un rouge variable, blanchissant par le grattage, disposées en lignes ou en îlots sur de larges surfaces, ou irrégulièrement, occupant le pourtour des orifices folliculaires; plus tard, la rougeur devient diffuse, en même temps que les saillies folliculaires persistent ou deviennent moins prononcées et que les lésions progressent par la périphérie ou par production de placards aberrants subissant la même évolution. Exceptionnellement, les lésions débutent par la rougeur sans grain pilaire préalable et sans desquamation. Lorsque la généralisation n'est pas complète, l'abdomen est le plus souvent respecté, ou tout au moins atteint avec moins d'intensité.

Au périnée, au scrotum et à la verge, on peut observer presque tous les types de lésions, mais surtout la rougeur avec desquamation et exagération des plis cutanés; le fourreau de la verge est rarement atteint dans sa totalité.

Aux membres, les lésions symétriques revêtent à la partie moyenne de leurs segments supérieurs toutes les formes élémentaires du pityriasis rubra pilaire, rougeur diffuse généralisée ou partielle, avec ou sans granité, exagération des plis, desquamation de types variés. Dans les grands plis articulaires, la peau est rarement indemne et présente souvent le maximum des lésions sous la forme de granité, de rougeur ou d'exagération des plis. Au sommet des coudes et des genoux, il se développe régulièrement de grandes plaques granitées, plâtreuses, avec plis transversaux exagérés et hyperkératosiques, parfois absolument analogues aux plaques du psoriasis invétéré.

Aux extrémités, surtout aux mains, les lésions ont une importance considérable : elles doivent être décrites séparément aux faces dorsales et aux faces palmaire et plantaire.

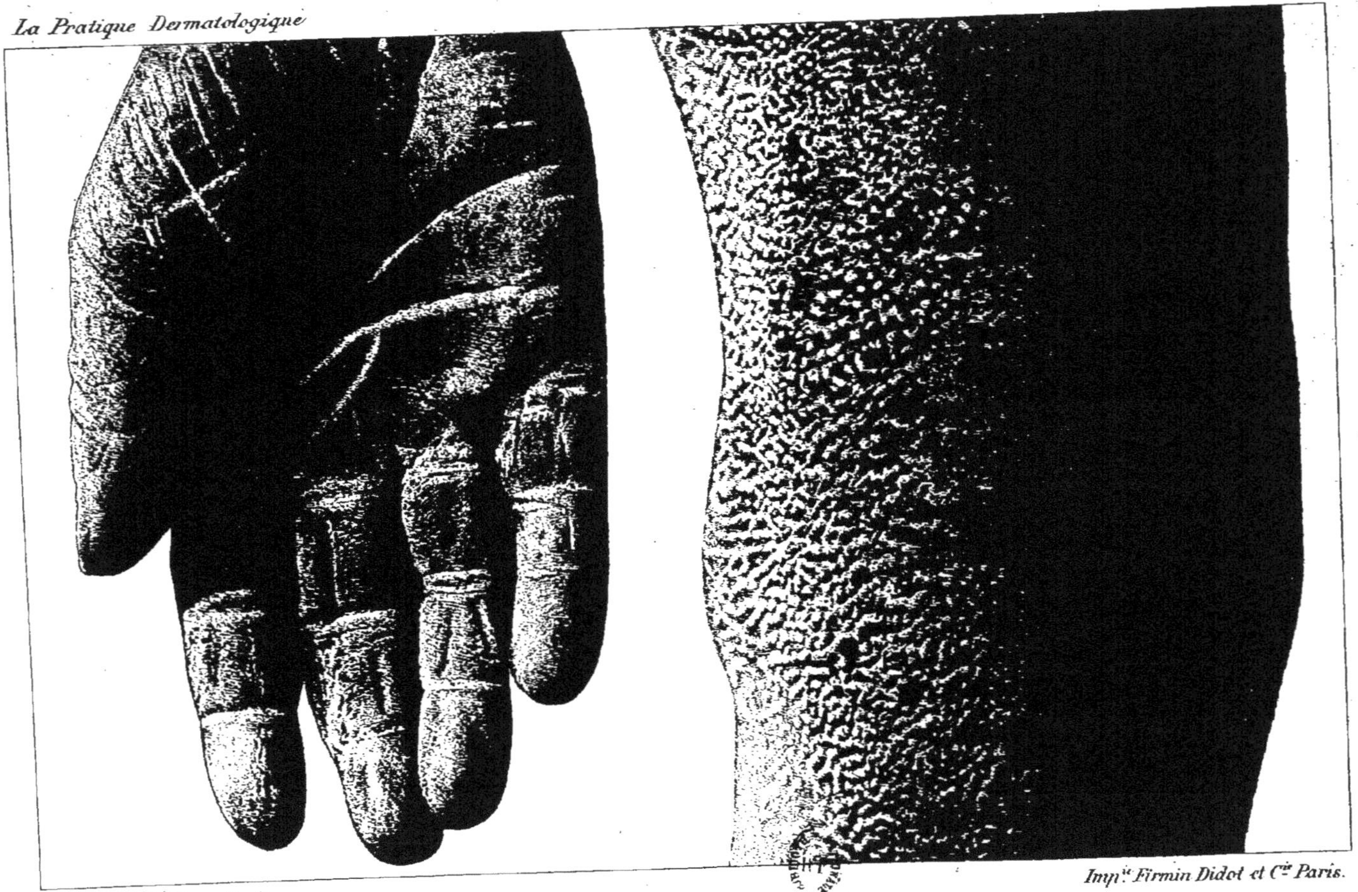

Masson et Cie Éditeurs, Paris.

Imp^ie Firmin Didot et Cie Paris.

Le dos des mains peut offrir les divers types de lésions du pityriasis rubra pilaire jusqu'à une rougeur totale, avec tuméfaction, tension, craquelures et desquamation en lambeaux plus ou moins larges, et fissures généralement superficielles dans les plis d'extension, mais les plus fréquentes et les plus importantes, en raison de leur valeur diagnostique, sont les saillies kératosiques circumpilaires qui sont soit diffuses, soit disposées en îlots ou en groupes sur le dos de la main et sur le dos des phalanges, quelquefois des phalangines, exceptionnellement des phalangettes; au sommet des articulations des doigts, on ne constate pas de grain pilaire, mais une rougeur desquamative simple ou des plaques plâtreuses diffuses ou nummulaires comme celles des coudes et des genoux. Le grain pilaire fait également défaut sur les faces latérales des doigts.

A la face palmaire, les lésions sont modifiées par la présence d'un épiderme normalement très épais; elles consistent surtout en hyperkératose lamellaire, avec hyperémie, exfoliation et fissures revêtant tous les types et tous les degrés; on ne voit que très exceptionnellement des hyperkératoses limitées au pourtour des orifices des glandes sudoripares et analogues aux cônes circumpilaires. Les lésions se bornent parfois à la formation d'une plaque d'hyperkératose diffuse, de coloration jaune rougeâtre, sans desquamation apparente ou avec exfoliation très légère, et avec conservation de la fonction sudorale dans ses degrés les moins prononcés; dans les cas les plus accusés, la paume des mains est sèche, rouge, comme vernissée, lisse, brillante, parcheminée, les sillons interpapillaires sont effacés, l'exfoliation se fait en lamelles de toutes dimensions.

Aux pieds, les lésions sont analogues à celles des mains, mais celles de la face dorsale sont plus rares et ordinairement moins intenses que celles de la face dorsale des mains; elles peuvent même être nulles ou très peu accusées alors qu'elles sont très intenses à la face plantaire. Sur cette dernière, plus encore qu'à la face palmaire de la main, l'épaisseur considérable de la couche épidermique normale a pour conséquence une hyperkératose extrêmement développée, constituant, suivant l'expression d'Ernest Besnier, à toute la plante du pied, une sorte de sandale kératodermique alors que, aux extrémités du pied, des masses cornées exfoliantes atteignent plusieurs millimètres d'épaisseur.

Les ongles présentent des altérations d'intensité très variable, souvent très précoces, caractérisées par des sillons transversaux plus ou moins profonds traduisant leur accroissement rapide et irrégulier, par des saillies longitudinales simples ou ponctuées, par la perte partielle de leur transparence, et surtout par l'épaississement et le changement de consistance de leur moitié ou de leur tiers inférieur, où ils prennent l'aspect de la maille de jonc et forment un bourrelet saillant.

L'affection, quelles que soient son intensité et sa durée, ne provoque pas de troubles graves de l'état général; les troubles fonctionnels qu'elle détermine se réduisent à un prurit d'intensité variable, coïncidant généralement avec les

[G. THIBIERGE.]

poussées éruptives, mais persistant quelquefois dans les intervalles et qui peut devenir assez intense pour entraîner l'insomnie.

Évolution. — Le pityriasis rubra pilaire débute par des lésions localisées en une région variable, le plus souvent sur les parties découvertes, la face et les mains, puis s'étend soit d'une façon continue, soit par poussées séparées par des intervalles de temps variables; ces lésions peuvent rester limitées à des surfaces plus ou moins étendues, ou envahir la totalité du tégument; l'évolution est tellement variable, qu'on peut voir la généralisation absolue se faire dans l'espace de quelques semaines, ou au contraire les lésions rester limitées pendant plusieurs années à leur localisation initiale, puis guérir ou s'étendre inopinément.

Comme le psoriasis, avec lequel il a de grandes affinités symptomatiques, le pityriasis rubra pilaire, abandonné à lui-même, peut persister indéfiniment à la période d'état; comme lui, il est susceptible de guérison locale complète, mais est sujet à des récidives qui constituent la règle, et se produisent à intervalles variables, ont une extension variable et une évolution des plus irrégulières, enfin durent un temps variable mais toujours considérable.

Le pronostic, grave en ce qui concerne la lésion locale, en raison de sa longue persistance, de sa résistance au traitement et de ses récidives, est, au contraire, favorable en ce qui regarde l'état général, lequel n'est jamais compromis. Il est absolument différent de celui des érythrodermies généralisées qui constituent le pityriasis rubra, et qui prennent rang parmi les dermatoses les plus graves et les plus souvent mortelles.

Étiologie. — Le pityriasis rubra pilaire est une affection très rare; son étiologie est fort mal déterminée.

On sait seulement qu'il peut apparaître à tout âge, mais qu'il débute le plus ordinairement dans l'enfance ou pendant la jeunesse, qu'il se rencontre plus souvent chez les sujets du sexe masculin que chez les sujets du sexe féminin. On n'a jamais observé plusieurs cas dans une même famille; la seule condition prédisposante qu'on puisse accuser est le nervosisme des parents, quelquefois le lymphatisme des malades eux-mêmes.

Les poussées elles-mêmes se produisent le plus souvent sans cause occasionnelle apparente, ou à la suite de circonstances tellement banales et variables qu'on ne peut leur attribuer une valeur réelle.

Anatomie pathologique. — Les lésions anatomiques du pityriasis rubra pilaire consistent en une hyperkératose diffuse très prononcée, avec persistance de la kératohyaline, modifications peu apparentes dans la forme des papilles qui sont généralement élargies, infiltration embryonnaire peu accusée de la région papillaire du derme et dilatation des vaisseaux dermiques.

Les lésions caractéristiques de l'affection sont la conséquence de l'extension de l'hyperkératose aux orifices et aux entonnoirs folliculaires. Bœck ([1]) avait placé l'origine des cônes péripilaires dans la gaine interne du poil. Jacquet ([2]), dont la description a été confirmée par les observations ultérieures, a montré que ces cônes sont indépendants du poil et qu'ils sont constitués par une augmentation d'épaisseur de la couche cornée et de la couche granuleuse, tandis que la couche épineuse est tantôt atrophiée et tantôt hypertrophiée. On voit également des amas cornés à l'orifice des glandes sudoripares. Les glandes sébacées sont généralement atrophiées ou pleines de blocs graisseux.

Ces lésions diffèrent très notablement de celles du psoriasis ; dans cette dernière affection, on n'observe pas de localisations folliculaires, la couche granuleuse disparaît généralement et la forme des papilles est bien plus profondément modifiée.

La nature inflammatoire des lésions du pityriasis rubra pilaire est manifeste et a fait soupçonner à quelques auteurs son origine infectieuse. Audry ([3]) n'a pu constater la présence de microbes dans les couches dermiques et épidermiques.

Diagnostic. — Le pityriasis rubra pilaire, en raison de la multiplicité et de la variabilité de ses aspects cliniques, est souvent confondu avec les diverses dermatoses squameuses et érythémateuses. L'étude attentive de ses lésions élémentaires, la considération de sa marche, de son évolution et la conservation de l'état général permettent cependant de l'en distinguer nettement.

La *xérodermie* ou *kératose pilaire*, dans laquelle les poils sont entourés d'une production cornée en forme de cône, reposant parfois sur une nappe érythémateuse, a des régions de prédilection auxquelles elle reste limitée ; ce sont le front, la face postéro-externe des bras, la face externe des jambes et des cuisses; le grain pilaire qui la constitue est moins gros et moins ferme que celui du pityriasis rubra pilaire.

L'*ichtyose*, qui pourrait exposer à la confusion dans les cas très rares où elle se complique de lésions inflammatoires du derme et de rougeur, se reconnaît à l'étendue des lésions, à l'absence de grain péripilaire, à l'ancienneté des altérations cutanées qui existent depuis le jeune âge et sont restées à peu près invariables pendant toute l'existence.

Le *pityriasis rubra* et les *dermatites exfoliatrices* sont, ainsi qu'il a déjà été dit dans le courant de cet article, absolument distincts du pityriasis rubra pilaire; ils s'en différencient par leur extension plus grande encore, par leur généralisation presque absolue, par leur évolution rapide, par l'absence de cônes pilaires et par l'existence de phénomènes généraux plus ou moins graves qui font défaut dans le pityriasis rubra pilaire.

Les divers *lichens* n'offrent avec le pityriasis rubra pilaire aucune analogie

([1]) Bœck, Ein Fall von Pityriasis pilaris. *Monats. f. prakt. Dermat.*, 1889, t. VIII, p. 97.
([2]) Jacquet, In E. Besnier, *loco citato*.
([3]) Ch. Audry, Étude sur le pityriasis rubra pilaire (1889-1892). *Gazette hebdomadaire de médecine*, janvier 1893.

[G. THIBIERGE.]

d'aspect morphologique; ils évoluent rapidement et s'accompagnent de prurit, tandis que le pityriasis rubra pilaire n'est jamais prurigineux, ou l'est peu. Le type décrit par Kaposi sous le nom de lichen ruber accuminatus rentre dans le pityriasis rubra pilaire, exception faite pour les cas très rares de lichen ruber accuminatus à lésions généralisées qu'ont décrits Hebra et Neisser, cas dans lesquels l'atteinte profonde de l'état général marque une différence très nette avec le pityriasis rubra pilaire.

Le *psoriasis* est l'affection avec laquelle le pityriasis rubra pilaire risque le plus d'être confondu; la confusion peut résulter non seulement de l'aspect psoriasiforme très accusé de ses lésions en certains points et à certaines périodes de l'affection, mais encore des étroites analogies qu'offre la marche des deux maladies, également paroxystiques et irrégulières. Cependant la distinction peut être établie sur les caractères suivants : les plaques du pityriasis rubra pilaire sont plus étendues que celles du psoriasis, leur surface est toujours, au moins en quelques points, granitée, le grattage des squames ne détermine pas le suintement sanguin qui caractérise le psoriasis; enfin les lésions circumpilaires de la face dorsale des phalanges, si nettes dans le pityriasis rubra pilaire, font défaut dans le psoriasis.

Traitement. — La thérapeutique a moins de prise sur le pityriasis rubra pilaire que sur le psoriasis.

Les médications internes sont sans aucune action sur lui, et même l'arsenic et l'acide phénique, qui ont été spécialement préconisés contre lui, peuvent provoquer des exacerbations des lésions.

L'hygiène alimentaire, qui doit se baser sur les mêmes principes que pour le psoriasis (suppression de tous les aliments excitants, réduction dans la consommation des substances azotées, réduction ou suppression des boissons alcooliques) a une influence modératrice sur les poussées du pityriasis, mais ne saurait être considérée comme aussi efficace que dans le psoriasis.

La médication locale a plus d'importance réelle; mais encore faut-il observer avec Devergie et Besnier qu'elle n'est pas toujours d'une efficacité absolue, que souvent même elle est absolument inefficace, soit temporairement, soit indéfiniment.

Les agents de cette médication qui doivent être employés, en se basant pour leur dosage et leur mode d'emploi sur l'intensité des lésions et la tolérance individuelle, sont les graisses et les huiles en onctions, les savons en frictions, les bains prolongés, simples ou alcalins, les agents de réduction, l'huile de cade, l'acide pyrogallique, les emplâtres.

PITYRIASIS ROSÉ

On donne le nom de pityriasis rosé à une éruption constituée par des éléments arrondis, de coloration rouge pâle, tirant souvent sur la teinte chamois, s'élargissant par la périphérie, et recouverts à leur centre par un épiderme en état de desquamation peu accentuée. L'éruption occupe le tronc et les membres et évolue naturellement vers la guérison.

Décrit pour la première fois par Gibert [1] en 1860, le pityriasis rosé est admis, depuis cette époque, comme une entité morbide spéciale par tous les dermatologistes français.

Seule varie la dénomination qui lui est attribuée; Hardy le désigne sous le nom de pityriasis circiné ou de pityriasis disséminé, Horand sous celui de pityriasis circiné, Bazin sous celui de pityriasis rubra aigu. Mais tous le regardent comme nettement distinct de toutes les autres dermatoses rangées sous le titre de pityriasis; tous aussi le rapprochent plus ou moins nettement des éruptions aiguës, des exanthèmes infectieux et cette opinion est bien exprimée par la qualification de pseudo-exanthème que lui attribue Bazin [2].

C'est aussi, sans doute, pour montrer cette analogie avec les fièvres éruptives que deux élèves de Fournier, Nicolas et Chapard [3], lui donnent le nom de roséole squameuse, nom défectueux, car il semble consacrer une parenté avec la roséole syphilitique et risque d'introduire dans la nosographie une grave erreur.

En Allemagne, la conception de cette affection a été longtemps toute différente : loin de l'assimiler aux fièvres éruptives, Hebra et son école la font rentrer dans les affections cutanées d'origine parasitaire externe et la décrivent sous le nom d'herpès tonsurans maculosus : nous verrons plus loin que cette théorie et cette dénomination ne cadrent pas avec les données de l'observation. D'ailleurs, la grande majorité des dermatologistes allemands a actuellement abandonné l'opinion de Hebra et fait du pityriasis rosé une affection autonome.

Caractères de l'éruption. — *Lésion élémentaire.* — L'élément primitif du pityriasis rosé est une tache arrondie, de coloration rose pâle, ne faisant aucune saillie sur la peau. Il ne se présente sous la forme de simple macule que dans les périodes d'extension de l'éruption et sur les limites de celles-ci, car il ne tarde pas à se modifier et, quelques heures après son apparition, il est déjà constitué par une légère saillie de forme arrondie, régulière, de coloration rose clair, à bords doucement inclinés sur la périphérie.

Cette saillie papuleuse, large à son début comme une grosse tête d'épingle ou comme une petite lentille, s'étale et, dans l'espace de vingt-quatre à quarante-huit heures, a doublé de largeur; en même temps, elle change d'aspect. Tandis que sa périphérie conserve la coloration, la saillie et la configuration arrondie de la papule primitive, son centre s'affaisse légèrement et l'épiderme y subit des modifications importantes.

(1) Gibert, *Traité pratique des maladies de la peau et de la syphilis.* Paris, 1860, t. I, p. 402.

(2) Voir pour l'historique Moingeard, Étude sur le pityriasis rosé de Gibert. *Thèse de Paris*, 1889.

(3) Chapard, De la roséole squameuse. *Thèse de Paris*, 1885.

Déprimé à sa partie centrale, l'élément ne mérite plus le nom de papule. Il représente un contour circiné, arrondi, ou ovalaire, quelquefois irrégulier, une sorte de médaillon à pourtour saillant, rosé ou légèrement jaunâtre. La partie centrale a une coloration tantôt rosée, analogue à celle du pourtour, tantôt jaunâtre, légèrement bistrée ou rappelant la teinte dite chamois.

La caractéristique essentielle de cette partie centrale est l'état de l'épiderme. Malgré la dénomination de pityriasis donnée à l'affection, l'épiderme y est rarement en état de desquamation. Sa participation au processus se traduit seulement par un aspect brillant spécial, par une moindre adhérence à la couche papillaire, par un plissement très léger, une sorte de froissement de sa surface : pour mettre en évidence cette altération, il est souvent nécessaire de recourir à un artifice et de tendre la peau par une pression et une légère traction exercées au moyen de deux doigts placés sur le prolongement d'un même diamètre du médaillon, à 1 ou 2 centimètres de ses bords : on voit alors l'épiderme se plisser superficiellement, former une série de plis minces, presque parallèles entre eux, dirigés dans le sens de la traction.

Sur les médaillons les plus larges, l'épiderme présente parfois des altérations plus nettes : en dedans du contour périphérique saillant, il se rompt et forme une bordure sinueuse, blanchâtre ou grisâtre, de squames très minces adhérentes par leur périphérie; au centre, il devient rugueux, sec et prend une coloration jaunâtre et un aspect opaque.

Les éléments éruptifs atteignent des dimensions variables : la plupart ne dépassent pas 8 à 10 millimètres de diamètre; d'autres peuvent atteindre 2 et 3 centimètres; généralement les plus volumineuses se déforment légèrement et deviennent ovalaires, prennent même souvent une forme plus irrégulière, légèrement sinueuse sur leurs bords. Ils peuvent se réunir et constituer par leur ensemble des figures à contours polycycliques couvrant d'assez larges étendues du tégument.

Les lésions du pityriasis rosé persistent pendant une quinzaine de jours, puis s'effacent peu à peu; la saillie périphérique s'affaisse, l'épiderme se détache en squames fines, et il ne reste plus qu'une macule peu apparente, qui s'efface dans l'espace d'une ou deux semaines.

Évolution de l'éruption. — L'éruption se développe par poussées d'intensité et d'abondance variables, se succédant à intervalles courts et irréguliers. A chaque poussée, les éléments se montrent généralement dans les intervalles et au voisinage de ceux qui résultent des poussées immédiatement antérieures; en outre, les divers éléments qui constituent chacune des poussées n'évoluent pas d'une manière identique et avec une rapidité égale; il en résulte qu'on voit, à proximité les uns des autres, des éléments de dimensions variées et, par suite, de configurations très différentes. Ce polymorphisme est un des caractères morphologiques les plus remarquables du pityriasis rosé.

Il est habituel, mais non absolument constant, que la première poussée, précédant de plusieurs jours — le plus souvent 4 à 15, quelquefois plus — les poussées suivantes, ne soit représentée que par un seul élément; cet élément,

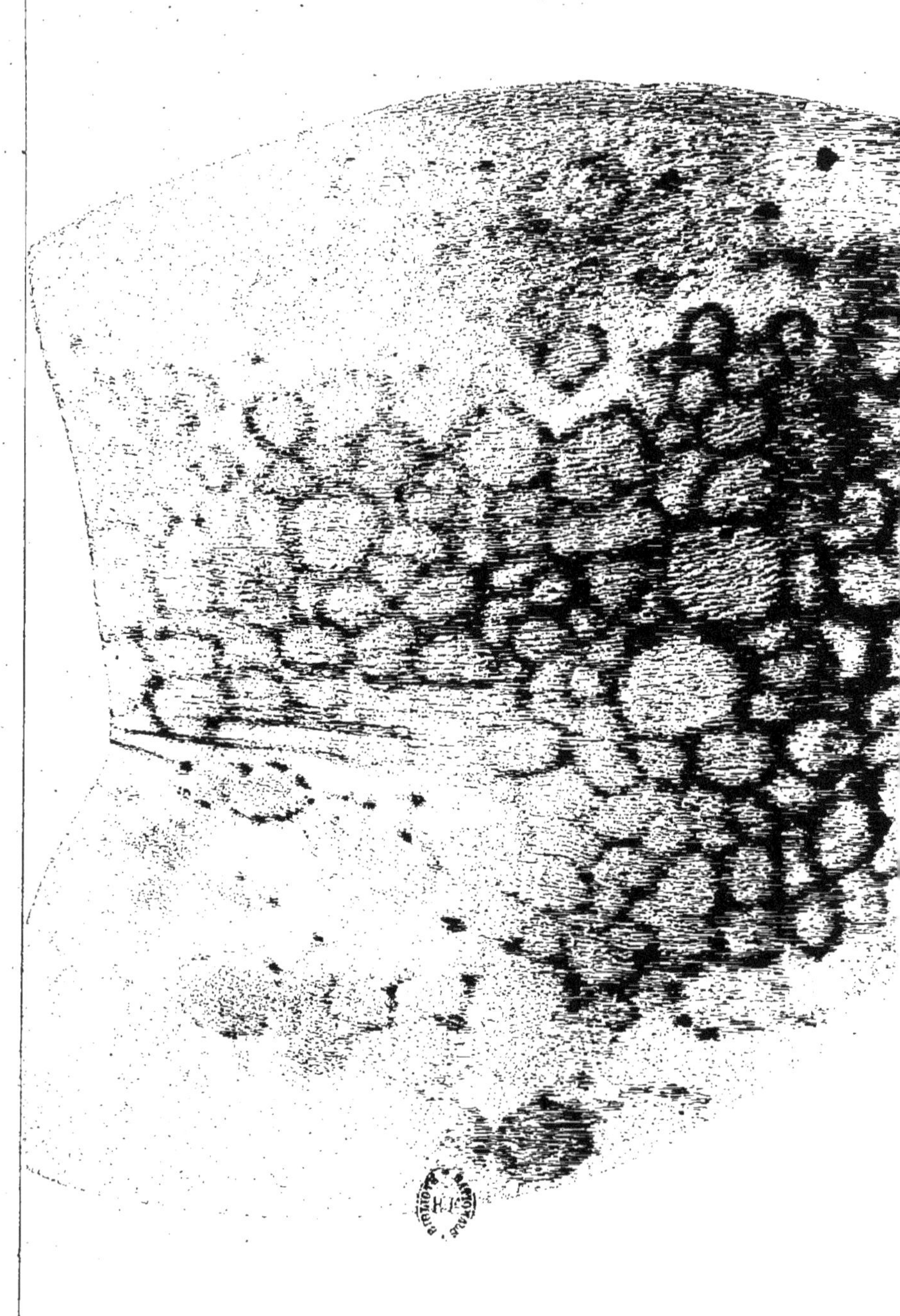

Masson et Cie Éditeurs, Paris.
Impie Firmin Didot et Cie Paris.

Pityriasis rosé de Gibert

d'après moulage du Musée St Louis (L. Jacquet.)

auquel Brocq [1], qui en a fait connaître l'existence, donne le nom de *plaque primitive*, atteint des dimensions bien plus considérables que tous ceux qui le suivent; il peut présenter un diamètre de 5 et 6 centimètres, a un contour arrondi, ovalaire ou irrégulier, rappelant souvent celui d'une plaque de trichophytie; il se montre fréquemment en dehors des régions qui seront le siège des poussées ultérieures et occupe alors la partie moyenne du dos ou la fesse; il peut aussi se montrer sur les régions du tronc ou du cou sur lesquelles l'éruption se manifeste subséquemment.

Symptômes fonctionnels. — L'éruption du pityriasis rosé ne s'accompagne ordinairement d'aucun trouble fonctionnel important : une très légère sensation de prurit ou de chaleur peut marquer le début des poussées, mais fait souvent complètement défaut; aussi l'éruption peut passer inaperçue ou, plus souvent, n'est constatée par le malade que lorsqu'elle dure depuis plusieurs jours et a atteint presque toute son extension. Mais, chez les sujets qu'un état pathologique prédispose déjà au prurit, chez les intoxiqués de tout ordre, alcooliques, urémiques, etc., et chez les névropathes, le pityriasis rosé peut être l'origine d'un prurit particulièrement intense et persistant.

Siège de l'éruption. — L'éruption du pityriasis rosé a, dans sa distribution et dans son extension, une prédilection et une discipline généralement très nettes.

Si on met à part la plaque primitive dont le siège est des plus variables, on peut poser en règle que cette éruption débute à peu près constamment par la partie supérieure du thorax et qu'elle s'étend de là vers la partie inférieure et les membres; c'est généralement dans les régions sus ou sous-claviculaires et dans la région sus-épineuse que se montrent les premiers éléments, en nombre variable, et on peut dire qu'ils ne remontent presque jamais plus haut qu'une ligne embrassant la partie inférieure du cou, au-dessus du creux sus-claviculaire, c'est-à-dire le niveau de la circonférence la plus étroite du col. De cette limite supérieure l'éruption s'étend, au fur et à mesure des poussées successives et subintrantes, sur les régions sus-mammaires et sous-épineuses, puis sur la racine des membres supérieurs, en même temps que sur les régions sous-mammaires; elle est généralement plus abondante sur la partie antérieure du tronc que sur sa partie postérieure; elle dépasse rarement l'ombilic; sur les membres supérieurs, elle est moins abondante, composée d'éléments moins larges et moins nettement caractérisés que sur le tronc. Pendant sa durée, c'est presque toujours au voisinage de la clavicule ou dans la région sus-mammaire qu'on peut voir les éléments les plus étendus et les plus nets.

Durée de l'éruption. — Les poussées éruptives du pityriasis rosé se reproduisent généralement pendant cinq à six semaines. La durée totale de la maladie varie entre quinze jours et deux mois. A côté de ces limites normales, il faut noter des cas rares dans lesquels les poussées se reproduisent nom-

[1] Brocq, Note sur la plaque primitive du pityriasis rosé de Gibert. *Ann. de dermat.*, 1887, p. 615.

breuses et prolongent considérablement la durée de la maladie; on l'a vu atteindre ainsi parfois six mois à un an; Hallopeau a même cité un cas où elle aurait persisté pendant quatre ans.

Phénomènes généraux. — L'affection évolue ordinairement sans aucun trouble de la santé générale, sans malaise d'aucune sorte. Dans quelques cas très rares, dont Bazin a certainement exagéré la fréquence, on observe, au début de la maladie, du malaise, de l'inappétence, de la fatigue et un état fébrile plus ou moins prononcé, voire même des épistaxis; ces phénomènes cessent généralement au moment où paraît l'éruption.

Formes cliniques. — Quelques auteurs, entre autres Bazin, ont décrit deux formes de pityriasis rosé, se traduisant, l'un par des éléments maculeux (pityriasis *maculosa*) et l'autre par des éléments circinés (pityriasis *circinata*). En réalité, ces deux formes coexistent presque toujours, les deux variétés d'éléments n'étant que les phases différentes d'évolution d'une même lésion.

D'un cas à un autre, l'intensité et l'abondance de l'éruption présentent de grandes variétés; on peut, à ce point de vue, distinguer une forme discrète dans laquelle les éléments sont peu nombreux, disséminés, généralement assez larges et de dimensions presque uniformes; une forme moyenne dans laquelle ils sont nombreux, de dimensions variables, mais laissent entre eux de notables surfaces de peau saine, et une forme confluente plus rare que les deux précédentes, dans laquelle les éléments, très nombreux, de dimensions inégales, arrivent à se rejoindre et à se confondre par leurs bords pour constituer de larges placards irréguliers; cette dernière forme affecte souvent une évolution rapide et, dans l'espace de quelques jours, peut couvrir la presque totalité du tronc.

La distribution topographique de l'éruption ne présente pas toujours la régularité que nous lui avons reconnue dans la description générale. Sous ce rapport, on peut distinguer une forme à localisation classique, thoracique supérieure, une forme à localisation cervicale supérieure, ne dépassant pas cependant la région sous-maxillaire, forme qui peut être une simple anomalie du début ou rester la seule localisation de l'affection; une forme thoracique inférieure avec intégrité relative des parties supérieures du thorax; une forme abdomino-lombaire, dans laquelle les éléments sont peu abondants, disséminés, et respectent à peu près complètement le thorax, ou n'atteignent que la partie inférieure; enfin, une forme localisée aux membres, beaucoup plus rare que les précédentes. Ces variétés topographiques n'ont d'autre intérêt que les difficultés qu'elles peuvent offrir pour le diagnostic, la nature réelle de la maladie risquant de passer inaperçue, pour peu que ses caractères soient modifiés, lorsqu'elle ne revêt pas sa distribution normale.

Complications locales. — La marche très simple, le caractère superficiel des lésions, exclusivement épidermiques et toujours sèches, leur évolution naturelle vers la guérison complète et rapide peuvent être troublés par des complications locales, résultat d'actions extérieures.

Il n'est pas rare de voir les lésions se modifier sous l'influence de traitements intempestifs, en particulier de l'emploi des préparations soufrées, pommades ou bains, prescrites à la suite d'erreurs de diagnostic, ou encore sous l'influence du grattage provoqué par un prurit surajouté, dû à la présence de parasites animaux ou à une intoxication; les éléments prennent une coloration rouge plus intense, leurs contours s'accusent, une desquamation apparente s'établit au centre ou à la périphérie des éléments, des soulèvements vésiculeux se produisent; le grattage les rompt; ils sont remplacés par des croûtelles brunâtres ou par un suintement séreux, auquel succèdent des croûtes jaunes; on se trouve en présence de lésions d'eczéma, de types variables, surajoutées à celles du pityriasis et entremêlées avec elles, formant un ensemble assez bizarre, dont le diagnostic peut cependant être fait assez facilement.

Parfois aussi, mais beaucoup plus rarement, le grattage peut être l'origine d'infections plus profondes et plus graves, il se développe des pyodermites véritables, à type d'ecthyma ou de folliculites.

Diagnostic. — Le pityriasis rosé est généralement facile à reconnaître. La morphologie de l'éruption, la coloration rosée de la bordure et la configuration arrondie des éléments, l'aspect si particulier de l'épiderme brillant et plissé à leur centre, le polymorphisme de ces éléments circinés entremêlés de papules rosées, l'extension de l'éruption, son apparition par poussées successives et subintrantes, son évolution rapide vers la guérison, sa tendance à la symétrie, tels sont les caractères qui, même dans les cas où elle ne siège pas en ses régions de prédilection à la partie supérieure du thorax, et à plus forte raison lorsqu'elle occupe ces régions, ne permettent guère de la méconnaître et de la confondre avec aucune autre dermatose. En réalité, les erreurs qui sont si fréquemment commises à son sujet tiennent à ce qu'elle est peu connue, ou, pour trancher d'un mot, complètement inconnue d'un grand nombre de médecins; sa fréquence relativement médiocre, le silence que gardent à son égard la plupart des traités élémentaires de dermatologie et surtout les articles consacrés au diagnostic de la roséole syphilitique, font que sa notion est peu répandue. Aussi est-elle très fréquemment prise pour les dermatoses généralisées plus communes du type érythémateux ou érythémato-squameux, et en particulier pour la roséole syphilitique et pour les formes disséminées et superficielles des eczémas, principalement de l'eczéma séborrhéique.

La confusion avec la *roséole syphilitique* a pour excuse cette ignorance même de l'existence du pityriasis rosé et une analogie dans la disposition et la coloration des éléments de ces deux dermatoses. Cependant, déjà à ces deux points de vue, on peut relever des différences; les taches de la roséole syphilitique sont plus espacées les unes des autres, elles forment un semis plus régulier, ont des dimensions plus uniformes que les éléments du pityriasis rosé; leur coloration peut être à peu près identique à celle de ces derniers, mais tire souvent sur le brun et est en tout cas plus foncée que celle des macules ou des médaillons du pityriasis rosé. Mais surtout les différences consistent dans la configuration des éléments et dans l'état de l'épiderme à leur surface : la roséole syphilitique, essentiellement monomorphe, est constituée par des taches arrondies, à contours souvent un peu estompés, de coloration uniforme dans toute leur étendue; il est exceptionnel qu'elle revête la forme annulaire ou circinée et, lorsqu'elle la revêt, le contour de l'élément est toujours plus large que l'étroite bordure qui limite les éléments circinés du pityriasis rosé. L'épiderme, dans la roséole syphilitique, ne présente aucune altération importante : on voit seulement, à la période de régression des éléments, quelques minces squames grisâtres à peine soulevées sur leurs bords, mais jamais on ne voit, quelque soin que l'on apporte à leur examen, l'épiderme prendre l'aspect brillant, constituer les minces plis si caractéristiques du pityriasis rosé. La topographie de l'éruption, dans les cas typiques, est différente; la roséole se montre d'abord sur les parties latérales de l'abdomen et se répand dans la suite presque uniformément sur le tronc, respectant relativement les régions sous-claviculaires, par lesquelles débute et où prédomine habituellement l'éruption du pityriasis rosé. Ces signes objectifs doivent permettre dans tous les cas le diagnostic différentiel; la concomitance de manifestations de syphilis secondaire ne saurait être considérée comme un élément diagnostique de valeur, puisque le pityriasis rosé peut se développer au cours de la syphilis secondaire et précisément à l'époque de la roséole, voire même en coexistence avec elle; leur absence, bien constatée, peut, par contre, dans quelques cas, éclairer ou mieux corroborer le diagnostic; enfin, si, malgré tout, il restait quelques doutes sur ce diagnostic, l'évolution de la lésion cutanée, sa disparition spontanée après une période d'extension paroxystique, les lèveraient d'une façon définitive.

Les éléments qui permettent le diagnostic entre la roséole syphilitique et le pityriasis rosé servent aussi à distinguer celui-ci des *roséoles toxiques* médicamenteuses ou autres, qui ne provoquent jamais d'altérations de l'épiderme ou qui déterminent à leur déclin une très minime exfoliation farineuse et qui, en outre, évoluent d'une façon plus rapide, apparaissant, s'atténuant et disparaissant dans l'espace de trois à quatre jours.

Certaines formes d'*eczéma séborrhéique* des régions médianes du tronc peuvent prêter à la confusion. Elles diffèrent cependant du pityriasis rosé par leur coloration plus intense, par l'aspect des cercles dont les dimensions sont inférieures à celles des médaillons du pityriasis rosé; ces cercles, régulièrement arrondis, ont un contour extérieur nettement accusé et marqué par de petites incisures épidermiques ou de petites vésicules appréciables à la loupe; en outre, le centre des éléments est parfois légèrement humide, et, s'il offre dans quelques cas une coloration jaunâtre se rapprochant de la teinte chamois des éléments circinés du pityriasis rosé, si l'épiderme à ce niveau est quelquefois en légère desquamation, il n'est jamais brillant et plissé comme dans le pityriasis rosé. Les éléments papuleux qui, dans l'eczéma séborrhéique, sont entremêlés aux éléments circinés, diffèrent profondément des papules initiales du pityriasis rosé : de coloration rouge, acuminés, ils sont surmontés souvent d'une minime croûtelle jaunâtre et correspondent manifestement à un follicule pilo-sébacé. La topographie de cette éruption est très spéciale; elle occupe les parties médianes du thorax, la région présternale et la partie interne des régions sous-claviculaires, la région interscapulaire, n'intéresse guère les parties voisines que par extension et respecte la partie externe des régions sus-claviculaires et l'abdomen, qui sont toujours plus ou moins intéressés dans le pityriasis rosé.

Les autres formes d'*eczéma* ne prêtent guère à la confusion : tout au plus risquerait-elle de se produire dans certains cas d'eczéma nummulaire squameux, mais dans ce cas les éléments sont généralement plus larges que ceux du pityriasis rosé, la rougeur est plus intense et les squames atteignent un développement plus considérable, se détachant par le grattage en écailles opaques; les placards sont irrégulièrement disséminés et évoluent d'une façon incomparablement plus lente que les éléments du pityriasis rosé.

Inversement, cette affection peut être prise pour un eczéma ou une dermite banale de cause externe lorsqu'elle a été déformée par des applications irritantes et a subi une eczématisation plus ou moins accentuée. On reconnaîtra cependant l'affection originelle à la localisation même des lésions irritatives, qui occuperont les lieux de prédilection du pityriasis rosé et à la présence, au milieu des lésions irritatives, des excoriations et des éléments croûteux, de quelques circinations pityriasiques moins déformées, offrant encore plus ou moins apparent leur revêtement épidermique brillant et plissé : un examen attentif est souvent nécessaire pour découvrir ces reliquats de l'éruption initiale. Ils deviendront souvent plus apparents et plus faciles à reconnaître lorsque, par des moyens simples, tels que les bains d'amidon, on aura calmé les phénomènes inflammatoires et amené la guérison des lésions surajoutées.

Les lésions du *psoriasis* sont rarement à la fois assez disséminées et assez peu squameuses pour simuler celles du pityriasis rosé; dans les cas où elles pourraient leur être comparées, on les reconnaîtra facilement, en étudiant les caractères du revêtement épidermique; alors même que les squames psoriasiques sont assez fines pour être naturellement à peine apparentes, un grattage léger avec l'ongle les rend opaques et blanches et les met en évidence et, si on continue de gratter la surface, on détermine la chute de la squame suivie de l'apparition d'un piqueté sanguin; on tenterait en vain de provoquer l'apparition de squames et de piqueté sanguin dans le pityriasis rosé.

La *trichophytie* des parties glabres ne se traduit ordinairement que par un nombre restreint de cercles, occupant des régions quelconques du tégument, mais rarement développés sur le tronc qui est le siège presque exclusif du pityriasis rosé. Même dans les cas prodigieusement rares où on l'a vue envahir le tronc et s'y multiplier d'une façon luxuriante, elle se distinguait nettement du pityriasis rosé par la configuration géométriquement régulière de ses cercles, plus souvent confluents et confondus que les cercles pityriasiques, par la présence à leur périphérie de soulèvements vésiculeux plus ou moins nets, par la présence de squames blanches ou grisâtres en dedans de la couronne vésiculeuse, par l'aspect terne et écailleux de leur centre tout différent de l'aspect brillant et du plissement des éléments pityriasiques; dans les cas où le doute persisterait après l'examen purement objectif, on reconnaîtrait facilement la trichophytie en examinant au microscope les squames et les poils follets enlevés au niveau des placards éruptifs.

Le *pityriasis marginé*, de E. Vidal, est une affection extrêmement rare, dont l'autonomie est très discutable. Il est caractérisé par des éléments à contours circinés, de coloration rouge, évoluant lentement, sans régularité et sans symétrie, occupant diverses régions du tronc ou les plis articulaires.

Le *pityriasis versicolore* se développe sur le thorax, comme le pityriasis rosé, et se traduit par des taches arrondies, de dimensions variées, souvent confluentes, formant par leur ensemble des plaques de configuration très variable et irrégulière; sa coloration, également variable, peut aller du jaune brun au rouge clair, et rappeler parfois celle du pityriasis rosé; mais, alors même qu'elle s'en rapproche le plus sur certaines taches, on trouve toujours quelque autre élément de coloration différente; l'épiderme qui recouvre ces taches ne présente jamais l'aspect brillant et plissé qui caractérise le pityriasis rosé; et, lorsqu'on cherche à le détacher avec l'ongle, on enlève une sorte de copeau friable dans lequel le microscope permet de constater une abondante végétation parasitaire. Ces derniers caractères différencient nettement cette affection et ne peuvent laisser prise au doute.

Anatomie pathologique. — Les lésions du pityriasis rosé, étudiées par Darier (1), Unna (2), Oro et Mosca (3), Hollmann (4), occupent à la fois le derme et l'épiderme.

Les lésions dermiques, les premières en date, sont plus considérables que ne pourrait le laisser supposer l'examen clinique; elles consistent en une dilatation du niveau vasculaire superficiel, une infiltration cellulaire périvasculaire plus ou moins considérable dans le corps papillaire et dans la couche sous-papillaire du derme et un œdème de la couche supérieure.

Les lésions épidermiques se caractérisent à leur début par une prolifération peu accusée de la couche épineuse, un œdème parenchymateux et intercellulaire des bourgeons épithéliaux interpapillaires et l'immigration de leucocytes isolés dans le réseau de Malpighi; la couche granuleuse, conversée pendant les premières périodes de la lésion, et la couche cornée ne présentent d'autre anomalie qu'une légère exfoliation. A une période plus avancée, la couche granuleuse disparaît, les cellules épineuses œdématiées et aplaties se transforment directement en cellules cornées nucléées; plus tard encore, l'œdème intercellulaire de l'épiderme aboutit à la production de canalicules intercellulaires et de vésicules de forme irrégulière. Ces lésions correspondent

(1) Darier, in Moingeard, Étude sur le pityriasis rosé de Gibert. *Thèse de Paris*, 1889.

(2) Unna, *Histopathologie der Hautkrankheiten.*

(3) Oro et Mosca, Sulla pityriasis rosea di Gibert. *Commentario clinico delle malattie cutanee e genito-urinarie*, 1894.

(4) Hollmann, Zur Histopathologie der Pityriasis rosea Gibert. *Arch. für Dermat. und Syph.*, 1900, t. LI, p. 229.

au processus désigné par Unna sous le nom de transformation spongoïde de l'épiderme.

La recherche des parasites dans les lésions du pityriasis rosé a donné des résultats constamment négatifs à Balzer, Darier, Jacquet, Oro et Mosca, Unna, etc.

Étiologie et nature. — Les conditions du développement du pityriasis sont très imparfaitement déterminées; il serait plus exact de dire à peu près inconnues.

On sait bien qu'il s'observe surtout chez des sujets jeunes entre 15 et 35 ans, qu'il devient rare après 35 ou 45 ans; qu'il est plus rare encore avant l'âge de 15 ans, bien que Bronson (1) en ait récemment rapporté un cas chez un enfant de 2 ans 1/2. On sait aussi qu'il est plus fréquent dans le sexe féminin que dans le sexe masculin; dans la proportion de 2 contre 1 environ (Moingeard). Mais ce sont là des constatations quelque peu banales.

Jacquet (2) a fait remarquer qu'il se développait surtout chez des sujets atteints de dilatation de l'estomac. Il convient d'ajouter qu'on l'observe avec une fréquence relative chez les sujets syphilitiques, à la période précoce de la syphilis, au moment où se montre la roséole.

L'influence de la dilatation de l'estomac et de la syphilis sur le développement de cette affection n'a pas reçu d'explication satisfaisante.

Lassar (3) et Rosenthal l'ont observée à la suite du port de vêtements neufs, particulièrement de gilets de flanelle ou de tricot.

On a remarqué que le pityriasis rosé était plus fréquent au printemps que pendant les autres saisons : Moingeard, sur 56 cas de cette affection, en a vu 35 se développer pendant les mois d'avril, mai et juin; on a vu quelquefois des cas plus ou moins nombreux se montrer en séries à ces époques de prédilection, rappelant les séries de zona qu'on observe à la même époque. Dans quelques cas exceptionnels, Horand, R. Crocker l'ont observé simultanément chez deux membres d'une même famille. Ces faits sont insuffisants et trop exceptionnels pour qu'on soit autorisé à parler d'épidémies de pityriasis rosé et à suspecter sa contagiosité.

Ils établissent cependant une certaine analogie avec les fièvres éruptives. Le fait, que j'ai signalé le premier et que tous les dermatologistes ont pu contrôler, que le pityriasis rosé ne récidive pas chez un même sujet, vient à l'appui de cette assimilation.

Bazin l'avait d'ailleurs traduite en considérant cette affection comme un pseudo-exanthème, qu'il rattachait à l'arthritisme (4); il se basait surtout sur l'extension de l'éruption, sa marche rapide et régulière, cyclique, les phénomènes généraux qui précèdent parfois son début.

(1) Bronson, *New-York dermatological Society*, 20 décembre 1898.
(2) Jacquet, *Bulletin de la Société clinique de Paris*, 1884, p. 81.
(3) Lassar, *Berl. dermat. Gesellschaft*, 2 février 1892.
(4) Bazin, *Leçons théoriques et cliniques sur les affections cutanées de nature arthritique et dartreuse*. Paris, 1868, p. 200.

Cette extension régulière, le début de l'éruption généralisée par la partie supérieure du thorax dans la majorité des cas, l'évolution par poussées successives, sont en faveur de son origine interne et tendent à en faire une maladie infectieuse.

D'autre part, la configuration arrondie des éléments, leur extension centrifuge, la multiplicité des lésions sur une surface donnée, établissent une indiscutable analogie avec les affections parasitaires externes et surtout avec les dermatomycoses. On comprend que les auteurs allemands, avec Hebra et Kaposi, aient pu, à l'aspect de l'éruption, y voir une forme de trichophytie. L'existence de la plaque initiale, décrite par Brocq, dont l'analogie avec les placards trichophytiques est plus grande encore que celle des éléments circinés des poussées consécutives, est un argument en faveur de cette opinion : on pourrait la considérer comme un foyer dermatophytique initial, servant à la dissémination ultérieure du parasite, sous forme de foyers multiples. L'absence dans les squames et les poils follets de tout élément parasitaire pouvant être rapportée à un épidermophyte vient à l'encontre de cette théorie à laquelle on peut reprocher aussi de n'expliquer ni le développement systématisé des éléments éruptifs, ni leur apparition régulière de haut en bas si fréquemment constatée.

En résumé, malgré les incertitudes et l'absence de démonstration formelle, l'opinion qui fait du pityriasis rosé le résultat d'une infection générale est la plus vraisemblable actuellement : elle seule tient compte des faits les mieux établis par l'observation clinique, l'absence de récidives, le développement saisonnier et en séries, la systématisation des lésions.

Traitement. — Le pityriasis rosé a une marche spontanée vers la guérison, il ne donne presque jamais lieu à des troubles fonctionnels intenses, et il ne laisse aucune trace à sa suite. D'autre part, il se complique parfois de lésions irritatives gênantes et persistantes lorsqu'il a été fait usage de topiques irritants.

Il convient donc de ne pas en entraver la marche naturelle, de ne pas exposer les malades à des complications en prescrivant une médication active qui n'aurait même pas pour effet d'abréger la durée de la maladie. On doit surtout se garder de conseiller l'usage des préparations soufrées, pommades, lotions ou bains, qui sont l'origine de phénomènes irritatifs et de prurit souvent intense. Il en est de même des préparations mercurielles quelles qu'elles soient; les bains alcalins eux-mêmes ne doivent être prescrits qu'avec réserve et toujours à doses faibles, 25 à 50 grammes de borate de soude par exemple.

Dans la grande majorité des cas de pityriasis rosé, c'est-à-dire toutes les fois qu'il n'y a pas un prurit de quelque intensité, on devra se contenter de prescrire des bains d'amidon ou de son et de larges applications de poudres inertes, ou encore des onctions légères avec du glycérolé d'amidon additionné ou non de 1 à 2 pour 100 d'acide salicylique.

Lorsque les malades accusent un prurit quelque peu prononcé, on aura recours à des lavages avec de l'eau phéniquée à 1 pour 100, avec de l'eau chaude additionnée d'un dixième d'alcool de menthe, ou à des onctions avec du glycérolé d'amidon additionné d'un dixième d'eau de laurier-cerise, et aux bains à l'amidon ou à la gélatine.

S'il existe des lésions irritatives du tégument provoquées par le grattage ou par des applications externes intempestives, on prescrira des bains de son ou d'amidon répétés, et des applications de pommade à l'oxyde de zinc additionnée de 1 pour 100 d'acide salicylique.

Le régime alimentaire doit être surveillé; les malades éviteront tous les aliments et toutes les boissons excitantes qui pourraient provoquer une exaspération des lésions cutanées et du prurit. Les boissons alcooliques seront interdites si le prurit atteint quelque intensité et, pendant quelques jours, le malade ne devra prendre d'autres boissons que de l'eau pure, des eaux alcalines faibles ou du lait.

PLIQUE. — Étym. : *plicare*, plier, à cause de l'emmêlement des cheveux dans cette maladie.

La *plique* est une affection caractérisée par un enchevêtrement inextricable des cheveux emmêlés avec différents corps étrangers : graisses, parasites, poussières, etc.

Voir l'article : *Poils*.

[G. THIBIERGE.]

TABLE ANALYTIQUE

46 842. — PARIS. IMPRIMERIE GÉNÉRALE LAHURE
9, rue de Fleurus, 9.

www.ingramcontent.com/pod-product-compliance
Ingram Content Group UK Ltd.
Pitfield, Milton Keynes, MK11 3LW, UK
UKHW012136240726
13966UKWH00001B/18